Grundlinien

zu einem

natürlichen, dynamischen System

der

praktischen Medicin

von

Ludwig Wilhelm Sachs,

der Medicin und Chirurgie Doctor, aufserordentlichem Professor der Medicin an der Universität in Königsberg.

Erster Theil,

die Grundzüge des Systems und die erste Ordnung der Entzündungen enthaltend.

Berlin, 1821.

Gedruckt und verlegt

bei G. Reimer.

Scias non esse hominem tumultuarium et incognitum opus. Inter maxima rerum suarum natura nihil habet, quo magis glorietur, et cui glorietur.

Seneca.

V o r r e d e.

Diese Vorrede soll nicht, nach Kant, eine Probe vom Buche vorzeigen, noch soll sie einen Triumphgesang anstimmen; ich kann das Buch selbst nur als Probe des damit begonnenen Werks zu betrachten bitten, und zu Triumphgesängen ist meine Seele noch wenig gestimmt. Miſsverständnissen aber soll sie, wenn möglich, vorbeugen.

Die Aufstellung eines Systems der praktischen Medicin ist zu aller Zeit und von Jedem ein Unternehmen nicht geringer Art gewesen. Stehet es da, so bieten sich seine Gebrechen zunächst dem Auge des auf Rüge ausgehenden Beurtheilers dar, denn das schöpferische Prinzip liegt im unsichtbaren Keime, und die Lücke im Wissen, welche dadurch ausgefüllt wurde, ist nun nicht mehr bemerkbar. Tausend Wohlgestaltete ziehen an uns vorüber, ohne daſs wir sie betrachten, ohne uns ein Wohlgefallen einzuflöſsen: — Ein Miſsgestalteter unter der Menge fesselt unser Auge, und davon spricht man. — Will man nicht völlig ungerecht seyn, so muſs jedem Systeme irgend ein Gutes nachgerühmt werden können, wenigstens hat es auf irgend einer Stelle einen Schaden aufgedeckt, oder aus betäubender Sicherheit geweckt, eine schlummernde Kraft zur Thätigkeit erregt, kurz: mittel- oder unmittelbar nützlich gewirkt. Selbst der Schaden, welcher bei Gelegenheit der Verbreitung mehrerer Systeme wirklich angerichtet wurde, ist nicht ihnen allein zuzuschreiben. Wer darf leugnen, daſs der Brownianismus in der Anwendung höchst verderblich geworden ist; wie aber wäre das möglich gewesen, wenn die Erkenntniſs der Wahrheit vor seinem Eintritt fester begründet gewesen wäre? Brown selbst und seine ersten Herolde in Italien und Deutschland — sind sie nicht zuerst in einer andern Schule gewesen? Sie haben da Wahrheit gesucht, warum konnten sie sie dort nicht finden? warum gab man sie ihnen nicht? Doch wohl nur deshalb nicht, weil man sie selbst nicht hatte, wenigstens nicht vollständig, nicht ohne irrthümliche Beimischung, nicht auf lehrhafte Weise. Und ist die ursprüngliche Lehre Brown's wohl etwas anderes, als die von Cullen ihm übergebene, nur daſs jener mit einiger Verwegenheit auf das, in der Unsicherheit wurzelnde, beneficium inconsequentiae verzichtete? Warum traten in jenem Streite gegen die neue Lehre so viele Kämpfer mit rostiger Rüstung und stumpfen Waffen in den Kampfplatz? Warum erkämpfte vollständigen Sieg nur Stieglitz? Nun, alles dieses liegt wohl hinter uns, aber es beweist, dafs auch dieses verderblichste medizinische System nur den grofsen, lange schon vorhanden gewesenen Schaden sichtbar gemacht hat, also nicht ohne heilsamen Nutzen gewesen ist. So danken wir auch, sind wir redlich, unserm Feinde, wenn er uns zur Selbsterkenntnifs hilft, und doch beginnt auch die nur mit der Einsicht in unsern Schaden.

Sehr bedenklich aber ist's in unsern Tagen, ein System der Medicin bekannt zu machen, und dies mehrerer Umstände wegen. Vor allem wegen des Widerwillens, den ein grofser Theil der Aerzte, selbst der gelehrten, gegen alles, was als System sich darbietet, gefafst hat. Man hat es unumwunden ausgesprochen: „es sey Beweis von Eingeschränktheit des Kopfes, sich mit Begründung eines Systems abzugeben." Und leider! kann es nicht geleugnet werden, dafs ein guter Theil des herrschenden Widerwillens gegen medicinische Systeme von den Systematikern selbst verschuldet worden ist. — Theorie und Praxis scheinen dermalen mehr als je von einander abgeirrt zu seyn, sie vernehmen einander nicht, sondern halten Monologe. Hierüber ist schon so viel, und so sehr zu viel gesagt, dafs noch etwas hinzufügen ins Wasser schreiben hiefse. Und doch ist Verständigung so nöthig! Auf eine Weise aber nur, scheint mir, könne diese bewirkt werden: man rede nicht vom Frieden, negocire nicht, erörtere nicht sein Recht, schreibe keinen Congrefs aus, sondern — man mache Frieden. Wenn jeder Partei ihr Besitz nicht nur unverkümmert gelassen, sondern verbürgt und gesichert wird, wenn jede sogar überdies noch die Befugnifs und die Mittel zur Erweiterung ihres Besitzes erhält: — wo sollte der Streit herkommen? Und dies könnte geschehen, wenn die Theorie eine wesentlich praktische Grundlage, und die Praxis theoretische Durchsichtigkeit bekäme. Werden auf diese Weise beide wahrhaft homolog, so können sie auch verständig, freundlich und belehrend zu und mit einander reden. Dieser Gedanke scheint mir das innere Gesetz der theoria medica Stahl's zu seyn, und derselbe Gedanke ist's gewesen, der mir als leitendes Prinzip bei meiner Arbeit gedient hat. Der geringe Beifall, ja die fast gänzliche äufsere Erfolglosigkeit des Stahlschen Werks konnten freilich nicht sehr ermuntern; wer indessen die aufrichtende Kraft der Wahrheit, woher sie auch komme, selbst erfahren hat, wird begreifen, dafs eine verkannte und gemishandelte Wahrheit desto dringender zu ihrer Behauptung auffordern mufste. Für einen Schüler Stahls, oder für einen neuen Bearbeiter seiner Theorie wird mich niemand halten können; im Geiste nur habe ich mich oft an seiner echten Wahrheitsliebe gestärkt, und in ihm ein Muster kräftiger Ausdauer gefunden.

Jener in der Bearbeitung leitende Grundgedanke mufste mich bestimmen, die Grundlage des Systems nicht zweifelhafte Speculation, nicht eine Zeitphilosophie, weder in ihren Trophäen noch in ihren Trümmern, nicht vornehm gebietende Dogmatik, noch dumpfe Empirie seyn zu lassen; sondern schlichte, anerkannte oder doch unmittelbar anzuerkennende Wahrheit. Mit Einem Worte: Induction und Analyse des durch die Induction unabweisbar Gefundenen boten sich als die gesetzlichen Wege dar. Gerne wird man daher, hoff' ich, die Einfachheit der Grundzüge dieses Systems vergeben, nicht ungerne hohe Reden und Verheißungen darin vermissen, zum Tadel es ihnen nicht anrechnen, daß keine tiefe, weitgreifende Untersuchungen in ihnen geführt werden. Mit der Blüthe und der Frucht beginnt nicht die Pflanze; aus dem unscheinbaren Saamenkorn geht sie langsam und sicher hervor, wenn der Himmel es segnet und feindliche Tritte es nicht zerstören. Freilich ist das Saamenkorn selbst der Kern der Frucht, aber es kann nicht prangen, es kann nicht Zweck seyn wollen, sondern nur fruchtbares Mittel. In den fruchtbaren Schooß zu fallen, dort sich zu enthüllen und entfaltet wieder hinauf zum väterlichen Licht zeugend zu dringen, ist sein heimliches, glühendes Verlangen. Umkommen müßte es im glänzenden goldnen Gefäße, aber mit mütterlicher Pflege wird es in der stillen, weichen Erde umpfangen. — Mit diesem Bilde soll aber nichts anderes ausgedrückt seyn, als was eine unbefangene Betrachtung dieses ersten Bandes meines Systems von selbst finden wird. Von einfachen Grundsätzen beginnt die Entwickelung und schreitet gesetzlich fort. Nirgends wird zu einem gewünschten Resultat eine absichtliche Vorkehrung getroffen; was folgt, das ergibt sich. Die Consequenz ist nicht gesucht, nur vermieden auch ist sie nicht, wenn sie an der Hand der Wahrheit eintrat. Immer habe ich die Consequenz später als die Wahrheit gesehen, sie ist mir recht eigentlich, auch der Zeit nach, das Folgende gewesen. Man würde mich also nur beschämen, wenn man sie an meiner Arbeit lobte, wiewohl ich sie nicht verachte. Untersuchungen sind, wo es nöthig war, geführt worden, an Ort und Stelle, da wo der Zusammenhang es gebot und wie er es duldete. Wurzel, Stamm und Zweig stehen im richtigen Verhältnisse: alles nimmt zu, je weiter die Entwickelung geht. Viele der hier angestellten Untersuchungen werden in ihrer Wichtigkeit nicht verkannt werden, z. B. die über die Bedeutung des Rückenmarks und besonders des Stimmnerven, über das Gangliensystem u. m. a.; alle tragen auf ernste, unbefangene Prüfung an. Ich bin mirs bewufst, mit aller mir möglichen Erwägsamkeit bei der Niederschreibung jedes Paragraphen zu Werke gegangen zu sein, und, wiewohl Vieles benuzend, nichts zu erschleichen. Heimisch auch, hoff' ich, wird man alles finden.

Ist es nicht auch sehr bedenklich, mein System zu einer Zeit erscheinen zu lassen, in welcher Männer mit gefeierten Namen, in welcher namentlich Kreysig und Kieser der gelehrten Welt grofse Werke über denselben Gegenstand vorlegen? Besorglich allerdings hat mich dieser Umstand gemacht; die Ueberzeugung jedoch, dafs ich selbstständig geforscht, die Hoffnung, dafs die Wahrheit sich mir nicht verhüllt, die aufmunternde Zusprache sorgsam prüfender Freunde, haben mich über diese Bedenklichkeit hinausgebracht. Hier wäre vielleicht der Ort, einige Worte über das Verhältnifs der Systeme dieser Männer zu dem meinigen zu sagen. Doch mit wenigen Worten wäre die Sache nicht klar gemacht, die sich überdies aufs deutlichste durch unsere Werke selbst zu erkennen giebt. Das nur bemerke ich, wiewohl zum Ueberflufs, dafs ich die verdienstlichen Werke dieser verdienstlichen Gelehrten durch genaues, wiederholtes Studium kenne, dafs ich ihnen manche Belehrung verdanke, dafs aber meines von den ihrigen eben so unabhängig ist, als die ihrigen es gewifs von meinem sind.

Soll ich meine Befugnifs, ein System der Medicin zu entwerfen und bekannt zu machen erörtern? Dafür mufs das Werk Zeugnifs geben und, ohne die Grenzen geziemender Bescheidenheit zu überschreiten, darf ich hoffen, dafs wenn es auch nicht den Meister verkündigen, so doch auch nicht den völlig Unberufenen bezeichnen werde. Seit funfzehn Jahren Medicin studirend, seit fünf Jahren sie lehrend und um so mehr lernend, bin ich wohl kein Neuling mehr in der Wissenschaft. Beobachtungen zu machen haben mir meine frühern Verhältnisse als Arzt und Oberarzt bei den hiesigen Militärhospitälern in den Jahren 1812 bis 1814, als Armenarzt von 1812 bis 1819 und meine übrigen Beschäftigungen als ausübender Arzt in einer volkreichen Stadt reichlich Gelegenheit gewährt. Die Beobachtungen zu Erfahrungen zu erheben bin ich wenigstens redlich bemüht gewesen. — Dies alles aber, ich kann es aufrichtig betheuern, hätte mich, wenigstens zum Druckenlassen dieses Werks, nicht bestimmt; noch auch reizte mich dazu irgend ein äufserer Vortheil — was Viele genau wissen; noch auch ein pruritus scribendi. Was mich bewogen hat, war und ist: eine Nöthigung durch das innere Bedürfnifs. Dies sey mir hier zu erklären erlaubt.

Seitdem man angefangen hat, die Summe der medicinischen Kenntnisse ordnend zusammen zu stellen, ist's geschehen durch künstliche und unnatürliche Systeme. Alle diese Unternehmungen, wie verschieden sie auch in sich waren, haben gar manchen Nutzen gehabt,

Den besten indessen, scheint mir, hat man daraus nicht gezogen, den: zu erkennen, dafs diese Weise des Ordnens auf keiner wahren Ordnung beruht und keine bringt. Der herrliche Sydenham sagte: „Sentio nostrae artis incrementum in his consistere, ut habeatur 1)*historia*, sive *morborum* omnium descriptio, quoad fieri potest, graphica et *naturalis*; 2)*Praxis* seu methodus circa eosdem *stabilis ac consummata.*" Was Sydenham begehrte, glaubte der geistreiche und gelehrte Sauvages geleistet zu haben. Andere vor und nach ihm haben es anders gemacht; auch sie waren befriedigt und befriedigten Andere, bis es wiederum anders gemacht wurde. R. A. Vogel handelt von der Lehre der Gallensteine bei den Profluvien (Classis II. Profluvia, Ordo II Apocenoses); in Eine Hauptart werden da aufgenommen: Calculi, hydatides, Molae et Alienigena alvo reddita; Nieren- und Blasensteine (Lithiasis renum ac vesicae urinariae) gehören, nach ihm, zur IV. Classe (Dolores). J. P. Frank ganz im Gegentheil trägt die Lehre von der Steinkrankheit bei den Retentionen vor. Es ist schwer zu sagen, wer von beiden Recht hat. Bei Bang bilden Gallensteine die dritte Art der fünften Gattung der zweiten Ordnung der zweiten Classe (Dolores apyreti), Blasen- und Nierensteine hingegen die erste und zweite Art der siebenten Gattung in derselben Reihe. Hat er Recht? Solche Abweichungen nun können in großer Menge namhaft gemacht werden. Das Wahre aber unter dem Falschen kann nicht gefunden werden, weil es eigentlich gar nicht darin ist; es sind künstliche Versuche sich zu orientiren, aber auf irrigem Wege. Ein Schritt der Wahrheit näher ist's: die Krankheiten nach den organischen Systemen zu ordnen, denn diese sind da und die Ordnung wäre wenigstens nicht künstlich; aber unnatürlich ist sie, da jede Krankheit eine aller Systeme ist.

Diese Betrachtung und Vieles damit Zusammenhangende rückte mir drückend nahe, da ich vor fünf Jahren aufgefordert wurde, einen Theil der speciellen Therapie vorzutragen. Die Lehre von den chronischen Krankheiten war es, welche das Bedürfniß der Studirenden forderte. Sagen wollte ich nun, einleitend, was Krankheit sey? das aber wußte ich nicht, und kein Suchen lehrte es mich; was eine chronische Krankheit sey, glaubte ich nothwendig sagen zu müssen; ich wußte es aber nicht, und alle Nachfragen brachten keine

Antwort zurück. Nachdem nun diese ganz billige Aufgaben beschwichtigt waren, galt es das Heer der Krankheiten selbst auf eine gute Weise zu ordnen; es geschah nach den organischen Systemen. Nicht lange aber begleitete mich die tröstliche Meinung, auf rechtem Wege zu seyn. — Haasens Werk kann Zeugnifs geben, mit welchem Erfolge ein solches Unternehmen bei allem Fleifse durchgeführt werden kann. Die Zuhörer waren, wie gewöhnlich, zufrieden; ich gab was ich bekommen hatte, zufügend nach bester Kraft, was eigene Beobachtung und angestrengtes Nachdenken gewährte. Festlich war mir das Ende des Semesters. — Reiner Gewinn dieser Mühen war die errungene Ueberzeugung, dafs mit der Künstlichkeit und Unnatur kein sicheres Bündnifs sey, dafs also die ganze Arbeit ab ovo begonnen werden mufste. Ganz dringend wurde nun zunächst die allgemeine Pathologie angegangen, dafs sie ihr Versprechen eine wissenschaftliche Medicin zu begründen, lösen möge. Des tiefdenkenden Hartmanns kurz zuvor erschienene theoria morbi gab vielfache Belehrung, fachte Muth des Gelingens an, und erregte vor allem zu eigener Forschung. Mehrere Male, in rascher Folge, trug ich diese Disciplin vor, jedes Mal bearbeitete ich sie von Neuem, mit Lust und Lohn. Von hier aus verstärkte sich nicht nur die Abneigung gegen die künstlichen und unnatürlichen Systeme in der Medicin, sondern erwuchs mir auch ein natürliches in stufenweiser Entwickelung. Zuerst nemlich trat die Erkenntniſs vom Wesen der Entzündung deutlich hervor, und ihr schloſs sich, bei fortgesetzter Betrachtung, die Einsicht in die beiden andern Krankheitsklassen, Fieber und Nervenkrankheit, schwesterlich an. Den unendlichen Vorzug eines natürlichen Systems vor allen andern konnte ich nun recht lebendig erfahren. Es erhebt nicht nur alle Kenntniſs zur Erkenntniſs, scheidet nicht nur das Wesentliche vom Unwesentlichen ab, führt nicht nur in Untersuchungen ein, deren Erfolg sichere Ergebniſs ist, erhält nicht nur im wachen Bewuſstseyn des Zusammenhangs, sondern versetzt es auch unmittelbar in die Wahrheit; so lange man von ihm nicht abweicht, so lange wandelt man auch unter dem schützenden und sichern Geleit der Wahrheit; bei der Prüfung jedes Einzelnen ist's völlig gleich zu fragen, ob es wahr oder natürlich sey. Die Consequenz des natürlichen Systems ist die der Wahrheit selbst; man darf daher um jene nicht besonders sorgen, nichts für sie thun: sie stellt sich selbst ein, weil sie nicht ausbleiben kann. Ein nicht geringer Vorzug des natürlichen Systems ist auch der, daſs man stets genau wissen kann: was man weiſs, und was nicht, und wo dieses zu suchen sey, wenn überall es zu finden ist. Von sorgfältigem Studium des Speciellen nicht entbindend, vielmehr es ernstlichst fordernd, da es mit überschwänglicher Allgemeinheit nicht im Bunde steht, befreiet es sicher von unnützem Thun, von armer Vornehmheit, von gelehrtem Prunk. Es ist nicht mehr die Frage, was gesagt worden sey, sondern was ist, und wie es ist?

Es konnte mir aber nicht entgehen, daſs das Gefundene nur eine Vorarbeit, wiewohl allerdings eine unerlaſsliche, für die Lösung der eigentlichen Aufgabe sey. Ein natürliches System nemlich der Nosologie nur war es, was aus der Theorie der Krankheit entwickelt hervorstieg. Was Krankheit sey überhaupt, und wie sie in Krankheiten zerfällt, das allein hatte sich der Einsicht dargeboten. Unabweisbar war nun das praktische Postulat: zu finden was heilsmäſsig zu thun sey. Von der vornehmen, aber auf sich selbst zurückfallenden Verachtung gegen alles Praktische in der Medicin durch ernste Ermahnung und lehrenderes Beispiel ausgezeichneter und treuer Lehrer, Richter, Hufeland und Himly, bewahrt geblieben, konnte ich um so weniger auf halbem Wege stehen bleiben. Was die Theorie der Krankheit für die Nosologie geleistet hatte, das war mit Recht von einer Theorie der Heilung für die Therapie zu fordern. Und wie jede richtige Aufgabe die Bürgschaft ihrer Lösung in sich selbst trägt, so blieb auch diese nicht ohne Erfüllung. Getrost, wiewohl einsam, betrat ich auch diesen Weg, denn das, was in verschiedener Weise als allgemeine Therapie gelehrt worden ist, enthält wohl viele brauchbare Vorschriften, oft geistreiche Gedanken, öfter Anmuthungen, deren Ausführung man wünscht, aber nicht bewirken zu können selbst gesteht; im Ganzen nur eine Anleitung: sich am Krankenbette durchzuhelfen und nicht recht eigentlich dem, der darin liegt. Worauf es mir ankommen mufste, war eine Indicationenlehre, die nicht nur weifs, was sie fordert und warum sie es fordert, sondern auch was sie zu erreichen vermag.

Diese Arbeiten erforderten angestrengte, stätige Bemühungen durch mehrere Jahre hindurch. Was ich ruhig gefördert hatte, was der Gedanke geboten, die Erfahrung bestätigt hatte, das wurde durch lebendige Mittheilung, wie es auf andere Geister wirke, ob es mit der treffenden Evidenz der Wahrheit sie ergreife, oder ob es, im Ausdrucke etwa noch verhüllt liegend, nicht frei in sie eindringen könne, oder ob, tiefer liegenden Irrthum verrathend, es von ihnen abgleitet und leer zurückkehrt, dies wurde nun wiederum, Jahre lang, in Vorlesungen über das natürliche System der praktischen Medicin, welchen die über die Theorie der Krankheit und der Heilung — nicht vorausgesetzt, sondern vorausgeschickt wurden, sorgfältig und mit ermunterndem Erfolge geprüft. Dringend wurden die Zuhörer aufgefordert, keine Dunkelheit in sich zu dulden, sondern nachfragend Aufschluſs zu fordern. Die haben mich am meisten erfreut, welche zu stundenlangen Erörterungen mich veranlaſsten.

Oeffentlicher Anführung nicht werth wäre alles dieses, wenn nicht eben hierin die Rechtfertigung läge, daſs ich die übergroſse Zahl der Bücher noch mit einem vermehre. Die Zeit ist ein so edles Gut, daſs man Rechenschaft vor seinem Gewissen abzulegen hat und sie auch öffentlich muſs geben können, wenn man dieses theure Gut Anderer in Anspruch nimmt. Mein Bestimmungsgrund zur Bekanntmachung meines Systems ist nun der: weil mir das Bedürfniſs eines natürlichen Systems in der Medicin fühlbarer geworden ist, als irgend einem Andern; weil ich zu der Befriedigung dieses Bedürfnisses mit nicht zu dämpfender Kraft hingetrieben worden bin; weil ich Wahrheit gefunden zu haben glaube, und einfache, schlechte Wahrheit; weil ich endlich die Ueberzeugung gewonnen habe, daſs diese Wahrheit unbefangener Prüfung sich bewähren werde: — darum glaubte ich dieses Allgemeingut aus dem engen Kreise, in welchem es bisher zwischen mir und meinen Zuhörern gebannt gewesen ist, treten lassen zu müssen. Was hätte ich auch weiter zu fürchten? Ist die Sache gut, so kann sie, wenn auch angefochten, doch den endlichen Sieg nicht verfehlen; sollte ich das Unglück gehabt haben, von Irrwahn bestrickt zu werden, so heile mich Belehrung. Zugänglich soll sie mich finden.

Ist mein System wahr, so bringe es die Früchte der Wahrheit; mein Verdienst darum sey das erste Opfer, das ihr williglich gebracht wird. Sehr wohl weiſs ich überdies, daſs wie man jetzt ein natürliches System der Botanik oder der Zoologie schreiben kann, ohne doch ein Linné zu seyn; so läſst sich auch jetzt ein natürliches System der Medicin entwerfen, ohne daſs man ein Peter Frank wäre, und — ohne ihn entbehren zu können. Sehr scheint mir aber, daſs wie eigentlich kein künstliches botanisches oder zoologisches System mehr geschrieben werden darf, ja selbst die starren Mineralien natürlich geordnet zu werden das Recht errungen haben, so dürfte auch kein künstliches System der Medicin mehr angefertigt werden. Die Belehrungen, welche durch solche Systeme möglich sind, können reichlich aus den vielen schon vorhandenen geschöpft werden.

Niemand wird mirs hoffentlich zu leide thun, mir die Meinung: ein vollkommenes Werk zu geben, unterzuschieben. Mit wie vielen Schwierigkeiten man bei der Aufführung, und überdieſs bei der ersten Aufführung eines natürlichen Systems zu kämpfen hat, und daſs nicht alle sogleich und völlig überwunden werden können, das weiſs Niemand besser als ich; hiemit ist denn auch das Bekenntniſs vieler Mangelhaftigkeiten nicht nur abgelegt, sondern auch das Recht auf Nachsicht in ihrer Beurtheilung ausgesprochen. Sehr wohl kann ich es erkennen, daſs Viele die Grundgedanken besser ausgeführt, fruchtbarer gemacht hätten; so wie ich auch hoffen darf, selbst künftig vieles verbessern zu können. Alles dies verstehet sich aber auch von selbst. Was zunächst der Beurtheilung bedarf, ist: ob das System, als solches, wahr ist. Ganz Einzelnes darin ist der Verbesserung ohne Zweifel nicht nur fähig, sondern auch bedürftig. Vor allen Dingen bedarf es der Vervollständigung in den Arten, da ich in jeder Gattung nur einige, eben nur als Paradigmata der Bearbeitung, angeführt habe. Hiemit ist denn auch die Benennung: „Grundlinien“ auf dem Titel entschuldiget und gerechtfertiget.

Nichts ist natürlicher, als daſs ein Vorredner allerlei Fragen, Ein- und Vorwürfe, die man gegen sein Buch erheben könnte, sich denkt, und ihnen zu begegnen sich bemüht; so vertheidigt er sich immer nicht bloſs vor dem Angriff, sondern oft auch über ihn hinaus. Der Art habe auch ich noch manches hier zu thun.

Zunächst könnte von Praktikern die Frage erhoben werden, was denn nun, wenn auch das System wahr wäre, damit gewonnen sey? ob man mehrere Krankheiten dadurch heilen lerne? ob besser — schneller? Man könnte nun zwar eine solche Frage ganz zurückweisen, sie unwissenschaftlich nennend, auf die Würde der bloſsen abstracten Erkenntniſs sich berufend. Ich indessen, das Praktische ehrend, eingedenk des Ausspruches: „nisi utile est, quod agimus, vana est gloria nostra“, muſs auch diese Frage ehren und darauf erwidern: allerdings lehrt es dieses alles! Zunächst eröffnet es, insofern die Krankheiten nach ihrem Wesen untersucht, und aus diesem ihre Formen einsichtlich gemacht werden, die Bahn zur Erkenntniſs einer wahren, sichern Heilung. Und auf diese Weise kann es nicht fehlen, daſs in vielen Fällen wirklich neue Heilmethoden — nicht erfunden, sondern unabweisbar geboten werden. So gewissenlos es ohne Zweifel ist, am Krankenbette mit heiligem Menschenleben zu experimentiren, und so sehr ich es auch betheuren darf, daſs mir mein Gewissen nie ein solch verwegenes Unterfangen gestattet hat, so wahr auch ist's, daſs ich nicht selten praktisch von dem gewöhnlichen Verfahren ganz abweichen muſs. So oft nach reiflicher Erwägung mir das Wesen einer gegebenen Krankheit deutlich vortritt und aus diesem bestimmte Heilbedürfnisse mir klar werden, so muſs ich abweichende Methoden und Mittel, welche sonst derselben Krankheit, von ihrer Formseite nur aufgefaſst, entgegengesetzt worden sind, unbeachtet lassen. Der Erfolg hat mich allezeit aufgemuntert. Dies wird man nicht experimentiren nennen dürfen. Ja ich muſs zu erwägen bitten, daſs eigentlich die gewöhnliche Verfahrungsweise sich eines solchen Vorwurfs schuldig macht. Niemand zwar leugnet, daſs in der Behandlung der Krankheiten auf die Ursachen Rücksicht zu nehmen sey; niemand auch bestreitet, daſs in dem Wesen der Krankheit alle ihre Ursachen enthalten sind, man hat dieses wohl auch öfters die nächste Ursache genannt: — hievon aber nichts zu wissen hat man zu gestehen keinen Anstand genommen. Worauf gründet sich denn nun aber die Behandlung? Und ist nicht jede Verordnung, die von einem solchen Standpunkte aus gemacht wird, ein Versuch? —

Doch lange nicht immer bedarf es anderer Methoden und anderer Mittel, sondern sehr oft nur einer zureichenden Bestimmung in der Wahl der schon empfohlenen und mit Erfolg angewendeten. Wie sehr verschieden, ja wie entgegengesetzt sind diese oft! wie nun wählen? Auctorität steht gegen Auctorität; in ihrer ganzen Schwere

Zeitphilosophie in untergeordnete Verbindung treten wollte. Sehr unrecht jedoch thäte man mir, wenn man mich für einen Materialisten hielte, wenn unter einem solchen derjenige verstanden wird, der den letzten Grund in einem Begründeten sucht, in der Materie nemlich, man nenne sie wie man wolle: ὕλη, absolute Substanz u. s. w. Will man aber den so nennen, welcher ein An-sich annimmt, so muſs ich mich freilich als einen solchen bekennen, wenn auch dadurch mir noch der Vorwurf der Transcendenz zuwachsen sollte. Ja ich gestehe: ohne eine solche Annahme im Denken mich nicht orientiren, nicht aus der Stelle kommen zu können. Mir schien immer, als sey keine Wahl gelassen zwischen der Annahme eines An-sich als feste Grundlage, oder die Behauptung zu wagen: was da ist und was da ist sey — Ohne-sich. Nicht unähnlich kommt mir das Bemühen der Philosophen seit Kant: das Sein (An-sich) verdächtig zu machen, es dem Denken als Basis wegzuziehen und dieses innerhalb des bloſsen Vorstellens (ohne Vorgestelltes und Vorstellenden) zu halten, dem der alten Chemiker oder vielmehr: Alchymisten vor: ein allgemeines Auflösungsmittel, und mit diesem den Stein der Weisen und hiemit die Kunst Gold zu machen zu finden. Wie nemlich ein solches Auflösungsmittel, in einem Gefäſse bewahrt werden und enthalten seyn müſste, das es nicht auflöst, und deshalb also kein allgemeines wäre, so müſste doch auch die allersublimirteste und entkleidedeteste Vorstellung irgend eine Wurzel haben, die nicht selbst bloſse (leere) Vorstellung, also einem An-sich erwachsen, oder selbst ein solches wäre.

Ein sehr vernünftiger und kenntniſsreicher Mann äuſserte mir einst im Gespräche sein Befremden und Bedauern, daſs so viele geistreiche Menschen in völlig sclavischer Ehrfurcht vor der Wissenschaft, als solcher, sich verstrickten, daſs ihnen der Blick vom letzten Ziele, von der Wahrheit selbst, ganz abgelenkt würde. Es wäre ja möglich, eine Wissenschaft auf die Lüge zu gründen; und wäre das einmal geschehen, so könnte nachher alles sehr streng wissenschaftlich geschehen, ohne daſs die Sache darum besser würde. Sollte so etwas noch nie in thesi vorgekommen seyn? Ich bekenne, daſs, seitdem ich dies vernommen habe, mir es um die Wahrheit mehr zu thun ist, als um die Wissenschaft, die ich nur als ein gutes, geschicktes und segenreiches Mittel, zu jener zu gelangen, achte. Besonders aber machen mich seitdem die vornehmen Philosophien, welche um sich selbst willen da seyn wollen, die niemals Hunger und Durst empfunden zu haben scheinen, die Gott und seine Schöpfung wenig bedenken, die keine Fragen haben, sondern nur Antworten, die Tugend nicht nur lehren (das konnte der arme Sokrates nicht!), sondern auch machen können, die den Hafs aus der Liebe, und das Böse aus dem Guten glatt ableiten können —: ich sage und bekenne, gegen solche vornehme Philosophien besonders bin ich scheu geworden; und ich will es nicht verhehlen, dafs ich nicht glaube in solcher Wissenschaft die Wahrheit finden zu können. — Von einer solchen Philosophie bin ich also freilich bei der Begründung meines Systems nicht ausgegangen. Aber, was ich früher schon erkannt hatte, dafs es nehmlich nur eine schrekkende Drohung der Philosophen sey, wenn sie sagen, man müsse das wahre gründliche Denken aufgeben, wenn man es nicht nach ihrer Vorschrift einrichte; das bewährte sich mir auch jetzt, denn in der That, ich bemerkte nicht, dafs mein Denken irgend einen Abbruch erlitt, da ich es blos von der Wahrheitsliebe leiten, und mit derjenigen Kraft, die mir beschieden ist, sich üben liefs. So geht es auch mit andern Dingen. So hat z. B. noch Niemand von einem Diätetiker die Kunst zu verdauen gelernt; hiebei kommt alles darauf an, daſs man nicht mehr esse, als man Hunger hat, daſs man nichts Unverdauliches esse, und das Genossene durch rechtschaffene Thätigkeit verarbeite. Dieselben Gesetze scheinen auch mir beim Denken beobachtet zu werden dürfen, um dasselbe gesund zu erhalten und gedeihlich zu machen. — Wer hierüber anders denkt, der wisse wenigstens, woran er mit mir in dieser Rücksicht ist. Uebrigens darf ich hoffen, daſs Philosophen mein Buch nicht anfeinden werden; mit Naturforschern aber läſst sichs in Frieden leben.

Noch eines Vorwurfs, der so leicht gemacht wird, muſs ich erwähnen. Ueber Hypothesen könnte man vielleicht klagen, über Hypothesen da, wo es um factische Gewiſsheit zu thun ist. Zu meiner Vertheidigung will ich mich nicht einmal darauf berufen, daſs keine Wissenschaft bei ihrer Begründung der Hypothesen entbehren kann; auch das will ich nicht in Anschlag bringen, daſs die Ankläger selbst so wenig vom Hypothesenwesen sich befreit haben, daſs sie vielmehr, nur selber es nicht wissend, in einem Hypothesenaggregate stehen, dessen Zusammenhanglosigkeit man häufig für die Bürgschaft der Thatsächlichkeit der einzelnen Stücke nimmt. Darauf aber darf ich mich, nach dem unbestochenen Zeugniſs meines Gewissens, berufen, daſs ich nirgends darauf ausgegangen bin, mir die Forschung leicht, und die Wahrheit wohlfeil zu machen. Hypothesen habe ich nicht gesucht, aber auch nicht vermieden, wo ich durch sie zu einer Wahrheit gelangen zu können die Hoffnung hatte. Wo dies gelungen war, da hörte ja die Hypothese auf, eine solche zu seyn; wo es nicht völlig gelang, wo nur eine Wahrscheinlichkeit sich ergab, da ist diese auch nur als eine solche ausgesprochen worden, und der Berichtigung ist leichter und freier Zutritt gelassen. Aus bloſsen Vermuthungen endlich ist nirgends eine bestimmte Folgerung gezogen. Wie oft ich, selbst von einem gewonnenen Resultate, prüfend zurückgekehrt bin, wie angestrengt ich gerungen habe, mich dem Irrthume zu entwinden, mit welcher Selbstverleugnung ich gegen glänzende eigene Irrthümer gestritten habe, wie geringen Werth ich überall auf das Eigene gesetzt —: das weiſs ich selbst deutlich, und darf es, gegen eine Anschuldigung der Hypothesenliebe, frei bekennen.

An mehreren Stellen dieses ersten Bandes ist Polemik geübt worden, und zwar gegen Männer von entschiedener Auctorität und von unbestreitbarem Verdienste. Dies bitte ich nicht als Streitsucht zu deuten, diese würde mir bei jedem Paragraphen Veranlassung zur Büſsung dieser bösen Lust gegeben haben. Umgekehrt aber habe ich nur gegen solche Männer Einwürfe namentlich gemacht, deren Werth im Allgemeinen zu erkannt ist, denen ich selbst für Belehrung aus ihren Werken zu sehr dankbar verpflichtet bin, um in den Verdacht gerathen zu können, ihr Ansehen schmälern, und ihre Verdienste verkleinern zu wollen oder zu können. Niemand aber wird auch mehr, als eben solche Männer, geneigt seyn, ihre eigene Meinung der Wahrheit, woher sie auch komme, unterzuordnen.

Citirt habe ich selten, weil es hier auf die Uebung einer so leichten Kunst nicht ankam. Daſs ichs aber eben nur absichtlich unterlassen habe, werden die Einsichtsvollen erkennen.

Vom systematischen Zusammenhange genöthigt, habe ich von der Lehre des thierischen Magnetismus und seinem Wesen sprechen müssen. Ich hatte keine Wahl, als meine mühsam und nach vielen Irrsalen errungene Ueberzeugung unumwunden auszusprechen. Als den entschiedensten Gegner dieser Sache habe ich mich bekennen müssen, weil mich hiezu innige, feste Ueberzeugung bestimmt hatte. Wie aber kann es mir entgehen, daſs ich dadurch Vielen, und auch solchen, denen zu miſsfallen mir sehr schmerzlich seyn muſs, einen Anstoſs geben werde? Da ich aber diesen Gegenstand nicht umschleichen mochte, so habe ich der Wahrheit ihr volles Recht anthun müssen, und es ihr überlassen, daſs sie sich friedliche Früchte treibe und mir Vergebung erwirke.

Die Lehre von den Entzündungen ist meistens schon zum Drucke bearbeitet in meinem Pulte liegend. Die nächsten beiden Bände können also in rascher Aufeinanderfolge erscheinen.

Noch etwas muſs ich vor dem Schlusse sagen, das mir auszusprechen und zu unterdrücken etwas schwer wird. Ich bitte nemlich das „Wir" im Buche nicht als einen pluralis majestaticus zu nehmen, sondern mir zu glauben, daſs ichs nur deshalb gebraucht habe, weil mir Ich zu sagen sehr schwer wird.

Nun nur noch einen Wunsch. Möge dies Buch bald mit unbefangenem Geiste beurtheilt werden und zur Förderung der Wahrheit dienen! Gerechten Tadel und belehrende Zurechtweisung werde ich sehr dankbar aufnehmen; hämische Bekrittelung möge mich nicht treffen!

Königsberg, im September 1821.

Dr. Ludw. Wilh. Sachs.

Inhaltsverzeichnifs.

Grundzüge

des

natürlichen, dynamischen Systems

der Medicin.

§. 1.

Wie die Aufführung eines natürlichen Systems der Pflanzen oder der Thiere zunächst voraussetzt, oder doch mit wenigen Worten dabei festzusetzen gestattet: den allgemeinen Begriff der Pflanze oder des Thiers, so sollte vielleicht auch ein natürliches System der Medicin, zumal wenn es aus dem Boden der Dynamik hervorwachsen soll, voraussetzen dürfen, oder doch kurz bestimmen können: den allgemeinen Begriff von der Krankheit. Dies aber dermalen zu wagen, scheint sehr unrathsam. Viel leichter auch ists gewiſs, obwohl noch nicht vollständig gelöst, zu einem einträchtigen Verständniſs jener Begriffe zu gelangen. Ihre Gegenstände, selbst in ihrem Werden, sind zu sehr gegebene Wesen, als daſs bei hingegebener Betrachtung und wissender Beobachtung die sichernden Begriffe nicht sollten gewonnen werden. Wie ganz anders ists mit der Krankheit. Sie, als solche, hat innerhalb der Gegebenheit keine feste Stelle; nirgends ist sie, zum Behuf durchdringender Beschauung, zum Stehen zu bringen. In ihrem unsichtbaren Werden muſs sie, soll sie begriffen, ergriffen werden.

§. 2.

Die wissenschaftliche Nachweisung des Werdens der Krankheit ist die Aufgabe der Theorie der Krankheit. Wäre eine solche Theorie schon Gemeingut der ärztlichen Einsicht geworden, so wäre alle weitere Entwickelung dieses Begriffes hier überflüssig. Da aber viel daran fehlt, daſs jene Voraussetzung gemacht werden dürfte, und wir an der Schwelle unsers Systems nicht Dunkelheit stehen lassen mögen, so können wir uns dieser Untersuchung nicht entziehen.

§. 3.

Der Botaniker wie der Zoolog entwickeln aus den festgestellten Grundbegriffen: Pflanze, Thier, als begriffsmäſsige Einheiten, das in diese Sphären fallende Mannigfaltige: jener durch die Erkenntniſs und Anwendung des einfachen Vegetationsgesetzes, dieser durch die Erforschung der schon mehr zusammengesetzten animalischen Verrichtungen und der durch diese bedingten organischen Bildungen. So entstehen in ihnen, in natürlicher Entwicklung, charakteristisch bezeichnete Reihen, indem immer aus Allgemeinem das Besondere, aus diesem das Besonderere u. s. w. erkannt wird. — Wie bei weitem schwieriger ist auch hier die Aufgabe des Nosologen. Nicht nur hat er es mit dem höchsten, zusammengesetztesten und dennoch aufs Individuellste (zur geschlossensten Einheit) ausgebildeten Organismus zu thun: — nicht nur mit einem Organismus, dessen innere Vorgänge und äuſsere Erscheinungen nicht nach einfachen (die Freiheit ausschlieſsenden) Naturgesetzen einhergehen, indem eben in diesem ein das Naturgesetz überflügelndes Gesetz, das der Freiheit, mit voller Macht walten kann und soll, und in einem gewissen Grade walten mufs —; sondern soll er auch in natürlicher Ordnung entwickeln das, was selbst diesem Organismus abnorm ist: seine Krankheit*). Seine Aufgabe mufs daher wohl so gestellt werden:

Finde die Norm für die Abnormität (Krankheit) im höchsten, zusammengesetztesten und dennoch aufs Individuellste ausgebildeten, nicht nach einfachen Naturgesetzen sich entwickelnden Organismus.

§. 4.

Doch auch hiemit ist der ganze Umfang der Aufgabe für eine wahre Nosologie noch nicht erschöpfend

*) Wohl weifs ich, das sehr achtungswerthe, forschende Aerzte es eine Thorheit gescholten haben: die Krankheit als etwas Abnormes zu betrachten, da ja nichts gesetzlos seyn könne. Krankheit, sagen sie, ist Wirkung derselben Gesetze, die auch Gesundheit erzeugen, daher sey auch jene so wenig als diese abnorm. Und das wohl ist gewifs wahr, dafs nichts gesetzlos ist, also auch die Krankheit nicht. Und eben das Gesetz, nach welchem sie erfolgt, zu finden, ist mein dermaliges Beginnen. Aber giebt es denn wirklich nur Ein Gesetz? Könnte die Krankheit nicht von einem andern, dem der Gesundheit wohl gar entgegengesetzten, ausgehen? oder in dem Streite dieser beiden Gesetze bestehen? So etwas hoffe ich allerdings beweisen, und der schlichten Meinung: Krankheit und Gesundheit sey nicht Eins, sondern Entgegengesetztes, wie Böses und Gutes, die Ehre lassen zu können. Die andere Partei hat noch niemals einen genügenden Beweis für die Identität der Krankheit und Gesundheit im Gesetze geführt. Welche Unterlassung gewifs keine zufällige, sondern eine wohlbegründete ist. Möge also vorläufig der Ausdruck: abnorm, als Bezeichnung für die Krankheit, keinen Anstofs geben.

ausgesprochen. Denn noch liegt in ihr nicht die Richtung auf den letzten Zweck des gesammten medicinischen Studiums. Heilung aber der Krankheiten ist offenbar dieser letzte, höchste Zweck *). Des-

*) Dieser orthodoxen Behauptung wegen mufs ich wohl um Vergebung bitten. Denn leider! ists Sitte geworden, sich der praktischen Tendenz in der Medicin zu schämen, oder sie doch für etwas Untergeordnetes, das s. g. reine, d. i. das rath- und thatlose Wissen dagegen für das Höchste zu halten. Aber nicht recht scheinen mir, die dies meinen, erkannt zu haben, dafs selbst in den reinsten, demonstrativsten Wissenschaften ein Praktisches die innerste Seele ist. Ja, der blofse Wissensdrang, ohne welchen es doch nimmer zu irgend einem Wissen kommen könnte, zeugt er nicht glaubhaft für das Praktische als die Wurzel alles Wissens? Und die Helden des reinen Wissens, die, begeistert es das Göttliche nennen, glauben sie denn, dafs in Gott irgend ein solches, von allem Inhalte gereinigtes leeres Wissen sey? Erkennen nicht auch sie ihn als seinem Wesen nach durchaus praktisch? Oder sollen wir uns dieser Verwandtschaft schämen? Wer wohl, bedenkt ers recht, könnte nach einem solchen Niederschlage (caput mortuum) verlangen? – Und was besonders die Medicin angehet, so ist sie nicht blofs ihrem Kern nach zu treff-lich (ars divina, salutifera), sondern auch ihrer Ausbildung nach zu unreif, um zu ergötzlichen, geistigen Spielen dienen zu können. Auch hat sie von jeher an solchen entweihenden Versuchen sich dadurch gerächt, dafs sie bald als Verstandesthorheiten sie enthüllt und der Geschichte zu schreckender Warnung übergeben hat.

Es kann mir aber diese Bemerkung nicht den Verdacht zuziehen, als verkennete ich den hohen Werth des Wissens: wie würde ich dann auf eine Theorie als eine Grundbedingung zu einer würdigen praktischen Medicin dringen können. Ueberhaupt kann niemand mehr als ich überzeugt seyn, dafs all' unser Thun nur in dem Mafse Werth hat, als es im Lichte geschiehet, also ein bewufstes ist. Der höchst verderbhalb mufs der wahre Nosolog sein geistiges Auge richten auch auf die Norm der Normalität jener Organismen, um aus der verbundenen, einverständigten Erkenntnifs dieser beiden Normen finden zu können die dritte: wie wohl zurückzuführen seyn möchte die Norm der Abnormität auf die normale Norm, oder auf die Norm der Normalität. Also: aus der Theorie der Krankheit mufs er entwickeln eine Norm, wie aus der Krankheit sich hervorbilden Krankheiten (Nosologie im engern Sinne). Diese so gewonnene Norm mufs er zusammenhalten mit der, wie das ungestörte Leben sich ausbildet zu dem Zustande, der ihm entspricht, welchen wir Gesundheit nennen (Physiologie), und endlich mufs er durch die vergleichende Betrachtung beider (mit Benutzung anderweitiger, durch prüfende Beobachtung erworbener Kenntnisse) finden die dritte, die vermittelnde, zurückführende Norm (Therapie).

§. 5.

Nur wenn allen diesen Erfordernissen genügt wird, kann ein natürliches, dynamisches System der Medicin zu Stande kommen. Wie viel gröfser hiebei aber die Schwierigkeiten sind, als bei Aufführung eines natürlichen Systems der Botanik oder Zoologie, kann niemand verkennen. In ihrer ganzen Stärke

---

liche Irrthum scheint mir nur darin zu liegen, den letzten Zweck im Wissen selbst, und nicht vielmehr darin zu suchen, wozu das Wissen nur ein förderliches Mittel seyn kann —: im vernunftmäfsigen Thun.

aber fühlbar werden sie nur dem, in welchem ein dringendes Bedürfniſs nach vollständiger, zusammenhängender, wahrhaft förderlicher Einsicht erwacht, und nach dessen Befriedigung zu ringen unabweisbare Aufgabe des Lebens selbst geworden ist. Doch wie nur er die Schwierigkeiten am lebhaftesten fühlen kann, so kann auch er nur sie tragen, und, wenn möglich, überwinden.

§. 6.

Zunächst muſs der Begriff der Krankheit festgesetzt werden (§. 2.). Abstraction aus Gegebenem liefert ihn nicht (§. 1.), schon deshalb nicht, weil nie Krankheit selbst, sondern immer nur eine bestimmte Modification von ihr gegeben ist. Soll also die Modification verstanden werden, so müssen zwei Dinge erhellen: was in ihr liegt und wie es geworden. Wir müssen also den Blick richten nicht bloſs auf die Thatsache des Krankseins, sondern auch, und zwar bei Gelegenheit ihrer, auf die Thathandlung des Werdens (§. 1.).

Die vollständige, wissenschaftliche Lösung dieser Aufgabe ist das ausschlieſsliche und nicht geringfügige Geschäft der Theorie der Krankheit. Da wir aber hier keinen Schritt wagen können, bevor dieser Punkt ins Licht gestellt ist, so müssen wir aus dieser Theorie einen Satz entlehnen, der einerseits klar, wahr und zur Ueberzeugung nöthigend ist, anderer Seits aber muſs er so durchgreifend seyn, daſs wir durch seine genetische Erfassung bis an die Grenze der Nosologie versetzt werden. Und ein solcher Satz dünkt uns folgender zu seyn:

§. 7.

Nur der Gesunde wird krank *). — Um diesen Satz zu einem fundamentalen zu erheben, bedienen wir uns des einfachen Mittels ihn auf seinen Inhalt hin strenge zu analysiren. Einsichtsvollen wird die Synthese, aus welcher diese Analyse hervorgehen mufs, nicht verdeckt bleiben.

§. 8.

A. Gesund dürfen wir nur den nennen, der der äufsern, feindlich auf ihn eindringenden Natur gegenüber, sich nicht blofs in allen den seiner Gattung zukommenden, wesentlichen Merkmalen, sondern auch in den ihn als Individuum charakterisirenden ungefährdet erhält. —

Auch diese Art des Daseins mufs durch Kampf und im Kampfe mit der Natur errungen und behauptet werden, aber dieser Kampf erregt nicht das Gefühl peinigender, unzureichender, vergeblicher, oder ganz erschöpfender, also sich wiederum vernichtend aufhebender Anstrengung. Vielmehr entquillt ihm die wohlthuendste aller Empfindungen —: die

---

*) Dafs dieser Satz, von welchem das aufzuführende System seine Grundstütze erwartet, etwas trivial tönt, dürfte ihm vielleicht von denen zum Vorzug angerechnet werden, die gegen hohe, überschwängliche Reden Mifstrauen zu fassen gelernet haben, die es noch in warnender Erinnerung haben, wie oft schon sehr vornehme Verheifsungen ohne Erfüllung verschollen sind. Ich mindestens hätte jenen Satz, selbst wenn mir zwischen mehreren die leichte Wahl gestattet gewesen wäre, dennoch, eben seiner Schlichtheit wegen, zum fundamentalen gewählt.

der beglückten Thätigkeit. Ein solches Individuum fühlt sich die Natur erfolgreich beherrschend und erweiset sich auch so in allen seinen organischen Verrichtungen. Je mannigfaltiger und höher die Anlagen eines solchen Individuums wären, desto gesteigerteres Wohlsein müſste die vollständige, thätige Entwicklung derselben herbeiführen. Denn alles Wohlgefühl entspringt aus der nach allen Seiten hin factischen Uebereinstimmung mit dem, was man als eigenstes Selbst erkennt und empfindet. Das Uebel hat an einem solchen Menschen keinen Theil!

Ob es solche Gesunde giebt? Diese Frage kümmert uns hier, wo wir dem reinen Begriffe nachgehen und aus ihm eben ein wirkliches Ideal für die Anschauung gewinnen möchten, unmittelbar nicht. Nur muſs es gewiſs seyn, daſs wenn es nicht solche Gesunde gäbe, es eben auch keine giebt, und, hinsehend auf das Gegebene, die relativ Gesunden es nur durch annähernde Verwirklichung des aufgestellten Begriffs seyen. So aber, denken wir, verhalte es sich *).

---

*) Um nicht durch diesen, seiner Folgesätze wegen, sehr wichtigen §. Miſsverständnisse zu veranlassen, bitte ich noch folgendes in prüfende Erwägung zu nehmen:

1. Die Begriffe von Gesundheit und Krankheit lassen sich durchaus nur entwickeln am Begriffe des Individuums. Klassen, Ordnungen, Gattungen und Arten sind, als solche, weder gesund noch krank. Deshalb kann nicht zunächst gefragt werden: was ist Gesundheit? was Krankheit? sondern: wer ist der Gesunde? wer der Kranke? Sind diese Fragen real be-

§. 9.

B. Krank hingegen nennen wir dasjenige Individuum, dessen Kraft im Kampfe mit der entgegenstehenden Natur zur ungestörten Behauptung seiner Integrität als Gattungsglied und Einzelwesen als unzureichend sich erweiset.

---

antwortet, dann kann, durch logische Abstraction, der allgemeine, formelle Begriff von Gesundheit und Krankheit festgesetzt werden. Mit der logischen Abstraction beginnen, hieſse die Sache nicht bloſs umkehren, sondern auch vernichten. Denn wovon soll denn die Abstraction gemacht werden? wovon soll sie das leere prius seyn? Eine solche logische Abstraction wäre nicht nur ohne Inhalt (der ihr auch freilich nicht zugemuthet wird), sondern auch eine von — Nichts.

2. Unter Natur verstehe ich nicht: den Inbegriff alles Daseienden, Vorhandenen; sondern: die Summe aller, innerhalb des Daseienden, sowohl der Substanz als der Kraft nach, verderblich wirkenden, aber vom freien Leben für dasselbe zu bestimmenden, d. i. zu hemmenden, dienstbar zu machenden Potenzen. Solche Potenzen (für welche es vielleicht einen schicklicheren, bezeichnenderen Namen giebt, als den wir gewählt haben) giebts; es siehet sie aber nur das zum Leben geöffnete Auge; das Leben auch nur erfährt sie, und erfährt sie als eine Kränkung; das Leben endlich auch nur bekämpft sie, denn in ihm allein ist dazu wie die Aufgabe, so auch die zureichende Kraft.

Diese eben scharf bezeichnete Natur können wir nicht, wie die Dichter und einige phantasirende Philosophen, die Allliebende, die Allerhaltende nennen. Denn alle Liebe sucht ihren Gegenstand und umfaſst und durchdringt den gefundenen. Alle Liebe daher ist recht eigentlich persönlich und sich hingehend. Diese Natur aber stehet den Individuen (Personen) feindlich gegenüber; sie sucht sie zwar, aber um sie zu zer-

Auf einen solchen Menschen (denn dies ist das Individuum, von welchem es sich hier handelt) lastet die schwere Hand der Natur. Er ist vom Uebel ergriffen und unfrei. Er ist nicht nur zerfallen mit sich und in sich selbst, sondern auch in einem

---

stören. Unangefochten läfst sie die Gattungen, und duldet die Individuen blofs, inwiefern durch sie die Gattung gewonnen werden kann. Daher auch zerstört sie das Individuum wirklich, wenn sie es vermag, sobald der Gattungszweck durch dasselbe erreicht ist. Sehr untergeordnete Thiere wirft sie in den Tod hinab, sobald das Fortpflanzungsgeschäft vollbracht, für die Erhaltung der Gattung also gesorgt ist. Je höher eine Individualität entwickelt ist, desto entschiedener und unabläfsiger mufs ihr Kampf mit der Natur seyn. Dem Menschen, dem höchsten geschaffenen Individuum, widerstrebt sie am heftigsten, und je höher er in seiner Entwicklung steigt, je mehr er von der blofsen Gattung ausscheidet, je individueller er wird, desto mehr hat er mit ihr zu ringen, desto mehr widerspricht ihr sein Seyn, desto mehr ist ihm das ihrige ein Angriff. Immerdar stehet sie im Angriff auf ihn, bald offen, bald versteckt; oft verwundet sie ihn meuchlings, in seine reinsten Freuden haucht sie giftig. Und wiederum: was er thut und was er unterläfst, kann nichts anderes seyn als eine Bekämpfung und ein Ueberwinden ihres Gesetzes. Kein Frieden daher ist mit ihr möglich; nur wenn sie niedergekämpft ist, dann kömmt der Frieden von selbst. Gott allein, im Gegensatz mit der Natur, wie sie ist, liebt Alles und will keines Tod.

Vielleicht gewinnt unsere gegebene Definition noch mehr das Wahrheitsgefühl, wenn man sie mit den, freilich sehr abweichenden, Erklärungen über denselben Gegenstand, wie sie in den besten neuern pathologischen Schriften gegeben werden, prüfend zusammenhält. M. S. P. C. Hartmann theoria morbi s. pathologia generalis. Vind. 1814. p. 56. §. 80. und Kiesers System der Medicin. Halle 1817. Theil I. S. 107. §. 9.

schneidenden Widerspruch mit sich selbst gesetzt. Ersterben mufs nun zunächst in ihm alles Wohlgefühl (§. 8.), und an seine Stelle tritt das Gefühl der Unfreiheit, Nichtigkeit — Unlust — und wo das Bewufstsein schwach ist oder wird, Stumpfheit.

Fragen wir nach dem Gegenstande und der Weise des Kampfes in diesem Zustande, so können wir uns das innere Verhältnifs in demselben nicht anders als so denken: da nur der Tod alle Individualität erdrückt, ja selbst dieser die räumliche nicht zerstören kann, so verstehet es sich ja von selbst, dafs der Kranke immer noch ein lebendiges, wenn auch ein in seiner Integrität gefährdetes, Individuum bleibt. Der Trieb, sich in seiner Individualität zu behaupten, kann also im Kranken nicht erloschen seyn; ja, durch die Gefährdung selbst mufs er, wie durch einen neuen Reiz, angefacht werden. Nun aber ist in ihn gedrungen — gleichviel ob durch Unwachsamkeit, oder durch kecken Uebermuth, oder auf unvermeidbare Weise — irgend etwas seine Integrität, also auch seine Individualität, Verletzendes: — dagegen nun ist der Kampf gerichtet. Alle zu Gebote stehenden Kräfte werden mit Anstrengung, oft mit tumultuarischer Hastigkeit zusammengerafft und in den Streit gedrängt. — Die Kraftaufbietung ist hier nicht blofs scheinbar, sondern in der That viel gröfser, als beim Gesunden; eben weil nicht ein blofs drohender Feind mit gelafsener, gehaltener Kraft abzuwehren, sondern ein stürmisch eingedrungener zu überwältigen und herauszuwerfen ist. Und hiezu wird eine Fülle von

Kraft nicht blofs aufgeboten, sondern auch verwendet. Verschwendet aber ist sie, wenn weder das Feindliche durch sie ausgestofsen, noch auch in sich selbst verrichtet wird. Immer gröfsere Kraft gewinnt dann das Verderbliche, sowohl direct — durch intensive Zunahme — als auch indirect — durch verminderte Gegenwehr. Mit Sicherheit schreitet dann der Feind verheerend vor, und jammervoll sind die immer winziger werdenden Vertheidigungsversuche. Glücklich zu preisen ist dann der, welcher nie seine Hoffnung gesetzt auf die Natur, nur mit Gelassenheit den Einsturz seines sterblichen Leibes sehend, seinen unsterblichen Theil rettet. — So erlischt immer mehr das Individuelle, bis endlich die abgöttisch verehrte Natur den Menschen, das göttlichste Geschöpf, in den Tod hinabziehet. Als Raumerfüllendes mufs sie ihn aber auch dann noch dulden. Ein fester Punkt für seelige Hoffnung! *)

*) Von jeher haben ungenaue oder völlig falsche Begriffe von Stärke und Schwäche Verwirrung und Unheil in die Medicin gebracht. Bald hat man den Kranken in seinem Unvermögen sich als selbstständig und frei in seinen organischen Verrichtungen und individuellem Seyn zu behaupten aufgefafst, und als Ursache ein Minus von Kraft, d. i. Schwäche (Adynamia) angenommen. Bald hat man, auf die sich in der Krankheit stürmisch drängende Summe von Erscheinungen sehend und, dunkel wenigstens, fühlend, dafs wirkliche Erscheinungen doch wohl nicht zur Ursache haben können — Nichts, oder wohl gar noch ein weniger als nichts — ein minus — angenommen: Unordnung, Gesetzlosigkeit im Wirken der Kraft (turbatio virium vitalium) sey das wahre Wesen und die Ursache der Krankheit. Beides ist wahr, aber nicht das Wahre, beides daher falsch. Die Krankheit im Allgemei-

§. 10.

C. Sind die (§§. 8. 9.) gegebenen Erklärungen des Gesunden und Kranken begriffsmäſsig, d. h. ist in ihnen begriffen und zusammengefaſst alles in der Gegebenheit aufgelöst sich darbietende Mannigfaltige, so verstehet sich auch leicht, wie Nur der Gesunde krank werden könne. Denn nur Er hat zu verlieren, was am Begriffe des Kranken als sich verlierend nachgewiesen worden ist: — die Kraft sich in individueller Integrität zu erhalten (§. 9.). Einen ursprünglich Kranken aber anzunehmen, würde zu der ungereimten Voraussetzung eines ursprünglichen Individuums ohne die wesentlichste Eigenschaft der Individualität nöthigen *).

---

nen, ist ein Streit zwischen entgegengesetzten Elementen, was das eine gewinnt, verliert das andere; die Stärke des einen ist die Schwäche des andern. An der Erscheinung haften bleibend muſs also immer Stärke und Schwäche wahrgenommen werden. Die Krankheit aber ist nicht dieses oder jenes Glied des Streits, sondern eben der Streit selbst. Und diesen Streit soll der Arzt in seiner tiefsten Wurzel erkennen, um die Schaaren des Lebens von den feindlichen Haufen unterscheiden und, als guter Feldherr, den Kampf für die gute Sache des Lebens zum Siege zu führen helfen zu können.

*) Man könnte wohl gegen diesen §. einwenden, daſs ja ein Kranker eine zweite Krankheit bekommen könne, in welchem Falle doch ein Kranker krank wird. Dieser Einwand indessen wäre in der That nur ein scheinbarer. Zweierlei läſst sich hierauf antworten:

1. Die Annahme einer zweiten, hinzugetretenen Krankheit ist in den meisten Fällen irrig; gewöhnlich ist das, was dafür gehalten wird, nur ein späteres aber nothwendiges Product, des ersten und einen, seinem Wesen nach nur unerkannt, also auch ungestört gebliebenen Krankheitsprozesses. Und

§. 11.

In der Analyse unseres Fundamentalsatzes bleibt uns jetzt nur noch das Geschäft, die Erklärung des

---

2. Wo dieses auch nicht der Fall ist, sondern wirklich eine neue, von der ersten wesentlich verschiedene und in dem ersten Krankheitsprocesse durchaus nicht liegende Krankheit hinzugetreten wäre, da eben ists ja vollends klar, daſs in Bezug auf diese *zweite* Krankheit das Individuum, vor ihrem wirklichen Eintritt, sich als ein *gesundes* verhalten hat.

Eben so wenig würde die Berufung auf *Fehler der ersten Bildung* und auf die s. g. *angebornen Krankheiten* unserm Fundamentalsatze (§. 7.) irgend einen Abbruch thun können. Denn was jene betrifft, so können sie nur seyn entweder solche, welche Krankheit bedingen, oder nicht. Bedingen sie nicht Krankheit, so ist die Berufung auf sie hier völlig ohne Bedeutung. Führen sie aber nothwendig und unmittelbar Krankheit mit sich, so gehören sie nur, als ein ätiologisches Moment, zur Betrachtung der angebornen Krankheiten.

Was nun aber eben diese *angeborenen Krankheiten* angehet, so kann man darunter verstehen zweierlei: *Krankheitsanlage* und *wirkliche Krankheit*. Nimmt man Krankheitsanlage für Krankheit, so richtet man nicht nur muthwillig eine Begriffs- und Sprachverwirrung an, sondern man verkümmert sich auch von Haus aus alle richtige nosologische Einsicht. Denn offenbar gehört Krankheitsanlage zur *relativen* Gesundheit des Individuums, indem durch sie nichts ausgesprochen ist, als eben *sein* ganz specifischer Kampf zur Behauptung *seiner* individuellen Integrität; der übrigens auch, *ohne Krankheit*, so sieghaft durchgeführt werden kann, daſs selbst *diese* eigenthümliche Disposition für die Person dieses Individuums (denn in seinen Nachkommen wird sie gewöhnlich wieder da seyn) getilgt zu werden vermag. — Verstehet man aber, richtig, nur die wirkliche Krankheit darunter, so hat man nur noch, um in das rechte Verständniſs des fraglichen Verhältnisses zu treten, zu bedenken, daſs der Mensch nicht erst *wird*, indem er aus dem mütter-

lichen

Werdens zu geben —: das schwierigste freilich und bedeutendste von allen; denn eben um die richtige

---

lichen Schoos tritt. Der Fötus ist freilich einerseits gebildet worden, andererseits hat er sich aber auch, autoenergisch, selbst gebildet. Wieweit nemlich wir selbst in den abnormsten Entwicklungsprozefs zurückblicken müfsten, immer doch würden wir auf einen Punkt kommen, welchen wir als normal erkennen, d. h. von welchem wir behaupten müfsten: in ihm liege die reale Möglichkeit durch stätiges Fortschreiten eine völlig normale Bildung zu entwickeln, wenn nicht durch überwiegende Störung eine Hemmung oder Verkehrung eintritt. Gäbe es keinen solchen Punkt, lägen die Mifsbildung und die Krankheit schon im ersten Keim, so wären sie eben deshalb auch nicht Mifsbildung und nicht Krankheit, sondern es wären diese Verhältnisse die normalen des in Rede stehenden Wesens. Es wäre dies ein Wesen, dessen Schönheit (Wahrheit) die Häfslichkeit und dessen Gesundheit (vollständiges Dasein) die Krankheit wäre. Für eine solche Species müfste dann eine Gattung gesucht werden; uns wenigstens ginge sie nichts an. Kein Besonnener aber wird solcherlei behaupten. Wir dürfen also mit Recht annehmen, dafs die abnorme Bildung nur möglich wird, wenn eine bis dahin normale durch überwiegende Störungen gehemmt und verkehrt wird. So also kann wirklich ein Kranker gebildet werden. Aber dies eben ist ja gar nichts anderes, als was auch unser Fundamentalsatz behauptet, nichts anderes, als die Weise wie auch bei Geborenen und Erwachsenen die Krankheit gebildet wird; denn dafs die Ausdrücke: erhalten, entwikkeln, bilden uns völlig gleichbedeutend seyn müssen, dafs sie alle Einen Act bezeichnen, verstehet sich von selbst. Es ist demnach wohl klar, dafs die Berufung auf die morbi connati unsern ersten Grundsatz nicht wankend macht, denn ein geborener Kranker ist kein ursprünglicher; jede Krankheit mufs geboren werden, keine aber kann ursprünglich seyn.

Wie sehr übrigens der Fötus auf Krankheitsprocesse, im engern Sinne des Wortes, einzugehen vermöge, zeigt sich schon daran, dafs er selbst den Wirkungen epidemischer Ein-

Einsicht in dieses Werden mufs sich das aufzustellende natürliche System wie um seine Angel drehen, und stehen oder fallen, je nachdem diese Einsicht eine wahre, umfassende und erschöpfende, oder eine unwahre, zu enge und überall eine unzureichende ist. Ja, nicht einmal auf eine Theorie der Krankheit, wenn auch eine solche schon vorhanden wäre, könnten wir uns hier berufen, denn obwohl in ihr alle Elemente zu der verlangten Einsicht vollständig liegen müfsten, so würden sie doch, nach der nothwendigen Construction einer solchen Wissenschaft, nur zerstreut in ihr enthalten seyn; wir aber müssen sie hier zusammengedrängt und in Einen Brennpunkt aufgenommen ergreifen.

§. 12.

Nicht aber dafs die Krankheit werde überhaupt, dürfen wir hier zu erweisen suchen, denn das verstehet sich wohl von ihr, wie von jedem zeitlich Daseienden, von selbst. Sondern suchen wir angelegentlich die Erkenntnifs des Wie dieses Werdens, d. h. wir suchen ein Gesetz für das innere Werden der Krankheit und ihrer mannigfaltigen Gestaltung beim Eintritt in die Erscheinung. Strenge ausgesprochen würde dies Postulat so lauten:

Finde*) die Norm für das Werden der Krankheit (der Abnormität §. 3.) als

---

flüsse, selbst solcher, die ihm nicht durch den mütterlichen Leib zugeführt werden können, nicht entzogen ist, wie dies durch eben so zuverläfsige als bekannte Erfahrungen völlig entschieden ist.

*) Ein praktisches Postulat mufs das Resultat und nicht blofs das Mittel (das wird sich schon finden) fordern; daher

obere Einheit von einer Mannigfaltigkeit (Krankheiten §. 6.), und zwar im höchsten, zusammengeseztesten, aufs Individuellste ausgebildeten, nicht nach einfachen Naturgesetzen sich entwickelnden Organismus (im Menschen).

§. 13.

Soll diesem Postulate genügt werden, so müssen Typen gefunden werden, welche auch ein solcher Organismus, selbst wenn er in einem abnormen Prozesse begriffen ist, nicht überschreiten kann. Diese Typen aber dürfen nicht gesucht werden ausserhalb seiner, denn der Organismus ist ein sich selbst bestimmendes, sein Krankheitsprozefs sein eigenthümlicher und seine Krankheit daher nur der Ausdruck seines Verhandelns mit den veranlassenden Momenten, welche seine Autokratie anfeinden. Vielmehr können sie lediglich gefunden werden innerhalb seiner selbst, d. h. in dem Acte seines Lebens und in den organischen Bedingungen der Aeusserung desselben.

Um aber nicht hohle Schemen statt realer Typen zu gewinnen, so wenden wir uns analysirend an die nakte Thatsache des Erkrankens, um daran nicht nur den wahren innern Act, sondern auch das bestimmte Wie, das Gesetz desselben durchsichtig werden zu lassen.

§. 14.

D. Die nun analytisch zu untersuchende That-

---

es nicht aufgiebt das Suchen (dies verstehet sich von selbst), sondern das Finden.

sache ist also die: es erkranket jemand—: wie vermag dies zu geschehen? Der (§. 10.) erwiesenen Voraussetzung nach ist der Erkrankende nothwendig ein Gesunder; der Gesunde aber ist der, welcher seine individuelle Integrität, trotz der feindlich auf ihn eindringenden Natur, sich zu erhalten die Kraft hat (§. 8.); krank hingegen ist derjenige, welchem diese Kraft gebricht (§. 9.)—: wie also vermöchte wohl der Gesunde ein Kranker zu werden? Offenbar nicht durch einen vollständigen Act seiner Seits (dieser könnte nichts als Gesundheit erzeugen), sondern durch ein theilweises Leiden. Der lebendige Organismus nemlich, unaufhörlich umgeben von wirksamen und wirkenden Einflüssen, beherrscht entweder diese und bildet aus ihnen hervor sich selbst, frei, sich congruirend; oder er wird, freilich im Widerstreit mit sich selbst, beherrscht von ihnen, wird gebildet nach ihrem Bilde, wird unfrei, wird Gegenstand entgegengesetzter Wirkungsweisen, des eigenen Gesetzes nemlich und des fremden.

§. 15.

Dieses Ueberwältigen der Einflüsse kann nun geschehen entweder durch ihre absolute Uebermacht, oder durch verschuldetes, träges Aufnehmen und feiges Wirkenlassen der Einflüsse — durch Schwachheit, Unwachsamkeit und Verzagtheit *). — Auf wel-

*) Ausdrücke, welche sonst nur in der sittlichen Sphäre ihre Anwendung finden, müssen, sobald gründlich vom Physischen des Menschen gehandelt werden soll, gebraucht werden, denn seine Wurzel ist im Geiste und er ist aus ihm geboren. Und in ihrer vollen, nicht blofs in einer scheinba-

che Weise nun es auch geschehen seyn mag, dafs die Einflüsse als bestimmend in den lebendigen Organismus eingedrungen sind, immer wird, wo dies einmal geschehen ist, der Organismus bestimmt werden. Da er aber das Bestimmende seyn sollte §§. 8. 14.), so ist er nun verletzt in seiner Integrität: er ist leidend, und, weil leidend, krank (§. 9.) *)

Wir erblicken hier Krankheit als Zustand eines neuen, die Ordnung umkehrenden Bildungsprozesses.

§. 16.

Wie aber verhält sich der lebendige Organismus hiebei? Subjectiv fühlt er sich als ein gefährdetes Individuum, d. h. er fühlt sich leidend. Gefühl des Leidens schlechthin, ohne alle weitere Bestimmung des Wie, ist keineswegs ein unbestimmter, vielmehr der allerbestimmteste, bezeichnendste subjective Ausdruck des erkrankten Organismus. — Objectiv verhält er sich so: eingedrungen sind die Einflüsse mit bestimmender Kraft, die Integrität des Individuums ist erschüttert — aber nicht vernichtet. Noch stehet das Individuum da mit dem ihm im Leben unablöslichen Trieb: sich zu behaup-

ren, metaphorischen Bedeutung müssen diese Ausdrücke gebraucht und verstanden werden. Wir mindestens werden es durchweg so halten.

*) Nicht also Krankheit ist Grund des Leidens, sondern umgekehrt. Ein sehr grofses Leiden (also auch Krankheit) der bisherigen Pathologie war der sehr schwankende Begriff vieler Pathologen vom Leiden.

ten und wiederum einzusetzen in das Element der Freiheit. Sey nun das Erkranken erfolgt durch offene Gewaltthat oder durch Beschleichung der Einflüsse —: in jedem Fall tritt das Individuum zum entschiedenen Kampfe gegen sie heraus. Und grofse Kräfte müssen sich in diesem Kampfe entfalten, nicht blofs weil es so sehr Noth thut (§. 9.), sondern auch schon vermöge eines allgemeinen Naturgesetzes. Da nemlich die einwirkende Kraft, absolut oder relativ verstarkt war, so mufs die hiedurch bewirkte stärkere Action eine vermehrte Reaction hervorrufen. — Nach einer kleinen Weile *), während welcher der Organismus die ihm zur Vertheidigung zu Gebote stehenden Kräfte stille in sich sammelt, bricht der Kampf mit Lebhaftigkeit an.

Hier erblicken wir die Krankheit in ihrer zweiten und wesentlichsten Bedeutung: als Zustand des Ringens nach Gesundheit.

---

*) Genau so verhält es sich beobachtungsmäfsig. Keine Krankheit bricht mit Heftigkeit in ihrem Beginn hervor, sondern zwischen dem Ergriffensein von den erkrankenden Einflüssen und der entschiedenen Reaction des Organismus auf sie wird immer ein scheinbarer Hiatus zu bemerken seyn, der in dem Mafse gröfser ist, als die darauf folgende Reaction heftiger ist. Sehr irrthümlich hält man oft diesen Zwischenzustand für Schwäche; wofür überhaupt so häufig der unsichtbare innere Act der Sammlung gehalten wird.

Wir halten das in diesem §. Ausgesprochene für höchst wichtig, indem es die Grundlage zu einer wahren Theorie der Heilung ist. Und deshalb auch mufs ich um die ernstliche Erwägung und Prüfung desselben bitten.

§. 17.

Ist nun hiemit (§§. 15. 16.) die eigentliche, dynamische Bedeutung des Erkrankens und des Krankheitsprozesses angegeben; halten wir auch die Einsicht fest, daſs der lebendige Organismus nie, selbst dann nicht, wenn er die freie Herrschaft über die auf ihn eindringende Natur eingebüſst hat, in den Zustand des völligen, wehrlosen Beherrschtwerdens durch die Auſsenwelt versinken kann, sondern daſs er bis zum lezten Lebenshauch um die Wiedererlangung freier Selbstbestimmung ringt —: so bleibt uns, um sofort von einem natürlichen, dynamischen System der Nosologie Besitz zu nehmen, nur noch die Untersuchung über die organischen Bedingungen der Aeuſserung dieses bezeichneten Kampfes (§. 16.) übrig. Denn durch sie würden wir auf die Grundweisen (Typen) und auf die Grenze geführt werden, innerhalb welcher der Kampf bleiben und sich ausbilden muſs (§. 13.).

§. 18.

Oben schon (§. 13.) ist nachgewiesen worden, daſs solche Typen nur im Lebensacte selbst und in den organischen Bedingungen seiner Aeusserung gefunden werden können. Bisher aber haben wir nur den Lebensact selbst betrachtet und dadurch gefunden das Wesen der Krankheit und ihre Bedeutung. Wollen wir nun die verschiedenen Weisen der Äusserung der Krankheit, d. h. das Erscheinungsgesetz der Krankheit, durch welches sie sich spaltet in Krankheiten, kennen lernen, so müssen wir uns an die verschiedenen Aeusserungen des

Lebensactes, insofern sie organisch bedingt sind, wenden. Dafs wir hiemit nichts anderes verstehen, als eben die organischen Systeme selbst, so wie dafs diese gar keine andere Bedeutung haben, als eben Mittel und Wege zu seyn für jene Aeusserungen, bedarf wohl kaum der Erinnerung.

§. 19.

Haben wir gleich das Eindringen der Einflüsse mit bestimmender Kraft in den lebendigen Organismus als wesentliches pathogenisches Moment ersehen (§. 16); haben wir zugeben müssen (§. 14.), dafs ein solches Eindringen bei einem vollständigen Lebensacte nicht möglich wäre und es nur durch ein theilweises Leiden geschehen könne —: so kann doch dies alles nicht so verstanden werden, als wenn nun die Einflüsse in den lebendigen Organismus, wie in einen todten Schlauch einströmten, da ja der Lebensact in keinem Momente seyn kann — keiner, und Veränderungen überhaupt in ihm statt haben können nur hinsichtlich seines Grades, seiner Art und seines Einklanges in den verschiedenen Systemen und Organen. Irgend ein Verhältnifs der Wechselwirkung mufs also immer vorhanden seyn zwischen dem Lebensacte des Organismus und den Einflüssen aus der Aussenwelt. Der geringste Grad aber dieses Verhältnisses ist nun von Seiten des Organismus die percipirende Aufnahme der Einflüsse. Dieser Grad also mufs auch im Erkranken nothwendig als wirksam vorhanden seyend vorausgesetzt werden.

§. 20.

Nun aber braucht es hier nicht erst bewiesen zu

werden, dafs die directe und primäre Aufnahme (Perception) der Einflüsse überhaupt das ausschliefsliche Geschäft des sensiblen oder Nerven-Systems bei. Dies giebt auch die trübste Physiologie zu. Mithin mufs die Krankheit eingeleitet werden durch die Aufnahme jener bestimmenden Einflüsse vermittelst des Nervensystems. Es ist also dieses System nicht blofs das ursprünglich Ergreifende, sondern im Erkranken auch das ursprünglich Ergriffene, und hier zwar beides zugleich.

§. 21.

Eben so wenig bedarf es eines neuen oder besonderen Beweises, dafs kein System im Organismus völlig geschieden für und in sich lebe, wirke, oder auch nur leide, sondern wie sie eben sind Systeme Eines Organismus, so ist auch das Leben und alle seine Ausflüsse in allen das Eine und Gemeinsame. Was an ihnen ein Besonderes ist, das ists nur instrumentaliter; nemlich in wiefern sie sind Mittel und verschiedene Mittel für das Eine und Gemeinsame.

Wechselverhältnifs der Wirksamkeit — im ausgedehntesten, vollen Sinne des Worts — ist auch in Beziehung auf die verschiedenen organischen Systeme unter sich ein unbestreitbares, nothwendiges, ununterbrochen waltendes Grundgesetz.

§. 22.

Es giebt nur zwei ursprüngliche, den Organismus constituirende organische Systeme; von denen das eine das ursprünglich percipirende und sensitiv agirende ist—: das Nervensystem — das andere aber das rein und schlechthin (animalisch) thätige, den Antrieb zur Thätigkeit — die bewegende Kraft (vis motoria) — in sich ermangelnd, sondern ihn vom Nervensysteme empfangend, übend also nur ein Wirkungsvermögen (d. i. ein Vermögen, das selbst nur Wirkung ist —): dies ist das irritable System.

Diese beiden Systeme sind gleich ursprünglich, wie sie denn auch, ihrem Wesen nach, gar nicht anders als gleichzeitig mit einander seyend gedacht werden können. Und selbst empirisch können sie, sobald nur der Organismus als sich erzeugend in die empirische Beobachtung gezogen werden kann, als gleichzeitige nachgewiesen werden.

Was man gewöhnlich als das dritte System nennt — das vegetative oder productive — ist ein lediglich durch die gemeinsame Thätigkeit jener beiden erzeugtes, constituirtes, keinesweges ein constituirendes System. — In wiefern denn doch von einem vegetativen Systeme, als von einem besondern, geredet werden könne, wird tiefer unten sich gelegentlich ergeben.

§. 23.

Nun setzen wir den Fall: es sey die wesentliche Bedingung des Erkrankens (§§. 15. 20.) eingetreten, es habe also das Nervensystem bestimmende Einflüsse (gleichviel ob diese Uebermacht den Einflüssen absolut eigenthümlich ist, oder ob sie ihnen nur dermalen durch widrige Stimmung des Organismus zukommt) aufgenommen —: was wird nun geschehen? Vermöge des ursprünglichen Wechselverhältnisses der Wirksamkeit zwischen dem Lebensacte und den äufsern Einflüssen (§. 19.) mufs zuerst und unmittelbar vom Nervensystem auf die mit bestimmender Kraft eingedrungenen Einflüsse eine Reaction gemacht werden. Von einer Action ohne Reaction könnte, da sie sich in nichts auflösen müfste, wenigstens nicht die Rede seyn. Das Nervensystem mufs also zuvörderst versuchen jene Einflüsse zu bestimmen, d. h. sie den normalen Gesetzen des Organismus homolog zu machen, sie ihnen zu unterwerfen.

Vermöge des andern Grundgesetzes aber, der Wechselwirkung der beiden constituirenden Systeme unter einander (§. 21.), kann die Reaction sich nicht blofs auf das Nervensystem beschränken, sondern wie dieses die erlittene Action (§. 14.) auch auf das andere System übertragen mufste, so mufs dieses nun wiederum zur Reaction mit jenem sich verbinden.

§. 24.

Mit welcher Kraft diese Reaction bewirkt werden wird, läfst sich nun aufs vollständigste einsehen. Es sind die Einflüsse, der erwiesenen Voraussetzung nach, mit absolut oder relativ verstärkter Kraft in den lebendigen Organismus eingedrungen — hiedurch allein konnten sie ja bestimmend werden. — Der Trieb des Individuums sich in seine Integrität wiederum einzusetzen mufste, durch die Gefährdung selbst, gesteigert werden. Nach allgemeinen Naturgesetzen — welche eine der Action entsprechende Reaction fordern — und nach den besonderen des lebendigen Organismus — die Biokratie statt der eingetretenen Physiokratie gebieten — mufs nun eine Reaction erfolgen, die der vorangegangenen Action durchaus entspricht, d. i. sie mufs nicht nur allgemein seyn (§. 23.), sondern auch mit vermehrter Kraft statt finden (§. 16).

§. 25.

Und hiemit wäre dann gefunden der erste Typus der Krankheitserscheinung: Reaction des Organismus zur Wiederherstellung und Behauptung seiner Integrität mit vermehrter Kraftanstrengung aller Systeme.

Nicht schicklicher aber kann dieser Grundtypus bezeichnet werden, als mit dem Namen: *Entzündung*, indem die Sprache mit diesem Worte eine Zusammenraffung der Kräfte deutlich ausdrückt.

§. 26.

In dieser (§. 25.) Aeusserung des Lebensacts als Krankheit erblicken wir den reinsten, ursprünglichsten und allgemeinsten Typus der Reaction des lebendigen Organismus auf in ihn als bestimmend eingedrungene, den Lebensact in seinem Grade alterirende Einflüsse. Ja, man könnte wohl geneigt werden anzunehmen, dafs alle andere Krankheiten, durch welche Verschiedenheit sie auch als besondere ausgebildet werden mögen, doch ursprünglich in der Entzündung wurzeln müfsten, indem diese nicht ist blofs Krankheit des sensiblen, des irritablen, oder des vegetativen Systems, sondern alles dieses zugleich und in Einem Schlage, also die ganze Sphäre möglicher

Krankheit, wenigstens scheinbar, einnimmt *). — Wie es sich hiemit doch nicht ganz so verhalte, wird tiefer unten aufser Zweifel gesetzt werden.

§. 27.

Ist nun dieses (§§. 24. 25.) das Wesen der Entzündung, so darf nicht erst erwiesen werden, dafs alle Entzündungen ihrem Wesen nach gleich sind, da beide Sätze identisch sind. Hiedurch aber ist eine Verschiedenheit der Entzündung in ihrer Aeusserung so wenig ausgeschlossen, als vielmehr eben durch die Einsicht in die Gleichheit des Wesens der Entzündung die Verschiedenheit ihrer Aeusserung als nothwendig nachgewiesen werden kann. Wie nemlich der Lebensact selbst im Gesammtorganismus nur ein einziger und wesentlich untheilbar ist, die verschiedenen Systeme und Organe also nur Theilnehmer sind dieses Einen Lebensacts — doch aber auf eine verschiedene Weise und in einem verschiedenen Grade (wodurch eben der Organismus erst wird zum Organismus und nicht

---

*) Um so leichter könnte man zu dieser Annahme bestimmt werden, als sie einstimmig von der Erfahrung, der Beobachtung und selbst von der Empirie geboten zu werden scheint. Die Erfahrung nemlich behauptet: alle Krankheiten seyen ursprünglich, welche des Gesammtorganismus; der reflectirende Beobachter sagt aus: der morbus fiens sey überall derselbe, nur der morbus factus habe Verschiedenheit des Charakters. Der Empiriker endlich spricht: die beste Heilmethode in allen werdenden Krankheiten ist die temperirende. — Scheinen nun nicht alle diese Aussprüche auf die Meinung oder Ahndung hinzudeuten, dafs alle Krankheiten in ihrer Wurzel (in ihrem Werden) Entzündung seyen?

zur Monas): so müssen auch die Aeusserungen dieses Lebensacts in den verschiedenen Systemen und Organen verschieden seyn.

Verschiedenheit also im Vereinten anzunehmen, ist nothwendig, Geschiedenheit aber begriffswidrig.

§. 28.

Diese Wahrheit (§. 27.) können wir schon unverkennbar ausgesprochen finden in dem materiellsten Substrate des Lebensacts —: in der organischen Structur. Da sehen wir Einen Organismus, bestehend aber aus mehreren von einander sehr verschiedenen Systemen; diese Systeme hingegen nirgends von einander geschieden, sondern überall vielmehr in einer gewissen, gegenseitigen Durchdringung. Diese Durchdringung wiederum nirgends als eine vollständige, gleichmäfsige (wodurch alle Besonderheit aufgehoben und eine absolute Indifferenz, ein Ununterscheidbares gebildet werden möchte), sondern in jeder Ein System das Primat behauptend. Und so finden wir denn hier, wie im ganzen organischen Gebiete, Verschiedenheit und Mannigfaltigkeit innerhalb einer Einheit, nirgends aber auseinanderfallende Geschiedenheit, oder alle Besonderheit aufhebende Gleichheit.

§. 29.

Setzen wir diese Einsicht (§§. 27. 28.) in Anwendung auf unsern nächsten Zweck, so erkennen wir deutlich, dafs die Entzündung als bestimmter, allgemeiner Lebensact (§. 26.), zwar ihrem Wesen nach überall dieselbe seyn müsse, verschieden aber nichts destoweniger, und zwar nach verschiedenen organisehen Bedingungen (§. 18.) der Aeusserungen dieses Lebensacts. Das **Primat** der Aeusserung wird natürlich dasjenige System haben, welches in dem von der Entzündung ergriffenen Organe das vorwaltende ist, oder welches in dem gegebenen dynamischen Verhältnisse der Systeme zu einander das wirksamere seyn kann.

Somit müssen denn zunächst so viele Hauptmodificationen der Einen Entzündung angenommen werden, als es organische Systeme giebt.

§. 30.

Oben schon (§. 22.) ist bemerkt worden, daſs obgleich es nur zwei ursprüngliche, den Organismus constituirende organische Systeme gäbe, dennoch Gründe vorhanden seyn könnten, noch ein **drittes**, unter dem Namen des vegetativen oder productiven, anzunehmen, welche Gründe gelegentlich beigebracht werden sollten. Diese Gelegenheit bietet jetzt sich uns dar.

Wir können uns den ganzen Lebensact als in **zwei Functionen** wesentlich aufgehend denken: in **organische Bewegung** nemlich und in **organische Production**. Beide sind implicite nur Ein dynamischer Act (der Lebensact eben selber); explicite aber fallen sie auseinander, doch auch dann noch so verbunden bleibend, daſs wenn wir der empirischen Entstehung der organischen Production begriffsmäſsig nachforschen, wir die organische Bewegung als ihre Bedingung, ihren Grund, und sie selbst als das materielle Substrat dieser Bewegung ſinden.

Wiederum kann die organische Bewegung weder gedacht noch erblickt werden, man denke oder sehe denn mit, ein Bewegtes als den Träger derselben. In der Bildung ist keines vor dem andern und obwohl wesentlich von einander verschieden, so doch geeint zu einer unauflöslichen Verbundenheit.

Vollständig repräsentirt sich die organische Bewegung als bedingend die organische Production, und umgekehrt in den beiden Grundsystemen, im sensiblen und irritablen *). — Nun erscheint aber der Lebensact in einigen organischen Gebilden als aufgehend in bloſser Vegetation, z. E. in den Haaren, Nägeln, Knochen, Zellgewebe, zum Theil auch in der Haut, in den Drüsen und in drüsigen Organen u. s. w. In sofern also der Lebensact in diesen Gebilden und zu ihrer Erzeugung in eigenthümlicher Wirksamkeit sich bezeichnet, erfordert diese Sphäre auch eine eigene Namensbezeichnung und es kann wohl keine schicklichere gefunden werden, als wenn man sie die vegetative nennt.

Für

*) So groſs und unsterblich auch Hallers Verdienste um die Physiologie sind, so förderlich besonders seine Lehre über die Irritabilität gewesen ist, so schadet sie dermalen doch mehr als sie nutzt; denn sie hat verschuldete Veranlassung zu dem sehr weitgreifenden Irrthume gegeben: Irritabilität und Sensibilität als membra disjuncta und nicht als membra conjuncta zu betrachten. Beide fordern, umschlingen und durchdringen sich gegenseitig, und können nicht anders seyn, als mit und durch einander.

Auf des trefflichen Kreyssigs neueste systematische Bemühungen hat der eben bewährte physiologische Irrthum einen, wie uns scheint, höchst nachtheiligen Einfluſs gehabt.

Für unser System können wir diese Unterscheidung auf keine Weise entbehren, da ja durch die eigenthümliche normale Wirksamkeit des Lebensactes in und auf diese Sphäre auch auf eigenthümliche Abweichungen in derselben nothwendig geschlossen werden muſs. — Von unserm Standpunkte ist die Abgrenzung des vegetativen Systems um so zuläſsiger, als von ihm aus man nicht verleitet werden kann mehr als die beiden oben genannten Systeme als ursprüngliche und den Organismus constituirende anzunehmen.

§. 31.

Es ergeben sich demnach folgende durch die organischen Systeme, als Bedingungen der Aeusserung des Lebensacts, bestimmte Hauptmodificationen (§§. 29. 30.) der Einen Entzündung:

I. *Die sensible Entzündung*, d. i. intensiv verstärkte Reaction aller Systeme des Organismus auf einen in denselben mit bestimmender Kraft eingedrungenen Einfluſs (Reiz), mit vorschlagender sensibler Thätigkeit, zur Wiederherstellung und Behauptung der individuellen Integrität.

II. *Die irritable Entzündung*, d. i. intensiv verstärkte Reaction aller Systeme des Organismus auf einen in denselben mit bestimmender Kraft eingedrungenen Reiz, mit vorschlagender irritabler Thätigkeit, zur Wiederherstellung u. s. w. u. s. w.

III. *Die vegetative Entzündung*, d. i. intensiv verstärkte Reaction aller Systeme des Organismus auf einen in denselben mit bestimmender Kraft eingedrungenen Reiz, mit vorschlagender vegetativer Thätigkeit, zur Wiederherstellung u. s. w. u. s. w.

§. 32.

Dafs jede dieser Hauptmodificationen der Einen Entzündung (§. 31.) wiederum in sich modificirbar seyn werde, läfst sich vom Standpunkte unserer Ansicht leicht einsehen, und wir können die weiteren Berechnungen auch sofort als gesetzliche nachweisen. Da wir nemlich eingesehen haben, dafs alle Verschiedenheit der Erscheinungen des lebendigen Organismus nur ihren Grund haben können in der Verschiedenheit des Lebensacts selbst und in der der organischen Bedingungen seiner Aeusserungen —; da wir ferner auch erkannt haben, dafs in keinem Theile des Organismus irgend ein System, der Substanz oder der Thätigkeit nach isolirt ist, sondern überall vielmehr alle in einer gewissen, charakteristisch bezeichneten und bezeichnenden Durchdringung, substantialiter und actualiter vorhanden sind (§. 28.) —: so ist uns dadurch ein sicher leitendes Prinzip zum Ordnen der mannigfaltigsten Erscheinungen des Organismus gefunden. Denn durch die erste Einsicht bleibt uns unter dem Anblick der gröfsten Mannigfaltigkeit der Erscheinungen die Einheit ihres Wesens unverrückt; und durch die andere erschliefst sich uns der Grund für die Mannigfaltigkeit in der Einheit.

So ist uns klar, daſs: da jedes System, trotz des unauflöslichen Wechselverhältnisses der Wirksamkeit und der organischen Durchdringung mit den anderen Systemen, dennoch seine Selbständigkeit — eigenthümliche Besonderheit — nicht nur bewahrt, sondern auch jedes in sich selbst, trotz seiner systematischen Einheit des Wesens (Wirksamkeit) und des Ausdrucks (organische Form, Structur), in eine Mannigfaltigkeit beider sich bricht—: dadurch ein richtiges Schema auch für alle möglichen Abweichungen, d. h. für alle möglichen Aeusserungen des Krankheitsprozesses müsse gewonnen werden können. Mit Einem Worte: wir müssen dadurch zu einer Einsicht in das gesetzmäſsige Wie (Norm) der Spaltung der Krankheit in Krankheiten gelangen. Denn es kann nun nicht mehr bezweifelt, noch auch unangewendet bleiben, daſs nicht nur in jedem Systeme jedes in einem abnormen Act, also auch in eine abnorme Aeusserung und, durch beide, in ein abnormes Verhältniſs zu den anderen Systemen versetzt werden könne, sondern daſs auch jedes System in sich selbst, vermöge der normalen Spaltung innerhalb seiner selbst, eigenthümliche abnorme Differenzen anzunehmen das Vermögen habe.

§. 33.

Hieraus (§. 32.) ergeben sich denn die weiteren Spaltungen der oben (§. 31.) abgeleiteten Hauptmodificationen der Einen Entzündung (§. 25.), die wir nun in natürlicher Reihe in folgendem Schema überblicken können.

Erste Klasse: Entzündungen.

I. Ordnung: *sensible Entzündungen.*

1te Gattung: sensible Entzündung des Gehirns und des Cerebralsystems überhaupt.

2te Gattung: sensible Entzündung des Rückenmarks und seiner Nerven.

3te Gattung: sensible Entzündung des Gangliensystems oder des sympathischen Nerven.

II. Ordnung: *irritable Entzündungen.*

1te Gattung: irritable Entzündungen des Arteriensystems.

2te Gattung: irritable Entzündungen des Venensystems.

3te Gattung: irritable Entzündungen des Haargefäſssystems.

III. Ordnung: *vegetative Entzündungen.*

1te Gattung: vegetative Entzündung in sensiblen Organen.

2te Gattung: vegetative Entzündung in irritablen Organen.

3te Gattung: vegetative Entzündung in vegetativen Organen.

Bemerkungen.

1. Das vegetative System, wie es überhaupt selbst nur ist das Product der beiden andern, ursprünglich thätigen, begründenden Systeme, so vermag an ihm als Krankheit auch nur zu erscheinen ein Reflex der

abnormen Thätigkeiten der beiden Grundsysteme. Wollten wir also treu bleiben unserm Vorhaben: die Krankheiten zu ordnen nach einem natürlichen Systeme, d. h. ihrem innern begründenden Wesen nach, so mufste die Bezeichnungsweise der Gattungen aus der dritten Ordnung anders, wenigstens scheinbar, als bei denen aus den beiden ersten Ordnungen ausfallen. Nothwendig nemlich mufsten die Gattungsnamen der dritten Ordnung von dem Systeme entlehnt werden, unter dessen nächsten Einflufs das erkrankte Organ stehet, und mit welchem es auch in unmittelbarem Verkehr sich befindet. Dafs dieses aber keine genuinen Gattungen seyen, aus ihnen also keine reinen Arten hervorgehen können, ist so wenig ein Einwand gegen uns, dafs wir vielmehr es späterhin in der speciellen Darlegung unsers Systems aufs deutlichste erweisen zu können hoffen, wie es in der That nur reine Entzündungen in den ersten beiden Ordnungen geben könne und auch nur giebt. Aber gleichwie wir doch nicht leugnen werden, dafs es etwas Vegetatives, dem Ausdrucke nach, in den thierischen Körpern giebt, obgleich wir dies Vegetative nicht als ursprünglich Seyendes und Bildendes in ihnen erkennen können; eben so müssen wir dasselbe Vegetative in eine gründliche Nachweisung des innern Krankheitsprozesses an den Krankheiten aufnehmen, um das eigenthümlich Gewordene in der Eigenthümlichkeit des Werdens einsichtlich erfassen zu können.

Auch dadurch, dafs wir zur Bezeichnung der dritten Gattung der dritten Ordnung das vegetative

System selbst als Bestimmendes genannt haben, hoffen wir weder in einen Irrthum, noch auch in einen Widerspruch mit uns selbst gerathen zu seyn. Auch ist diesem möglichen Einwande schon oben (§. 30.) im voraus begegnet worden Wo der Lebensact in seiner normalen Vollziehung in Vegetation aufgehend erblickt wird, wie z. E. in den Haaren, Nägeln, Knochen u. s. w., da wird ja auch der bloſs in seinem Grade abgeänderte Lebensact vorzüglich nur dem Grade nach abgeänderte Vegetation hervorbringen; die erscheinende Krankheit wird also auch ihre Charakterbestimmung vom vegetativen Systeme selbst zu erhalten scheinen. Und so allerdings findet sichs auch in der Beobachtung, wie in der speciellen Erörterung später reichlich nachgewiesen werden wird.

2. Nach dem, was (§§. 28. 32.) über die gegenseitige, actuelle und substantielle Durchdringung der organischen Systeme auseinandergesetzt worden ist, könnte man vielleicht eine andere, als die nun wirklich (§§. 31. 33.) gegebene Eintheilung zu fordern sich berechtigt halten. Und zwar diese:

1te Ordnung: sensible Entzündung.

1te Gattung: sensible Entzündung in sensiblen Organen.

2te Gattung; sensible Entzündung in irritablen Organen.

3te Gattung: sensible Entzündung in vegetativen Organen

und so auch in den beiden anderen Ordnungen.

Wiewohl nun allerdings eine solche Eintheilung möglich gewesen wäre, wir auch, wie augenscheinlich, daran gedacht haben, so haben wir sie dennoch aus folgenden, wie uns scheint, überwiegenden Gründen nicht wählen dürfen:

a. entweder hätte man dabei die dreifache Spaltung jedes Systems in sich selbst übersehen, und dadurch schon eine erschöpfende Einsicht abschneiden müssen; oder man hätte sie ins Auge gefafst, dann aber würde jede Ordnung in neue Gattungen zerfallen seyn. Dies wiederum hätte nicht nur zu einer Mikrologie geführt, sondern es hätten auch — was doch bei unserem Unternehmen die unerlafsliche Bedingung ist — die adäquirenden Belege für unser System aus der Beobachtung nicht rein nachgewiesen werden können. Und dies allein ist schon ein hinreichender Beweis für die Unrichtigkeit eines realen fundamentum divisionis, wenn Glieder aus ihm abgeleitet werden müssen, die seyn sollen, aber nicht daseyn können.

b. Wie dieser Eintheilungsgrund einerseits zu eitel spitzfündiger Zerstückelung verleitet hätte, so wäre er doch andererseits wiederum zu beengend gewesen. Nirgends hätte durch ihn ein geschlossenes, deutliches Bild der organischen Vorgänge eines Systems in seiner Ganzheit gefördert werden können. Der von uns aufgestellte Eintheilungsgrund hingegen leistet nicht nur dieses, indem er ja jedes System zunächst in seiner Totalität umfafst, sondern er schliefst auch die andere Betrachtungsweise: jedes System in jedem zu erblicken, so wenig aus, dafs er sie vielmehr nothwendig mit sich führt und kategorisch gebietet; denn eben weil die Systeme einander durchdringen, in jedem also jedes ist, lebt und wirkt, so muſs ja eine eindringende Betrachtung in jedes zu jedem führen. Und endlich:

c. Ein natürliches System der Medicin stellt sichs zur Aufgabe: die gegebenen mannigfaltigen abnormen Erscheinungen nach einem Wesensgrunde zu ordnen. Hiedurch ergiebt sich für die Ausführung eines solchen Unternehmens als nicht zu übertretendes Gesetz: den ordnenden Grund mit der Erscheinung selbst in parallele Richtung zu bringen, so daſs beide, in jedem Punkte einander entsprechend, erklärend und belegend sich gegenüber stehen. Deshalb durfte denn auch ein natürliches, dynamisches System der praktischen Medicin in seiner Darstellung keine andere Ordnung annehmen, als die durch die Erscheinung selbst gebotene, d. i. es muſs in seiner Exposition einhergehen parallel mit der organischen Erscheinung; oder mit anderen Worten: nur von den organischen Systemen in ihrem ganzen Umfange konnte der Eintheilungsgrund für ihre Erscheinungen hergenommen werden.

§. 34.

Als der reinste, ursprünglichste und reinste Typus der Krankheitsbildung ist nun die Entzündung nachgewiesen. Ja, noch ist nicht die Möglichkeit gezeigt worden, wie es auſser Entzündung überall noch eine andere Krankheit geben könne (§. 26). Vielmehr scheinen wir, soweit die Untersuchung bis jetzt gediehen ist, zu der Annahme genöthiget zu seyn: Entzündung bilde die gesammte Krankheitssphäre, die Wurzel alo müsten wenigstens alle Krankheiten, wenn es anders noch andere geben sollte, in der Entzündung haben. — Dafs sich vielleicht gegen eine solche Annahme schon das blofse Wahrheitsgefühl sträuben mag, mufs uns freilich warnen, sie unbedingt und ohne eine vielseitige Prüfung vorher angestellt zu haben, gelten zu lassen. Aber auch widerstreben können und dürfen wir ihr nicht, so lange wir von Erfahrung und Gründen sicheres Geleit haben. Unter diesem Schutze wollen wir denn auch in unserer Untersuchung vor- und der Wahrheit entgegenschreiten.

Als Anknüpfungspunkt für die weitere Forschung setzen wir fest: wo immer ein Einflufs mit bestimmender Kraft in den lebendigen Organismus eindringt und dadurch also den Lebensact wenigstens dem Grade nach abändert —: dieser dennoch in einem thätigen Verhältnisse zu jenem bleibt, und die organischen Systeme unter einander sich zu einer gemeinsamen Reaction sollicitiren müssen (§§. 19. 20. 21.). Hieraus aber folgt, dafs in jeder so werdenden Krankheit etwas der Entzündung Analoges vorkommen müsse. Wohl aber läfst es sich einsehen, dafs eine solche Noth thuende Reaction des Gesammtorganismus, trotz der innern Aufforderung dazu, wirklich nicht zu Stande kommt. Und zwar entweder weil der eingedrungene Reiz irgend ein System übermächtig drückt und dadurch seine energische Gegenwehr unmöglich macht, oder weil es, seinem habituellen Zustande nach, zu einer solchen kräftigen Anstrengung untüchtig ist. Welches von diesen beiden der Grund seyn mag, daſs in einem gegebenen Erkrankungsfalle die gemeinsame Reaction nicht in vollem Maaſse bewirkt wird, können wir völlig dahingestellt seyn lassen. Dermalen i ts uns genug einzusehen: daſs sie unter solchen Umständen wohl ausbleiben müsse und daſs die Annahme solcher Umstände wenigstens keinen Widerspruch in sich trage. Fragen aber müssen wir: was denn nun doch geschehen werde? Offenbar wird, wenn der eingedrungene Einfluſs den individuellen Lebensact nicht sofort aufgehoben, d. i. den Menschen nicht getödtet hat, irgend eine Reaction erfolgen müssen. Wir nehmen nun aber an *), daſs das Nervensystem, welches den Einfluſs percipirt hat (§. 20.), auch in seiner reagirenden Kraft gebrochen oder gehemmt worden sey. Es wird also die Reaction nur noch vom zweiten organischen Grundsysteme, vom irritablen, mit einiger Energie ausgeübt werden können.

Diese Wei-e aber der organischen Reaction nennen wir als zweiten Typus der Bildung und Erscheinung der Krankheit: *Fieber.*

§. 35.

Fieber also ist diejenige Reaction des lebendigen Organismus auf in ihn mit bestimmender Kraft ein-

*) Was hier nur hypothetisch ausgesprochen wird, ist, wie später nachgewiesen werden wird, eine durchaus nothwendige Annahme.

gedrungene Reize, die, bei gehemmter Thätigkeit des Nervensystems, nur noch vom irritablen Systeme mit einiger Energie ausgeübt werden kann.

§. 36.

Die inneren Verhältnisse und Vorgänge des Organismus beim Fieber können verschieden seyn, wodurch denn auch verschiedene Gestaltungen desselben erzeugt werden müssen. Doch können alle dabei möglichen Verschiedenheiten nachgewiesen werden. Folgende nur scheinen es uns seyn zu können:

I. Die eingedrungenen, bestimmenden, vom Nervensysteme percipirten Reize haben dasselbe zwar mächtig ergriffen, in seiner Thätigkeit gehemmt, es also auch zu einer Reaction mit vermehrter Kraftanstrengung untüchtig gemacht. Aber noch ists kräftig und beweglich genug, um das irritable System zu einer energischen Rückwirkung zu incitiren. Und hiedurch wird dem gedrückten Nervensysteme auf eine doppelte Weise aufgeholfen; nemlich:

a. durch die energische Reaction des irritablen Systems wird der eingedrungene Reiz in seiner bestimmenden, die Nerventhätigkeit niederhaltenden Kraft geschwächt und eben dadurch wird die dem Nervensystem umgeworfene Schlinge gelöst. Und

b. vermöge des Wechselverhältnisses der Wirksamkeit der Systeme unter einander muſs das Nervensystem durch die erhöhete Thätigkeit des irritablen zu gröſserer angefacht werden (§. 21.)

Gelingt dieser Prozeſs vollständig, so muſs aus ihm ein Zustand hervorgehen, der der Entzündung nicht nur ähnlich, sondern völlig gleich ist. Wird nemlich bei der erhöheten Thätigkeit des irritablen Systems auch das Nervensystem zu einer energischen Reaction gesteigert, sind dann also beide constituirende Systeme in erhöheter, gemeinsamer Thätigkeit gegen einen in den Organismus eingedrungenen feindlichen Reiz begriffen, so ist dies ja eben vollständige Entzündung (§§. 24. 25.). Und in welchem Systeme die Entzündung ausbrechen, d. h. welches System in der gemeinsamen Gegenwehr als Vorschlagendes sich zeigen wird, dies hängt lediglich ab von dem Maafse der Energie, das in ihnen vorhanden ist, oder das sie im Kampf selbst sich erkämpfen. Da aber die gröfste Energie in den Centralorganen angenommen werden mufs, so läfst sichs leicht einsehen, warum in einem solchen Falle die Entzündung von einem der Centralorgane der beiden constituirenden Systeme am leichtesten und häufigsten ausgehet, vom Gehirne nemlich entweder, oder vom Herzen und den Lungen *).

---

*) Hier erblicken wir im Grunde, warum bei der Synocha — denn von ihr ist hier die Rede — so häufig s. g. örtliche Entzündungen, und vorzüglich des Gehirns oder der Lungen, sich entwickeln. Der gewöhnliche ärztliche Ausdruck ist dann: „es habe sich zum Fieber eine Entzündung hinzugesellt". Aber dafs hiebei von einem so zufälligen Sichhinzugesellen gar nicht die Rede seyn könne, ist nun wohl nicht mehr die Frage, wenn doch sehr deutlich einzusehen ist, dafs die Entzündung hier nur der Ausdruck des sich vollständig entwickelten Krankheitsprozesses ist. Dafs aber die Carditis nicht so oft als Folge dieser Fiebergattung beobachtet worden ist, als die Pneumonia, Phrenitis oder (nach der bisherigen Nomenclatur) Encephalitis, liegt nicht blofs daran, dafs über-

Gelingt indessen jener Procefs nicht vollständig, so bleibt es dabei, dafs das irritable System mit scheinbar isolirter Thätigkeit den Kampf fortführt, wodurch denn allmälig der Stachel des eingedrungenen Reizes abgestumpft, das Nervensystem aus seiner Befangenheit befreit, der Einklang zwischen den beiden Systemen hergestellt und der Kampf selbst gehoben wird, weil es kein zu bekämpfender mehr giebt.

§. 37.

Dies nun (§. 36.) ist die erste und reinste Gestaltung des Fiebers (§. 35.). Es kann nun nicht nur ihre nahe Verwandtschaft mit der Entzündung, sondern auch ihre wesentliche Verschiedenheit davon deutlich erkannt werden.

Wir nennen diese Fiebergestaltung — um Wortneuerung zu meiden —: *Synocha.*

§. 38.

II. Die eingedrungenen, bestimmenden, vom Nervensysteme percipirten Einflüsse haben dieses mit einer solchen Uebermacht ergriffen, dafs es nicht nur sich selbst zu keiner kräftigen Gegenwehr zusammen zuraffen vermag, sondern es kann auch nicht einmal das irritable System nachdrücklich dazu imitiren.

Der lebendige Organismus jedoch kann unter keinen Umständen sich aufgeben, und wie er auch bedrohet und bestürmt seyn mag —: sich zu vertheidigen und, wenn möglich, zu behaupten, bleibt ein

---

haupt Carditis oft unerkannt bleibt, sondern dafs nicht selten, wo man es mit einer primären Carditis zu thun zu haben glaubt, die vorangegangene Synocha nicht gehörig gewürdigt worden ist.

ihm bis zum letzten Lebenshauch unzerstörbarer, göttlicher Trieb. Versuchen mufs er auch jetzt noch seine Rettung. Aber unter diesen Umständen findet nothwendig ein Schwanken zwischen den beiden Grundsystemen statt —: das Nervensystem ist in sich gefesselt und das irritable System entbehrt einer vollständig befähigenden Anregung zur freien, gewaltigen Thätigkeit. Es wird also ein Zustand erzeugt seyn, in welchem zwar ein System das andere anruft, jedes auch den Ruf vernimmt und sich einstellt — aber nur wie wetterleuchtend, denn es fehlt schon der Aufforderung an nachdrücklicher Kraft. So wird denn nun scheinbar die Reaction auf das zuerst Ergriffene, auf das Nervensystem zurückgeworfen, weil dieses das irritable System zu keiner daurenden, kräftigen Thätigkeit bestimmen kann —: bis entweder unter dem abwechselnden Ringen der beiden Systeme dem feindlichen Reize seine zerstörende Kraft doch entwunden und dadurch die Wirksamkeit jener immer mehr gehoben wird, oder sie sich im vergeblichen Kampfe aufgerieben haben.

§. 39.

Diese Fiebergestaltung (§. 38.) bildet natürlich die zweite und, wie sich bald ergeben wird, die mittlere Stufe der Fieberbildung überhaupt. — Es kann dieses Fieber schicklich nicht anders genannt werden, als *Nervenfieber.*

§. 40.

III. Die eingedrungenen, bestimmenden, vom Nervensysteme percipirten Reize haben dieses sogleich mit einer niederdrückenden, lähmenden und dasselbe in seinem innersten Wesen zerstörenden Kraft ergriffen. Es ist nun nicht bloſs für sich selb t, in seiner eigenthümlichsten Wirksamkeit aufgehoben, sondern es vermag auch kaum auf irgend eine Weise in das irritable System hinüber zu reflectiren. Auch dieses empfängt also keinen, oder einen kaum fühlbaren Anstoſs zur Reaction.

Aber auch das kleinste Leben (vita minima) ist hinreichend, um den doch noch immer lebenden Organismus sein gutes Recht ausüben zu lassen. Als völlig verloren kann er auch jetzt noch sich nicht Preis geben; irgend wie sich dem Verderben entgegenzusetzen, ist er auch jezt noch göttlich genug. Aber der Feind hat allen Kräften des treuen Lebens nicht nur Schlingen gelegt, sondern sie auch fest zugezogen.

Gelingt es irgendwo eine Schlinge zu lösen, so kann ein redlicher Kampf noch angefacht und das Leben siegend hindurchgeführt werden, indem alsdann die Krankheit zunächst um eine Stufe höher gestellt, d. i. Nervenfieber wird *). — Gelingt dies

*) Die Uebergänge einer Fiebergattung in die andere durch das Vor- oder Rückwärtsschreiten des Krankheitsprozesses sind eben so evident, als sie bisher in ihrem Grunde unerkannt geblieben sind. Und doch kann nur auf diese Einsicht eine hülfreiche Behandlung der Fieber gegründet werden. So z. B. muſs jedes Faulfieber, soll es geheilt werden, in ein Nervenfieber, dieses wiederum in eine Synocha verwandelt werden. Und um diese, rein durch die Entwickelung des Krankheitsprozesses bedingten Uebergänge nur an irgend was zu hängen —: was wird da nicht zuweilen angeklagt, bald sollen die himmlischen Gestirne, bald die Eingeweide der Erde, bald was

aber nicht, so erlischt das Leben durch Lähmung aller organischen Kräfte und dadurch erfolgender organischer Auflösung.

§. 41.

Dies nun (§. 40,) ist die dritte und, da es keine andere Grundweise der Fieberbildung weiter geben kann, letzte Gestaltung des Fiebers, die wir mit Recht nennen dürfen: *Faulfieber.*

§. 42.

Sind nun die allgemeinen innern Vorgänge und Verhältnisse des erkrankten Organismus im Fieber richtig und erschöpfend angegeben (§§. 36—41.), so sind hiedurch zugleich die allein möglichen Fiebergestaltungen bestimmt. Diese Gestaltungen sind wir denn auch als charakterische Gattungen festzusetzen berechtiget. Folgendes wäre demnach das Schema zur systematischen Ordnung der zweiten Krankheitsklasse:

Zweite Klasse: Fieber.

Erste Gattung: Synocha (entzündliches Fieber.)

Zweite Gattung: Nervenfieber.

Dritte Gattung: Faulfieber.

Bemerkungen.

1. Aus dieser Darstellung des Wesens des Fiebers und der Gesetze seiner verschiedenen Gestaltung gehet schon hervor, daſs in allen Fiebern die Mög-

---

zwischen Himmel und Erde schwebt, die Luft, die Schuld tragen!

Möglichkeit zur Entzündung enthalten sey, mit dem Unterschiede nur, daſs bei der Synocha die Möglichkeit bis zur Wahrscheinlichkeit gesteigert ist. Und hiedurch erklärt sichs auch, daſs selbst bei Nerven- und Faulfiebern nicht nur Localentzündungen vorkommen können — was eine in der That häufige Beobachtung ist —; sondern daſs selbst der Brand bei Faulfiebern zuweilen eine heilsame Crisis seyn kann. Denn Brand ist seinem innersten Wesen nach nichts als Entzündung, was wir später (in der Lehre von der dritten Gattung der zweiten Ordnung der Entzündungen) unwiderleglich darthun zu können hoffen: Entzündung aber ist immer eine Krankheit mit entschiedener Tendenz zur Gesundheit.

2. Es könnte befremden viele Fieber, welche nicht bloſs in den meisten nosologischen und therapeutischen Werken abgehandelt werden, sondern sich in der Beobachtung nicht selten darzubieten scheinen, hier völlig übergangen zu sehen. Ich will deshalb die vorzüglichsten davon nennen und die Gründe für ihre Verweisung aus diesem Systeme hinzufügen:

a. das gastrische Fieber. So wenig es auch zu leugnen ist, daſs häufig Fieber vorkommen, denen ein gastrischer Zustand theils als Veranlaſsung zum Grunde liegt, oder doch denselben in ihrem Verlaufe in die Beobachtung bringen, so kann doch hiedurch auf keine Weise die Gattung des Fiebers bestimmt werden. Schon der Umstand, daſs der Gastricismus sich häufig erst im Verlaufe des Fiebers entwickelt, macht ihn unfähig den Gattungsnamen des Fiebers hergeben zu können. Allerdings aber ist oft ein status gastricus ein ätiologisches Moment zur Fieberbildung; das erzeugte Fieber aber ist etwas wesentlich verschiedenes von seiner entfernten Ursache. Der status gastricus ist eine Nervenkrankheit, und zwar eine der Vegetationsorgane. Wir werden also später, bei der Lehre von den Nervenkrankheiten, von ihr reden und den Nachweis herbeibringen müssen, wie durch sie ein mögliches, keinesweges aber ein nothwendiges Moment zur Fiebererzeugung gesetzt sey. Doch selbst da, wo durch den status gastricus ein Fieber wirklich veranlaſst worden ist, da ist doch dieses durch jenen so wenig bestimmt ausgedrückt, als es nirgends das wirkliche, vollständige Ding durch seine bloſse Veranlassung ist. Ja selbst die Empiriker haben, dunkel wenigstens, das Unzureichende in der Bezeichnung eines Fiebers als gastrisches wohl gefühlt und deshalb auch nach anderweitigen näheren Bestimmungen gesucht; so sprechen sie denn auch von einem entzündlichen, nervösen, fauligen gastrischen Fieber. Freilich sperren sie sich auch sehr bald wiederum den Weg zu einer deutlichern Einsicht, indem sie von einem einfachen gastrischen Fieber (ein in der That abentheuerliches Ding!) reden.

Ueberhaupt aber kann zur Eintheilung und Bezeichnung der Krankheiten nur dienen entweder die Rücksicht auf ihr Wesen, oder auf ihre Form — je nachdem man die Richtung auf ein natürliches oder künstliches System nimmt —; was aber keines dieser beiden direct bezeichnet, wie eben einzelne ätiologische, zur Krankheit selbst immer nur in einem zufälligen Verhältnisse stehende Momente, das kann auch auf keine Weise den Grund zur Krankheitsbenennung geben. Am wenigsten aber durften wir bei unserm Vorhaben: die Formen der Krankheiten aus ihrem bedingenden Wesen erkenntlich zu machen, zu einem solchen Mifsgriff uns verleiten lassen.

b. Das Gallenfieber. Dieselben Gründe, welche ein gastrisches Fieber, als eigene Gattung oder Art abzuweisen nöthigen, schliefsen auch das s. g. Gallenfieber aus dem natürlichen Systeme aus. Nicht als ob es nicht wirklich Fieber gäbe, denen ein status biliosus als entfernte Ursache zum Grunde läge; sondern eben weil er nur entfernte Ursache ist, mufs er in Bezug auf das Fieber als zufällig betrachtet werden, d. h. es mufs der Grund gefunden werden, warum er, da er doch nicht nothwendig Fieber erzeugen mufs, es doch, unter Umständen, kann. Immer aber hat das Fieber, wenn es einmal da ist, als solches, mit seiner blofsen Veranlassung nichts zu schaffen, sondern es fällt in eine der (§§. 36 bis 41.) nachgewiesenen reinen Fiebergattungen.

Vom Status biliosus selbst wird bei den Nervenkrankheiten der Vegetationsorgane gehandelt werden.

c. Das rheumatische Fieber } beide sind
d. Das katarrhalische Fieber }

keine Fieber, sondern Entzündungen, jenes der serösen Gefäfse und Häute, dieses der Schleimhäute. Beide also gehören zur ersten Klasse, in welcher auch, an schicklicher Stelle, von ihnen gehandelt werden wird. Zu den Fiebern können sie mit nicht gröfserem Recht gezählt werden, als die Pneumonie; ja diese könnte es insofern noch eher werden, als bei ihr allezeit ein entschieden ausgebildetes Fieber hervortritt, Rheumatismus hingegen und Katarrhus des Fiebers sehr oft ermangeln.

Es darf aber wohl hier überhaupt darauf aufmerksam gemacht werden, daſs von nun an die an sich dunkle Redensart: „es geselle sich zur Entzündung ein Fieber" oder die andere: „zum Fieber sey eine Entzündung hinzugekommen", völlig vermieden werden müſsten, da in einem solchen Sichhinzugesellen und Hinzukommen nicht mehr Befremdliches liegt, als daſs das Ganze nicht bloſs sich selbst, sondern auch seine constituirenden Theile enthält, oder daſs im fortschreitenden organischen Entwickelungsprozesse das Ganze in und durch seine Theile ausgebildet wird. Solange aber freilich, als man sich damit behilft: für Entzündung nur das zu halten, was schmerzhaft, roth, gespannt und erhitzt ist, oder sich mit dem kümmerlichen Begriff: Entzündung sey Krankheit des irritablen Systems begnügt, und von dem eigentlichen Wesen des Fiebers zu einem sicherstellenden Begriff zu gelangen sich nicht einmal die Hoffnung erhält —: so lange freilich als es so bleibt, oder man, statt begriffsmäſsige Erklärungen zu geben, nur wundersame Reden ertönen läſst, so lange wird man über die Verbindung des Fiebers mit der Entzündung und über ihr ganzes, weitgreifendes Verhältniſs zu einander in der unsichersten Schwankung zu bleiben, sich selbst verurtheilt haben. — Und daſs es bisher so sich verhalten habe, könnte leicht mit Belegen aus den vorzüglichsten ärztlichen Werken erwiesen werden, wenn es nicht bei der Darstellung dieses Systems unser festes Vornehmen wäre, nur in schlichter und, soweit Einsicht und Vermögen reichen, lichtvoller Auseinandersetzung einherzugehen, aller Polemik aber sorglichst auszuweichen.

e. Das Wechselfieber. Das Fieber an dieser Krankheit ist fast nur zufällig, wenigstens durchaus nicht das Wesentliche. Das wahre Wesen des s. g. Wechselfiebers beruhet in einer Nervenkrankheit. So auffallend dieser Ausspruch, so lange er noch kahl, von Beweisen entblöfst da stehet, scheinen mag, so einfach und unabweisbar wird er werden, sobald er mit seinen Wurzelgründen ausgestattet seyn wird. Dies jedoch kann vollständig erst viel später geschehen, aber schon im Nächstfolgenden, in der analytischen Nachweisung der dritten Krankheitsklasse, wird sich unsere Behauptung wenigstens vom Schein schroffer Paradoxie reinigen können.

§. 43.

Aus der nun vollendeten Entwickelung der beiden ersten Typen — Klassen — der innern Entstehung und äufsern Erscheinung der Krankheiten und ihrer Modificationen ergiebt es sich wohl von selbst, dafs es überall nur noch Einen Typus geben könne. Ists nemlich aufser Zweifel gesetzt:

1. dafs es nur zwei constituirende Systeme im Organismus giebt, von denen das eine das ursprünglich percipirende und sensitiv agirende ist — das Nervensystem —; das andere aber und schlechthin animalisch thätige, vom Nervensystem zur

Thätigkeit zu erregende —: das irritable System (§. 22.);

2. dafs die Gesundheit des Individuums nur sey das Product des gemeinsamen, dem Grade und der Art nach harmonischen Wirkens, d. i. Beherrschens der alles Individuelle feindlich angehenden Aussenwelt — der Natur — durch diese beiden Systeme (§. 8.); Krankheit aber sey der Zustand, wo die feindliche Aussenwelt eingedrungen ist, bestimmend, in die innere Welt des Organismus und dieser nun um die Befreiung aus dieser Unterworfenheit ringt (§§. 9. 15. 16.);

3. dafs aber dieser Kampf nur möglich sey entweder;

   a. durch gemeinschaftliche Gegenwehr der beiden Grundsysteme gegen das in den Organismus gedrungene Feindliche —: welcher erste Fall nachgewiesen ist als Entzündung mit ihren Hauptmodificationen (§§. 23. bis 33.); oder

   b. durch mehr einseitige Reaction aus dem irritablen Systeme heraus —: welcher zweite Fall als Fieber mit seinen Gattungen deutlich, wie uns scheint, entwickelt worden ist (§§. 34 bis 42.).

Ist alles dies richtig eingesehen, so scheint sich als Folgerung davon aufzudringen, dafs es nur noch geben könne Eine Grundweise des Kampfes, die dritte, nemlich:

   c. durch mehr einseitige Reaction aus dem Nervensysteme heraus —: Nervenkrankheit.

§. 44.

Wie aber diese Art der Reaction, die als eine nothwendige sich uns aufzudringen scheint, auch nur möglich seyn soll, läſst sich, bedenkt man es genauer, aus dem bisher Entwickelten nicht einsehen. Ja, aus der bisherigen Nachweisung läſst sich sogar ein vollständiger Beweis für die Unmöglichkeit dieser Reactionsweise führen. Soll nemlich das als Grundgesetz für das organische Leben aufgestellte Wechselverhältniſs der Wirksamkeit der Systeme unter einander (§. 21.) nicht aufgegeben werden — was eine evidente Wahrheit verleugnen hieſse —, so ist ja klar, daſs jede Action des Nervensystems, also auch seine Reaction, eine Thätigkeit in dem von seinem Anstoſse abhängigen irritablen Systeme hervorrufen müsse. Woraus denn aber auch unmittelbar und unwiderleglich die Unmöglichkeit einer einseitigen Reaction des Nervensystems auf einen von ihm percipirten feindlichen Reiz folgt. — Und so auch verhält sichs in der That. Die Lösung dieser Aufgabe muſs also von einer neuen Untersuchung erwartet werden.

§. 45.

Es kann aber einer aufmerksamen Betrachtung nicht entgangen seyn, daſs wir bisher die Krankheit und ihre Erscheinung nur als eine Abweichung des Lebensactes seinem Grade nach erwogen haben, als habend ihren Grund lediglich in der absoluten oder relativen Uebermacht, d. i. dem Grade nach vermehrten Wirksamkeit des eingedrungenen Reizes und der dadurch nach physischem und biologischem Gesetze nothwendig herbeigeführten Steigerung der Reaction. — Doch haben wir auch schon früherhin (§. 19. et passim) es ausgesprochen, dafs Krankheit auch nothwendig entstehen müsse durch Abweichung des Lebensacts in seiner Art. Von dieser Wahrheit aber eine ergiebige und tiefere Anwendung zu machen, findet jetzt erst sich der schickliche Ort und die rechte Gelegenheit.

§. 46.

Nehmen wir nemlich an: es sey in den lebendigen Organismus ein Reiz eingedrungen, der dessen Lebensact weder unmittelbar, noch nothwendig auch mittelbar dem Grade nach alterirt, wohl aber ihn in seiner Art abändert—: ein Fall, der durchaus nicht leer hypothetisch, sondern, wie jeder Arzt weifs, ein häufig gegebener ist —: was wird dann geschehen? Das zunächst bleibt fest, dafs auch dieser Reiz nur vom Nervensystem percipirt werden kann und dafs auch auf ihn, nachdem er aufgenommen worden ist, eine Reaction ausgeübt werden mufs. Aber es kann diese Reaction offenbar eine zweifache seyn; nemlich:

§. 47.

A. Der Voraussetzung nach ist der Einflufs so geartet, dafs er den Lebensact seiner Art nach abändert; als solcher auch ist er vom Nervensystem aufgenommen worden; die Thätigkeit dieses Systems ist mithin nun auch der Art nach umgeändert; sein Einflufs also auf das irritable System und dessen darauf erfolgende Wirksamkeit können gleichfalls nicht anders seyn, als in der neuen, abgeänderten Art. Die ganze Reaction also trägt nothwendig den Charakter des Einflusses selbst, d. i. die Reaction des Organismus hebt die Action des Reizes, seinem Wesen nach, keinesweges auf. Vielmehr bestehet, unter diesen Umständen, die ganze Reaction lediglich in der Aneignung des Einflusses.

Eben so wenig aber hebt dieser eingedrungene Reiz, wiewohl ihm, wie ganz klar ist, gar nicht widerstritten wird, den Organismus seinem Dasein nach auf, sondern nur seine innere, wesentliche Bedeutung. Ein amaurotisches Auge, z. E. oder ein blödsinniger Mensch leben als organische Dinge in diesem Zustande ganz ruhig fort, nur hat jenes nicht mehr die Bedeutung eines Sehorgans, dieser nicht mehr die eines vernünftig freien Wesens.

§. 48.

B. Ist aber der eingedrungene Reiz nicht so durchgreifend wirkend, oder trägt er in sich selbst eine doppelte Wirkungsweise, so daſs er in utramque partem aufgenommen werden kann; kurz, ist er in seiner Wirkungsweise so geartet, daſs durch ihn der Trieb des lebendigen Organismus sich in seine Integrität, auch dem Wesen und der Art nach, wieder einzusetzen nicht aufgehoben wird, so kann oder muſs, je nachdem die Bedingungen auf beiden Seiten gestellt sind, neben der ersten, eben entwikkelten Art der Reaction (§. 47.), noch eine zweite statt finden, die: den eingedrungenen Reiz in seiner den Lebensact der Art nach abändernden Kraft zu zerstören.

Das Beisammensein dieser beiden Reactionsweisen widerspricht sich, wie es vielleicht, flüchtig betrachtet, scheinen möchte, keineswegeś. Denn entweder der Einfluſs ist seiner Natur und seinem Umfange nach nicht durchgreifend wirkend —: dann muſs die Reaction offenbar doppelartig seyn, und zwar einmal in bloſser Aneignung der Wirkungsweise des Einflusses bestehen (§. 47.), weil dieser ja wirkt; und zweitens, weil er nicht völlig durchgreifend wirkt, muſs die Reaction, über ihn hinaus, für die normale Weise des Seyns wirkend seyn. Oder: der Einfluſs trägt in sich selbst eine doppelte Wirkungsweise und wird auch in dieser seiner wesentlichen Zwiefachheit percipirt —: nothwendig muſs dann auch die Gegenwirkung auf ihn eine zwiefache seyn.

§. 49.

Gelingt nun diese zweite Weise der Reaction (§. 48.) vollständig, so muſs durch sie die Krankheit gänzlich aufgehoben werden, indem ja der eingedrungene Reiz, der Voraussetzung nach (§. 46.) nicht das Maaſs der Kraft, sondern nur die innere Weise ihrer Vollziehung in eine Differenz versetzt hat. Diese aber eben wird durch zunächst in Rede stehende Reaction bekämpft, und so muſs denn, wo dies mit Entschiedenheit geschiehet, nothwendig völlige Freiheit, Integrität wiederum hergestellt werden.

§. 50.

Aber selbst da, wo diese Reaction nicht vollständig gelingt, wird dennoch, wo sie nur in irgend einem Grade wesentlich eintritt, ein Riſs in die Krankheit gemacht werden: d. h. sie muſs dadurch nothwendig eine Unterbrechung erfahren. Denn schon die bloſse, wirkliche Existenz dieser Reaction, selbst wo sie auch in keinem hohen Grade statt findet, setzt das Erwachtseyn der Individualität in ihrer eigenthümlichen, zuständigen Art des Seyns voraus. So lange also wenigstens, als jene Reaction währt, ist jener den Lebensact in seiner Art abändernde Einfluſs in seiner Wirksamkeit factisch aufgehoben, d. h. die Krankheit ist dann wenigstens unterbrochen. Aber die bloſse Unterbrechung hebt nicht die ganze Krankheit auf, sondern sobald sich die Reaction an dem feindlichen Einfluſs erschöpft hat, tritt dieser wieder wirksam ein. Doch auch dieser neuen Einwirkung (welche ja nothwendig in einem neuen Zeitraum geschehen muſs) muſs jenes vorhandene Reactionsvermögen sich widersetzen und den gleichen Erfolg haben.

Dieser Wechsel nun zweier Krankheitsanfälle mit einem hiatus von Gesundheit dauert so lange, bis entweder der individuelle Lebensact den auf seine Entartung hinstrebenden Einfluſs, oder dieser jenen überwunden hat.

§. 51.

Dieses nun (§. 50.) ist der wahre Grund und die innere Bedeutung der Periodicität in einer ganzen, durch sie selbst aufs bestimmteste bezeichneten Reihe von Krankheiten.

Wie man sich bisher beholfen hat diese Periodicität theils nur als dem Grade nach verschieden zu betrachten von den Nachläſsen und Verstärkungen (remissiones et exacerbationes), welche in allen übrigen Krankheiten statt finden müssen (indem ja überall, wo ein Kampf zwischen sich entgegenwirkenden Kräften als Erscheinung erkennbar hervortreten soll, ein gradweiser Wechsel der Kraftäufserung auf der einen oder andern Seite nothwendig vorhanden seyn mufs); oder wie man sie erklären zu können wähnte aus anderen, theils selbst unerklärten, theils auch gar nicht erklärungsbedürftigen Erscheinungen (z. B. Mondswechsel u. dgl.); oder wie man sie endlich als eine aller Erklärung trotzende Erscheinung beruhiget, hinstellen zu dürfen glaubte —: alles dieses ist eben so bekannt als auffallend.

§. 52.

Als nicht irrendes, ausnahmloses Gesetz kann aber aufgestellt werden, dafs Periodicität in der Krankheitserscheinung nur statt finden könne, da, wo eine Krankheit durch Abänderung des Lebensactes in seiner Art gesetzt ist *). — Woraus denn auch für die Beobachtung ein sicheres Regulativ abgeleitet werden kann, dieses: wo Periodicität wahrnehmbar ist, da darf mit Gewifsheit auf eine Krankheit der bezeichneten Art hingeschlossen werden, so z. B. beim s. g. Wechselfieber.

§. 53.

Mit welchem bezeichnenden Namen die ganze

*) Dafs dieses Gesetz nur Gültigkeit und Wahrheit haben könne, so wie es ausgesprochen ist, keineswegs aber etwa in der directen Umkehrung, verstehet sich zwar von selbst, doch erinnere ich dies ausdrücklich, um einem verwirrenden Mifsverständnisse vorzubeugen.

Reihe von Krankheiten, welche in Abänderung des Lebensacts in seiner Art den Grund hat, zu belegen sey, kann nicht zweifelhaft seyn. Wir haben dafür keinen bestimmteren, einfachern und bezeichnendern als: Nervenkrankheit. Wesen und Form dieser ganzen Krankheitsreihe wird umfassend und charakterisirend durch die in diesem Namen liegende Beziehung aufs Nervensystem (§. 20.) ausgedrückt.

§. 54.

Bringt der in den lebendigen Organismus eingedrungene, den Lebensact in seiner Art abändernde Einfluſs auch den Grad desselben in eine Abweichung, oder geschiehet dieses durch einen zweiten, gleichzeitig eingedrungenen Reiz — welche beide Fälle gleich gut gedacht und in der Beobachtung sehr wohl nachgewiesen werden können —, so muſs neben der Nervenkrankheit noch erregt werden Entzündung (§. 25.), oder Fieber (§. 35.). — Beide letztere können deshalb auch wiederum weichen, oder gehoben werden, ohne daſs die Nervenkrankheit, so lange der Lebensact nicht in seine ihm eigenthümliche Art einkehrt, hinweggenommen, oder überall nur berührt wird.

Die thatsächlichen Belege für diesen in seinen Folgen höchst wichtigen Satz zu geben, wird sich uns in der speciellen Darlegung dieses Systems die reichlichste Gelegenheit darbieten. Ungern auch ziehen wir hier, wo es sich lediglich um Festsetzung allgemeiner, begründender Grundsätze handelt, Besonderes herbei. Da es uns aber sehr am Herzen liegen muſs, diesen allgemeinen Grundzügen zu unserm Systeme die höchst mögliche Verständlichkeit zu verschaffen, da uns selbst im Gebiete der Wissenschaft nichts so sehr widerstehet als vages Behaupten; so sey es uns vergönnt, hier schon an einen Beleg aus der Beobachtung unsern eben ausgesprochenen Satz einigermaſsen zu bewähren.

Das s. g. Wechselfieber ist eigentlich eine Nervenkrankheit der Vegetationsorgane. Daſs es eine Nervenkrankheit sey, folgt schon aus §. 52. und was diesen begründet; daſs es aber besonders noch sey eine Nervenkrankheit der Vegetationsorgane, soll später in der speciellen Lehre von den Nervenkrankheiten überhaupt, auſser allem Zweifel gesetzt werden. Die Fiebererscheinungen dabei sind durchaus nicht nothwendig und hängen auch, wo sie eintreten, nicht immer von dem Einen den Lebensact in seiner Art abändernden Reiz ab, vielmehr sehr häufig von einem zweiten, gleichzeitig eingedrungenen, den Lebensact in seinem Grade alterirenden. Oft daher wird das Fieber gehoben, aber die Nervenkrankheit der Vegetationsorgane bleibt zurück. Ja, diese ist nun sogar vorgeschrittener, als sie es früher in ihrer Verbindung mit dem Fieber gewesen ist, denn nun fehlt ihr meist der hiatus (§. 50.). Freilich hält man dann gewöhnlich diesen Zustand für eine Nachkrankheit des Wechselfiebers; aber in der That mit Unrecht. Die Vorkrankheit, oder vielmehr die eigentliche Krankheit ist ihrem Wesen nach unerkannt geblieben. Die etwa angewendete Heilmethode wird getadelt, dieses oder jenes Medicament soll die Schuld haben —: besser wäre es wohl den Tadel sparen und der Kritik eine andere, förderlichere Richtung geben.

Ferner: wird durch Einen Reiz der Lebensaot der Art und dem Grade nach abgeändert, und so zwar, daſs auf die Artsabänderung die oben (§. 50.) bezeichnete Reaction erfolgt, und auf die graduelle Abänderung die §. 24. angegebene, so muſs dadurch nothwendig eine periodisch entzündliche Krankheit entstehen. Wie aber hat man eine solche Krankheitserscheinung genannt?: Bösartiges Wechselfieber (febris intermittens maligna, febris pleuritica, apoplectica etc. etc.) Bezeichnungen, welche von dem zu Bezeichnenden auch nicht die geringste Spur mehr finden lassen, sein ganzes Wesen — nicht nur nicht enthüllen, sondern verhüllen. Vom Fieber spricht man — das nicht gegeben ist; von der Entzündung schweigt man — die sich deutlich verkündigt; die Malignität nennt man — und erkennt sie nicht.

Mehr noch springt der ganze Vorgang vollends ins Auge: entwickelt sich nemlich ein solcher Krankheitsprozeſs im Nervensystem des Sehorgans und wird hier völlig unverkennbar eine Reaction, wie sie §. 50. geschildert ist, beobachtet, so nennt man nichts desto weniger — als erklärte das Unerklärte am besten — die Krankheit: febris intermittens amaurotica. — Wahrlich, nicht leicht kann eine Verwirrung sich vollständiger ausbilden.

§. 55.

Der nun als Nervenkrankheit gefundene dritte Typus möglicher Krankheits-Bildung und Erscheinung mufs, nach der bisherigen Entwickelung seines Wesens (§§. 45 — 54.) bestimmt werden als: enthaltend und ausdrückend die wesentliche Bedingung der durch einen in den lebendigen Organismus eingedrungenen, vom Nervensysteme percipirten, den Lebensact seiner Art nach abändernden Reiz entstandenen *qualitativen* Alteration des Organismus.

§. 56.

Dafs diese qualitative Alteration des Organismus, auch der Erscheinung nach, sehr mannigfaltig werde seyn können, mufs ohne Zweifel von jedem, der auch nur einen flüchtigen Blick auf die vielfach verschlungenen, häufig sich durchkreuzenden Bahnen der Nervenwirkungen geworfen hat, zugegeben werden. Der Meinung jedoch, dafs Nervenkrankheiten auf eine unendlich *) mannigfaltige Weise erscheinen könnten, mufs unumwunden widersprochen werden. Wir halten uns fest überzeugt, dafs sie alle, auf ihre wahre Bedeutung zurückgeführt, völlig gesetzmäfsig geordnet und unter feste Gesichtspunkte gebracht werden können.

Zu-

---

*) Es wäre überhaupt wohlgethan, wenn man, wo von wirklichem, gegebenem Dasein wissenschaftlich gesprochen werden soll, den dasselbe im Begriffe aufhebenden Ausdruck: unendlich völlig vermeiden möchte. Wie möchte doch wohl das, welches als Bedingung seines Daseins Beschränkung voraussetzt —: das Dasein eben selbst — wie doch soll dieses selbst unendlich, schrankenlos seyn können? Auch die Zahl der Sandkörner im Universum ist eine endliche, und es giebt gewifs nicht eines mehr, als es wirklich giebt.

Zunächst nemlich ists ja wohl gewifs, dafs der Lebensact seiner Art nach nur abgeändert werden kann in den Sphären und auf die Weisen, in welchen er überhaupt zu wirken das Vermögen hat. Diese aber sind allerdings sehr bestimmte. Nur drei grofse Handlungen nemlich hat der Lebensact im Menschen zu vollziehen:

a. die geistige und gemüthliche,
b. die organische Bewegung und
c. die organische Vegetation oder Production.

Es ist also auch gewifs, dafs jede qualitative Abweichung des Lebensacts in einer dieser drei Sphären wird statt finden müssen. Und hiemit ist denn auch ein wohlbegründeter Theilungsgrund der Nervenkrankheiten in drei grofse Ordnungen gefunden.

§. 57.

Freilich dürfen wir nicht ernstlich annehmen, dafs diese drei Handlungen des Lebensacts im Menschen (§. 56.) unverbunden, nur neben einander einherg ngen; vielmehr wissen wir sehr wohl, dafs sie blofs die verschiedenen, in ihrer Wurzel aber nicht geschiedenen Richtungen des Einen Lebens sind. Und allerdings wirkt also auch der geistige und gemüthliche Act auf die organische Bewegung, und diese wiederum eben so entschieden auf die organische Production; ja, auch die Wirkung in entgegengesetzter Richtung darf weder verkannt noch bestritten werden. Aber eben so wenig als die organische Production selbst ein geistiger Act ist, oder reine organische Bewegung, eben so wenig dürfen die

Abweichungen in einer dieser Richtungen, wiewohl sie entsprechende Wirkungen in den andern hervorbringen können und müssen, mit den ursprünglichen verwechselt werden. Eine besondere Ordnung aber für die blofs sympathischen Abweichungen zu bilden, wäre in einem natürlichen, dynamischen System der Medicin wenigstens eben so unstatthaft, als wenn in einem natürlichen System der Pflanzen oder Thiere den zwitterhaften Bildungen eine eigene Ordnung angewiesen würde. Ueberall mufs es unverrückbare Aufgabe eines natürlichen Systems seyn: das Verwirrende, welches in der blofsen Erscheinung liegt, nicht zu fixiren, sondern es durch Nachweisung des Grundes aufzulösen.

§. 58.

Die ferneren Spaltungen der drei Ordnungen (§. 56.) der Nervenkrankheiten (§. 53.) in Gattungen und Arten erfordern die Voranschickung einer der Wichtigkeit dieser Sache angemessenen Untersuchung, welche aber zur Einleitung der speciellen Darstellung dieser interessantesten Krankheitsklasse vorbehalten bleiben mufs.

Es kann daher hier nur ein sehr unvollständiges Schema der dritten Klasse gegeben werden. Einsichtige werden hierin indessen die Principien zu allen ferneren Unterabtheilungen leicht entdecken.

Dritte Klasse: Nervenkrankheit.

Erste Ordnung: Geistes- und Gemüthskrankheiten.

Zweite Ordnung: Krankheiten der organischen Bewegung.

Dritte Ordnung: Krankheiten der organischen Production.

Bemerkung.

Einem Einwande, welcher gegen die Ableitung dieser ganzen dritten Krankheitsklasse erhoben werden könnte, mufs hier, schon seiner scheinbaren Richtigkeit wegen, begegnet werden. Die rein dynamische Ansicht, könnte man sagen, aus welcher dieses System hervorzugehen sich bestrebt, nach welcher es sogar sich benannt, duldet nicht die Unterscheidung zwischen Quantität und Qualität, insofern nemlich durch jene eine Erscheinungen bewirkende Ursache angezeigt werden söll. Auf einer solchen Unterscheidung aber schiene ja zunächst die eben entwickelte dritte Klasse von Krankheiten zu beruhen, ja, auch die ersten beiden Klassen haben, nachdem was bei dieser Gelegenheit deutlich ausgesprochen worden ist, nur diesen losen Grund. Dieselbe irrige Grundlage, die der Brownischen Lehre und der Erregungstheorie nur ein ephemeres Dasein verschaffen, müfste auch unserm System baldiges Versinken zuziehen.

Diesen Einwand können uns vorzüglich solche machen, die wir nicht anders zu benennen wissen, als: dynamische Schwärmer, oder fanatische Dynamiker, deren es wirklich dermalen nicht wenige gibt. Solche nemlich, denen die Würde und die Heiligkeit der Kraft verletzt deucht, wenn von dem Maafse, mit welchem sie wirkt, als von einem sehr zu berücksichtigenden Momente gesprochen wird. Diese indessen können uns nicht irren. Wir bekennen es frei: das Wirken der Kraft, oder der Kräfte nicht anders denken zu können, es sey denn als eben in einem bestimmten Grade oder Maafse. Hiemit ist aber keinesweges behauptet, dafs irgend eine Qualität durch eine Quantität aufzulösen sey, oder: dafs ein verschiedener Grad der Kraftwirkung nicht eben auch einen verschiedenen Qualitätsgrad sowohl voraussetze als begründe. Dies alles ist auch uns völlig zweifellos, auch wir kennen keine numerische Kraft. Wohl aber halten wir zunächst für unsern Zweck zu unterscheiden für wichtig und an sich für richtig: diejenigen Qualitätsabweichungen, welche wir durch Quantitätsverhältnisse messen, bestimmen und ordnen können, von denjenigen, bei welchen diese Verhältnisse weder als Maafsstab noch als Regulativ dienen können. Niemand wohl wird behaupten: süfs und bitter seyen von einander anders als rein qualitativ verschieden; wir aber behaupten auch: süfs und süfser und ähnliche sind gleichfalls nur qualitativ von einander abweichend; hier aber können wir die Differenz der Qualität durch eine Quantität messen, dort hingegen nur durch die Qualität selbst.

Und in diesem Sinne haben wir auch dynamisch Nervenkrankheit von Entzündung und Fieber unterschieden. Alle freilich sind in ihrer Wurzel dynamische Krankheiten, denn alle sind Produkte eines bestimmten Vorganges im Lebensacte selbst. Entzündung aber und Fieber können nur durch quantitative Qualitätsabweichungen entstehen, sie können also auch nur durch eine gehörige Einsicht in diese Verhältnisse richtig erkannt werden. Die Nervenkrankheit hingegen ist eine rein qualitative Qualitätsabweichung und erfordert die Erkenntniſs hierin zu ihrer wahren Erfassung.

§. 59.

In der Lösung unserer Aufgabe: ein natürliches, dynamisches System der Medicin zu finden, sind wir so weit gekommen, daſs wir die Grundweisen — Typen, Klassen —, auf welche der ganze Krankheitsproceſs, seinem Wesen nach, zurückgeführt werden muſs, erkannt haben. Bei dieser ganzen Untersuchung haben wir uns, wie billig, keinen Augenblick von der rein dynamischen Betrachtungsweise entfernt, eingedenk eben, daſs der Grund des Gewordenen nur gefunden werden könne im Grunde des Werdens. Nun sollte gefunden werden das Wesen der Krankheiten — der abnorm gewordenen —; dieses lieſs sich nur entdecken durch Auffindung der Weisen (Gesetze) wie die Kraft in ihrem Wirken abnorm werden könne und unter welchen Bedingungen solches geschehen müsse. Aber nur zwei solcher Weisen können als möglich gedacht werden: durch Abänderung des Grades (Maaſses) oder der Art der Kraftwirkung. Mithin können es auch nur diese zwei Momente seyn, welche die wesentliche Entstehung der Krankheiten zu begründen vermögen.

Da aber, wie nachgewiesen (§. 9.), der Krankheitsproceſs ein Kampf des Individuums mit der übermächtig werdenden Natur ist, so zerfiel, darauf nun hinsehend, die erste Weise — die durch Abänderung des Grades des Lebensactes — in zwei Klassen (§§. 33. 42.). Diese beiden sind freilich nur gradweise von einander verschieden, weshalb sie denn auch in einander übergehen können. Doch unterscheidet sie eben der Grad wesentlich, und ein höherer als gradueller Unterschied kann in einer Sphäre, in welcher es überhaupt nur um die graduelle Abweichung des Lebensacts sich handelt, nicht gemacht noch gedacht werden. — Die zweite Weise hingegen — die durch Abänderung des Lebensacts in seiner Art —, sehr vielfacher Modificationen, wie später sich genau ergeben wird, freilich fähig, konnte nicht in mehrere Klassen gespalten werden, weil alle durch sie sich bildende Krankheiten nur Brechungen sind des unter Einen Klassenbegriff zu fassenden innern Vorgangs. Und so gibt es demnach nur drei reine Krankheitsklassen.

§. 60.

Dies alles ist erkannt worden und es liefse sich davon nichts zurücknehmen, gesetzt es gelänge auch dermalen noch nicht, alle gegebenen Erscheinungen erklärend darin auflösen zu können. In diesem Falle müfste nur gestanden werden, dafs die Brücke um vom Erkannten zum Unerkannten zu gelangen, noch nicht völlig aufgeschlagen sey. Denn das als Wahrheit Erkannte um des Unerkannten willen aufzugeben, wäre wohl ein Uebermaafs von Thorheit.

Nun wissen wir es nicht blofs historisch, sondern im Grunde, dafs es aufser den Krankheiten, welche unmittelbar zu den drei nachgewiesenen Krankheitsklassen gehören, noch gar sehr viele andere gibt.

Welchen Ursprungs diese seyn mögen, muſs noch mit einigen Worten angedeutet werden.

§. 61.

Nicht immer enden die aus jenen drei Klassen unmittelbar entspringenden Krankheiten mit Gesundheit oder Tod des Individuums. Wie wenig dies allgemeines Gesetz sey, geht schon daraus hervor, daſs die Nervenkrankheiten, als solche, wie (§. 47.) erwiesen ist, die Existenz des Individuums unmittelbar gar nicht, sondern nur seine Bedeutung gefährden. Aber auch alle ursprünglichen Krankheiten, als dynamische Acte, dürfen sich nicht sofort auf eine von beiden Weisen entscheiden, sondern können sie alle, eben weil sie dynamische Acte sind, den Organismus im Ganzen oder in seinen Theilen (in einzelnen Organen) umändern.

Als einen organischen Bildungsproceſs haben wir schon oben (§. 15.) die Krankheit erkannt, und zwar eben als einen die Ordnung umkehrenden. Wird dieser nun in dieser seiner verkehrenden Fehlerhaftigkeit nicht völlig getilgt, so muſs aus ihm ein Gebildetes, und zwar ein fehlerhaft Gebildetes hervorgehen. Aber schon das bloſse Dasein eines fehlerhaft, dem Organismus selbst widersprechend Gebildeten in ihm selbst, muſs nothwendig ein Miſsverhältniſs in ihm erzeugen. Bedeutender noch wird dieser innere Widerspruch dadurch, daſs dem Kranken, als solchen, der Trieb zur Normalität ungeschwächt wenigstens beiwohnt (§§. 9. 16.). Aber eben dieser Trieb muſs nothwendig eine reagirende Wirksamkeit im Organismus erregen. Und so sind denn wiederum die vollständigen Bedingungen zur

Entstehung einer Krankheit gegeben, denn beides: der bestimmende, die normale Ordnung umbildende Einfluſs (§. 15.), so wie der Kampf des lebendigen Organismus dagegen zu seiner Redintegration (§. 16.) sind hier in einer zweiten Reihe gegeben. So nun bilden sich Krankheiten der zweiten Potenz, oder: Krankheiten aus den Krankheiten. Eine solche muſs sich nothwendig überall bilden, wo die erste genuine Krankheit nicht völlig ausgeglichen worden ist.

§. 62.

Alle Krankheiten der nachgewiesenen drei Krankheitsklassen sind eigenthümliche, organische Bildungsprozesse, durch alle daher werden eigenthümliche Bildungen, die, als solche schon Krankheiten sind und fernere bilden müssen (§. 61.) erzeugt werden können.

Diese nun, als Ausgeburten der ursprünglichen Krankheiten, nennen wir vorläufig: Nachkrankheiten.

Eine eigene Klasse kann aus ihnen nicht gebildet werden, weil sie den Grund ihres Wesens nicht in sich selbst tragen. Bei jeder der genuinen Krankheiten werden wir daher ihre möglichen Ausartungen und krankhaften Niederschläge anzudeuten haben. Sind dann alle Arten der drei reinen Krankheitsklassen abgehandelt, so müssen diese zerstreuten Andeutungen, als so viele ätiologische Momente zur Bildung der Krankheiten in zweiter Potenz, in eine eigene Abtheilung aufgenommen werden.

Erste Klasse.

Entzündungen.

Nullum aenigma saepius elisit acutissima ingenia, quam inflammatio. Winterl.

La medecine a encore de grands pas à faire dans la recherche des inflammations. Bichat.

Von der Entzündung überhaupt.

§. 63.

Der Begriff der Entzündung und der nothwendige Grund ihrer Spaltung in Ordnungen und Gattungen ist in den Grundzügen des Systems (§§. 18—33.) entwickelt worden. Was aber dort als allgemeiner, begründender Begriff gefaſst wurde, das muſs nun im Besondern nachgewiesen werden. Der Begriff soll die Erscheinung erklärend umfassen und umfassend erklären, diese hingegen jenen bestätigen. Gewalt thue keines dem andern. — Nun scheint die schlichteste Weise der Darstellung allerdings die zu seyn, daſs man ausgehet von der Erscheinung, diese rein aufzufassen und festzustellen sucht, und daran dann die Untersuchung über ihre Bedeutung knüpft. Aber wie soll man dazu kommen, die Erscheinung von vorn herein richtig aufzufassen? Was giebt die Bürgschaft, eine in sich abgeschlossene Erscheinung und nicht bloſs ein Haufenwerk von Phänomenen betrachtet zu haben? Muſs ja doch, soll irgend etwas ersehen werden, mehr vorhanden seyn, als sichtbare Gegenstände und ein Sehevermögen, nemlich zunächst noch ein Verhältnifs, und zwar ein gesetzmäfsig geordnetes Verhältnifs zwischen jenen beiden. Gesetzlos läfst sich also eine Erscheinung nicht einmal historisch auffassen. Ueberdies ist ja jede wahrhafte Erscheinung eine Reihe, und gewifs eine bestimmte —: eine durch Succession verbundene Reihe nothwendiger Wirkungen. Soll nun eine solche auch nur in die Anschauung gezogen werden, so kann dies offenbar nur geschehen durch die Einsicht in das Gesetz der Aufeinanderfolge. Wer nun aber dieses Gesetz nicht hätte und es auch nicht annehmen wollte, sondern es, als eine Beschränkung für die wundersame Freiheit der Gesetzlosigkeit, unwillig abwiese —: wie soll der zur Erscheinung, wie sie zu ihm gelangen? Recht grofs wird die Verwirrung noch dadurch, dafs es weder in unserer Freiheit, noch auch in unserer Willkühr stehet, völlig blind zu seyn; daher auch der vom Gesetz der Erscheinung mit seinem geistigen Auge sich Abwendende irgend etwas von ihm, durch innere Nothwendigkeit, wird auffassen müssen. Eben so wenig wird er es verhindern können, dafs nicht in das Bewufstsein trete, was in die Beobachtung gekommen war. Und nun erst bricht der Wahn keck ein. Denn beide, die Beobachtung wie das Wissen davon, behaupten sich als Thatsachen. Aber diese Thatsachen in der Unreinheit und Unfreiheit ihrer Entstehung, können kein Gesetz aussprechen. Das Gesetz ist nur Erzeugnifs der Freiheit und kann zur Erkenntnifs gebracht werden nur durch freie und unbedingte Hingabe an die Forschung. Das Gesetz hat in der Erscheinung nur so viel Nothwendigkeit, als es in seinem Wesen Freiheit hat. Da nun in jene Thatsachen das Gesetz weder in seiner Fülle noch in seiner Freiheit hat eindringen können; so sind sie auch selbst gesetzlos. Und wie sie sind, so auch nur können sie ins Bewufstsein aufgenommen werden. Sie treten also auch da ein als gesetzlos, oder eigentlich: als das Gesetz verneinend. Doch, wie selbst die Feinde der göttlichen Ordnung nicht ohne Regel bestehen können, sondern ihre eigene Verkehrtheit zur Norm erheben; so sprechen auch jene als Gesetz aus: es gibt kein Gesetz! — In dieser Aufgelöstheit beobachten sie denn gar vielerlei — wie wollen sie es verhüten! —: was aber mit dem Beobachteten zusammenhängt, was dadurch nothwendig ausgeschlossen wird: wissen sie das? können sie es wissen? Auch glauben können sie an keinen gesetzlichen Zusammenhang; denn der Glaube beruhet auf einem vorhandenen Wissen und ist die Morgenröthe eines höheren. Diesen Gesetzlosen ist ein solcher Glaube, aus ihrer Natur heraus, eine Thorheit, ja, sie verfolgen mit Feindschaft die Ordnung Liebenden und Suchenden. Dieses, leider! dermalen sehr verbreiteten Uebelstandes erwähnen wir hier, um ihn, soweit es an uns ist, nicht störend für uns werden zu lassen.

Auch wir nemlich werden, nun wir in das Besondere intreten und an diesem einen treuen Zeugen für das vorangeschickte Allgemeine zu haben überzeugt sind, die Erscheinung zunächst reden lassen. Aber wie der Zeuge dem Richter nicht alles sagen soll, was überhaupt vom Wissen in ihm ist, sondern nur was er von der in Rede stehenden Sache weifs; so auch müssen wir die Erscheinung hier nur auf das hin vernehmen, wovon sie eigentlich die Erscheinung ist. Was ihr etwa noch sonst, zufällig anhaftet, wesentlich aber ihr fremd ist, das mufs abgestreift werden. Viele freilich werden ein solches Verfahren als aus Systemsucht entspringend und sie nährend nennen; wir aber erkennen, dafs es von besonnener Wahrheitsforschung geboten ist, und dafs jedes andere aus der Verwirrung kommt und sie unausbleiblich vermehrt. Offen auch bekennen wir, dafs jene so oft empfohlene und gerühmte Unbefangenheit: die Erscheinungen ohne alles Vorwissen zu betrachten, nicht unser Theil sey, und dafs wir vielmehr in der Befangenheit — nicht schmachten, sondern uns zu erhalten suchen: die Erscheinungen nicht für gleiche, sondern nur für das halten zu können, was sie wirklich sind, und überhaupt nicht sie, sondern sie um ihrer Bedeutung willen zu suchen.

§. 64.

Um das Abweichende und Eigenthümliche unsers Begriffs von der Entzündung recht hervorzuheben, sollten vielleicht hier alle frühern Lehrmeinungen über diesen wichtigen Gegenstand, oder doch mindestens die wichtigern von ihnen, der Reihe nach angeführt, bestritten und mit der unsrigen gemessen werden. Die Materialien dazu liegen vor uns, und leicht könnten wir nun ein ausführliches, gelehrtes und polemisirendes Stück Arbeit einschalten. Doch würde uns dies von unserm Vorsatze wie von unserm Zwecke nur ablenken. Auch sind die hieher gehörigen frühern Lehrmeinungen in vielen verdienstlichen Schriften von Winterl, Hebenstreit, Barsieri, Reil, Mayer u. m. a. gesammelt und von daher mit leichter Mühe zu entnehmen. — Für unsern dermaligen Zweck ists völlig hinreichend bemerklich zu machen, dafs alle bisherigen Entzündungslehren, wie sehr sie auch sonst von einander abweichen mögen, nur weitere Ausführungen oder nähere Bestimmungen sind derjenigen Meinung, welche Hippokrates beiläufig über das Wesen der Entzündung ausgesprochen hat *). — Alle nemlich kommen darin überein: Entzündung für eine Krankheit des Blutgefäfs- oder des Blutsystems zu halten. Ob nun die Venen, oder das Blut in ihnen — wie die Alten geglaubt haben müssen —, oder die Arterien, oder die Haargefäfse — wie die Neuern und Neuesten annehmen — den eigentlichen Sitz der Entzündungskrankheit hergeben, ja, ob dieser Zustand durch einen Krampf in den kleinsten Schlagadern herbeigeführt werde —: alles dieses, und was dem ähnlich ist — macht in der Hauptsache keinen Unterschied, denn immer bliebe ja das Gefäfssystem das Gebiet der entzündlichen Krankheit.

Freilich verschwindet bei dieser Betrachtungsweise alle Verschiedenheit zwischen Fieber und Entzündung, denn mit wenig andern Worten und

*) Hippocratis opera omnia, Sect. VI. de capitis vulneribus, edit. Faes. Ff. 1595. p. 182.

unter ziemlich unbequemen Redewendungen wird das Fieber eben so, als eine Krankheit des Gefäfs- oder Blutsystems, definirt. Aber es ist ja auch sattsam bekannt, dafs es bisher an einer bestimmten und lichtvollen Erklärung des Fiebers gefehlt habe. — Und von dieser Seite mufs es als eine Art von Folgerichtigkeit bei Reil anerkannt werden, wenn er behauptet: „Entzündung sey gleichsam ein örtliches Fieber", denn wenigstens liegt in dieser Behauptung die wissentliche Aufhebung der Verschiedenheit. Vergessen mufs man nur hiebei, dafs wenn von zwei Dingen keines erklärt ist, auch eines das andere nicht erklären könne. Ferner setzt diese Behauptung voraus, dafs Entzündung eine örtliche Krankheit sey, was man doch nicht wissen kann, wenn man nicht zuvor weifs, was denn Entzündung überhaupt sey. Uebrigens kann der Inhalt jener Behauptung auch durch die scharfsinnigste Grübelei nicht Schutz, und durch die Beobachtung nicht Bestätigung finden, denn wenn diese auch örtliche Entzündungen darbietet, so fehlt noch viel, um sagen zu dürfen: Entzündung ist eine örtliche Krankheit.

Selbst Marcus, der das Reich der Entzündungen zu errichten bemühet war, läfst im Wesentlichen die alte Meinung über das Wesen derselben unberührt stehen, denn aufs bestimmteste drückt er darüber sich so aus: „Entzündung gehört ausschliefsend nur der Irritabilität an, und es gibt daher keine andere Entzündungen, als irritable." —

Wenn

Wenn wir nun das Wesen der Entzündung überhaupt in eine gemeinsame Reaction aller den Organismus constituirenden Systeme mit vermehrter Kraftanstrengung auf einen eingedrungenen feindlichen Reiz setzen (§. 25.), so ist damit auf eine entschiedene Weise das Abweichende unserer Lehre von allen bisherigen ausgesprochen. Und nicht als eine beliebige Behauptung haben wir dies so hingestellt, sondern es ist durch eine Reihe von haltbaren Gründen dargethan worden, dafs es als Krankheit einen Zustand geben müsse, welcher wesentlich in der beschriebenen Reaction bestehet (§§. 18—25.). Eine zweite, nicht minder wichtige Differenz unserer Lehre von allen bisherigen bestehet darin, dafs sie die Entzündung wie das Fieber als Krankheitsklassen nachweiset, welchen nur eine Abweichung des Lebensactes in seinem Grade zum Grunde liegt. Dafs aber durch diese Bestimmung der rein dynamischen Betrachtungsweise nicht widersprochen werde, ist in der dem §. 59. zugefügten Bemerkung deutlich gezeigt worden.

§. 65.

Durch diesen nicht nur der innern Bedeutung nach durchgreifenderen, sondern auch dem Umfange nach erweiterten Begriff von der Entzündung, mufs nun auch das äufsere Gebiet der Entzündungen sehr ausgedehnt werden. Wir müssen nun viele Krankheitsformen in diese Reihe aufnehmen, welche sonst als völlig verschiedene, ja als der Entzündung entgegengesetzte betrachtet worden sind. Andere, vielbesprochene und in der That auch höchst wichtige krankhafte Vorgänge, welche bisher als eigenthümliche, selbstständige Krankheiten angesehen wurden, werden bei uns nur als einzelne Gruppen von Symptomen einer andern Wurzelkrankheit zur Betrachtung kommen. Dies alles nun kann als sehr paradox, als bloſser Systemzwang erscheinen. Von diesem Verdachte aber müssen wir uns, soweit es an uns ist, um der Wahrheit willen zu reinigen suchen. Deshalb müssen wir hier gleich mit denen, welche wir uns, als in ihrer Meinung uns entgegenstehend, denken, in Unterhandlung treten.

§. 66.

Aus dem Grundbegriffe von der Entzündung haben wir drei Hauptmodificationen derselben, die sensible, irritable und vegetative entwickelt (§§. 27 bis 31.). Siehet man bloſs auf die Namen, so ist hiedurch nichts neues geschehen, denn seit gar lange schon sind diese Ausdrücke im Gebrauch. Anders aber verhält es sich, betrachtet man die Sache. Bei der bestehenden Vorstellung nemlich von der Entzündung, als einer Krankheit der Gefäſse, verstehet man unter sensibler und vegetativer Entzündung nichts, als ein Ergriffensein der Gefäſse innerhalb sensibler oder vegetativer Organe. Dieses aber ist so wenig unsere Meinung, daſs wir ja auch das Wesen und die Bedeutung der irritablen Entzündung nicht durch ein Leiden, oder eine abnorme Thätigkeit des Gefäſssystems allein ausgedrückt finden. — Doch müssen wir die Unterhandlung mit den Gegnern an die Untersuchung über die irritable Entzündung knüpfen. Denn einerseits ist wenigstens über die Phänomene dieser Entzündung zwischen uns keine wesentliche Differenz, und andererseits kann es uns, da das Wesen aller Entzündungen dasselbe ist, völlig gleich seyn: von welchem Punkte ausgehend wir den Beweis aus der Erscheinung selbst für alle führen. Sey es also die irritable Entzündung, welche sich selbst, ihrer innern Natur nach aussprechend, die anderen beiden Ordnungen mit erweiset.

§. 67.

Von der irritablen Entzündung.

Drei Zeichen sind es, deren Beisammensein das Dasein der Entzündung (wir sagen: der irritablen) unbezweifelt macht: Schmerz, Röthe und Geschwulst. Die Aufeinanderfolge der Zeichen ist die eben angegebene. Einfach und dem schlichten Wahrheitsgefühl sich empfehlend, scheint uns folgende Deutung dieser Zeichen: sie verkünden einen Zustand vermehrter Thätigkeit des sensiblen, irritablen und vegetativen Systems; also gesteigerte Thätigkeit aller organischen Systeme, und zwar als Reaction auf einen in den Organismus eingedrungenen feindlichen Reiz, denn so müssen wir ja wohl die Veranlaſsung zu jeder Krankheit nennen. Und so wäre denn unsere Erklärung des Wesens der Entzündung (§. 25.) schon durch eine einfache Deutung der pathognomischen Zeichen gerechtfertigt. Freilich aber sind diese Phänomene ganz anders erklärt worden und wäre dies überzeugend und umfassend geschehen, so müſste unsere Erklärung, sammt allem was daraus folgt, nothwendig fallen, da es gewiſs nur Eine Wahrheit giebt. Werfen wir denn einen prüfenden Blick auf die früheren Erklärungen der genannten Phänomene.

§. 68.

I. Der Schmerz. Dieser, sagt man, entstehe theils von einem ursprünglichen Leiden des Nervensystems Was heiſst das? soll man unter Leiden hier abnorme Thätigkeit, und zwar abnorm erhöhete Thätigkeit verstehen (in welchem Falle das Wort wenigstens unbezeichnend wäre, indem es diesen Sinn mehr verdeckt als enthüllt), oder ein wirkliches Leiden, d. h. eine Unterdrückung, Hemmung der Thätigkeit? Im ersten Falle träfe die Erklärung im Resultat mit der unsrigen zusammen, nur daſs wir auch den Grund angeführt haben, warum das Nervensystem hier, wie in der beginnenden Krankheit, im Zustande erhöhter Thätigkeit seyn müsse. Indessen kann dies auch nicht die Meinung seyn, denn wie sollte sie mit der Behauptung: Entzündung sey Krankheit des Gefäſssystems, bestehen?. Der zweite Fall also muſs gemeint seyn, und diesemnach soll denn der Schmerz in der Entzündung gedacht werden als entstehend durch Unterdrückung und Hemmung der Nerventhätigkeit durch zu groſse und einseitige Gefäſsthätigkeit. Kann man denn aber so etwas auch nur denken? Abgesehen nemlich von allen theils schon angeführten, theils noch zu berührenden Gründen dagegen, enthält ja diese Anmuthung einen klaren Widerspruch in sich. Denn das ja wohl ist die ausschlieſsliche Thätigkeit des Nervensystems: Sensationen zu percipiren; und Schmerz. Der Zustand eben erhöheter Sensationsperceptibilität sollte seinen Grund haben in unterdrückter oder gehemmter Nerventhätigkeit? Ohne Zweifel ist dies ein ganz entschiedener Widerspruch.

Neumann *), verleitet durch einen einseitigen, sophistirenden Begriff vom Antagonismus, behauptet: der Nerv im entzündeten Theile sey passiv, und eben diese Passivität zeige er dem Bewuſstsein an durch Schmerz. Was doch soll man hiebei sich denken? Passivität, eine leere, formelle Negation, wird der Seele angezeigt durch den Nerven (wie macht er das? zumal wenn er nichts macht?), und dadurch entstehet — Schmerz, eine real erhöhete Nerventhätigkeit! — Mehr noch: lieset man wenige Zeilen weiter, so sagt uns dieser sonst so geistreiche und verdienstvolle Mann: „die Nerventhätigkeit sey in der Entzündung normal, und nur ihr Verhältniſs zur Gefäſsthätigkeit gestört." Worauf ist denn nun die normale Thätigkeit des passiven Nerven gerichtet? — Zwei Thätigkeiten, oder eigentlicher: zwei Richtungen nur lassen sich in der Nerventhätigkeit annehmen, deren eine sich auf Perception und Leitung der Sensationen (der innern und äuſseren) beziehet, und die andere auf die Incitation der Gefäſsthätigkeit. Ist nun, nach Neumann, der Nerv in der Entzündung passiv, so werden auch seine beiden möglichen Thätigkeiten aufgehoben seyn; weder also werden Sensationen aufgenommen und geleitet, noch auch die von ihm abhän-

*) Hufeland neues Journal der praktischen Heilkunde. B. 16. 1806. St. 4. S. 50 u. f.

gigen Gefäſse incitirt werden können. Und doch sollte eben dieser Stillstand aller Thätigkeit einen Zustand erhöheter Gefäſsthätigkeit — welcher doch die Entzündung ausmachen soll — erregen? Und zugleich auch sollte der passive Nerv normal thätig seyn? sollte seinen, allerdings desolaten Zustand der Seele durch Schmerz klagen können? Welch ein Wunderbau! Um zu erweisen, daſs das Wesen der Entzündung in erhöheter Gefäſsthätigkeit im Gegensatze zur Nerventhätigkeit bestehe, wird ohne Beweis vorausgesetzt: Entzündung sey Krankheit der Gefäſse; — um den gewünschten Antagonismus darzuthun, wird der Nerv in der Entzündung passiv genannt; und endlich, um der Hypothese völlig dienstbar zu seyn, wird der passive Nerv auch zugleich normal thätig zu seyn, ohne jedoch ein Object für seine Thätigkeit haben zu können, verurtheilt.

§. 69.

Ferner glaubt man der Entzündungsschmerz werde verursacht durch die Spannung der ausgedehnten Theile und durch den Druck, welchen die Geschwulst auf die Nerven ausübt. — Dies ist die allgemeinste und älteste Erklärung dieses Phänomens. Wie man aber damit sich hat beruhigen, oder nur etwas daran zu haben hat glauben können, läſst sich schwer begreifen. — Allerdings ist schmerzhafte Spannung das erste Entzündungszeichen. Liegt es aber nicht viel näher, Schmerz und Spannung für gleichbedeutende, wie für gleichzeitige Wirkungen Einer Ursache zu halten, als den

Schmerz durch die Spannung zu erklären? Ist nemlich die Nerventhätigkeit krankhaft gesteigert, so wird nothwendig auch Expansion, diese dem Licht und der Wärme verwandte oder gar identische specifische Potenz des Nervensystems hervortreten als vermehrte Spannung. Dieselbe erhöhete Nerventhätigkeit aber vermehrt nothwendig auch das sensible Perceptionsvermögen der Nerven, steigert also seine Empfindlichkeit sowohl für die äufsern Einflüsse, als auch für die innern organischen Reactionen; beide erregen nun dem erkrankten Individuum lästige Sensationen, deren bewufste Summe eben der Schmerz ist. Spannung und Schmerz können also auf sehr einfache Weise als durchaus bedingte Coeffecta der Einen Ursache in der Entzündung eingesehen werden. — Völlig unbegreiflich hingegen ists, wie Spannung Schmerz erregen soll, da hier von Druck, Zerrung u. dgl. noch gar nicht die Rede seyn kann, indem ja Spannung und Schmerz der Geschwulst vorangehen, und überdies noch Spannung, als solche, reine, normale Nervenaction ist. Wollte man aber sagen: die abnorme Spannung sey das Schmerzerregende, so sollte man doch billig, bevor man aus ihr andere Erscheinungen erklärt, zuvor sie selbst erklären. Das aber wird und kann man nicht, so lange man der unhaltbaren, vorgefafsten Meinung: Entzündung sey Krankheit der Gefäfse, sich nicht entwunden hat.

§. 70.

Dafs der Druck der Geschwulst den Entzündungsschmerz nicht errege, ist wohl dadurch völlig erwiesen, dafs der Schmerz der Geschwulst, also doch wohl auch ihrem Drucke vorangehet; daſs mit der Zunahme der Geschwulst, also doch auch des vermeintlichen Druckes, der Schmerz nicht nur nicht zunimmt, sondern meistens vermindert wird, und endlich daſs es sehr viele völlig schmerzlose Geschwülste gibt. Alle diese Thatsachen sind jedermann bekannt; jedermann weiſs und sagt: der Schmerz ist am heftigsten in der ersten Periode der Entzündung also dann, wann die Geschwulst am unbedeutendsten, oder noch gar nicht vorhanden ist, und doch soll wiederum die Geschwulst die Ursache des Schmerzes seyn?

§. 71.

Das Geistreichste zur Erklärung des Schmerzes in der Entzündung hat Reil ausgesprochen. Er hält ihn für die Folge der Auflockerung der organischen Materie in der Entzündung, wodurch ihre Empfindlichkeit vermehrt und der reizbare Wirkungskreis der Nerven erweitert wird. Diese Erklärung gründet sich auf die von Reil zuerst geäuſserte Vermuthung des Vorhandenseins einer sensiblen Atmosphäre. Wie diese Vermuthung sich später in Reil bis zum schöpferischen Gedanken ausgebildet, wie dieser sodann von Anhängern und Gegnern mit Heftigkeit ergriffen worden, wie jene ihn bis zur Ungebühr ausgedehnt, zur Erklärung selbst des absolut Unmöglichen gemiſsbraucht, diese hingegen ihn, weil die sensible Atmosphäre nicht in einem materiellen Substrate vorgezeigt werden kann, völlig verworfen haben —: alles dieses ist völlig bekannt. Uns scheint in diesem Gedanken nur Wahrheit enthalten zu seyn und diese auf eine sehr förderliche Weise. Immerhin mag es zugegeben werden, daſs die Humboldtischen Versuche die sensible Atmosphäre keinesweges erweisen — wie denn auch die Seele selbst durch galvanische Versuche nicht kann erwiesen werden —; so scheint doch dadurch die Annahme eines sensiblen Wirkungskreises, selbst abgesehen von den allerdings wichtigen Gründen, welche Reil an verschiedenen Orten dafür angeführt hat *), unangetastet zu bleiben. Wir glauben nemlich: es könne überall ein Nerveneinfluſs nur unter der Voraussetzung eines wirklich vorhandenen und wirkenden sensiblen Wirkungskreises gedacht werden. Denn wo auch der Nerv mit dem Muskel, oder mit der Haut u. s. w. in unmittelbarer Berührung ist, kann er ja doch auf diese mit ihm verbundenen Theile nicht anders einwirken, als daſs er ihnen etwas sie zur Thätigkeit Erregendes und Befähigendes mittheilt. Er ist es doch nicht selbst, der z. B. den mit ihm verbundenen Muskel bewegt, nur incitiren kann er ihn, und dieser nun, wenn er das Incitament aufgenommen hat, bewegt sich selbst. Nun, und dieses Incitament muſs doch seyn irgend Etwas, muſs doch als vom Nerven ausgehend und in den Muskel u. s. w. einströmend, und da nach seiner eigenen und des Excipienten Wesenheit wir-

*) Gren's neues Journal der Physik. B. 1. S. 113. 1795. Reil exercit. anatom. fasc. I. p. 28. ej. Archiv für die Physiologie B. 3. S. 200. (als Nachschrift zu Rudolphis Widerlegung der Humboldtischen Versuche). ej. Fieberlehre B. 4. §. 12. S. 24.

kend gedacht werden. Und eben dieses Substrat dieser nothwendigen Mittheilung des Nerven ists, welches Reil, nach seiner sehr bestimmten, gar nicht mifszuverstehenden Aeufserung hierüber, reizbaren Wirkungskreis der Nerven nennt. Seine Worte sind: „ich denke mir darunter ein Vermögen der Nerven den an sie angrenzenden Theilen, die nicht Nerven sind, in einem verschiedenen Maafse, nach ihrer verschiedenen Capacität, Reizbarkeit und Empfindlichkeit mitzutheilen.“ Und um sich von aller Hypothese fern zu halten, fügt er hinzu: „wie sie (die Nerven) dies bewerkstelligen mögen, das lasse ich völlig unentschieden*). Und an einer andern Stelle: „Aber wie kann ein Nerve um sich eine empfindliche Atmosphäre verbreiten? Das weifs ich nicht **). Mufs nun, wie es doch nothwendig scheint, ein solches Agens angenommen werden, um den unbestreitbaren Nerveneinflufs überhaupt nur als möglich denken zu können; kann ferner Reizbarkeit und Empfindlichkeit der Nichtnerven, selbst wo sie mit dem Nerven in unmittelbarer physischer Berührung sind, ohne dieses Agens nicht gedacht werden; ists endlich, da dieses agens doch auch ein ens seyn mufs, nothwendig, dafs man sichs denke unter irgend einer bestimmten Gestalt und Form, so wird man keine der Vorstellung von seiner Wesenheit und

*) Archiv B. 3. S. 200.

**) Gren's neues Journal. B. 1. S. 114.

Wirkensbestimmung entsprechendere finden, als die gasartige. Sehr wohl getroffen scheint also auch der Ausdruck: sensible Atmosphäre.

Hat man sich gesträubt, eine solche sensible Atmosphäre anzunehmen, weil kein thatsächliches, materielles Substrat von ihr nachgewiesen werden kann, so müſste man sich ihr doch nun geneigter zeigen, wenn sie als nothwendige Bedingung alles Nerveneinflusses, also als conditio sine qua non aller organischen Lebenserscheinungen (die doch wiederum nur durch sensible Wirksamkeit gedacht werden können) erwiesen ist. Ist sie aber die nothwendige Bedingung alles Nerveneinflusses überhaupt, wie sollte sie es nicht vielmehr seyn für alle Erscheinungen von Empfindlichkeit und Reizbarkeit in Theilen, in welchen eine physische Nervenexistenz nicht nachgewiesen werden kann. Und solcher Erscheinungen gibt es ja in der That in nicht geringer Menge und in nicht zu verkennender Deutlichkeit. Reil hat viele nahmhaft gemacht, mehrere noch könnten — doch bedarfs dessen nicht — angeführt werden.

§. 72.

Alles dieses (§. 71.), welches man leicht für eine Abschweifung halten könnte, ist gesagt, um des trefflichen Mannes hohe Verdienste anzuerkennen, und um den Verdacht von uns zu wenden, als wollten wir uns über ihn erheben, wenn wir nun, trotz der wahren Grundlage seiner gegebenen Erklärung des Entzündungsschmerzes, dennoch gegen sie selbst streiten müssen.

Recht im feindlichen Widerspruch stehet die (§. 71.) angeführte Erklärung Reils mit ihrer wahren Grundlage und mit dem, worauf sie sich beziehet. Es soll der Schmerz in der Entzündung erklärt werden. Nun hält Reil Entzündung für eine Krankheit der Blutgefäfse, und zwar vorzüglich der Haargefäfse. Der Schmerz dabei soll durch die in dieser Krankheit entstehende Auflockerung der Materie (wodurch entstehet denn diese?) und den dadurch erweiterten Wirkungskreis der Nerven verursacht werden. Aber:

1. der Schmerz ist vorhanden und am stärksten zwar vor der Auflockerung der Materie und nimmt ab wie diese zunimmt.
2. Es gibt viele Fälle von Auflockerung der Materie ohne grofsen, ja, ohne allen Schmerz. Und
3. Wenn denn nun der Schmerz eines der wesentlichsten Entzündungssymptome, seinen Grund in einem erweiterten Wirkungskreis der Nerven, also in erhöheter Nerventhätigkeit hat —: wie soll damit die Meinung bestehen, dafs Entzündung Krankheit der Blutgefäfse sey?

Offenbar stand Reil auch hier der Wahrheit sehr nahe, und von der Einsicht in das Wesen der sensiblen Atmosphäre aus hätte ihm auch in ebener Richtung die wahre Erkenntnifs der eigentlichen Natur der Entzündung — auf welche nicht sowohl die sichtbaren Zeichen: Röthe und Geschwulst, als vielmehr der unsichtbare Schmerz hindeutet — zufallen müssen, wäre sein sonst so freier und leicht beweglicher Geist nicht hier von dem alten Vorurtheil über das Wesen der Entzündung befangen gewesen. Dieses aber setzte ihn in Widerspruch mit sich selbst und verkümmerte ihm die Wahrheit.

§. 73.

Aus allem bisher (§§. 68 – 72.) Angeführten wird aber klar, daſs der Entzündungsschmerz in der gewöhnlichen Annahme von dem Wesen der Entzündung seine Erklärung weder findet, noch auch finden kann. Erklärt hingegen und erklärend zugleich ist er, wenn man mit uns die Entzündung als eine Reaction des gesammten Organismus (aller organischen Systeme) mit vermehrter Kraftanstrengung begreift. Dann darf nicht sowohl dafür der Grund gesucht werden, warum Schmerz das erste Zeichen der sich bildenden Entzündung ist, warum er eben dann am heftigsten ist, wann die andern Entzündungszeichen noch fehlen oder unbedeutend sind; als dafür vielmehr, warum er zuweilen im Anfange geringe ist oder ganz fehlt und warum er bei mancher Entzündung gar nicht eintritt (dies ist aber bei der irritablen Entzündung niemals der Fall). Denn was jenes betrifft, so haben wir eingesehen, daſs im Erkranken überhaupt das Nervensystem nicht bloſs das ursprünglich Ergreifende, sondern auch das ursprünglich Ergriffene und deshalb auch das zunächst Reagirende ist (§. 20.). Sobald aber auch das Blutsystem auf eine entschiedene Weise mit in den Kampf tritt und, durch beide erregt, auch das vegetative, so vertheilt sich die Summe der thätigen Kraft gleichmäſsiger und das Nervensystem erscheint auch nicht mehr als hervorstechend thätig, d. h. der Schmerz wird geringer, oder verschwindet auch wohl ganz. Wie es hingegen zugehen könne, daſs selbst im Anfange einer Entzündung der Schmerz nur geringe, oder ganz fehlend ist, d. h. daſs die erhöhete Sensibilitätsaction wenig oder gar nicht durchs Bewuſstsein percipirt wird, das wird nur da vollständig und zugleich belegend erklärt werden können, wo wir von solchen Entzündungen handeln werden.

§. 74.

II. Röthe ist das zweite Hauptzeichen der Entzündung (der irritablen); und eben dieses Zeichen ists, welches zu der gangbaren Vorstellung von der Entzündung ge- und verführt hat. Seit Hippokrates hält man dafür: Entzündung entstehe durch ein übermäſsiges Zuströmen von Blut. Auf vielfache Weise ist diese Annahme weiter ausgebildet worden, doch alle Erklärungen gehen von dem Phänomen der Röthe aus und drehen sich um dasselbe. Das Blut, sagte man, geräth in den kleinen Gefäſsen in Stockung; um diese zu heben, veranlasse die hülfreiche Natur ein stärkeres Blutströmen aus den gröſseren Gefäſsen und — dies sey Entzündung. — Hierin aber einen Verstoſs gegen die hydrodynamischen Gesetze findend, behaupten Andere das Umgekehrte: das Blut, in vermehrte Bewegung gesetzt, dringt gewaltsam in die kleinen, sonst nicht rothes Blut führenden Gefäſse ein, indem es ihre lumina erweitert, doch hier angelangt, sey es aus dem Kreislauf gestoſsen, müsse deshalb stocken — und dies ist Entzündung.

§. 75.

Auch Stahl, umfassender und tiefer, als alle seine Vorgänger, hält Stockung für den letzten physischen Grund der Entzündung. Wer je mit Ernst auf das Studium des Meisterwerks dieses erhabenen, wenig gekannten, viel verkannten, wenn auch hin und wieder gepriesenen Mannes, der theoria medica vera, eingegangen ist, der weiſs, daſs keine einzelne Lehre daraus deutlich hervorgehoben werden kann, denn überall schreitet Stahl nur im festgeschlossenen Gedankenphalanx einher. Die mit seiner Theorie Vertrauten werden sich jedoch erinnern, daſs er die Entzündung als das dritte Glied (membrum) der Congestion überhaupt betrachtet, deren erstes die einfache Congestion (Hämorrhagie), das zweite der Rheumatismus ist, und das dritte eben die Entzündung (Congestio — Stasis — Inflammatio). Offenbar also findet auch Stahl das Wesen der Entzündung im Blutsysteme und ihre nächste Ursache in einer Blutstockung in den kleinen Gefäſsen.

§. 76.

Wenn nun von alle dem (§§. 74. 75.), anscheinend, sehr abweichend neuere Nervenpathologen, nach C. L. Hoffmanns und Cullens Vorgang, Krampf in den kleinen Schlagadern als die nächste Ursache der Entzündungsröthe und der Entzündung selbst angeben, so ändert auch dies im Wesentlichen die Sache gar nicht. Denn wenn wir ihnen auch nicht mit den Fragen: woher dieser Krampf komme? und was denn Krampf sey? (Fragen, deren Beantwortung sie umgehen) zusetzen wollen, so müssen wir doch das mindestens sie fragen: was man denn nun, nach ihnen selbst, als das eigentliche Wesen der Entzündung annehmen soll, den Krampf, oder das dadurch Entstehende? Ist es der Krampf, so wäre ja Entzündung eine Nervenkrankheit: das aber wollen sie durchaus nicht; ists hingegen die stärkere Blutströmung nach den kleinen, krampfhaft zugeschnürten Gefäſsen, so wäre ja der Krampf wiederum nur eine entfernte Gelegenheitsursache, und alles stände wieder auf den alten Flecke, daſs nemlich Entzündung eine Krankheit der Blutgefäſse wäre. Und so fänden denn alle schon hiegegen (§§. 64—73) gemachten Einwendungen auch gegen diese Schule ihre Anwendung.

§. 77.

Wir müssen aber tiefer in die Bedeutung dieses Entzündungszeichens einzudringen suchen, da wir auf diese Weise vielen Irrthümern zu begegnen und sie zu beseitigen Gelegenheit bekommen. — Allerdings entstehet die Röthe in der Entzündung nur durch das Einströmen des Bluts in die Haargefäſse. Aber dieses ist nur die Folge, nicht der Grund der Krankheit, und so augenscheinlich dies auch ist, so ist man doch immerfort in diesen Irrthum verfallen. Bichat hat dieser irrigen Ansicht durch seine übrigens so vortrefflichen Untersuchungen Gewicht und Ansehen verschafft. — Wiederholentlich spricht er selbst den an sich durchaus wahren Satz aus: das ganze Gefäſssystem ist Ein ununterbrochener Kanal, das Blut also könnte, ja, es müſste auf die gleiche Weise, nach der gewöhnlichen Ansicht vom Kreislauf, durch alle Gefäſssysteme hindurchströmen. Nun aber geschiehet dies offenbar nicht überall, das Blut dringt in das ganze Haargefäſssystem nicht ein. Warum nicht? Bichat antwortet: das habe seinen Grund in der eigenthümlichen Sensibilité organique; das Blut nemlich ströme wohl bis dahin, hier aber angelangt, werde es von der sensibilité organique dieser bestimmten Gefäſse zurückgewiesen. Deshalb könnten an Leichnamen die Einsprützung der Haargefäſse durch gröſsere Gefäſsstämme wohl gelingen, weil da eben die sensibilité organique erloschen ist. Genau betrachtet heiſst dies nichts anderes, als: das Blut strömt nicht in die Haargefäſse ein, weil — es in sie nicht einströmt. Ist dies nun teleologisch gemeint, so stimmen wir gerne zu, da wir das teleologische Princip anzunehmen uns genöthiget fühlen. Das Dasein ist weder sein eigener Grund noch sein eigener Zweck, sondern ein Begründetes, und zu einem Zwecke Begründetes; mithin muſs überall der Zweckbegriff auf dasselbe angewendet werden. Und so ists uns völlig begreiflich, daſs die Haargefäſse, weil sie nicht eigentliche Blutgefäſse sind, auch das Blut nicht in sich aufnehmen *). — Aber sie können zu Blutgefäſsen hinauf gesteigert werden. Und dies eben ist der eigentliche Fall in der (irrita-

*) Noch deutlicher wird dies später werden, wo wir unsere Theorie von dem Blutlaufe und der Blutbereitung vortragen werden. Das die dermalige Lehre vom Kreislaufe des Blutes von nicht geringen innern Widersprüchen gedrückt ist, wird ebenfalls dort gezeigt werden. S. venöse Entzündung.

blen) Entzündung. Dadurch dafs alle organische Thätigkeiten in ihr erhöhet werden, wird eine der vorzüglichsten, die irritable der Gefäfse, es in einem ausgezeichneten Grade seyn müssen. Hiedurch erweitert sich nothwendig der Kreis der Blutgefäfse, und es werden also nicht blofs die Haargefäfse zur Dignität der Blutgefäfse erhoben, sondern werden auch ganz neue Gefäfse gebildet, welche, mit den vorhandenen sich verbindend, das Gebiet des wahren Blutumlaufs auf eine eben so merkwurdige als entschiedene Weise ausdehnen *). Aber eben hiedurch wird auch ein Irrthum, welchen Bichat ausgesprochen, und Viele ihm nachgesprochen haben, offenbar. Bichat nemlich behauptet: das einmal in die Haargefäfse gekommene Blut sey durchaus dem Einflusse des Herzens entzogen **). Aufs deutlichste widerspricht dieser Behauptung der Vorgang in der Entzündung; indem nemlich durch sie Blut in die Haargefäfse einströmt, diese also in die Reihe der Blutgefäfse hinüberziehet (Bichat würde sagen müs-

*) Etwas dem ganz Analoges ereignet sich in der Entzündung auch im Nervensysteme. Denn auch dessen Gebiet erweitert sich in der Entzündung auf eine ganz entschiedene Weise, und so sehen wir sonst wenig empfindliche Theile, ja sogar solche, in welchen eine physische Existenz eines Nerven gar nicht nachgewiesen werden kann, einen oft sehr hohen Grad von Empfindlichkeit äussern, wenn sie im Zustande der Entzündung sind.

**) Le sang, une fois arrivé dans le système capillaire, est manifestement hors de l'influence du coeur, et ne circule plus que sous celle des forces toniques ou de la contractilité insensible de la partie. Anatomie generale T. II. p. 509.

sen: indem die spezifische sensibilité organique der Haargefäſse aufgehoben wird), ist auch eben dadurch ihre ganze Natur geändert und den Blutgefäſsen homolog. Sind sie aber dies, so können sie dem Einflusse des Herzens nur in dem Grade entzogen seyn, als jene es selbst sind.

§. 78.

Mit unserer Erklärung der Entzündungsröthe aus dem Wesen der Entzündung selbst stimmen alle dabei sich aufdringenden und sonst unbegreiflichen Erscheinungen aufs befreundeteste zusammen. Wie sonst möchte man wohl eine der gewissesten und auffallendsten: den Ersatz erlittenen Substanzverlustes durch die Entzündung, sich erklaren können? Neue thierische Substanz, nach allen ihren verschiedenen organischen Bestandtheilen, entstehet hier und zwar augenscheinlich durch die Entzündung —: wie will man sich diesen Vorgang anders denken, als eben indem man ihn, mit uns, als einen durchgreifend erhöheten Lebensact begreift? Mehr noch: wir sehen hier (und wahrlich mit leiblichen Augen sogar) den erhöheten Vegetationsprozeſs in seiner Genesis: es erweitert sich der Kreis der Blutgefäſse, indem sowohl Haargefaſse zu solchen umgebildet werden als auch durch absolut neue Gefäſsbildung; von der andern Seite spricht sich die erhöhete sensible Thätigkeit unzweideutig durch das Symptom des Schmerzes aus, und im Verein dieser beiden erhöheten Grundthätigkeiten bildet sich hervor die neue Vegetation.

Zwar erklart man, seit Hunter, das Phänomen des Ersatzes erlittenen Substanzverlustes durch die Entzündung etwas anders. Man sagt: durch den vermehrten Säfteantrieb in der Entzündung werde das Blut zu dem ergriffenen Theile häufig hingetrieben. Sind nun in diesem die Gefäſse zu klein, um die Blutkügelchen selbst aufzunehmen, so würde doch Lymphe und Faserstoff hingetrieben; in diesen und durch diese bildeten sich dann (wie doch?) neue Gefäſse und durch diese dann wiederum neue Substanz. — Unter vielen groſsen Verdiensten muſs auch das dem vortrefflichen John Hunter zugestanden werden, daſs er zuerst von der Bildung neuer Gefäſse durch die Entzündung auf eine deutliche Weise gesprochen hat *). Aber der verdienstlich festgestellten Thatsache hat er eine durchaus ungenügende Erklärung hinzugefügt; denn:

1. ist gar nicht begriffsmäſsig gezeigt, wie durch die plastischen Stoffe, welche in der Entzündung in das Zellengewebe hineingetrieben werden, sich nun neue Gefäſse bilden. Und wollte man dies auch hingestellt seyn lassen, so ist

2. nicht erklärt — worauf es doch gleichwohl sehr ankommt —: wodurch denn die plastischen Stoffe in der Entzündung getrieben werden. Und wollte man auch diese Frage unterdrücken, so ist

3. uneinsichtlich gelassen, wie diese Vorgänge statt haben können da, wo ein absoluter Substanzverlust vorhanden gewesen ist, wo also nichts gege-

---

*) Versuche über das Blut, Entzündung und Schuſswunden. A. d. Engl. Leipz. 1797. Th. 2. Abth. I. S. 132.

ben war, in welches plastische Stoffe hineingetrieben werden könnten u. s. w.

§. 79.

Mit voller Klarheit ergibt sich uns nun aus den (§§. 74—78) angeführten Gründen, daſs die Entzündungsröthe als Zeichen der Erweiterung des Kreises der Blutgefäſse zu betrachten ist. Daher denn auch Röthe in irgend einem Grade allen Entzündungen als Symptom zukommt, denn in allen Entzündungen sind die beiden organischen Grundthätigkeiten erhöhet; am deutlichsten aber muſs sie in der irritablen Entzündung hervortreten, weil in ihr überhaupt die irritable Thätigkeit vorschlagend ist.

§. 80.

III. Geschwulst. Die wahre Bedeutung dieses dritten Hauptzeichens der (irritablen) Entzündung ergibt sich aus der richtigen Einsicht des (§§. 68—79) Angeführten von selbst. Gewöhnlich erklärt man sie sich als auf rein mechanische Weise entstehend. Der stärkere Säfteantrieb — sagt man — welcher in der Entzündung nach dem ergriffenen Theile hin statt findet, muſs nothwendig in ihm eine Anhäufung von Serum, Lymphe und Faserstoff verursachen, und eben diese Anhäufung erscheint dann als Auftreibung und Geschwulst der entzündeten Stelle. — Wodurch denn aber entstehet der starke Säfteantrieb? Aus der gewöhnlichen Ansicht von der Entzündung kann diese Frage, wie schon sattsam erwiesen ist, nicht beantwortet werden. So lange dies aber nicht geschehen ist, wird man sichs doch wohl enthalten müssen, das selbst Fragliche als Erklärungsgrund für andere Erscheinungen zu brauchen.

Reil erklärt die Entzündungsgeschwulst als entstehend theils durch das Extravasat, welches die Gefäſse erweitert, theils durch die Auflockerung der organischen Materie. Von einem Extravasate jedoch kann hier so schlechthin die Rede nicht seyn, denn verstehet man darunter, ohne alle weitere und besondere Bestimmung, einen Säfteerguſs, so muſs der ja überall zur Erhaltung und Reproduction der organischen Materie gedacht werden. Es müſste also überall auch ein Extravasat vorhanden seyn. Verstehet man aber darunter eine örtliche Säfteansammlung, entstanden durch Gefäſszerreiſsung, oder mangelnde Aufsaugung, so kommen solche passive Verhältnisse der Entzündung, als solcher, gar nicht zu. Was aber die Auflockerung der Materie betrifft, so weiſs ja sonst jedermann, daſs eben das ihr Entgegengesetzte bei der Entzündung statt findet, da entzündete Theile, wenn auch sehr aufgeschwollen, doch viel härter und gespannter als im völlig gesunden Zustand sind.

§. 81.

Warum aber auch gehet man der einfachen und naheliegenden Wahrheit so sehr aus dem Wege? Der entzündete Theil ist hart geschwollen, d. h. dem Umfange nach vergröſsert und der Intensität (Cohäsion) nach verstärkt, weil — die Entzündung ein Zustand allgemein erhöheter organischer Thätigkeit ist, mithin ein Zuwachs der Vegetation, nicht bloſs dem Umfange, sondern auch der innern Energie nach, bei ihr nicht ausbleiben kann. Daher nicht blofs Geschwulst, sondern harte Geschwulst durch die Entzündung entstehet, und jene nur in dem Grade verschieden ist, als diese selbst es in ihrem Grade und in ihrer systematischen Präpotenz ist. Das veranlafsende Moment der Entzündungsgeschwulst ist nun freilich Säfteantrieb —; aber ist dieser nicht überall die Bedingung der Vegetation? Und die stärkere Säftezuströmung in der Entzündung, was ist sie anders, als erhöhete allgemeine organische Thätigkeit, deren spätestes aber entschiedenstes, sichtbares Product die Vegetation ist?

§. 82.

In diesem Gedankenzusammenhang läfst sich auch der Eiterungsprocefs in seiner wahren Bedeutung erkennen. Gewöhnlich hält man die Eiterung für einen Ausgang der Entzündung. Sie kann aber erwiesen werden als Entzündung in ihrem eigentlichen Wesen. Die Eiterbildung wird gewöhnlich so angegeben: durch die Entzündung verändern sich die Säfte;, sie gerinnen, verdicken sich und stocken deshalb in den Haargefäfsen; noch mehr müfste dies der Fall seyn mit den Bluttheilchen, welche durch die Entzündung in das Zellengewebe, oder in das Parenchyma der Eingeweide hineingetrieben werden. Und — diese geronnenen, verdickten, stockenden Säfte, und diese ausgetretenen Bluttheilchen gehen über — in Eiter. Offenbar ist in dieser Erklärung sonst nichts umgangen, als eben die Erklärung selbst. Denn weifs man durch sie nun: wie man sich die Eiterbildung zu denken habe? wie sie wirklich zu Stande komme? Aber schon die ganz gewöhnlichen, nicht zu verkennenden Thatsachen, daſs erlittener Substanzverlust festweicher Theile durch den Eiterungsproceſs, nach vorangegangener intensiv heftiger Entzündung ausgeglichen wird, und daſs die Eiterung immer an der Stelle beginnt, wo die Entzündung ausgegangen und am heftigsten gewesen ist —: schon diese beiden Thatsachen hätten auf die wahre Bedeutung des Eiterungsprozesses aufmerksam machen sollen. Beide bezeichnen ihn aufs deutlichste als einen erhöheten Vegetationsproceſs, der seine Wurzel in der Entzündung selbst, als dem Zustande allgemein erhöheter organischer Thätigkeit, hat. Deshalb gehet er auch nothwendig von der Stelle aus, wo die Entzündung am stärksten ausgebildet war und kann auch nur fortdauern, indem diese selbst, nur in gemäſsigterem Grade, fortdauert. Als ein Vegetationsproduct wird auch jedermann die Eiterung erkennen; siehet man aber auch noch ein, daſs die Vegetation selbst nur das Product der beiden organischen Grundthätigkeiten ist; hält man fest in der Einsicht, daſs die Entzündung die dem Grade nach gesteigerte Thätigkeit der beiden Grundsysteme sey, welche sich aber nothwendig in ihrem Producte, dem vegetativen Systeme, reflectiren muſs; stellt man damit die augenscheinliche Thatsache zusammen, daſs die Eiterung mit der Entzündung zusammenhänge, und zwar zwiefach, daſs jene nemlich nicht zu Stande kommt, ohne daſs diese vorausgegangen ist und, in einem geringeren Grade, noch fortbestehet; fügt man auch hinzu die zweite, eben so unbezweifelte als augenscheinliche Thatsache, daſs nemlich durch die Eiterung Ersatz für erlittenen Substanzverlust (Granulation) erfolgt; so muſs wohl die Meinung: die Eiterung sey etwas von der Entzündung wesentlich Verschiedenes (ihr Ausgang, nach dem gewöhnlichen ärztlichen Sprachgebrauche) als ein völlig leerer Wahn verschwinden, und die durch Theorie und Erfahrung geforderte und bestätigte Erkenntniſs eintreten lassen: daſs die Eiterung nichts anders sey, als gemäſsigte, in die Form erhöheter Vegetation eintretende Entzündung. Von welcher entschiedenen Wichtigkeit aber diese Einsicht sey, läſst sich dermalen nur beiläufig erinnern, später aber auf eine keinen Zweifel zulassende Weise belegen.

§. 83.

Auf eine rein wissenschaftliche und völlig evidente Art weiset die Theorie der Krankheit die Eiterung als eine in erhöheter Vegetation erscheinende Entzündung nach. Sie hat nemlich zu zeigen, daſs die Vegetation überhaupt in zwei stets ineinander übergehenden Bildungsformen bestehet, nemlich in Liquescenz und Concrescenz der organischen Materie. Beide aber zeigen sich in dem Eiterungsprozeſs erhöhet, weshalb auch die Vegetation eine stärkere ist. Da aber die Entzündung das Erhöhende ist, so ist klar, daſs die Eiterung ihrem Wesen nach in Entzündung bestehet, welche als gesteigerte Vegetation in ihren beiden Grundfactoren, in der Liquescenz und Concrescenz der organischen Materie, sich beurkundet. Dieser Beweis konnte hier, wenn nicht ein zu weit führender Excurs in die Theorie der Krankheit gemacht werden sollte, nur angedeutet werden.

§. 84.

Ganz wohl läſst sich nun aber auch einsehen folgendes: da das irritable System, das reine Wirkungsvermögen, das nächste und mächtigste fiens der Vegetation ist, das Arteriensystem aber wiederum das kräftigste im irritablen Systeme und, wie sich bei einer andern Gelegenheit (bei der Lehre von der venösen Entzündung) ergeben wird, das auf die Vegetation zunächst Einwirkende und das dieselbe Bewirkende ist; so folgt hieraus unmittelbar, daſs je irritabler, und besonders je arterieller irgend ein von irritabler Entzündung ergriffener Theil ist, desto mehr muſs in ihm, wenn die Entzündung nicht völlig getilgt wird, Eiterung eintreten. Hiemit ist denn, beiläufig, die Genesis aller s. g. eitrigen Lungenschwindsuchten angezeigt.

§. 85.

Fassen wir alles von §. 67—84. Dargelegte zu einem Resultate zusammen, so ergibt sich folgendes:

1. die Erklärung der drei für pathognomonisch gehaltenen Zeichen der Entzündung zeigt das Wesen derselben als dasjenige nach, welches wir, von allgemeineren Begriffen ausgehend, als die wahre Natur der Entzündung ausmachend, entwickelt haben (§. 25.), nemlich als eine Reaction des gesammten Organismus (aller seiner organischen Systeme) mit vermehrter Kraftanstrengung auf einen mit bestimmender Kraft eingedrunge-

nen Reiz. Ist dem aber so, so zeigt sich schon dadurch die bestehende Meinung: Entzündung sey Krankheit des Gefäſssystems, als irrig.

2. Da wir mit den Gegnern nicht unterhandeln konnten, wenn nicht zuvor ein Punkt gefunden war, von welchem, als von einem gemeinsamen, wir ausgehen durften, so wählten wir hiezu die irritable Entzündung, indem wir diese als eine nothwendige Ordnung in der Klasse der Entzündungen erkennen, sie hingegen sie für die Entzündung überhaupt halten. Und eben an dieser irritablen Entzündung erwiesen wir, aus der von den Gegnern für wesentlich angegebenen Erscheinung, unsern Begriff von der Entzündung, indem wir das, was diese Entzündungen zu besondern, zu einer Ordnung macht, nicht in der Betrachtung hervorhoben, sondern nur die Charakteristik der Klasse mit (wie uns scheint) unabweisbaren Gründen aus Theorie und Erfahrung hervortreten lieſsen. Und hiemit wäre dann gelöst, was wir uns (§. 66.) aufgegeben haben, nemlich: dadurch daſs wir die irritable Entzündung sich in ihrer Natur (d. i. in dem, was sie zur Entzündung überhaupt macht) aussprechen lassen, den Erweis für die beiden andern Ordnungen mit herbeizuführen. Und dies dürfte denn nun wohl geschehen seyn; denn ist die Richtigkeit des Prinzips ausser Zweifel gesetzt, so ists nothwendig auch das Prinzipiat; es sey denn, daſs man einen Fehler in der Ableitung nachweisen könnte. Bis dies geschehen ist, muſs die

(§§. 26—33.) gegebene Entwickelung der Ordnungen und Gattungen der Einen Entzündung als richtig stehen bleiben.

§. 86.

Nach der gewöhnlichen systematischen Methode sollten wir nun noch im Allgemeinen handeln von den veranlassenden Momenten, den Ausgängen, der Vorhersagung und der Behandlung der Entzündung überhaupt. Alles das aber können wir von dem hier genommenen Standpunkte aus nicht. Denn wiewohl wir gefunden haben, daſs es nur Eine Entzündung gäbe, so ergab sich uns doch auch aus demselben Begriffe die Einsicht in ihre wesentliche Spaltung. Jede Ordnung und die Gattungen jeder Ordnung sind streng von einander gesondert und sagen im Begriffe schon ihre ganz eigenthümlichen, besonderen Verhältnisse voraus, welche ihnen denn auch nachgewiesen werden müssen. Aber eben deshalb auch würden alle allgemeinen Angaben nothwendig unbezeichnend seyn. So würde die Aufzählung einer Reihe von veranlassenden Momenten zur Entzündung überhaupt (gesetzt auch es gäbe solche) völlig ohne Nutzen seyn, da wir schon oben (§. 13.) erkannt haben, daſs der Krankheitsprozeſs, und somit auch die Krankheit selbst, nur Ausdruck sey des Verhandelns des Organismus mit dem veranlassenden Momente. Dieses Verhandeln aber läſst sich nur am besonderen Falle nachweisen. Eben so sind die Ausgänge nur die bestimmten Niederschläge aus dem bestimmten, organischen Krankheitsproceſs, auch sie also können nur in Betrachtung gezogen werden, wo dieser Krankheitsprocefs in seiner Bestimmtheit und Besonderheit erfafst werden kann. Die Vorhersagung beruhet, wie sich von selbst verstehet, auf der allerbesondersten Erkenntnifs des Allgemeinen im Besonderen. Allgemeine Vorhersagungen können also nur Zigeunerkünste seyn. Eine wahre prophetia medica beurkundet sich nur am Besondern. Und was endlich die Behandlung betrifft, so mufs man sie in dem Maafse, als sie nicht ein blofses verwegenes Spiel roher Fäuste seyn soll, aus dem vollständigsten und lebendigsten Wissen schöpfen. Je vollständiger aber ein Wissen ist, desto besonderer ists. Eine allgemeine Behandlung ist wenigstens — keine. Freilich beruhet eine rationelle Behandlung auf ganz bestimmten Grundsätzen; diese aber müssen im Zusammenhange in einer Theorie der Heilung (vulgo: allgemeine Therapie) vorgetragen werden. Ein System der praktischen Medicin, zumal ein natürliches, dynamisches, setzt eine solche Theorie der Heilung voraus, und mufs sich Einsichtigen bei dem Besonderen verrathen.

Und so müssen wir denn nun unmittelbar zu den einzelnen Ordnungen und ihren Unterabtheilungen übergehen.

Erste Ordnung.

Sensible Entzündungen.

Von der sensiblen Entzündung überhaupt.

§. 87.

Dafs die Eine Entzündung sich überhaupt modificiren könne, und dafs unter diesen Modificationen auch eine die sensible Entzündung sey, und was diese im Allgemeinen sey, alles dies ist schon oben (§§. 25—33.) erwiesen worden. Bevor wir aber nun die sensible Entzündung in ihren Gattungen und Arten nachweisen, dürfte es wohl zweckmäfsig seyn, sie noch etwas näher zu bezeichnen, zumal wir hieher Krankheiten zählen, welche bisher auch in den besten ärztlichen Werken an ganz anderen Stellen und unter völlig anderer Bedeutung abgehandelt worden sind.

§. 88.

Wir haben oben (§. 33.) die sensible Entzündung im Allgemeinen aus dem Begriffe der Entzündung überhaupt entwickelt als: eine intensiv verstärkte Reaction aller Systeme des Organismus mit vorschlagender sensibler Thätigkeit auf einen eingedrungenen Reiz. Nun versteht es sich wohl von selbst, dafs indem es im endlichen Organismus doch kein unendliches Maafs von Kraft gibt, sondern gewifs nur ein endliches und ein bestimmtes, nothwendig jedes Vorschlagen — also auch übermäfsiges Vorhandensein — der Kraft in Einem Systeme eine Verminderung der Kraftübung im Andern bedingen werde. Hier, bei der sensiblen Entzündung, ist dies Verhältnifs übri ens noch durchgreifender und entscheidender. Wir kennen nemlich das Nervensystem als das ursprünglich Percipirende und sensitiv Agirende (§. 20.). Die anderen Systeme kommen nur zu einem thätigen Dasein, insofern das Nervensystem durch seine Incitation sie dazu befähigt. Ist nun aber das erregende System in sich selbst zu beschäftiget, d. h. ist die Eine Richtung der Nerventhätigkeit (§. 68.), die Perception und Leitung der Sensationen, die vorwaltende — wie sich dies unzweideutig dadurch beurkundet, dafs die sensible Thätigkeit vorschlägt —, so mufs es um so gewisser dem andern Systeme an erregender Kraft zu verhältnifsmäfsiger, gleicher Thätigkeit fehlen. Dieser Punkt ist von der gröfsten Wichtigkeit, indem grade von dieser Einsicht die ganze Erkenntnifs der sensiblen Entzündung abhängig ist. Er mufs also völlig ins Klare gesetzt werden.

§. 89.

Es ist die Thätigkeit des Nervensystems entschieden eine zwiefache, nemlich einmal Sensationen zu percipiren und zu leiten, und zweitens das irritable System zu incitiren (§. 68.). Nehmen wir nun an: die Thätigkeit des Nervensystems sey nach beiden Richtungen hin auf die gleiche Weise und in gleichem Maafse wirksam, so könnte dies selbst beim höchsten Grade nicht die Erscheinung einer vorschlagenden sensiblen Thätigkeit geben; indem durch die gleiche Incitation des irritablen Systems ein entsprechender Grad von Wirkungsvermögen hervortreten, die erhöhete Sensation also absorbiren würde. Wo daher die sensible Thätigkeit vorherrschend ist, da ist nothwendig die zweite Richtung der Nerventhätigkeit, die Gefäſsincitation, die dermalen minder bedachte. Hiebei ist aber naturlich die Rede nicht von einem absoluten Maaſse, sondern lediglich von einem relativen. Es kann nemlich auch die Gefäſsincitation eigentlich stärker als im Normalzustande seyn, aber sie ist gleichwohl nun zu schwach, weil sie geringer ist als es dermalen die andere Seite der Nerventhätigkeit: Reize zu percipiren und zu leiten, ist.

§. 90.

Und hiemit eben ist das innerste Verhältniſs der sensiblen Entzündung deutlich ausgesprochen und das Lösungswort für eine groſse Reihe von Erscheinungen, die, trotz ihrer anerkannten Wichtigkeit, ins tiefste Dunkel gehullt waren, angegeben. Die sensible Entzündung nemlich, bewahrend den allgemeinen Entzündungscharakter dadurch, daſs auch in ihr alle Systeme — dem absoluten Grade nach — im Zustande erhöheter Reaction sind, ist dadurch aber eine besondere, und zwar die sensible, daſs in ihr die Nerventhätigkeit vorzüglich auf Perception und Leitung der Sensationen gerichtet ist; weshalb denn nothwendig das irritable System mit seinem Wirkungsvermögen ihr nicht entsprechend ist, und zwar anfänglich nur relativ zu wenig thätig, bald aber auch, wie wir bald ersehen werden, absolut.

§. 91.

§. 91.

Leben und Gesundheit des Organismus sind nicht zunächst von einem Quantum wirkender Kraft in ihm abhängig, sondern vom Einklange vornemlich seiner verschiedenen Thätigkeiten unter einander. Weichen die Kräfte von den Bahnen ab, die ihnen von den Gesetzen des individualisirten organischen Lebens vorgezeichnet sind; so muſs dies besondere Leben um so gewisser zerstört werden, als jene Kräfte gewaltig wirken. Innerhalb dieser Bahnen wandelnd, bestehet unter sicherm Schutze auch das scheinbar schwache Leben. Wir erkennen aber den innern Einklang der organischen Thätigkeiten durch die gleichmäſsige Wirksamkeit der organischen Systeme. Jeden Exceſs der Wirksamkeit daher in irgend einem Systeme sehen wir nicht nur am andern, sondern sehr bald auch an sich selbst sich rächen. Denn der Stützung des andern Systems beraubt, muſs es bald in sich selbst zusammenstürzen, und dies muſs um so früher und sicherer erfolgen, als die Kraft in ihm in gesetzwidriger Thätigkeit mit Heftigkeit waltend war.

§. 92.

Um so mehr muſs dies der Fall seyn, je höher das in excessive Thätigkeit gerathene System seiner organischen Bedeutung nach stehet. Am meisten also im Nervensystem, und hier wiederum am hervorstechendsten in den höchsten Gebilden desselben, im Gehirn und Cerebralsystem überhaupt. — Hieraus aber ergibt sich, wie uns scheint, mit Nothwendigkeit, daſs die sensible Entzündung, unbeschadet ihres Entzündungscharakters — d. h. daſs sie ihrem

Wesen nach eine intensiv verstärkte Reaction ist — doch dadurch sich deutlich ausdrücken müsse, dafs, je höher eben sie ist, und in einem je höhern Organe sie waltet, desto rascher sie verlaufen, sich in sich schneller erschöpfen müsse, ohne Zeit und Raum zu finden, in die Erscheinung hinein mit Zügen gewaltiger Kraftübung sich bezeichnen zu können, wenn nicht die Individualität des Organs selbst auch dem Krankheitsprozesse einen gemesseneren Verlauf abnöthigt. Der ganze Krankheitsprocefs wird, um in seiner wahren Bedeutung erkannt zu werden wie im Fluge, bei seiner Wurzel, in seinem ersten Entstehen, erfafst werden müssen. Denn wie er fortgeschritten ist, so wird er, wenn er nicht rasch getödtet hat, doch so wesentliche Veränderungen in die Erscheinung bringen, dafs er nur noch aus der frühern Erkenntnifs kenntlich, an sich selbst aber, aus dem spätern Zeitmomente isolirt erfafst, durchaus dunkel seyn mufs. Wir werden bald Gelegenheit haben, einen solchen Krankheitsprocefs, wie er in sehr kurzer Zeit von der höchsten sensiblen Entzündung bis hinab zum Faulfieber verläuft, in seiner Entwickelung darzulegen.

§. 93.

Stehet das von dieser Entzündung ergriffene Gebilde, seiner organischen Wichtigkeit nach, tiefer, so wird die richtige Erkenntnifs der Krankheit wohl dadurch um einiges erleichtert, dafs der Verlauf etwas langsamer ist; dadurch hingegen wiederum sehr erschwert, dafs das Organ, durch die Krankheit selbst, nothwendig in seiner Bedeutung erhöhet und oft auch seine Beziehung erweitert wird.

Erste Gattung.

Sensible Entzündung des Gehirns und des Cerebralsystems überhaupt.

I. *Sensible Gehirnentzündung, Encephalitis (nervosa).*

Beschreibung.

§. 94.

Schwere und Befangenheit des Kopfes ohne eigentlichen Kopfschmerz; Trübung der Sinnenthätigkeiten; mürrisches, sehr reizbares Wesen, oder ungewöhnliche Stumpfheit, Trockenheit des Mundes ohne bedeutende Vermehrung des Durstes; Ekel, Uebelkeit, zuweilen wirkliches Erbrechen; freier, wenig beschleunigter, mäſsig voller Puls; Kälteschauer mit überlaufender Hitze in rascher Abwechselung —: dies sind die ersten, sehr bedeutungsvollen Zeichen dieser Krankheit, die aber leider! oft nicht gehörig gewürdiget werden, denn noch gehet der Kranke etwas im Zimmer umher, wiewohl mit Unlust und Beschwerde. Dieses Stadium dauert zwei bis drei Tage, oft nur einen einzigen.

§. 95.

Nun kann der Kranke sich nicht mehr aufrecht erhalten; der Kopf fühlt sich ihm wie ein niederziehendes Bleigewicht; er taumelt wie ein Trunkener, die Hände beben ihm; das Gesicht, vorher blaſs oder miſsfarbig, röthet sich dunkel; die Lippen zittern, Schläfrigkeit ohne Schlaf, Ohrensausen und Schwerhörigkeit; das Auge ist getrübt, blickt starr oder scheu umher; die Sprache ist unverständlich und verworren —: Irrereden. Der Puls ist noch immer nicht sehr beschleunigt, zuweilen sogar etwas träge, die Blutwelle meistens breit, überhaupt aber zeigt der Puls jetzt eine große Veränderlichkeit. Die Hitze ist größtentheils nur gelinde, in einzelnen Momenten aber brennend, immer trocken. Der Durst ist nicht dringend; die Leibesöffnung träge, der Urinabfluß unbedeutend, der Harn selbst klar und dunkel gefärbt. Gegen die Nacht verschlimmert sich der ganze Zustand. — Mit geringen Abweichungen nur in sich selbst dauert dieser Zustand 4—6 Tage; worüber denn, je nachdem das erste Stadium 2—3 Tage, oder nur einen Tag gedauert hat, der 7te Tag der Krankheit herannahet.

§. 96.

Die Haut wird nun mit einem klebrigen, dumpf riechenden Schweiß bedeckt, der jedoch den krankhaften Zustand auf keine Weise erleichtert. Die Nachläße der Krankheit werden immer schwächer und unmerklicher; das Ohrenklingen, die Schwerhörigkeit, die Betäubung nehmen immer zu; die Augen werden geröthet und thränen; die Zunge wird völlig trocken, dürre und sie zittert; der Kranke streckt sie auf Geheiß nicht heraus, oder ziehet sie, aus Vergeßsamkeit oder Unvermögen, nicht sobald wieder zurück. Die Lippen, die Zähne, die Nasenlöcher sehen wie angeraucht aus. Nun wird der Durst groß. Nicht selten tritt jetzt ein Durchfall ein, wobei denn die Haut wieder trocken wird.

Oefter aber erfolgen im Schlafe, dann aber auch im wachenden Zustande unbewufst Harn- und Darmausleerungen. Zuweilen entstehet Urinverhaltung. Untersucht man dann den Unterleib, so findet man die Blase sehr prominirend, und bei einem mäfsigen Druck auf sie strahlt der Harn aus, doch stockt auch der Ausflufs wiederum, sobald man den Druck aufhebt oder ihn auch nur vermindert. Der Kranke liegt sich durch, rollt, wie eine unbeholfene Masse, gegen das Bettende herab, die Gesichtsfarbe wird erdfahl. Er greift mit bebender Hand in die Luft, als wollte er aus ihr etwas greifen; er macht ohnmächtige Bewegungen zum Aufstehen; beständig murmelt er, die Augen wälzen sich fürchterlich nach oben; die Schläfen fallen zusammen. Dabei ist der Puls nun überaus häufig, klein und bebend, die Kräfte sinken unaufhaltsam, desto mehr aber nehmen zu das Faseln, die Sinnenstumpfheit, die klebrigen, übelriechenden, kühlen Schweifse. — So verheerende Fortschritte hat die Krankheit schon gemacht bis der eilfte Tag anbricht.

§. 97.

Immer häufiger werden nun die unbewufsten Abgänge des Harns und der Darmabsonderungen, und mit der Zunahme dieser wird der Leib trommelartig aufgetrieben. Schluchsen. Zuweilen treten nun noch deutliche Zeichen der Säfteauflösung ein: Nasenbluten, bleifarbiger Hautausschlag, stinkender Athem u. s. w. Der Puls ist kaum fühlbar, zu zählen gar nicht. Das Athmen wird immer schwerer; es treten Ohnmachten ein, der Brand greift von den durchgelegenen Stellen aus eben so rasch als zerstörend um sich; die Extremitäten werden kalt, es entstehen Zuckungen und unter diesen stirbt der Kranke bald. Dieses Stadium dauert 4 — 7 Tage.

§. 98.

Bei denen, welche genesen — wiewohl dies in dieser Krankheit immer äusserst langsam geschiehet und die ersten Anfänge dazu nur der wachsamsten, wohlgerichteten Beobachtung bemerklich werden — zeigen sich im dritten Stadium (§. 96.) folgende Zeichen: mitunter bricht ein leichter und duftender Schweifs durch; die Haut wird überhaupt weicher, feucht; das Ohrenklingen mindert sich, wiewohl die Schwerhörigkeit oft auch in günstigen Fällen die ganze Krankheit hindurch währt, ja noch einige Zeit über sie hinaus. Der Blick hat eine auf Bewufstsein deutende Richtung. Der Puls hebt sich etwas und wird rhytmischer. Der Schlaf wird ruhiger und beim Erwachen weifs der Kranke, dafs er geschlafen habe. Angebotene Speisen widerstehen ihm wenigstens nicht; die Verschlimmerungen gegen die Nacht sind nicht mehr so lästig. Nieren und Darmabsonderungen werden nicht mehr unwillkührlich bewirkt. Der Durst ist mäfsig. Die Besinnlichkeit kehrt in allen Stücken zurück, oft jedoch kehrt keine Erinnerung an die frühern Tage der Krankheit wieder und es bleibt dann diese leere Stelle im Gedächtnisse, wohl auch für die Folge. Der Mensch fühlt sich nun krank, doch drückt ihn keine Schwermuth oder Verzagtheit, vielmehr fühlt er das Eindringen der Gesundheit in die Krankheit. Die Wärmetemperatur wird immer normaler. Die leiblichen und die geistigen Kräfte regen sich mit aufstrebender Frische. Und so schwinden denn allmälig die Zeichen der Krankheit und ihre Stellen werden von ihren entgegengesetzten Erscheinungen eingenommen.

Die Genesung in der Krankheit dauert wenigstens bis zum 21sten Tage, oft bis zum 28sten, nicht selten länger noch. Doch peinigt den Menschen diese Langsamkeit nicht, vielmehr geniefst er sie. Das neue Leben und die Gesundheit steigen ihm wie die aufgehende Sonne mit gelassener Herrlichkeit herauf.

Wesen dieses Krankheitsprocesses.

§. 99.

Schwer wird es seyn, das Wesen der eigentlichen Krankheit dieses Krankheitsprozesses als in Entzündung bestehend denjenigen einsichtlich zu machen, die dem irrthümlichen Begriffe von Entzündung überhaupt nicht entsagt, von der sensiblen also gar keinen Begriff haben können, und von einer richtigen Beurtheilung des (§§. 94—98.) beschriebenen Krankheitsprozesses um so entfernter sind, als ihnen auch über Stärke und Schwäche der Kraftanstrengung in der Krankheit nur sehr dunkle Begriffe beiwohnen. Wir jedoch haben unsere Ansicht über alles dies schon früher mit Deutlichkeit, wie wir hoffen, vorgetragen, und müssen uns dermalen darauf berufen dürfen.

§. 100.

Nothwendig müssen ganz eigenthümliche Erscheinungen hervortreten da, wo die feindlichen Einflüsse nicht blofs vom Nervensystem percipirt worden sind — welches überall der Fall ist —, sondern wo sie unmittelbar in das Centralorgan dieses Systems eingedrungen sind, und da den verheerenden Sitz aufgeschlagen haben. Denn hier wird das in seiner Wurzel ergriffene Nervensystem eines Theils selbst zu keiner mit Energie sich äufsernden Reaction kommen können, wodurch denn die Krankheit eine Aehnlichkeit mit dem Fieber überhaupt, und besonders mit dem Nervenfieber (§§. 38. 39.) bekommt, mit welchem daher diese Krankheit gewöhnlich auch verwechselt wird. Von der andern Seite wird die Thätigkeit des ganzen Nervensystems, eben weil sein höchstes Gebilde auf eine so entschiedene Weise ergriffen ist, der Art nach alterirt zu seyn scheinen, was denn der Krankheit die Larve einer Nervenkrankheit gibt. Beides aber ist irrig. Denn wir müssen uns hüten, das für Schwäche zu halten, was nicht mit Ungestüm sich äussert. Die gehaltene Kraft ist eben die mächtigste. Es wird hier der Kampf zunächst im Innern gekämpft, und deshalb schliefst sich die äussere Oberfläche für die Erscheinung. Wenden wir aber unsern Blick in das Innere, so finden wir hier alles in angestrengter Thätigkeit. Und dies eben ist die Bedeutung des ersten Stadiums (§. 94.) dieses Krankheitsprozesses.

Alle Erscheinungen dieses Stadiums verkündigen theils die starke Affection des sensiblen Centralorgans — des Gehirns —; theils die ernste Rüstung des Organismus zum Kampfe. Alle äufsern Atria werden geschlossen und es drängt sich die Kraft nach innen. Dies gibt den Schein der Schwäche, denn äufserlich fällt der Mensch nieder, aber nur, um innerlich sich wieder aufzurichten. Die Gehirnaffection wird vorzüglich durch die Schwere und Befangenheit des Kopfes, mit welchen sich zugleich eine directe Umkehrung der gewöhnlichen Stimmung der Reizbarkeit verbindet, ausgesprochen. Dies ist völlig pathognomonisch. Es ist nemlich keine geringe Zahl von Krankheiten, in deren Beginn oder Verlauf Schwere und Befangenheit des Kopfes als mehr oder minder wichtige Zeichen vorkommen, ja nicht selten ist mit ihnen auch eine Verstimmung der Reizbarkeit verbunden; hier aber ist eine directe Umkehrung. Und nothwendig. Es ist das Centralorgan des Nervensystems von feindlichen Potenzen mit bestimmender Kraft angegriffen; hier also mufs ja die Action des Nervensystems nicht blofs verändert, sondern auch umgekehrt erscheinen; denn in seinem höchsten Gebilde ist das der normalen Reizbarkeit Gesetz gebende Nervensystem ergriffen, und zwar ist es, für den Augenblick, aus dem Charakter des Bestimmenden in den des Bestimmten versetzt. Nothwendig mufs also auch in die Erscheinung eintreten eine directe Umkehrung der gewöhnlichen Stimmung der Reizbarkeit. Dafs hiebei der Kopfschmerz fehlt, ist nicht gleichgültig, sondern durchaus bedeutsam. Kopfschmerz deutet immer auf eine erhöhete Thätigkeit des Gehirns, als oberstes Nervensystem, in seiner Ganzheit, nemlich auch in sofern es die Gefäſsincitation bewirkt. Hier aber ist nur die eine Richtung der sensiblen Thätigkeit: die Perception und Leitung der Sensationen, in Anregung gebracht (§§. 20. 89. 90.): mithin muſs hier Kopfschmerz fehlen, während die angeregte Seite der Sensibilität sich entschieden bezeichnet.

Alle übrigen (§. 94.) angeführten Zeichen dieses Stadiums verkündigen die innere Rüstung des Organismus zum Kampfe für die Gesundheit (§. 16.). Die Trübung der Sinnenthätigkeiten kann jetzt nicht in der gebrochenen Kraft des Nervensystems ihren Grund haben, diese ist nur im ungünstigen Falle in der spätesten Periode der Krankheit vorhanden; vielmehr ist sie ein Beweis für die Einziehung aller Kräfte nach dem Mittelpunkte hin. Hiedurch wird auch der Vortheil erreicht, daſs auf das ohnehin schon zu sehr bestürmte Nervensystem nicht noch neue Reize verwirrend eindringen können. Die Speisen widerstehen, weil an digestive Thätigkeit hier nicht gedacht werden kann; wer würde sich zur Tafel begeben, wenn der Boden des eignen Hauses wankt und Einsturz droht, oder verzehrende Flammen in demselben wüthen? Daſs trotz der Trockenheit des Mundes der Durst doch wenig vermehrt ist (oft gar nicht): ist hier kein Widerspruch. Denn aus derselben Ursache, aus welcher der Mund trocken wird, daſs nemlich die Thätigkeit von der Peripherie zum Centrum sich drängt, muſs auch der Durst, welcher Folge peripherischer Thätigkeit ist, fehlen. Die angegebene Beschaffenheit des Pulses und die schnelle

Abwechselung der Kälteschauer mit überlaufender Hitze, zeugen vollends für die Vorbereitung des Organismus zum Streite für das individuelle Leben. Denn der freie, wenig beschleunigte und mäſsig volle Puls beweist, daſs das irritable System absolute, wenigstens nicht in seiner Thätigkeit gesunken ist, und der schnelle Wechsel der Wärmetemperatur ist Folge der vorläufigen Aufforderungen des sensiblen Systems an das irritable zu gesteigerter Thätigkeit; doch sind theils die Aufforderungen noch nicht nachdrücklich genug, theils kann ihnen auch das irritable System mit seinem Wirkungsvermögen nicht hinreichend entsprechen (§. 90.). Daher die Schwankung; daher auch die leichte Verwechselung dieses Zustandes mit dem Nervenfieber, welcher man nur dadurch begegnen kann, daſs man, abwendend den Blick vom Schein, ihn richtet auf das Seyn. Das Erbrechen, welches in diesem Stadium zuweilen statt findet, ist als eine bloſs sympathische Erscheinung zu betrachten, als eine Rückwirkung nemlich des Gehirns auf den Magen, wovon bei einer andern Gelegenheit erweislich gehandelt werden wird.

§. 101.

Sehr verändert sich die Scene im zweiten Stadium (§. 95.). Hier erst bildet sich die Krankheit zur wahren sensiblen Gehirnentzündung vollständig aus. Zunächst wird die Affection des Gehirns durch alle angegebenen Erscheinungen völlig auſser Zweifel gesetzt, und zwar zeigt sich nicht nur das Ergriffensein des Gehirns als sensibles Centralorgan, sondern auch als sehr blutreiches Organ, was besonders durch die dunkle Röthung des Gesichts deutlich bezeichnet wird. Ueberhaupt aber ist an jedem einzelnen der angeführten Symptome dieses Stadiums zu erkennen, daſs es der Effect sey des dermalen gegebenen Verhältnisses der beiden Grundsysteme zu einander. Jedes Symptom für sich und alle im Verein geben den Beweis für das Vorwalten der Sensibilität, doch so, daſs auch die Irritabilität sich thätig erweist, aber jener untergeordnet und an Wirksamkeit ihr nachstehend; daher: Schlaflosigkeit bei Schläfrigkeit; Ohrensausen (übermäſsige Empfindlichkeit für den Schall) bei Schwerhörigkeit; Fixirung oder gar groſse Beweglichkeit des Blicks (also Licht- und Sehdurst) bei Trübung des Auges; Redseligkeit bei Unverständlichkeit und Verworrenheit der Sprache, und endlich das Irrereden, welches immer als Beweis ungehemmter, mehr einseitiger durch bloſse Anflüge erregter Thätigkeit betrachtet werden muſs. Die Beschaffenheit des Pulses ist der Lage der Dinge völlig entsprechend und durchaus charakteristisch. Weil nemlich die Nerventhätigkeit hier mehr auf Perception und Leitung der Sensationen als auf Gefäſsincitation gerichtet ist, so zeigt sich auch im Pulse wenig Beschleunigung, oft sogar ist er träge — in Momenten nemlich, in welchen nur geringe Gefäſsreizung bewirkt wird —, immer aber muſs er in dieser Krankheit eine groſse Veränderlichkeit zeigen, weil — was im Wesen dieser Krankheit liegt — hier immer das Gleichgewicht zwischen den beiden Thätigkeiten des Nervensystems (§. 89.) aufgehoben ist. Dies auch erklärt den Wandel in der Wärmetemperatur, da sie das Product der durch sensiblen Einfluſs erregten irritablen Thätigkeit ist. Aus demselben Grunde muſs auch das Ab- und Aussonderungsgeschäft hier im Rückstande bleiben, denn welche Ansicht man darüber auch haben möge, und wie sehr man auch bekennen muſs, daſs hierüber noch, was das Einzelne und Besondere betrifft, ein groſses Dunkel verbreitet sey, so ist doch so viel gewiſs, daſs es von der irritablen Thätigkeit abhängig ist; da nun aber diese selbst durch die sensible Incitation bedingt wird, so muſs hier, wo diese Seite der Nerventhätigkeit in Schatten gesetzt ist, auch das Ab- und Aussonderungsgeschäft nur sehr träge von statten gehen.

§. 102.

Ist diese Deutung (§. 101.) aus der Wahrheit geschöpft, so müssen die ihr zum Grunde liegenden Zeichen (§. 95.), an deren Spitze solche Erscheinungen stehen, die auch dem sinnlichen Anblicke schon das Vorhandensein einer Krankheit des Gehirns verkündigen, und deren Deutung wir deshalb überhoben zu seyn glaubten, die feste, einsichtliche Ueberzeugung gewähren, daſs das eigentliche Wesen dieser Krankheit sensible Entzündung des Gehirns sey. Vorausgesetzt freilich, daſs unser Begriff der Entzündung überhaupt (§. 25.) und unsere Auseinandersetzung über sensible Entzündung (§§. 87—93.) eingeleuchtet hätten.

Aber auch nur in diesem Stadium (§. 95.) ist die Krankheit reine sensible Gehirnentzündung, denn was nun zunächst folgt (§. 96.) ist der Uebergang der sensiblen Entzündung ins Nervenfieber, welches sich denn auch bei ungehemmtem Verlauf völlig ausbildet, und das diesem folgende Stadium (§. 97.) ist wiederum Uebergang des Nervenfiebers in das Faulfieber, welches gleichfalls, wo nicht Einhalt geschiehet, sich vollständig entwickelt *).

Es kommt also in der That sehr viel darauf an, schon das erste Stadium dieses Krankheitsprozesses richtig zu erkennen, um den Eintritt des zweiten, der sensiblen Entzündung, wenn möglich, verhüten zu können. Noch wichtiger aber ists und, zum Glücke, auch leichter, dieses zweite in seiner wahren Bedeutung zu erfassen, denn alsdann nur ist man in die erfreuliche Möglichkeit gesetzt, das sonst unaufhalt-

---

*) Es darf nicht befremden, dafs wir aus dem Einen geschilderten Krankheitsprozesse mehrere Krankheiten der Reihe nach sich entwickeln lassen. Dies ist nichts diesem Krankheitsprozesse Eigenthümliches, sondern es mufs sich nothwendig bei allen gleichartig finden. Dafs es hier so sey, wird jeder, den nicht vorgefafste Meinung befangen macht, einsehen; dafs es aber allgemeines Gesetz sey, kann hier weiter nicht bewiesen werden. In der Theorie der Krankheit aber wird es stringent erwiesen. Aus ihr entlehnen wir hier nur als materielles Resultat folgenden Satz: Nicht die Krankheit, sondern der Krankheitsprozefs hat bestimmte Stadien; jedes Stadium aber, mit Ausnahme des ersten, welches immer der morbus fiens ist, ist eine besondere, nur im Krankheitsprozefs Zusammenhang findende, Krankheit. Keine Krankheit kann unterbrochen werden; die ganze Heiltendenz aber gehet auf Unterbrechung des Krankheitsprozesses.

sam sich erzeugende Nervenfieber und das diesem, unter diesen Umständen gewiſs folgende Faulfieber in der Wurzel zu ersticken.

§. 103.

Die Deutung des dritten Stadiums (§. 96.) dieses Krankheitsprozesses, welches den Uebergang der sensiblen Entzündung in das Nervenfieber bildet und endlich dieses vollständig entwickelt, würde hier am unrechten Orte stehen. In der Lehre von den Fiebern wird auch diese Reihe von Erscheinungen ihre Erklärung finden. Hier bemerken wir nur vorläufig, daſs das Nervenfieber, welches aus der sensiblen Gehirnentzündung hervorgehet, eine eigene Species desselben ausmacht und zwar diejenige, welche P. Frank unter dem Namen *febris nervosa stupida* so meisterhaft beschrieben hat. Daſs aber die ungünstig sich wendende sensible Gehirnentzündung in Fieber übergehend zunächst Nervenfieber wird, kann wohl nicht auffallen. Die der irritablen Entzündung so nahe verwandte Synocha (§. 37.) muſs hier wohl übersprungen werden. Wie die Synocha sich zur reinen irritablen Entzündung erheben kann, und zwar am leichtesten zu den höchsten irritablen Entzündungen, zur Phrenitis, Pneumonitis und Carditis, so muſs die Encephalitis, wo sie nicht in sich selbst gehoben wird, herabsinken zum Nervenfieber (§§. 38. 39.) und aus diesem zum Faulfieber (§§. 40. 41.).

§. 104.

Die Erklärung des vierten Stadiums (§. 97.) dieses Krankheitsprozesses, als den Uebergang des aus der sensiblen Gehirnentzündung entstandenen Nervenfiebers in das Faulfieber und dessen vollkommene Ausbildung, muſs gleichfalls hier übergangen und der angemessenern Stelle, in der Lehre von den Fiebern, überlassen werden. Hier ist es uns völlig hinreichend auf die, wie wir hoffen, deutliche Nachweisung des innern Zusammenhanges im Krankheitsprocesse zwischen Nerven- und Faulfieber, welche wir oben in den Grundzügen gegeben haben (§§. 40. 41.), uns berufen zu können.

§. 105.

Da nur das zweite Stadium dieses Krankheitsprozesses die reine sensible Gehirnentzündung bildet, so verstehet es sich von selbst, daſs wo diese sich günstig entscheidet, das dritte und vierte Stadium, wie diese §§. 96. 97. geschildert worden sind, gar nicht eintreten können, oder vom dritten höchstens nur einige Erscheinungen; nemlich da, wo die Encephalitis sich nicht vollständig günstig entscheidet, können und müssen unmittelbar einige Phänomene des Nervenfiebers sichtbar werden, weil wirklich ein Uebergang in dasselbe drohet. Nothwendig wird sich dann ein anderes Stadium als das §. 96. bezeichnete ausbilden, dessen wesentlicher Charakter in Annäherung zur Synocha bestehen muſs, und dies eben ist das §. 98. beschriebene. Hier sehen wir nun factisch, was in den Grundzügen aus dem Begriffe entwickelt worden ist, wie nemlich jede Entzündung implicite die Fieber in sich enthalte (§. 42. Bemerk. c. d.). Alle drei Fiebergattungen sahen wir nun aus Einem entzündlichen Krankheitsprozesse sich

her-

hervorbilden. Wie, worauf es uns nun zunächst ankommt, aus der günstig sich entscheidenden Encephalitis ein Fieber, das wesentlich der Synocha (§§. 36. 37.) sich nähert, den Uebergang zur Genesung bildet, kann zur evidenten Einsicht erhoben werden. Genesung aus der Encephalitis läſst sich offenbar nur dadurch möglich denken, daſs die Nerventhätigkeit nach ihren beiden Richtungen hin gleichmäſsig wirkt, also daſs auch die Gefäſsincitation gehoben und der Perception und Leitung der Sensationen entsprechend wird. Geschähe dies nun aber so, daſs beide sensible Thätigkeiten nicht bloſs gleich stark, sondern stark absolute vollzogen würden, so würde hiedurch keine Genesung, sondern eine Verwandlung der sensiblen Gehirnentzündung in eine irritable oder, nach unserer Terminologie, eine Verwandlung der Encephalitis in eine Phrenitis bewirkt werden. Der Hergang in der Genesung aus der Encephalitis muſs also anders einhergehen: nemlich eines Theils muſs die vorwaltend gewesene sensible Thätigkeit, die der Perception und Leitung der Sensationen, in sich eine Beschränkung, und andern Theils die zweite Seite der Nerventhätigkeit, die der Gefäſsincitation einen Zuwachs erfahren; und zwar muſs jenes Fallen und dieses Steigen so lange fortdauern, bis beide in den Ausgleichungspunkt kommen. Aber gerade dieser Vorgang ist der als Synocha (§§. 36. 37.) geschilderte.

Wie nun aber die §. 98. beschriebenen Erscheinungen im Wesentlichen den Charakter der Synocha ausdrücken und welches ihr Verhältniſs sey zur vollständig ausgebildeten Synocha: dies hier ausführlich darzulegen, wäre offenbar vorgreifend. Diese Auseinandersetzung fällt billig der Beschreibung und der darauf begründeten besonderen Wesensangabe dieser sehr charakteristisch sich bezeichnenden Fiebergattung anheim. Fehlen aber kann es nicht, daſs nicht schon hier die Wahrheit dieses ganzen, wenn auch noch nicht von allen Seiten entfalteten Verhältnisses den redlichen Beobachtern berichtigend entgegentrete.

Veranlassende Momente.

§. 106.

Alles was den Lebensact des Gehirnsystems überhaupt und des Gehirns insbesondere, direct oder indirect, absolut oder relativ, über seinen Normalgrad dergestalt hinaustreibt, daſs die beiden Glieder der Nerventhätigkeit (§. 89.) dem Grade nach different werden, so daſs das percipirende und die Sensationen leitende vorwaltend wird, muſs die Encephalitis veranlassen können. Es kann aber dieser Zustand, seinem innern Verhältnisse nach, auf eine verschiedene Weise bewirkt werden. Er kann nemlich unmittelbar durch Einflüsse, welche die Gehirnthätigkeit absolut steigern, hervorgebracht werden, so daſs ein wirkliches Uebermaaſs von Thätigkeit im Gehirne statt findet, welchem das andere System mit einem entsprechenden Grade von Wirkungsvermögen um so weniger entgegenkommen kann, als diese gesteigerte Nerventhätigkeit nicht auf Erhöhung der Gefäſsincitation ausgehet (§. 90.). Oder aber der Exceſs der Gehirnthätigkeit ist nur ein scheinbarer, indem nemlich das andere stützende, wirksame irritable System unter den Normalgrad seiner Thätigkeit herabgesunken, absolut depotenzirt ist und zwar durch Einflüsse, welche seine Empfänglichkeit für den Nervenreiz abgestumpft haben. Beide Fälle, auf die Momente ihrer Entstehung hin betrachtet, so sehr von einander verschieden, und die sorgfältig zu unterscheiden dem Therapeuten von entschiedener Wichtigkeit seyn mufs, geben für die Erscheinung dasselbe Resultat; beide nemlich enthalten die wesentlichen Bedingungen für die Erzeugung der sensiblen Gehirnentzündung. Und hier wird dann wiederum klar, was oben schon §. 91. erinnert worden ist, dafs nemlich Leben und Gesundheit nicht die Ergebnisse sind eines gewissen Quantums wirkender Kräfte, sondern ihres Einklanges unter einander. Was jedoch die stillschweigende Bedingung nicht aufhebt, dafs keine Kraft wirken könne, es sey denn in einem gewissen, bestimmten Maafse (§. 58. Bemerkung).

§. 107.

Dies (§. 106.) vorausgesetzt, werden sich die besondern veranlassenden Momente gehörig überblicken und in ihrer Bedeutung würdigen lassen. Zunächst versteht es sich wohl, dafs die einflufsreichsten diejenigen seyn müssen, welche für die sensible Thätigkeit überhaupt die bestimmendsten sind. Dafs dieses aber die den Geist und das Gemüth angehenden sind, kann niemand bezweifeln. Alles daher, was die geistige oder gemüthliche Thätigkeit sehr steigert, sie über ihren Normalgrad treibt, spannt — wird vorzüglich diese Encephalitis veranlassen, also: plötzliche, grofse Freude, sehr heftiger

Schrecken, plötzliche, tiefeindringende Traurigkeit, Kummer, Sorge, Angst, Gewissensunruhe u. s. w., u. s. w. — Die häufigen Ohnmachten und der plötzliche Tod, welche durch plötzliche, grofse Freude, oder durch grofsen Schrecken herbeigeführt werden, machen es einsichtlich, wie, unter andern Umständen, sensible Gehirnentzündung durch sie verursacht werden könne; denn die scheintödtende oder wirklich tödtende Wirkung durch jene Einflüsse kann nur dadurch erfolgen, dafs ihre Aufnahme die ganze Summe der Nerventhätigkeit in der einen Richtung, in der die Sensationen zu percipiren und zu leiten, in Beschlag nimmt, wodurch denn, durch Aufhebung der Gefäfsincitation, der Boden, auf welchem die lebendige Wirksamkeit statt finden sollte, entrückt wird. Der Mensch sinkt hier in Scheintod oder in völligen Tod, weil sein Wirkungsvermögen suspendirt oder völlig erloschen ist. Wirken nun dieselben Einflüsse in geringerem Grade, so mufs der Zustand entstehen, welchen wir als sensible Entzündung überhaupt (§§. 88—92.) entwickelt, und sodann, in ihrer reinsten und höchsten besondern Gestaltung, als sensible Gehirnentzündung abgeleitet haben. — Aber auch die Traurigkeit und die andern angeführten niederdrükkenden Gemüthsbewegungen sind um so gewissere veranlafsende Momente zur Erzeugung dieser Krankheit, als sie einerseits die percipirende und leitende Thätigkeit des Nervensystems überhaupt und vorzüglich des Gehirns absolute steigern, und andererseits die gefäfsreizende Thätigkeit hemmten. Wer weifs es nicht, daſs z. B. der Gram, das Gemüth des Menschen höchst reizbar macht, sein Blut und seine Kraft aber schwindend?

§. 108.

Eben so werden alle diejenigen physischen Einflüsse die Encephalitis verursachen können, welche, durch Hemmung der freien Thätigkeit des irritablen Systems, dem sensiblen ein relatives Uebergewicht geben und dadurch eine Reaction veranlassen, welche, wenn sie auch nothwendig von beiden constituirenden Systemen ausgeübt wird, mit vorwaltender Anstrengung des sensiblen vollbracht werden muſs. Und dieses um so mehr, als die sensible Anregung vom irritablen Systeme nicht genugsam aufgenommen werden kann, indem dessen Empfänglichkeit dafür durch den eingedrungenen feindlichen Reiz abgestumpft worden ist. Hieher gehören nun: feuchte Wärme, Einathmung mephytischer Dünste und überhaupt diejenige Luftbeschaffenheit, wie sie in Gefängnissen, Hospitälern und überall ist, wo viele Menschen in einem respectiv engen Raume zusammenleben müssen. Ferner: Miſsbrauch aller derjenigen Substanzen, welche die Concrescibilität, Coagulabilität der organischen Materie zunächst über ihren Normalgrad, sodann aber unter demselben herabsetzen; hieher gehört denn vorzüglich: lange fortgesetzter Miſsbrauch narkotischer Substanzen und des Weingeistes. — Am bestimmendsten aber werden diejenigen Einflüsse seyn, welche auf doppelte Weise wirken, d. h. solche, welche eines Theils das Gemüth sehr aufregen, es in Bangigkeit und zaghafte, bodenlose Besorgniſs versetzen, und andern Theils das irritable System direct herabstimmen. Hieher gehören: Aufenthalt in Gefängnissen, Hospitälern, in belagerten Städten, oder groſse, erzwungene Geistesanstrengung bei drückender äuſserer Lage.

§. 109.

Wenig nur darf zur Erklärung der Wirkungsreihe dieser (§. 108.) veranlassenden Momente in Bezug auf die sensible Gehirnentzündung bemerkt werden, denn sie scheint sehr nahe zu liegen. Daher nur dies: nicht die Wärme, als solche, ist hier als veranlassendes Moment zu betrachten; sie steigert zwar ganz entschieden die sensible Thätigkeit, aber nicht einseitig; ja, sie scheint sogar mehr auf Gefäſsincitation als auf Steigerung der Sensationsperceptibilität hinzuwirken, daher sie denn auch in der That die Entstehung irritabler Entzündungen begünstigt. Die feuchte Wärme aber vereinigt sich in alles, was zur Veranlassung sensibler Entzündung als Bedingung gefordert werden kann, denn die Wärme, als solche, erhöhet die sensible Thätigkeit überhaupt, die Feuchtigkeit dabei aber lähmt die Irritabilität (deshalb hebt sie nicht nur die abnorme Contractilität auf, sondern zerstört sie auch die normale), und so wird hier die Empfänglichkeit für die durch die Wärme tendirte Steigerung der Gefäſsincitation gehindert, daher nur die Vermehrung der sensiblen Thätigkeit in der Richtung: Sensationen zu percipiren und zu leiten, bleibt. Dies aber ist ja eben das Wesen der sensiblen Entzündung. — Die Schädlichkeit der **Mephitis** scheint überhaupt nur darin zu bestehen, daſs sie die Irritabilität bricht und die sensible Reizbarkeit auf eine höchst excessive Weise steigert; so tödtet die Mephitis auch durch die s. g. *apoplexia nervosa* unter Zuckungen und Lähmung der **Lungen.** — Das *principium narcoticum* wirkt ohne Zweifel auf Erhöhung der Gefäſsreizung hin, und zwar, wie wir glauben, dadurch, daſs es die **ganze Summe** der Nerventhätigkeit zur Gefäſsincitation bestimmt; indem also hiedurch die Sensationsperceptibilität aufgehoben wird, entstehet nothwendig die **Narcose.** Daher tödten die Narcotica auch durch die s. g. *apoplexia sanguinea.* Wird aber längere Zeit hindurch Miſsbrauch mit narkotischen Substanzen in geringerer Quantität getrieben, so wird durch die öftere Ueberreizung der Gefäſse ihre Empfindlichkeit und Empfänglichkeit für diesen Reiz aufgehoben, und es bleibt dann ein Zustand zurück, in welchem die Sensationsperceptibilität relativ vorschlagend ist. Dies z. B. ist das endliche Ergebniſs bei den Oxiophagen *).

Die Wirkungsweise des Weingeistes scheint auf die Nerventhätigkeit in ihrer Totalität gerichtet zu seyn, und zwar sie eben in ihrem ganzen Umfange zu erhöhen. Da aber die Sensationsperceptibilität die feinere, leichter zu erregende, die Gefäſsincitation überdaurende Seite der Nerventhätigkeit ist, so muſs da, wo Miſsbrauch mit weingeistigen Mitteln statt gefunden hat, durch öftere Ueberreizung also die Receptivität des irritablen Systems herabgestimmt wor-

*) **Blumenbach's** med. Bibl. S. 370 u. f.

den ist, ein Zustand zurückbleiben, in welchem die Nerventhätigkeit nur in der Richtung Sensationen zu percipiren und zu leiten sich hervorstechend zu äussern das Vermögen hat.

Die in neuester Zeit von englischen und amerikanischen Aerzten vielbesprochene Krankheit alter Säufer, sehr unschicklich delirium tremens genannt, gehört offenbar hieher, und könnte schicklicher Encephalitis potulentorum benannt werden.

§. 110.

Die andern §. 108. genannten veranlassenden Momente der Encephalitis bedürfen, nach dem bisher (§§. 107. 109.) Auseinandergesetzten, keiner weitern Erklärung, da sie aus diesem sich völlig von selbst ergibt.

Vorhersagung.

§. 111.

So weit wir nun diesen Krankheitsprozefs, sowohl in seiner äufsern Gestaltung als in seiner innern Wesenheit und seinen veranlassenden Bedingungen nach kennen gelernt haben (§§. 94—110.), kann uns kein Zweifel übrig bleiben, dafs er zu den allerbedeutsamsten gehöre. Für das Leben des Erkrankten mufs die gerechteste Besorgnifs gehegt werden. Ja, gewifs gehört er zu den allergefährlichsten. Das höchste System ist zunächst in seinem höchsten Gebilde auf eine heftige Weise ergriffen, die Reaction ist schwierig, weil, woher sie am kräftigsten ausgehen müfste, dahin sich gerade der Feind selbst gewendet hat; die meisten der veranlassenden Momente sind gar nicht, oder nur unvollkommen, oder nur unter sehr ungünstigen Umständen, zu tilgen. Das erste Stadium wird nicht ohne grofse Schärfe der Beobachtung seiner wahren Natur nach erkannt; das zweite häufig verkannt; im dritten ist die eigentliche Krankheit, die Encephalitis, schon im Erlöschen und im vierten ist sie bis zur tiefsten und zerstörendsten Krankheit herabgesunken. Alles dies ist oben erwiesen worden. Hieraus aber folgt, dafs das Heil des Kranken abhängig sey, davon, dafs das erste Stadium schon, weil es erkennbar ist, auch erkannt werde; dafs im zweiten wenigstens die wahre Erkenntnifs nicht ausbleibe. Ja, die noch mögliche Rettung aus dem dritten und vierten Stadium ist bedingt einzig dadurch, dafs mit wachem Geiste hineingeblickt werde in das wahre Wesen der nun leider! schon verstrichenen frühern Stadien. Denn wenn gleich das dritte Stadium ein Nervenfieber und das vierte ein Faulfieber wird, so haben sie doch eine ganz andere Bedeutung durch ihre Entstehung aus der Encephalitis, als wenn sie auf genuine Weise aufgetreten wären. Für diesen Ausspruch, der wohl jetzt schon nicht leer erscheinen kann, wird bei der Lehre von den Fiebern, an schicklicher Stelle, überzeugender Beweis geführt werden.

Aber wiewohl das mögliche Heil des Kranken von diesen Punkten abhängig ist, so ist doch durch ihre Erfüllung die Rettung nicht gewifs. Vielmehr bleibt auch so noch, aus den angeführten Gründen, die Prognose im Allgemeinen sehr schwankend und das gröfste Verderben könnte dem Kranken durch verwegene Sicherheit des Arztes zugefügt werden. Cavete felices!

§. 112.

Was aber das Besondere der Vorhersage in diesem Krankheitsprozesse betrifft, so verstehet es sich von selbst, daſs solche Individuen durch die Encephalitis mit der gröſsten Gefahr bedrohet werden, in welchen der Lebensact von Haus aus träge, oder sehr beschleunigt, oder durch vorangegangene äuſsere oder innere Leiden der Erschöpfung nahe gebracht ist: also leucophlegmatische, oder sehr reizbare und wenig energische Constitutionen, oder Menschen, welche durch frühere, nicht gründlich ausgeglichene Krankheiten, durch Ausschweifungen aller Art, oder durch verzehrende Gemüthsleiden sehr herabgekommen sind. In ihnen fehlen vorweg alle diejenigen Bedingungen, die den Kampf in dieser Krankheit zum Siege führen könnten.

§. 113.

Schlimm ist die Verkündigung zu stellen, wenn das erste Stadium unbenutzt, oder ohne Nutzen vorübergegangen ist. Schlimmer noch, wenn auch das zweite Stadium verkannt und eine Heilmethode eingeleitet wird, die berechnet ist die Sensationsperceptibilität zu erhöhen, weil sie, der Organe der Aeusserung beraubt, unterdrückt scheint. Eben so schlimm aber auch ist es, wenn auch das schickliche Kunstverfahren keinen entsprechenden Erfolg gibt. Die schlimmsten Zeichen im zweiten Stadium sind: Zunehmen des stillen Irreredens (delirium musitans), Unordentlichkeit, Häufigkeit und Kleinheit des Pulses, brennende Hitze (calor mordax). Je kürzer die Dauer dieses Stadiums ist, desto schlimmeres ist zu verkünden.

§. 114.

Schlimm ist im dritten Stadium die Ankündigung des Ueberganges der sensiblen Gehirnentzündung ins Nervenfieber. Schlimm also alle Zeichen einer ungeregelten und schwankenden Oscillation zwischen den Thätigkeiten der beiden Grundsysteme. Uebler Vorbedeutung sind daher, die Ausbrüche eines klebrigen, dumpfriechenden Schweifses, die Abnahme der Remissionen, das Thränen und Geröthetwerden der Augen, die Trockenheit der Zunge, die Stupidität des Kranken, die Schwärze der Lippen, Zähne und Nasenlöcher. Noch besorglicher aber sind die Zeichen der völlig ausgebildeten nervosa stupida, wie sie vorläufig, obwohl noch unvollständig, am Ende des §. 96. angegeben worden sind.

§. 115.

Die entschiedenste Gefahr aber verkündigen diejenigen Erscheinungen, welche auf beginnende Lähmung der Nerven und Auflösung der Säfte schliefsen lassen. Es sind dies Zeichen, welche das Herabsinken des Nervenfiebers zum Faulfieber unbezweifelbar machen. Gewifs daher ist es, dafs jemehr diese Erscheinungen sich entfalten, desto mehr auch die wohlbegründete Besorgnifs der Gefahr zur traurigen Gewifsheit des tödtlichen Ausganges werden müsse. Eine Skizze dieses Vorganges enthält der §. 97.

§. 116.

Um vieles günstiger ist die Prognose zu stellen, wenn ungeschwächte, kräftige Individuen von dieser Krankheit ergriffen werden; wenn die Krankheit gleich im ersten Stadium in ihrer Wurzel erkannt und dieser Erkenntnifs gemäfs behandelt, oder vom individuellen Lebensacte selbst durch eine wohlgeübte Reaction bekämpft wird. Gut ist es, wenn im zweiten Stadium alle Actionen Energie zeigen, wenn selbst die Delirien heftig werden (deliria furiosa), die Hitze stark (nur nicht brennend), wenn endlich überhaupt in allen Symptomen sich Beständigkeit zeigt. Von besonders günstiger Vorbedeutung ists, wenn der Kranke wenigstens zwischendurch einiges Bewufstsein blicken läfst, wenn er einige Theilnahme, ja auch nur Kenntnifs der Vorgänge um ihn her zeigt. Ein sehr günstiges Zeichen ists, wenn der Puls etwas kräftig und mäfsig beschleunigt ist und dabei die Haut feucht, die Excretionen aber weder durch ein Zuwenig, noch durch ein Zuviel auffallend werden. Gut schon ists, wenn der Kranke, ceteris paribus, nur klagt. Die Zeichen entschiedener Genesung in der Krankheit *) sind §. 98. ange-

*) Schon oben (§. 98.) haben wir den Ausdruck: Genesung in der Krankheit gebraucht. Da er etwas auffallend tönend gefunden werden kann, so müssen wir hier zu seiner Entschuldigung anführen, dafs wir, in der Theorie der Krankheit zwei Genesungsprocesse nachweisen, einen in und den andern von der Krankheit. Jener enthält die beginnende Reconstruction zur Gesundheit; dieser tritt ein, wenn der Krankheitsprocefs, als solcher, schon

geben und der ganze innere Vorgang dabei als der wahre Genesungsprozeſs §. 105. erwiesen.

§. 117.

Die Prognostik, beruhend auf vollkommener, durchsichtiger Erkenntniſs der Krankheit, muſs aussprechen nicht nur die Bedeutung der Krankheit für das ergriffene Individuum, sondern auch in welchem Verhältnisse sie zu andern Individuen derselben Gattung, d. h. wie sie zu dieser selbst stehe. Richtig fühlen dies auch die einen Kranken Umgebenden, wenn sie den Arzt befragen: was sie, und ob sie etwas von dem nahen Zusammensein mit dem Kranken zu befürchten haben? An die Vorerkenntniſs des Arztes wenden sie sich also, wenn sie ihn um das, was ihnen etwa bevorstehen mag, befragen. Hier also ist der Ort, wo die Frage aufgeworfen werden muſs: ob die Encephalitis ansteckend sey? Sie muſs aber, reiflich erwogen, mit völliger Bestimmtheit verneint werden. Die Contagien werden überhaupt, unserer Ueberzeugung nach, da nur erzeugt, wo in einer Reihe von Organismen, eine neue, qualitativ veränderte Art der Vegetation, durch einen Zusammenfluſs mehrerer schädlicher Potenzen gebildet wird. Das Product nun dieser Vegetation kann, angewendet auf andere Organismen derselben Gattung, vielleicht auch verwandter, dieselbe abnorme Vegetation hervorbringen, d. h. sie in die Bedingung zu gleicher Production versetzen *).

völlig getilgt ist, und das Individuum sich, ohne alle Störung, zu seiner vollkommenen Integrität erhebt.

*) Etwas Analoges bemerken wir sogar bei den Wirkun-

Dies aber kann bei der Encephalitis nicht der Fall seyn. Sie, ihrem Wesen wie ihren veranlassenden Momenten nach, gehört zu den subjectivsten Zuständen des lebendigen Organismus; sie ist, so lange sie rein bleibt, ein so entschiedener Vorgang innerhalb der Grundkräfte der organischen Systeme, dafs aus ihr unmittelbar kein Präcipitat in die Vegetation hineinfällt. Nur wenn sie in sich zersetzt, d. h. Nervenfieber, oder Faulfieber reworden ist, dann entwickeln sich in der Vegetation Niederschläge, und dann erst beginnt die Möglichkeit der Ansteckung.

Behandlung.

§. 118.

Stehen wir fest in der Erkenntnifs des Wesens der Krankheit, so kann es nicht fehlen, dafs wir auch die wahren Heilanzeigen finden. Der Satz: medicus non imperator sed minister naturae, ist, nach unserer Bestimmung des Begriffes: Natur, völlig ver-

---

gen der entschiedensten Ansteckungsstoffe beim Individuum. Krebsjauche z. B. (wir unterscheiden nicht Miasma und Contagium) an eine wunde, oder mit feiner Oberhaut bedeckte Stelle der äufsern Oberfläche gebracht, bringt unfehlbar ein krebsartiges Geschwür hervor. Dieselbe Krebsjauche aber, in viel gröfserer Menge sogar und unverdünnt, verschluckt, erregt, wie durch entscheidende Versuche nachgewiesen ist, keine Krankheit. Der Magensaft zersetzt nicht den Ansteckungsstoff (denn Magensaft müfste ja sonst den Krebs heilen); aber dieser Stoff aufgenommen ins Centrum der Digestion wird durch die überwiegende Subjectivität in seiner Objectivität aufgehoben. Den ausführlichern, durchgreifenden Beweis führt die Theorie der Krankheit.

werflich. Wir fordern vom Arzte nicht nur nicht zu seyn minister naturae, sondern auch nicht imperator, vielmehr dafs er sey: domitor naturae, oder minister vitae. Wir sollen uns halten zum Leben und thun, was dasselbe von uns fordert. Als ein doppeltes aber und sich selbst Entgegengesetztes haben wir die Krankheit überhaupt schon früher in den Grundzügen nachgewiesen, nemlich einmal als Zustand eines neuen, die Ordnung umkehrenden Bildungsprozesses, und zweitens als Zustand des Ringens nach Gesundheit (§§. 16. 17.). Offenbar also mufs in jeder Krankheit eine doppelte Kraftübung und Aeufserung gegeben seyn. Es ist aber keine Frage: welche Partei der Arzt zu ergreifen habe. Mit dem Leben soll er sich verbinden und es befördern und befestigen. Aber dies werden wir wirksam nur dann können, wenn wir von dem verderblichen Wahne befreit sind, dafs alle heftigen Actionen in der Krankheit zu bekämpfen seyen. Wie sollte doch wohl die feindliche Kraft überwunden werden, wenn nicht eben durch Zusammenraffung und Bethätigung aller guten Kräfte? Wo es, wie in der Krankheit, Grofses gilt, wo es, wie ebenfalls hier, thöricht wäre, auf Schonung des Feindes zu rechnen: da mufs wohl ein guter Kampf eifrig seyn. — Dem irrthümlichen, auf Besänftigung aller heftigen und kräftigen Actionen ausgehenden Verfahren fallen gewifs viele Schlachtopfer. Man unterdrückt das Leben selbst, weil der Feind es angegriffen hat; ja man unterdrückt das sich vertheidigende Leben, überliefert es also in Feindes Hand, und wird so, aus

Unwissenheit, zum Verräther. Es ist gerade so, als wenn im Kriege auf die eigenen, zu Hülfe herbeieilenden Truppen, aus Miſskenntniſs Feuer gegeben wird. — Soviel im Allgemeinen, um die geistige Richtung anzudeuten, in welcher wir uns bei Behandlung der Krankheiten wachsam erhalten müssen.

§. 119.

Die speziellen Heilanzeigen während dieses ganzen Krankheitsprozesses können nur folgende seyn:

I. Räume die veranlassenden Momente weg, oder mache sie unwirksam. Würde eines von diesen beiden vollständig bewirkt, so könnte die Krankheit selbst gar nicht entstehen. Häufig aber kann keines völlig, oft auch gar nicht möglich gemacht werden. Alsdann stellen sich andere Aufgaben:

II. Hebe die Wirkung. In unserm Falle also heiſst es: hebe die nun einmal entstandene sensible Gehirnentzündung. Auf zwei Weisen aber ist die Lösung dieser Aufgabe möglich zu machen; nemlich:

a. dadurch, daſs die sensible Gehirnentzündung in eine minder bedeutende und eingreifende zu verwandeln gesucht wird; dies wäre der Fall, wenn sie in eine irritable umgewandelt werden könnte. Hiezu aber fehlen völlig die realen Bedingungen. Es ist aber schon völlig hinreichend, wenn dies auf eine auch nur entfernt annähernde Weise bewirkt, d. h. wenn die zweite Richtung der Nerventhätigkeit, die Gefäſsincitation, hervorgerufen würde; denn hiedurch wird der so sehr gesteigerten Sensationsperceptibilitat ein entsprechen-

des

des Wirkungsvermögen entgegengestellt, sie selbst also absorbirt. Immer würde hiedurch eine gleichmäfsige nicht nur, sondern auch eine hinreichende Reaction vermittelt seyn. Oder

b. dadurch, dafs die gesteigerte sensible Thätigkeit durch absolute Reizentziehung herabgestimmt wird, und so ebenfalls die Thätigkeiten der beiden Grundsysteme in Einklang gebracht werden; durch welchen dann der nöthigen Reaction der erforderliche freie Spielraum verschafft wird.

Gelingt nun eine dieser beiden Verfahrungsweisen, so ist dadurch die Krankheit noch nicht getilgt, sondern nur in eine zur Genesung bestimmt tendirende umgewandelt. In dieser Reaction mufs daher der Lebensact unterstützt, d. h. der heilsame Krankheits- und der aus ihm hervorgehende Genesungsprocefs geleitet, gefördert und gekräftiget werden.

Gelingt aber weder das eine noch das andere, so wird, wie erwiesen (§. 94. 102. 103.), die Encephalitis in ein Nervenfieber übergehen. Und nun entstehet eine neue Aufgabe:

III. Suche das Nervenfieber zu heben, und, wenn möglich, zur sensiblen Gehirnentzündung zurückzuführen; und sollte dies nicht gelingen, so suche doch die Umwandlung des Nervenfiebers in ein Faulfieber zu verhüten. Mit andern Worten lautet die Aufgabe so: suche die Reaction zu einer allgemeinen zu erheben, wenn auch mit vorschlagender sensibler Thätigkeit; gelingt dies aber nicht, so bewahre doch wenigstens die Nerventhätigkeit vor einem solchen Erlöschen in sich, dafs dadurch dem irritablen System alles Incitament zur Thätigkeit entginge und nothwendig Faulfieber entstehen müfste. — Mislänge aber auch die Lösung dieser Aufgabe, so bietet sich endlich die letzte dar:

IV. Suche das Faulfieber in ein Nervenfieber zu verwandeln; d. h. suche den Lebensact im Nervensysteme wenigstens bis zu dem Grade wieder zu erheben, dafs er auf das irritable System hin einige Wirkung haben könne, und dadurch die Möglichkeit zu einer, wenn auch nur schwankenden, Reaction wiederum eintrete. — Gelingt aber auch dies nicht, so gibt es absolute nichts mehr zu thun, denn der Mensch mufs dann nothwendig sterben, da Rettung vom Faulfieber nur durch dessen Reduction zu einer dem Leben näher stehenden Krankheit, zunächst also zum Nervenfieber, möglich ist.

§. 120.

Wie diesen Aufgaben (§. 119) zu genügen sey, mufs nun zur ernstlichen Betrachtung kommen.

Was die erste Indication (§. 119. I.), die Wegräumung oder Entkräftigung der veranlassenden Momente betrifft, so sind diese selbst theils rein psychische, theils physische, theils auch aus beiden zusammengesetzte (§§. 106—110.). Welche es nun in einem gegebenen Falle auch seyn mögen, immer wird ihre Wegräumung Schwierigkeit haben, oft ganz unmöglich seyn. Tiefe geistige und gemüthliche Vorgänge lassen sich mit keiner Handhabe aus der Seele reifsen, noch auch durch äufsere Reagentien ausscheiden. Und jemehr der Geist erschüttert und das Gemüth aufgewühlt ist, desto verletzender wird ein rohes Eingreifen seyn und das Elend mehren. Glücklich aber ist der Kranke, dem nun ein Arzt mit feinem Herzen entgegentritt, dem es gegeben ist, Geister zu prüfen und zu erkennen, der mit theilnehmender Wärme sich einsenkt in das bewegte und bestürmte Gemüth. Ihm, vor vielen Anderen, kann es gelingen, die in Unfrieden zerstreuten Elemente friedlich zu einen. Denn diesem Arzte öffnet sich wohl der Kranke leicht und gerne; und schon dies Eröffnen ist ihm sehr heilsam, denn es bricht dadurch Licht und Ordnung ein in die verdunkelte Seele und in das verworrene Gemüth. — Doch auch dem besten Arzte kann es mifslingen, denn ob er auch den Einblick in das innerste Wesen des Kranken hätte und vom besten, thätigsten Willen, ihm aufrichtend und helfend beizustehen, durchdrungen wäre; so kann er doch daran scheitern, dafs der Kranke sich ihm nicht willig hingibt, ja dafs er nicht einmal das Begehren nach der rechten Hülfe hätte. Der wahre Arzt aber wird deshalb nichts unterlassen, denn er weifs gar wohl, dafs der günstige Moment nicht genommen, nicht erstürmt werden kann, sondern erwartet werden mufs. Wir können ihn herbeiwünschen, aber nicht herbeischaffen. In dieser Erwartung stehet er immer gerüstet und aus ihr heraus handelt er unter allen Umständen mit weiser Vorsicht so, als wenn es gelingen müfste.

Und wie es oft schwierig, oft sogar unmöglich ist, die psychischen Momente wegzuräumen oder unwirksam zu machen, eben so auch ists mit den physischen. Wir können die Mephitis unter gewissen Umständen schwer, unter andern gar nicht beseitigen. Die feuchte Wärme können wir in gewissen Jahreszeiten, Gegenden, unter bestimmten beengenden Verhältnissen weder aufheben noch in ihrer Wirkung ausgleichen. Wir können gefüllte und überfüllte Hospitäler nicht räumen, die Gefängnisse nicht sprengen, belagerte Städte nicht entsetzen. Was wir thun können, liegt in einer gradweisen Annäherung zum Zwecke. Wir können die Luft im Krankenzimmer reinigen durch freie Luftströmung, oder durch zweckmäſsige Räucherungen die verderbliche Luft zersetzen, besonders durch saure und vorzüglich — bei Mephitis — durch salzsaure Räucherungen. Wir können den Kranken erquicken durch kühlende Waschungen. Und alles dies, wenn es auch nicht den Zweck völlig erreichen hilft, ist nicht zu vernachläſsigen, denn einiges wird damit immer, zuweilen auch Bedeutendes gewonnen.

Bietet die Beseitigung der rein psychischen sowohl, als der rein physischen Momente so groſse Schwierigkeiten, so werden die aus beiden zusammengesetzten gewiſs um so schwerer, sowohl zu entfernen, als auch auszugleichen seyn. Doppelter Anstrengung wird es hier bedürfen; auch dieser werden sie nicht völlig weichen, aber gewiſs einigen Abbruch erleiden. — Dies auch ist alles, was über die s. g. cura prophylactica hier zu sagen ist.

§. 121.

Die zweite Heilanzeige: die Wirkung der nicht beseitigten veranlassenden Momente zu heben (§. 119.

II.), umfaſst wesentlich sowohl das erste als das zweite Stadium des in Rede stehenden Krankheitsprozesses. Es ist wohl auſser Zweifel gesetzt, daſs obgleich das erste Stadium (§. 94.) nicht schon völlig entwickelte Encephalitis darstellt, doch in ihm alles sie charakteristisch Bezeichnende nicht bloſs als entschiedene Anlage, sondern diese auch schon als im Acte der Entwickelung begriffen (§. 100.) liege. Daher kann auch die zweckmäſsige Behandlung beider Stadien nur im Grade von einander abweichen. Aber um so mehr leuchtet es ein, wie wichtig das erste Stadium sey, und daſs in ihm schon ein ganz entschiedenes, auf das Wesen der Krankheit direct hingerichtetes Verfahren angewendet werden müsse.

Auf doppelte Weise aber, sagten wir oben (§. 119. II.), sey die Lösung der zweiten Heilaufgabe möglich. Es kann nicht gleichgültig seyn, welche von beiden erwählt wird, sondern es müssen für das Eine wie für das Andere besonnene Bestimmungsgründe gefunden werden.

§. 122.

Die ausdrückliche Tendenz der ersten Weise (§. 119. II. a.) ist: die sensible Gehirnentzündung zur irritablen zu machen. Dies kann nicht vollständig bewirkt werden, weil die wesentlichen Bedingungen dazu im Krankheitsprozesse nicht liegen, und es auſser unserer Macht ist, sie durch irgend ein Kunstverfahren herbeizuführen. Aber wie wir oben (§§. 98. 105.) ersehen haben, daſs der Uebergang der Encephalitis zur Genesung durch einen der Synocha sich nähernden Krankheitszustand geschiehet, so ists auch als ärztliches Ziel bei der Behandlung gleich des ersten Stadiums aufzustecken: einen solchen Zustand zu erzeugen. Um dies zu können, müssen wir aber einen gröſsern Anlauf nehmen; um also etwas der Synocha Aehnliches zu entwickeln, müssen wir verfahren als sollte eine Phrenitis gebildet werden. Diesen Weg nun einzuschlagen, können wir uns nur dann bestimmt fühlen, wenn wir durch Ermittelung der Körperconstitution des Kranken, der veranlassenden Momente und besonders des dermaligen Zustandes, die Ueberzeugung gewonnen haben, daſs die Gefäſsincitation relativ, wenigstens allerdings zu schwach, die Incitabilität der Gefäſse aber nicht nur nicht gesunken, sondern sogar erhöhet sey. Daſs dem so sey, wird sich vorzüglich aus der Beschaffenheit des Pulses, und besonders durch dessen Veränderlichkeit erkennen lassen. Im ersten Stadium zwar zeigt der Puls keine auffallende Veränderlichkeit, ja, anscheinend ist er gar nicht verändert; aber eben dies ist das sehr Bedeutsame. Während das Nervensystem in der gröſsten Aufregung ist, scheint das Blut ohne alle Theilnahme ruhig hin zu leben. Dies ist nun freilich der bloſse Schein; wahr aber ist, daſs das Gefäſssystem durch den eingeleiteten Krankheitsproceſs kein Incitament zu vermehrter Thätigkeit erhalten hat. Daſs dies aber nicht durch Verminderung seiner Incitabilität geschehen ist, zeigt deutlich sein übrigens kräftiger Zustand. Das zweite Stadium hingegen spricht vollends das angegebene Verhältniſs im Gefäſssysteme aus; denn die Veränderlichkeit des Pulses beweiset unwiderleglich, daſs jede von dem

Nervensysteme ausgehende Incitation aufgenommen und bethätigt werde, daſs diese aber selbst unbeständig sey. Je weniger also der Puls im ersten Stadium verändert ist und je gröſsere Veränderlichkeit er im zweiten zeigt, und zwar so, daſs nach längern Pausen, in welchen er nur wenig beschleunigt oder wohl gar zu träge gewesen ist, er plötzlich rascher, voller und kräftiger wird, desto schärfer ist die Aufgabe: die fehlende Gefäſsincitation zu bewirken, d. h. die irritable Thätigkeit zu erhöhen, ausgesprochen.

§. 123.

Und um in dieser Weise zweckmäſsig zu handeln, bedarf es nur weniger und einfacher Mittel. Ihr Erfolg wird entscheidender und günstiger seyn, je früher sie in Anwendung gebracht werden.

Das Hauptmittel ist hier: die örtliche Blutentziehung, am besten durch Oeffnung einer Schläfenarterie oder, wo dies nicht geschehen kann, durch Ansetzung einiger Blutigel in der Schläfengegend.

Um Irritabilität zu erhöhen, Blut zu entziehen, könnte ein Widerspruch erscheinen. Wohlerwogen aber ist es keiner. Ueberall sind ja die ruhenden, quantitativen Massen nicht die Kraft und das Leben, vielmehr hemmen sie beide, wo sie von ihnen nicht durchdrungen und getragen werden. Das ärztliche Verfahren, wie jedes andere Wirken für das Leben, bestehet deshalb gröſstentheils nur in Wegschaffung des Störenden, damit die freie Thätigkeit Raum gewinne. Nur für das fiens ist zu sorgen; ist dies in rechter Art, so wird es nicht nur nicht an factis, sondern auch nicht an faciendis fehlen. Es läſst sich also schon hieraus im Allgemeinen einsehen, wie es möglich seyn könne, durch Blutentziehung die Gefäſsthätigkeit zu erhöhen. Hier überdies ist die Rede nur von geringen Blutentziehungen, und zwar aus den kleinern Gefäſsen. Und daſs solche die Sanguification ganz entschieden vermehren und erhöhen, wird später (s. venöse Entzündung), wo unsere Lehre von der Blutbereitung vorgetragen werden wird, erwiesen werden. Aber auch die tägliche Beobachtung schon, daſs durch örtliche Blutentziehungen nur eine augenblickliche Verminderung der örtlichen Blutanhäufung bewirkt wird, und daſs ihr sehr bald eine Vermehrung folgt, beweiset unsere Behauptung. Es beweiset sie auch der richtige alte Ausspruch: *ubi irritatio ibi affluxus*. Die Gefäſsthätigkeit aber wollen wir erhöhen; wie könnten wir dies unmittelbarer, als indem wir die Gefäſse in loco affecto reizen? Mit wissenschaftlicher Evidenz kann uns dies entgegentreten erst aus der richtigen Einsicht in die Bedeutung der Arterien und der Venen. Hier aber schon muſs sehr auf die Blutentziehung in dem bestimmten Falle, als auf ein Mittel, das durch kein anderes zu ersetzen ist, und das in den bei weiten meisten Fällen volle Hülfe gewährt, gedrungen werden*). Am hülfreich-

---

*) Zur Steuer der Wahrheit muſs ich hier folgendes Bekenntniſs ablegen: schon mehrere Jahre, bevor ich die rechte Einsicht in das Wesen dieser Krankheit hatte und ich mich behelfen muſste, wie man sich denn eben behilft, bediente ich

sten ist sie freilich im ersten Stadium, denn sie verhütet häufig das zweite, indem sie den ganzen Krankheitsprocefs abbricht. Aber da sie völlig schneidend in die Krankheit, ihre Wurzel erfassend, eingreift, so ist sie auch im zweiten Stadium, in welchem sich die Encephalitis erst völlig ausbildet, nicht nur noch angezeigt, sondern dringend geboten. Kann man sich zur Oeffnung der Temporalarterie nicht entschliefsen,

---

mich der örtlichen Blutentziehungen im ersten und zweiten Stadium des nun als Encephalitis erkannten Krankheitsprozesses und mit einem Erfolge, der, da ich die Gründe dafür selbst nicht klar hatte, mir nur eine stille Freude machen konnte, aber ein Stachel für die Erforschung der Gründe werden mufste. Anfänglich wendete ich nur Blutigel an; später aber die Oeffnung der Schläfenarterie. Und diese leistet in der That unvergleichbar mehr als die Blutigel. Ich habe diese Arterie nun schon mehr als 30mal geöffnet und kann gewissenhaft betheuren: nie einen Nachtheil davon gesehen zu haben; wohl aber den ausgezeichnetesten Nutzen. Nicht geringe Verwunderung hat es auch oft in mir erregt, wenn ich in Schriften und Aufsätzen die ausgezeichnetesten Wundärzte, die kaum vor einer Unterbindung der Aorta zurückschrecken möchten, mit fast ängstlicher Vorsicht von der Oeffnung der art. temporalis reden fand. Sie gehört aber gewifs zu den leichtesten und gefahrlosesten chirurgischen Unternehmungen. Verblutung, oder auch nur starke Blutungen hat man so wenig dabei zu befürchten, dafs man für das Umgekehrte sogar zu sorgen hat, denn durchschneidet man gleich alle Wendungen des Gefäfses, so ziehen sich die Enden rasch zurück und schliefsen sich; so dafs ich oft kaum eine halbe Unze Blut ausfliefsen sah. Um dies zu verhüten, mufs man nur dann das Gefäfs ganz durchschneiden, wenn man die Blutung stehen lassen will. Nie sah ich mehr als 3—4 Unzen Blut ausfliefsen.

so müssen, in mittleren Fällen, 8—10 Blutigel ihre Stelle vertreten.

§. 124.

Die nächste Wirkung der örtlichen Blutentziehung wird durch die Wiederkehr des freien Bewufstseins sichtbar. Wo die Temporalarterie geöffnet worden ist, da wird der Kranke, wenn er auch vorher in tiefer Betäubung oder in Delirien dagelegen hatte, unter dem Ausfliefsen des Blutes besinnlich; Blutigel bringen diese wunschenswerthe Wirkung immer später, oft auch minder vollständig hervor. Sehr wird die heilsame Wirkung der Blutentziehung unterstützt und für die Dauer festgehalten durch kalte Umschläge um den Kopf. Dafs Kalte überhaupt die Irritabilitat erhöhet, ist anerkannt; auch erkennt sich dies schon leicht daran, dafs die Kalte Contraction vermehrt.

Das erste Stadium erfordert nur die Anwendung dieser beiden Mittel. Werden sie zeitig und entschieden genug gebraucht, trägt man die gehörige Sorge für die Abhaltung neuer schädlicher Einflusse, wird dem Kranken gelafsene Ruhe verschafft, wird seine Diat gehörig bestellt, d. i. wird die untergeordnete vegetative Thätigkeit so wenig als möglich in Anspruch genommen, also zum Essen gar nichts gereicht, es sey denn der Kranke zeige wirkliche Efslust, und zum Getränke nichts als Wasser, oder irgend eine milde Ptisane —: geschiehet dies alles, so wird man oft die Freude haben, die ganze Krankheit mit dem ersten Stadium abgethan zu sehen, d. h. die eigentliche Encephalitis wird sich gar nicht entwickeln, der Krankheitsprocefs unterbrochen seyn. — Da indessen die Herkömmlichkeit und das stehende Vorurtheil bei jeder Krankheit zu irgend einer pharmaceutischen Anordnung nöthigen, so mufs man hier zu den allerindifferentesten Dingen seine Zuflucht nehmen; eine Aqua destillata mit einem unbedeutenden Syrup, Pillen ex mica panis u. d. gl. müssen aus dieser Noth helfen *).

§. 125.

Wird aber die Behandlung erst unternommen, wenn das zweite Stadium schon eingetreten, die Encephalitis also schon vollständig ausgebildet ist, so ist freilich die günstigste Zeit zur Einwirkung verscherzt; um desto sorgfältiger aber ist die noch vorhandene zu benutzen. Da aber das zweite Stadium nur die Reife desjenigen ist, wovon das erste die im Acte der Entwickelung begriffene Anlage war (§§. 100. 121.), so ist auch klar, dafs alles, was der zweckmäfsigen

---

*) Bei vielen Aerzten ists zum praktischen Schlendrian geworden, jeder drohenden s. g. acuten Krankheit ein Brechmittel entgegenzusetzen. Es ist dies aber überhaupt ein Misbrauch eines der herrlichsten Mittel: hier wäre es überdies völlig verderblich; denn von Gastricität kann hier gar nicht die Rede seyn; nie hat die Encephalitis diesen Ursprung. Eine Umstimmung des Nervensystems durch das Brechmittel bewirken zu wollen, wäre hier ebenfalls verkehrt, da die durch dasselbe zu erreichende Nervenstimmung eben eine der Encephalitis begünstigende wäre. Eine Krankheit der Vegetationsorgane bilden zu wollen, wäre hier endlich auch unbedachtsam, indem hiedurch, im günstigsten Falle, der Krankheitsprocefs verändert, nicht aber, wie er doch kann und soll, unterbrochen würde. Von dem letzten Punkte wird später deutlicher im Texte gesprochen werden.

Behandlung des ersten Stadiums entsprechend gefunden wurde, es auch, nur um desto dringender, für das zweite seyn müsse. Und in der That ist nun auch, soll der Krankheitsprozefs nicht zum Nachtheil für das Leben ausschlagen, keine Zeit für die Anwendung der örtlichen Blutentziehung, wie für die kalten Umschläge um den Kopf (§§. 123. 124.) zu verlieren. Noch jetzt haben beide eine entschieden heilbringende Wirkung. Aber während sie für das erste Stadium allein völlig ausreichend sind, genügen sie nun nicht mehr völlig. Und natürlich. Nun hat die gefäfserregende Seite der Nerventhätigkeit schon zu sehr die Uebermacht der die Sensation percipirenden und leitenden empfinden müssen, als dafs durch die Wirksamkeit jener Mittel allein das Gleichgewicht zwischen beiden sollte hergestellt werden können, wiewohl sie es auch jetzt noch einleiten müssen. Jetzt bedarf es dringend eines Mittels noch, das auf die Gefäfsincitation auf eine kräftige und angemessene Weise direct hinwirkt. Und ein solches besitzen wir am rothen Fingerhut. Dieses mufs nun, nachdem die örtliche Blutentziehung vorgenommen worden ist und die kalten Umschläge unausgesetzt angewandt wurden, in nachdrücklichen Gebrauch gezogen werden. Eine Drachme digitalis zu einem Aufgusse von fünf Unzen, in 24 Stunden zu verbrauchen, ist, in mittleren Fällen, für Erwachsene, nur eine mäfsige Dosis *).

---

*) Ich gebe hier Ein für allemal die feste Versicherung: bei Angabe der Mittel zur Behandlung nichts aus blofs theo-

Alle Narcotica zwar wirken auf Erhöhung der Gefäſsincitation hin, und deshalb könnte es fraglich scheinen, warum wir eben die digitalis besonders hier in Anwendung bringen. Es unterscheidet sich aber dieses Narcotcium von allen andern wesentlich dadurch, daſs es nicht, wie die andern, die Secretionen hemmt, sondern vielmehr auf eine deutliche Weise befördert. Diese Wirkung kommt vielleicht daher, daſs die digitalis mehr auf die Gefäſsenden, als auf die Gefäſsstämme hinwirkt. Dem sey aber wie ihm wolle, soviel ist gewiſs: die digitalis begünstiget das Ab- und Aussonderungsgeschäft. Und wenn wir auch hier nicht die Aufgabe haben, auf das vegetative System unmittelbar einzuwirken, so dürfen wir doch gewiſs ihm nicht entgegen wirken. Deshalb auch kann der rothe Fingerhut hier durch kein anderes, sonst noch so wirksames, narkotisches Mittel ersetzt werden.

§. 126.

Nicht selten wird die Freude über die heilsamen Wirkungen dieser Behandlungsweise durch die Wiederkehr aller Erscheinungen der wahren Encephalitis unterbrochen. Besonders aber wird der Kopf wiederum schwer, die Besinnlichkeit verliert sich, der Puls

---

retischen Gründen zu empfehlen, sondern nur was ich in eigener und wiederholter Beobachtung als zweckmäſsig erkannt habe. Was uns von Anderen empfohlen worden ist, selbst wenn es meinen Grundsätzen völlig entspricht, werde ich allezeit, bis ichs durch eigene Beobachtung mir zur Erfahrung selbst angeeignet habe, als von Andern entlehnt, wenn auch oft ohne Nennung des Namens — worauf es hier nicht ankommt — angeben.

zeigt von neuem grofse Veränderlichkeit u. s. w., u. s. w. Dann versäume man keinen Augenblick, die örtliche Blutentziehung zu wiederholen, am besten auch nur durch Oeffnung der Temporalarterie an der andern Seite. Und wie die Blutentziehung, so müssen auch die andern Mittel, die digitalis und die kalten Umschläge wieder ernstlich angewendet werden. Sehr bald werden alle Besorgnisse dann wiederum zerstreut werden. In dem Grade aber als nun die Encephalitis weicht und statt ihrer ein der Synocha sich nähernder Zustand eintritt (§§. 98. 103.) mufs auch der Gebrauch der Digitalis eingestellt werden. Eigentlich bedarf es dann, zumal bei ursprünglich kräftigeren Constitutionen, gar keiner Arzeneien, sondern nur der sorgfältigsten Bewachung, dafs der Genesungsprozefs in der Krankheit nicht durch neue schädliche Einflüsse gestört werde; aber — *opinioni aliquid dandum est*! Irgend ein gefärbtes Wasser indessen ist für diese das zweckmäfsigste.

§. 127.

Einige Nebenrücksichten aber sind zuweilen in der Behandlung des zweiten Stadiums zu nehmen, nicht ganz unwichtig. Sehr oft nemlich wird die Trägheit des Darmkanals durch mangelhafte oder völlig und anhaltend ausbleibende Abstofsung seiner Contenta sehr störend. Dem mufs nun zwar abgeholfen werden, aber doch ja nur durch die mildesten Mittel. Etwas Tamarinden oder Manna sind völlig hinreichend. Es bedarf hier keines drastisch wirkenden Mittels, noch auch trägts die Krankheit. Zuweilen zeigt sich umgekehrt eine Neigung zum Durchfall.

Dieser Zustand ist der Krankheit fremdartiger als Verstopfung. Gröfstentheils wird dies eine Nebenwirkung der Digitalis seyn. Findet man sich nun durch den übrigen Krankheitszustand nicht zu einer Verminderung der Gabe dieses Mittels bestimmt, so wird jenes Störende durch einen kleinen Zusatz von Salmiak zum Aufgufs des rothen Fingerhuts beseitiget werden können. Nur lasse man sich nicht verleiten Opiate zu reichen, welche ohnfehlbar höchst verderblich werden müfsten.

§. 128.

Dieses nun (§§. 123 — 127.) ist die erste Weise, wie der zweiten Indication zu genügen ist. Aber auf eine zweite Weise noch ist ihr zu entsprechen möglich (§. 119. II. b.), nemlich das Gleichgewicht der Systeme durch Herabstimmung der sensiblen Thätigkeit vermittelst directer Reizentziehung herzustellen. Welche Gründe zu einem solchen Verfahren bestimmen können, und durch welche Mittel es zweckmäfsig zu bewerkstelligen sey, mufs nun dargelegt werden.

Findet man bei genauer Prüfung des gegebenen Krankheitszustandes und aller dabei obwaltenden Verhältnisse nicht nur eine relativ zu geringe Gefäfsincitation, sondern auch eine zur günstigen Ausgleichung des Krankheitsprozesses durchaus unzureichende Incitabilität der Gefäfse, zeigt sich die Differenz zwischen den beiden Grundthätigkeiten der beiden Systeme nicht nur, sondern auch die zwischen den beiden Richtungen der Nerventhätigkeit hervorstechend grofs; dann ist voller Grund zur Anwendung der zweiten Weise gefunden. Dieser Zustand aber wird angezeigt:

wenn schon im ersten Stadium der Puls träge und die Nervenreizbarkeit sehr groſs ist, wenn im zweiten dieses Miſsverhältniſs in dem Grade zunimmt, daſs das Irrereden sehr frühe eintritt und die Exaltation im Gefäſssysteme nur höchst selten bemerkbar, wenn die Blutwelle vom berührenden Finger breit gefühlt wird, wenn endlich die Krankheit durch solche Momente veranlaſst worden ist, die einerseits die Sensationsperceptibilität direct erhöhen, und eben so sehr andererseits die Incitabilität der Gefäſse unmittelbar herabstimmen, wie z. B. durch feuchte Wärme. In einem solchen Falle würden nothwendig alle Mittel, welche die Irritabilität durch Erhöhung der Gefäſsincitation steigern sollen, entweder völlig fruchtlos bleiben, oder doch nur so langsam wirken, daſs sie das schnell fortschreitende Uebel nicht erreichen und ihm keinen Halt gebieten könnten. Heil ist hier nur zu hoffen, wenn durch einen entscheidenden Eingriff in den Lebensprozeſs selbst dieser unmittelbar die gewünschte Ordnung herbeizuführen gedrängt wird.

§. 129.

Durch zwei verschiedene Verfahrungsarten läſst sich dieser Eingriff in den Lebensproceſs bewirken, nemlich:

1. indem durch allgemeine, bedeutende Blutentziehung die nur relativ zu geringe Gefäſsthätigkeit augenblicklich, in eine absolute schwache verwandelt wird. Dieses absichtlich gemachte Deficit fordert sofort im Leben und vom Leben seinen Ersatz. Dieser aber kann nur erfolgen dadurch,

durch, dafs die Nerventhätigkeit vorzüglich auf Gefäfsincitation gerichtet, und dadurch das Mifsverhältnifs zwischen den beiden Thätigkeiten, welches das Charakteristische dieser Krankheit ist, ausgeglichen wird. Oder

2. indem absichtlich eine Krankheit der Vegetationsorgane, durch Purgirmittel erregt und der ganze Lebensact hiedurch zur Ausgleichung dieses herbeigeführten Krankheitsprozesses bestimmt wird.

Beide Arten, besonnen ausgeführt, können heilsam seyn und sind gewifs entschieden wirksam; deshalb aber auch müssen einsichtliche Bestimmungen zur Wahl zwischen ihnen angegeben werden.

§. 130.

Die allgemeine stärkere Blutentziehung kann nur da in Anwendung gebracht werden, wo das Individuum constitutionsmäfsig zu einer reichen Blutbereitung geneigt ist, wo diese Krankheit überhaupt eigentlich der Constitution widerspricht und sie nur diebisch, durch Ueberfall, eingedrungen ist. Hier wird durch die Nöthigung zur starken Blutbereitung, welche durch dies Verfahren dem Lebensacte geboten wird, die ganze Constitution wiederum in ihre normale Rechte eingesetzt. Deshalb mufs denn auch, sobald eine reichliche Aderläfse gemacht ist, ein Mittel gereicht werden, welches die Gefäfsincitation kräftig bewirkt. Als ein solches kennen wir schon die Digitalis purpurea. Dieses Mittel mufs hier anfänglich in kleiner, aber in rasch steigender, bis zur vollen Wirkung gewährender Dosis gegeben werden, wozu oft mehrere Drachmen in 24 Stunden erforderlich sind *).

Durch dieses Verfahren kann es oft gelingen, diese so verderblich angelegte Encephalitis in kurzer Zeit zu tilgen und sie in einen der Synocha verwandten Krankheitszustand (§§. 98. 105.) zu verwandeln.

§. 131.

Die Encephalitis durch Erregung einer Krankheit der Vegetationsorgane zu bekämpfen, kann, vorausgesetzt auch, daſs die Verhältnisse der Encephalitis die §. 128. geschilderten sind, doch nur dann gerathen seyn, wenn in der Constitution des erkrankten Individuums die Neigung zu vegetativer Thätigkeit vorherrschend gefunden wird. Erregen wir nun in einem solchen Individuum eine das Eigenthümliche dieser Constitution angehende Krankheit, so wird der individuelle Lebensact auf sie sich richten müssen. Daſs diese Verfahrungsweise vorzüglich bei Kindern und bei weiblichen Individuen zweckmäſsige Anwendung finden könne, versteht sich wohl von selbst.

*) Tritt unter dem reichlichen Blutausflusse hier eine Ohnmacht ein, so darf dies so wenig erschrecken, daſs man umgekehrt sogar Ursache zur Freude daran finden muſs; denn sie erfolgt nur durch die Umkehrung der Sensibilitätspole, welche ja eben bezweckt wird. Nun erst kann man mit der gröſsten Wahrscheinlichkeit auf das Gelingen des Unternehmens hoffen.

Uebrigens muſs man freilich wünschen, daſs diese Verfahrungsweise, welche ein besonnenes, wissenschaftliches und gewissenhaftes Urtheil erfordert, nur in den Händen wahrer Aerzte bliebe; denn die Fäuste würden hiemit, wie mit allem Feineren, schrecklichen Unfug verüben.

Auch ist ja eben dies die neuere, heilsame Behandlung des hydrops ventriculorum cerebri, der eigentlich (wofür ihn wohl auch Formey *) zuerst geistreich erkannt hat) eine Encephalitis infantum ist. Aber auch bei erwachsenen Männern, in welchen die vegetative Thätigkeit constitutionsmäfsig vorschlagend ist, mufs sie als angezeigt angesehen werden. Immer aber wird auch hier die Digitalis in Anspruch genommen werden müssen, so wie auch die kalten Umschläge um den Kopf nicht werden entbehrt werden können. Mit einem Worte: ganz die Behandlung wie sie Formey gegen den hydrops ventriculorum cerebri gelehrt hat, mufs hier angewendet werden; nur dafs hier die Gaben der Digitalis bedeutend gröfser seyn mussen. Das Calomel mufs hier wie dort so lange und so stark gegeben werden, bis die verlangte Wirkung, eine starke Diarrhöe, eingetreten ist. Unterhalten aber darf der Durchfall hier nicht so lange werden, sondern sobald eine unzweideutige Euphorie zu bemerken ist, müssen die Gaben des Calomels verkleinert, die der Digitalis hingegen so lange vergröfsert oder doch wenigstens unverändert grofs gereicht werden, bis die Tilgung der Encephalitis aufser Zweifel ist; denn in diesem Falle mufs dies Mittel auf doppelte Weise einwirken: das Wesentliche der Encephalitis bekämpfen und die Constitution in ihre eigenthümliche Thätigkeit versetzen helfen.

*) Von der Wassersucht der Gehirnhölen. Berlin 1810.

§. 132.

Ists nun auf eine der angegebenen Weisen (§§. 122—131.) gelungen, die Encephalitis zu drängen, so ist hiemit noch nicht immer auch die Genesung herbeigeführt. Denn eben, wenn sie nur gedrängt, nicht völlig gewichen ist, kommt es sehr darauf an, mit welcher Kraft sie noch, wenn auch in verdeckter Gestaltung, dastehet und wie grofs die Schwankung zwischen Genesung und Krankheit ist. Hier kann es noch viel zu thun geben und gewifs nicht immer dasselbe. Doch kann an dieser Stelle diese specielle Casuistik nicht entfaltet werden. Nur darauf ist hier aufmerksam zu machen, dafs wir in dem einen Falle die Krankheit noch zu bekämpfen, in dem andern die Genesung zu befördern haben werden. Doch nur das erste ist unsere eigentliche Aufgabe. Und da müssen wir durch eine genaue und scharfe Prüfung des noch gegebenen Krankheitszustandes die Anweisung uns verschaffen, ob wir immer noch, verstehet sich, auf gelindere Weise, die Reaction des irritablen Systems zu incitiren, oder die excessive sensible Thätigkeit direct zu beschränken haben. Jenes kann nur durch Anwendung gelind bitterer und tonischer Mittel, z. B. der herba cardui benedicti, der polygala amara, des lichen islandicus, des centaureum minus u. a. ähnliche bewirkt werden; dieses durch s. g. gelind ableitende, auf den Darmkanal, die Haut, oder die Nieren hinwirkende Mittel, z. B. durch Rheum, Manna, Tamarinden; oder durch Minderers Geist, Dulcamara u. a.

ähnliche; oder durch levisticum, Sauerhonig, kleine Gaben des Spiritus nitrico-aethereus u. a. ähnliche.

Die Diät muſs in jedem Falle mäſsig und leicht nährend seyn. Alle Genüsse müssen in kleinen Gaben gereicht, die Luft muſs rein und nur mäſsig erwärmt gehalten, die Ruhe nicht durch fremde Besuche gestört werden. Ueberhaupt muſs, wenn möglich, für eine bekannte und befreundete Umgebung beim Kranken gesorgt werden.

§. 133.

Wir glauben uns überzeugt halten zu dürfen, daſs die Encephalitis in ihrer Entstehung und Entwickelung richtig erkannt und dieser Erkenntniſs gemäſs behandelt, nicht in ein Nervenfieber (§§. 96. 103.) übergehen dürfe. Wäre aber die Krankheit anfänglich vernachläſsiget, oder verkehrt behandelt worden, so wird dieser Uebergang nicht ausbleiben, und es wird nun die Aufgabe seyn, die dritte Indication (§. 119. III.) zu erfüllen.

§. 134.

Es kann aber hier die Behandlung des Nervenfiebers nicht ausführlich angegeben werden, indem wir hievon an einem schicklichern Orte, wo die Lehre von den Fiebern im Zusammenhange vorgetragen werden wird, zu handeln haben. Hier können wir nur einige allgemeine Bemerkungen darüber fallen lassen.

Das Nervenfieber kann glücklich gehoben werden nur durch den Versuch, es in eine sensible Entzündung zu verwandeln. Aber so wenig es gelingen kann, die sensible Entzündung in eine irritable umzuschaffen (§. 122.), eben so wenig kann es gelingen, das Nervenfieber in eine sensible Entzündung umzubilden. Aber auch hier ist die Approximation schon hülfreich und die eigentliche Aufgabe, sintemal eine Aufgabe, deren Lösung unmöglich ist, keine genannt werden mufs. Kann es nur geschehen, dafs wir das Sinken der sensiblen Thätigkeit aufhalten, so haben wir auch dadurch die reale Bedingung zu einer heilsamen Reaction herbeigeführt, indem eben hiedurch das wesentliche Moment zur Reconstruction des Nervenfiebers (§§. 38. 39.) gesetzt wäre. Dringend sind wir also nun aufgefordert: die sensible Thätigkeit anzufachen. Dies kann geschehen durch die s. g. erregenden Mittel, z. B. durch Baldrian, Wohlverlei, Schlangenwurzel, Wein, Campher, Bibergeil, Moschus, Sturzbäder, rothmachende Mittel u. a. ähnliche. Wird dieses Verfahren sicher geleitet und gelingt es, so ist der Uebergang des Nervenfiebers in das Faulfieber gewifs verhindert, indem dieses ja nur durch ein völliges Sinken der sensiblen Thätigkeit entstehen kann (§§. 40. 41.). Aber mehr noch als dies ist dann bewirkt; das Nervenfieber selbst ist höher gesteigert, indem es aus der stupida in eine versatilis verwandelt und so eine Annäherung zur Synocha eingeleitet ist.

Alles dies aber können wir, der nothwendigen systematischen Ordnung wegen, hier nur andeutungsweise aussprechen. Hoffen aber dürfen wir wohl, dafs die Wahrheit und Richtigkeit der Sache sich den besonnenen Meistern der Kunst in einem Vorgefühl verkündigen werden.

§. 135.

Wird auch dieses Stadium verkannt, findet hier, wo der Arzt, soll er ein helfender, ein wahrer Diener des Lebens seyn, mit der durchsichtigsten Klarheit verfahren muſs, eine tumultuarische, schwankende, das kämpfende Lebende nur zerrende Behandlung statt; oder miſslingt auch die zweckmäſsige, urtheilsvoll gewählte Behandlung, was hier, wo das Leben an einem steilen Abhange zitternd stehet, leicht geschehen kann —: dann verwandelt sich die Krankheit, wenn das Leben nicht durch jähen Einsturz zerschmettert wird, in ein Faulfieber.

Die ersten, ja schon die nahenden Verkündigungen dieses Zustandes gebieten dringend die Erfüllung der vierten Indication (§. 119. IV.).

§. 136.

Eine günstige Wendung des Faulfiebers ist nur durch dessen Umwandlung in ein Nervenfieber möglich. Auch die Richtigkeit dieses Ausspruches, wenn sie nicht von selbst einleuchtet, können wir hier nicht beweisen; eben so wenig können wir ausführlich die Anweisung zur Erreichung des aufgegebenen Zwecks geben. Bemerken nur dürfen wir, daſs wenn die in den Grundzügen nachgewiesene (§§. 34—42.) Genesis der drei Fiebergattungen deutlich eingesehen ist und ohne gegründeten Widerspruch fest stehet, auch das hier Ausgesprochene angenommen werden müsse.

Ueber das therapeutische Verfahren bei dem Unternehmen, das Faulfieber auf ein Nervenfieber zu reduciren, können wir hier auch nur ganz allgemein reden. Es kann dies Verfahren nemlich nur bestehen theils in dem, was wir (§. 134.) zur Anfachung der sensiblen Thätigkeit überhaupt angegeben haben, und theils in Anwendung solcher Mittel, welche die Coagulabilität und die Neigung zur organischen Concrescenz überhaupt zu steigern das Vermögen haben. Hieher gehören aber vorzüglich: die mineralischen Säuren, die gerbestoffhaltigen Mittel, die Blausäure, die Kälte.

§. 137.

Die Behandlung der Genesung von der Krankheit (s. die Anmerkung zu §. 116.), hat die Theorie der Heilung, oder die allgemeine Therapie zu lehren.

II. *Sensible Entzündung des Sehorgans.*

Inflammatio organi visus sensibilis.

Beschreibung.

§. 138.

In der beginnenden Krankheit siehet der Mensch alle Gegenstände ungewöhnlich scharf (Oxyopia), bald aber erscheinen sie ihm wie in ein Lichtmeer getaucht, so daſs er vor zu groſser Beleuchtung das Beleuchtete nicht recht erkennt. Schmerz in der Tiefe des Auges und erhöhete Empfindlichkeit gegen das Licht, oft mit bedeutend vermehrtem Thränenflusse (Photophobia).

Dieses sind die Zeichen des ersten Stadiums der sensiblen Entzündung des Sehorgans, welches Tage, Wochen, ja Monate lang währen kann.

§. 139.

Der Schmerz im Auge wird heftiger, bohrend, stechend; oft wird er auch in der Stirngegend empfunden. Die Farben werden höher gesehen (z B. weiſs: glänzend; gelb: weiſs u. s. w.), helle Gegenstände werden oft mit prismatischer Einfassung gesehen (cherupsia). Zuweilen erblickt der Kranke die Gegenstände doppelt (Diplopia) oder ganz falsch (Metamorphopsia). Immer undeutlicher wird das Sehen; dem Menschen sind nun alle Gegenstände wie in hellen Nebel gehüllt und er glaubt, dieser hindere ihn im Sehen, oft vermehrt er deshalb seine Anstrengung, aber jemehr dies geschiehet, desto weniger sieht er; denn alsdann flieſst ihm vollends alles auseinander, und statt des Sehens entstehet ihm ein sehr peinigendes, verwirrendes Farbenspiel. Oft, besonders des Morgens, siehet er Funken, Blitze, Flammen aus dem Auge hervorsprühen, zuweilen widerfährt ihm dies auch bei raschen Bewegungen des Auges (Photopsia). Gegen die Nacht siehet er etwas besser. Immer erscheinen ihm die Gegenstände, soweit er sie siehet, gröſser als sie wicklich sind, aber auch dies des Morgens und Vormittags mehr, als Nachmittags und gegen die Nacht. Die Iris ist sehr beweglich und zitternd, die Pupille klein, oft bis zur völligen Verschlieſsung (Synizesis pupillae). Die Conjunctiva ist aufgelockert und leicht geröthet, oft erzeugen sich auf ihr kleine Phlyctänen. Das ganze Auge ist weniger als im ersten Stadium gespannt; die Augenmuskeln sind in beständiger oscillirender Bewegung, deshalb wird das

Auge unsicher hin und hergeschleudert und es kann sich nicht fixiren. Die Augenlieder sind sehr empfindlich, oft schmerzend, immer ohne Energie; daher auch das Blinzeln (Nictitatio). Die meibomischen Drüschen erscheinen geröthet, aufgelockert und stehen in vermehrter Absonderung. Auch die Thränendrüse secernirt stärker, daher das Auge, oft auch die Nase an der leidenden Seite sehr feucht sind. Das Auge, der ganze Kopf sind erdwärts gerichtet.

Dabei wenig Schlaf und grofse Schläfrigkeit, der Puls beschleunigt, klein, weich, unbeständig; die Haut unthätig oder in erschlaffender Thätigkeit, geringe Efslust, schlechte Verdauung, Störung in allen Secretionen. Alles was das Wirkungsvermögen erhebt, schafft augenblicklich Erleichterung, so z. B. schon der Genufs der Speisen, mehr noch erhebende Gemüthsbewegungen; was hingegen nur die Sensationsperceptibilität steigert, wie z. B. niederbeugende Gemüthsvorgänge, vermehrt die krankhafte Lichtempfindung. Uebrigens schweben solche Kranke in ihrem Gemüthe gewöhnlich zwischen kecker Hoffnung und zaghafter Verzweiflung und werden bald zu diesem, bald zu jenem Extrem getrieben. Kälte thut ihnen wohler als Wärme, so auch ist ihnen trübes Wetter zusagender als heiteres.

Auch dieses zweite Stadium hat eine völlig unbestimmte Dauer. Immer aber währt es länger als das erste, und so kann es, unter vielfachen Abstuffungen und einem häufigen Schwanken zwischen Schlimmer- und Besserwerden, Wochen, Monate, ja wohl auch Jahre einnehmen.

§. 140.

Immer mehr erlischt die Sehkraft des Menschen; nun unterscheidet er in der Regel keinen Gegenstand mehr, sondern es scheinen ihm nur in einer mehr oder minder hellen Wolke begrenztere Dinge zu schweben; zwischendurch jedoch siehet er in manchem Augenblicke einiges deutlich, was in ihm die Hoffnung zur Genesung erregt, die aber bald wiederum zerfliefst, so wie die deutlichen Lichtblicke verschwinden. Sehr charakteristisch in diesem Stadium ist der äufsere Anblick des Kranken und die Weise seiner Gebehrdung. Selten hält er den Kopf still, sondern meistens bewegt er ihn von einer Seite zur andern, oder er streckt ihn gesenkt vorwärts; oft nimmt er auch die Hände zu Hülfe, mit welchen er Bewegungen, wie zum tastenden Suchen macht. Dabei siehet er denn sehr gepeinigt aus, denn was er sucht, findet er nicht. Die feurigen Erscheinungen vor dem Auge werden jetzt stärker und quälender, oft glaubt der Mensch in der tiefsten Nacht Sonne, Mond und Sterne in einem hellen Glanze zu sehen; er weifs nicht, wie ihm damit geschiehet, denn dafs diese Erscheinungen nur Geburten der Krankheit sind, erkennt er. Die Pupille bleibt meistens enge, doch erweitert sie sich nun zuweilen mehr als im zweiten Stadium. Die Photophobie ist nun auch geringer. Eben so sind auch die Absonderungen der meibomischen Drüsen und der Thränendrüse minder bedeutend. Die Haut aber wird immer welker und ist meist mit einem klebrigen, unangenehm duftenden Schweifs bedeckt; die Efslust wird immer geringer, die Verdauung schlechter; Neigung zum Durchfall. Der Puls ist sehr beschleunigt, weich und winzig. Die Gemüthsstimmung ist sehr gedrückt, der Wunsch und die Hoffnung zur Genesung stehen im umgekehrten Verhältniſs, denn diese sinkt in dem Grade als jener steigt.

Die Dauer auch dieses dritten Stadiums ist unbestimmt, immer aber ist es kürzer als das zweite. Wo der Krankheitsprozeſs einmal eine solche Höhe gewonnen hat, als er am Ende des zweiten Stadiums wirklich erreicht hat, da kann, wo er nicht reconstruirt wird, seine Vollendung nicht sehr hinausgeschoben seyn. Doch Wochen, ja Monate können noch bis zum Einbruch des vierten Stadiums vorgehen. Der Grund für die Langsamkeit des Verlaufs aller Stadien dieses Krankheitsprozesses, so wie auch für die zeitliche Relation der einzelnen zu einander, wird nur aus dem Wesen des Krankheitsprozesses selbst eingesehen werden können.

§. 141.

Nichts Gegenständliches wird mehr gesehen; alles ist in grauen Nebel aufgelöst. Ja, der Kranke weiſs selbst nicht mehr, ob er Tag und Nacht unterscheiden könne, denn Lichtvisionen, wiewohl viel seltener als früher, hat er auch in der tiefsten Nacht und bei geschlossenem Auge, und dann sogar mehr. Uebrigens aber verschwinden nun immer mehr und mehr alle andern Beschwerden des Auges, seine Absonderungen werden normaler, seine Spannung stärker; das Licht hat keinen so schmerzlichen Einfluſs mehr darauf, die Pupille bekommt daher auch ihre frühere Weite und Beweglichkeit wieder. Auch das übrige Befinden des Kranken wird besser und selbst sein Gemüth wieder freier. Wiewohl er in keinem Zweifel über die wahre Lage seiner Krankheit ist, so fühlt er sie nicht mehr als solche —: sie selbst ist ihm gestorben.

Dieses Stadium hat die kürzeste Dauer unter allen, und mit seiner Vollendung beginnt die Amaurose.

§. 142.

Wo dieser Krankheitsprozefs einmal Wurzel gefafst hat, wird die Genesung immer nur sehr langsam, ihr Beginn nur der gespanntesten Beobachtung und auch dieser zunächst nur daran bemerklich seyn, dafs die Zeichen der fortschreitenden Krankheit ausbleiben. Wo die Krankheit nicht gleich im ersten Stadium, im Keim erdrückt worden, das zweite also, auf die geschilderte Weise (§. 139.) eingeschritten ist und die Genesung von diesem Punkte aus bewirkt wird, da treten folgende Erscheinungen ein. Der Schmerz im Auge mindert sich, die Empfindlichkeit gegen den Lichteinflufs wird geringer, die Gegenstände werden zwar nicht völlig deutlich gesehen, doch aber nicht mehr gröfser, noch auch in Nebel gehüllt. Der Lichtglanz vor den Augen, so wie die höher gesteigerte Farbenperception verlieren sich; etwa vorhanden gewesene Diplopie, Cherupsie oder Metamorphopsie verschwinden ganz. Der Kranke kann mit günstigem Erfolg einige Anstrengung zum deutlichern Sehen machen. Gegen die Nacht, in einem gehörig verdunkelten Zimmer, an trüben Tagen siehet er fast ganz gut. Funken, Blitze, Flammen fah ren ihm nur *selten*, und dann auch nur als Folgen augenblicklich ungünstiger Einflüsse aus dem Auge. Die Pupille erweitert sich mäſsig. Oft röthen sich nun die Häute des Auges und die Ränder der Augenlieder stärker. Der Puls wird kräftiger, voller, gleichmäſsiger; das Gemüth erwacht zu kräftiger Hoffnung. Die Eſslust, die Verdauung, die Ab- und Aussonderungen bessern sich. Kurz, die ganze Krankheit reconstruirt sich unzweideutig, wiewohl langsam und oft auch mit Unterbrechungen, in allen ihren Erscheinungen.

Wesen dieses Krankheitsprozesses.

§. 143.

Daſs der oben (§§. 138 — 142.) beschriebene Krankheitsprozeſs im Allgemeinen derjenige sey, welchen man gewöhnlich mit dem Namen Amblyopie und Amaurose bezeichnet, kann niemanden entgehen, und ist auch uns nicht entgangen. Keinen dieser Namen aber konnten wir, trotz unserer Abneigung gegen Aenderungen in einer bestehenden Terminologie beibehalten. Denn Amblyopie ist durchaus unbezeichnend für das zu Bezeichnende, und Amaurose für den in Rede stehenden Krankheitsprozeſs sogar ein verwirrender Namen, da, wie bereits (§ 141.) bemerkt worden ist, Amaurose da b e g i n n t, wo die sensible Entzündung des Sehorgans ihren Decurs völlig geendet hat.

Wie sehr übrigens die sensible Entzündung des Sehorgans und Amaurose, dem Wesensbegriffe nach, auseinanderfallen, muſs hier gleich, um allem Miſs verständnisse vorzubeugen, deutlich gemacht werden. Jene ist, wie im Folgenden erwiesen werden wird, eine reine Entzündung; als solche also eine Krankheit durch gradweise Abweichung des Lebensactes (§. 26.); Amaurose hingegen ist eine reine Nervenkrankheit, d. i. eine in Abweichung des Lebensactes der Art nach ihren Grund habende Krankheit, wie dies schon daraus hervorgehet, dafs die Amaurose die physische Existenz des Auges gar nicht, sondern nur seine Bedeutung als Sehorgan angehet, und zwar diese seine Bedeutung nicht etwa im Grade abändert, sondern sie völlig aufhebt. Das amaurotische Auge ist, es ist aber nicht mehr Auge. Es ist demnach wohl gewifs, dafs weder Amblyopie, noch auch Amaurose wesentlich verstanden werden können, wenn ihre Betrachtung nicht wesentlich getrennt wird.

§. 144.

Wir erkennen das Wesen der eigentlichen Krankheit des geschilderten Krankheitsprozesses als Entzündung der Nervengebilde des Auges, in sofern es Sehorgan ist. Dies anzunehmen, nöthiget uns die Betrachtung der angegebenen Erscheinungen, wenn wir sie in ihrer innern Bedeutung auffassen. Zunächst aber mufs auf die unverkennbare Analogie dieser Entzündung mit der Encephalitis aufmerksam gemacht werden. Was sie von einander unterscheidet, ist lediglich die Verschiedenheit der Organe und die verschiedene Stellung dieser zum ganzen Organismus. Wir halten dies für wichtig und erklären uns deshalb darüber deutlicher. Die

Encephalitis, als Krankheit des Gehirns, muſs die Bedingungen für den ganzen mit ihr zusammenhängenden Krankheitsprozeſs vom Gehirn hernehmen. Das Gehirn aber, das Bedeutendste im ganzen Organismus, trägt zwar in sich den Grund für alle weitere Individualisirung, ist selbst aber am wenigsten individualisirt. Dies spricht schon seine organische Structur aus, in welcher, verhältniſsmäſsig, nur geringe Spuren eines streng und scharf Gebildeten (= Beschränkung = Form) gefunden werden. Wie aus der Urfluth steigen hier, aus dem begeisteten Chaos, die einzelnen Geschöpfe hervor. Das Schaffende aber kann nicht selber erscheinen als Erschaffenes. Tritt nun Krankheit im Gehirne selbst auf, so muſs nothwendig sogleich Verwirrung durch alle aus ihm entspringende Bildungen greifen, und, ordnet sich nicht bald die Grundkraft selbst, so sinkt alles schnell in unaufhaltsame Zerstörung. So bei der Encephalitis.

Anders freilich muſs es einhergehen in einem streng individualisirten Gebilde. Hier kann der krankhafte Vorgang gewissermaſsen gesperrt, gewiſs scharf individualisirt werden. Das individualisirteste Gebilde ist aber offenbar das Auge. Seine Vorgänge auch sind alle höchst bestimmt bezeichnete, alle seine Erscheinungen scharf begrenzte und seine Function eben das Begrenzen selbst. Das Auge, als Sehorgan, ist der lebendige Raum. — Hier begegnen wir auch dem Grunde, warum Krankheiten in hochgebildeten, d. i. in streng individualisirten Organen so sehr langwierig seyn können. Denn auch der Kampf in ihnen muſs höchst individualisirt seyn; alles

les mufs in ihnen einzeln und bis aufs letzte durchgekämpft werden. Der Freund und der Feind des Lebens stehen hier mit gedrängter Kraft einander gegenüber, überall gibt es feste Punkte, und nur schrittweise kann nachgegeben werden *) — so vorzüglich bei der sensiblen Entzündung des Sehorgans (§. 140.).

Und dies ist der Gesichtspunkt, aus welchem die Verwandtschaft des hier in Betrachtung kommenden Krankheitsprozesses mit der Encephalitis, trotz der grofsen Abweichung im Verlaufe, erkannt werden kann.

Der feste Punkt aber, von welchem unsere nächste Betrachtung ausgehen mufs, ist: dafs die verhandelnden Glieder dieses Krankheitsprozesses der nervus opticus und die Retina von der einen, und die arteria ophthalmica, oder noch bestimmter: die arteria centralis und choroidea von der andern Seite sind.

§. 145.

Die wenigen, aber sehr bedeutsamen Zeichen des ersten Stadiums (§. 138.) verkündigen deutlich die

---

*) Umgekehrt können auch in sehr untergeordneten Gebilden krankhafte Prozesse nur sehr langsam von statten gehen, weil sie zum energischen Kampfe weder dem Liebhaber noch dem Verderber des Lebens wichtig oder geschickt genug sind; alles also gehet in ihnen nur schleichend und kaum bemerkbar vor.

Die zuletzt berührten Punkte durften hier, trotz ihrer durchgreifenden Wichtigkeit, nur leise und mit bildlichem Ausdrucke berührt werden. In der Theorie der Krankheit aber finden sie den Ort zu vollständiger und begriffsmäfsiger Auseinandersetzung.

Entwickelung einer sensiblen Entzündung, wie wir deren Charakter oben (§§. 89. 90.) näher angegeben haben. Die Oxyopie, als erstes Zeichen, spricht die sehr hoch gestiegene Sensationsperceptibilität aus; das bald darauf folgende gestörte Sehvermögen, durch zu starke Lichtempfindung, ist ein gewisser Beleg für das entstandene Miſsverhältniſs zwischen den beiden Grundthätigkeiten, indem das beschränkende, Form und Gestalt gebende Wirkungsvermögen die voreilende Sensationsperceptibilität nicht mehr erreichen, sie also auch nicht mehr gesetzmäſsig beschränken kann. In dem Grade aber als die Beschränkung aufhört, in demselben Grade muſs auch das Sehen weichen, denn Sehen ist ja nur räumliche Beschränkung, d. i. Gestaltung des Lichts. Der Schmerz im Auge, die Photophobie und der durch sie entstehende vermehrte Thränenfluſs bezeugen denselben wesentlichen Zustand.

Es wäre nun wohl überflüssig die Aehnlichkeit des ersten Stadiums der sensiblen Entzündung des Sehorgans mit dem der Encephalitis (§. 94. 100.) zu erörtern, da sie, mutandis mutatis, sich von selbst ergibt.

§. 146.

Das zweite Stadium (§. 139.) zeigt uns das volle Bild der sensiblen Entzündung des Sehorgans. Alle Erscheinungen in diesem Stadium sind Ausdrücke der erhöheten, vorschlagenden sensiblen Thätigkeit im Auge. Dies jedoch nicht so, daſs die Irritabilität etwa absolut herabgestimmt erschiene, vielmehr sehen wir auch diese, wie es der allgemeine Entzündungscharakter erfordert, in angestrengter, aber nur relativ zu geringer Thätigkeit, wodurch es ihr denn auch immer mehr unmöglich wird, die immer excentrischer werdende sensible Thätigkeit zu binden und zu beschränken. So werden die Farben nun immer höher gesehen, weil Dunkel eine Mischung von Licht und Finsternifs ist, in welcher die letztere überwiegt, da aber die sensible Thätigkeit, die organische Repräsentation der Lichtthätigkeit, hier vorschlagend ist, so tritt diese auch in der Farbenperception um so höher hervor, je weniger ihr von der Irritabilität, der Repräsentation der Finsternifs im Organismus, gleichmäfsig entgegengewirkt wird. — Die regenbogenfarbige Einfassung, welche jetzt an hellen Gegenständen gesehen wird, ist dieselbe, die Erklärung nur noch näher bringende Erscheinung, denn der Regenbogen selber ist ja nur die Folge einer schwachen Beschränkung des anstrahlenden Lichts (durch eine schwache Wolke). Deshalb siehet auch ein übrigens gesundes, aber durch Gemüthsbewegung augenblicklich reizbarer gemachtes, thränendes Auge einen prismatischen Rand an den Gegenständen. Die Diplopie und Metamorphopsie beweisen, dafs das objectiv Wahrmachende, Bestimmende und Beschränkende überflügelt werde von einer subjectiv wahren, aber ungebundenen Perception. Der helle Nebel, in welchen nun dem Kranken alle Gegenstände gehüllt zu seyn scheinen, ist dieselbe, nur progressiv vorgeschrittene Erscheinung, denn er ist nichts anderes, als das ungestaltete, verflossene Licht selbst. Dafs alle Anstrengung des Kranken deutlicher zu sehen nicht nur vergeblich ist, sondern ihm auch verderblich werden muſs, ist ganz nothwendig, weil die Anstrengung selbst, indem sie das hier ohnehin schon zu sehr gesteigerte Perceptionsvermögen erhöhet, das zurückbleibende Wirkungsvermögen hingegen noch mehr zurückdrängt, dem Uebel also in die Hände-arbeitet. Die Photopsie hat hier vorzüglich darin ihren Grund, daſs das einfallende Licht nicht gebunden, von einem wirklichen Sehen also nicht absorbirt wird; es kehrt deshalb zurück, woher es gekommen ist, weil es nicht aufgenommen, zum rechten Zwecke nicht gebraucht werden kann. Man könnte die Photopsie nicht unschicklich ein Lichtprofluvium nennen. Daſs sie übrigens am Morgen stärker ist und der Kranke überhaupt dann am wenigsten sehen kann, ist dadurch völlig erklärt, daſs am Morgen überhaupt die Sensibilität vorherrscht, weshalb denn auch alle rein sensiblen Krankheiten des Morgens einen Zuwachs erleiden. Daher auch, und weil gegen die Nacht die Irritabilität wirksamer ist, siehet der Kranke gegen die Nacht etwas besser, denn die Nacht ist das Beschränkende, ja die Schranke selbst. Dies auch ist der Grund, warum alle rein irritablen Krankheiten gegen die Nacht exacerbiren müssen *).

*) Ueber diese Aeusserungen, welche keiner Theorie zu Liebe ergrübelt, sondern aus der Beobachtung ins Verständniſs gezogen worden sind, mögen sich doch die Praktiker ja nicht wundern; wollten sie doch lieber ihre aufmerksame Beobachtung auf das Gegebene redlich richten, dann würde ihnen gewiſs die Wahrheit, wenigstens in ihren Erscheinungen, entgegentreten.

§. 147.

Haben wir nun durch die auf ihre Bedeutung hin analysirte Reihe von Erscheinungen (§. 146.) bei der sensiblen Entzündung des Sehorgans von der vorschlagenden, überwältigenden, einseitigen sensiblen Thätigkeit in dieser Krankheit uns überzeugt, so dürfen wir nur auf eine zweite, gleichzeitig dabei statt findende Reihe unser forschendes Auge richten, um deutlich zu erkennen, dafs in diesem Stadium das Mifsverhältnifs durchaus nur ein relatives sey, dafs nemlich die Irritabilität und, durch beide Grundsysteme, auch die Vegetation, nicht nur nicht absolute in verminderter, sondern alle, dem Entzündungscharakter gemäfs, in vermehrter, nur der extravagirenden Sensibilität nicht hinreichend entsprechender Thätigkeit im Auge begriffen seyen. Die Iris, das irritabelste Gebilde des Auges (man könnte sie die Lunge des Sehorgans nennen) erscheint in grofser — nur zu gereizter Thätigkeit; die Conjunctiva ist aufgetrieben und geröthet, sogar erzeugen sich zuweilen auf ihr Wucherungen einer abnorm erhöheten Vegetation (Phlyctänen); die Muskeln des Auges, so wie die Augenlieder sind in vermehrter — nur beschleunigter und deshalb geringere Energie zeigender Thätigkeit, daher die unstete Bewegung des Auges und das Blinzeln. Die meibomischen Drüsen, so wie die Thränendrüse stehen in vermehrter Secretion, zum Beweise, dafs auch in ihnen das Leben aufgeregter und beschleunigt ist.

§. 148.

Die allgemeinern Zeichen bedürfen keiner besondern Erklärung, denn theils sind sie dieselben, welche auch das zweite Stadium, oder die völlig ausgebildete Encephalitis bezeichnen (§. 95.), und von diesen ist schon oben (§§. 101. 102.) erklärend gesprochen worden; theils auch entsprechen sie ganz dem örtlichen Zustande des Sehorgans und erhalten also durch dessen gegebene Erklärung (§§. 146. 147.) ihre wahre Bedeutung. Als völlig charakteristisch müssen wir hier nur die Macht der Gemüthseinflüsse, so wie den ganzen Gemüthszustand selbst hervorheben. Denn die Wirkungsweise der Gemüthseinflüsse läſst hier keinen Zweifel über das wahre Wesen der Krankheit, indem alle die Energie des Wirkungsvermögens erhebenden den Zustand augenblicklich verbessern, so wie umgekehrt alle diejenigen, welche nur die Sensationsperceptibilität steigern, sofort eine nachtheilige Wirkung herbeiführen. Aber auch das Schwanken im ganzen Gemüthszustande zwischen keckem Hoffen und zaghaftem Verzweifeln, die Leichtigkeit, mit welcher der Mensch hier zu diesen unweisen Endpunkt hingetrieben wird, ist für eine tiefer eingehende Beurtheilung höchst bedeutsam, indem die Erklärung dieses Zustandes nur durch eine deutliche Einsicht in das Wechselverhältniſs zwischen Leiblichem und Geistigem gefunden werden kann. Wir dürfen es nun freilich nicht unternehmen, diese Untersuchung hier zu führen, andeutend aber müssen wir folgendes wenigstens bemerken. Wir sehen hier das individualisirteste Organ, und dasjenige zwar, welches im Leiblichen das Geistige sichtlich repräsentirt, in einem Krankheitsprozesse begriffen. Und dieser Krankheitsprozeſs bestehet wesentlich eben in einem Vorschlagen der Sensationsperceptibilität über das Wirkungsvermögen —: was also ist, unter diesen Verhältnissen natürlicher, als daſs auch die geistigen Sensationen (deren Summe doch eben den Gemüthszustand ausmacht), des sie stützenden Wirkungsvermögens beraubt, in Schwankung gerathen und, haltungslos, bald zu diesem, bald zu jenem Ende hingetrieben werden? Hiemit soll aber der sittlichen Freiheit keinesweges ihr Einfluſs auch auf den kranken Leib abgesprochen oder geschmälert werden, vielmehr ist dieser ja unmittelbar dadurch bewiesen, da er doch gewiſs zu den befestigenden und das Wirkungsvermögen erhebenden gehört. Freilich aber kann auch die sittliche Freiheit nicht wirken, wenn sie das Object, auf das ihre Wirksamkeit gerichtet seyn soll, nicht kennt. Ueberall aber ist kein Object zu erkennen, wenn man, um der mühsamen realen Erklärung auszuweichen, einem hohlen Spiritualismus fröhnt, dem das Körperliche anekelt, das Geistige zu strenge und nur der Nebel heimlich ist.

§. 149.

Wie nun dieses Stadium — die eigentliche Entzündung des Sehorgans — sehr lange währen könne, läſst sich sehr wohl schon aus dem einsehen, was oben (§. 144.) als Grund der Langwierigkeit der Krankheitsprozesse in hochgebildeten Organen entwickelt worden ist. Ganz vorzüglich aber muſs dieses Stadium dieses Krankheitsprozesses sehr langwierig seyn können, denn dieser ist zunächst als der individualisirteste in der ganzen Klasse zu betrachten, indem er nicht nur im individualisirtesten Organe statt findet, sondern in diesem auch vom individuellsten organischen Systeme, vom sensiblen, seine Bedeutung hernimmt. Deshalb muſs auch der ganze Krankheitsprozeſs aufs besonderste sich ausbilden. Alle höhere Bildung ist nur möglich durch eine fortgeschrittene Folge unterer, also auch nur innerhalb einer gröſsern Zeiterfüllung. Und eben hiedurch ists begreiflich, wie dieses Stadium, die rein und völlig sich ausbildende sensible Entzündung des Sehorgans, nicht nur lange, sondern unter allen Stadien, auch desselben Krankheitsprozesses, am längsten währen müsse; denn im ersten ist der Kampf noch nicht individuell, im dritten und vierten ist ers nicht mehr, weil die Individualität selbst dann schon erlischt; nur also im zweiten ist ers recht.

Dies eben Gesagte im Widerspruch mit dem §. 92. Vorgetragenen zu finden, wäre nur durch ein völliges Miſsverstehen beider Paragraphen möglich, indem, verstanden, sie sich gegenseitig ergänzen und erklären. Aber auch der scheinbare Widerspruch ist durch §. 144. gelöst.

§. 150.

Das dritte Stadium (§. 140.) kann nicht kürzer und vollständiger seiner wesentlichen Bedeutung nach erklärt werden, als indem es das Nervenfieber des Sehorgans genannt wird. Wir dürfen uns hier in der Erklärung des Wesens des Nervenfiebers nicht vorgreifen, aber schon die allgemeine genetische Charakteristik desselben, wie wir sie in den Grundzügen gegeben haben (§. 38.), ist hinreichend, um alle die das dritte Stadium dieses Krankheitsprozesses ausmachenden Erscheinungen ein Bild des Nervenfiebers constituirend zu finden. Sie alle nemlich drücken offenbar einen Zustand des Sehorgans aus, in welchem das richtige Verhältniſs der Thätigkeiten in den Grundsystemen nicht nur aufgehoben, sondern auch in dem Grade zerrüttet ist, daſs, innerhalb dieses Zustandes, keine bestimmte Richtung in der Reaction mehr möglich werden kann, indem eben die sensible Thätigkeit in ihren beiden Richtungen gesunken, weder also durch Gefäſsincitation, noch auch durch sensible Wirkung überhaupt irgend eine energische Gegenwehr mehr möglich werden kann. Verhältniſsmäſsig bleibt aber auch jetzt noch die Sensationsperceptibilität gegen die Gefäſsincitation vorschlagend, aber nur um desto mehr ist dadurch jede heilsame Reaction, die auf Annäherung zum Einklang in den Thätigkeiten beruhet, gelähmt.

Wie es nun augenfällig ist, daſs die (§. 140.) angegebenen Erscheinungen diesen Zustand bezeichnen, so auch ists völlig gewiſs, daſs dieser wesentlich die Natur des Nervenfiebers, und zwar, wie bei der Lehre von den Fiebern näher erwiesen werden wird, die der nervosa stupida ausmache. Aber eben weil die Erscheinungen in diesem Stadium so sprechend sind, dürfen wir uns hier sie ausführlich zu erklären wohl enthalten. — Von einem eigentlichen Sehen ist nun gar nicht mehr die Rede, nur die Möglichkeit dazu scheint noch zurückzubleiben, indem dem Kranken in einer lichten Wolke begrenztere Dinge, wiewohl auf sehr unbestimmte Weise, zu schweben scheinen; d. h. es zeigt sich wohl die Möglichkeit des Sehens, aber weil es eben daran fehlt, was diese Möglichkeit zur Wirklichkeit erheben könnte, an beschränkendem, objectivirendem Wirkungsvermögen, so kommt es auch zu keinem bestimmten Ersehen. Geschiehet es aber, dafs in irgend einem Momente, wodurch es auch sey, eine etwas kräftigere Gefäfsincitation bewirkt wird, so siehet auch der Kranke sofort. Diese vorübergehenden Gefäfsincitationen aber gehören zum Wesen des Nervenfiebers (§. 38.), daher sie denn auch in diesem Stadium statt finden, und daher auch siehet in diesem Stadium der Kranke in sehr abgerissenen Augenblicken wirklich. Von diesen intervallis lucidis wird später, bei der Behandlung, noch einmal geredet werden müssen. Eine völlig andere Bedeutung haben die andern, diesem Stadium im stärksten Grade eigenthümlichen Lichterscheinungen. Schon Kieser hat sie geistreich die Delirien des Auges genannt. Und dieser Ausdruck bezeichnet das angegebene Phänomen um so adäquirender, wenn man ihn nicht bildlich verstehet. Recht eigentliche Delirien des Sehorgans sind jene Lichtvisionen, nemlich: Aeufserungen der Ungebundenheit aus subjectiven Gründen.

Nothwendig treten in diesem Stadium alle auf Entzündung, d. i. auf allgemein erhöhete organische Thätigkeit deutenden Erscheinungen zurück, daher die Photophobie, die Absonderungen der meibomischen Drüsen und der Thränenwerkzeuge geringer werden. Immer mehr dagegen treten die Phänomene, der einseitigen, deteriorirten Thätigkeit des Sehorgans, und oft auch der ganzen Constitution hervor. Der ganze Habitus des Kranken, so wie die Gemüthsstimmung sind auch in diesem Stadium charakteristisch. Ihre Erklärung finden sie in dem oben (§. 148.) Bemerkten.

§. 151.

Das vierte Stadium (§. 141.), wiewohl an Dauer das kürzeste, und grofser, in die sinnliche Beobachtung fallender Erscheinungen ganz ermangelnd, bietet dennoch der Betrachtung reichen Stoff dar. —

Ungern zögen wir uns den Verdacht der Paradoxie zu, und dennoch können wir ihm kaum entgehen, wenn wir nun, um dieses vierte Stadium zu erklären, es das Faulfieber des Sehorgans nennen. Uns scheint dies die schicklichste, das innere Wesen der Sache umfassende Bezeichnung zu seyn, wir müssen ihr also Schutz bei Gründen suchen. Faulfieber, nach unserm Begriffe, ist nichts anderes, als der Uebergang des durch graduelle Abweichung des Lebensactes entstandenen Krankheitsprozesses in den Tod; oder derjenige Zustand, in welchem der Lebensact sich nicht als solchen behaupten kann, weil ihm eben dem Grade nach die vis agendi gebricht. Wo nun ein solcher Zustand allgemein waltet, da können die Erscheinungen von allgemeiner Nervenlähmung, Säfteauflösung u. s. w. nicht ausbleiben. Aber nicht diese Erscheinungen constituiren das Faulfieber wesentlich, sie sind nicht Erscheinungen des Prozesses selbst, also auch keine

Wesensmerkmale; sondern sie sind Residua nur des Prozesses, wiewohl, unter dem genannten Umstande, nothwendiger. Deshalb auch können sie, da der bedingende Umstand kein nothwendiger ist, fehlen, ohne daſs der das Faulfieber wesentlich ausmachende Proceſs darum selbst fehlen müſste. Und so gerade ists hier im vierten Stadium des fraglichen Krankheitsprozesses der Fall. — Die Sache scheint uns gedacht werden zu müssen so: der hier in Rede stehende Krankheitsprozeſs betrifft das Auge als Sehorgan; dieser ist im vierten Stadium bis zu dem Punkte herabgesunken, daſs fortan der Lebensact sich in dem betroffenen Organe nicht mehr behaupten kann; es gehet also die Krankheit über in Tod, und zwar durch gradweis sinkende, individuelle Kraft. Dies aber ist eben nichts anderes, als der Proceſs im Faulfieber. Und so stirbt denn das Auge — aber nur als Sehorgan, wie auch die eigentliche Krankheit nur auf dieses gerichtet war. Was das Auge noch auſser Sehorgan ist, das wird von diesem Tod nicht erreicht. Ja, in dem Grade, in welchem das Sehorgan stirbt, erhebt sich das Auge wieder, indem alle Theilnahme, die das Auge für das Sehorgan hatte, nun aufhören muſs. Daher kehrt, jemehr das vierte Stadium vorrückt, auch immer mehr die normale Vegetation des Auges wieder, es wird wiederum gehörig gespannt, das Licht verliert seinen schmerzhaften Einfluſs, die Pupille erhält wieder die Weite und die Beweglichkeit, die sie vor der Krankheit hatte. Mehr noch! in dem Maaſse als die Krankheit des Sehorgans durch sein Sterben ausscheidet, in demselben Maaſse verschwinden auch viele krankhafte Erscheinungen aus dem ganzen Organismus, insofern diese nemlich die Reflexe nur jenes Krankheitsprozesses waren *). Und dasselbe finden wir auch im Gemüthszustande beurkundet. Gewisser als jemals weiſs es nun der Kranke, daſs sein Sehorgan erstirbt —: und nun eben wird er ruhig! Man sagt: Ergebung in das Schicksal sey es, die diese Ruhe jetzt erzeugt —, aber warum ist denn diese Ergebung Jahre lang ausgeblieben? Die endliche Gewiſsheit selbst, sagt man auch, sey es, welche nun beruhiget. Warum aber wollen denn so wenige Menschen sterben, da es ihnen doch so gewiſs ist? warum ringen sie noch sterbend mit dem Tode, von welchem sie fühlen, daſs sie sich ihm nicht ent-

*) Den Praktikern begegnet hier zuweilen Wunderliches. Wenn sie ihr Heilverfahren recht tief begründet zu haben glauben, wenn sie die Krankheit des Sehorgans von sordibus primarum viarum, oder von festsitzenden, schadhaften Reizen im Unterleibe u. s. w. träumend abgeleitet und aus dieser Ansicht heraus die Behandlung bestimmt haben, die Krankheit aber davon unberührt bleibt, der Krankheitsprozeſs unaufgehalten (wahrscheinlich sogar beschleunigt) bis zum Tode des Sehorgans fortschreitet — und nun eben die allgemeinen Beschwerden schwinden, so überlassen sie sich der selbstgefälligen Freude, daſs sie die Constitution verbessert, das Grundübel gehoben hätten, und segnen ihre Wirksamkeit, bei welcher der Kranke doch nur — blind geworden ist. Solchen Täuschungen könnte man nicht anheimfallen, wenn man dem allgemeinen Satze: sublata causa tollitur effectus, auch in der Praxis die Ehre der Wahrheit einräumen wollte. Aber die Widersetzlichkeit gegen ihn hat schon tausendfach in der praktischen Medicin sonst unabweisbare Untersuchungen glücklich erstickt.

winden können, daſs er sie sicher gefaſst hat? — Aber wahrlich! das Leben ist nie so thöricht, als es mancher todte Verstand ist; niemals söhnt sich das Leben mit dem Tode aus, und ruhig sterben kann nur, wem sterbend nur der Tod selbst als ein Opfer für das unverwelkliche Leben fällt, oder wem vor dem äuſsern Tode schon das innere Leben gestorben ist. In dem vorliegenden Falle ist die eintretende Gemüthsruhe eben durch das Absterben des Sehorgans völlig einsichtlich und nothwendig: es löst sich das Band zwischen dem Leben des Organismus und seinem Sehorgan, in demselben Maaſse muſs auch nothwendig die Lebenssorge schwinden; es hört ja dieses Organ auf Theilnehmer dieses Lebens zu seyn, wie könnte es denn nun Theilnehmer seiner innern Bewegungen seyn? Mit einem Worte: es stirbt ja das Sehorgan nur dadurch, daſs auch seine Krankheit stirbt, und so ist auch alle Lebensbeziehung aufgehoben. Das Auge als Sehorgan scheidet aus dem Leben, und so hat auch das Leben keinen Theil mehr an ihm. Und hiemit beginnt eben die Amaurose, denn da doch das Auge noch da ist, auch noch lebt, aber nicht das Leben eines Sehorgans, so ist in demselben offenbar ein der Art nach abgeändertes Leben, welches eben das Charakteristische der Nervenkrankheiten ist, wozu auch also die Amaurose als eine der wichtigsten Species gehört.

§. 152.

Mit völliger Evidenz scheint uns nun die wesentliche Differenz zwischen sensibler Entzündung des Sehorgans und Amaurose dargethan zu seyn. Und ist dies eingesehen, so muſs auch zugegeben werden, daſs Amblyopie keine Krankheitsspecies bilden könne, indem sie nur ein Symptom, und überdies noch ein bloſs subjectives bezeichnet.

§. 153.

Daſs das Stadium der **Genesung in der Krankheit** (§. 142.) hier sehr langsam werde verlaufen müssen, ist schon deshalb gewiſs, weil alle Reconstruction langsamer und mühsamer ist als die Construction; da nun hier die Bildung des Krankheitsprozesses selbst schon sehr langwierig ist, wie viel mehr wird es nicht die Genesung seyn müssen. Klar aber ists, wo aus dem zweiten Stadium, der eigentlichen sensiblen Entzündung des Sehorgans, die Genesung bewirkt werden soll, dies nur möglich seyn werde durch die Bildung eines der **Synocha** ähnlichen Krankheitszustandes (§. 105.). Soll nemlich die sensible Entzündung überhaupt in ihrem Fortschritt aufgehalten werden, so kann dies nicht anders geschehen, als indem ihr ein Damm durch stärkere Gefäſsincitation entgegengesetzt wird; wo aber die Sensationsperceptibilität sehr gesteigert ist, und ihr entgegen sich eine beschränkende Gefäſsincitation erhebt, da ist, dem Wesen nach (§§. 36. 37.), Synocha gegeben. Alle angegebenen (§. 142.) Erscheinungen des Stadiums der Genesung aus der reinen sensiblen Entzündung des Sehorgans sind solche, welche die sich erhebende Energie der Irritabilität im Sehorgane bezeichnen; alle nemlich sind Zeugen, daſs die extravagirende Sensationsperceptibilität durch das Wirkungsvermögen beschränkt und in die normale Sphäre zurückgeführt wird. Und so deutlich spricht sich, wie wir glauben, dieses Verhältnifs durch jene angegebenen Zeichen aus, dafs wir aller weitern Deutung wohl überhoben sind. Ja, selbst die nahe Verwandtschaft zwischen Synocha und irritabler Entzündung bleibt hier nicht unbezeichnet, indem in diesem Stadium die Häute des Auges, so wie die Augenliedränder sich lebhaft röthen.

Veranlassende Momente.

§. 154.

Alles was die Sensationsperceptibilität des ganzen Organismus oder des Sehorgans besonders sehr erhöhen und nicht auch zugleich die Gefäfsincitation entsprechend steigern kann, wird diese Entzündung veranlassen können. Alles was bei Angabe der veranlassenden Momente der Encephalitis oben (§§. 106—110.) grundsätzlich auseinandergesetzt worden ist, gilt auch von denen der sensiblen Entzündung des Sehorgans; so wie wir denn überhaupt, um Wiederholungen zu vermeiden, in jeder Ordnung bei der ersten Hauptspecies das Allgemeine am Besondern entwickeln werden, um nachher bei allen folgenden, auch stillschweigend darauf Bezug nehmen zu können. Hier bemerken wir nur einiges, was diesen Krankheitsprozefs besonders angehet.

§. 155.

Zunächst verstehet es sich von selbst, dafs von dieser Krankheit solche Individuen besonders bedrohet sind, die in der Anlage schon ein sehr reizbares, empfindliches Auge haben. Hieher gehört vorzüglich

das

das zarte blaue, mildleuchtende Auge, das näher zu bezeichnen in seinem eigenthümlichen Ausdrucke ich nicht anders weiſs, als wenn ich es dürstend nenne. — Besondere schädliche Momente sind nun: anhaltender und starker Einfluſs eines blendenden Lichts; unmäſsige Anstrengung des Auges überhaupt bei starkem Lichte, oder bei Beschäftigungen mit glänzenden Gegenständen; Miſsbrauch scharfer Augengläser; Gebrauch hellfarbiger Schirme vor den Arbeitslampen; Gebrauch der argandischen Lampe bei der Arbeit; Häufiges Weinen aus Kummer und Betrübniſs.

§. 156.

Ferner gehören hieher als besondere Veranlassungen alle diejenigen Momente, welche die Sensibilität des ganzen Organismus einseitig dadurch erhöhen, daſs die Gefäſsincitation gebrochen wird; dahin sind vorzüglich zu zählen: unzeitige Blut- und Säfteentziehungen überhaupt, sehr starke, häufige Menstruation, heftige und häufige Blutungen überhaupt, starker und sehr anhaltender fluor albus; starke, habituelle Durchfälle, Ausschweifungen aller Art im Geschlechtlichen, besonders aber Onanie.

Vorhersage.

§. 157.

Da die Gefahr und die Bedeutung jeder Krankheit bestimmt werden zunächst durch die Stuffe, welche das ergriffene Organ seiner Ausbildung nach im Organismus erstiegen hat, da nemlich jene desto gröſser sind, als diese eine höhere ist, so ergibt sich schon hieraus die groſse Bedeutsamkeit des in Rede stehenden Krankheitsprozesses. Das Auge, das höchst ausgestattete Organ, dasjenige, in welchem das Allgemeine seinen besondersten Ausdruck gewinnt, das individualisirteste und individualisirendste, zeigt auch in allen seinen krankhaften Vorgängen die gröſste Bestimmtheit, so daſs in der Erkenntniſs der Krankheiten des Auges kaum ein anderer, als ein vollkommener Irrthum begangen werden kann. Folgt nun hieraus schon die groſse Wichtigkeit und Bedeutsamkeit aller Krankheiten des Auges auch in prognostischer Rücksicht, so ist dies hier noch um so mehr der Fall, als hier das Auge in seiner höchsten Bedeutung, nemlich als Sehorgan in Betrachtung kommt. Im Auge selbst sind aufs höchste und besonderste ausgebildet der optische Nerve und die Netzhaut von der einen und die ophthalmische Schlagader und die Aderhaut von der andern Seite. Diese sind nun die besonderen Factoren des hier betrachteten Krankheitsprozesses, was die Wichtigkeit desselben noch um vieles steigert; seine letzte und höchste Bedeutung aber ist dadurch gegeben, daſs der an sich edelste und höchste organische Factor, die Sensibilität, und in dieser wiederum der edelste Theil ihrer Thätigkeit, die Sensationsperceptibilität, der Hauptfactor der Krankheit ist.

§. 158.

Eben dieses (§. 157.) macht es aber auch klar, daſs die Gefahr hier keine für den Organismus, sondern nur für das Organ ist. Die sensible Entzündung des Sehorgans wird niemals den Menschen tödten, viel leichter kann dies durch eine Knochenentzündung, oder auch durch eine Haarentzündung geschehen. Der ganze Krankheitsprozefs kann seinen vollständigen Decurs im Auge selbst machen, er strahlt freilich nothwendig in den ganzen Organismus hinein, der Focus aber bleibt fest im Auge als Sehorgan. Alle Gefahr, und zwar die sehr grofse, bestehet hier lediglich darin, dafs das Sehorgan leicht erlöschen kann, wobei aber nicht nur das Leben des übrigen Organismus, sondern auch das des Auges, insofern es nicht Sehorgan ist, nicht gefährdet wird. Ja, wieviel Leben das Sehorgan, als solches, verzehren kann, wird deutlich daran, dafs Menschen durch den Verlust des Sehvermögens einen wahren Zuwachs am Seelenlicht erfahren *).

*) Ein höchst bedeutsamer Unterschied zeigt sich hierin zwischen dem Seh- und Gehörorgan; während durch den Verlust jenes das innere Leben oft einen höheren Schwung und, wenn man so sagen dürfte, eine gröfsere Concentricität erlangt, wird meistens durch die Taubheit dem höhern innern Leben ein Abbruch gethan. Alle gewöhnlichen Deutungen dieser durchaus bewährten Beobachtung sind aus einer kleinlichen Psychologie geschöpft und erklären auch wirklich nichts. Welches nun der eigentliche Grund dieser Verschiedenheit sey, werden wir nachzuweisen bald die schickliche Gelegenheit finden. Andeutend aber können wir hier bemerken, dafs schon jene Beobachtung uns anzunehmen nöthiget: nicht das Sehen überhaupt sey dem Leben unbedingt förderlich, es ist verführbar und verführerisch, es vergiftet oft das Leben. Das Vernehmen dagegen ist unbedingt nothwendig und das Leben erweckend. Daher auch die Taubheit das Leben verletzt. Nicht unterrichtete Taubstumme sind fast Thiere, während Blindgeborne oft eine höhere Unschuld zeigen.

§. 159.

Die besondere Prognose aus den Krankheitserscheinungen muſs sich aus einer wesentlichen Einsicht in diese ergeben. Wir haben uns bemühet, eine solche Wesensdeutung aller Erscheinungen dieses Krankheitsprozesses zu geben (§§. 145—153.) Ists uns damit gelungen, ist unsere Ueberzeugung überzeugend geworden, so ist dadurch auch den strengsten Ansprüchen an eine specielle Prognostik genügt. Denn kennen wir den Grund und den Inhalt eines Dinges, so kennen wir gewiſs auch seine Bedeutung. Uebrigens ist auch, unter den sich von selbst verstehenden Beschränkungen, vieles bei der Prognose der sensiblen Gehirnentzündung Angegebenes (§§. 111—117.) auf die sensible Entzündung des Sehorgans anzuwenden.

Behandlung.

§. 160.

Nur eine deutliche, auch das Einzelne und Besondere durchdringende Einsicht in das wahre Wesen und in die durch dasselbe bewirkte Gestaltung einer Krankheit, kann eine gute Anleitung zu einer wirklich heilsamen Behandlung derselben geben. Nach einer solchen Einsicht in den hier in Betrachtung gezogenen wichtigen Krankheitsproceſs haben wir gerungen, und die gewonnene hoffen wir schlicht und auf eine an das ruhige Verständniſs sich wendende Weise dargelegt zu haben (§§. 138—153). Und aus dieser heraus, mit dankbarer Benutzung der durch die Forschung Anderer empfangenen Belehrungen, schreiten wir nun zur Angabe der uns durch Theorie und Erfahrung gebotenen und bestätigten Behandlung.

§. 161.

Aus der Verwandtschaft schon zwischen der sensiblen Gehirnentzündung und der sensiblen Entzündung des Sehorgans läſst sichs wohl einsehen, daſs auch die Heilanzeigen in beiden Krankheitsprozessen im Allgemeinen dieselben seyn müssen Auch hier also sind folgende Indicationen aufzustellen:

I. Räume die veranlassenden Momente weg, oder mache sie unwirksam. Wo dies aber nicht geschehen kann, wenigstens nicht geschehen ist, die sensible Entzündung des Sehorgans also wirklich eingetreten ist, da ist die Aufgabe:

II. diese entstandene Krankheit zu heben. Gelingt nun aber die Lösung dieser Aufgabe nicht, so gehet die sensible Entzündung des Sehorgans in ein Nervenfieber desselben über (§. 150.). Das Heilgebot lautet nun:

III. Suche das Nervenfieber des Sehorgans zu heben und, wenn möglich, auf eine sensible Entzündung desselben zurückzuführen. Sollte dies jedoch nicht gelingen, so verhindere mindestens die Entstehung des Faulfiebers im Sehorgan. Mit andern Worten: suche die Reaction wiederum zu einer allgemeinen zu erheben, wenn auch in ihr noch die sensible Thätigkeit vorschlagen sollte, miſslingt aber dieses, so suche doch wenigstens das Erlöschen der Nerventhätigkeit in sich selbst zu verhüten, weil alsdann nothwendig Faulfieber entstehen müfste Gelänge aber auch dieses nicht, so mufs noch das letzte versucht werden, nemlich:

IV. Das Faulfieber des Sehorgans wiederum in ein Nervenfieber desselben zu verwandeln; d. h. den Lebensact wenigstens bis zu dem Grade wieder zu erheben, dafs doch irgend eine, wenn auch nur schwankende und gebrechliche Reaction möglich werde.

§. 162.

Wir haben nun die bestimmten Weisen und die Mittel zur Erfüllung dieser Aufgaben (§. 161.) in Erwägung zu ziehen. Dieselben Grundsätze, welche wir bei Angabe der Behandlung der sensiblen Gehirnentzündung ausgesprochen haben (§§. 118 — 137), leiten uns auch hier. Da überhaupt beide Krankheiten nur durch die Verschiedenheit der Organe und ihrer Stellung zum Organismus von einander verschieden sind (§. 144.), so kann dies allein auch nur die Verschiedenheit in der Behandlung bestimmen. Und dies eben ist der Gesichtspunkt, aus welchem die folgenden therapeutischen Vorschriften zu betrachten sind.

§. 163.

Was die erste Indication (§. 161. I.), die Wegräumung oder Entkräftung der veranlassenden Momente, betrifft, so ist schon aus der Angabe derselben (§§. 154 — 156.) klar, dafs uns die Lösung dieser Aufgabe selten völlig gelingen werde. Die meisten der veranlassenden Momente, der allgemeinen wie der besondern, haben ihre verderbliche Wirkung schon ausgeübt, wenn sie zur Kunde des Arztes kommen, und wo dies auch noch nicht der Fall ist, da sind sie oft nicht wegzuräumen, wenigstens nicht durch das bloſse ärztliche Gebot, welchem der Kranke, seiner Verhältnisse halber, sich nicht fügen zu können glaubt, oder wirklich sich nicht fügen kann. Schon ein flüchtiger Blick auf die angegebenen Momente wird diesen unsern Ausspruch hinreichend bestätigen. Eben so leicht fallen aber auch die Ausnahmen hievon ins Auge. Viel Gutes wird besonders durch zweckmäſsige Belehrung über den Gebrauch des Lichts, der Brillen, anderer Augengläser, der Lichtschirme, der Lampen bei Gelehrten, Künstlern und Handwerkern bewirkt werden können. Die hierüber vorhandenen populären Schriften enthalten lange noch nicht das Nothwendige, und noch weniger könnte es hier, im Vorbeigehen, angegeben werden. Von der Anwendung des Lichts werden wir später das Nöthige zu bemerken Gelegenheit finden. Was die allgemeinen krankhaften Zustände betrifft, welche wir oben (§. 156.) als veranlassende Momente zur sensiblen Entzündung des Sehorgans genannt haben, so ists für den vorschauenden Arzt genug durch die Nennung auf dieselben aufmerksam gemacht worden zu seyn. Von ihrer Behandlung kann hier die Rede nicht seyn. Eines, wovon wir häufig uns zu überzeugen traurige Veranlassung gehabt haben, müssen wir hier nur noch zur Berücksichtigung dringend empfehlen. Bei vielen jungen Leuten fanden wir Onanie als den einzigen Grund des abnehmenden Sehvermögens, und wo es uns gelungen ist, die Rückkehr von diesem schrecklichen Laster zu bewirken, da stellte sich auch das Sehvermögen in seiner völligen Energie, ohne alles weitere Hinzuthun, wieder her.

§. 164.

Von der gröfsten Wichtigkeit ist die Erfüllung der zweiten Indication (§. 161. II.) oder: die Heilung der vollständig sich entwickelnden Entzündung der Nervengebilde des Auges als Sehorgan. Denn sie ist, unter besonnener Leitung und klarer Erkenntnifs des Wesens der Krankheit, nicht nur möglich, sondern, sind nur die Gesammtverhältnisse nicht gar zu ungünstig, wahrscheinlich. Es verstehet sich aber von selbst, dafs sie nur zu bewirken sey durch eine Verfahrungsweise, welche auf absolute Verminderung der Sensationsperceptibilität und relative Erhöhung der Gefäfsincitation gerichtet ist. Wir berufen uns deshalb auf die oben in der Therapeutik der sensiblen Gehirnentzündung gegebenen, aus Theorie und Erfahrung geschöpften grundsätzlichen Auseinandersetzungen. Und zum Gelingen einer solchen Verfahrungsweise sind uns in der That die Mittel gegeben. Nirgends sehen wir überhaupt die Arzneimittel und das ganze ärztliche Verfahren so sicher und entschieden wirken, als bei Krankheiten des Auges, und unter diesen wiederum vorzüglich bei den sensiblen. Dies kann nicht durch die specifike Kraft der Mittel, sondern nur durch das höchst specifische Sein des Organs selbst erklärt werden.

§. 165.

Das erste und durchaus unerlafsliche Mittel in dieser Verfahrungsweise (§. 164.) ist die angemessene Minderung des Lichteinflusses. Beide Zwekke werden auf eine ganz entschiedene Art durch dieses Mittel erreicht, denn nicht nur wird durch dasselbe die Sensationsperceptibilität sicher herabgestimmt, sondern auch die Gefäfsincitation relativ gesteigert, indem gewifs: Dunkel und Finsternifs nicht leere Negationen sind (denn beide sind; Negationen aber, die nichts sind, können doch nicht zugleich auch seyn), sondern wahre Potenzen und solche zwar, deren Wirkung unmittelbar auf Beschränkung des Lichts virtualiter gerichtet ist, wie denn eben das Dunkel selbst ja nichts anders ist als nicht völlig verfinstertes Licht, d. i. Licht, das durch Finsternifs fast gesättigt ist. Wie mag doch wohl so etwas eine blofse Negation seyn können? Nun, in unserm Falle suchen wir eben das Licht gesetzlich zu beschränken; wir müssen also zunächst zur Verminderung des Lichteinflusses greifen, und um so mehr, als auch das Lichtbeschränkende, das Dunkel, die Finsternifs, zugleich das die Irritabilität, die Gefäfsincitation Steigernde ist (§. 146.).

§. 166.

Der rechte Grad der Lichtverminderung kann nicht verfehlt werden, wenn die Lichtempfindlichkeit des Kranken dabei zum Maafsstabe dient. In geringen Graden, im ersten Stadium, ist oft das Umhängen eines schwarzen glatten Schleiers, oder das Tragen einer grünen Brille hinreichend. Nur weise man den Kranken ja an: sich nicht zu deutlicherem Sehen durch den Schleier oder durch die Brille anzustrengen, indem diese Anstrengung, wie oben (§. 146.) erwiesen worden ist, durchaus verderblich für ihn werden müfste. In höheren Graden, im zweiten Stadium, ist diese Verminderung des Lichteinflusses nicht mehr zureichend; dann mufs sich der Kranke in einem verdunkelten Zimmer, oft sogar in einem fast ganz dunkeln aufhalten. Selbst dafür ist dann zu sorgen, dafs das Zimmer nicht hellfarbige Wände habe. Da dem Kranken nichts lästiger und zugleich auch schädlicher ist, als Wechsel der Lichttemperatur, so darf die einmal zweckmäfsig getroffene nicht abgeändert, sondern mufs sie so lange gleichmäfsig erhalten werden, bis ein anderer Stand der Lichtempfindlichkeit des Kranken einen andern Grad dieses Einflusses trägt und fordert. Am höchsten aber ist die Lichtempfindlichkeit im zweiten Stadium gestiegen, weil sich dann die Sensationsperceptibilität in der gröfsten Excentricität befindet, deshalb mufs auch in diesem Stadium der Einflufs des Lichts am stärksten, jedoch gesetzmäfsig, beschränkt werden. Immer ferner ist die Verdunklung des Zimmers, in welchem der Kranke sich aufhält, zweckmäfsiger als die blofse Beschattung des Auges. Ists möglich, so wähle man ein solches Zimmer für den Kranken, das während des ganzen Tages einen ziemlich gleichen Lichtzuflufs hat, also: ein gegen Norden gelegenes. Eine mäfsige und gleichmäfsige Lichttemperatur zu erhalten, ist so wichtig, dafs für dieselbe selbst während der Nacht zu sorgen ist.

§. 167.

Mit der Bestimmung des Lichteinflusses hängt aufs innigste zusammen die Bestimmung des Lichtgebrauchs, d. i. der Beschäftigung des Kranken mit dem Auge. Man untersage nicht sofort im ersten Stadium jeden Gebrauch des Sehorgans; ein mäfsiger ist hier völlig angemessen, damit dem Wirkungsvermögen einiger Vorschub geschehe. Nur mufs der Lichtgrad dabei genau abgepafst seyn, damit das Sehorgan weder durch ein zu starkes Licht, noch durch zu starke Anstrengung wegen zu geringen Lichtes zu sehr gereizt werde. Deshalb auch, und weil Nachmittags die Irritabilität kräftiger wird, ist auch diese Zeit zur Beschäftigung des Kranken die zweckmäfsigste. Im zweiten Stadium hingegen, wo jeder Gebrauch des Sehorgans zur Anstrengung wird, jede Anstrengung aber zur evidenten Schädlichkeit (§. 146.), da mufs freilich aufs strengste jeder Gebrauch als ein Mifsbrauch untersagt werden.

§. 168.

Im ganzen äufsern und innern Verhalten des Kranken während des ersten und zweiten Stadiums wird als unwandelbares Gesetz fürs Thun und Unterlassen das feststehen müssen: dafs die Möglichkeit der Genesung bedingt sey durch Beschränkung der Excentricität der Sensationsperceptibilität, also durch Herbeiführung concentrischer Wirkungen. Mit einem Worte: Mäfsigung (im activischen Sinne) ist hier in allen Beziehungen die Aufgabe. Zunächst also wird der Kranke sich kühl zu halten haben (§. 139.), die Diät wird nahrhaft, aber weder reizend noch erhitzend seyn dürfen; das Gemüth wird mit den edelsten Gefühlen, für die es empfänglich ist, erfüllt werden müssen, d. h. mit gehaltenen, kräftig stützenden. Deshalb täusche man doch vorzüglich solche Kranke, wenn auch in guter Absicht, nicht, denn alle solche Täuschungen rächen sich fürchterlich und unausbleiblich. Den Geist beschäftige man mit ihm zuständigen ernsten und objectiven Gegenständen. Nichts fast kann den Kranken aus dem zweiten Stadium so sicher ins Verderben stürzen als heftige Leidenschaften. Alle innigen geschlechtlichen Berührungen müssen streng verboten werden; keine Zeit kann zum Zeugungsgeschäft unangemessener seyn, als die, wo das Licht zu erlöschen drohet.

§. 169.

Sollte nicht auch hier, wie bei der Encephalitis, die Anwendung der örtlichen Blutentziehung, in der Absicht, die Irritabilität des Auges zu erhöhen, sehr heilsam seyn? Wir zweifeln hieran keineswegen, wiewohl uns die eigene Erfahrung hiebei abgehet und wir also einer dringenden Anempfehlung uns enthalten müssen. Der schicklichste Ort, um eine solche örtliche, auf die arteria ophthalmica direct Bezug habende örtliche Blutentziehung zu veranstalten, wäre wohl die Durchschneidung der arteria supraorbitalis am foramine supraorbitali. Wir wenigstens finden sowohl durch Theorie als auch durch begründete Schlüsse aus der Analogie die stärkste Aufforderung zur Anwendung dieses Mittels in dem ersten Falle dieser Krankheit, der wiederum in unsern Wirkungskreis fallen möchte, indem wir uns fest überzeugt halten, daſs dadurch die entschiedenste heilsame Wirkung herbeigeführt werden müſste *).

§. 170.

Die Wahl der anzuwendenden Arzneimittel kann hier auch nicht zweifelhaft bleiben; sie muſs nothwendig auf solche fallen, welchen die Kraft inwohnt die Gefäſsincitation kräftig zu erregen und zu erhalten. Dies sind aber offenbar die Narcotica (§. 109.). Von allen narkotischen Mitteln ist bekannt, daſs sie stark auf die Erhöhung der Irritabilität im Auge hinwirken. Daſs dieses aber für keine specifike Wirkung dieser Mittel, sondern für die specifische, d. i. für die individualisirte organische Ausbildung des Auges zeugt, ist oben (§ 164.) schon beiläufig erinnert worden. Da wir es nun hier mit dem allerspecifischsten Organe zu thun haben, so müssen wir auch zur adäquirenden Einwirkung auf dasselbe ein in seiner Art eben so ausgebildetes Mittel suchen. Unter den narkotischen ists aber gewiſs die Belladonna. —

Ueberall wo ein Mittel wirklich angezeigt ist, da bedarf es einer reichlichen Gabe desselben, wie der wahre Hunger reichliche Darreichung der Speisen zu

---

*) Mit herzlicher Freude können wir nun aus Erfahrung das Obige bestätigen, indem wir nun wirklich von diesem Mittel den erwarteten günstigen Erfolg auf eine unzweideutige Weise gesehen haben. Zwar war uns die Oeffnung der art. supraorbitalis nicht gestattet, aber die Anlegung einiger Blutigel in der Gegend des foraminis supraorbitalis beschleunigte eine vollständige Genesung aus dem zweiten Stadium dieses Krankheitsprozesses um ein Bedeutendes.

seiner Abhülfe fordert. So unmittelbar dies auch einzuleuchten scheint, so wird doch, und zwar aus vermeintlicher Weisheit, ihm oft entgegengehandelt. Die Aerzte, welche durch sehr kleine Gaben von den Arzneimitteln die methodus exspectativa zu üben gedenken, wissen nicht, wie oft sie hiedurch die methodus activa dem Verderben in die Hände geben. Unser Grundsatz über die quantitative Anwendungsweise der Arzneimittel findet an den entschiedenst wirksamen, an den s. g. heroischen eben, volle Bestätigung. Gerade diese, Belladonna, Digitalis, Opium, Quecksilber u. a. ähnliche, müssen, wo sie wirklich angezeigt sind, in voller, reichlicher Gabe dargereicht werden. Man siehet dann von ihnen keine gefürchtete Nebenwirkung, denn die Krankheit selbst verschlingt ihre ganze Wirkung. Wir verstehen aber unter einer reichlichen Gabe eine solche, welche den deutlich vorgesetzten Zweck erfüllt. Ist also die Anwendung irgend eines Mittels als heilsam erkannt, so muſs es so lange und so stark gebraucht werden, bis es die Wirkung gethan hat.

Bei der sensiblen Entzündung des Sehorgans haben wir das Extractum belladonnae zu 2—3 Granen dreimal täglich im Anfange gegeben, und sind oft bis 5—6 Granen pro dosi gestiegen, ohne davon auch nur die leiseste narkotische Wirkung, sondern nur die vorgesetzte heilsame, zu bemerken. Es verstehet sich aber auch von selbst, daſs in dem Grade, als die Genesung vorschreitet, die eingreifenden Hülfsmittel also weniger gefordert werden, in demselben Grade auch die Gaben herabgesetzt werden müssen.

§. 171.

Da diejenige Krankheit, welche wir als sensible Entzündung des Sehorgans nachgewiesen haben, in den Schriften der Aerzte bisher unter den Benennungen: Amblyopie und Amaurose abgehandelt worden ist, so sind wir auch in Kenntniſs mehrerer anderer gegen diese empfohlenen Mittel, und unter diesen vieler Narcotica, wiewohl auch die ihnen entgegengesetzt wirkenden, ohne scharfe Unterscheidung, eben so sehr angepriesen und allen insgesammt wiederum sehr gemiſstraut worden ist. Aber eben deshalb ist auch nur geringes Gewicht auf jene Empfehlungen zu setzen. Seit aber durch Himly's tiefer eingehende Forschungen der erste Schritt zur wahren Erkenntniſs dieser Krankheit gethan worden ist, seitdem er Amblyopie und Amaurose in eine irritable und sensible in allen Stücken streng und wurzelmäſsig unterschieden hat, seitdem konnten auch der Therapeutik sicherere Regulative gegeben werden. Seitdem auch ist die ganze Reihe der narkotischen Arzneimittel für die sensible Species der Amblyopie und Amaurose vindicirt worden. Auch zweifeln wir keineswegs, daſs nicht alle Narcotica eine heilsame Wirkung gegen die sensible Entzündung des Sehorgans ausüben sollten, und lassen daher die Empfehlungen des Opiums, der Digitalis, des Stramoniums, der Pulsatilla, der Krähenaugen, des Aconits, des Safrans u. a. ähnliche in ihrem Werthe stehen. Nur sind wir überzeugt, daſs die reine sensible Entzündung des Sehorgans, weil sie Krankheit ist des specifischsten, individualisirtesten Organs, auch das in seiner Art ausgebildeteste Mittel erfordere. Da dies aber die Belladonna ist, wir auch hievon, zweckmäßsig angewendet, den entsprechendsten Erfolg deutlich beobachtet haben, so müfsten wir uns wohl versündigen, wenn wir ein anderes empfehlen, oder gar selbst anwenden möchten. Wohl aber, wie sich bald wird zeigen lassen, wird die Anwendung der andern narkotischen Mittel in andern Stadien dieses Krankheitsprozesses, wo die Krankheit nicht mehr reine sensible Entzündung ist, erheischt.

§. 172.

Unerlafslich sind hier die kalten Augenbäder. Sie sind in der That überaus hülfreich. Nur müssen sie zweckmäfsig, d. i. auf die einfachste Weise angewendet werden. Es ist weiter nichts nöthig als kaltes Wasser mit der eigenen eingehöhlten Handfläche ans Auge zu bringen und es so lange in Berührung mit ihm zu lassen, als es die ganz eigenthümlich erfrischende Empfindung erregt. Die Beer-sche Maschine kann nicht anders als nachtheilig wirken; wir haben nie ihren Gebrauch zuzulassen gewagt.

Es läfst sich erwarten, dafs die Krankheiten keines Organs die örtliche Anwendung der Arzneimittel so sehr erfordern werden, als die des Auges, da kein Organ die Einflüsse so vollständig aufzunehmen vermag, als eben dieses. Deshalb aber auch kann nirgends durch örtliche Einwirkung so sehr geschadet werden, als wiederum hier. Nichts wohl wird häufiger und mit sorgloserer Leichtigkeit verordnet, als irgend ein Augenwasser, oder eine Augensalbe; und doch ists streng wahr, dafs kaum irgend eine andere

arz-

arzneiliche Anordnung einer so gereinigten Einsicht fähig oder bedürftig wäre, als eben diese. Denn es ist völlig gewiſs, daſs keine Wirkung hier ausbleibt. Hier gibt es keine weiſse Salbe *).

Es kann aber, nachdem das Wesen dieser Krankheit deutlich erkannt worden ist, nicht mehr fraglich seyn, welche Mittel wohl hier zur äuſsern Anwendung heilsam seyn mögen; denn offenbar können es keine anderen als die narkotischen seyn. Mit geringerer Sicherheit aber kann hier im Allgemeinen das bestimmte Mittel aus der Reihe der narkotischen angegeben werden, indem diese Bestimmung nur aus der ganz individuellen Erkenntniſs der eigenthümlichsten Beschaffenheit des Auges entnommen werden kann. Im Ganzen aber wird der örtliche Arzneigebrauch hier auf Augenwasser und Eintröpfelungen ins Auge beschränkt seyn; ob nun hiezu eine Auflösung des Extracts der Belladonna, oder des Schierlings, oder des hyoscyamus, oder des Opiums gewählt werden soll, wird die umsichtige Casuistik zu entscheiden haben. Pflaster, Umschläge und ähnliche

*) Es gibt kaum irgend ein Arzneimittel, durch dessen innere Anwendung nicht eine Wirkung aufs Auge sollte hervorgebracht werden können, daher auch jede Augenkrankheit einer allgemeinen Behandlung fähig, und die meisten bedürftig sind. Umgekehrt aber ists wohl sehr zweifelhaft: ob durch die stärkste Anwendung auch des wirksamsten Arzneikörpers irgend eine allgemeine directe physische Einwirkung herbeigeführt werden könnte. Es wäre interessant, diese Frage durch Versuche zu beantworten. Fiele die Entscheidung, wie zu erwarten, verneinend aus, so wäre dies der überführendste Beweis für die Individualität des Auges.

Formen örtlicher Arzneianwendung sind hier völlig unrathsam, indem sie, durch völlige Störung des Luft- und Lichteinflusses, mehr Nachtheil zuziehen würden, als sie auch im günstigsten Falle helfen könnten.

§. 173.

Dafs die nun angegebene Weise der Behandlung der eigentlichen sensiblen Entzündung des Sehorgans die bestimmte Tendenz habe, die sensible Entzündung in eine irritable umzuwandeln, dafs dieses aber nicht vollständig gelingen könne, auch nicht gelingen dürfe, sondern dafs die Vermittelung zu einem Zustande der Synocha zur Herbeiführung der Genesung völlig hinreichend, und durch die angegebene Behandlungsweise erreichbar sey, indem durch sie die Gefäfsincitation im Allgemeinen und im kranken Organ insbesondere gesteigert und dadurch der erhöheten Sensationsperceptibilität ein ausgleichendes Gegengewicht entgegengestellt werde —: alles dies ist, nach den bei Angabe der Behandlung der sensiblen Gehirnentzündung gegebenen grundsätzlichen Auseinandersetzungen, wohl völlig einsichtlich. Aus einer Reihe mit Sorgfalt gemachter Erfahrungen können wir noch die Versicherung hinzufügen, dafs diese Behandlungsweise einen durchaus günstigen Erfolg in sechs unter acht Fällen uns gegeben hat. Und selbst in den beiden mifslungenen Fällen waren es besonders traurige anderweitige Verhältnisse der Kranken, welchen die Schuld der nicht abgewendeten Amaurose zugeschrieben werden mufste.

§. 174.

Bei weitem seltener wird es möglich seyn, die Genesung aus dem bis zum dritten Stadium (§§. 140. 150) vorgerückten Krankheitsprozesse zu bewirken; oder mit anderen Worten: bei weitem seltener wird die Erfüllung der dritten Indication (§. 161. III), als die der zweiten gelingen. Und nicht bloſs deshalb, weil das Nervenfieber überhaupt auf einem tiefern Stand des Lebensactes als die sensible Entzündung beruhet, sondern vorzüglich weil es das Sehorgan betrifft, in welchem, eben weil es in hoher Individualität dastehet und seine dynamische Existenz mit wunderbar wachsamer Strenge bewahrt, auch alle Verluste, wo sie einmal nicht abgewendet sind, entschiedener seyn müssen.

Offenbar aber kann das Nervenfieber glücklich nur beseitigt werden, indem man es in eine sensible Entzündung zu verwandeln sucht. Völlig gelingen kann und darf auch dies nicht. Aber es ist die Genesung wesentlich eingeleitet, wenn das absolute Sinken des Lebensactes verhindert wird. Es ist hier vor allem andern erforderlich, daſs die sensible Kraft aufrecht erhalten und gesteigert werde, denn gelingt dies, so ist auch auf organisch-dynamischem Wege für die Gefäſsincitation gesorgt. Nothwendig also werden nun Mittel aus der Klasse der erregenden angewendet werden müssen. Die Agilität des Lebensactes im Sehorgane gestattet aber und gebietet neben der Anwendung der bloſs erregenden, d. i. der die Sensationsperceptibilität steigernden Mittel, auch solcher, welche das Wirkungsvermögen zu bethätigen die directe Tendenz haben. Dies nun sind, wie bekannt, vorzüglich die Narcotica. Es wird aber groſser Vorsicht bedürfen, hier in der Wahl der Mittel keinen Miſsgriff zu begehen, indem in diesem gegebenen Zustande, in welchem ein Schwanken zwischen beiden Grundfactoren, aus Mangel an Energie in beiden, das Wesentliche ist, leicht durch zu gewaltsames Eingreifen wie durch zu schwächliches der Lebensact erdrückt, oder, aus Mangel an Unterstützung, der Auflösung in sich selbst zugeführt wird. Es ist unmöglich hierüber die besonderen und doch allgemein gültigen, bestimmenden Vorschriften zu geben. Nur die deutlichste, durchsichtigste Erkenntniſs des gegebenen Falles mit seiner allgemeinen Grundlage und ganz besondern Ausbildung kann Sicherheit und Nachdruck im Handeln geben. Soviel aber ist völlig gewiſs, daſs die Tendenz hier eine doppelte seyn muſs; einmal: die Sensationsperceptibilität wiederum zu erhöhen, und zweitens: die errungene sensible Thätigkeit in eine angemessene Beziehung und Steigerung der Gefäſsincitation zu bringen. Jenes geschiehet durch excitirende Mittel, dieses durch narkotische. Beide also müssen mit einander verbunden werden. Von jenen nennen wir, als hier besonders anzuwendende: Valeriana, Arnica, Serpentaria, und ganz vorzüglich den Camphor. Von den narkotischen Mitteln zur allgemeinen, innern Anwendung sind nur die schwächern hier zu wählen, Hyoscyamus, Aconitum, pulsatilla, nux vomica u. a. ähnliche. Das Verhältniſs der Zusammensetzung muſs aber so geordnet werden, daſs jemehr der Zustand Nervenfieber ist, desto mehr muſs das excitans das constituens, und das narcoticum das adjuvans ausmachen, und umgekehrt jemehr die Genesung, d. i. die Annäherung zur sensiblen Entzündung erfolgt.

§. 175.

Sehr wichtig ist auch in diesem Stadium die örtliche Arzneianwendung. Die im zweiten Stadium so überaus wohlthätigen kalten Augenbäder müssen nun unterbleiben; dagegen müssen nun trockene warme Umschläge aus einer Mischung von aromatischen und narkotischen Kräutern gemacht werden und auch zu den Augenwassern wie zu den Eintröpfelungen ins Auge müssen aromatische Aufgüsse mit einer Beimischung narkotischer Substanzen gewählt werden. Vesicantia am arcu superciliari; die Wunde muſs lange Zeit offen und in Eiterung erhalten werden.

§. 176.

Wir haben oben (§§. 140. 150.) von den intervallis lucidis in diesem Stadium gesprochen; sie gehören allerdings wesentlich zu diesem Stadium, indem sie durch einzelne stärkere Gefäſsincitationen, welche zwischendurch beim Nervenfieber immer vorkommen (§. 38.), entstehen. Für die Behandlung ist die Beobachtung des Verhältnisses derselben zu den dunklen Zuständen von der gröſsten Wichtigkeit. Denn da Erhöhung der Gefäſsincitation einer der wichtigsten Zwecke bei der Behandlung dieses ganzen Stadiums ist, so wird ja eben an diesen lucidis intervallis am unzweideutigsten das Maaſs, in welchem dieser Zweck erreicht oder verfehlt worden ist, d. h. der Grad, in welchem die Genesung oder die Krankheit fortschreitet, bemerkt, und davon die Bestimmung für die fernere Behandlung entnommen werden können.

§. 177.

Wie nun diese Behandlung einen entschieden günstigen Erfolg gibt, so ist hiemit nicht nur gewiſs das Faulfieber des Sehorgans (§§. 141. 151.) abgewendet, sondern wird auch zunächst das Nervenfieber selbst auf eine höhere Stuffe gestellt, indem aus der stupida eine versatilis wird; sodann aber, auf dem Wege eine sensible Entzündung zu werden, welche aber durch die Reconstruction des Krankheitsprozesses nicht wirklich ausgebildet werden kann, ziehet es hinüber in die Sphäre der Synocha (§§. 142. 153.). Wie dies nun aber deutlich geschiehet, so treten für die Behandlung die oben in der Therapeutik der sensiblen Gehirnentzündung für dieses Stadium entwikkelten Aufgaben zur Lösung ein. Und um dieses zu bewirken, müssen hier diejenigen Mittel angewendet werden, welche eines Theils den narkotischen und andern Theils den aromatischen nachstehen. Dies sind aber die bitteren und die ätherisch-öhligen Mittel: als: *Quassia*, *Absynthium*, *Carduum benedictum*, *polygala amara*, *centaureum minus*, *Gummi galbanum*, *Gummi ammoniacum*, u. a. ähnliche.

§. 178.

Es darf wohl kaum erst erinnert werden, daſs in dem Grade, in welchem auf diesem Wege die Genesung vorrückt, auch der Lichteinfluſs wiederum angemessen verstärkt und die Diät für den Kranken kräftiger eingerichtet werden müsse.

§. 179.

Um vieles schwieriger noch, wie sich von selbst versteht, als die Erfüllung der dritten Indication, ist die der **vierten** (§. 161. IV.). Wie es überall eine der schwierigsten, ja, die durchaus schwierigste ärztliche Aufgabe ist: einen dem völligen Erlöschen nahen Lebensact wiederum anzufachen und zu stützen *), so ist sie es hier, wegen der hohen Individualität des Sehorgans, ganz vorzüglich. Doch wie das Leben selbst, auch das schwächste und bedrängteste, sich niemals aufgibt, sondern, eben weil es Leben ist, immer noch in sich fühlt die **Kraft** des Lebens und ihm eingesenkt ist unvertilgbare **Hoffnung**, so darf auch dem Arzte, hat er sich erkannt als einen Diener des Lebens, niemals nahen feiges Verzagen, trostloses Aufgeben. Denn wie ihm dies widerführe, so wäre auch die wahrhaft ärztliche Kraft, und mit ihr die heilsame Einwirkung ertödtet. Und wirklich würde dann (und wird!) manches Leben vom Feinde erdrückt, weil es von seinem Diener in feiger Untreue verlassen und dem Verderben überantwortet worden ist. Auch die vita minima bietet die Berührung, also auch der Einwirkung nach eine Fläche dar.

In dem hier in Rede stehenden Falle muſs auf die allerkräftigste und nachdrücklichste Weise ärzt-

*) Wiewohl diese Aufgabe im Allgemeinen allerdings die schwierigste ist, so ist sie doch in einzelnen, besondern Fällen leichter zu lösen, als manche im Allgemeinen viel leichtere. Bis aufs Schlimmste muſs es oft im Leiblichen, wie im Geistigen kommen, wenn Hülfe wirklich eintreten, d. i. angenommen werden soll.

lich eingewirkt werden. Es gilt hier den völligen Einsturz des Lebens des Sehorgans zu verhüten. Dazu bedarfs der stärksten Stützen. Die erregendsten Mittel müssen ungesäumt und, der Constitution angemessen, stark angewendet werden: Phosphorus (mit Recht kann er sich hier seinen Namen verdienen!), Moschus, Naphtha, Castoreum zum innern Gebrauch; kräftige Augenwasser aus verdünnten spirituösen Aufgüssen; Eintröpfelungen ins Auge von reiner Tinctura thebaica; möglichst warme Umschläge von in Wein aufgesudeten aromatischen Kräutern; Einstreuung von Cantharidenpulver in die offenen Wunden am Augenliedbogen —: dieses sind die Mittel, welche mit vorsichtiger Entschiedenheit angewendet, wohl einen günstigen Erfolg geben können, deren unterlassene Anwendung, die eine wehrlose Hingabe an den Tod wäre, nicht entschuldiget werden könnte.

Als eines der wirksamsten Mittel mufs hier noch, trotz der scheinbaren Paradoxie, empfohlen werden: den Kranken zu besorglicher Theilnahme am Schicksal seines Auges aufzuregen. Wir haben ja keine wirksameren Einflüsse aufs Leben, als die aus ihm selbst stammenden. Nun stehet hier das Leben des Sehorgans auf der äufsersten Scheidungsgrenze vom Leben seines Organismus; jenes in dieses zurückzurufen, ist die dringendste Aufgabe: wie mag es wohl zu ihrer Lösung ein förderlicheres Mittel geben durch unmittelbare Beziehung beider auf einander, und besonders des stärkeren auf das schwächere, ja schon agonisirende, den wohlthätigen Zusammenhang wieder einzuleiten?

§. 180.

Von sehr grofser Wichtigkeit ists nun auch den Lichteinflufs gehörig zu bestimmen. Um aber dies recht zu können, mufs man sich dem blinden und sehr drückenden Vorurtheil der gewöhnlichen Praktik entwunden haben, welches bei allen Krankheiten des Sehorgans Verminderung des Lichteinflusses vorschreibt. Gar nicht selten aber ist eine Verstärkung desselben nöthig. Und ein solcher Fall ist eben der jezt in Betrachtung gezogene. Im Allgemeinen ist die Regel festzusetzen, dafs das Auge soviel Licht braucht, als es erträgt. In dem Grade also, als sich die Lichtscheu mindert, kann nicht nur, sondern mufs der Lichteinflufs verstärkt werden; und wo eine Stumpfheit in der Empfänglichkeit für das Licht sich entwickelt, da mufs man es mit desto gewaltigerer, concentrirter Kraft einbrechen lassen. Von den Mitteln hiezu werden wir bei der irritablen Entzündung des Sehorgans zu reden die schicklichere Gelegenheit finden.

§. 181.

Es leuchtet ein, dafs das Gelingen dieser Verfahrungsweise (§§. 179. 180.) den Krankheitsprozefs zunächst in das frühere Stadium, in das Nervenfieber, zurückdrängen werde, und, wo dieses nun wirklich geschehen wäre, auch die diesem entsprechende Behandlung (§§. 174—178.) angewendet werden müsse.

§. 182.

Wie die Genesung aus der sensiblen Entzündung nicht durch eine irritable geschieht, sondern durch eine Synocha; die des Nervenfiebers durch keine reine

Synocha, sondern durch einen der Synocha nur sich nährenden Zustand, so auch die des Faulfiebers nicht durch diesen der Synocha zugehörigen Zustand, sondern durch ein höheres Nervenfieber, durch die nervosa versatilis. Wie aber alle diese Zustände, wo sie primär auftreten, reine Krankheiten ausmachen, so sind sie, wo sie als Reconstructionen aus tiefern Krankheiten sich hervorbilden, Acte der Genesung. Alle solche aber erfordern und dulden nur ein mäſsiges ärztliches Thun. Ein mit starker Einwirkung andringendes Verfahren während eines Genesungsactes, aus welcher Stuffe des Krankheitsprozesses er auch hervorgehen mag, zeugt immer für eine völlige Miſskennung des wahrhaft Gegebenen und gebiert nothwendig Verderben. Die Genesung aus dem Faulfieber durch den Uebergang in eine nervosa versatilis geschiehet eben so vollständig, als die der sensiblen Entzündung durch den in eine Synocha. Beide gebieten auf die gleiche Weise Förderung, nicht Bändigung. Die hier in Anwendung zu bringenden Arzneimittel sind oben schon (§. 177.) genannt worden.

§. 183.

Nur vorgreifend einer guten Augendiätetik und doch unzureichend wäre es, wenn hier noch einiges über das Verhalten während der Genesung von der Krankheit bemerkt werden möchte. Es kann dies in nichts anderem bestehen, als was eine Theorie der Heilung für das Stadium der Genesung von sensiblen Entzündungen überhaupt und eine bedachtsame Augendiätetik als Prophylaxis bei constitutionsmäſsig sensiblen Augen anzuordnen hat.

III. *Sensible Entzündung des Gehörorgans,*

Otitis nervosa, inflammatio organi auditus sensibilis.

Beschreibung.

§. 184.

In der beginnenden Krankheit hört der Mensch ungewöhnlich scharf (Oxyecoia); der leiseste Ton ist ihm vernehmbar, der etwas stärkere, sonst milde, mittlere, ist ihm nun schon lästig. Bald aber wird ihm vor zu grofser Schallsensation das Gehör undeutlich (Paracusis). Dabei empfindet er einen heftigen, bohrenden Schmerz in der Tiefe des Ohrs, welcher mit starkem Kopfweh, Unruhe und Schlaflosigkeit verbunden ist. Alle Töne werden höher vernommen (Anatonosis).

Dies sind die Zeichen des ersten Stadiums der sensiblen Entzündung des Gehörorgans, welches eine unbestimmte Zeit, nie aber so lange als das erste Stadium der sensiblen Entzündung des Sehorgans währt. In verschiedenem Grade der Heftigkeit nimmt es jedoch zuweilen Wochen ein.

§. 185.

Es entstehet nun in der Sensation der Töne sehr grofse Verwirrung (Tonosynchysia), und dadurch sehr bedeutende Schwerhörigkeit (Dysecoia). Der Kranke vernimmt ein starkes, ihm höchst lästiges Geräusch, welches äufserlich durch nichts als durch die sonst unmerkliche Erbebung der umgebenden Luft im äussern Gehörgang veranlafst wird. So vernimmt er oft Donnerschläge, Kanonenschüsse, überhaupt starke Schallexplosionen, während um ihn her alles ruhig und die Luft fast unbewegt ist; dagegen hört er auch das vernehmlichst ihm Zugesprochene nicht articulirt. Nicht selten ist dabei das Gehirn sehr afficirt, zuweilen so sehr, daſs wahre Encephalitis mit allen ihren Erscheinungen eintritt. In diesem Falle wird die Krankheit leicht in sehr kurzer Zeit tödtlich. Alle Anstrengung des Kranken zu deutlicherem Hören vergröſsert die Verwirrung. Nur selten zeigt sich eine Spur von Entzündung im äuſsern Gehörgange; und wo dies geschiehet, da ist dies Sichtbare doch nur der unbedeutendste Theil der Krankheit; ja, auch zur Diagnose nicht einmal behülflich. Denn da die Otitis nervosa sich von innen nach auſsen entwickelt, so erscheint die äuſsere Entzündung in jedem Falle erst so spät, daſs die Diagnose bis zum Hervortreten dieses, übrigens noch inconstanten und unwesentlichen Zeichens nicht schwankend bleiben darf. Wenigstens würde nun die richtige Diagnose nicht mehr zum Heil des Kranken angewendet werden können.

Je entschiedener der Antheil ist, welchen das Gehirn an dieser Krankheit nimmt, desto rascher ist ihr Verlauf. Wo dies in einem bedeutenden Grade statt findet, da ist sie in 7—11 Tagen entschieden. Ja, bei nicht ganz besonnener, ruhiger Beobachtung kann es leicht, nicht ohne groſsen Nachtheil, geschehen, daſs man die ganze Krankheit für Encephalitis hält. Ein reichliches Nasenbluten ist hier eine sehr günstige, die Krankheit glücklich entscheidende Erscheinung. Ist die Theilnahme des Gehirns geringe, so kann dieses Stadium 14—21 Tage, selten länger dauern.

Die allgemeinen somatischen Erscheinungen sind, wie sich leicht einsieht, vorzüglich von dem Grade der Gehirnaffection abhängig. Da diese aber hier nie ganz fehlen kann, so kann auch eine Abnormität in jenen nie ganz abwesend seyn. Alle allgemeinen Krankheitszeichen, welche in der Schilderung des zweiten Stadiums der sensiblen Entzündung des Sehorgans (§. 179) angegeben worden sind, müssen auch hier, nur, wie aus später darzulegenden Gründen ersichtlich werden wird, in höherem Grade eintreten. Der Gemüthszustand wird krankhafter in dem Maafse, in welchem das Gehirn direct weniger organisch afficirt ist. In dem Grade also, als die Zeichen der Encephalitis fehlen oder schwächer sind, in demselben ist der Kranke sehr trübe, ängstlich, zaghaft, sehr moros gestimmt, und zwar bei weitem mehr, als bei der sensiblen Entzündung des Sehorgans.

§. 186.

Immer mehr erlischt das Gehörvermögen des Menschen; nun vernimmt er in der Regel keinen gesonderten, bestimmten Ton mehr, sondern er ist wie in ein Schallmeer getaucht. Hin und wieder jedoch vernimmt er einzelne bestimmte Töne, wenn sie mit mäfsiger Kraft an sein Ohr dringen, dann auch wehet ihn aufregende Hoffnung an, die — bald verschwindend, wie ihre Veranlassung — sein Gemüth mit desto gröfserem Kummer erfüllt.

Sehr bezeichnend ist auch hier der Anblick des Kranken, wenn die Krankheit nicht organisch tief ins Gehirn gedrungen ist. Die Haltung des Kopfes und der Gesichtsausdruck sind wie bei einem ängstlich

Lauschenden; der Kopf ist nach der Seite des kranken Ohrs hin und seitlich abwärts gezogen, er ist in beständiger, kurz abgestoſsener Bewegung, wie vom Tone angezogen und abgestoſsen, der Mund halb geöffnet, die Gesichtszüge schmerzlich gespannt, die Augen in die Höhe gezogen und fest gerichtet; kurz: peinliches Widersprechen des Könnens dem sehnlichen Wollen ist der unverkennbare Ausdruck im Gesichte des Kranken.

Auch in diesem Stadium muſs der allgemeine Zustand von der Theilnahme des Gehirns am Krankheitsprozesse vorzüglich abhängig seyn. Ist diese bedeutend, war früher schon Encephalitis eingetreten, so werden nun alle Erscheinungen des dritten Stadiums des encephalitischen Krankheitsprozesses (§. 96.) unverkennbar hervortreten. Bei geringerem Miterkranken des Gehirns werden, der Art nach, nur diejenigen Symptome zu bemerken seyn, welche eben als die allgemeinen im dritten Stadium der sensiblen Entzündung des Sehorgans angegeben worden sind (§. 140.), nur daſs sie hier, dem Grade nach, weit bedeutender sind. Besonders ist der Gemüthszustand des Kranken sehr bejammernswerth, denn nicht nur steigt auch hier der Wunsch zur Genesung mit der Abnahme der Hoffnung auf sie, sondern es erbittert auch und untergräbt diese Zerrung der Gemüthsvorgänge selbst die stärkste natürliche Heiterkeit. Von einem solchen Kranken wird dann behauptet: es sey sein Charakter unkenntlich geworden. Diese Gemüthszerstörung ist um so stärker, je geringern entzündlichen Antheil das Gehirn an dem Krankheitsprozesse genommen hat.

Die Dauer dieses Stadiums wird vorzüglich von dem Umfange und der Intensität der Gehirnaffection bestimmt. Wo diese im Krankheitsprozesse hervorstechend ist, da ist dies Stadium in 3—4 Tagen absolvirt; in andern Fallen in 7—14—21 Tagen, selten in längerer Zeit.

§. 187.

Der Kranke vernimmt nun durchaus keinen bestimmten Ton mehr; unaufhörlich aber plagt ihn ein Brausen im Ohre und zuweilen, eben wenn es völlig stille um ihn her ist, kracht es ihm darin, zu seinem Schrecken anfänglich, zur quälenden Gewohnheit später. Ist der äufsere Gehörgang früher etwas geröthet gewesen, so verliert sich dies nun völlig; alle Schmerzen, im Ohre wie im Kopfe, weichen, wenn nicht etwa Encephalitis sich vollständig ausgebildet hatte, in welchem Falle denn alle oben (§. 97.) angegebenen Erscheinungen des vierten Stadiums des encephalitischen Krankheitsprozesses eintreten müssen, von welchen also nicht hier Erwähnung geschehen darf.

Ist nur Ein Ohr von der Krankheit ergriffen gewesen, so tritt der Mensch nun, da die Krankheit ihren Verlauf vollständig gemacht und das Ohr, als Gehörorgan, wesentlich aufgehoben hat, wieder in die Reihe der Gesunden ein. Geschichtlich nur weifs er von den überstandenen Leiden, ihr Inhalt aber, wie ihre Bedeutung und Beziehung sind durchaus weggenommen. Mit dem anderen Ohre hört er nun wenigstens eben so gut, wie vor der Krankheit; er glaubt: besser. Nur einige äufsere Unbequemlichkeit erregt die einseitige Taubheit; dem innern, geistigen Leben und dem Wesen des Menschen thut sie keinen empfindlichen Abbruch.

Sind hingegen beide Ohren in diesem Krankheitsprozesse, und zwar beide gleichmäfsig begriffen gewesen — was um so wahrscheinlicher ist, da bei dieser verstärkten Affection die Encephalitis um so weniger ausbleiben kann und durch diese wiederum die Rückwirkung auf die ursprünglich ergriffenen Organe um so gleichmäfsiger verbreitet werden mufs —, so tritt nun, mit der völligen Vernichtung des Gehörvermögens, die schauderhafteste Wirkung der Krankheit hervor. Denn ist das innere geistige Leben des Menschen nicht schon früher völlig durchgebildet und mit Wahrheit und Frieden genährt und erfüllt gewesen; so ist es nun von der Liebe und dem Frieden geschieden. Ein feindseliger Geist durchziehet den Menschen mit zerstörender Kraft, jagt sein Herz auf zu thörichtem, unausführbarem, schnödem Wollen, verkehrt seinen Verstand und erniedrigt ihn zur tiefsten Verderbtheit. Verscheucht sind aus ihm Vertrauen und Wohlwollen; nicht erwartet er Gutes, noch mag ers, wo ers könnte, gewähren. Vergebens nahet ihm die Liebe, er vermag ihre Holdseligkeit nicht zu empfinden, er zerstört ihre Wirkungen mit grausem Hohn, dem er sie auch entquollen glaubt. Barmherziges Mitleiden dringt weder an ihn heran noch aus ihm heraus. Mifstrauen und Mifswollen, Neid und Geiz zerwühlen sein Herz und Nacht umhüllet seinen

Geist. In selbstischer Einsamkeit stehet er da, hineingedrängt hulflos in die Finsternifs, denn er ist ohne Versöhnung. Und nicht ohne die entschiedenste Wirkung kann dieser Zustand, diese versunkene Weise des Seins, auch auf das Leibliche bleiben. Der ganze körperliche Habitus wird verkummert und verkundet deutlich, wie bei einer andern Gelegenheit erwiesen werden wird, die tiefere Stuffe des menschlichen Daseins.

Die Dauer dieses Stadiums, des Ueberganges aus dem höchsten Grade der Schwer- und Schwachhörigkeit in völlige Taubheit (Cophosis), ist unter allen die kürzeste und, selbst wo sie durch starke Gehirnaffection nicht abgekürzt wird, nimmt sie dennoch selten Wochen ein.

§. 188.

Hat dieser Krankheitsprozefs sich nur einigermafsen entfaltet, ist er nicht gleich in seinem ersten Entstehen richtig erfafst und wirksam bekämpft worden, so wird seine Reconstruction immer schwierig und nur langsam bewirkt werden können. Nur ein mit dem innersten Wesen der Krankheit vertrauter, genauer Beobachter wird die beginnende Genesung bemerken, dann aber auch sie leiten und fördern können. Wo der Krankheitsprozefs bis zu seinem zweiten Stadium (§. 183.) gelangt ist und von hier aus die Genesung sich entwickeln soll, da müssen nach und nach folgende Erscheinungen bemerklich werden. Zunächst schreitet die Krankheit in ihrer Verderblichkeit nicht weiter vor; sodann aber vermindern sich auch allmählig die vorhandenen Beschwerden. Die Schmerzen im Kopfe und in der Tiefe des Ohrs werden geringer, die Verwirrung in der Sensation der Töne fängt an sich zu lösen, und werden nun auch die Töne noch nicht deutlich und gesondert vernommen, so brausen sie doch nicht mehr in einander, noch erregt die gewöhnliche Vibration der Luft im äufsern Gehörgang gewaltige Schallexplosionen; ja, der Kranke kann mit günstigem Erfolg einige Anstrengungen zum besseren, articulirten Hören machen. Ist wahre Encephalitis mit dieser Krankheit verbunden gewesen, so löset sich diese nun günstig auf unter den Erscheinungen, welche oben (§. 98.) angegeben worden sind. Zuweilen röthet sich nun erst der äufsere Gehörgang, oder es wird eine eiterähnliche Flüssigkeit aus dem Innern des Ohrs durch den äufsern Gehörgang, oder durch die eustachische Röhre ausgesondert; beides mit grofser Erleichterung von den frühern Beschwerden. Auch die allgemeinen somatischen Erscheinungen verkündigen deutlich die günstige Wendung des Krankheitsprozesses in einen Genesungsprozefs, was sich freilich verschieden bezeichnen wird, je nachdem vollständige Encephalitis, oder nur derjenige Grad derselben, welcher mit der sensiblen Entzündung des Gehörorgans nothwendig statt finden mufs, vorhanden gewesen ist. Nicht minder als im Leiblichen stillt sich nun auch im Gemüthe der aufgeregte Sturm, und so kehrt dann der Zustand der Gesundheit auf alle Weise zurück.

Die Dauer dieses Stadiums der Genesung in der Krankheit kann sehr verschieden seyn; sie ist kürzer, je entschiedener das Gehirn Antheil an der Krankheit genommen hatte, und länger, wenn der ganze Krankheitsprozeſs mehr auf das Gehörorgan beschränkt gewesen ist. Auch kürzere oder längere Unterbrechungen kann die Genesung erleiden, theils durch schädliche äuſsere Einflüsse, theils auch durch ein inneres Schwanken, wie dies recht aus der Einsicht in das wahre Wesen dieses Krankheitsprozesses erkenntlich werden kann. Da indessen den äuſsern Einflüssen der Zugang gewehrt und das Schwanken gehoben werden kann, so schreitet, wenn auch nach einiger Unterbrechung, die Genesung fröhlich fort. Daſs auch nicht einmal die ungefähre Dauer dieses Stadiums im Allgemeinen bestimmt werden kann, wird später völlig klar werden *).

*) Es könnten einige Erscheinungen, wenn auch nicht der Otitis, so doch solche, welche durch sie hervorgebracht werden, hier übergangen scheinen, z. E. starke Eiterungen im Innern des Ohrs und ihre Ergüsse durch den äuſsern Gehörgang, oder durch die tuba eustachiana; oder das Zurückbleiben des Eiters im Ohre, welches dann neue Entzündungen erregt, diese wiederum Geschwüre, welche, wenn auch sie sich nicht zeitig entleeren können, Fisteln, Caries machen, wobei denn endlich die Gehörknöchelchen zerstört aus dem Ohre mit der zuletzt ausflieſsenden Jauche ausgestoſsen werden. Welche Vorgänge freilich höchst wichtig sind, indem sie nicht nur Fehler des Gehörs nothwendig verursachen, sondern sogar tödtlich werden können. Ferner haben wir auch den Fall unerwähnt gelassen, daſs das Eiter sich in die Hirnhöhle ergieſsen kann und Hemikranie, Convulsionen, Paralysen, Apoplexie und Tod herbeiführen. Aber alle diese Dinge gehören nicht der Otitis zu, von welcher wir hier reden, sondern der irritablen; denn wie es eine doppelte Entzündung des Sehorgans gibt, eine sensible und irritable, eben so auch eine doppelte

Wesen dieses Krankheitsprozesses.

§. 189.

Wie wenig noch die ganze Lehre von den Krankheiten des Gehörsinnes angebaut ist, wissen und bekennen alle diejenigen Aerzte am freimüthigsten, welche noch das Meiste zum möglichen Aufbau derselben beigetragen haben. Und wie die Augenheilkunde noch in unbeholfener Kindheit liegen möchte, wenn zu ihrer Begründung nichts weiter geschehen wäre, als was in den dürftigen Kapitelchen über Ophthalmitis und Amaurose in den meisten nosologischen und therapeutischen Werken enthalten ist, oder sie nicht den Händen der Staar-Stecher und Schneider entwunden worden wäre; so kann auch der Ohrenheilkunde nicht anders aufgeholfen werden, als wenn die Forschung höher angeknüpft wird, als es bisher in dieser Sphäre von den Aerzten geschehen ist. Es wäre wohl rathsam, man liefse einstweilen das Manuelle, die Durchbohrung des Trommelfells und des Zitzenfortsatzes, noch ganz zur Seite liegen, bis man zu irgend einem begründeten Wissen über die Natur und das Wesen der Gehörkrankheiten überhaupt gelangt ist. Vielleicht gelingt es uns irgend ein Scherflein zu dieser so nöthigen Erkenntnifs beitragen zu können. Freilich findet sich in den Schriftstellern eben noch das Meiste über die Entzündung

---

des Gehörorgans. Die irritable Entzündung des Sehorgans werden wir in der nächsten Ordnung abhandeln, die Otitis irritabilis aber, eben weil ihre Darstellung dann leicht ergänzt werden kann, übergehen. Deshalb erwähnen wir dies hier, um möglicher Irrung, so viel an uns ist, vorzubeugen.

des Ohrs; aber wir haben mit ihnen nur das äufsere Wort gemein. Schon unser völlig abweichender Begriff von der Entzündung überhaupt scheidet uns von ihnen aus, noch mehr thut dies unser Begriff von dem Wesen der sensiblen Entzündung, vollends aber müssen wir auseinandergehen in der nun darzulegenden Ansicht von dem Wesen und der Bedeutung des Gehörorgans.

Physiologen und philosophirende Aerzte haben zwar schon vielfach die hohe Bedeutung des Gehörorgans besprochen, ja, es ist sogar über die Rangordnung der beiden höheren Sinnesorgane gestritten worden, und Viele haben dem Ohre die höhere Stelle zuerkannt. Aber so viel Geistreiches auch in diesen Verhandlungen entwickelt worden ist, so hat sich dabei doch nur ein Streit der Parteien, nicht aber eine über allen Streit erhabene Wahrheit gezeigt (hominum commenta delet dies). Wir wollen gern dem Glanze des Geistreichen entsagen, wenn uns dafür ein Fünkchen Wahrheit zu Theil wird. Was uns also hierüber als wahr einleuchtet, wollen wir nun sagen, und dafs es in ernste Prüfung genommen werde, bitten wir.

§. 190.

Um die Krankheit des Gehörorgans zu verstehen, mufs zuvor seine Gesundheit verstanden seyn. Gesund aber ists, wenn es re ad actu ist, was es seyn soll. Hören soll das Ohr, dazu ist das Organ. Das Organ aber ist nur Mittel, und zwar geschicktes Mittel wozu, nicht das wozu selbst. Soll also das Ohr, als Gehörorgan hören, so mufs es etwas Vernehmbares geben aufser ihm. Das Vernehmbare mufs wiederum zu dem Organ, welches dasselbe aufnehmen soll, in wesentlicher Beziehung stehen, denn sonst könnten sie nicht zu einander gelangen. Hieraus ergibt sich denn, dafs unsere Untersuchung eine dreifache seyn müsse. Zuerst müssen wir das Vernehmbare seinem Wesen und seiner Natur nach kennen lernen; sodann das Organ, welches es aufnehmen soll, und endlich das Wie der Verbindung beider, die Vermählung. Dieses letztere wäre dann das Hören selbst.

§. 191.

I. Dafs es zum Vernehmen ein Vernehmbares geben müsse, ist niemals verkannt worden; nur ist man damit in der Wissenschaft zu schnell fertig geworden, und zwar mit Verzichtung des Gedankens und mit Entschlagung aller wirklichen, oder doch wirklich leicht möglichen Erfahrung. Schall, Laut, Ton, hat man gesagt, sey das dem Hören zum Grunde liegende Object; vom Ohre wird es percipirt, und die Perception selbst ist das Hören. Aber was ist denn nun Schall, Laut, Ton? Sollte man wohl glauben, dafs darauf habe geantwortet werden können, und in allem Ernste, und von bewundernswürdig geistreichen Männern: Bewegung (Schwingung, Zittern, Schläge, Pulsus) der Luft und anderer elastischer Körper sey Schall, Laut, Ton? Kann man den Verstand nöthigen so etwas auch nur zu denken? Offenbar wird in dieser Erklärung nicht angenommen, dafs der Luft oder den andern elastischen Körpern der Schall schon inwohne und wesentlich in ihnen sey, sondern werden, in dem Erklärungsdrange, diese Körper nur als nothwendige Uebel betrachtet zur Bewegung, weil diese ein zu Bewegendes fordert. Es bleibt also von der Erklärung nur das: Bewegung ist Schall. Diesem Satze aber wäre auf alle Weise gleichbedeutend der: Bewegung ist Licht; und da beide Sätze einfache sind, so müssen sie auch umgekehrt werden können, es muſs also auch gesagt werden können: Schall ist Bewegung, und: Licht ist Bewegung. Und allerdings wird vom Schalle es so angenommen; vom Lichte nur siehet jedermann das Absurde ein, wenn es seinem Sein nach als Bewegung angegeben würde. Und doch ist die Bewegung des Lichts sogar sichtbar, während auf die des Schalles nur geschlossen werden kann. Dieser Erklärung wird auch durch eine Darlegung der bestimmten Weisen der Bewegung zur Hervorbringung des Schalles nicht aufgeholfen, wenn gleich diese Darlegung wahre Thatsachen enthält. Ja, nur desto verwirrender wird sie dadurch, indem dieser Schein der Wahrheit für ihr Sein genommen und die Untersuchung in ihrer Wurzel erstickt wird. Denn dieselben Thatsachen, dieselben darauf gegründeten Berechnungen, ja, beide in noch höherer Vollkommenheit und in viel gröſserem Umfange sind auch beim Lichte vorhanden, anwendbar und angewendet. Niemand aber ist dadurch verleitet worden das Sein (Wesen) des Lichts = Bewegung zu erklären.

Ferner: Bewegung ist überall nichts anderes, als Aeusserung einer Thätigkeit, einer Kraft; jede Aeusserung aber setzt nothwendig voraus ein Sein. Alles Werden wiederum ist Aeusserung des Seins durch Thätigkeit: alles Werden setzt mithin, als nothwendiges Mittel, Bewegung voraus. Nun aber ists klar, daſs es die Begriffe auf den Kopf stellen heiſst: die Bewegung irgendwo als Sein zu setzen.

§. 192.

Hieraus (§. 191.) ergibt sich denn zweierlei:

1. daſs Schall durchaus nicht Bewegung zum Sein haben könne, oder: das Wesen des Schalls kann nicht in Bewegung bestehen, und
2. daſs der Schall zu seinem Hervortreten der Bewegung, als eines nothwendigen Mittels der Aeusserung, bedarf.

Woraus denn folgt, daſs alle die von der Bewegung des Schalls abstrahirten Thatsachen und die darauf begründeten Berechnungen völlig richtig seyn können (was wir auch um so mehr dahingestellt seyn lassen können, als unsere Untersuchung hierauf gar nicht gerichtet ist), ohne daſs dadurch von dem Wesen der Sache selbst, des Bewegten, oder Sichbewegenden, des Schalles, irgend etwas schon ausgesagt ist, sondern könnte nur, unter andern, auch dadurch darauf geschlossen werden.

§. 193.

Nun aber können wir der Frage nach dem wesentlichen Sein des Schalles nicht ausweichen. Wir erlauben uns zur Beantwortung dieser Frage keine kühne Hypothese, sondern wollen wir nur unmittelbar Klares und diejenigen Thatsachen zum Grunde legen, welche völlig auſser Zweifel gesetzt sind, und in der Methode nicht von der abgehen, welche allen physischen Untersuchungen zunächst geziemt, in der Induction also verharren. So dürfen wir hoffen, auch wenn uns nicht die volle Wahrheit zum Lohne würde, täuschendem und verwirrendem Irrthume zu entgehen.

§. 194.

Unser Axiom ist dieses:

der Schall müsse Etwas, und nicht Nichts seyn.

So sehr auch uns dieser Satz den Namen eines Axioms zu verdienen scheint, so ists dennoch nöthig auf seine Annahme und Festhaltung zu dringen, denn die Selbstbefleckung, welche der formelle Idealismus, oder eigentlich der Nihilismus, zu welchem auch der Materialismus gehört, treibt, hat sich leider! in der Lehre vom Schalle und vom Hören auf eine schreiende Weise bezeichnet. Die Verkehrtheit nemlich blickt überall durch, dafs man den Schall, das Vernehmbare überhaupt, abhängig seyn läfst vom Vernehmenden, d. i. dafs man die Existenz des Vernehmbaren nur annimmt, insofern es vernommen wird, ein hörendes Ohr es aufnimmt, das Bedingte also das Bedingende macht. Verschliefse dein Auge muthwillig, oder reifse es, wuthergriffen, aus, die Sonne verliert dadurch nicht Einen Strahl — du nur bist blind. Und das Reich des reinen Tons bleibt gesichert stehen, wenn du auch dein Ohr verstopfest oder in den Tod der Taubheit dich stürzest. Gäbe es kein Licht, du würdest mit tausend Augen nicht sehen, und mit Millionen Ohren nicht hören, wenn es kein

Vernehmbares gäbe an sich. Aber du hast in der That nur ein Auge durch das Licht und ein Ohr durch den Ton.

§. 195.

Als unbezweifelte und, nach der Menge und der Genauigkeit der angestellten Beobachtungen, unbezweifelbare Thatsachen stellen wir folgende auf:

1. Die Schallstrahlen werden von denselben Gesetzen bestimmt, welchen auch die Lichtstrahlen folgen, wenigstens ist hierin kein Unterschied in der Art. Insofern hierin aber ein Unterschied im Grade wirklich statt findet, so muſs der Grund dafür gefunden werden. Im Verlaufe dieser Untersuchung bietet sich uns vielleicht dieser Grund zur Erkenntniſs dar.

2. Der Schall hat dieselben Grundmodificationen, d. i. dieselben Grundweisen der Wirkung, wie das Licht. Wie es sieben Grundfarben gibt, so auch sieben Grundtöne. Zwischen einer Grundfarbe und der andern scheinen aber mehrere (in der hyperbolischen Sprache sagt man: unendliche) Nebenmodificationen (Schattirungen, Nüancen) zu liegen, als zwischen einem Grundtone und dem andern. Diese gröſsere Bestimmtheit und Einfachheit der Wirkung des Schalles muſs wohl einen Grund haben; vielleicht entdecken wir auch diesen im Fortgange unserer Untersuchung.

3. Es gibt durchaus keinen Körper, der nicht vom Schalle, wie vom Lichte afficirt würde, d. h. keinen, auf welchen nicht der Schall, wie das Licht, eine Einwirkung aus-

übte. Beides zwar scheint auf den ersten Anblick nicht so zu seyn und auch die Physiker geben es nicht zu, wenigstens nicht allgemein. Aber der Schein trügt wirklich und das Widerstreben der Physiker verwickelt sie in nicht unbedeutende Widersprüche mit sich selbst.

Das Vernehmbarwerden des Schalles nemlich ist bedingt durch Bewegung (§§. 191. 192.); dauernde Bewegung in Körpern ist nur möglich durch festen Zusammenhang ihrer Theilchen (Cohäsion), oder ihrer Form (Elasticität), oder beider zusammen. Nun sagt man: schallende Körper können nur elastische seyn, d. h. nur solche, in welchen durch die Wiedereinnahme ihrer Form, wo sie aufgehoben war, die Theilchen in eine vibrirende Bewegung versetzt werden. Allein eines Theils müssen die Physiker selbst zugeben, daſs es keine durchaus unelastische Körper gibt (da selbst die Elasticität des Wassers durch entscheidende Versuche auſser Zweifel gesetzt ist), mithin kann es schon deshalb auch keinen nicht schallenden Körper geben. Theils aber auch müſsten selbst unelastische Körper, wenn es auch solche gäbe, dennoch schallende seyn, denn zur Schallverbreitung gehört nur die Eigenschaft der Körper, daſs ihre Theile in Berührung mit einander stehen, so daſs ein in dieselbe eingedrungener Schall nothwendig alle Theile durchziehen muſs. Diese Eigenschaft aber — die Cohäsion — muſs durchaus allen Körpern zukommen, da ohne sie auch der Begriff des Körpers aufgehoben wäre.

Hieraus ergibt sich denn aber als völlig gewiſs, daſs allen Körpern, ohne irgend eine Ausnahme, das Vermögen der Perception und Leitung des Schalls zugeschrieben werden müsse, und daſs hierin zwischen ihnen nur ein Unterschied im Grade statt finden könne. Genau so verhält es sich auch mit dem Vermögen der Körper, das Licht zu percipiren und zu leiten. Alle Körper, ohne Ausnahme, besitzen dieses Vermögen und es gibt keine, die mit Recht undurchsichtige genannt werden dürften. Und wie es keine völlig durchsichtige Körper gibt, und der durchsichtigste unter allen, die Luft, es doch bei weitem nicht völlig ist, weil ein völlig durchsichtiger Körper kein anderer seyn könnte, als eben das Licht selbst ohne Gegenwirkung aller anderen Potenz, ein solcher aber in der Natur der Dinge nicht vorhanden ist, wenigstens für uns nicht sichtbar seyn kann, indem wir schon, selbst nicht reines Licht seyend, ihm entgegenwirken —: wie also es keinen völlig durchsichtigen Körper gibt, also auch keinen völlig schallenden, denn ein Körper, der durchaus schallend seyn sollte, müſste der reine Schall, der Urton selbst, ohne alle Gegenwirkung seyn, aber auch ein solcher ist unter den vorhandenen Dingen nicht gedenkbar, wenigstens würde er uns nicht vernehmbar werden können.

§. 196.

Muſs alles dieses (§§. 191—195.) zugegeben werden, so muſs auch mit Apodikticität auf eine Verwandtschaft nicht nur, sondern auf die Gleichheit des Wesens des Lichts und des Tons geschlossen werden. Denn daſs eine Verschiedenheit der Wirkung im Grade zwischen ihnen statt findet, kann dem Schlusse nichts von seiner Sicherheit nehmen, da wir von einer Gradsverschiedenheit auf eine Ortsverschiedenheit nicht ohne Verletzung aller Denkgesetze schlieſsen dürfen.

Genöthiget also sind wir den Schall, wie das Licht als Wirkungen der Einen schöpferisch wirkenden Urkraft anzuerkennen, ohne welche kein geschaffener Körper möglich wäre.

§. 197.

Sind nun aber Schall und Licht Wirkungen (Erscheinungen) Einer Ursache, so wird die Verschiedenheit ihrer Wirkungsweise, ihrer Erscheinung und Modification um so auffallender, und die Frage nach dem Grunde dieser Verschiedenheit um so wichtiger. Soviel indessen kann sofort als gewiſs eingesehen werden, daſs diese Verschiedenheit als keine des Wesens selbst, sondern nur als eine der subjectiven Perception betrachtet werden könne: wie dies schon dadurch unmittelbar einleuchtet, daſs das Licht, als solches, nur vom Auge wahrgenommen wird, vom übrigen Körper, wiewohl es auch auf diesen ganz entschieden einwirkt und von ihm auch empfunden wird, keineswegs als Licht percipirt und erkannt zu werden vermag; so auch percipirt nur das Ohr den Schall als solchen, der übrige Körper empfängt seine Einwirkung als Bewegung, Erschütterung, welche Gefühle, Empfindungen u. s. w. erzeugen, den Schall aber, als solchen, erkennt er nicht. Offenbar aber ist doch das Licht um nichts destoweniger Licht und als solches wirkend, und der Schall um nichts destoweniger Schall und wirkend als solcher, wenn auch, aufser Aug' und Ohr, der übrige Leib sie nicht als Schall und Licht zu erkennen vermag. Durchaus auf die gleiche Weise sind auch nur Schall und Licht von einander verschieden — nicht in sich selbst, nicht in ihrer wahren Natur und innern Wesenheit, sondern durch die verschiedenen Perceptionsmedien. Weil das Auge siehet und das Ohr hört, erscheint das Licht als Sichtbares und der Schall wirkt als unsichtbares Wort. Nur eine rohe Empirie kann dadurch verleitet werden auf eine verschiedene Quelle zu schliefsen, indem sie, des Grundes und des aus ihm einsichtlichen Zusammenhanges ermangelnd, für jede einzelne Erscheinung einen besondern Grund — nicht sowohl sucht, als in dumpfer Sicherheit voraussetzt. Der geistigen Betrachtungsweise ists nicht fremde das Licht an sich als tönend und den Ton anschaulich zu erkennen. Nur die Abhängigkeit von den Sinnesorganen läfst uns Licht und Schall als discrete Dinge erscheinen. Allein schon einige geistige Erwecktheit kann von diesem Irrthume befreien, denn was in leiblicher Beziehung das Auge ist, das ist in geistiger der Verstand —: das Organ V o r s t e h e n d e s aufzufassen; und was dem Leibe das Ohr ist, das ist dem Geiste die Vernunft —: das Organ das schaffende geistige Wort in sich aufzunehmen, es zu vernehmen, sich anzueignen, das im Bilde vom Verstande Aufgefafste in seinem wahren Inhalte —

das, was es ausspricht — zu erkennen, das Erkannte zu besitzen, in das eigne Sein zu verschmelzen.

Allerdings sind also auch Verstand und Vernunft von einander zu unterscheiden, aber zunächst nicht nach ihrem Objecte, das wielmehr für beide dasselbe ist, das sie nur, als verschiedene Organe, in einem verrshiedenen Grade bearbeiten. So auch ists in der leiblichen Sphäre mit Aug' und Ohr. Aber selbst verschieden wären Verstand und Vernunft dann nicht mehr, wenn der Verstand ein völlig reiner, göttlicher, durchschauender wäre, wenn er nicht blofs sehen, sondern auch durchdringend ersehen möchte, wenn er nicht im falschen Lichte schimmern und blenden, sondern mit ungetrübtem Glanze aus dem reinen Feuer hervorstrahlen, in seinen Gegenstand mit Liebe sich einsenken und ihn mit sich innig verbinden möchte. Wo aber der Verstand, das geistige Auge, ein Schalk ist — wozu ihn freilich nur die Sünde der Vernunft machen kann — da kann ihm die gebesserte Vernunft wiederum, durch ihre gelafsenere, unsichtbare, innigere Wirkung, aufhelfen und das Unreine, welches der verblendete und verfuhrte Verstand eingezogen hatte, wieder ausscheiden. Und im Leiblichen ists eben so mit Aug' und Ohr. Dies auch ists, was wir früher sagten, dafs es der geistigen — wahren — Betrachtungsweise nicht fremd sey das Licht als tönend und den Ton anschaulich zu erkennen. Denn in sich und in der Wahrheit sind beide dasselbe, so lange aber wir im Dienste der Sinnesherrschaft stehen, so lange uns also die sinnlichen Organe beschränken, so erscheinen uns überall Hemmungen, und da uns dann der Hemmungsgrund verdeckt ist, so halten wir die einzelnen Brechungen für völlig verschiedene Dinge. Wenn wir hingegen im reinen Geiste die Wahrheit erkennen, so werden wir von der Gewalt der Sinnen befreit, der Grund der Erscheinung wird uns erkenntlich, das Zerstreute verbunden und nur das im Wesen und im Geiste wirklich sich Entgegengesetzte tritt als solches auch in unsere Erkenntnifs ein.

Völlig würde man uns mifsverstehen, wenn man den Parallelismus zwischen Auge und Verstand, und Ohr und Vernunft nur als ein Gleichnifs, als eine leere Metapher nehmen möchte; da wir diese Dinge nur deshalb mit einander verglichen haben, weil sie, unserer Ueberzeugung nach, einander gleich sind.

§. 198.

Aus alle dem aber (§. 197.) können wir wohl für unsern nächsten Zweck das Resultat ziehen, dafs Licht und Schall, obwohl aus derselben Quelle fliefsende und an sich wesentlich dasselbe seyend, dennoch, weil sie durch verschiedene Organe percipirt werden, verschieden zu wirken scheinen können. Das Besondere hievon wird sich im zweiten Theile dieser Untersuchung zur Einsicht darbieten.

§. 199.

Eben so ist uns die, wenigstens scheinbar, verschiedene Modificabilität des Schalles und des Lichts kein hindernder Anstofs in der Erkenntnifs; denn theils ist diese Modificabilität mehr eine subjective der Organe, als eine objective des Schalles und des Lichts, wie dies schon deutlich durch die Perfectibili-

tät

tät der Organe und durch ihre mögliche krankhafte Deterioration sich beurkundet. Theils auch ist das, was in jener verschiedenen Modificabilität objectiv erscheint, doch nur relativ. Denn allerdings sind im dermaligen Zustande der Menschen die Wirkungen des Lichts, als Sichtbares, viel flüchtiger und wandelbarer, als die unsichtbaren im Schalle, die eben deshalb stätiger, vorhaltiger und einfacher erscheinen; doch sind dies eben nur Folgen eines unvollkommenen Zustandes unserer innern Wesens, nicht wesentliche Verschiedenheiten in der Grundursache selbst.

Hier zeigt sich wieder der oben angedeutete Parallelismus zwischen Aug' und Verstand, und Ohr und Vernunft bestätigend. Denn auch die Wirkungen des Verstandes sind dermalen viel schneller, flüchtiger und wandelbarer, als die der Vernunft. Nichts destoweniger sind Verstand und Vernunft im reinen und göttlichen Zustande dem Wesen nach nicht verschiedene Dinge, nur wird durch unsere Leichtfertigkeit auch der Verstand leichtfertig, weniger scheint es die Vernunft, weil sie verstockter ist, weniger auch ist sie es wirklich, wo sie zur gerechten Wirksamkeit in der Wahrheit die Richtung gewonnen hat. Mit einem Worte: mehr optische als akustische Täuschungen scheint es theils nur zu geben, weil jene leichter als diese entdeckt werden können, theils auch ist eine akustische Täuschung ihrer innern Bedeutung und Wurzel nach mehr, als viele optische. — Aber wie darf man überhaupt die Täuschung auf das Object beziehen?

§. 200.

Alles zusammengenommen (§§. 191—199.) können wir nun mit vermehrter Ueberzeugung Licht und Schall als ihrem Wesen nach identisch, als eine von der schaffenden Urkraft allen Geschöpfen eingesenkte schöpferisch fortwirkende Kraft erkennen, die, implicite und explicite, gröfser, edler, reiner wirkend ist, je nachdem das Geschöpf ein edleres und veredelteres ist.

§. 201.

Diese Kraft nun (§. 200.) kann, wie Kraft überhaupt, nicht anders wirken, als durch Bewegung (§. 191.). Alle Bewegung aber setzt voraus ein sich Bewegendes. Der Schall also — denn von ihm reden wir hier zunächst und ausdrücklich — mufs ein Seiendes seyn. Da aber ferner der Schall allen Körpern als reales schöpferisches Vermögen eingeboren ist (§§. 196. 200.), so gehört zu dessen wirklicher Vollziehung noch eine bewegende Ursache. Diese bewegende Ursache wiederum, da doch auch sie ein Seiendes seyn mufs, kann ebenfalls nichts anderes, als ein mit Ton begabtes seyn. Zum wirklichen Hervortreten des Schalles gehört also das Begegnen zweier Wesen. Dieses Begegnen aber ist offenbar nur möglich durch ein Bewegen auf einander. Gäbe es im ganzen Universum nur Ein Wesen, so müfste in ihm ewige Stille herrschen, so wie auch kein Ersehen des Lichts möglich wäre, wenn nicht noch ein zweites Wesen da wäre, gesetzt auch das Eine wäre durch und durch Licht. — Dieses Bewegen nun auf einander ist nicht anders gedenkbar als eine Bewegung aus entgegengesetzter Richtung. Zusammentreffende Bewegung aus entgegengesetzter Richtung aber gibt eine schwingende Bewegung. Zum wirklichen Hervortreten des Schalles gehört also nothwendig eine schwingende Bewegung. Ganz so auch ists mit dem Lichte —; nicht das kommende, sondern das zurückgesendete (reflectirte) wird gesehen.

§. 202.

Zur Hervorbringung jener zusammengesetzten Bewegung (§. 201.) ist in beseelten Wesen kein absolut Aeufseres nöthig, denn in ihnen ist sie schon durch die Richtung der Seele auf den Leib und des Leibes auf die Seele möglich. Die gedankenerfüllte Seele ergiefst sich in tönende Rede, die in Vernehmenden Gedanken erzeugt, welche wiederum als Wort durchbrechen, und das in kräftigem Gefühl erfüllte und erglühete Gemüth strömt aus in hellen Gesang, der in die verwandte Brust dringend einklingenden Ton erweckt. Denn wie Blicke, als Geistersprache, einander begegnen, sich verständigen und zu vereinter Liebe entzünden, so auch, nur viel mächtiger noch, der aus reinem Geiste hervorquellende Ton, wenn er in geweihetem Moment vernommen wird.

Je geringer aber die innere Regung und Bewegung der Seele ist, destomehr mufs der verschlossene Schall durch eine von aufsen kommende Bewegung hervorgetrieben werden. Am stärksten und heftigsten müssen also die Bewegungen und Erschütterungen in den unbelebten und unbeseelten Körpern seyn, wenn aus ihnen ein Ton hervorgelockt werden soll.

§. 203.

Alle bisherigen Schalltheorien haben sich lediglich mit Berechnung der Schwingungen, Erbebungen u. s. w. der schallenden Körper, der Luft u. s. w., beschäftigt. Wir glauben durch unsere bisherige Auseinandersetzung gezeigt zu haben, dafs man eben das Wesentlichste in der ganzen Sache unberührt gelassen hat. Zu gleicher Zeit ist aber auch, und zwar im Grunde, nachgewiesen worden, wie die Bewegung die nöthwendige Bedingung zum Hervortreten des Schalles ist. Es wäre demnach wohl möglich, dafs alle angestellten Berechnungen völlig richtig sind und durch die Erkenntnifs vom wahren Wesen des Schalles eben erst ihre reale Stützung bekommen hätten. Wir indessen wagen nicht zu entscheiden, wieviel Richtiges oder Irrthümliches jenen Berechnungen zum Grunde liegt; auch ists nicht unseres Amtes, noch Faches, noch dieses Orts, auf diese Prüfung einzugehen. Die Besorgnifs aber dürfen wir wohl aussprechen, dafs jenen Theorien wohl viel Willkührliches und Grundloses anhaften mag, indem sie eben von keiner einsichtlichen Erkenntnifs ausgegangen sind, und überflüssig wäre demnach eine Revision derselben von dazu berufenen Männern keineswegs.

§. 204.

Anziehende Betrachtungen wären hier noch anzustellen über die Sichtbarmachung der Klänge durch die Klangfiguren, doch müssen wir sie unterdrücken, um nicht unnöthig von unserm nächsten Vorhaben abzuschweifen.

Wir wenden uns deshalb an den zweiten Theil dieser Untersuchung, an die Betrachtung des Gehörorgans.

§. 205.

II. Unsichtbar wie der Schall selbst ist, ist auch das Organ zu seiner Aufnahme kaum scheinbar; der Oberfläche entzogen, ruhet es in der Tiefe als ein Heiligthum. — Bekannt muſs es aber zunächst werden, daſs unsere Kenntniſs von der wahren Function der einzelnen das Gehörorgan constituirenden Theile noch äuſserst unvollständig ist. Nach dem dermaligen Stande der Einsicht hierin sind wir indessen doch anzunehmen berechtiget, daſs wenn wir das ganze menschliche Gehörorgan, zur bequemern Uebersicht, in einen äuſsern, mittlern und innern Theil zerfallen lassen, der Grad der Wichtigkeit und Bedeutung derselben in eben dieser Reihe steigt.

Wiewohl ohne Zweifel in der normalen Bildung nichts müſsig und ohne wesentlichen Nutzen vorhanden ist, so waltet doch auch hierin zwischen den verschiedenen Theilgebilden nicht bloſs dem Grade, sondern auch der Art nach ein Unterschied vor. Denn während wir einige als Grundbedingungen zur Erreichung des Zweckes des Organs anerkennen müssen, tragen andere nur mehr oder weniger dazu bei, förderliche Beihülfe zu leisten, ohne daſs durch das Ausbleiben ihrer Mitwirkung die Function des Organs aufgehoben würde.

§. 206.

Und so ist denn auch das äuſsere Ohr, zu welchem die auricula externa, der äuſsere Gehörgang und das Trommelfell gehören, der mindest wesentliche Theil des Gehörorgans. Vom Trommelfell allein kann es einen Augenblick auffallen, dasselbe nicht zu den wesentlichsten Gebilden des Gehörorgans gezählt zu sehen. Indessen abgesehen auch davon, dafs es in allen Thieren, welche keine Paukenhöhle haben, z. E. in den Fischen, nicht vorhanden ist; abgesehen auch davon, dafs es auch da noch fehlt, wo schon eine Paukenhöhle gebildet ist, z. E. bei den Schildkröten (denn die dicke Knorpelplatte, womit die Paukenhöhle dieser Thiere verschlossen ist, läfst sich doch wohl auch nicht als ein Analogon des membranösen Trommelfells betrachten), so behauptet es doch auch in den warmblütigen Thieren und selbst beim Menschen eine sehr untergeordnete Stelle in der Bedeutsamkeit; denn:

1. die sonst gewöhnliche Ansicht, dafs es als ein wirkliches Trommelfell diene, d. i. als ein Fell, gegen welches die andringende, erschütterte Luft einen Widerstand findet, in ihm eine tremulirende Bewegung veranlafst, durch deren Fortpflanzung der Schall erzeugt werde — diese Ansicht mufs wohl völlig aufgegeben werden; denn von allen Gründen gegen eine solche rohe Erklärungsweise zu schweigen, so ist das Trommelfell schon wegen seiner Richtung in den meisten, ja eben in den schärfsthörenden Thieren zu dieser Function völlig untüchtig, denn je schärfer das Thier hört, destomehr ist sein Trommelfell schief gerichtet; so z. E. ists bei dem sehr fein hörenden Maulwurf fast parallel mit dem Schädelgrunde, der Paukenhöhle als Boden dienend.

2. Es ist sattsam bekannt, dafs das Trommelfell beschädigt, durchlöchert u. s. w. seyn kann, ohne dafs dadurch dem Gehör Abbruch geschiehet. Hat man doch sogar Taubheit durch die Durchlöcherung des Trommelfells heilen wollen und geheilt zu haben vorgegeben! Ja, so häufig ist das Trommelfell durchlöchert, dafs man früher diesen Zustand als normal geglaubt hat (foramen rivini).

Uebrigens ists auch schon längst von genauen Beobachtern ausgesprochen worden: dafs das Tympanum an sich kein zum Hören unentbehrliches Gebilde sey *). Welche Bedeutung aber das Trommelfell haben mag, ist allerdings dermalen nicht zu bestimmen, denn auch Morgagni's Meinung, dafs es zum Schutze der hinter ihm, zum Hören unentbehrlicher Gebilde diene, ist schon deshalb nicht anzunehmen, weil sonst ja eine Durchlöcherung oder Zerreissung desselben Taubheit, oder mindestens Schwerhörigkeit veranlassen müfste, was in dieser Allgemeinheit erfahrungswidrig ist. Auch würde zu jenem Zwecke eine knorplige Decke zweckmäfsiger, als eine membranöse seyn.

Wir haben uns aber hier, wie überall, wo uns die wahre Erkenntnifs abgehet, zu hüten: keinen Irrthum ihre Stelle vertreten zu lassen. Es ist deshalb besser zu gestehen: man wisse nicht recht, wozu das Trommelfell eigentlich diene, dafs es aber ein zum Hören unwesentliches Gebilde sey. Beides ist wahr

---

*) Valsalva de aure humana tractatus Cap. V. §. 5. Morgagni de sedibus et causis morborum. Ep. XIV. art. 10.

und sperrt nicht den Weg zum Vordringen in die Wahrheit.

§. 207.

Von bei weitem gröſserer Wichtigkeit ist der mittlere Theil des Gehörorgans, wozu die Paukenhöhle, die Gehörknöchelchen und die eustachische Röhre gehören.

Bevor wir aber etwas Besonderes über den mittlern Theil des Gehörorgans sagen, sey es gestattet, unsere Meinung über die Function desselben zu äussern. Wir glauben nemlich ihn als den das Hören vermittelnden Theil betrachten zu dürfen. Ohne Zweifel ist das Hören selbst ein inneres, aber zur wirklichen Vollziehung dieses realen Vermögens bedarf es einer eben so realen Veranlassung, d. h. einer wirklichen Einwirkung auf dieses Vermögen. Soll ein Ton von uns vernommen, d. i. in uns erweckt werden, so muſs ein homogener an uns dringen, denn einen Ton hören heiſst nichts anderes, als ihn in sich bewuſst werden; bewuſst aber können wir uns nur dessen werden, was in uns ist. Umgekehrt: soll ein Ton aus uns hervordringen, so muſs unser innerer in dem Aeuſsern einen hervorrufen. Es bedarf also einer Vermittelung sowohl um den innern Ton vernehmbar zu machen, als auch zur Erweckung des innern durch einen äuſsern. — Und diese Vermittelung eben ists, welche uns der mittlere Theil des Gehörorgans zu bewirken scheint.

Diese an sich schon nicht willkührliche Meinung erhält ihre Bestätigung durch den organischen Bau dieses Theils und durch sein verschiedenes Vorkommen bei den Thieren.

§. 208.

Die Paukenhöhle, obwohl bei den Reptilien erst anfangend und auch da noch sehr unvollständig und in den Schlangen gar nicht gebildet, muſs dennoch zu den wichtigern Gebilden des Gehörorgans, wo dieses selbst nicht als Rudiment zu künftiger Bildung, sondern als fungirendes Organ eingetreten ist, betrachtet werden. Die Vögel, bei welchen das Gehörorgan überhaupt zuerst in höhere Wirksamkeit und Bedeutung einzutreten anfängt, haben aus ihrem eigenen Leben noch wenig zu verkündigen, und viel muſs ihnen zuströmen, bis auch dies wenige sich in ihnen erzeugt. Die Paukenhöhle ist daher bei ihnen von ganz vorzüglich beträchtlicher Gröſse. Es ist bekannt, daſs die Paukenhöhle bei den Vögeln noch mit drei andern Höhlen zusammenhängt, daſs sie sich fast durch die ganze Schädelfläche ausbreiten, daſs die Paukenhöhlen beider Seiten mit einander communiciren, bei der Schleiereule (Strix flammea) sogar auf eine doppelte Weise. — Um vieles kleiner wird sie bei den schon ein gröſseres Leben in sich tragenden Säugethieren, und verhältniſsmäſsig am kleinsten ist sie beim Menschen.

§. 209.

Das wichtigste Gebilde des mittlern Theils des Gehörorgans und ein an sich selbst höchst bedeutsames scheint uns die eustachische Röhre zu seyn. Bekanntlich sind sehr verschiedene Meinungen über die eigentliche Function dieser Röhre aufgestellt worden. Wir müssen derselben hier kurze Erwähnung thun. Es gibt deren aber drei vorzüglich bemerkenswerthe.

1. Die älteste und sehr lange unangefochten gebliebene ist die, daſs durch sie Luft in die Paukenhöhle geleitet werde, um eines Theils dadurch ein Gleichgewicht zwischen der Luft in dieser und in dem äuſsern Gehörgange zu setzen, theils aber auch und ganz vorzüglich: um durch diese Luftschwingungen die Gehörknöchelchen sowohl als das Trommelfell auf eine doppelte Weise in eine tremulirende Bewegung zu bringen.

§. 210.

Gründlich ist diese Meinung (§. 209.) widerlegt worden von Parolle*), Köllner**), Herholdt***) und zum Theil auch von Bressa †).

Dieser widerlegten Meinung stellte nun Köllner ††) eine völlig entgegengesetzte gegenüber. Nach ihm nemlich sollen durch die eustachische Röhre die durch den äuſsern Gehörgang überflüssig eingedrungenen Schallstrahlen abgeleitet werden (etwa wie Blumenbach vom Sömmeringschen Loche in der Netzhaut glaubte, daſs es zur Ableitung der überflüssig eingedrungenen Lichtstrahlen diene). Köllner's Gründe sind folgende:

---

*) Lichtenbergs Magazin B. 2. St. 3. S. 47.

**) Reils Archiv für die Physiologie. B. 2. S. 18 u. f.

***) In demselben Werke B. 3. S. 165. u. f.

†) Ebendas. B. 8. S. 78 u. f.

††) l. c.

a. wenn man eine kleine Uhr tief in den Mund bringt und dann diesen sowohl, als die beiden äufsern Gehörgänge schliefst, die Uhrschläge nicht vernehmbar sind.

b. Die faserige Endung dieser Röhre sey nicht elastisch genug, um die Schallstrahlen aufnehmen und fortpflanzen zu können.

c. Sie sey an ihrem äufsern Ende mit einer kleinen Klappe versehen, welche durch die eindringenden Schallstrahlen gegen die Röhre gedrückt würde, wodurch also der Schall sich selbst den Eingang sperrte. Und

d. die Elasticität der Luft in der Mundhöhle sey ohnehin schon durch die in derselben befindliche Feuchtigkeit und durch den bei der Exspiration auszustofsenden Kohlenstoff sehr vermindert.

§. 211.

Hiegegen bemerken wir, dafs das Experiment mit der Uhr nicht das Unvermögen der eustachischen Röhre erweiset, Töne überhaupt, sondern nur fremde zu leiten. Ihre faserige Endigung hebt ihre Elasticität keinesweges auf (sollte sie nicht vielmehr dadurch verstärkt werden?). Ihre Klappe ist so gewifs noch gar nicht nachgewiesen (wenigstens scheint Mekel ihr Dasein zu bezweifeln *); und gesetzt es gäbe eine solche, so könnte sie, da sie selbst ja schallleitend seyn mufs, die Schallstrahlen nicht abhalten. Der vierte Grund endlich ist von so ausserordentli-

---

*) Handbuch der menschl. Anatomie. B. 4. S. 23. und Cuvier vergl. Anatomie B. 2. S. 456. Anmerkung.

cher Unbedeutsamkeit, daſs er nur eine Beachtung verdiente, wenn die Hauptgründe haltbarer wären.

§. 212.

Doch auch abgesehen von diesen Gegengründen (§. 211.) muſs dennoch Köllners Meinung durch folgende unabweisbare Erfahrungsausspruche als eine irrthumliche verworfen werden:

a. Valsalva *) schon erzählte, daſs eine Wicke, die man in die eustachische Röhre brachte, das Gehör sofort aufhob; nahm man sie heraus, so kehrte es sogleich zurück.

b. Nasenpolypen bringen Taubheit hervor dadurch, daſs sie die Mündung der eustachischen Röhre verschlieſsen. Auf gleiche Weise ist allein die vorubergehende Taubheit zu erklären, welche heftige Aeginen begleitet. Wäre nun, wie Köllner meint, die tuba eustachiana bestimmt, die Schallstrahlen ab und nicht zuzuleiten, so müſste durch diese Bedingungen eine krankhafte Scharfhörigkeit, nicht aber Schwerhörigkeit und endlich sogar Taubheit gesetzt werden.

c. Spricht jemand so leise, daſs kein anderer, wie nahe er auch dem Sprechenden stehe, es vernehmen kann, so kann dieser sich doch fest überzeugen, daſs er selber es ganz wohl hore. Dies nun kann nur vermittelst der tuba eustachiana geschehen, denn sollte der eigene Ton ihm nur durch den äuſsern Gehörgang vernehmbar wer-

*) S. die Note zu §. 215.

den, so müfste auch ein Anderer, wenn er ihm nur nahe genug stehet, ihn eben sowohl hören.

§. 213.

Und dies eben (§. 212. c.) führt uns auf:

3. Die letzte Ansicht über die Function der eustachischen Röhre, dafs nemlich durch sie die eigene Stimme vernehmbar werden soll. Diese Meinung aber ist nicht zuerst von Bressa *), noch auch ein wenig früher von Arnemann, sondern schon viel früher von Sims **) ausgesprochen worden.

Mit sehr gediegenen Gründen indessen unterstützt Bressa diese Ansicht. Sie sind folgende:

a. die Richtung und Bildung der Trompete. „Sie ist aus knöchernen oder knorpligen, oder aus beiden Massen zusammengesetzten Wänden gebildet, welche fähig sind die Schallstrahlen anzunehmen und fortzupflanzen. Ihre Richtung von aufsen nach innen, von oben nach unten, die Stellung ihrer untern Oeffnung hinter dem weichen Gaumen, über dem Kehlkopf, wodurch sie die aus dem letzten kommenden Laute unmittelbar aufnimmt; die Stellung ihrer obern Oeffnung unmittelbar dem Paukenfelle gegenüber, wodurch bewirkt wird, dafs die Laute, welche mittelst der Trompete das Paukenfell erschüttern, von diesem (?) durch das ovale und runde Fenster zum Labyrinthe gelangen."

---

*) l. c.

**) Memoires of the medical Society of London. P. I. 1787. S. Richters chirurg. Bibl. B. 10. S. 233.

b. Die Thiere, welche keine Stimme haben, ermangeln auch der Trompete.

c. Je vollkommener die Stimme, desto vollkommener ist auch die Trompete gebildet. Und

d. die eigene Stimme wird besser bei verschlossenem äufsern Gehörgang vernommen.

§. 214.

Diesem letzten Grunde (§. 213. d.) fügen wir noch hinzu, dafs der eigene Ton, wenn man ihn nicht nur bei geschlossenem äufsern Gehörgange, sondern auch bei gleichzeitig geschlossenem Munde hervorbringt, noch um vieles besser, und zwar veredelter, gebundener und stärker vernommen wird. Wir wissen uns hierüber nicht anders auszudrücken, da hier durch kein musikalisches Zeichen auszuhelfen ist, indem der Ton keineswegen in seiner musikalischen Stellung abgeändert, sondern innerhalb derselben verändert wird, und zwar auf die eben angegebene Weise. Diese Wirkung aber ist durchaus nicht der Schallleitung der Zähne zuzuschreiben, da sie noch stärker und reiner ist, wenn bei dem angegebenen Versuche die beiden Zahnreihen nicht mit einander in Berührung gebracht werden.

§. 215.

Schwerlich kann man sich der überzeugenden Kraft der von Bressa angegebenen Gründe für die eigentliche Function der eustachischen Röhre entziehen. Nur etwas ausdehnen müssen wir sie noch; nemlich: nicht blofs zum Vernehmen der eigenen Stimme dient sie, sondern auch, und eben so sehr, das Vernehmen der fremden zu vermitteln. Wäre dies letztere nicht der Fall, so müſste unbegreiflich bleiben, was gleichwohl eine sichere Thatsache ist *): daſs durch eine Verstopfung, Verschlieſsung oder Zusammenpressung dieser Röhre das Gehör völlig aufgehoben wird, da doch, jener Meinung nach, durch diese Umstände nur ein Hinderniſs im Vernehmen der eigenen Stimme gesetzt wäre.

§. 216.

Wir halten uns demnach (§§. 209—215.) nicht nur für berechtigt, sondern auch genöthigt: in der eustachischen Röhre das den äuſsern und innern Ton vermittelnde Organ zu erblikken. Zu dieser Verrichtung wird sie durch ihren organischen Bau, so wie durch ihre Stellung zu den Gehör- und Stimmwerkzeugen besonders geeignet,

---

*) Si haec tuba forte clauditur, illico, ut ego comperi, amittitur auditus. Possem hoc forte probare per observationem in Patricio Caesenate habitam, polypo narium laborante, qui usque ad uvulam sese extendebat. Quo enim hic polypus magis in dies crescebat, et consequenter quo magis ad orificia tubarum penitus claudenda accedebat, eo magis in dies auditus aegro minuebatur sic, ut tandem omnino surdus evaserit. Verum ut rem adducam ambignitatibus minus obnoxiam: quidam plebejus ulcus gerebat supra uvulam in sinistra parte, quod quidem eam, quam invaserat, partem exeserat atque obstulerat sic, ut ulceris cavitas cum extremo sinistrae tubae orificio communicaret. Igitur quoties homo mollem turundam remediis imbutam in ulceris cavitatem intrudebat, toties illico sinistra aure evadebat surdus, talisque permanebat toto eo tempore, quo turunda in ulcere relinquebatur: statim vero ac amovebat pristinum auditum recuperabat—: perspicuo argumento, quod reserata tuba illico interceptus obtinetur auditus; occlusa vero statim intercipitur, sive tollitur." Valsalva de aure humana tractatus Cap. V. §. 10.

und die zuverläſsigste Erfahrung bestätigt und gebietet die Annahme dieser Function.

§. 217.

Die Wichtigkeit und Bedeutung der Gehörknöchelchen wäre hier noch in Betrachtung zu ziehen; aber wir mussen bekennen, hierüber auch nicht eine wahrscheinliche Erkenntniſs zu haben. Sie sind vielleicht die wundersamsten Gebilde im ganzen Organismus, denn betrachtet man ihre Gestalten und das Organ, zu welchem sie gehoren, so kann man nicht zweifeln, daſs sie einen sehr bestimmten Nutzen, also auch eine bestimmte Verrichtung haben mussen, indem sie eben in diesem hochsten Organe die individuellste Bildung haben —: gleichwohl gehet uns hieruber alles bestimmte Wissen ab. Denn daſs sie bloſs Schallleiter seyn sollten, ist schon deshalb nicht anzunehmen, weil sie dazu nicht diese Form haben durften. Andererseits müssen sie wiederum unbedeutsamer erscheinen, wenn man bedenkt, daſs mehrere von ihnen (Ambos und Hammer) fehlen können, ohne daſs dadurch das Gehör leide *); so wie sie auch, ohne die Function des Organs zu stören, uberzahlig seyn können **), und daſs diese uberzahligen Knöchelchen nicht als bloſse Epiphysen zu betrachten seyen, scheint uns Cassebohm ***) gut erwie-

*) Scarpa de structura fenestrae rotundae auris et de tympano secundario p 84. — Meckel Handbuch der pathol. Anatomie. B. I. S. 403. — Conradi Handbuch der pathol. Anatomie S. 500.

**) Cassebohm tractatus IV. de aure humana p. 55.

***) l. c.

erwiesen zu haben. Organe aber von einer bestimmten und wesentlichen Verrichtung sind fast keinem solchen Wandel unterworfen.

Ferner wissen wir auch, dafs nicht alle krankhaften Veränderungen, ja nicht einmal der Verlust eines oder des andern Gehörknöchelchens dem Gehöre entschieden verderblich werden, und selbst wo dieses statt findet, da bleibt es wenigstens sehr zweifelhaft, ob die Krankheit, deren Folge nur die krankhafte Veränderung (Ankylose, Nekrose u. s. w.), oder der Verlust der Gehörknöchelchen es gewesen ist, oder ob diese selbst dem Gehöre verletzlich geworden sind. Kurz: dermalen müssen wir uns wohl aller positiven Aussage über Wichtigkeit, Bedeutung und Einflufs dieser Theile aufs Gehör enthalten. Hoffen aber dürfen wir, dafs unsere einsichtsvollen und unermüdlichen Zoologen uns auch hierin der Erkenntnifs des Wahren um einen Schritt näher führen werden.

§. 218.

Dafs der innere Theil des Gehörorgans, das Labyrinth, wozu die Schenke, der Vorhof, die Bogengänge, der innere Gehörgang, der Faloppische Kanal und die Cottunnischen Wasserleiter gehören, den wesentlichsten Theil dieses Sinnes ausmachen, ist wohl, seitdem er gekannt ist, niemals bezweifelt worden. Eine ernste Betrachtung dieses Theils zieht uns fast unwiderstehlich in eine tief eindringende und weitgreifende Gedankenreihe. Wie der Anblick des Auges erheitert, so ist der Einblick in das Ohr ernst mahnend, niemand wenigstens wird dabei das Gefühl des Geheimnifsvollen abweisen können.

Die genaue anatomische Beschreibung dieses Theils gehört nicht hieher, zumal die Kenntnifs vom Baue desselben bei den Aerzten mit Recht vorausgesetzt werden kann. Einige Bemerkungen und Andeutungen jedoch, soweit sie uns unser Vorhaben: die Bedeutung des Gehörorgans anzugeben, abnöthigt, mögen hier Raum finden.

§. 219.

Von den angesehensten Anatomen und Physiologen ists mit Entschiedenheit und häufig ausgesprochen worden: „das Wesentlichste des Gehörorgans sey der gallertartige Brei, in welchen die letzten Endungen der Gehörnerven zerfliefsen;" dieser sey das beständigste unter allen Bildungen in diesem Organe, ihn allein findet man vom Menschen bis zur Säpie —: in ihm sey der wahre Sitz des Gehörs. Ist dem nun wirklich so? Sind wir zu dieser Annahme auch nur durch irgend eine, wenn auch nur empirische, evidente Analogie in der ganzen Schöpfung berechtigt? Sehen wir irgendwo etwas entstehen, oder etwas vollbracht werden durch die Wirkung Eines Elements? Und hier sollte der Gehörnerve allein so Grofses vollbringen? Und wie ists denn mit dem „Zerfliefsen" dieses Nerven? wie zerfliefst er, und warum? Doch wir können uns ja auch eine andere Erscheinung in diesem Theile des Gehörorgans nicht verbergen. Wir finden hier eine sehr mannigfaltige, aber an eine feste Regel gebundene Wasservertheilung: das runde und elliptische Säckchen, die drei häutigen Kanäle der Bogengänge mit ihren Ampullis sind mit einer hellen, wäfsrigen Flüssigkeit, das ganze Labyrinth ist mit einem wäſsrigen Dunst erfüllt und kein Theil in ihm ist auſser Verbindung mit dem Wasser. Ueberall aber ist auch hier der Nerv in enger Verbindung mit dem Wasser, da der nervus vestibuli in die beiden Säckchen dringt, sie von innen häutig, wie die Netzhaut das Auge, auskleidet, und sich zu den Ampullis der häutigen Kanäle der Bogengänge fortsetzend, in ihnen unsichtbar sich auflöst.

§. 220.

Wir können nicht umhin diesen Umstand für sehr bedeutend zu halten und müssen es deshalb völlig unbefriedigend finden, wenn man uns sagt: „das Wasser diene hier nur dazu, um die Nervenmasse feucht zu erhalten, damit sie den Eindruck des Schalls empfinde." Warum muſs denn dazu der Nerv feucht seyn? Warum dürfen es andere Nerven, z. E. der unendlich wichtige und wirksame Stimmnerve nicht seyn? Unserer Ueberzeugung nach aber verhält sich die Sache so: Gibt man zu — was man nicht leugnen kann — daſs der Nerv überhaupt der Lichtrepräsentant im Organismus sey, so finden wir hier im Gehörorgane, wo die geistigste Schöpfung im Leiblichen statt findet, auch die Schöpfungselemente im möglichst reinen Zustande —: Licht nemlich und Wasser in Wechselwirkung auf einander mit der Vorherrschaft des Lichts.

Wem dies nicht deutlich ist, den bitten wir, uns die völlig unbezweifelbare Thatsache: wie aus Licht und Wasser die Pflanze geboren wird, zu erklären.

Hat er zuvor uns dies geleistet, so wollen wir ihm auch unsere Ueberzeugung überzeugend machen. —

§. 221.

Uns demnach mufs es feststehen: dafs das Wesentlichste im Gehörorgane die im Labyrinthe vorgehende innige, sich vermählende Wechselwirkung zwischen Licht und Wasser sey, wobei jedoch, soll ein normales Gehör gezeugt werden, das Licht, der Nerv, vorherrschen mufs. Wie wahr dies sey, können wir sogar mit Thatsachen beweisen. Es sind uns nemlich mehrere Beobachtungen mitgetheilt, aus welchen deutlich hervorgehet, dafs wenn auf irgend eine Weise das Wasser im Gehörorgane vorherrscht, dadurch Taubheit erzeugt, die wiederum unmittelbar weicht, sobald jener Uebelstand gehoben wird. So bekam eine Frau, welche schnell taub geworden war, ihr Gehör nach acht Tagen wieder, als ihr fast ein Quartier Wasser aus den Ohren gelaufen war *); ein Taubstummer sogar bekam Gehör und Sprache, als ihm eine Quantität Wasser aus dem linken Ohre geflossen war **). Nun scheinen diese Fälle zwar gar nicht das zu beweisen, weswegen sie hier genannt werden, da, der Erzählung nach, das Wasser aus der Paukenhöhle geflossen war. Dies indessen glauben wir mit Grund bezweifeln zu dürfen; denn abgesehen davon, dafs wir nicht einsehen können: woher bei Erwachsenen in der Paukenhöhle eine Wasseran-

---

*) Voigtel Handb. der pathol. Anatomie, Band 2. S. 46.

**) Ebend. Man vergleiche auch Boneti sepulchretum Lib. I. Sect. XIX. obs. 2.

sammlung entstehen soll, so ist vollends nicht einzusehen, warum sie sich nicht durch die eustachische Röhre ausgeleert hat. Um dies zu erklären, müſste man diese verstopft annehmen, dann aber hätte durch die Wasserausleerung die Taubheit nicht gehoben werden können, da die Verstopfung der eustachischen Röhre allein einen vollen Grund zur Taubheit gibt (§. 215.). Man muſs also nothwendig annehmen, daſs das Wasser in diesen Fällen aus dem Labyrinthe gekommen sey und nicht nur das äuſsere, sondern auch bei der Ausleerung das tympanum secundarium durchbrochen habe. Dies nun gibt, beiläufig, einen neuen und nicht ungewichtigen Beweis für die geringe physiologische Bedeutung dieser beiden Gebilde.

§. 222.

Wie groſs übrigens im normalen Zustande die Vorherrschaft des Lichts oder des Nerven im Gehörorgane seyn müsse, läſst sich durch den Nervenreichthum dieses Organs erkennen, denn nicht nur erhält es, auf dem kürzesten Wege, einen eigenen Nerven, den s. g. Gehörnerven, dessen vielfache Verzweigungen in seinen beiden Hauptspaltungen als nervus vestibuli und nervus cochleae bekannt sind, sondern müssen wir auch, gegen die gewöhnliche Meinung freilich *), den nervus communicans faciei als das Ge-

*) Lange nachdem das ganze Kapitel über die sensible Entzündung des Gehörorgans auf die vorliegende Weise ausgearbeitet war, hatte ich die Freude in Hartmann's vortrefflichem Werke (der Geist des Menschen in seinen Verhältnissen zum physischen Leben, oder Grund-

hörorgan sehr unterstützend betrachten, und zwar nicht blofs, weil er die gewifs sehr bedeut- und wirksame chorda tympani bildet, nicht blofs weil er mehreren Muskeln in der Paukenhöhle und dem äufsern Ohre Nervenzweige gibt, sondern auch deshalb, weil er die Stimm-, Gehör- und Sprachwerkzeuge in einen organischen Nervenverband zur Wechselwirksamkeit bringt.

§. 223.

III. Haben wir nun in einer stätigen Gedankenreihe das Vernehmbare, den Ton, (§§. 191—205) und das Organ zu seiner thätigen Aufnahme (§§. 205—223.) untersucht, so bliebe uns nur das dritte zu thun übrig: das Wie nemlich der Verbindung beider, d. i. das Wie des wirklichen Hörens darzuthun. Welches aber hierüber unsere Meinung sey, ergibt sich aus dem Bisherigen gar sehr von selbst. Haben wir nemlich richtig erkannt, dafs der Ton, aus derselben Quelle fliefsend wie das Licht, eine diesem völlig

---

züge zu einer Physiologie des Denkens S. 166.) eine Bestätigung meiner Meinung über den Zusammenhang der Sprach- und Gehörwerkzeuge durch die Verbindung des Antlitznerven mit dem Gehörnerven zu finden. Wie weit übrigens unsere Meinungen von dem Ganzen dieses Sinnes, seiner wahren Bedeutung und seinen physisch-psychischen Verhältnissen von einander abstehen, kann schon bei einer oberflächlichen Vergleichung gefunden werden. Ja, selbst in dem Punkte, in welchem wir uns nähern, waltet dennoch eine wesentliche Differenz zwischen uns ob. Nicht ohne Selbstverläugnung bemerke ich dieses, da mir jede Uebereinstimmung mit diesem durch gründliche Gelehrsamkeit, tiefe Einsicht und mächtige Denkkraft so ausgezeichneten Mann eine wahre Ermunterung ist.

identische, alles Daseiende durchströmende, schöpferisch wirkende Kraft sey, die, obwohl verschieden wirkend: stärker, freier, edler, je nachdem das Geschöpf ein höheres, edleres und freieres ist, doch überall dieselbe seyend; haben wir ferner im Organe selbst die realen Bedingungen zur wirklichen Vollziehung dieser Kraft, die active Receptivität, erkannt; haben wir die Elemente der Schöpfung erblickt; haben wir auch den wesentlichen Zusammenhang zwischen der grofsen Trilogie, zwischen dem Stimm-, Sprach- und Gehörorgan ins Bewufstsein gefafst, so ist ja unmittelbar klar, dafs das wirkliche Hören nichts anderes sey, als der Act der organischen Vollziehung dieser Kraft durch das dazu geeignete Organ. Es geschiehet hiebei nichts neues und nichts anderes, als — eben das Geschehen selbst.

§. 224.

Ist alles dies (§§. 191—224.) uns zu durchsichtiger Einsicht geworden, so ist auch die Erkenntnifs des wahren Wesens der (§§. 184—189.) geschilderten sensiblen Entzündung des Gehörorgans und ihre grofse Bedeutung allem Zweifel entnommen. Zunächst aber ist ihre Verwandtschaft mit der zuvor abgehandelten sensiblen Entzündung des Sehorgans völlig einsichtlich, da beide auf demselben Grunde beruhen. Sodann aber kann auch die Verschiedenheit zwischen beiden deutlich und leicht erkannt werden. Alles dies bedarf nun keiner sehr ausführlichen Nachweisung mehr. Als alles ferneren Beweises aber unbedürftig dürfen wir wohl als eingesehen und zugegeben voraussetzen, dafs die primäre Krankheit des geschilderten Krankheitsprozesses sensible Entzündung sey, denn dies lehrt auch eine flüchtige Erwägung des beobachtungsmäſsig angegebenen Zustandes, wenn man ihn mit unserer Erklärung der Entzündung überhaupt (§. 25.) und der sensiblen insbesondere (§§. 87—94.) zusammenhält.

§. 225.

Die groſse Bedeutung eben dieser Krankheit, nicht bloſs durch die Gefahr, welche sie dem Leben drohet, wo sie mit einer starken Gehirnaffection verbunden ist, sondern auch, wo dies nicht statt findet, durch den ihr zum Grunde liegenden Angriff auf die Art des Daseins, läſst sich deutlich erkennen, wenn man die Würde des angegriffenen Organs und die Sphäre, in welcher der Angriff gemacht ist, bedenkt. Als Gehörsinn ist das Ohr und zwar in seiner Licht-, d. i. Nervenseite ergriffen. Das Vernunftorgan also ist, als solches, in Gefahr gesetzt. Denn nicht das ist das alleinige, noch das gröſsere Uebel bei der Taubheit, daſs der Mensch Andere nicht zu hören vermag —: dies würde ihn nicht um den Adel seiner Natur bringen können, auch würde diese Entbehrung in den meisten Fällen über den Verlust hinaus ersetzt werden können; der gröſsere Schaden ist der, daſs der Mensch sich selbst nicht vernehmen kann. Hiedurch erst ist die tiefste Zerfallenheit gegeben —: eine Zerfallenheit, der keine Vereinigung geboten werden kann; denn weder kann die schaffende Kraft des Worts von auſsen her einen Weg zu diesem Unglücklichen finden, noch kann sie, hat sie nicht schon zuvor sein ganzes Wesen durchwirkt, sich jetzt in ihm selbst entwickeln und belebend zu ihm gelangen. Denn wie in rein geistiger Beziehung nicht das dumpfe, verhüllte Wissen die höchste That ist und dieses vielmehr auch dem niedrigsten Thiere zukommt, sondern das Durchschauen, Unterscheiden, Prüfen, Erkennen jenes ersten, unfreien, thierischen und verwirrten Wissens, wie nur hiedurch erst das Selbstbewufstsein erwacht und dieses, selbst freilich das erste Werk der Freiheit, allein auch nur führt zur vollkommenen Freiheit, zu einem vollkommenen, persönlichen, geistigen Dasein, von welchem alle Spuren und Merkmale des thierischen Wesens ausgeschieden sind —: so auch, und ganz so ists im Leiblichen mit dem Hören. Nicht wer Ohren hat überhaupt, der hört auch, sondern wem von Innen her das Wort lebendig vernehmbar wird. Wer daher nicht das Wort schon als unverlierbares Eigenthum in sich trägt und von ihm getragen wird, und überdies noch jenes Vermögens verlustig gehet, der mufs wohl zum niedern Thier herabsinken.

§. 226.

Die Verwandtschaft zwischen der sensiblen Entzündung des Seh- und Gehörorgans bietet so sehr sich von selbst dar, dafs sie besonders noch hervorzuheben für völlig überflüfsig erachtet werden mufs. Denn wie sie beide aus Einem Wesensgrunde hervorgehen, so auch treten sie in die Erscheinung, sofern sie hier nicht durch die verschiedenen organischen Medien verschieden gebrochen werden, gleichgestaltet ein. Wir haben uns deshalb in der Beschreibung der sensiblen Entzündung des Gehörorgans meistens derselben Ausdrücke wie bei der des Sehorgans bedienen müssen, weil uns diese die bezeichnendsten schienen. Treuen Beobachtern und redlichen Forschern wird es auch hoffentlich nicht entgehen, wie wir nichts hiebei der Theorie, oder einer vorgefafsten gleichmachenden Meinung zu Liebe angegeben; sondern dafs auch wir treu beobachtet und redlich geforscht haben, deshalb wir auch gewifs weder der Erscheinung etwas um der Deutung willen, noch dieser etwas jener Fremdartiges aufgenöthiget haben. Dafs aber diese Krankheit bisher weder so geschildert, noch so gedeutet worden ist, haben nicht wir zu rechtfertigen.

Es ist demnach völlig hinreichend zu erklären, dafs wie beide Krankheitsprozesse in ihrem ganzen Verlaufe von Stadium zu Stadium die verwandten Erscheinungen geben; so sind sie auch pathologisch wesentlich gleichbedeutend. Und so erkennen wir denn auch in den Erscheinungen des ersten Stadiums (§. 184.) die Entwickelung der sensiblen Entzündung in diesem Gebilde; in denen des zweiten (§. 185.) das volle Bild dieser Krankheit; in denen des dritten (§. 186.) das Nervenfieber des Gehörorgans; in denen des vierten (§. 187.) das Faulfieber dieses Organs, und in denen endlich des Genesungsstadiums in der Krankheit (§. 188.) einen der Synocha analogen Zustand. — Die Gründe für diese Angaben sind oben (§§. 143—54.) einleuchtend und überzeugend, wie wir hoffen, entwickelt worden.

§. 227.

Jemehr es aber gewifs ist, dafs beiden Krankheitsprozessen dasselbe Wesen zum Grunde liegt und dafs sie auch in den Erscheinungen einander entsprechen, desto wichtiger ists, auch ihre Verschiedenheit ins Auge zu fassen und sie zu erkennen.

Die auffallendste Verschiedenheit zeigen die beiden Krankheitsprozesse in ihrem Einflusse auf den geistigen und gemüthlichen Zustand während ihres Verlaufs und in ihren Folgen innerhalb dieser Sphäre nach einem ungünstigen Ausgange. Denn während die sensible Entzündung des Sehorgans das Gemüth des Kranken unter ihrem Verlaufe zwar mit Besorgnifs erfüllt und den Wunsch zur Genesung in ihm sehr anfacht, so bleibt doch sein Charakter durch diese innern Vorgänge ungefährdet, und endet jene Krankheit sich mit Blindheit, so wird er in den meisten Fällen sogar veredelt, er gewinnt an Tiefe, Milde und Innigkeit. Ganz anders ists mit der sensiblen Entzündung des Gehörorgans. Während ihres Verlaufs zeigt sich der Wunsch des Kranken nach Genesung mehr wie ein stürmisches Fordern, als wie ein inneres Verlangen; schon jetzt, in dem Maafse als die Zusprache des lebendigen Worts ihm fremde wird, dringt auch aus ihm kein friedlicher Ton. Der moralische Charakter des Kranken, wenn er nicht schon früher unerschütterlich fest gegründet gewesen ist, verkündiget sich jetzt schon in allen seinen Aeusserungen als wesentlich verändert, als einen wahren Tummelplatz feindlicher Wirkungen. Und was während der Unentschiedenheit der Krankheit selbst in einzelnen Strömungen erst anwogte, das überströmt, sobald die Krankheit sich in den Tod des Organs, in Taubheit, aufgelöst hat, das Gemüth des Unglücklichen wie ein brausendes Meer. Grausenvolle Nacht deckt das Innere des Menschen, und in dieser Finsternifs walten, ungetroffen vom Licht und vom Worte des Friedens, vernichtend die dunkeln Geister.

§. 228.

Ueber diese (§. 227.) thatsächliche Verschiedenheit der beiden Krankheitsprozesse ist nie ein Zweifel erhoben worden. Sehr abweichend aber, und nie genügend sind die Versuche zu ihrer Erklärung ausgefallen. Denn weder kann ein roher Materialismus noch ein hohler Spiritualismus auch nur scheinbar aushelfen, da weder dem körperlichen Organe so durchgreifende, geistige Wirkungen vom rohen Materialisten vindicirt, noch vom hohlen Spiritualisten der innere ursächliche Zusammenhang zwischen der Krankheit des körperlichen Organs und den geistigen Wirkungen nachgewiesen werden kann; ja dieser mufs völlig durch das Spätere der geistigen Wirkungen in Verlegenheit gesetzt werden. Uns scheint der wahre Grund der Einsicht nahe vorzuliegen, auch haben wir ihn in der That schon angegeben. Hat man sich nemlich mit uns von der wahren Bedeutung des Tons und des Gehörorgans überzeugt, so hat man auch schon, unerinnert, eingesehen, dafs beim Taubwerden nicht etwa blofs ein wohlthätiger äufserer Einflufs verloren geht und in der vollendeten Taubheit verloren gegangen ist, sondern dafs dort die Quelle des innern, göttlichen, schöpferischen Lebens zu versiegen beginnt und in der völligen Taubheit versiegt ist. Das höhere geistige Leben wird hier also in seiner Wurzel zerstört. Es bleibt vom Menschen, in welchen nicht schon früher das Göttliche sich fest eingebildet hatte, nur das Thier zurück; ja, unter das Thier sinkt er herab, denn alles Böse in ihm, das sonst bekämpft und oft gezügelt worden ist, tritt nun unbeschränkt und in der rohesten Natürlichkeit hervor. Ganz anders ists hierin mit der sensiblen Entzündung des Sehorgans und der daraus entstehenden Blindheit. Denn obwohl Licht und Ton von einander nicht wesentlich verschieden sind und aus Einer Quelle fliefsen, so haben sie doch in ihren Erscheinungen verschiedene Beziehungen; jenes aufs wandelbar Sichtbare, dieser aufs rein Unsichtbare; jenes führt das Bild, dieser das Wesen herbei; jenes gibt dem uninteressirten Verstande einen Gegenstand, dieser der dürstenden Vernunft einen befriedigenden Inhalt. Wird der Mensch blind, so mufs er dem Sichtbaren entsagen; wie theuer ihm dies auch seyn, wie schmerzhaft ihm diese Entbehrung anfänglich werden mag, so kann er diesen Verlust dennoch tragen, denn er verliert nicht selbst: in ihm schafft und wirkt das innere Licht neue, herrliche Gestalten; die flüchtigen, störenden Bilder sind ihm entrückt, aber das Unsichtbare kann er nun, befreit von der Augenlust, desto reiner erblicken —: er kann nicht sehen, aber schauen! — Was hingegen dem Menschen in der Taubheit verloren gehet, ist, wenn es ihm verlierbar gewesen, über allen Ersatz erhaben, denn es ist eben die höchste, wesentlichste, göttliche Wirkung in uns —: das Unterpfand des lebendigen Daseins Gottes in uns durch sein Wort.

Erhalten bleibt einem solchen Tauben, was des Daseins nicht werth ist, ein hohles Bilderwesen. Darum wird er auch zum Götzendiener, während der Blinde im Geiste seines Gemüths vom Schein zum Sein gedrängt wird.

§. 229.

Hat man sich mit uns von der Wahrheit des eben Gesagten (§. 228.) und dessen worauf dieses gegründet ist, überzeugt, so findet man hierin die volle Erklärung alles desjenigen, was wir oben in der Beschreibung der einzelnen Stadien dieses Krankheitsprozesses über den dabei statt findenden Gemüthszustand gesagt haben. Freilich mufs dieser verkehrt seyn, da der Krankheitsprozefs auf Verkehrung ausgehet, und um so stärker und deutlicher müssen die Erscheinungen des sich verkehrenden und verkehrten Gemüthszustandes hervortreten, je geringer der Antheil ist, welchen das Gehirn an diesem Krankheitsprozesse nimmt (§§. 185. 186.); denn wo wahre Encephalitis mit ihm verbunden ist, da kann es eben auch zu diesen specifischen Erscheinungen nicht kommen, indem alsdann das Totale das Partielle verschlingt.

Völlig begreiflich ists nun auch, wie die übrigen allgemeinen somatischen Erscheinungen in diesem Krankheitsprozesse bedeutender seyn müssen, als bei der sensiblen Entzündung des Sehorgans. Denn wahrlich nicht so lose und zufällig ist der Zusammenhang zwischen dem Leiblichen und Geistigen, dafs eine so durchgreifende Veränderung in jenem nicht auch sehr bedeutende in diesem hervorbringen sollte. Freilich ist der Leib nur der Tempel des Geistes, aber nicht aus todtem Mauerwerk errichtet, sondern selbst aus Geist gewebt; sie sind sich verwandt, gehören zu einander und wollen gutwillig sich nicht verlassen. Darum wandeln und leiden, veredeln und verschlechtern sie sich mit und durch einander.

§. 230.

Deutlicher als bei vielen andern Krankheiten, deren Entstehung auf einer Abweichung des Lebensacts in seinem Grade beruhet, kann bei dieser das wahre Verhältniſs zwischen den Krankheiten durch Abweichungen in dem Grade und der Art des Lebensacts erkannt werden, wiewohl dies der aufmerksamen Betrachtung bei keiner ganz entgehen kann. Offenbar nemlich entstehet diese Krankheit durch eine graduel abnorme Steigerung der sensiblen Thätigkeit im Gehörorgane — dies beweisen unwidersprechlich alle Erscheinungen des ersten und zweiten Stadiums dieses Krankheitsprozesses — ; aber eben diese Abweichung im Grade erzeugt sofort eine in der Art und löst sich endlich ganz in dieselbe auf. — An einem der bedeutungsvollsten Krankheitsprozesse wäre demnach nur thatsächlich nachgewiesen: wie schon die bloſse Quantitätsabweichung des Lebensacts zugleich eine wahre Qualitätsdifferenz setzt; ohne jedoch in ihrer Entstehung eine solche zu seyn (§. 58. Bemerkung). Hiedurch aber ists denn auch vollends klar, daſs, wo ein durch Abweichung des Lebensacts in seinem Grade erzeugter Krankheitsprozeſs bis dahin gelangt ist, daſs dadurch sich eine völlig abgeänderte Art des Seins ausgebildet hat, er selbst nothwendig erlöschen und einem andern, mit wesentlich verschiedenem Charakter, mit dem Ausdrucke nemlich der veränderten Art des Seins, Raum machen müsse. Nun haben wir im Allgemeinen Krankheiten, deren wesentlicher Charakter in Abweichung des Lebensacts in seiner Art bestehet, Nervenkrankheiten genannt (§. 54). Hier nun, wie schon früher bei der sensiblen Entzündung des Sehorgans, ist diese bedeutsame Umbildung des Krankheitsprozesses thatsächlich nachgewiesen, denn wie jene sich, ungünstig verlaufend, in Amaurosis endigt, so die sensible Entzündung des Gehörorgans, unter gleichen Umständen in Cophosis, Amaurosis aber und Cophosis sind reine Nervenkrankheiten, indem sie direct nicht das Dasein des Individuums angehen, sondern lediglich die Art seines Seins. —

Und so wäre denn eins der Hauptmomente unseres ganzen Systems, die Unterscheidung zwischen Krankheiten durch Abweichung des Grades und der Art des Lebensacts und ihr Verhältnifs zu einander, völlig aufser Zweifel gesetzt.

Veranlassende Momente.

§. 231.

Alles was die Sensationsperceptibilität des ganzen Organismus und des Ohrs insbesondere sehr erhöhet und nicht zugleich auch die Gefäfsincitation im gleichen Grade steigert, ist im Allgemeinen geeignet, diesen Krankheitsprozefs zu veranlassen. Nach allem bisher Auseinandergesetzten aber ists wohl ganz einsichtlich, dafs diese Krankheit nicht durch die blofse

Macht

Macht der äuſsern Einflüsse werde hervorgebracht werden können, da doch das Hören überhaupt ein Inneres ist und sich nur bei Gelegenheit einer äussern Veranlassung vollziehet. Wie fest z. E. ein gesunder Mensch sein Ohr verschlieſsen mag, taub wird er sich dadurch auch nicht einen Augenblick machen können, denn seine eigene Stimme wird er dennoch, und zwar geschärft, vernehmen. Einfluſsreich können also die äuſsern veranlassenden Momente auf die Entstehung dieses Krankheitsprozesses seyn, allein aber ihn gewiſs nicht erzeugen. Wir beziehen uns übrigens hier überall auf die oben (§§. 106—110.) aufgestellten grundsätzlichen Aeusserungen.

§. 232.

Als die bedeutendsten veranlassenden Momente zu dieser Krankheit müssen wir zunächst nennen: die starken Gemüths- und Sinneseindrücke. Es ist bekannt, daſs man durch groſsen Schrecken, Freude u. d. gl. plötzlich sogar taub werden und bleiben könne, eben so durch sehr starke, zumal unerwartete, heftig überraschende Schallexplosionen, z. E. durch Kanonendonner, Gewitter u. d. gl. Hiebei aber kommt ein groſser Theil der Wirkung auf Rechnung des entsetzten Gemüthszustandes. — Als besondere Momente, welchen jedoch ein sehr verschiedener Grad der Wichtigkeit zukommt, sind noch zu nennen: unvorsichtiges Bohren im Ohre beim Reinigen desselben; scharfe Reizung desselben durch Einspritzungen, Insektenstiche u. dgl. Wichtiger als diese letzten, so oft falsch angeschuldigten Momente, können Erkältungen am Kopfe werden, so wie denn überhaupt die rheumatischen Einflüsse hier besonders berücksichtigt werden müssen. Aus einer durchdringenden Erkenntniſs des wahren Wesens des Rheumatismus, welche zu entwickeln wir später Gelegenheit haben werden, läſst sich die nahe Verbindung desselben mit allen Krankheiten des Nervenssytems, so wie mit den reinen Nervenkrankheiten deutlich einsehen.

§. 233.

Endlich gehören auch als entfernte Veranlassungen zu dieser Krankheit alle diejenigen Momente, welche die Sensibilität des ganzen Organismus und, durch Disposition, die des Gehörorgans insbesondere indirect und nur relativ, durch gewaltsame Herabstimmung nemlich der Gefäſsincitation, steigern, als: unzeitige und starke Blut- und Säfteentziehungen, heftige oder chronische Hämorrhagien und Fluxus überhaupt, Ausschweifungen aller Art im Geschlechtlichen, besonders aber Onanie.

Vorhersagung.

§. 234.

Gefahr fürs Leben ist nur bei diesem Krankheitsprozesse in dem Grade vorhanden, als Encephalitis mit ihm verbunden ist; da aber wahre Encephalitis der Otitis nicht nothwendig zukommt, so können wir diese Verbindung auch in prognostischer Hinsicht hier übergehen, zumal die Prognose der Encephalitis bereits oben (§§. 111 — 118.) angegeben worden ist. — Gefahr für das Organ hingegen waltet hier immer, und zwar in einem sehr bedeutenden Grade ob, und in Bezug hierauf findet auch hier der oben (§.

157.) aufgestellte prognostische Grundsatz seine volle Anwendung; nicht zwar als wenn wir das Ohr als ein so sehr individuell ausgebildetes Organ, als es das Auge ist, erkennen könnten und deshalb seiner Krankheit so hohe Bedeutung zuschreiben dürften; sondern müssen wir dies seiner universellen Wichtigkeit wegen, weil es das Geistigste im Leiblichen ist, ja, weil es die wahre Brücke zwischen beiden genannt werden muſs, und der Mensch seine höhere Bestimmung nur erreichen kann vermittelst dieses Organs.

§. 235.

Es ist vielfach und mit Recht behauptet worden, daſs das Ohr das zusammengesetzteste organische Gebilde sey; doch gibt dieser Umstand ihm auch in pathologischer Rücksicht keine besondere Bedeutung, vielmehr ists völlig erfahrungsmäſsig, daſs es dadurch nicht zu einer groſsen Mannigfaltigkeit von Krankheiten geeignet werde, wie denn auch in der That die Zahl der Krankheiten, welche das Ohr erfahren kann, nur eine sehr geringe und in dieser Beziehung mit dem bei weitem einfacher, aber besonderer gebildeten Auge gar nicht vergleichbar ist. Hat man es aber in eine klare geistige Anschauung aufgenommen, wie der Geist es ist, der sich seinen Leib schafft; so hat man auch die unerschütterliche Einsicht gewonnen, wie die höchste Krankheit (§. 157.) dieses höchsten, geistigsten Organs den durchgreifendsten Einfluſs auf das ganze Wesen des ergriffenen Individuums haben müsse.

§. 236.

Da übrigens die prognostische Bedeutung einer Krankheit keine andere seyn kann, als ihre pathologische, diese aber aus der Erkenntnifs ihres Wesens entfaltet werden mufs, so müssen wir hier auf unsere Darlegung des Wesens dieses Krankheitsprozesses (§§. 189—231.) verweisen. Nur einige casuistische und negative Momente mögen hier noch in Erinnerung gebracht werden:

1. man hüte sich diesen Krankheitsprozefs mit denjenigen Gehörsbeschwerden zu verwechseln, welche bei Rachenentzündungen, oft schon beim einfachen Catarrhus faucium vorhanden sind.

2. Ungegründet ist die Besorgnifs, dafs dieser Krankheitsprozefs entstehen möchte, wenn nach öfter vorausgegangenen Entzündungen des äufsern Gehörganges in diesem Verengerungen, abnorme Unebenheiten entstanden sind, welche zu falschen und sehr lästigen Schallperceptionen Veranlassung geben. Diesem Irrthume kann man schon durch eine sorgfältige und kunstgemäfse Untersuchung des äufsern Gehörganges entgehen. Leider! ist diese aber noch sehr wenig im Gebrauch.

3. Leicht macht diese Krankheit Rückfälle und man mufs einen solchen immer besorgen, wenn der erste Fall nicht völlig ausgeglichen worden ist, wenn die Absonderung des Ohrenschmalzes auf irgend eine Weise abnorm, oder irgend ein anderer pathischer Vorgang im Gehörorgane bemerklich ist.

Behandlung.

§. 237.

Ist unsere Bemühung das Wesen dieses Krankheitsprozesses und seine Identität mit dem der sensiblen Entzündung des Sehorgans nachzuweisen nicht ganz vergeblich gewesen, so dürfen wir uns auch hier in Beziehung auf die Behandlung auf alles dort Angegebene berufen. In der That finden alle dort gegebenen allgemeinen und besondern Vorschriften auch hier ihre Anwendung. Ganz füglich also können wir der besonderen therapeutischen Angaben uns hier überheben, uns auf die bei der sensiblen Entzündung des Sehorgans aufgestellten Heilanzeigen und auf die dort angegebenen Weisen und Mittel zu ihrer Erfüllung berufend. Einige wenige, für die Behandlung jedoch sehr wichtige Punkte müsen wir hier noch besonders berühren.

§. 238.

1. Durch alle Stadien dieses Krankheitsprozesses hindurch erfordert die Bestimmung der Schalltemperatur die ernstlichste Berücksichtigung. Die leitenden Grundsätze hierüber aufzustellen, ist nicht schwierig; sehr aber ists ihre Erfüllung; denn mutatis mutandis gilt hier von der Schalltemperatur, was oben (§§. 165—167.) über die Lichttemperatur entwickelt worden ist; aber da das irdische Licht bei weitem körperlicher ist, als der Ton, so ist auch die Handhabung und die Bestimmung des Einflusses des letzteren um vieles schwieriger. Nichts indessen können hiedurch die Grundsätze von ihrer Kraft und die Aufgabe von ihrer Wichtigkeit verlieren; die Sorg-

falt nur mufs deshalb verdoppelt werden. Zunächst also vermeide man den gröfsten Mifsgriff: den Schalleinflufs etwa ganz aufzuheben. Der Ton ist die Lebensspeise des Gehörorgans, und ohne diese Nahrung müfste es völlig verschmachten. Was aber den Grad des zu bewirkenden Schalleinflusses betrifft, so verstehet es sich, dafs er im Besondern durch die Capacität des erkrankten Individuums dafür wird bestimmt werden müssen. Was hier ohne Beschwerde getragen wird, das ist auch heilsam.

Besonders wichtig ists, den Kranken zu einer geregelten Hörübung der eigenen Stimme zu veranlassen, deren heilsame Wirkung man schon aus dem oben (§. 225.) Gesagten einsehen kann. Immer wird der Kranke gehaltene, mittlere und tiefe Töne leichter tragen und vernehmen, als die höheren, abgestofsenen und schrillenden. Sorgfältigst mufs man den Kranken vor der Qual beschützen, welche ihm Mifstöne erregen. Es ist bekannt, welche wunderbar hülfreiche Wirkung die Musik oft auf Gemüthszerrüttungen und Geistesstörungen ausübt. Ist nun eingesehen, in welch nahem Verhältnifs der hier in Rede stehende Krankheitsprozefs mit jenen psychischen Entartungen stehet, so leuchtet auch ein, dafs die Musik sich hier als ein nicht minder grofses Heilmittel bewähren müsse. Doch lassen sich mit Worten nicht die besonderen Vorschriften zu seiner Anwendung geben; hoffen aber dürfen wir, einsichtsvolle Aerzte dazu eingeladen zu haben; sie auch werden leicht in den bestimmten Fällen die geeignete Weise der Anwendung ausmitteln können.

§. 239.

2. Wer mit uns die Einsicht theilt, dafs die sensible Entzündung des Gehörorgans ein Krankheitsprozefs sey in der Sphäre, in welcher Geistiges und Leibliches bildend sich durchdringen, der wird bei der Behandlung derselben nicht seine ganze Hoffnung auf die Wirkung körperlicher Arzeneien setzen können. Der auserlesenste Arzneiapparat reicht hier in der That nicht hin, reicht, wohlerwogen, nirgends hin, und überall auch wirkt, wiewohl oft unbewufst, noch ein höheres Agens mit, denn wo auch der Arzt nur mit grillenhafter Mühe sinnt nach unendlichen Recepten das Widrige zusammenzugiefsen, da harret doch mit kräftigem Vertrauen der Kranke selbst, und ihm hilft sein Glaube an die heilende Wunderkraft, welche in allen Reichen der Schöpfung gegründet und ausgegossen ist, und von des Menschen hohem Geist durch redliches Forschen gefunden worden.

Der Arzt jedoch, dem es erst erwiesen werden müfste, dafs zur rechten Behandlung dieser Krankheit von ihm ein kräftiges psychisches Wirken ausgehen müsse, der wäre dazu auch wenig geschickt. Denn nicht darin kann hier die heilsame geistige Einwirkung bestehen, dafs der Arzt dem unglücklichen Kranken die Bedeutung der Krankheit durch loses, leichtsinniges Zureden zu verkleinern suche, dafs er hinfällige Hoffnungen in ihm errege, ihn mit Täuschungen hinhalte von einem Tage zum andern. Jenes wird nicht gelingen: wie auch sollte der Kranke, der nur zusehr es fühlt, wenn ers gleich im Grunde nicht einzusehen vermag, wie sein ganzes Wesen zerstört und in den unglückseligsten Bruch hineingezogen wird —: wie sollte ers glauben können: es habe dieses nichts oder wenig zu bedeuten? Und diese Furcht, diese Bangigkeit, welche den Kranken ergriffen haben, sind sie denn das Uebel? sind sie nicht vielmehr Wirkungen des noch daseienden bessern Lebens, das sich zu behaupten sehnt? Nicht sie also dürfen, könnten sie es auch, bekämpft werden. Und die ungegründeten Hoffnungen und täuschenden Hinhaltungen sind vollends — nicht nur ganz unwürdig, sondern auch verderblich.

Darauf aber kommt es hier gar sehr an, daſs im Kranken erregt und belebt werde die Kraft, die nie zu Schanden wird, weil sie den festen Grund ihrer Hoffnung in sich selbst trägt und immerfort zeugt. Es versteht sich, daſs wir hier keine andere Kraft meinen, als die, welche eben ist unser inneres Licht und innerer Ton. Wie aber die Erregung und Belebung dieser Kraft hier heilsam seyn könne, kann nicht wohl in Frage gestellt werden. Fruchtbar handeln in diesem Geiste wird indessen nur der Arzt können, der in ihm lebt, aus welchem er auch frei hervorquillt. Ein solcher Arzt nur wird es verstehen und vermögen den Geist und das Gemüth des Kranken mit Wirkungen aus dieser Kraft, in dem Maaſse als sie sie aufnehmen und tragen können, zu erfüllen. Besondere Vorschriften aber über dieses Verfahren lassen sich nicht wohl geben, da sie entweder vergebliche oder überflüssige wären.

§. 240.

3. Es ist im Vorigen vielfach bemerkt worden, dafs sehr häufig mit der sensiblen Entzündung des Gehörorgans Encephalitis, in verschiedenem Grade der Heftigkeit, verbunden sey und dafs die Lebensgefahr der in Rede stehenden Krankheit eben von dieser Verbindung abhängig sey. Dieser Umstand aber ist auf alle Weise von grofser Wichtigkeit für die Therapeutik. Wir reden indessen hier nicht von dem Falle, wo diese Sympathie wirklich wirksam eingetreten ist, da auch bleibt nichts anderes zu thun, als die sympathische Encephalitis, als solche, zu behandeln. Viel wichtiger, weil weniger berücksichtigt, ist der Fall, wo diese Sympathie nicht wirksam geworden ist.

Theile, die im gesunden Zustande im Verhältnisse des Consensus zu einander stehen, sind geschickt und berufen: in der Krankheit in ein sympathisches Verhältnifs einzutreten. Dies ist einer der wichtigsten Lehrsätze sowohl der Theorie der Krankheit, als auch der der Heilung, doch hat ihn bisher die Wissenschaft nicht genugsam beleuchtet, noch auch die Technik gehörig angewendet. Wir können ihn an dieser Stelle nur casuistisch erörtern. Für das eigentliche Mitleiden der bezüglichen Theile in der Krankheit zu sorgen, kann nicht die ärztliche Aufgabe seyn, dieses bewirkt in den meisten Fällen die Krankheit selbst nur zu sehr; aber was mit einander leiden kann, das kann auch mit und für einander wirken. Und dieses Verhältnifs der Thätigkeiten bewufst hervorzurufen, zu leiten und für den Zweck der Heilung zu moderiren, ist eine der wichtigsten ärztlichen Aufgaben *). Diese zu lösen, bietet sich hier eine eben so schickliche als dringende Gelegenheit dar. Wo nemlich die sensible Entzündung des Gehörorgans mit keiner, oder mit keiner bedeutenden sympathischen Affection des Gehirns verbunden ist, da suche man eben dieses zu einer aufhelfenden Wirkung auf das kranke Organ zu bestimmen. Dies kann aber offenbar nur geschehen durch Steigerung der Irritabilität des Gehirns. Dieses wiederum durch zweierlei Mittel bewirkt werden: durch örtliche Blutentleerungen (§. 123.) und durch Anwendung solcher Substanzen, welche die Irritabilität überhaupt erhöhen, also vorzüglich durch Narcotica (§. 125.). Es entstehet hiedurch keinesweges eine Collision in den Indicationen, wie denn überhaupt keine bei einer rationellen Behandlung vorkommen kann, sondern ergänzen und bestimmen sie nur einander. Auch hier ists so. Die sensible Entzündung des Gehörorgans an sich erfordert sowohl die örtliche Blutentziehung, als auch Erhöhung der Gefäſsincitation durch Narcotica. Dadurch daſs nun dieselben Mittel zur Sollicitirung einer heilsamen Einwirkung des Gehirns auf das Gehörorgan angewendet werden sollen, entstehet nur die Aufgabe: die rechte Weise,

---

*) Dieser Satz ist einer der wichtigsten und folgereichsten unserer Theorie der Heilung. Durch ihn werden dort die wichtigen Lehren über Consensus, Antagonismus und Sympathie erläutert; durch ihn müssen die Derivationsmethoden einiger Neuern und die Revulsionsmethoden der Alten, so wahr sie wissenschaftliche oder auch nur technische Gültigkeit haben sollen, geprüft und die Gesetze für ihre Anwendung gefunden werden.

das Maafs, die Oertlichkeit und unter den verwandten Substanzen die geeignetste zu ermitteln. Doch hat auch dies hier nur geringe, überall aber überwindbare Schwierigkeit. Was nemlich die in doppelter Rücksicht nöthige Blutentleerung anlangt, so kommt es freilich sehr darauf an, die afficirte und zu afficirende Gefäfsreihe so nahe und so tief als möglich zu treffen. Aber auch dies ist hier in einem ziemlich vollkommenen Grade zu erreichen, wenn man Blutigel nicht nur in die Gegend der auricularis posterior, sondern auch der temporalis, occipitalis und vertebralis ansetzt. Es ist nemlich leicht einzusehen, dafs auf diese Weise die Blutgefäfse nicht nur des innern Ohrs, sondern auch die des Gehirns auf eine gleichmäfsige und mannigfaltige Art zu vermehrter, reagirender Thätigkeit incitirt werden. Endlich ist auch die Wahl der anzuwendenden narcotischen Mittel nicht schwierig gemacht, da das Gehörorgan in Beziehung auf die Afficirbarkeit dem Gehirn besonders verwandt ist. Beide nemlich haben nicht als individualisirte Gebilde ihre höchste Bedeutung, sondern als universelle; daher denn auch nicht die mehr individuell eingreifenden Mittel, sondern die mehr allgemein wirkenden auf sie in Anwendung zu bringen sind. Nicht also, z. E. Belladonna, Stramonium, Colchicum autumnale, nux vomica u. ähnl., kaum Opium, sondern digitalis purpurea, hyoscyamus und was diesen näher stehet, ist hier anwendbar. Sehr wohl jedoch verstehet es sich, dafs in bestimmten einzelnen Fällen auch andere Erfordernisse eintreten können.

Zweite Gattung.

Sensible Entzündung des Rückenmarks und seiner Nerven.

Von der Rückenmarksentzündung überhaupt.

§. 241.

Man hält diese Entzündung für eine seltene; sie ist aber gewifs eine bei weitem häufigere, als die gewöhnliche Meinung, durch unzureichende Beobachtung getäuscht, annimmt. Man glaubt: die Lage des Rückenmarks in einem geschlossenen, knöchernen Behälter schütze dasselbe sehr gegen öfteres Erkranken. Diesen Schutz hat ja aber auch das Gehirn, das gleichwohl, zugestanden, öfters erkrankt. Und abgesehen hievon, so könnte doch dieser Behälter das Rückenmark höchstens gegen einige Angriffe von aufsen her beschützen; aber eben durch äufsere Verletzungen, behauptet man, gerathe es am öftersten in Krankheit. In Wahrheit verhält sich die Sache fast umgekehrt; von innen her geräth das Rückenmark nicht sehr selten in krankhafte Verhältnisse und viele Krankheiten der Wirbelsäule haben ihren Grund in dem primären pathologischen Zustand des Rückenmarks.

§. 242.

Die physiologischen Verhältnisse des Rückenmarks, sagt man, machen es auch erklärlich, dafs es selten krankhaft afficirt werden könne. Darüber hätte man etwas deutlicher sprechen sollen. Uns scheint es, eben von der physiologischen Seite her betrachtet, sehr verletzbar. Bedenkt man, dafs aus dem Rükkenmark — wozu wir auch die medulla oblongata rechnen müssen — eine ungeheure Zahl Nerven entspringt, zunächst das neunte Paar (glossopharyngeus), das zehnte (vagus), der Stamm des eilften (accessorius Willisii), das zwölfte (hypoglossus), sodann aus jeder Seite der medulla spinalis dreifsig Nerven (acht nervi cervicales, zwölf n. dorsales, fünf n. lumbares, fünf n. sacrales) —: erwägt man die weit ausgebreiteten Verbindungen aller dieser Nerven mit dem Gehirn, den Sprachwerkzeugen, den Athmungs-, Ernährungs-, Ab- und Aussonderungsorganen und mit den Extremitäten, so ists völlig einsichtlich, wie das Rükkenmark sehr häufig müfste afficirt werden können, und wie umgekehrt durch seine Affection sehr vielfältige abnorme Vorgänge im Organismus bedingt werden müssen. Ja, diesem nach ists kaum begreiflich, wie die beschwichtigende Meinung: Krankheit des Rückenmarks sey selten, habe entstehen und sich behaupten können.

§. 243.

Die wahre physiologische sowohl als pathologische Bedeutung des Rückenmarks läfst sich nur erkennen, wenn man es in seinem Verhältnisse zum Cerebralsystem von der einen und zum Gangliensystem von der andern Seite betrachtet. Dieses Verhältnifs aber kann hier, wenn wir nicht sehr vorgreifen sollen, noch nicht dargelegt werden; von selbst wird es sich entfalten, wenn wir später von der Entzündung des Stimmnerven und, in der dritten Gattung dieser Ordnung, von der Entzündung des Gangliensystems in der systematischen Reihefolge handeln werden. Soviel indessen läfst sich hier schon im Allgemeinen einsehen, dafs wenn wir doch das Gehirn überhaupt als den Repräsentanten der höhern geistigen Functionen im Organismus, das Gangliensystem hingegen als den der thierischen Functionen betrachten müssen, wir dem Rückenmark die Vermittelung beider zuzuschreiben haben. Die eigentliche und vollständige Vermittelung aber zwischen Cerebral- und Gangliensystem bewirkt der Stimmnerve, wie wir dies später aufs deutlichste nachweisen zu können hoffen, und sofort auch durch die Anführung der Thatsache, dafs allen Thieren, welche kein Gehirn haben, auch der Stimmnerv abgehet, dem untergrabenden Zweifel entziehen können. Und schon diese vorläufigen Andeutungen scheinen uns hinreichend begreiflich zu machen, wie grofs der Einflufs des Rückenmarks überhaupt auf eine grofse Reihe von Krankheiten seyn müsse, und im Voraus glauben wir uns deshalb gerechtfertigt, wenn wir, dem Wesenszusammenhange folgend, grofse Gruppen von Krankheiten, welche bisher von Nosologen und Therapeuten, als völlig heterogene erachtet, aus ihrem Zusammenhange gerissen an den auseinanderliegendsten Stellen abgehandelt worden sind, hier in organischer Verbundenheit unter Einem festen Gesichtspunkt in Betrachtung ziehen.

§. 244.

In wiefern das, was wir oben (§§. 87 — 94.) von der sensiblen Entzündung überhaupt gesagt haben, auch auf die sensible Entzündung des Rückenmarks bezogen werden könne, ist lediglich aus der Einsicht in das Verhältnifs, in welchem das Rückenmark zu den beiden andern grofsen Zweigen des Nervensystems, zu dem Cerebral- und Gangliensysteme, stehet, zu entnehmen. Ist nemlich dies Verhältnifs als ein vermittelndes erkannt, so ist auch nicht mehr zu übersehen, dafs diese Vermittelung eine doppelte seyn müsse: das Geistige soll verkörpert und das Körperliche (Thierische) vergeistigt werden. Im normalen Zustande laufen beide Vermittelungen in einander, sie erscheinen als Ein Act; wo sie aber auseinandergehen, da ist dies schon Krankheit, denn offenbar ists eine Zerfallenheit. In welcher Richtung nun die Abweichung der Vermittelung statt findet, ist, in Bezug auf das Wesen der dadurch entstehenden Krankheit ganz gleich, denn da die Abweichung selbst die wesentliche Krankheit ist, so kann hierin nichts durch die Verschiedenheit der Richtung geändert werden; grofs aber ist die Verschiedenheit der Erscheinung und der nächsten Folgen, je nachdem die Vermittelung in der Vergeistigung des Körperlichen, oder der Verkörperung des Geistigen krankhaft wird. Einleuchtend scheint uns schon in dieser Allgemeinheit das eben berührte Verhältnifs zu seyn; von welcher tief eingreifenden Wichtigkeit es aber sey, wie sehr durch seine richtige Erfassung die dunkelsten Regionen der gesammten Medicin und der höheren organischen Naturlehre überhaupt erhellet werden, hoffen wir durch haltbare Gründe und reine Thatsachen in der Darstellung dieser und der folgenden Gattung klärlich erweisen zu können.

§. 245.

Was den zeitlichen Verlauf der Entzündungen dieser Gattung anlangt, so kann dieser sehr verschieden seyn; diese Verschiedenheit aber ist abhängig nicht sowohl davon: ob sie acut oder chronisch sind — welche Unterscheidung überall von sehr geringer Bedeutung ist — sondern vorzüglich von der Stelle des Rückenmarks, welche in Entzündung gerathen ist, von ihrem Umfange, von den Organen, mit welchen sie in nahem oder entferntem Zusammenhang stehet und deren Verrichtung und von der Richtung endlich, in welcher die entzündliche Thätigkeit sich befindet (§. 244.). Dieses eben sind die Momente, welche es vorzüglich bestimmen, ob eine Rückenmarksentzündung in wenigen Tagen, oder in vielen Wochen und Monaten erst ihren Verlauf vollenden soll. Die genaue Erwägung eben dieser Momente auch ists, welche die sonst leicht verkennbare und häufig wirklich verkannte Rückenmarksentzündung kann erkennen helfen.

Von

Von der sensiblen Rückenmarksentzündung insbesondere.

I. *Sensible Entzündung des Rückenmarkstranges, Inflammatio nervosa medullae spinalis, Myelitis* *), *Rhachitis* **), *Pleuritis dorsalis* ***).

Beschreibung.

§. 246.

Ziehen und Spannen im Rückgrathe, mehr oder minder heftiger Schmerz an irgend einer kleinern

---

*) Brera über Entzündung des Rückenmarks, übersetzt von Harles in dessen Jahrb. der deutschen Medicin und Chirurgie B. 2. Heft 2. und ebendas. Harles: noch einige praktische Bemerkungen über die Myelitis.

**) Schon P. Frank (de vertebralis columnae in morbis dignitate, orat. acad. Pav. 1791.) beklagt, dafs dieses die Entzündung des Rückenmarks so gut ausdrückende Wort im Sprachgebrauche der Aerzte zur Bezeichnung einer mit dieser Entzündung nichts gemein habenden Krankheit gemifsbraucht werde. Wir erlauben uns um so mehr den Versuch, dem Worte sein Recht zu verschaffen, als wir der Meinung sind, dafs derjenige pathologische Zustand der Knochen, welchen man gewöhnlich mit Rhachitis bezeichnet, mit der sensiblen Entzündung des Rückenmarks in einem wesentlichen Zusammenhange stehe.

***) Diese höchst unschickliche und selbst von van Swieten (Commentarius ygl. T. III. §. 10.) völlig mifsverstandene Bezeichnung führen wir hier nur deshalb an, um durch sie, gegen eine eingerissene Meinung der Neuern, auf die denkwürdigen Fälle dieser Krankheit aufmerksam zu machen, welche von den alten Aerzten bereits beobachtet und zum Theil sehr wohl beschrieben worden sind. M. S. Hippocratis Opp. omnia in Libro III. de morbis Sect. V. p. 52 sqq. E. Toesii

oder gröſsern Stelle desselben, Zunahme des Schmerzes bei Bewegungen, vorzüglich aber bei Beugungen des Körpers und ganz besonders der Wirbelsäule; Unruhe, welche oft, dem Kranken selbst unbegreiflich, bis zur Angst sich steigert; Gereiztheit und Unordentlichkeit des Pulses, Unordnungen in der Harn- und Darmausleerung; häufig wechselnde Wärmetemperatur; oft schmerzhafte und verhinderte Bewegung der obern oder untern Gliedmaſsen, oder beider zugleich; zuweilen schmerzhafte Steifheit im Nacken mit einigen, wenn auch geringen Beschwerden beim Schlucken, Reden und Athmen —; diese nebst den gewöhnlichen allgemeinen Symptomen des Unwohlseins geben das oft verkannte Bild des ersten Stadiums der sensiblen Entzündung des Rückenmarkstranges.

Die Dauer dieses Stadiums, obwohl verschieden, nimmt doch selten mehr als wenige Tage ein.

§. 247.

Die Schmerzen im Rückgrathe nehmen sowohl an Umfang, als an Heftigkeit sehr zu, doch sind sie wie an allen Stellen gleich groſs, immer sind sie am gröſsten an der zuerst erkrankten Stelle, welche genau zu merken sehr wichtig ist. Der Kranke fühlt den Schmerz als tiefsitzend, brennend, bohrend; zuweilen nehmen sie nun die ganze Länge des Rückgraths ein, und dann muſs der Mensch ganz flach

---

Fforti MDXCV. Claud. Galeni Opp. omnia in classi IV. Lib. I. Cap. 6. Basil. MDLXI. Guil. Ballanii opp. ed. Thevart T. IV. Genev. MDCCLXII. p. 328 sqq.

und steif auf dem Rücken liegen, da jede kleine Bewegung oder Beugung und der leiseste Versuch eine Seitenlage zu gewinnen, unerträglichen Schmerz erregt. Sehr groſs wird jetzt die Unruhe des Kranken, oft ergreift ihn verzagende Angst, die seinem Gesichte den Ausdruck eines Gefolterten gibt. Im Pulse kann jetzt die gröſste Verschiedenheit beobachtet werden, bald ist er sehr gereizt, beschleunigt, klein, härtlich und ungleich; bald voll, hart, nur wenig beschleunigt, wohl gar langsamer als im gesunden Zustande *), aussetzend, doppeltschlägig und ungleich; bald auch weicht er sowohl in der Frequenz, als in der Stärke wenig oder gar nicht vom normalen, ab, nur daſs er ungleich ist in sich selbst. Die gleiche Verschiedenheit zeigt sich in den Bewegungen des Herzens, und diese eben sind es, welche das quälende Angstgefühl des Kranken zuweilen bis ins Ungeheure treiben, denn bald schlägt das Herz in den wildesten Rhythmen, bald regt es sich nur in krampfhaften Zuckungen, bald verkündigts sein krankes Leben nur durch schleichende und ohnmächtige Bewegung. Auch die Wärmetemperatur ist sehr wandelbar: heftige, brennende Hitze wechselt mit, dem Beobachter unbemerkbaren, Kälteschauern nicht selten ab. Zuweilen empfindet der Kranke ein Kriebeln in den Fingern der einen oder andern Hand, wohl nur selten in beiden, oder in den Zehen, welchem dann gewöhnlich Empfindungslosigkeit folgt. Bei nach-

*) S. Sammlung auserlesener Abhandlungen zum Gebrauch für praktische Aerzte, B. 23. S. 67.

lassenden Schmerzen im Rückgrathe hat oft der Kranke in demselben das Gefühl von Ameisenbewegung (sensus formicationis). Beim Schlucken, Reden und Athmen, bei Bewegungen der obern und untern Extremitäten, beim Harnen und bei der Darmentleerung duldet der Kranke gröſsere oder geringere Beschwerden. Zwar sind lange nicht immer Störungen in allen diesen Functionen bemerkbar, oft aber in mehreren von ihnen, zuweilen auch in allen, ja selbst die Verrichtungen der höhern Sinnesorgane, des Auges und des Ohres, werden in seltnern Fällen, durch ein eigenthümliches, späterhin nachzuweisendes Connubium, in einem bedeutenden Grade gestört. Dabei geräth der Mensch oft in ein Deliriren eigener Art; in der heftigsten, brennendsten Hitze nemlich, oder auch in kaum vermehrter Wärmetemperatur spricht er lange, in sich selbst zusammenhängende, aber an sich verkehrte Reden mit deutlicher Stimme und in ruhiger Verzucktheit aus. Oft handelt sichs in diesen Reden von gar hohen, diesem Individuum sonst fremden Dingen, aber auf verkehrte Weise. Es ist ein Zungenreden. — Der Durst ist überaus heftig, zuweilen aber hat der Kranke eine unüberwindliche Abneigung gegen das Trinken, und zwingt ihn dennoch der Durst Flüssiges zu genieſsen, so entstehet der fürchterlichste spasmus gulae; öfter jedoch findet dies nicht statt; der Kranke trinkt gut und viel, aber ohne daſs der Durst dadurch gestillt würde. Nicht selten empfindet er lebhaften Schmerz in der Leber-, in der Magengegend, was jedoch nur durch eine Berührung dieser Theile bemerkbar wird, da der

Kranke in der Regel zu wenig bewufst ist, um seine Empfindungen selbst angeben zu können. Das Gesicht siehet im hohen Grade leidend aus; aufser der Zeit, in welcher eine glühende Hitze es auftreibt und röthet, erscheint es schmerzhaft verzerrt, in die Länge gezogen, die Augen tief eingefallen, die Nase spitz, das Kinn hervorstechend, die Lippen bleich und bebend.

Die Dauer dieses Stadiums wird durch die Heftigkeit und die Ausbreitung der Krankheit bestimmt; wo beide grofs sind, da ist dieses Stadium bis zum siebenten Tage vom Anfange der ganzen Krankheit verlaufen; im umgekehrten Falle kann es mehrere Wochen währen, in mittlern Fällen sieben bis eilf Tage.

§. 248.

Der Kranke äufsert weniger Schmerzgefühl, die Unruhe aber und alle andern Beschwerden sind in voller Zunahme. Obwohl auch jetzt jede Bewegung, vorzüglich aber jede Beugung des Rückgraths schmerzhaft ist, so wälzt sich dennoch der Kranke, aus grofser innerer Unruhe und in Bewufstlosigkeit, von einer Seite zur anderen, ohne Ruhe zu finden, hie und da. Die Hitze ist nicht mehr so sehr brennend; der Puls gewöhnlich sehr beschleunigt, klein und ungleich, zuweilen aber auch ziemlich voll, langsam, unordentlich und leicht zu unterdrücken. Beim Schlucken, Reden, Athmen, bei Bewegungen der obern und untern Gliedmafsen, beim Harnen und bei der Darmentleerung zeigen sich oft schon die Zeichen der Lähmung. Oft ist jetzt vollständige Hydrophobie (die s. g. hydrophobia spontanea) ausgebildet; Harn und

Darmunreinigkeiten werden unbewufst, wenigstens unwillkührlich ausgesondert. Das Kriebeln in den Fingern und Zehen, das Gefühl der Ameisenbewegung im Rückgrathe nehmen sehr zu, und werden dem Kranken, wenn er sich bewufst ist, zu einer sehr peinigenden Quaal. Das Irrereden währt in der angegebenen Art, nur immer schwächer, vielfach fort. Die Kraftlosigkeit nimmt immer mehr zu, facies hippocratica bildet sich nun völlig aus.

Die Dauer dieses Stadiums kann, wie die der beiden vorigen, verschieden seyn, je nach dem Grade, der Stärke und dem Umfange der Krankheit. Nie aber wird dieses Stadium so lange währen, als das vorige; bis zum eilften Tag der Krankheit ists bei raschem Verlaufe, bis zum 28—35ten Tag bei langsamen, bis zum 21ten Tag in den mittlern Fällen absolvirt. Die innern Verhältnisse jedoch dieses ganzen Krankheitsprozesses sowohl, als seiner einzelnen Stadien können so vielfach verwickelt seyn, dafs auch der Decurs vielfach abgeändert, beschleunigt, zurückgehalten werden kann.

§. 249.

Alle Schmerzensäusserungen verschwinden fast gänzlich, desto deutlicher aber treten die Erscheinungen der Lähmung auf. Der Harn und die Darmunreinigkeiten gehen völlig unwillkührlich ab, das Schlukken ist ganz aufgehoben, was dem Kranken Flüssiges in den Mund gebracht wird, poltert mit Geräusch durch den Schlund hinab; das Athmen ist äufserst laboriös; das Reden fast nicht mehr articulirt; die Gliedmaafsen liegen völlig unbeweglich und unempfindlich da, selbst die Einwirkung stechender oder schneidender Instrumente erregt in ihnen nicht die leiseste Empfindung; die Abmagerung erreicht schneller als bei irgend einer andern Krankheit in der kürzesten Zeit hier ihren höchsten Grad; einen skelettartigen Anblick gibt der Kranke; die Gesichtszüge sind unkenntlich, nur im Auge noch sind Spuren des Lebens, wiewohl eines fremden, bemerklich. Zuweilen bemerkt man Zuckungen, welche wie elektrische Schläge durch den Körper hindurchziehen, dann auch bekommt das Gesicht, auf Augenblicke, ein wundersam erheitertes Ansehen. Nicht selten treiben die untern Extremitäten odematös auf. Das freie Bewufstsein ist bis kurz vor dem völligen Erlöschen des Lebens verscheucht; doch eben um diese Zeit wird es oft noch einmal angefacht, der Kranke erkennt seinen wahren Zustand, um nun bald aus ihm herauszutreten; er stirbt unter geringen Zuckungen, oder nach und nach verlöschend wie ein schwach glimmendes Tocht.

Die Dauer dieses Stadiums ist, nach den schon wiederholentlich angegebenen verschiedenen Verhältnissen, verschieden. Immer ist sie geringer, als die des zweiten und dritten Stadiums, doch kann sie drei bis eilf Tage einnehmen.

§. 250.

Tritt die Genesung im zweiten Stadium (§. 247.) dieses Krankheitsprozesses ein, so bezeichnet sich diese Umwandelung durch unverkennbare Erscheinungen. Zunächst wird der Schmerz viel milder; der Kranke darf nicht mehr steif auf dem Rücken liegen, sondern er kann schon ohne grofse Beschwerde sowohl eine Seitenlage wählen als auch sich aufrecht setzen. Die ängstliche Unruhe ist gänzlich gehoben, das Bewufstsein wieder hergestellt. Der Puls und der Herzschlag werden wiederum ordentlich und nähern sich dem normalen Rhythmus. Das Schlucken, Athmen und Reden sind ungestört, oder doch nur wenig behindert; die Harn- und Darmausleerungen erfolgen nicht mehr unwillkührlich; der Durst ist mäfsig und das Trinken ungehindert. Die Haut geräth in lebendigere Thätigkeit, sie dünstet reichlich und allgemein aus, auch die Nierenabsonderung zeigt sich vermehrt. Oefters treten nun mäfsige, die Krankheit günstig entscheidende Blutungen aus den Hämorrhoidalgefäfsen, bei Frauen aus den Gefäfsen der Gebärmutter ein. So treten in ziemlich rascher Folge die deutlichsten Merkmale seiner Genesung ein, bis diese, wo sie nicht durch besonders ungünstige Verhältnisse, durch neue schädliche Einflüsse, zurückgedrängt wird, bis zum 7—11ten Tag von ihrem Beginn an gerechnet, vollendet ist.

§. 251.

Wir haben nun (von §. 246—250.) das Bild einer vollständig und allgemein ausgebildeten sensiblen Entzündung des Rückenmarks entworfen. Lange nicht immer aber ist das Rückenmark, wenn es von sensibler Entzündung ergriffen ist, allgemein, d. i. in seinem ganzen Umfange, afficirt, dann auch ist unsere eben vollendete Beschreibung nicht entsprechend. Wichtig daher ists immer, wie bereits oben (§. 247.) bemerkt worden ist, die zuerst ergriffene Stelle genau ins Auge zu fassen, da nur alsdann eine wahre Kenntniſs und Erkenntniſs der Krankheit möglich wird, indem alsdann nur diejenigen Erscheinungsreihen, welche durch Abweichungen der Thätigkeiten der mit der zuerst ergriffenen Stelle in organischer Verbindung stehenden Theile hervorgebracht werden, thatsächlich und begriffsmäſsig aufgefaſst werden können. Ohne diese Berücksichtigung muſs groſse, und, wie später nachgewiesen werden wird, sehr unheilbringende Verwirrung in die Erkenntniſs und Behandlung der Krankheit dringen.

Wie wenig überhaupt es nothwendig sey, daſs das Rückenmark, einmal an irgend einer Stelle von sensibler Entzündung ergriffen, es in seinem ganzen Umfange werde, erkennen wir schon dadurch an, daſs wir auſser der sensiblen Rückenmarksentzündung, κατ' εξοχην, noch zwei andere sehr wichtige Arten der sensiblen Entzündung in dieser Gattung anführen, die des ischiadischen Nerven und des Stimmnerven, von denen die letzte wiederum in sehr viele Unterarten zerfallen kann. Wir können aber hier nicht die Beschreibungen der theilweisen Entzündungen des Rükkenmarks geben; diese müssen aus dem entworfenen allgemeinen Bilde entnommen werden. Bemerken nur müssen wir, daſs es eben diese theilweisen Entzündungen, besonders des mittlern und untern Theils des Rückenmarks sind, welche, verkannt und miſshandelt, oder überall ungünstig sich entscheidend, in Wassersucht (hydrorhachis), Verhärtung, Eiterung, Verschwärung des Rückenmarks ausgehen, wodurch denn Lähmung vieler Theile entstehen muſs, häufig auch Caries der Wirbelsäule, oder auch Ankylosis, oder Verkrümmung des Rückgraths, Schwinden der obern oder untern Extremitäten, allgemeine Abzehrung. Die meisten dieser Zustände führen zum sichern Tode durch ein sieches, schmerzvolles Leben.

Wesen dieses Krankheitsprozesses.

§. 252.

Es kann nicht unsere Absicht seyn, hier erst den Beweis zu führen, dafs das Wesen des eben beschriebenen (§§. 246 — 251.) Krankheitsprozesses in sensibler Entzündung bestehe; dies vielmehr müssen wir als gern zugegeben voraussetzen, wenn nicht alle unsere frühere Nachweisungen und wissenschaftliche Entwikkelungen ohne Frucht geblieben seyn sollen. Wenigstens fühlen wir das Unvermögen hierüber uns verständlicher und die Beweise zwingender machen zu können. Auch hätten wir, gäbe man uns die Richtigkeit unserer Beschreibung zu, nicht erst zu beweisen, dafs das Rückenmark der wahre Sitz dieser sensiblen Entzündung sey. Aber wir können es uns nicht verhehlen, dafs eben unsere von allen bisherigen Schilderungen der Rückenmarksentzündung so sehr abweichende Beschreibung der einmal aufgeregten Zweifelsucht Nahrung geben mufs. Ja, hinzufügen müssen wir noch etwas, was unsern Stand in diesem Streit noch um vieles erschwert: wir müssen es nemlich beklagen, dafs in neuerer Zeit die hier in Rede stehende Krankheit mit einer von ihr himmelweit, dem Wesen und dem Charakter nach verschiedenen durcheinander geworfen worden ist; noch mehr müssen wir es beklagen, dafs dies von einem mit Recht gepriesenen, in der That sehr verdienstvollen, von einem scharfsinnigen, gelehrten, erfahrenen und wahrheitsliebenden ärztlichen Schriftsteller geschehen ist. Wir meinen nemlich: Kreysig habe in seinem berühmten Werke über die Krankheiten des Herzens, Carditis und sensible Rückenmarksentzündung beschreibend und erwägend völlig ineinander geworren. Dies nun zwar gedenken wir später, an der Stelle, wo es besonders deutlich gemacht werden kann, bei der Lehre von der Entzündung des Stimmnerven, Unbefangenen völlig aufser Zweifel zu setzen. Aber die Vielen, welche nun schon in der Uebung sind, sich auf Kreysigs Schrift als auf eine kanonische zu beziehen, die wohl damit Beweise führen, aber dafür keine suchen wollen, wie können uns die sofort glauben, was Kreysig Herzentzündung nennt, sey zum Theil auch Ruckenmarksentzundung? Nicht viel auch hilft es uns, dafs unsere Beschreibung einer erschöpfenden, einsichtlichen Erklärung auf gutem physiologischen Grunde fähig ist, denn nach Beobachtungen wird man uns fragen. Nun können wir die Beobachtungen, die wir freilich gemacht haben, hier nicht leibhaft vorführen, und so müssen wir Vielen die freie Wahl lassen zwischen nicht blofs nicht erklärter, sondern auch unerklärbarer Beobachtung und ein auch auf Beobachtung begründeten Erklärung. Weil wir die Gefahr kennen, in die wir uns begeben, so mufsten wir sie auch unverhohlen bekennen, zumal hierin unsere einzige aussere, und die Ueberzeugung aus der Wahrheit geschöpft zu haben, unsere einzige innere Waffe ist.

§. 253.

Eine eindringende, umfassende und fruchtbare Einsicht in das Wesen, die Bedeutung und in den Grund der Erscheinungen der sensiblen Rückenmarksentzundung lafst sich nur gewinnen durch eine richtige Wurdigung des Ruckenmarks als eines das Gehirn- und Gangliensystem vermittelnden Nervensystems. Oben schon (§. 243.) ist dieser Gedanke ausgesprochen und zugleich bemerkt worden, dafs der Stimmnerve es besonders sey, der diese Vermittelung eigentlich und vollständig bewirkt. Wir dürfen demnach das Wie der Vermittelung hier noch nicht speciel erörtern. Nun aber ist hier die Entzündung des Rückenmarks in seiner Totalität in Betrachtung zu nehmen; dies kann nicht ohne eine ernstliche Berucksichtigung eben dieses zwischen thierischem und geistigem Leibe vermittelnden Verhältnisses geschehen. Ganz klar nemlich kann die Sache in ihren allgemeinsten Umrissen so angeschaut werden. Das Rückenmark, bestimmt mit aller seiner Thätigkeit aufzugehen in der Vermittelung zwischen dem höheren Geistigen und niederen Thierischen, damit jenes eine feste Stützung und dieses geistiges Wesen zum Inhalte gewinne, verläugnet und opfert seine ganze Individualität in diesem Acte. Es sucht und begehrt nichts für sich, sondern es ist mit seiner ganzen Thatkraft gerichtet auf die Vereinung des Geschiedenen. Je vollkommener dies geschiehet, desto weniger ist auch in der That von den Wirkungen des Ruckenmarks in der Erscheinung zu bemerken. Nun geschehe es — wodurch immer es wolle — daſs das Rückenmark in eine excessive Thätigkeit, d. i. in Entzündung gerathe, so wird dadurch nothwendig sofort eine Disjunction zwischen Gehirn- und Ganglien-system, zwischen Geistigem und Thierischem, eintreten müssen. Denn es ist nicht anzunehmen, daſs bei dieser excessiven Thätigkeit die Vermittelung dennoch, oder wohl gar am vollständigsten bewirkt werde, da alsdann diese Thätigkeit als excessive gar nicht zur Erscheinung, am wenigsten aber zur pathologischen Erscheinung kommen könnte. Es ist also schon die bloſse Erscheinung der excessiven Thätigkeit des Rückenmarks ein thatsächlicher Beweis des Unterbleibens der gehörigen Vermittelung zwischen Cerebral- und Gangliensystem.

§. 254.

Diese Disjunction nun (§. 253.) ist offenbar ein gleichzeitiger Angriff auf das Gehirn- und Gangliensystem. Von beiden also auch muſs eine Reaction ausgehen. Bei jeder Rückenmarksentzündung muſste daher einerseits ein der Encephalitis ähnlicher Zustand, andererseits aber auch ein auf Entzündung des Gangliensystems hindeutender vorhanden seyn, beide aber nicht als die Hauptkrankheit constituirend erscheinen. So auch ists in der That, wiewohl es bisher den Beobachtern entgangen ist, indem sie nicht nur die Rückenmarksentzündung überhaupt sehr ungenau betrachtet haben, sondern ists ihnen auch noch nicht gelungen, die verschiedenen Arten der Gehirnentzündung gehörig von einander unterscheiden zu können *), und was endlich die Entzündung des Gangliensystems anlangt, so haben bisher Nosologen und Therapeuten davon auch nicht eine andeutende Erwähnung gethan, und zwar nicht, weil sie sich der Beobachtung nicht, oder auch nur selten darböte, sondern weil sie ganz und gar als solche verkannt worden ist. Wir werden sie im Zusammenhange und deutlich zu schildern später bemühet seyn; hier bemerken wir nur vorläufig, dafs ihre acuteste Ausbildung nichts anders sey, als das, nun auch schon seit sehr geraumer Zeit aus den Nosologien, aber nicht aus der Natur verdrängte, Brennfieber (*febris ardens, causus*). — Von der Encephalitis also und dem Causus treten bei jeder nur einigermafsen bedeutenden Rückenmarksentzündung allezeit deutliche Spuren ein, doch so, dafs sie zur Krankheit als zufällig erscheinen. Und eben dieses Zufälligscheinen ist völlig wesentlich, denn in Wahrheit sind ja auch hier die Spuren der Encephalitis und des Causus nicht die Krankheit selbst sondern nur Wirkungen der Reaction der beiden entgegengesetzten Zweige des Nervensystems auf das extravagirende Rückenmark.

§. 255.

Da der Stimmnerve das edelste Gebilde des Rükkenmarks ist, dieser aber in der innigsten Verbin-

---

*) Wir glauben dies sagen zu dürfen, da wir drei von einander charakteristisch und generisch verschiedene Arten der Gehirnentzündung deutlich nachweisen können, von denen die erste oben schon als Encephalitis geschildert und erläutert ist, und an der Spitze jeder der folgenden Ordnungen der Entzündung eine Gehirnentzündung abgehandelt werden wird.

dung mit dem grofsen sympathischen Nerven oder mit dem Gangliensysteme stehet, so kann hiedurch schon ersehen werden, dafs bei jeder nur irgend bedeutenden Rückenmarksentzündung der Stimmnerve wesentlichen Antheil am Krankheitsprozesse wird nehmen müssen und dafs es alsdann völlig unvermeidlich sey, dafs nicht auch der grofse sympathische Nerve mit in die Krankheitssphäre trete. Man siehet also, dafs das Gangliensystem auf eine zweifache Weise bei der Rückenmarksentzündung in Anspruch genommen wird; einmal nemlich, in wiefern es zur Reaction auf das in excessive Thätigkeit gerathene Rückenmark aufgefordert wird (§. 254.), und zweitens insofern es, wie eben dargethan worden ist, der Vagus zur directen Theilnahme an der Krankheit nöthiget. Diese directe Theilnehmung aber kann im Gangliensystem, nach allgemeinen organischen und biologischen Gesetzen, nichts anders als Reaction bewirken. Hieraus ergibt sich denn, dafs bei jeder Rükkenmarksentzündung die Thätigkeit des Gangliensystems besonders stark seyn müsse. Da aber die Wirkungsweise des Gangliensystems an sich der des Gehirnsystems entgegengesetzt ist und nur durch das Rückenmark zu einer harmonischen vermittelt wird (§§. 243. 53.), so kann hier, wo diese Vermittelung wegfällt und eben dadurch die Thätigkeit des Gangliensystems gesteigert wird, diese Steigerung nur auf Kosten des Gehirnsystems geschehen. Offenbar also mufs bei jeder nur etwas bedeutenden Rückenmarksentzündung sehr bald ein Collapsus des Cerebralsystems eintreten. Dieser Umstand, obwohl er sehr deutlich in seinen Gründen einzusehen ist, und in der Erscheinung sich der Beobachtung fast aufdringt, ist dennoch bisher ganz unerkannt und unbemerkt geblieben. Wie wichtig er aber sey, wird sich nun sehr bald ergeben.

§. 256.

Hat der Leser uns bis hieher zustimmend begleiten können, so dürfen wir um so mehr hoffen, ihn in der nun zu gebenden speciellen Deutung des (§§. 246 — 252.) geschilderten Krankheitsprozesses zu überzeugen. Einzelne Punkte freilich, und nicht unwichtige, werden an dieser Stelle noch nicht zur völligen wissenschaftlichen Klarheit gebracht werden können; wollen wir nemlich die systematische Ordnung des Vortrages nicht stören, so muſs hier einiges unerörtert bleiben und den geeigneten Stellen aufbewahrt werden, von dort her aber werden die Gründe zurückwirkend die hier gelassenen Dunkelheiten zerstreuen. Wir verweisen also hier im Voraus auf die Lehre von der Entzündung des Stimmnerven und des Gangliensystems.

§. 257.

Die meisten Erscheinungen des ersten Stadiums (§. 246.) sind ganz dazu angethan, um eine Täuschung über das wahre Wesen der entstehenden Krankheit aufkommen zu lassen. Wie leicht nimmt man das Ziehen und Spannen im Rückgrathe, die Schmerzen an irgend einer Stelle desselben, die Zunahme des Schmerzes bei Bewegungen und Beugungen, die häufig wechselnde Wärmetemperatur, die schmerzhafte und verhinderte Bewegung der obern

oder

oder untern Gliedmaſsen, die schmerzhafte Steifheit im Nacken, die Beschwerden beim Schlucken u. s. w. —: wie leicht kann, und wie oft wird alles dies als die Folge irgend einer kleinen, beliebig vorausgesetzten Erkältung, für einen beginnenden Rheumatismus genommen! und welch eine Miſsdeutung! Einem wachsamen Arzte jedoch kann ein solches gefährliches Verwechseln nicht begegnen, denn einige Erscheinungen hat auch dieses erste Stadium, welche den Rheumatismus völlig ausschlieſsen. Vor allen andern gehört hiezu: die Gereiztheit und Unordentlichkeit des Pulses, sodann aber auch die ängstliche Unruhe, welche, obwohl nicht immer, doch meistens den Eintritt dieser Krankheit bezeichnet. Beide bedeutsame Erscheinungen können, obgleich nicht aus Einer Quelle kommend, doch in ihrem Grunde eingesehen werden. Die Gereiztheit und Unordentlichkeit des Pulses stammen aus der gesteigerten, krankhaften Thätigkeit des Gangliensystems. Dieses System nemlich stehet vorzüglich den Arterien der groſsen Vegetationsorgane vor; die Arterien überhaupt aber, wie später zur vollen Evidenz gebracht werden wird, sind die eigentlichen die Ernährung bewirkenden Organe. Wird nun, wie hier, das Gangliensystem unmittelbar zur abnormen Thätigkeit aufgereizt, so muſs sich ja wohl ein Reflex hievon im ganzen Arteriensystem bemerklich machen, dessen allgemeinster Ausdruck eben Gereiztheit und Unordentlichkeit ist *).

*) Durch eine gehörige Verfolgung und Anwendung dieser Andeutung kann der sonst so räthselhafte pulsus gastricus,

§. 258.

Die ängstliche Unruhe hat ihren Grund in einer speciellen Affection der Herznerven aus dem Vagus. Wir haben es selbst ausgesprochen (§. 257.), daſs die ängstliche Unruhe kein völlig constantes Symptom der Rückenmarksentzündung sey; doch läſst sich wohl begreifen, daſs es nur in sehr wenigen Fällen, wo die Entzündung nur eine kleine Stelle, im mittlern Theile des Rückenmarkstranges, und diese nur sehr wenig ergriffen hat, wird fehlen können. Ueberall sonst wird dieses Symptom sicherlich eintreten und zwar aus einem zweifachen Grunde: Einmal nemlich ists nicht gedenkbar, daſs wo das Rückenmark in irgend einem bedeutenden Grade und Umfange von der Entzündung ergriffen ist, sein edelstes und empfindlichstes Gebilde, der Stimmnerve, nicht in die Krankheitssphäre gezogen werden sollte; wo dies aber geschiehet, können die rami cardiaci schwerlich unberührt bleiben. Zweitens: da, wie erwiesen ist (§. 254. 255. 257.) bei jeder Rückenmarksentzündung von einiger Bedeutung das Gangliensystem in eine verstärkte, abnorme Thätigkeit versetzt werden muſs, der Plexus cardiacus aber zum Theil aus Zweigen vom sympathischen Nerven gebildet wird, so muſs schon dadurch der Vagus, und

---

der durch Annahme von Stockungen im Unterleibe um nichts weniger räthselhaft wird, vollkommen erklärt werden. Eben so kann dadurch eingesehen werden, warum so häufig im Arterienschlag alter, übrigens sogar ganz gesunder, Leute Intermissionen bemerkt werden; denn ungenügend ist wohl, was zur Erklärung auch dieses Phänomens gewöhnlich angegeben wird.

zunächst seine rami cardiaci in den pathischen Procefs gezogen, und so die ängstliche Unruhe erzeugt werden.

§. 259.

Sind diese beiden Symptome (§§. 257. 258.) wurzelmäfsig begriffen, so können auch alle anderen in ihrer wahren Bedeutung erfafst werden, und eines erkläret das andere. Nun kann man nicht mehr verleitet werden, die oben (§§. 246. 57.) angeführten Erscheinungen für welche eines beginnenden Rheumatismus zu halten, sondern wird man sie alle als zum Bildungsprozefs einer Rückenmarksentzündung gehörig erkennen und zwar in ihrem Ursprunge theils aus dem Rückenmarksstrange selbst, theils aus dem Vagus und den von ihm betheiligten Organen, theils aus den andern Rückenmarksnerven und den von der Einwirkung dieser abhängigen Gebilden, theils endlich aus dem grofsen sympathischen Nerven und dessen weit verbreiteten Einflufs. Und gegen einen zweiten, nicht minder grofsen, ja, wegen des ihm anhaftenden Scheins der Gründlichkeit und eines tiefen Blicks, noch verderblichern Irrthum wird man nun bewahrt seyn, die sich bildende Krankheit nemlich für eine werdende Carditis zu halten, wozu man wohl, neuern Schriftstellern über die Krankheiten des Herzens und vorzüglich dem sonst trefflichen Kreysig folgend, leicht bestimmt werden könnte, kann nun in seiner völligen Grundlosigkeit recht anschaulich erkannt werden.

§. 260.

Ist das erste Stadium richtig aufgefafst worden, so hat die Erkenntnifs des zweiten (§. 247.) keine

Schwierigkeit; wo aber dort Verwirrung in die Beurtheilung sich eingedrängt hat, da wächst sie hier mit Macht, obwohl die Erscheinungen nun immer deutlicher werden. Wie häufig dies müsse der Fall gewesen seyn, ist durch die allgemeine Behauptung: Rückenmarksentzündung überhaupt sey eine selten vorkommende Krankheit, thatsächlich bewiesen, denn in ihr liegt das Bekenntniſs nur, daſs man sie selten erkannt habe. Und kein Wunder! die Erkenntniſs der Rückenmarksentzündung ist bedingt durch eine richtige Einsicht in das Wesen der Entzündung überhaupt, in die sensible Entzündung insbesondere, und in die wahre Bedeutung des Rückenmarks in seinem ganzen Umfange. Ohne diese Grundlagen muſs man sich freilich durchhelfen, wie man eben kann, wobei denn das Unbeholfene in der Nothhülfe und sogar der Widerspruch mit andern Festsetzungen und Annahmen verdeckt bleiben. So werden denn auch in der That häufig die das zweite Stadium dieses Krankheitsprozesses, oder die eigentliche und ausgebildete Rückenmarksentzündung bezeichnende Erscheinungen, für welche des Rheumatismus acutus genommen, und kann man es nicht ganz übersehen, daſs die pathologischen Vorgänge hier vorzüglich in der sensiblen Sphäre statt finden, so nennt man die Krankheit: Rheumatismus acutus nervosus, oder ähnlich. Der Gedanken ist nicht schwer, groſs aber der aus ihm erwachsende Schaden, Irrthum und Widerspruch. Ein nur einigermaſsen geordneter Begriff vom Wesen des Rheumatismus ist schon hinreichend einsichtlich zu machen, daſs die hier im Zusammenhange auftreten-den Erscheinungen nicht Rheumatismus zur Wurzel haben können; ja, sie schliefsen ihn geradezu aus. Denn begriffs- und beobachtungsmäfsig ists, dafs jeder heftig und rasch verlaufende Rheumatismus, sobald er den nervösen Charakter annimmt, d. h. sobald er Nervenfieber wird, sofort auch aufhört Rheumatismus zu seyn, und es nur dann erst und in dem Grade wieder wird, als das Nervenfieber in einen der Synocha ähnlichen Zustand übergehet. Es wird dies später völlig klar be- und erwiesen werden. Es ist demnach kein geringer Widerspruch, überall nur von einem Rheumatismus acutus nervosus zu reden; ein schreiender aber ists: den hier in Rede stehenden Zustand für jenen, gesetzt auch es gäbe einen solchen, zu halten, da die Rückenmarksentzündung dem Rheumatismus, von allem andern Verschiedenen abgesehen, schon dadurch sogar entgegengesetzt ist, dafs dieser — wir müssen dies schon im Voraus anführen — eine von der Peripherie zum Centrum, von den Zweigen zu den Stämmen einschreitende Krankheit ist, während die Rückenmarksentzündung offenbar eine völlig entgegengesetzte Richtung nimmt. Nun wird freilich niemand Rheumatismus und Rückenmarksentzündung, dem Begriffe nach, im Ernste gleichsetzen wollen; wir aber sagen: eine besonnene, von geläuterten Begriffen geleitete Beobachtung der Phänomene beider ist schon hinreichend, um gegen eine Verwechselung derselben zu bewahren, gegen eine Verwechselung, deren Folgen verwüstend sind. Und so wenig ist man dagegen bewahrt geblieben, dafs man die Rückenmarksentzündung, eine verhältnifsmäfsig eben so häufig vorkommende Krankheit als andere, für ein seltenes Ereignifs hält.

§. 261.

Gröfser noch als im ersten Stadium ist die Gefahr im zweiten durch die erwähnten Auctoritäten zu der irrigen Annahme: es mit einer wahren Herzentzündung zu thun zu haben, verleitet zu werden. Eine Bestätigung dieser Annahme könnte auch scheinen, dafs man häufig in den Leichen der an dem geschilderten Krankheitsprozesse Verstorbenen bedeutende Spuren vorangegangenen Herzleidens findet, vorzüglich aber Erschlaffung und scheinbare Vergröfserung des Herzens. Nichts destoweniger aber kann mit Grund dabei nicht die Rede von wahrer Carditis seyn, so wenig als bei der Pneumonia notha von wahrer Pneumonia, oder beim s. g. asthma acutum periodicum M. vom Croup. Die Veränderungen, welche man am Herzen in den Leichen findet, bestätigen eben unsere Meinung; denn sie zeugen nicht von einer Entzündung des Herzens, sondern umgekehrt von einer Erschlaffung desselben, weshalb denn auch die Vergröfserung eine blofs scheinbare, durch die Erschlaffung entstandene ist. Diese Veränderungen können wir auch ganz wohl begreifen; wie nemlich beim tödtlichen Ausgange der Rückenmarksentzündung alle von dem Einflusse der Rückenmarksnerven abhängigen Gebilde in den Zustand der Paralysis versetzt werden, so auch das Herz. Man kann auch nicht etwa sagen, dafs dies dann eine sensible Herzentzündung sey, da das Herz seiner ganzen Natur nach deren nicht fähig ist.

§. 262.

Sind diese beide Klippen (§§. 260. 261.) glücklich umschifft, so kann in dem (§. 247.) entworfenen Bilde die völlig ausgebildete Rückenmarksentzündung klar erkannt werden. Auch nicht Ein Zug ist in dasselbe, wiewohl treu gezeichnet, aufgenommen, der nicht, besonnen erwogen, sensible Rückenmarksentzündung als die eigentliche Grundkrankheit verkündigte. Da wir oben (§§. 253—256.) den Schlüssel zur Erklärung dieser Krankheit, durch die Darlegung ihrer inneren, nothwendigen Verhältnisse gegeben haben, so können wir der ausführlichen Deutung aller einzelnen Erscheinungen wohl überhoben seyn. Zwei Hauptphänomene, die Unordentlichkeit des Pulses und die Angst, welche hier nur in einem noch höhern Grade, als im ersten Stadium eintreten, sind übrigens auch schon aus ihren Gründen entwickelt worden (§§. 257. 258.). Aus denselben Gründen können ohne Schwierigkeit die meisten andern der angegebenen Erscheinungen eingesehen werden. Von einigen besonders auffallenden sey es gestattet noch einiges zu bemerken, von den Störungen nemlich, welche zuweilen bei der Rückenmarksentzündung in den Functionen der höheren Sinnesorgane, des Auges und des Ohrs, bemerkt werden, von der eigenthümlichen Art der dabei stattfindenden Delirien und von der Hydrophobie.

§. 263.

Dafs sogar völlige Blindheit und Taubheit durch Rückenmarksentzündung entstehen können, bestätigt eine genaue, auch durch die Section bewährte Beobachtung Portals *). Wie dies zugehen möge, liegt nicht klar vor; wir wagen folgenden, uns wenigstens plausibel scheinenden Erklärungsversuch. Durch die neuern Untersuchungen über das Gangliensystem, von welchen wir später eine ausführliche Erwähnung und dankbare Anwendung machen werden, wissen wir zwar genau, dafs dieses Nervensystem mit den höheren Sinnesorganen in einer von den älteren Anatomen und Physiologen auch nicht geahneten Verbindung stehet. Zu geringe indessen scheint uns dieser Einflufs, um in Organen, welche, wie Auge und Ohr, vom Cerebralsystem so reichlich versehen werden, die Herrschaft dieses höheren Nervensystems zu verdrängen, wenn es nicht sonst schon in seiner Wirksamkeit gebrochen ist. Dies eben aber ist hier, wie bereits oben (255.) nachgewiesen worden ist, gar sehr der Fall. So kann es denn geschehen, dafs durch den verstärkten Einflufs des Gangliensystems und den verringerten des Cerebralsystems die Organe, welche bestimmt sind von der Einwirkung des geistigen Nervensystems zu leben, unter der Herrschaft des thierischen absterben. Bei der Lehre von der Entzündung des Gangliensystems gelingt es uns vielleicht, diesen hier nur problematisch ausgesprochenen Satz als entschiedene Wahrheit zu vindiciren.

§. 264.

Auch die eigenthümliche Art der Delirien, die stille Verzücktheit in der Verkehrtheit, ist nur be-

---

*) Sammlung auserlesener Abhandlungen zum Gebrauch für praktische Aerzte. B. 23. S. 66.

begreifbar, wenn man sie aus dem von uns angedeuteten (§§. 243, 255) Verhältniſs des Gangliensystems zu dem Cerebralsystem betrachtet. Man ist gewöhnt die Delirien überhaupt als Folgen und Wirkungen einer exaltirten Cerebralthätigkeit anzusehen. Ohne Zweifel sind sie auch dies oft. Aber auch umgekehrt durch Niederdrückung und Aufhebung der Gehirnthätigkeit können Delirien entstehen, wenn das Gangliensystem in das Primat der Nerventhätigkeit eintritt. Wir werden hierüber ausführlicher uns erklären müssen, wo wir in der Lehre von der Entzündung des Gangliensystems von dem eigentlichen Wesen des thierischen Magnetismus und seiner Erscheinungen zu reden haben werden. Hier also nur soviel, als die Erklärung des erwähnten merkwürdigen Phänomens uns abnöthiget. Wir dürfen wohl die Freiheit als inneres Wesensmerkmal des göttlichen Geistes zugestanden annehmen. Wo dieser Geist waltet, da ist schon Freiheit und die höhere vollkommene wird nur durch ihn begründet. Das Böse hingegen bringt Unfreiheit. Das Sinnliche und Thierische ist nichts Böses an sich, vielmehr kann auch dies gut seyn und ist gut, wo es unter der Waltung des freien, göttlichen Geistes stehet. Sobald es aber aus dieser Sphäre heraus und scheinbar selbständig auftritt, da ist es schon böse. Denn nur scheinbar ist seine Selbständigkeit; woher auch sollte sie ihm, aus dem Dienste des freien Geistes geschieden, kommen? Es beherrscht dasselbe also allerdings etwas, aber es erkennt seinen Herrscher nicht und kann ihn nicht erkennen, da er nur durch Verfinsterung der Erkenntniſs sich Ergebung erwirbt. Er erziehet nicht, wie der göttliche Geist, die Ergebenen zu freien Kindern und Genossen im väterlichen Hause, sondern er macht sie zu blinden Knechten; er löset nicht, wie jener, die Fesseln, sondern er schmiedet sie; er überschüttet nicht, wie jener, mit klarem Lichte, sondern er wirft in die Finsternifs. Wer da meinte, dafs in dem eben Gesagten die Annahme eines Kakodämons enthalten sey, dem sagen wir, dafs er uns gar nicht mifsverstanden habe.

Wenden wir nun aber das Gesagte auf das zu erklärende Phänomen an. Das Cerebralsystem ist offenbar im Menschen das Organ freier, geistiger, göttlicher Thätigkeit. Das Gangliensystem hingegen das Organ thierischer, sinnlicher Thätigkeit. Vermittelt werden beide durch das Rückenmark, vorzüglich durch den Stimmnerven. Geschiehet die Vermittelung gehörig, so wird das Gangliensystem zum Dienste des Cerebralsystems bestimmt. Wird aber diese Vermittelung fehlerhaft, so mufs sofort eine Disjunction zwischen beiden Nervensystemen eintreten, welche Disjunction allein schon ein Uebel wäre. Was indessen das Uebel noch um Vieles steigert, ist, dafs bei dieser Disjunction und durch dieselbe das Gangliensystem das Uebergewicht über das Cerebralsystem gewinnt, das Thierische über das an sich höhere Geistige. Eine der nächsten Folgen hievon ist nun, dafs der Stimmnerve in die Dienstbarkeit des Gangliensystems kommt. Und eine Ausgeburt hievon sind eben jene Delirien, in welchen die Verkehrtheit sich in ruhiger Verzücktheit verkündiget. Es leite uns ja nicht irre, daſs in diesen Delirien oft von gar hohen Dingen die Rede ist, denn freilich kann, wie wir wissen, das Böse Lichtgestalt annehmen, wodurch es nur um so fürchterlicher wird. Ein sicherer Beweis, daſs sie im Bösen ihren Grund haben, ist wohl darin zu finden, daſs trotz aller Ruhe und trotz der Reden von Himmlischem, dennoch das freie Bewuſstsein bis auf sein letztes Spürchen vertilgt, daſs allen der Freiheit dienenden Gesetzen und ihren Organen die Wirksamkeit genommen ist.

Man miſsverstehe uns aber nicht. Nicht in den Sinn kann es uns kommen jene Delirien, welche Folge einer krankhaft exaltirten Gehirnthätigkeit sind, zu preisen, oder überall auch sie für irgend etwas anderes, als für ein Uebel zu halten. Sehr wohl wissen wir ja, daſs auch in ihnen die Gesetze der Freiheit und Wahrheit verletzt werden, und das Bewuſstsein zertrümmert ist. Aber zunächst täuschen sie gar nicht; ein Uebel sind sie, und als solches verkündigen sie sich ganz ehrlich. Sodann aber wird in dem Zustande, in welchem diese Delirien entstehen, gegen das Uebel wacker gekämpft, und mitten in diesem Kampfe eben treten sie hervor. Das Gehirn nemlich ist von feindlichen Einflüssen bestürmt, sie mögen es vernichten; gegen sie nun ists in der angestrengtesten Gegenwehr und unter diesem Getümmel verwirren sich die innern und äuſsern Perceptionen, und ein Ausbruch dieser Verwirrung sind dann jene Delirien. Verkehrtes also muſs wohl in ihnen vorkommen: aber sie sind nicht, wie die früher erörterten, verzückten Irrereden die Verkehrtheit selbst. Und endlich ist ja gar nicht zu übersehen, daſs in dem einen Falle die organische, doch wohl nicht zufällige Ordnung insofern nicht gestört ist, daſs das Gehirnsystem den bestimmenden Einfluſs hat, daſs es thätig, nur, in seiner Bedrängtheit, zu tumultuarisch thätig ist; während in dem anderen Falle die Ordnung so völlig verkehrt ist, daſs das Thier, wenn auch weissagendes, so doch Thier, die Herrschaft ohne Widerstand einnimmt.

§. 265.

Alles dieses (§. 264.) aber haben wir hier nur beiläufig, zur Erklärung eines auffallenden Symptoms der Rückenmarksentzündung, anführen müssen. Noch einmal werden wir diesen wichtigen Punkt später aufnehmen und in seinem vollen Zusammenhange entwickeln müssen. Da auch hoffen wir den Irrthum derjenigen deutlich nachweisen zu können, welche erkennend zwar, daſs durch die Einwirkung des thierischen Magnetismus die Gehirnthätigkeit und mit ihr alle höheren Sinne aufgehoben werden, dies doch einen geringen Schaden und den Verlust reichlich ersetzt achten durch die Menge der Gehirnchen, welche in den Ganglien erstehet; die, verlockt von der Stimme des heuchlerischen Geistes, hoffend vollen Aufschluſs über alle Wahrheit zu bekommen, glänzende Unwahrheit statt lichter Wahrheit zum verderblichen Lohn erhielten.

Kreysig, einmal die sensible Rückenmarksentzündung von der Herzentzündung nicht unterscheidend, führt auch diese Delirien als ein Symptom der Carditis an.

§. 266.

Die Hydrophobie endlich ist, wo immer sie auch erscheine, Folge und sicheres Merkmal einer entzündlichen Affection im Stimmnerven. Ueberall wo sie vorkommt, ist sie von Erscheinungen begleitet, die sämmtlich in der Annahme einer Entzündung des Vagus ihre genügende Erklärung finden und ohne diese Annahme völlig unerklärt bleiben müſsten. Hier können wir dies nur dogmatisch aussprechen, später aber wird sichs im Zusammenhange bewähren. Autenrieth's tief forschender Blick hat es übrigens schon längst ersehen, daſs die rabies canina wesentlich in einer Entzündung des Vagus bestehe. Man hat aber diese Meinung zu den andern über diese wundersame Krankheit gelegt, und ist ihrem tiefern Sinne nicht forschend weiter nachgegangen.

Ganz consequent, wiewohl desto irriger in der Sache selbst, hält Kreysig die Hydrophobie für Carditis.

§. 267.

Ist ein Krankheitsprozeſs in seiner Entstehung und höchsten Ausbildung gründlich erkannt, so können auch seine weiteren Entwickelungen nicht räthselhaft seyn. Wäre es uns demnach gelungen, die Entstehung und höchste Ausbildung der sensiblen Rückenmarksentzündung deutlich zu schildern und wahr zu deuten, so wäre dadurch auch die richtige Einsicht in die wesentliche Bedeutung der andern Stadien des in Rede stehenden Krankheitsprozesses gefördert. Wir glauben auch in der That nur weniges noch hinzufügen zu dürfen. Was nemlich zuförderst nun das dritte Stadium (§. 248.) angehet, so verkündigen alle Erscheinungen desselben nur zu deutlich den wirklichen Uebergang in ein Nervenfieber. Das Nervenfieber aber, welches nun entstehet, ist freilich sehr verschieden von dem aus der Encephalitis sich entwickelnden, wie denn jede aus einer andern Krankheit sich hervorbildende neue von ihrer Grundkrankheit eigenthümlich modificirt werden mufs. Während z. E. ein aus der Encephalitis abstammendes Nervenfieber eine zwischen den beiden Grundsystemen zwar nur schwankende und gebrechliche Reaction gegen die feindliche Potenz der Krankheit darstellen wird, doch aber die vorschlagende Gehirnthätigkeit nicht verleugnend, mufs das in Rükkenmarksentzündung wurzelnde, da in dieser schon das Cerebralsystem niedergehalten wird, die Gehirnthätigkeit fast gänzlich verneinen. Seine eigenthümliche Modification bestehet also darin, dafs selbst das Rückenmark- und Gangliensystem nur eine gebrochene Thätigkeit äufsern können. Dieses auch ist im dritten Stadium des fraglichen Krankheitsprozesses aufs deutlichste ausgedrückt. Der Collapsus des Cerebralsystems ist meistens, wo das zweite Stadium mit Heftigkeit verlaufen ist, nun schon fast vollendet, das Gangliensystem zeigt nur eine geringe Energie, deshalb auch die Blüte seiner acuten Affection, der Causus, abstirbt: die Hitze hört auf brennend zu seyn und alle Erscheinungen überhaupt, welche ihren Grund in einer erhöheten Thätigkeit des Gangliensystems hatten, treten nun zurück. Auch alle diejenigen Krankheitsphänomene, welche einen abnorm erhöheten Act des Rückenmarks und seiner Nerven verkündigten, verändern nun ihren Charakter, sie zeugen für eine Annäherung der Lähmung. Daher auch selbst die Delirien, wiewohl sie sich in der eigenthümlichen Art auch jetzt noch behaupten, dem Grade nach viel schwächer werden.

§. 268.

Eben so unzweideutig als das dritte ist auch das vierte Stadium (§. 249.). Auf eine fast nicht mifszuverstehende Weise sprechen alle Erscheinungen dieses Stadiums die nun eingetretene Lähmung, d. h. das Faulfieber aus. Säfteentmischung wird man hier freilich nicht bemerken, aber diese ist hier überall nicht das Wesentliche des Faulfiebers, sondern, unter Umständen, nur Folge desselben; diese Umstände aber — vorangegangene übermäfsige Gefäfsincitation — sind hier so wenig eingetreten, dafs das völlige Gegentheil davon ja gar nicht zu übersehen ist. Sobald nemlich die Rückenmarksentzündung sich nur einigermafsen entfaltet hat, so wird der Sympathicus, dessen eigentliche Function grofsen Theils in Incitation der Gefäfse der gröfsten und bedeutendsten Vegetationsorgane aufgehet, von diesem Geschäft ganz abgezogen und theils zur Reaction auf die excessive Thätigkeit des Rückenmarks und seiner Nerven hingeführt, theils auch zu einer die Vegetation völlig hintansetzenden Thätigkeit verleitet. Klar also ist, dafs auch auf der höchsten Höhe dieses Krankheitsprozesses nicht die Bedingungen zu einer folgenden Säfteentmischung zu finden sind. Das Wesentlichste aber und der allgemeinste Charakter des Faulfiebers ist, was auch schon Reil ganz genügend dargethan hat, Lähmung. Und Lähmung eben ists, welche den wahren und unverkennbaren Inhalt aller Erscheinungen dieses Stadiums ausmacht. Aus dem eben Gesagten läſst sich auch ohne weiteres deutlich einsehen, warum die Abmagerung in dieser Krankheit vorzugsweise schnell eintreten müsse.

Zwei Phänomene nur noch dieses Stadiums, die gleich elektrischen Schlägen den ganzen Körper durchfahrenden, den Gesichtsausdruck des Kranken verklärenden Zuckungen und die Wiederkehr des Bewuſstseins kurz vor dem Tode, fordern eine besondere Erklärung, die jedoch mit wenigen Worten gegeben werden kann.

§. 269.

Offenbar gehet die ganze Tendenz dieses höchst wichtigen Krankheitsprozesses, wo er unaufgehalten bis zum Tode verläuft, auf Unterwerfung des Cerebralsystems unter das Gangliensystem. Wo nun die Krankheit bis zu dem Grade gekommen ist, daſs auch das Gangliensystem in den Zustand der Lähmung verfällt, da kann dieses auch der Gehirnthätigkeit, wenn noch etwas davon sich regt, keinen niederhaltenden Widerstand leisten. Und so geschiehet es denn zuweilen wirklich, daſs vom Gehirnsysteme aus in dem letzten Stadium noch einige Regungen kommen, die mit Blitzesschnelle durch den ganzen Organismus fahren, und im Gesichte ihren höheren geistigen Adel durch Verklärung desselben bezeichnen. Dies auch ist der Grund, warum kurz vor dem Tode, wo aller schädlicher Einfluſs des Gangliensystems, durch völlige

lige Lähmung desselben, aufgehört hat, selbst das Bewuſstsein wiederum erwacht. Ja, wäre es möglich in diesem Augenblick dem Organismus Kraft in irgend einer Fülle zuzuführen, so müſste man den Menschen sofort vom Tode retten können. Uns aber ist dies nicht möglich, und da auch in der Lampe kein Oel mehr ist, so erlischt das Licht.

§. 270.

Ein so eigenthümlicher und scharf bedingter Krankheitsprozeſs, als der eben in Rede stehende, muſs wohl auch in seiner Wendung zur Genesung sich genau bezeichnen, und dies um so mehr, wenn sie auf der höchsten Höhe desselben bewirkt wird. Gewiſs nemlich kann Genesung hier nur dann erfolgen, wenn entweder den beiden untergeordneten Zweigen des Nervensystems ihre ausschweifende Thätigkeit entzogen, oder dem Gehirnsysteme ein zur Bändigung jener hinreichendes Maaſs von Kraft zugeführt wird, in jedem Falle also nur dann, wenn das Cerebralsystem wiederum die Oberherrschaft einnimmt. Diese wichtige Wendung des ganzen Verhältnisses aber muſs sich sofort durch unverkennbare und bedeutende Erscheinungen kund geben. So hat Galen einen merkwürdigen Fall von Rückenmarksentzündung, bei welcher völlige Stummheit eingetreten war, und ihre schnelle günstige Entscheidung mitgetheilt *). —

*) Cecidit quidam ab alto in terram ita, ut dorsi initium affligeretur, is tertio die exiguam admodum vocem emisit; quarto deinde die omnino obmutuit: resolutaque simul fuerunt crura, manibus omnino illaesis, sed neque spirationem amittebat neque difficulter spirabat. Quum enim tota sub cer-

Alle von uns oben (§. 250.) genannten Erscheinungen des Stadiums der Genesung in der Krankheit sprechen aufs deutlichste diese Wendung aus, so daſs jedes zu ihrer Erklärung zugefügte Wort überflüssig wäre. Sehr begreiflich auch ists, warum Blutungen hier so günstige Krisen sind, da sie den deutlichsten Beweis abgeben, daſs die abgeleitet gewesene Nerventhätigkeit wiederum auf Gefäſsincitation gerichtet ist, also auch von dieser Seite der Krankheitsprozeſs in einen Genesungsprozeſs verwandelt scheint.

Veranlassende Momente.

§. 271.

Da die sensible Rückenmarksentzündung, obwohl nicht selten vorkommend und nie undurchsichtig, dennoch zu den wenigst gekannten, gar nicht erkannten und ungenauest beschriebenen Krankheiten gehört, so bestehet auch das, was die wenigen Schriftsteller (J. P. Frank, Th. Sömmering, Brera, Harles, van Gescher, S. G. Vogel), die sie we-

---

vice spinalis medulla esset resoluta, accidit thoraci, ut tum per septum transversum et musculas supernos, numero quidem sex, moveretur: quippe nervi ex spinali medulla, quae in cervice est, ipsis adveniunt. At intercostalium musculorum nervi, per quos effluxationem fieri diximus, omnes affecti erant. Quum igitur frustra medici negotium subirent circa crura quidem, utpote resoluta: circa guttur vero, propter vocis affectum: equidem id interdixi, atque affecto duntaxat loco curationem adhibui. Proinde finita tandem spinalis medullae inflammatione, a VII die vox restituta est juveni, et crura motionis facultatem recuperaverunt." Galenus l. c. de locis affectis p. 12. Cap. VI.

nigstens zu erwähnen gewürdigt haben, über ihre veranlassenden Momente angeben, mehr in Nennung unbestimmter Gemeinplätze, als in Nachweisung bestimmter, den Causalnexus einsichtlich machender Momente. Rheumatismus, Skrofeln, venerische Seuche, zurückgetretene Hautausschläge, unterdrückte Blutungen u. a. ähnliche werden angeschuldigt. Aber eben diese Dinge werden auch als veranlassende Momente zu den verschiedenartigsten Krankheiten genannt; ja, die meisten dieser Momente selbst sind wiederum Erzeugnisse sehr verschiedener Bedingungen. Könnte also nicht die Rückenmarksentzündung in gerader Richtung durch diese letzten Bedingungen veranlaſst werden? Wir behaupten dies nicht von allen, von den meisten aber ists unsere feste Ueberzeugung. Da übrigens noch von den meisten der als veranlassende Momente der Rückenmarksentzündung genannten Krankheiten die Wesenserkenntniſs abgehet, wie darf man doch auf sie zurückweisen? Und wenn dies dennoch geschiehet, ists dann nicht ein bloſses Hinausschieben?

§. 272.

Es kann aber unsere Erklärung vom Wesen dieser Krankheit (§§. 252—271.) als wahr vorausgesetzt, nicht bezweifelt werden, daſs sie durch alles zunächst müsse veranlaſst werden können, was eine Disjunction zwischen Gehirn- und Gangliensystem herbeizuführen vermag, durch alles also was das Gehirnsystem in seiner Thätigkeit herabstimmt, oder was die des Gangliensystems abnorm steigert, da in beiden Fällen die Vermittelung der beiden Nervensysteme mangelhaft und krankhaft seyn mufs; mithin eben sowohl durch übermäfsige geistige Anstrengung, durch Nachtwachen, drückende Sorgen, als auch durch überhand nehmendes thierisches Treiben, in Lüsten aller Art, im Zorn u. s. w. So z. E. ist gewifs nicht die venerische Seuche, wohl aber ein thierisches Fröhnen der Geschlechtsliebe ein wichtiges Moment zur Entstehung der Rückenmarksentzündung; so nicht die unterdrückte Blutung, als solche, sondern die Hemmung der Gefäfsincitation.

§. 273.

Alles was die Digestion, Chylification und Bilification krankhaft macht, mufs, da diese organischen Prozesse vorzüglich vom Einflusse des Gangliensystems abhängen, eine stärkere Action des Rückenmarks, zur vermittelnden Ausgleichung dieser Differenzen veranlassen, wodurch denn Rückenmarksentzündung entstehen kann. Da nun, wie später an seinem Orte erwiesen werden wird, der Rheumatismus eine die Vegetation überhaupt sehr nahe angehende Krankheit ist, so kann er allerdings, unter Umständen, ein veranlassendes Moment zu jener Krankheit werden. Welches aber diese Umstände seyn mögen, welches das eigentliche Verhältnifs dieser beiden Krankheiten zu einander? das kann nur dann deutlich eingesehen werden, wenn das Wesen des Rheumatismus entwikkelt seyn wird. Dasselbe gilt auch von der Skrofelsucht, einer vom Rheumatismus freilich sehr verschiedenen Krankheit.

§. 274.

Von selbst endlich verstehet es sich wohl, dafs

Rückenmarksentzündung müsse veranlaſst werden können durch alles, was bei übrigens normalen Verhältnissen, die Disjunction zwischen Gehirn- und Gangliensystem durch unmittelbare Verletzung des Rückenmarks herbeiführt, z. E. durch Erschütterung desselben beim Fall aufs Gesäſs, durch Verwundungen mit schneidenden oder stechenden Instrumenten, durch Brüche, Verrenkungen, Entzündung der Wirbelsäule u. s. w.

Vorhersagung.

§. 275.

Ohne Zweifel gehört die sensible Rückenmarksentzündung zu den allerbedeutendsten und gefährlichsten Krankheiten, indem schon ihr bloſses Dasein eine Zerfallenheit in dem edelsten und wichtigsten organischen Systeme voraussetzt. Und eben das bisherige Verkennen dieses Verhältnisses brachte die gröſste Gefahr bei dieser Krankheit, selbst da noch, wo man sie schon als vorhanden erkannt hatte. Denn nur eine deutliche Einsicht hierin kann zu einer hülfreichen Behandlung den Weg bahnen.

Es muſs übrigens aus der Darlegung des Wesens und der Bedeutung dieses ganzen Krankheitsprozesses und seiner Erscheinungen klar geworden seyn, daſs obgleich mit seinem ersten Eintritte schon entschiedene Gefahr verbunden ist, und diese mit der vollen Ausbildung zur Rückenmarksentzündung im zweiten Stadium bedeutend wächst, dennoch die Hoffnung auf Genesung so wenig aufgegeben werden darf, daſs sie vielmehr im ersten Stadium leicht, und im zweiten mit vieler Wahrscheinlichkeit, verwirklicht werden kann. Ueberall, wo noch ein lebendiges Regen der Kräfte vorhanden ist, ist auch noch gegründete Hoffnung des Gelingens einer wohlberechneten Einwirkung gelassen, und um so gröfser und sicherer ist die Hoffnung, jemehr sie mit der Einsicht gepaart ist, dafs in jedem Kampfe auch eine verderbliche Kraft wirkt, gegen welche mit Entschiedenheit Partei zu ergreifen ist. So ist in dem hier in Rede stehenden Krankheitsprozesse so lange grofse Wahrscheinlichkeit der Genesung, als noch nirgends deutliche Spuren der Lähmung zu bemerken sind.

§. 276.

Daher aber auch verändert sich die ganze Sache so sehr im dritten Stadium; denn nun ist die beginnende Lähmung gar nicht zu verkennen. Und bedenkt man, von welcher Art die Lähmung hier ist, dafs nemlich das höhere Gehirnsystem einstürzt und schon dadurch dem vermittelnden Rückenmark seine wahre Krone genommen, dafs also das Feld dem thierischen Nervensysteme geräumt wird, welches wiederum, so sehr es früher um die Aneignung der Herrschaft gerungen hat, dennoch, wenn sie ihm nun gelassen wird, sich darin nicht zu behaupten vermag, sondern in seiner Nichtigkeit untergehen mufs —: bedenkt man dies, so ist der ganze Umfang der nun eingetretenen Gefahr klar vor die Augen gestellt. Es hüte sich aber der Arzt, dafs er nicht selbst gewissermafsen in denselben Zustand gerathe, in welchem dermalen sein Kranker sich befindet, dafs nicht der Anblick der grofsen Gefahr seine eigene Gehirnthätigkeit erdrücke und sein Gemüth mit lähmender Verzagtheit erfülle. Erkennen, und aufs deutlichste erkennen soll und muſs er freilich den wahren Zustand, wie übel er auch sey, aber nur um ihm desto kräftiger mit voller Besonnenheit begegnen zu können, nicht um feige Flucht zu ergreifen. Wie der Geist oft aus harter Bedrängniſs sich siegend rettet und mit neuer Kraft eben aus der Noth sich erhebt, so erstehet nicht selten das Gehirn wieder zu frischem Leben, wo es schon zertrümmert schien und drängt frohlockend seine Dränger. Mit Einem Worte: Genesung ist auch jetzt noch möglich, und da diese Möglichkeit keine müſsig formelle ist, so begründet sie ein kategorisches Gebot: der Arzt soll sie, so weit er vermag, verwirklichen. Er muſs immer im geschlossenen Phalanx des Lebens seine feste Stellung haben.

§. 277.

Wie groſs die Gefahr des vierten Stadiums ist, gehet deutlich genug aus der Beschreibung und Deutung desselben (§. 249. und §§. 268—270.) hervor; ja man könnte fast an die Möglichkeit einer Rettung aus diesem Stadium zweifeln, wenn man nicht bedächte, daſs in jeder Krankheit, wie tief auch in ihr der Verfall des Lebens seyn mag, immer ein Kampf zwischen dem eingedrungenen Verderblichen und dem individuellen Leben vorhanden ist; wie schwach auch sein Widerstand ist, so ists doch immer einer, und zwar ein perfectibler. Eben sowohl also als das Verderbliche noch weiter und tiefer in das Leben dringen kann, eben sowohl wird auch eine heilsame Einwirkung es noch erreichen und aufrichten können. Gewifs also ist Rettung auch aus diesem Stadium wenigstens nicht unmöglich.

§. 278.

Jede verkannte und mifshandelte Rückenmarksentzündung, selbst wenn sie nur eine partielle und von geringem Umfange gewesen ist, führt nothwendig zu einem siechen, verstümmelten Leben und elenden Tod.

Behandlung.

§. 279.

Wie es gewifs nur Eine sensible Entzündung gibt, so kann es auch nur Eine Weise geben, sie zweckmäfsig zu behandeln. Dieselben Heilanzeigen, dieselben Heilmittel, welche wir in der ersten Gattung dieser Ordnung an drei wichtigen Arten aus der Untersuchung des Wesens und aus bestätigender Erfahrung entnommen haben, dieselben sind es auch, welche hier zu nennen sind. Eben so gewifs aber auch ists, dafs dieselbe Eine sensible Entzündung in sehr unterscheidbare und zu unterscheidende Gattungen und Arten sich bricht. Eben so mufs sich also auch eine wahrhaft rationelle Behandlung modificiren. Diese bestimmten Modificationen für die hier ihrem besondern Wesen nach erwogene Rückenmarksentzündung in der Behandlung zu finden, kann allein unsere Aufgabe in diesem Abschnitte seyn. — Diese aber läfst sich im Allgemeinen mit wenigen Worten angeben: wenn es bei der sensiblen Entzündung überhaupt darauf ankommt, ein harmonisches Verhältnifs zwischen den Grundsystemen herzustellen, so mufs hier noch überdies die Differenz zwischen den verschiedenen Zweigen des Einen Nervensystems geschlichtet werden. Da indessen solche allgemeine Bestimmungen wenig geeignet sind, die Stelle brauchbarer praktischer Anweisungen zu vertreten, so müssen wir sie näher nach ihrem bestimmenden Inhalte erörtern.

§. 280.

Was zunächst die erste Aufgabe bei der Behandlung jeder Krankheit angehet —: die Wegräumung oder das Unschädlichmachen der veranlassenden Momente, so müssen wir diese hier, nachdem was oben (§. 271—275.) über die Beschaffenheit dieser Momente gesagt worden ist, ganz übergehen, so wichtig gewifs auch hier die Erfüllung dieser Indication ist. Denn es leuchtet wohl ein, dafs wir, inwiefern und was gegen diese Veranlassungen ärztlich zu thun sey, nicht angeben können, ohne die ganze systematische Ordnung unsers Vortrages völlig aufzulösen. Der Sagacität des klinischen Casuisten mufs es also dermalen überlassen bleiben, die treffende Verfahrungsweise zu ergreifen. Da wir aber später über die meisten der hier als mögliche Veranlassungen in Betrachtung kommende Momente als über selbständige Krankheitsprozefse zu reden haben werden, so wird daher unsere Meinung auch in dieser Beziehung zu entnehmen seyn.

§. 281.

Ist der Krankheitsprozefs sogleich in seinem ersten Stadium richtig erkannt worden, so kann weder die Wahl der anzuwendenden Behandlungsweise, noch auch ihr günstiger Erfolg sehr zweifelhaft seyn. Es ist nemlich keine Frage, daſs sofort eine nach dem Umfange und der Intensität der örtlichen Affection berechnete topische Blutentleerung durch Blutigel gemacht werden muſs. Nach hinreichender Anwendung dieses hier gewiſs ersten, gröſsten und unerlaſslichen Mittels muſs auf Erhöhung der örtlichen Gefäſsincitation Bedacht genommen werden. Da man es hier mit einem von weichen Theilen wenig bedeckten Organe zu thun hat, so sind zur Erfüllung dieser Absicht nur Rubifacientia nöthig und genügend. Längst der medulla spinalis müssen kalte Umschläge gemacht werden. Alles dieses muſs ungesäumt geschehen und bildet die Basis zu einer zweckmäſsigen, hülfreichen Behandlung. Hinreichend sogar würden diese Mittel seyn, wo die Krankheit völlig neu und von wenigem Umfange nach allen Beziehungen hin ist. So günstig indessen ereignet es sich nur selten, daher auch meistens noch einiges andere, von nicht minderer Wichtigkeit, zu unternehmen ist.

§. 282.

Da Genesung von dieser Krankheit nur möglich ist, wenn das Gehirnsystem wiederum die Oberherrschaft einnimmt (§. 270.), so muſs diese ihm zu verschaffen schon frühe der Zielpunkt der ärztlichen Behandlung seyn. Sehr frühe müſsten also Mittel in Anwendung gebracht werden, von denen wir erfahrungsmäſsig wissen, daſs sie die Gehirnthätigkeit steigern und von welchen wir keine besorglichen Nebenwirkungen zu befürchten hätten. Als ein gewiſs wirksames und niemals schädliches kann zunächst das **Denken** empfohlen werden. Wie es gewifs verderblich ist: allen Augenkranken den Gebrauch des Lichts zu versagen, da selbst Viele nur durch einen verstärkten Lichtgenufs zur Genesung gelangen können, so ists ohne Zweifel ein sehr schädliches Vorurtheil in der gewöhnlichen ärztlichen Praxis den Kranken ohne Ausnahme das Denken zu verdächtigen. Viele wahrlich können für ihre Krankheit nicht härter gestraft werden. Hier zunächst ists wohl sonnenklar, dafs in dem Maafse, als es dem Kranken gelänge, die höchste Gehirnthätigkeit, das Denken, gesetzmäfsig zu vollziehen, in demselben Maafse würde er aufs wirksamste den innern Kern der Krankheit zerstören. Von selbst verstehet es sich aber, dafs wir mit Denken hier nicht irgend ein loses geistiges Spiel mit allerlei Einfällen meinen, dieses halten wir vielmehr selbst für eine Krankheit, für eine schlimme Art von Delirium. — Aber auch arzneilich können wir etwas zur stärkeren Erregung der Gehirnthätigkeit wirken. Da wir nemlich diese in allen ihren organischen Beziehungen in Anspruch zu nehmen haben, so eignet sich hiezu ganz vorzüglich; wie es sich auch uns in der Beobachtung bestätigt hat, eine Verbindung von gelinden narkotischen und excitirenden Mitteln. Wir haben mit sichtbar günstigem Erfolge eine Verbindung von **Bilsenkrautextract** mit **Bibergeil** angewendet. Dabei mufs der Kopf, besonders aber das Hinterhaupt, beständig kalt fomentirt werden.

§. 283.

Derselbe Grundsatz, welcher uns hier bestimmt, die Cerebralthätigkeit zu erregen, fordert auch, daſs wir die übermäſsige und irregeleitete Thätigkeit des Gangliensystems mäſsigen und in ihre gehörige Schranke zurückführen. Wir haben aber keine direktere Weise auf das Gangliensystem zu wirken, als indem wir diejenigen Organe, die unter seinem Einflusse stehen, in Anspruch nehmen. Dies sind vorzüglich die groſsen Vegetationsorgane des Unterleibes, das plastische System überhaupt. Deshalb ists denn nöthig hier zwischendurch ein kräftiges Purgirmittel zu reichen. Daſs hiedurch die Vegetation angegriffen wird, ist eben das, was wir beabsichtigen; es ist dies das sicherste Mittel den Einfluſs des Gangliensystems wieder in seine Sphäre zurückzuleiten. Als ein zu diesem Zwecke sehr geeignetes Purgirmittel ist das versüſste Quecksilber zu nennen, indem wir ja überhaupt das Quecksilber als die Vegetation vorzüglich angreifend kennen.

§. 284.

Es ist wohl einleuchtend, daſs die hier (§§. 280 bis 283.) in ihren Grundzügen dargelegte Behandlungsmethode der werdenden Rückenmarksentzündung auf einen wahren Reconstructionsprozeſs der Krankheit ausgehet, denn wahrhaft schlichtend und zurechtstellend tritt sie zwischen die im Conflict gerathenen Glieder des Nervensystems. Wie wenig sie in der Anwendung die Hoffnung täuscht, haben wir wiederholentlich zu erfahren die Freude gehabt.

§. 285.

Da das zweite Stadium nur die volle Entwickelung ist dessen, was im ersten aus der Anlage in die Erscheinung zu treten begonnen hatte, so kann es natürlich keine andere Heilmethode geben für dasselbe. Dieselben Aufgaben stellen sich auch hier, nur viel schärfer, bestimmter, dringender; es kann ihnen genügt werden nur auf dieselbe Weise, aber gröſseren Nachdrucks und stärkerer Eindringlichkeit wird das Verfahren jetzt erfordern, und doch ist der Erfolg lange nicht mehr so sicher. Oertliche Blutentleerungen, Rubifacientia und kalte Umschläge sind auch nun die zunächst anzuwendenden Mittel. Aber die Blutentziehung wird jetzt stärker, an mehreren Stellen, auch in der Gegend des Herzens, des Magens, der Leber — je nachdem eine Aufforderung dazu in der Erscheinung vorhanden ist —, vorgenommen werden müssen, eben so wird die Gefäſsincitation, durch rothmachende Mittel und durch Anwendung der Kälte an mehreren Stellen gleichzeitig oder in rascher Folge, anzufachen seyn.

§. 286.

Als völlig unabweisbar muſs jezt die Aufgabe: die Gehirnthätigkeit stärker aufzuregen, erkannt werden. Das sonst sicherste Mittel hiezu aber, die Anregung zu einem thätigen, gesetzmäſsigen Denken ist uns jetzt gröſstentheils ganz entzogen, da der Kranke jetzt meist schon in jenen nicht geheuren Delirien (§. 264.) befangen ist. Doch muſs auch jetzt noch unser Blick darauf gerichtet seyn, jede kleine, wenn auch nur augenblickliche Befreiung des Gehirns beim

Kranken dazu zu benutzen, dasselbe zu einer freien, zuständigen Thätigkeit zu bestimmen. Desto nachdrücklicher mufs die arzneiliche Einwirkung seyn; gewifs reichen jetzt Hyoscyamus und Castoreum nicht mehr hin, da Belladonna und Moschus kaum kräftig genug sind. Die kalten Umschläge um den Kopf müssen unausgesetzt angewendet werden.

§. 287.

Die nun völlig ausschweifend gewordene und das Gehirn niederhaltende Thätigkeit des Gangliensystems zu zügeln, spricht sich jetzt ebenfalls entschieden als eine dringende Anforderung an ein vernünftiges ärztliches Verfahren aus. Direct aber können wir überall das Gangliensystem nicht anders, als durch einen Angriff auf das plastische System berühren. Purgirmittel sind also auch jetzt anzuwenden und um so nachdrücklicher zwar, jemehr etwa Neigung zur Verstopfung oder wohl gar hartnäckige Verstopfung vorhanden wäre; aber auch ohne diese müssen sie angewendet werden, da es gar nicht darauf hier ankommt, sordes primarum viarum zu evacuiren, sondern dem Gangliensystem volle Thätigkeit in der plastischen Sphäre zu verschaffen und es darauf hinzuwenden. Calomel ist wohl auch jetzt noch das schicklichste Mittel zu diesem Zwecke.

§. 288.

Diese Verfahrungsweise (§§. 284—287.) mit Entschiedenheit verfolgt, gibt gewifs noch in vielen Fällen einen günstigen Erfolg; unzweideutig haben wir ihn selbst einige Male beobachtet. Doch auch dadurch unaufgehalten in das dritte Stadium hinüber-ziehen, haben wir diesen Krankheitsprozeſs gesehen. Um so mehr aber ists wohl dringende Pflicht, die mögliche, ja, wahrscheinliche Rettung von der groſsen Gefahr, welche das dritte Stadium unmittelbar mit sich führt, nicht durch Zaudern, oder halbes Thun zu verabsäumen.

§. 289.

Sehr verändert in der That ist das ganze innere Krankheitsverhältniſs im dritten Stadium. Es handelt sich nun nicht mehr darum: die wirkenden Kräfte nach dem Gesetze der organischen Harmonie zu ordnen, die ungebührlich sich vordrängenden zurückzuweisen, die gehemmten zu befreien, die schwankenden zu richten; sondern darauf kommt es nun ganz vorzüglich an, dem völligen Erliegen aller organischen Thätigkeiten nachdrücklich zu wehren, denn nicht nur die des Gehirnsystems ist nun fast gänzlich verschwunden, sondern auch die des Ganglien-systems und des Rückenmarks sind sehr gebrochen und völlige Lähmung ist das zunächst zu befürchtende (§. 267). Offenbar kann gegen einen solchen Zustand, will man sich selbst auch nur die Hoffnung möglichen Gelingens erhalten, nicht mit geringen, oder mit denjenigen Mitteln, bei deren Anwendung dieser Zustand hat eintreten können, wirken. Bei weitem entschieden durchgreifender wird es bedürfen. Als erstes und gröſstes sind hier die kalten Sturzbäder zu nennen. Sollen sie aber ihre herrlichen Wirkungen bringen, so müssen sie gehörig angewendet werden, d. h. aus einer Höhe von wenigstens 2—3 Fuſs muſs man das kalte Wasser über den Kopf längst der Wirbelsäule des Kranken herabstürzen, und in grosser Menge und mehrere Male täglich. Ihrer Wirkung kann man noch sehr entgegenkommen und nachhelfen durch einen reichlichen Gebrauch von rubifacientibus. — Wie lange noch wird man die fast unvergleichliche Wirkung dieses einfachen, grossen und bewährten Mittels preisen, ohne dasselbe, aus leidiger Menschenfurcht, in der Privatpraxis anzuwenden? Es gibt unter allen bekannten Mitteln keines, das eine so belebende Wirkung auf das ganze Nervensystem, in allen seinen Beziehungen ausübte, als eben dieses. Zur Anwendung dieses Mittels in dem hier in Rede stehenden Falle, besonders gegen die fast gänzliche Lähmung der Gehirnthätigkeit, sollte man sich schon durch die bekannte günstige Wirkung der Spritzbäder auf einzelne Lähmungszustände aufgefordert fühlen. Und welch ein Geringes ist das Spritzbad gegen das Sturzbad! — Mit Ueberzeugung glauben wir es aussprechen zu dürfen, dass ohne den ernstlichsten Gebrauch dieses Mittels Rettung aus diesem Zustande kaum möglich sey, dass also dessen Unterlassung ein nagender Vorwurf im Gewissen des Arztes werden müsste. Gewiss wenigstens ists, dass wo dieses Mittel hier keine Wirkung hervorbrächte, jedes andere völlig vergeblich wäre, wo es aber eine erzeugt, es eine entschieden heilsame und für alle anderen den Weg bahnende ist.

§. 290.

Das durch die Sturzbäder wiederum angezündete Leben muss sorgfältig unterhalten und gepflegt werden. Es versteht sich, dass das Nervensystem in der dop-

doppelten Richtung seiner Thätigkeit, als Sensationen percipirend und leitend und als die Gefäſsincitation bewirkend, in Anspruch genommen werden muſs. Excitantia also und Narcotica werden auch jetzt die Familien seyn, aus denen die anzuwendenden Mittel zu nehmen seyn werden. Da aber für die Gefäſsincitation so überwiegend viel durch die Sturzbäder und die Rubifacientia geschieht, so wird in der Reihe der narcotischen Mittel eines der milder wirkenden gewählt werden müssen; uns dünkt der Hyoscyamus das geeigneteste, weil, wie uns scheint, dieser unter allen narkotischen Mitteln das einzige ist, das keine weitere Nebenwirkung hat. Man könnte vielleicht die Cicuta schicklicher finden, wegen ihrer vorhaltenderen narkotischen Kraft, doch hat ihre Anwendung hier wohl das wider sich, daſs sie in einer zu entschiedenen Beziehung auf den plastischen Prozeſs stehet. — Von den excitirenden Substanzen aber müssen die nachdrücklichst wirkenden: gesättigte Aufgüsse von *Valeriana*, *Arnica*, *Serpentaria* mit *liquor amonii pyro-oleosi*, *Aether aceticus*, *Aether sulphuricus* u. a. ähnliche erwählt werden. Dabei empfehle man den mäſsigen Genuſs eines süſsen, gewürzigen Weines, gewürziger Fleischbrühen, schwarzen Kaffe's u. s. w. Die Gaben aller dieser Mittel dürfen nicht sowohl stark seyn, als sie in kurzen Zwischenräumen gereicht werden müssen. Je günstiger der Erfolg der Sturzbäder ist, je entsprechender auch die Wirkung der eben genannten Mittel unserer Erwartung ist, desto mehr müssen die kalten Umschläge um den Kopf unausgesetzt gemacht werden. Die

Sturzbäder selbst können und müssen nun zwar seltener, aber immer noch in Anwendung kommen.

§. 291.

Das sicherste Merkmal des heilsamen Erfolges der angegebenen (§§. 289. 290.) Behandlungsweise ist die, wenn auch noch unterbrochene, Einkehr des Bewufstseins. Nächst diesem ists das Zurücktreten aller auf Lähmung hindeutenden Erscheinungen. In eben dem Maafse aber nur, als diese Merkmale eines günstigen Reconstructionsprozesses der Krankheit deutlicher werden, dürfen wir auch nur von der sehr activen Heilmethode zurücktreten und zu gelindern Verfahrungsweisen übergehen. Ja, wir müssen diese, wo wir sie auch aus zureichenden Gründen erwählt haben, sofort, ohne den geringsten Zeitverlust, wiederum verlassen, sobald wir wiederum ein Zurücksinken der Krankheit gewahren. Und welch ein Schwanken hier oft statt finden mufs, läfst sich aus der Einsicht in das wahre Wesen dieses Krankheitsprozesses wohl erkennen. Hier, wie bei wenigen andern Krankheiten, gilts eine ununterbrochene Wachsamkeit, eine völlige Entschiedenheit des Arztes: sogleich jede Andeutung aufzunehmen und jeder anziehenden Gefahr sofort treffend zu begegnen.

§. 292.

Das vierte Stadium, möge es trotz der zwekmäfsigsten Behandlung des dritten sich entwickelt, oder durch Mifshandlung oder Vernachläfsigung der früheren Stadien begünstigt worden seyn, immer Lähmung des Nervensystems bedeutend (§. 268.), bietet dennoch in therapeutischer Beziehung nach dieser verschiedenen Entstehungsweise eine nicht unwichtige Verschiedenheit dar. Denn es leuchtet ein, dafs wenn es auch durch eine entschiedene und zweckmäfsige Cur des dritten Stadiums nicht hat abgehalten werden können, nun zu den letzten und äufsersten Einwirkungsweisen geschritten werden mufs, während ein solches Verfahren nicht blofs überflüssig, sondern gewifs schädlich wäre, wenn dieser Zustand nur durch ärztliche, verschuldete oder unverschuldete Versäumnifs in den frühern Stadien eingetreten ist. Hier indessen haben wir nur von dem ersten Falle zu reden. Leider! aber ist die Munition nur sehr geringe, mit der jetzt der letzte und entscheidendste Angriff auf die Krankheit zu machen ist. Die Indication ist ganz dieselbe, wie im dritten Stadium, nur dafs sie noch viel dringender von Seiten der Forderung und viel schwerer von Seiten der Leistung ist.

§. 293.

Es kommt zunächst alles darauf an: den Lähmungszustand im Nervensystem auf irgend einem Punkt zu lösen. Da es überall am erregbarsten ist in seiner die Sensationen percipirenden und leitenden Function, so ists natürlich, dafs auf diese zuvörderst die Einwirkung gerichtet werde. Und mit den stärksten Mitteln aus dem Excitationsapparat mufs dies geschehen: Phosphorus, ätherische Oele, als *oleum Cajaput.*, *cornu cervi foetidum*, *Chamomillae*, *Cinnamomi*, *Valerianae*, *Caryophyllorum*, *menthae* u. ähnl.; weinige Infusionen der oben (§. 290.) genannten Substanzen mit weingeistigen Zusätzen —: dieses sind die pharmaceutischen Mittel, deren Anwendung jetzt empfohlen werden kann. Dabei suche man auch den Kranken etwas geistigen Wein einzuflöſsen. Die Sturzbäder und rubifacientia dürfen auch nun nicht unangewendet bleiben. Statt der frühern kalten Umschläge um den Kopf mache man jetzt, aus leicht einzusehenden Gründen, warme ätherische, lasse auch Waschungen und Einreibungen mit weingeistigen und ätherisch-öhligen Dingen nicht unversucht. Die Anwendung narkotischer Mittel müſste, so lange das Nervensystem in seiner sensitiven Thätigkeit unerregt bleibt, wirkungslos seyn.

§. 294.

Der Erfolg dieser Behandlungsweise kann nicht lange zweifelhaft bleiben, denn auf diesem Gipfel der Gefahr kann das Leben, wo seine edelsten Gebilde die Factoren der Krankheit sind, nie lange stehen; wo demnach die Entscheidung sich zu verzögern scheint, da ists schon entschieden, daſs günstig eingewirkt worden ist, daſs dem Verderben entgegengewirkt wird. Denn nicht plötzlich, noch massenweise können hier die Erscheinungen der Reconstruction hervortreten: wie sollte hiezu das so sehr gesunkene Leben die Kraft gewinnen? Ein anscheinendes Stillestehen, ein allmähliges Zurückkehren in das dritte Stadium sind die sicheren Merkmale der beginnenden Genesung, die dann eine vollkommene werden kann. Da aber auch das dritte Stadium so höchst gefahrvoll ist, so wird nur eine sehr geschärfte, sich genau Rechenschaft gebende Beobachtung diese leisen Anfänge einer günstigen Wendung des Krankheitsprozesses auffassen können. Die nun wiederkehrenden Erscheinungen des dritten Stadiums, nicht, wie dort, einen Erkrankungs-, sondern einen Genesungsprozefs bedeutend, erfordern auch eine etwas abweichende Behandlung. Die Sturzbäder z. B., welche dort ein Rettungsmittel werden konnten, würden hier durch ihre gewaltsame Einwirkung, das auftauchende, noch schwache Leben auslöschen. Eben so wenig kann die ganze, dort angegebene heroisch einherschreitende Cur (§§. 289 — 293.) hier zum Maafsstabe dienen. Der anziehende Tod nur darf mit Gewaltmitteln angegriffen, das einkehrende Leben aber mufs sanft begrüfst werden. Milde Excitantia und Narcotica, tonico-amara sind die hier eigentlich anzuwendenden Mittel; doch verstehet es sich, dafs man auch den Uebergang von der frühern Behandlung nicht gar zu schroff machen darf. In das Besondere indessen können wir hier nicht weiter eingehen; was unsere Meinung sey, kann nun doch schon ersehen werden.

§. 295.

Erträgt der Uebergang zur Genesung aus dem vierten Stadium keine sehr thätig durchgreifende ärztliche Behandlung (§. 294.), so fordert sie wenigstens nicht der Genesungsprozefs aus dem zweiten (§§. 250. 270.); aber auch er erträgt sie nicht, da offenbar die überflüssigen Einwirkungen zu Krankheit erregenden Potenzen werden würden. Gelind bittere und eröffnende Mittel, die Anordnung einer leicht nährenden Diät und einer angemessenen geistigen Beschäftigung lösen hier die ärztliche Aufgabe ganz genügend.

§. 296.

Die theilweisen sensiblen Rückenmarksentzündungen (§. 251.) erfordern die oben (§§. 231 — 285.) angegebene Behandlung der werdenden, weil jede Rückenmarksentzündung in ihrem Werden eine partielle ist.

II. Sensible Entzündung des Stimmnerven. Inflammatio nervi vagi.

Einleitung.

§. 297.

Wir haben hier in einer sehr wichtigen organischen Verbundenheit eine grofse Reihe von Krankheiten, die in künstlichen und unnatürlichen Systemen sehr zerstreut auseinanderliegen und dann nirgends verstanden werden können, zu betrachten. Da es uns hiebei um ein völlig klares Auffassen und volles Verständnifs zu thun ist, so ists zuvörderst wohl nöthig, ein deutliches Bild des Stimmnerven vor das betrachtende Auge zu stellen, um sodann eine lichtvolle Einsicht in die physiologische und pathologische Bedeutung dieses hochwichtigen Nervengebildes zu gewinnen.

Beschreibung des Stimmnerven.

§. 298.

Ursprung und allgemeiner Verlauf.

Er entspringt aus dem verlängerten Rückenmark, unter dem Glossopharyngeus, neben den olivenförmigen Körpern, gehet zum Drosseladerloch, wo vor ihm der Zungenschlundkopfnerve, hinter ihm der Beinerve liegt, mit welchem er auch zuweilen durch einen Zweig verbunden ist. Durch das foramen lacerum steigend, befindet er sich an der äufsern Seite der innern Drosselader; von da steigt er durch den Hals in die Brusthöhle und von hier in den Unterleib herab.

In drei grofse Theile also zerfällt in seinem Verlaufe der Vagus, in einen Hals-, Brust- und Unterleibstheil.

§. 299.

Halstheil.

Nach seinem Durchgange durch das foramen lacerum liegt er unter der innern Drossel- oder neben dem grofsen Sympathicus nach aufsen auf dem langen Halsmuskel. Gewöhnlich ist der Stamm nur einfach, nur selten ist er gespalten und wo ers ist, da treten die Stämme unten wieder zusammen. Aus diesem Theile nun entspringen:

1. Verbindungszweige. Diese sind nicht beständig; einer gehet über in das ganglion petrosum nervi glossopharyngei, ein anderer zum Beinerven, einige zuweilen zum grofsen Sympathicus und Hypoglossus, andere zum ersten Halsnerven.

2. Der *Ramus pharyngeus.* Gewöhnlich ist er einfach, zuweilen doppelt. Er gibt Aeste den weichen Nerven und löst sich mit mehrern Zweigen auf in dem mittleren und untern Zusammenschnürer des Rachens.

3. Der *Ramus laryngeus superior.* Hinter der Carotis steigt er herab bis zur oberen Kehlkopfsschlagader, mit welcher er durch Zellgewebe verbun-

den ist. Hier theilt er sich in zwei Aeste, in einen äufsern und innern; der äufsere verliert sich theils in den untern Zusammenschnürer des Rachens, in den Schildzungenbeinmuskel, in den Kehlkopfsniederzieher und in die Schilddrüse. Der innere sendet einige Aeste zum Griffelzungenbein- und Zungenbeinkiefermuskel und vertheilt sich übrigens in die innere Haut und die kleinen Kehlkopfsmuskeln.

Sind alle diese Aeste abgeschickt, so steigt nun der Vagus, nur noch einige Aeste zu dem *ganglion cervicale medium* und *plexus cardiacus superficialis* sendend, am Halse herunter in die Brusthöhle, bildend den:

Brusttheil.

§. 300.

Beide Stimmnerven treten in die Brusthöhle und haben die Schlüsselbeinarterie hinter sich. Der rechte steigt schräge nach innen herab zwischen dem rechten Luftröhrenast und der Vena azygos in das hintere Mittelfell und gelangt so zur hinteren Fläche der Speiseröhre; der linke läuft über den Bogen der Aorta, zwischen demselben und der linken Lungenarterie, zu der vordern Fläche der Speiseröhre. Nun gehen beide mit ihr durch das Mittelfell, steigen durchs Zwerchfell und gelangen so zum Unterleibe.

Während dieses Verlaufs entspringen folgende sehr wichtige Aeste:

1. Zunächst mehrere *rami cardiaci*, die vorzüglich den *plexus cardiacus superficialis* bilden und zum Herzen laufen.

2. Der zurücklaufende Nerve. Nachdem er sich vom Hauptstamm etwas getrennt hat, geht er zuerst etwas abwärts und beugt sich dann nach hinten herum, so daſs er sich auf der rechten Seite um die Schlüsselbeinarterie, auf der linken um den Aortenbogen schlägt, und in entgegengesetzter Richtung, als der Vagus herabgestiegen ist, nun wieder aufsteigt. Gleich nach seinem Ursprunge aber gibt er mehrere Herznerven ab, die mit dem vorigen aus dem Stamme des Vagus und mit andern aus dem groſsen sympathischen Nerven sich vereinigen; andere stehen mit dem Sympathicus in directer Verbindung. Nun gelangt er zum Seitentheil der Luftröhre, steigt an derselben in die Höhe und versiehet sie mit mehrern Aesten. Die zurücklaufenden Nerven beider Seiten hängen durch mehrere Geflechte zusammen. Endlich aber gelangt jeder zum untern Theil des Kehlkopfs und verbreitet sich in den untern Rachenzusammenschnürer, in die Schilddrüse, in die kleinen Luftröhrenmuskeln und in die innere Haut desselben. Beide recurrentes werden durch mehrere Fäden mit dem ramus laryngeus superior (§. 299. 303.) innig verbunden.

3. Der *Plexus pulmonalis arterior.* Es bestehet dieser aus mehrern Fäden des Vagus, welche zu dem Luftröhrenast gehen und mit ihm in die Lungensubstanz dringen, doch kommen zu seiner Bildung auch noch mehrere aus dem plexus cardiacus (oder verhält es sich umgekehrt?).

4. Der *Plexus pulmonalis posterior.* Der Vagus in das hintere Mittelfell steigend, erzeugt dieses Ge-

flecht. Es liegt hinter den grofsen Blutgefäfsen und dem Luftröhrenaste; seine Fäden sind dicker und stärker, als die des vorigen, es schickt Verbindungszweige nach dem vordern und senkt sich ebenfalls in die Lungensubstanz ein.

5. Der *Plexus oesophageus*. Sind beide Stimmnerven zur Speiseröhre gelangt, so anastomosiren sie durch eine Menge Nervenfäden mit einander, und diese Anastomose bildet das genannte Geflecht, welches hinten etwas stärker ist als vorne.

Indem nun beide Stimmnerven mit der Speiseröhre zum Magen gehen, wird gebildet der

Unterleibstheil.

§. 301.

Der linke Stimmnerve liegt vorne, gehet an den Magenmund herab und breitet sich da aus; einige Aeste laufen nach der linken Seite und nach hinten, vereinigen sich mit dem Vagus rechter Seite und bilden einen reichen Nervenkranz um den Magenmund; andere laufen zur vordern Fläche des Magens, theils abwärts, theils zum kleinen Bogen gegen den Pförtner hin und bilden so das vordere Magengeflecht. Andere verbinden sich mit dem Lebergeflechte aus dem Sympathicus.

Der rechte Stimmnerve gibt zunächst der hintern Fläche des Magenmundes viele Aeste, die sich mit den vordern verbinden, und verbreitet sich sodann auf der hintern Magenfläche, das hintere Magengeflecht bildend. Andere verbinden sich mit dem *ganglion coeliacum*.

Die verschiedenen Zweige dieser Geflechte aber, mit den Geflechten der splancheischen Nerven sich verbindend, erstrecken sich auch zu den Netzen, der Milz, der Bauchspeicheldrüse, der Leber und Gallenblase, so daſs der Vagus sich zuletzt spurlos und ununterscheidbar in den groſsen Sympathicus verliert, oder vielmehr: auflöst *).

§. 302.

Schon aus dieser Uebersicht des Baues, der Verzweigungen und Verbindungen des Stimmnerven (§§. 298—301.) läſst sichs einsehen, daſs wenn Krankheit und zwar, wovon zunächst hier nur die Rede seyn kann, Entzündung in ihm entstehet, die Erscheinungen davon eine überaus groſse Mannigfaltigkeit werden darbieten können; ja, nach der verschiedenen Bedeutung und Function des ergriffenen Organs muſs auch die Krankheit selbst, anscheinend wenigstens, als eine völlig verschiedene sich gestalten. Wohlerwogen indessen werden alle diese Verschiedenheiten in einer umfassenden Einsicht in das Grundwesen der Krankheit sich auflösen lassen. —

Die Richtung des Blicks auf den Bau und die Function des Stimmnerven ist um so wichtiger, als die Krankheit, je nach den veranlassenden Momenten, von sehr verschiedenen Punkten dieses höchst bedeutungsvollen Nerven ausgehen kann. Von welcher Stelle der Krankheitsprozeſs aber auch seinen

---

*) Vergl. Sömmering vom Baue des menschl. Körpers. Th. 5. S. 244—254. erste Ausgabe. Hempel's Anfangsgründe der Anatomie, S. 829—835. erste Ausgabe. Rosenmüller's Handbuch der Anatomie, S. 402—405. erste Ausg.

Ausgang nehmen mag, immer wird er, wo er unaufgehalten einen vollständigen Verlauf macht, über dieses ganze, grofse, vielverzweigte Nervengebilde und über alle die Organe, welche unter seinem Einflusse stehen, sich ausbreiten. Ist dann die Beobachtung nicht durch eine klare Einsicht in die bedingenden Verhältnisse geleitet, so wird sie nothwendig in die Irre getrieben werden und nirgends auch nur einen einigermafsen festen Punkt gewinnen können. Der besonnene Beobachter hingegen tritt mitten in diese anscheinende Verwirrung mit dem lösenden Gedanken ein.

§. 303.

In der nun zu gebenden Beschreibung des Krankheitsprozesses werden wir annehmen; er gehe vom Ursprunge des Nerven aus und verbreite sich nach seinem organischen Verlaufe. Es versteht sich, dafs die Richtung auch eine andere seyn könne; eben sowohl nemlich kann die Krankheit vom Brusttheil des Stimmnerven ihren Anfang nehmen, und nach beiden Seiten hin, auf- und abwärts, sich fortpflanzen; oder auch endlich von dem Unterleibstheil bis zum Gehirne aufsteigend sich erstrecken. Leicht wird für alles dies die klinische Casuistik die Belege herbeischaffen können.

Beschreibung des Krankheitsprozesses.

§. 304.

Im ersten Beginn der Krankheit empfindet der Mensch eine Schwere im Hinterhaupte und Ziehen und Spannen im Nacken, wodurch die

Bewegung des Kopfes zwar nicht unmöglich, aber sehr peinlich gemacht wird. Von Geschwulst ist dabei nichts sichtbar und auch bei der genauesten Untersuchung nicht fühlbar. So stark wird diese Spannung zuweilen, dafs der Kranke schwindlig, halb betäubt wird, wenn er den Kopf viel bewegt. Bald stellen sich auch Beschwerden beim Schlukken ein, die oft überaus heftig werden, besonders ist das Verschlucken des Flüssigen schwierig. Siehet man in den Rachen, so findet man von Entzündung der sichtbaren weichen Theile desselben nichts, oder nichts so bedeutendes, um daraus, mit Recht, alle diese Erscheinungen ableiten zu können. Es verändert sich die Stimme, sie wird heiser, rauh, mifstönend; selbst das Sprechen ist schmerzhaft und gehindert. Dabei viele Zeichen allgemeinen Unwohlseins: unbeständige, häufig und rasch wechselnde Wärmetemperatur, dumpfes Kopfweh, Unlustigkeit, Mangel an Efslust, unruhiger Schlaf, fader Geschmack im Munde, Mattigkeit. — Zwischendurch fühlt zuweilen der Mensch von allen diesen Beschwerden sich befreit; ein Anflug von Krankheit, glaubt er, sey es gewesen und hält ihn nun für zerstoben. Doch bald kehren alle Beschwerden mit vermehrter Stärke zurück. Der Puls ist gereizt und beschleunigt, zuweilen unordentlich.

Die Dauer dieses Zustandes kann sehr verschieden seyn und ist vorzüglich abhängig von der Weise, wie ihm begegnet wird, von seiner gröfsern oder geringern Heftigkeit, von den veranlassenden Momenten, von individuell organischen Verhältnissen des ergriffenen Subjects, von der Neigung des Krankheitsprozesses zur weiteren Ausbildung u. s. w. Nie aber wird er sehr lange anhalten; in drei bis sieben Tagen ist er auf die eine oder die andere Weise entschieden. Es mufs aus dem Wesen des ganzen Krankheitsprozesses einsichtlich werden, warum die beginnende Krankheit, in diesem Zustande sich ausdrückend, von dieser relativ langen Dauer seyn kann.

Man nennt gewöhnlich diesen Zustand: *Angina*, mit der beliebigen näheren Bezeichnung einer *catarrhalis*, *rheumatica*, *spastica*.

§. 305.

Schreitet die Krankheit weiter fort, so wird nicht nur das Schlingen, unter gleichmäfsiger Zunahme aller anderen Krankheitserscheinungen (§. 304), noch mehr erschwert, sondern es kommen auch noch hinzu: Athmungsbeschwerden. Diese können verschieden seyn, nemlich:

1. Der Kranke hat Seitenschmerzen beim Athmen (dies nennt man, wo einzeln vorkommend: *Pleuritis spuria*, *Pleurodynia*; wo mit den frühern Beschwerden (§. 304.) verbunden: *Pleuritis vera*; oder man schiebt die Athmungsbeschwerden auf die beliebig angenommene Angina; oder — was noch das Bessere ist — man sagt: es sey Krampf, nichts als Krampf!) oder

2. Der Mensch fühlt einen gewaltigen Druck auf der Brust (*oppressio pectoris*), der Puls ist klein und gespannt — (dann nehmen Viele die Krankheit für *Pneumonia*; aufmerksamere Beobachter jedoch kön-

nen sich hiezu, die wesentlichsten Zeichen der wahren Pneumonia hier vermissend, nicht entschliessen, die Sache also vermeintlich ordnend, nennen sie die Krankheit: *Pneumonia notha.* Doch der Name allein hilft nicht).

Mit diesen Athmungsbeschwerden aber sind noch zwei andere, ebenfalls das Respirationsorgan angehende Erscheinungen enge verbunden. Der Kranke hustet viel und wirft dabei auch meistens sehr reichlich aus. Und beides, Husten und Auswurf, bezeichnen sich völlig eigenthümlich. Denn der Husten ist, trotz der vorhandenen Athmungsbeschwerden, gewöhnlich gar nicht schmerzhaft, und der Auswurf gleicht weder dem beim Catarrhus pulmonalis, noch auch dem bei der Pneumonia; er bestehet in einer trüben, wäſsrigen, rotzähnlichen Flüssigkeit, und eine noch so reichliche, oft ungeheuer starke Ausleerung derselben erleichtert die gestörte Respiration um nichts.

Eigenthümlich ist der Gesichtsausdruck des Kranken. Nicht besser können wir ihn bezeichnen, als mit Reil's Worten: „Der Kranke hat die Physiognomie eines Dummen und Traurenden." Und eben so wahr ist, was Reil nun noch hinzufügt: „sein Geist ist muthlos und niedergeschlagen."

Im Verlauf der Krankheit treten noch zu den bisherigen Erscheinungen hinzu: Herzbeklemmung und Herzpochen und fürchterliche Angst (oppressio et palpitatio cordis cum anxietate vix ferenda). Hiemit zugleich vermehren sich sehr die Deglutitionsbeschwerden, besonders treten deutliche Spuren von Hydrophobie hervor.

Der Puls gleicht dem im zweiten Stadium der sensiblen Rückenmarksentzündung (§. 247.), doch ist seine Wandelbarkeit hier minder grofs; in mittleren Fällen ist er etwas beschleunigt, klein, unregelmäfsig. Die Hitze ist gewöhnlich nicht sehr vermehrt, so dafs man, das Dasein des Fiebers nach der Hitze bestimmend, meist den Zustand fieberlos nennt. Die Gliedmafsen sind oft kalt. Im natürlichen Ab- und Aussonderungsgeschäft zeigt sich, aufser einiger Trägheit, nichts Abweichendes. Ueberaus grofs ist die Dyspnöe.

Es leuchtet ein, dafs die Dauer dieses Zustandes, oder dieser Zustände (da sie einzeln auftreten können) im Allgemeinen nicht bestimmt werden kann. Wenige Tage und mehrere Wochen kann sie einnehmen. Dieselben Verhältnisse, welche die Dauer der beginnenden Krankheit bestimmen (§. 304.), üben auch hier ihren bestimmenden Einflufs aus.

§. 306.

Noch gröfseren Umfang kann dieser Krankheitsprozefs gewinnen. Es treten dann zu den früheren Erscheinungen, welche aber immer durch die hinzukommenden etwas verdunkelt werden, noch zunächst folgende: sehr heftige Schmerzen in der Magengegend, besonders in der Gegend des Magenmundes, aber auch bald in der ganzen Ausbreitung des Magens, die Berührung dieser Gegend ist überaus schmerzhaft, beim Husten folgt jedesmal Erbrechen, aber auch oft ohne dasselbe.

(Die-

(Diesen Zustand, tritt er in gelinderm Grade, allein oder mit den frühern Beschwerden verbunden ein, nennt man *Cardialgia*, in heftigerem Grade aber: *Gastritis*, unter Umständen glaubt man auch, es sey hier ein *Scirrhus* der *Cardia*, oder des *pylorus* im Werden.)

Das ganze Bild der Krankheit ändert sich nun. Die Wärmetemperatur wird höchst wandelbar, glühende Hitze mit kalten Schweifsen wechseln rasch mit einander; entsetzliche Athmungsbeschwerden, fürchterliche Angst, Ohnmachten und die oben (§§. 247. 264.) angegebenen Delirien füllen jetzt die Scene. Der Puls ist in jeder Minute ein anderer (§. 247.); eben so der Herzschlag (ib.). Der Gesichtsausdruck des Kranken ist nicht mehr der eines Dummen und Traurenden (§. 305.), sondern eines Gefolterten oder wild Verzückten. Alle diese Zufälle unterstützen einander, um das Unheil zu vermehren: die Athmungsbeschwerden steigern die Angst, die aufs höchste getriebene Angst sturzt in Ohnmacht, die Folgen der Ohnmacht vermehren die Athmungsbeschwerden u. s. w. Die höchste Angst durchbricht oft die Delirien, aber nicht Besinnlichkeit tritt dadurch ein, sondern die Delirien selbst werden verrückt. Der Mensch, von verzweifelnder Angst aus seinem Lager aufgejagt, sitzt da, mit wild verzerrtem Gesicht, dumpf starrendem Blick, mit kaltem Schweifse bedeckt, die Brust bis zu den Knien oft übergebogen, viele seiner Beschwerden richtig, nur in schwer verständlicher Sprache, angebend — aber völlig theilnahmlos, nicht als wären es seine Leiden, sondern als läse er von irgend einem zufällig gefundenen Blatte etwas ihm durchaus Gleichgültiges ab. Zwischendurch werden auch vollkommene Verkehrtheiten ganz indifferent ausgesprochen. Bis endlich ein heftigerer Schmerz ihn faſst und er, einen Jammerschrei plötzlich ausstoſsend, in Ohnmacht sinkt und so wieder in sein Lager gebracht wird.

(Kreysig's Belehrung folgend, werden Viele nicht zu irren glauben, wenn sie in diesem Zustande das Dasein einer wahren Carditis beurkundet annehmen).

In diesem Zustande bildet sich nicht selten vollständige Hydrophobie aus. Der Kranke stirbt gewöhnlich ganz plötzlich, bei einer ziemlich kräftigen Wendung im Bette, oder nachdem kurz zuvor einige Ruhe eingetreten war, zuweilen aber auch, unter entsetzlicher Qual, erstickend.

Die Dauer auch dieses Zustandes ist im Allgemeinen, aus den schon wiederholentlich angeführten Ursachen, nicht zu bestimmen. Gewiſs aber kann er nicht lange währen, wo er bis zu der zuletzt beschriebenen Höhe sich ausgebildet hat. Da die Zufälle übrigens häufig bedeutende Nachläſse haben, so kann sich auch die Entscheidung sehr verzögern. So haben wir selbst einmal diesen Zustand, mit wechselnder Heftigkeit, bis zum 21sten Tag währen sehen, und dann in kaum gehoffte Genesung übergehen.

§. 307.

Wo die Magengegend minder heftig ergriffen ist, da treten oft Erscheinungen anderer krankhafter Unterleibsaffectionen auf, vorzüglich aber aus dem Leber- und Gallensystem; so wird oft die ganze Haut ziemlich gelb, erdfahl, selbst die Conjunctiva bekommt dann zuweilen ein icterisches Ansehen, der Urin ist sehr dunkel tingirt, die Leibesverstopfung hartnäckig, beim Erbrechen wird viele und scharfe Galle ausgeworfen. Aber auch die Milz und die Bauchspeicheldrüse erweisen sich zuweilen durch unverkennbare Merkmale als in den Krankheitsprozeſs hineingezogen, durch örtliche Schmerzen, Auftreibungen, Druck, Blutbrechen, saures Aufstoſsen u. s. w. Je mehr indessen die tiefer stehenden Gebilde ergriffen sind, desto weniger sind es die höheren, desto geringern Umfang und desto mindere Bedeutung hat der ganze Krankheitsprozeſs, wenn er gleichwohl richtig erkannt wird. Aber er wird eben dann desto schwieriger zu erkennen seyn, wird desto langwieriger und, verkannt, die Quelle vieler, s. g. chronischer Krankheiten, eines qualvollen, siechen Lebens, elenden Todes, zuweilen auch des Wahnsinnes seyn.

§. 308.

Wir sind keinesweges der Meinung: durch die hier gegebene übersichtliche Beschreibung der Entzündung des Stimmnerven (§§. 304 — 307.) ein vollendetes Bild derselben entworfen zu haben; hiezu wurde nicht nur eine Monographie von nicht geringem Umfange erforderlich seyn, sondern reicht auch unsere eigene Erfahrung hierin zu einer so vollständigen Darstellung nicht hin. Wohl aber glauben wir, es sey dadurch ein nicht verwerflicher Anfang zur einsichtlichen Ordnung eines wahren Chaos gemacht, und hoffen durfen wir, daſs aufrichtigen und vertrauten Freunden eines gründlichen Naturstudiums es nicht unbemerkt bleiben werde, daſs wir auch hier auf dem Boden der Erfahrung mit gewissenhafter Sorgfältigkeit gearbeitet haben. Wiederholend aber erinnern wir, daſs die in der Beschreibung gewahlte Ordnung eben eine gewählte, d. i. eine freie ist. Weil das in der Erscheinung zerstreut Auseinanderliegende in der Einheit eines Grundes gesammelt werden sollte, so muſste das anscheinend Discrete nach einer gewissen Ordnung verbunden werden, um Gegenstand Einer Betrachtung seyn zu können Eine solche Ordnung aber muſste gewählt werden, und daſs sie von der naturlichen organischen Structur des afficirten Gebildes entnommen wurde, ist nur natürlich und stort keinesweges die treue Auffassung des in der Beobachtung Gegebenen, nach aller seiner Mannigfaltigkeit und Besonderheit.

Wesen dieses Krankheitsprozesses.

§. 309.

Eine klare, aushelfende Einsicht in diesen labyrinthisch verschlungenen Krankheitsprozeſs, ist nur durch eine anschauliche Erkenntniſs von dem Wesen und der Bedeutung des Gebildes möglich, in welchem er seine Wurzel hat. Man kann nicht sagen, daſs eine solche schon in irgend einem Grade vorhanden wäre. Gelänge es uns dazu etwas beizutragen, so geschähe es nicht zum erstenmal, daſs die Pathologie durch einen Gegendienst der Physiologie ihre Erkenntlichkeit bewiese.

Das Rückenmark, mit Einschluſs der medulla oblongata, und vorzuglich der Stimmnerve sey das das Gehirn- und Gangliensystem, das geistige und thierische Nervensystem Vermittelnde, haben wir oben (§§. 243. 253. et passim) gesagt und die Beweisführung zum Theil auf diese Stelle verwiesen. Nicht schlichter aber glauben wir den Beweis für diese, uns freilich unmittelbar klare, Sache fuhren zu können, als durch eine thatsächliche Darlegung, daſs es sich so verhalte. Zuvor aber bemerken wir, daſs das Vermittelungsgeschäft uns darin zu bestehen scheint, daſs der Vagus dem untern, thierischen Nervensystem die höhere, geistige Natur des Gehirnsystems zuführt und jenes dadurch veredelt.

§. 310.

Betrachten wir nun zunächst den Ursprung des Stimmnerven, so finden wir ihn dem verlängerten Rückenmarke angehören, einem Nervengebilde, das, obwohl geschieden vom Gehirn, doch in der Schädelhöhle liegend, dem Gehirne sich aufs innigste anschmiegend (von der Varolsbrücke bis zum groſsen Hinterhauptsloch). Hiedurch noch nicht enge genug dem Gehirn verbunden, sendet er einige Fäden in die vierte Hirnhöhle, um so gleichsam sein Haupt im Gehirn zu befestigen. Wie viel Aehnliches überhaupt der Vagus in seinem Ursprunge, wiewohl er auch da seinen Charakter als Ruckenmarksnerve nicht verläugnet, von einem Gehirnnerven, besonders aber vom par quintum habe, werden einsichtsvollere Anatomen nicht verkennen. Herausgetreten aus dem foramen lacerum laſst er den groſsen Sympathicus unberührt neben sich liegen. Dies scheint uns von großer Bedeutsamkeit zu seyn, denn wir erblicken hierin den ersten thatsächlichen Beweis für unsere Annahme der eigentlichen Function des Vagus. Ist diese nemlich die Vermittelung zwischen Cerebral- und Gangliensystem, so wird natürlich dies Geschäft da nicht beginnen dürfen, wo das Gehirn in seiner gröfsten Kraft ist und das Gangliensystem nur auf eine sehr untergeordnete Weise eingreift. So nun verhält es sich offenbar an dieser Stelle, und deshalb bleibt auch der Sympathicus vom Vagus unberührt. Dafs dies nichts Sophistisches sey, ergibt sich daraus, dafs wir das eben Ausgesprochene als Verbindungsgesetz zwischen Vagus und Sympathicus durchwalten sehen; je weiter nemlich der Vagus sich vom Gehirn entfernt, je mehr andererseits der Sympathicus sich ausbreitet, destomehr sucht der Stimmnerve die Verbindung mit dem Gangliensystem. Hiemit stehet keinesweges im Widerspruch, dafs bei untergeordneteren Thieren, und zwar im steigenden Verhältnifs ihres Untergeordnetseins, der Vagus schon gleich bei seinem Ursprunge sich reichlich verzweigt; vielmehr bestätigt dies den Sinn des von uns aufgestellten Gesetzes. Denn freilich mufs der Stimmnerve, je kleiner das Gehirn und je gröfser und vorschlagender hingegen das knotige Nervensystem wird, wie dies bei den Vertebralen vom Menschen herab immer mehr statt findet, destomehr schon gleich nach seinem ersten Ursprunge nachdrücklich in seine Vermittelungsfunction eintreten, wenn das Gehirn nicht seine ganze organische Bedeutung verlieren soll. Es ist anerkannt worden, daſs der Vagus die Organe der Willkühr in seinem Bereiche mit Nerven versehe. Dies ist wohl wahr, aber nicht die Wahrheit, denn dieselben Organe haben meistens auch Nervenfäden aus dem Gangliensysteme; die Wahrheit scheint uns die zu seyn: daſs, soweit der Einfluſs des Vagus kräftig und ungestört ist, durch ihn den Organen Freiheit zugeführt wird, d. h. es wird der Zweck der Vermittelung erreicht.

Weiter, zwischen der Carotis und Drosselader, herabsteigend, sendet er Verbindungszweige aus, doch auf eine nicht bestimmte Weise; meistens nur zu nahe verwandten Nervengebilden, um sich zu verstärken, zum ganglion petrosum des Glossopharyngeus, welcher wohl als eigentlicher Beinerve des Vagus zu betrachten ist, zum accessorius V., seltner zu dem, wiewohl verwandten, hypoglossus und ersten Halsnerven, am seltensten zum Sympathicus.

Von den andern Zweigen des Halstheils (§ 299.) des Stimmnerven ists ganz klar, daſs sie theils zu Organen gehen, denen Willkühr zu ihrer Bewegung nöthig ist, theils auch, und zu gleichem Zweck, zu Theilen, welche Fäden aus dem Gangliensysteme empfangen. Bemerkenswerth in dieser Hinsicht scheint es noch, daſs bevor der Stimmnerve in die Brust geht, er Aeste absendet zum Herzen, als dem Centralorgan der Empfindung, theils noch einmal zurück zum mittlern Halsknoten.

§. 311.

Deutlicher noch ist die Function des Stimmnerven zu erkennen, wo er Brusttheil geworden ist (§. 300).

Seine entschiedenste Tendenz scheint hier: das Herz gegen den Einfluſs des thierischen Nervensystems zu schützen, und offenbar behält er auch die Oberhand.

Eine der merkwürdigsten Erscheinungen im Verlaufe der beiden Stimmnerven bieten die zurücklaufenden Nerven dar. Wir glauben ihre wahre Bedeutung nicht zu verkennen, wenn wir sie vorzüglich darin setzen, daſs beide Stimmnerven, der Wirkung nach, zu Einem vereinigt werden. Nachdem nemlich beide Vagi schon einigen Umfang gewonnen haben und in mannigfache Verbindungen eingegangen sind, senden sie Aeste zurück, welche sie beide oberwärts mit einander verketten und die bisher getrennten Reihen in eine Einheit der Wirksamkeit setzen. Und damit diese Verbindung desto inniger sey, so wird sie nicht bloſs durch einzelne Fäden, sondern durch mehrere Geflechte bewirkt (§. 300.). Wie sehr diese Verbindung beider Stimmnerven entschiedene Absicht sey, spricht sich völlig unbezweifelbar dadurch aus, daſs bevor ihre Brusttheile in den Unterleib, wo ihre Wirksamkeit gegen das Gangliensystem am kräftigsten seyn muſs, herabsteigen, sie sich noch ein zweitesmal zu Einer organischen Einheit als plexus aesophageus sammeln. Und so erblikken wir beide Stimmnerven als eine doppelt geschlossene Kette. Eine naheliegende Analogie nehmen wir hier, wo sich uns keine wichtige Folgerungen daraus darbieten, nicht auf. Das eben Gesagte diene aber als Grund, warum wir bisher immer nur von Einem Stimmnerven gesprochen haben, da es in der That, der Wirkung nach, nur Einen gibt. Ein nur scheinbarer Einwand hingegen wäre die Anführung der bekannten Versuche, wo die Durchschneidung eines Vagus nicht tödtlich wurde, auch nicht bleibende Lähmungen zur Folge hatte, denn eben bei diesen Versuchen hat sichs deutlich gezeigt, wie innig die Verbindung beider Vagi sey und wie sehr ihre Wirkung nur Eine; denn zunächst traten immer Erscheinungen hervor, welche auf eine völlig gemeinschaftliche Affection beider Stimmnerven deuteten, daſs diese Verletzungen aber weder tödtliche noch bleibend lähmende Folgen hatten, liegt daran, daſs man, ohne es zu wollen und zu wissen, mit dem Vagus auch den Sympathicus durchschnitt, durch welche doppelte Verletzung der Hauptschaden wiederum ausgeglichen und es möglich gemacht wurde, daſs der unverletzt gebliebene Vagus allein fortwirken und die Stelle des Ganzen vertreten konnte. Von so durchgreifender Wichtigkeit diese Sache auch ist, so müssen wir dennoch uns hier mit diesen Andeutungen begnügen.

Wie sehr übrigens der Stimmnerve in seinem ganzen Verlaufe als Brusttheil und mit den aus diesem kommenden zurücklaufenden Nerven in seiner vermittelnden Function wirksam ist, gehet aus der oben gegebenen übersichtlichen Beschreibung desselben (§. 300.) wohl ganz klärlich hervor. Besonders aber ists nicht zu verkennen, wie er ganz vorzüglich das Herz, und nächst diesem die Respirationsorgane der Gewalt des thierischen Nervensystems entwindet. Höchst interessant und augenscheinlich auch ists zu bemerken, wie er mit seinen zurücklaufenden Nerven dem Stimmorgan sich wieder durch die Verbindung mit dem ramus laryngeus superior, verbindet. Auch auf den Sympathicus läuft er hier direct zu, um auch so dessen Wirkungsweise zu moderiren.

§. 312.

Wie verbreitet der Vagus in seinem Unterleibstheil ist, läſst sich schon aus der kurzen Beschreibung davon (§. 301.) ersehen; wie bedeutend er aber sey, kann man recht deutlich nur in krankhaften Zuständen der betheiligten Gebilde erkennen. So viel aber leuchtet beim ersten Anblick schon ein, daſs wie die Haupttendenz des Brusttheils des Vagus auf die Befreiung des Herzens vom Einflusse des thierischen Nervensystems gerichtet ist, so die des Unterleibtheils auf den Magen, als Centralorgan der Digestion. Und diese Tendenz kommt hier, wie dort, vollkommen zu Stande. Denn nicht nur erhält der Magen vom Vagus eine überaus groſse Zahl von Nervenfäden, einen starken Nervenkranz um die Cardia und mehrere, groſsentheils aus dem Vagus gebildete Geflechte, sondern gibts auch in der That kein Organ, welches im gesunden und krankhaften Zustand einen so hohen Grad von Empfindlichkeit beurkundete, als eben der Magen. Dieser hohe Empfindlichkeitsgrad ist keinesweges aus dem Nervenreichthume allein zu erklären, sondern muſs auch ein besonders starkes sensibles Wirken diesen Nerven als eigenthümlich zuerkannt werden. Die Richtigkeit dieses letzten Ausspruchs wird man um so weniger bezweifeln, wenn man erwägt, daſs hier, wie in den anderen Unterleibsorganen, durch den sich mehr ausbreitenden Einfluſs des Gangliensystems, welches nur zur Gefäſsincitation und keinesweges zur Perception und Leitung der Sensationen bestimmt und, im normalen Zustande, auch wirklich empfindungslos ist, eigentlich auch die Empfindlichkeit geringe seyn sollte; nun aber ist dies nicht nur nicht der Fall, sondern ist sie auch, selbst im gesunden Zustande, gröfser, als in irgend einem andern, übrigens auch noch so nervenreichen Organe; offenbar also mufs dieses nicht nur dem Vagus überhaupt, sondern einer besonders intensiv wirkenden Kraft in diesem Theile desselben zugeschrieben werden.

Zu übersehen ist auch hier nicht die vielfache Verbindung beider Vagi unter einander zur Einheit ihrer Wirkung (§. 301. 311).

Die eigentliche Function des Stimmnerven, dem Gangliensystem, oder vielmehr: den von diesem Systeme mit Nerven ausgestatteten Organen höhere Einflüsse aus dem Gehirnsysteme zuzuführen, ist, wenn irgendwo, durch seinen Unterleibstheil aufs deutlichste thatsächlich ausgedrückt. Denn mit der gröfsten Geschäftigkeit verfolgt er überall hin den grofsen Sympathicus, bis er endlich in ihm erlischt, so dafs kein Unterleibseingeweide ohne irgend eine, geringere oder gröfsere, mittel- oder unmittelbare Einwirkung von ihm bleibt.

§. 313.

Ist nun, wie wir hoffen, die wahre Bedeutung des Stimmnerven durch diese auf reinen Thatsachen und deren nothwendigen Ergebnissen beruhenden Darlegung (§§. 310—312.) einsichtlich gemacht, so stehet auch der deutlichen Erfassung des oben als Entzündung des Vagus in grofsen Massen geschilderten Krankheitsprozesses (§§. 304—309.) kein Hindernifs entgegen.

Mit völliger Evidenz kann nun die §. 304. beschriebene Gruppe von Krankheitserscheinungen als Entzündung des Halstheils des Stimmnerven erkannt werden. In der That kann hier jeder Nervenfaden angegeben werden, durch dessen Theilnahme am Krankheitsprozesse bestimmte Erscheinungen hervortreten. Im Ganzen sinds der ramus pharyngeus und laryngeus, der glossopharyngeus und der Stamm des Vagus selbst, welche in der Entzündung begriffen sind. Verkannt wird dies gewöhnlich auch in sofern nicht, als man meist die Krankheit angina pharyngea, laryngea (Pharyngitis, Laryngitis) nennt. Aber bei dem irrigen Begriffe vom Wesen der Entzündung überhaupt verleitet selbst der richtige Name zu neuem Irrthume. Ein höchst charakteristisches und bedeutsames Symptom ist hier die mit Schwindel und Betäubung verbundene Spannung im Nacken. Man erklärt es gewöhnlich durch die Annahme eines verhinderten Rückflusses des Bluts aus dem Kopfe; wodurch aber sollte denn diese Verhinderung hier entstehen? wie sollte sie eben durch Bewegung des Kopfes entstehen? Von Entzündung, in der gangbaren Bedeutung des Wortes, ist hier auch nicht die leiseste Spur zu entdekken, wiewohl sie, wenn sie vorhanden wäre, sich nicht verbergen könnte. Offenbar aber hat diese Erscheinung ihren Grund darin, dafs hier, in der nächsten Nähe des Gehirns, dieses sowohl mit afficirt, als auch aufs nachdrücklichste zur Reaction bestimmt werden muſs. Dies erklärt zugleich noch zweierlei: die Schwere des Kopfes und die zwischendurch eintretende vorübergehende Suspension der ganzen Krankheit; jene ist die beständige Begleiterin aller sensiblen Gehirnaffectionen und diese ist das nothwendige Ergebniſs einer augenblicklich gelungenen Reaction des Gehirns auf den kranken Vagus.

Die Beschwerden beim Schlucken besonders flüssiger Dinge ohne alle sichtbaren Spuren von Entzündung in den Deglutitionsorganen hätte auf das wahre Wesen dieser Krankheit aufmerksam machen sollen. Man sagt: das Verschlucken fester Dinge sey dann leichter deshalb, weil dieses zu einer gröſseren Thätigkeit nöthigt, und diese es dann leichter bewirkt. Aber eben diese gröſsere Thätigkeit sollte den kranken Theilen schwieriger werden, wie doch sonst überhaupt das Schwierigere schwieriger wird. Und ganz umgekehrt verhält es sich ja auch, wo die Deglutitionsorgane von irritabler Entzündung ergriffen sind. Offenbar also ist die Erscheinung begründet in dem sensiblen Wesen dieser Entzündung, d. h. in der Entzündung des Vagus. In der That hat die Hydrophobie von ihren leisesten Anfängen bis zu ihrer höchsten, schauderhaftesten Entwicklung in nichts Anderm, als in Entzündung des Stimmnerven ihren Grund, und nachweislich auch ist allezeit ein von diesem Nerven versehenes Organ afficirt, wo immer Hydrophobie, sey es als Symptom oder als Krankheit, vorkommen mag. Daſs aber hier, wo eben der Halstheil des Vagus entzündet ist, nur ein geringer Grad der Hydrophobie entstehet, erklärt sich sehr leicht durch die gröſsere und wirksamere Reaction, welche das Gehirn, so lange die Krankheit noch nicht weiter vorgeschritten ist, ausüben kann.

Daſs die Entzündung des Halstheils des Stimmnerven mit einer eigenthümlichen Veränderung der Stimme verbunden seyn müsse, verstehet sich wohl ganz von selbst.

§. 314.

Gewiſs kann dieser Krankheit der Beiname weder einer catarrhalischen noch rheumatischen zukommen; was aber ihre Benennung als angina spastica angehet, so ists völlig ungewiſs, was nur darunter, selbst nach dem gewöhnlichen ärztlichen Sprachgebrauch, verstanden werden soll. Denn abgesehen davon, daſs es dermalen noch zu keinem allgemeinen Verständniſs über den Begriff: spasmus gekommen ist, so ist besonders sein Verhältniſs zur Entzündung noch immer sehr verschieden aufgefaſst worden, denn während Einige Krampf als zur Entzündung wesentlich gehörend betrachten, halten ihn Andere als ihm entgegengesetzt.

§. 315.

Hat man sich überzeugt, daſs das gemeinsame Wesen der ersten Gruppe von Krankheitserscheinungen (§. 304.) in Entzündung des Halstheils des Stimmnerven bestehe (§. 313.), so wird man das anscheinende Chaos der zweiten (§. 305.) leicht durch die Einsicht ordnen können, daſs diese die nothwendigen

Phänomene von der Entzündung des Brusttheils des Vagus enthalte (300. 311.). Und hiedurch lösen sich denn auch unzählige Verwirrungen, deren praktische Folgen in einem hohen Grade verderblich geworden sind. Denn wie die Benennungen: Pleuritis spuria, Pleurodynia, Pneumonia notha und viele andere der sichernden Unterlage deutlicher Begriffe entbehren, so konnte auch für diese Zustände kein gegründetes, zureichendes Heilverfahren gefunden werden.

Mit anatomischer Genauigkeit kann das afficirte Gebilde in jedem der krankhaften Phänomene dieser Gruppe bezeichnet, und das Einzelne wie das Gesammte verstanden werden. Die Athmungsbeschwerden haben ihren Grund in der Entzündung der beiden Lungengeflechte und der zurücklaufenden Nerven. Deshalb auch sind sie mit zwei eigenthümlich modificirten Symptomen, mit einem sehr starken, anhaltenden, aber eben nicht sehr schmerzhaften Husten und mit einem überaus reichlichen, rotzähnlichen, dünnen Auswurf verbunden. Denn da sowohl die Plexus pulmonales als die recurrentes mit der Luftröhre und ihren Zweigen sich mehrfach verbinden, so muſs durch die Entzündung jener nicht nur ein unaufhörlich zum Husten zwingender Reiz entstehen, sondern muſs auch die diese innerlich bekleidende Schleimhaut in eine vermehrte, beschleunigte Thätigkeit versetzt werden, deren Product eben jener eigenthümliche, weder der Pleuritis, noch der Pneumonia, noch der Laryngitis, noch auch dem Catarrhus pulmonum zukommende Auswurf ist.

Ganz verständlich ist nun auch der von Reil so trefflich bezeichnete Gesichtsausdruck des Kranken. Je weiter sich nemlich der Krankheitsprozefs über den Vagus verbreitet, desto gröfser mufs die Disjunction zwischen den verschiedenen Nervensystemen werden (§. 253.) und desto geringer die reagirende Gehirnthätigkeit. Dumm also und trauernd sieht der Kranke aus. So verstanden, bedeutet der zweite, völlig richtige Ausspruch Reil's, dafs der Geist eines solchen Menschen muthlos und niedergeschlagen sey, nur dasselbe.

Die Herzbeklemmung, das Herzpochen, die fürchterliche Angst und das deutlichere Hervortreten der Hydrophobie können ebenfalls nicht mehr als räthselhafte Erscheinungen betrachtet werden. Alle haben sie ihren gemeinschaftlichen Grund in der fortschreitenden Entzündung des Stimmnerven und der abnehmenden Einwirkung der höheren Gehirnthätigkeit. Dafs nun selbst die Deglutitionsbeschwerden stärker werden, ist natürlich, weil ja auch die zurücklaufenden Nerven entzündet sind.

Eben so ungezwungen erklären sich alle übrigen Erscheinungen aus dieser Gruppe, und selbst die sehr auffallende, dafs bei so grofsem und vielfältigem Leiden der edelsten Organe fast keine Spur von fieberhafter Hitze zu bemerken ist, läfst sich dadurch ganz wohl begreifen, dafs bis jetzt das Gangliensystem nur wenig wirksam in den Krankheitsprozefs eingetreten ist, weshalb denn auch das Symptom des acuten Ergriffenseins dieses Systems, Hitze (§. 254.), hier fehlen mufs.

§. 316.

§. 316.

Mit dem Eintritt der Cardialgia scheint ein ganz neues Stück zu beginnen, es ist aber nur ein neuer Act desselben Stückes. Der Unterleibstheil des Vagus ist nun in den Zustand der Entzündung gerathen. Hiedurch müssen allerdings ganz neue und sehr abweichende Phänomene hervortreten, weil die innern Verhältnisse des Krankheitsprozesses nun um vieles anders bedingt werden. Nicht nur ist nemlich jetzt die Krankheitsscene am weitesten vom Gehirn versetzt und sein aufhelfender Einflufs also am meisten gehemmt, sondern ist sie auch in das Centrum des Gangliensystems gerückt, und so die Differenz zwischen beiden Nervensystemen recht klaffend geworden. Eine Einung scheint unmöglich, weil das Vermittelnde, das Rückenmark überhaupt und der Vagus insbesondere, krank ist und eben durch dessen Erkranken die Differenz in der Anlage zu einer in der Entwickelung geworden ist.

Wir dürfen aber, was die Erklärung des ganzen Zustandes (§. 306.) angehet, uns auf die oben gegebene Deutung der sensiblen Rückenmarksentzündung, vorzüglich auf die §§. 264 – 267. berufen. Wir glauben es mit Zuverläfsigkeit behaupten zu dürfen, dafs alle Erscheinungen dieses höchst bedeutungsvollen Zustandes in der Annahme der Entzündung des Vagus ihre genügende Erklärung finden, ohne diese Annahme aber durchaus räthselhaft bleiben müssen. Abgewendet ist nun auch die allerdings grofse Gefahr: die Krankheit für eine wahre Gastritis zu halten und sie als solche zu behandeln. Denn wahrlich in diese Gefahr mufs jeder Arzt stürzen, der nicht in die Tiefe des wahren Wesens einer Krankheit schauend, von einigen empirisch aufgefafsten Merkmalen sein Urtheil und seine Verfahrungsweise bestimmen läfst. Ist hier nicht die Magengegend sehr schmerzhaft? ist sie nicht gegen jede Berührung äusserst empfindlich? ist nicht sehr häufiges Erbrechen da? Mufs man also nicht eilen „Ströme von Blut“ fliefsen zu lassen? Und doch liegt in einem solchen Raisonnement fast ein sicheres Todesurtheil des Kranken. Denn trotz aller jener Zeichen und noch anderer, welche allerdings auch der wahren Gastritis zukommen, weil auch bei dieser der Vagus afficirt ist, so wie hier ja auch der Magen selbst die entzündliche Affection des Vagus nicht von sich weisen kann —: trotz alle dem hat diese Krankheit mit wahrer Gastritis gar wenig gemein. Diese ist eine einfache Entzündung eines gefäfs- und nervenreichen vegetativen Gebildes, wobei das Verhältnifs der verschiedenen Nervensysteme unter einander ungestört bleibt; hier bestehet der Kern und der innerste Grund der ganzen Krankheit in der Umwälzung eben dieses Verhältnisses, und alles andere ist nur Nebensache, oder nothwendige Folge. Welch ein ungeheurer Unterschied! — Man könnte sich sogar, um den Irrthum zu vertheidigen, auf Leichenöffnungen berufen, wo man die Häute des Magens entzündlich geröthet gefunden hat —: aber eben darauf müssen wir uns, zur Vertheidigung der Wahrheit, berufen; dieses nemlich findet man auch häufig bei Leichen der an der Wasserscheu durch den tollen Hundesbifs

Gestorbenen; dann erklärt man es als etwas Zufälliges, oder mit nichtigen Gründen weg — : der Mensch, sagt man, hat lange nicht trinken können. Man irre sich aber nicht muthwillig; in beiden Fällen ist Entzündung des Vagus Grund und Ursache dieser und aller anderen dabei vorkommenden Erscheinungen.

Daſs hier kein Streit um einen Namen, oder um einen Lieblingsgedanken einer praktisch unfruchtbaren Theorie geführt werde, wird sich später bei Angabe der Behandlung deutlich ergeben.

§. 317.

Hier ist auch der Ort, wo Kreysig's Irrthum, indem er diesen ganzen Zustand (§. 306.) als Carditis bezeichnet, in seiner ganzen Stärke erkannt und aufgehoben werden kann. Unbemerkt aber darf es nicht bleiben, daſs Kreysig in diesem Irrthume gerathen ist nur dadurch, daſs er allerdings eine groſse Reihe anscheinend discreter Phänomene sehr richtig in ihrem Zusammenhange aufgefaſst hat, weil ihm aber der Wesensgrund derselben verdeckt geblieben ist, so hat auch, ganz consequent, der Irrthum einen groſsen Umfang bekommen. Wer das Bild des Vagus und seiner organischen Verzweigung ins Auge fassend zur Ueberzeugung seiner wahrhaft vermittelnden Function hingezogen worden ist, wird bei schlichter Betrachtung der hier in Rede stehenden Gruppe krankhafter Erscheinungen die sichere Einsicht gewinnen, daſs sie nur durch eine gewaltsame Miſsdeutung auf Carditis bezogen werden können, während sie vollkommen einsichtlich als Entzündung des Unterleibstheils des Stimmnerven gefaſst werden kann. Was Kreysig als Beweis für seine Meinung uns befunden bei Leichenöffnungen anführt, ist allerdings wahr, nur nicht beweisend, was es soll. Denn freilich müssen, wie schon angeführt (§. 261.), wo die Entzündung des Rückenmarks und besonders des Vagus getödtet hat, da der Tod hier nur durch Lähmung erfolgen kann (§. 268.), auch am Herzen, das vorzugsweise vom Nerveneinflusse des Vagus lebt, deutliche Spuren der Lähmung gefunden werden, also scheinbare Vergröſserung, aber durch Erschlaffung. Aber ist dies ein Product von Carditis? Dies anzunehmen, ist eine wirkliche Verkehrung. Um aber allen Zweifel niederzuschlagen, erwäge man noch folgendes. Auch bei der wahren — irritablen (einzig möglichen) — Carditis muſs der Vagus in die Krankheitssphäre eintreten, weil bei jeder Entzündung beide Grundsysteme ergriffen sind; ja, mehr noch: auch bei der wahren Carditis muſs der Vagus das zuerst Ergriffene seyn, weil das Nervensystem eben überall das Percipirende ist; wie aber im Herzen wahre Entzündung entstehet, so muſs in ihm, als Centralorgan der Irritabilität, dieses System mit aller seiner Kraft sich entfalten und der Nerv wird bei weitem übertobt. So sehr geschiehet dies, daſs eines der ersten und sichersten Zeichen der Carditis eben die Ohnmacht ist, weil die in ihrem Centrum aufgescheuchte Irritabilität die hier bei weitem schwächere Nervosität erdrückt; hiemit freilich auch sich selbst — und so tritt denn wirklich Ohnmacht, d. h. Stillstand des Lebens ein. Kaum aber ists wieder angefacht, so erneuert sich auch derselbe Sturm, und so fort bis zu irgend einer Entscheidung. Mit Einem Worte: in der wahren Carditis ist allerdings auch der Vagus ergriffen, aber nicht in seiner eigenthümlichen Function, als vermittelndes Nervengebilde, sondern schlechthin als Herznerve. Wir sehen ihn in diesem gewaltigen Krankheitsprozesse eben keine sehr gebieterische Rolle spielen, sondern umgekehrt fast beständig in der Flucht, von der wüthenden Irritabilität wie vor sich hergetrieben. Wie so völlig anders aber verhält es sich in dem hier in Rede stehenden Krankheitsprozesse! Ueberall nimmt in demselben die Nervosität die erste Stelle ein; überall zeigt sich die Affection des Vagus als des vermittelnden Nervengebildes, und zwar eben sowohl direct, als auch indirect, durch Verwirrung in den Thätigkeiten des Gehirn- und Gangliensystems; überall gehemmte, verwirrte irritable Thätigkeit.

Und endlich: betrachtet man Kreysig's eigene Beschreibung der Carditis etwas genau, so kann es nicht entgehen, daſs eine nicht geringe Zahl bedeutender Symptome darin aufgenommen sind, die kein noch so groſses Aufgebot von Scharfsinn und Gelehrsamkeit als zur wahren Carditis gehörig, oder auch nur möglicherweise ihr zukommen könnend, wird vindiciren mögen; z. B. „die Kranken klagen nicht „so viel über Brustschmerz, als vielmehr über lebhafte Schmerzen in andern Theilen; am meisten „in der Magengegend, oder an der Spitze einer „Schulter oder zwischen beiden, oder in den Glied„maaſsen, als ob ein allgemeiner Rheumatismus statt „finde“. Oder: „die Krankheit scheint ein mäſsiges

„Fieber mit einiger Brustaffection zu seyn, dem „man den Namen Pleuresie zu geben sich nicht für „berechtigt hält, und welches gleichwohl etwas be„sonderes zu haben scheint, was den aufmerksamen „Arzt besorglich machen kann". — Muſs es nun nicht sofort in die Augen springen, daſs hier von ganz andern Dingen, als von Carditis die Rede sey? Leuchtet es nun nicht ein, daſs die Merkmale in der ersten Anführung auf Entzündung vorzüglich des Unterleibstheils des Stimmnerven, die in der zweiten aber auf Entzündung des Brusttheils des Vagus sich beziehen, ganz und gar aber nicht auf Carditis? — Man kann auch nicht sagen, daſs Kreysig, mit Recht, die Verschiedenheit der zum Herzen gehörigen Theile berücksichtigend, auch die pathischen Zustände dieser verschiedenen Gebilde einzeln aufgefaſst und beschrieben hätte; daſs er also zunächst sichs hätte angelegen seyn lassen: Pericarditis von Carditis sorgfältig zu unterscheiden, sintemal doch ohne Zweifel die Entzündung einer serösen, wenn auch das Herz bekleidenden, Membran ein wesentlich Verschiedenes seyn müsse von der Entzündung des Centralorgans der Irritabilität —: dies kann keineswegs eingewendet werden, denn theils passen jene Angaben Kreysig's — zu welchen wir noch viele andere, ähnliche wörtlich hinzufügen könnten — zu keiner entzündlichen Affection irgend eines Gebildes des Herzens; theils lehnt auch Kreysig selbst eine solche Unterscheidung sehr nachdrücklich ab; er sagt: „Ich bekenne, daſs ich keine Zeichen kenne, wo„durch die Entzündung der Membranen von der der

„Herzsubstanz unterschieden werden könnte, und „nehme hier die Entzundung aller Theile zusam„men, da in der That auch in der Wirklichkeit alle „mitleiden, und nur zusammen das Organ aus„machen.“

§. 318.

Wie durch die Entzündung des Unterleibstheils des Stimmnerven mehr oder weniger alle Unterleibseingeweide, und unter diesen, außer dem Magen, vorzuglich die Leber nothwendig müsse krankhaft angegriffen werden, leuchtet von selbst ein. Eben so versteht es sich auch, daſs je nachdem dieses oder jenes Unterleibsorgan entschieden in den Krankheitsprozeſs eintritt, auch ein sehr verschiedenes Krankheitsbild, von sehr verschiedener Bedeutsamkeit hervortreten werde. Ohne Zweifel hat eine bedeutende Zahl selbständig oder verwickelt erscheinender Unterleibsbeschwerden in dieser entzündlichen Affection des Vagus ihren Grund. Wie ohne die Einsicht in die physiologische und pathologische Bedeutung des Stimmnerven jene mannigfachen Unterleibskrankheiten — das crux medicorum — verkannt werden müssen, darf nicht erst gesagt werden. Um somehr sind die Kräftigkeit des Wahrheitssinnes und die Gröſse des praktischen Talents in Kreysig zu bewundern, vermöge deren er, ohne in den wahren Grund eingedrungen zu seyn, es dennoch deutlicher als irgend einer vor ihm gefühlt hat, daſs ein groſser Theil der Unterleibskrankheiten seine Ursache in einer krankhaften Nervenaffection hätte. Doch hierüber das Ausführliche darzulegen, wird sich eine schicklichere Gelegenheit finden. Hier bemerken wir nur noch, dafs jemehr sich der Vagus den vegetativen Organen nähert, destomehr auch hört seine vermittelnde Function auf. Eine sehr bedeutsame Grenze scheint für ihn beim Magen zu seyn. Wie er diese überschreitet, wird auch seine pathologische Bedeutung, wenigstens scheinbar geringer. Beginnt also die Krankheit tiefer, so wird sie zunächst bei weitem dunkler seyn und, wegen geringerer Heftigkeit und Eminenz der Erscheinungen, unbedeutender erscheinen. Und so wird dann auch sie vielfach gefährlich. Tritt nemlich der tiefere Theil des Vagus in seiner ohnehin geringen Wirksamkeit zurück, so erhebt sich eben dadurch das Gangliensystem zu einer ausschweifenden, seiner Bestimmung fremden Thätigkeit. Sofort mufs dadurch die Vegetation, im weitesten Sinne des Worts, leiden, die Digestion, Assimilation, Nutrition, Secretion und Excretion müssen fehlerhaft werden. Dies ist die Entstehungsweise einer grofsen Zahl cachectischer Krankheiten, vorzüglich der so sehr verkannten Hypochondrie, welches eigentlich nur der Collectivname für viele ihrem Wesen nach gleichbedingter Krankheiten ist.

Die oft verspotteten hypochondrischen Grillen sind in der That nicht ohne grofse Bedeutung. Warum bildet sich denn der arme Hypochondrist so vieles, das ihn um jeden Lebensgenufs und um jede Lebensfreude bringt, ein? Wahrlich! nur weil er umgebildet wird, weil der zum untergeordneten Vegetationsgeschäft bestimmte dunkle Unterleib zu denken anfängt, und zwar, eben weil der ordnende

Einflufs des Stimmnerven aufgehoben ist, auf Kosten des Gehirns. Aber welche Gedanken steigen aus dieser Höhle hervor! unwahr und finster ist ihr Wesen und Unheil ihr Gefolge. Darum auch können, was den Aerzten von jeher im Wahrheitsgefühl sich angekündigt hat, sie aber niemals auch nur leidlich haben erklären können —: darum auch können Geisteszerrüttungen durch Unterleibskrankheiten entstehen, denn beide sind oft nur Ein Act. Enge und bestätigend hängt hiemit des trefflichen Pinel's Beobachtung zusammen, dafs in den Leichen der im Blödsinn gestorbenen Geisteskranken die Ganglien von unverhältnifsmäfsiger Gröfse gefunden werden. — In alle diese hochwichtigen, auch für die Praxis keineswegs gleichgültigen Dinge läfst sich nun ein lichter Blick werfen.

Veranlassende Momente.

§. 319.

Dieselben Momente, welche sensible Rückenmarksentzündung überhaupt veranlassen können (§§. 271 — 275.) sind natürlich auch fähig eine Entzündung des Vagus zu erregen. Wir dürfen also hier nur derjenigen eine kurze Erwähnung thun, welche zum Vagus überhaupt, oder zu irgend einem Theile desselben in einer nähern Beziehung stehen. Hieher gehören denn aber vorzüglich: Einwirkung feuchter Wärme auf den Hinterkopf und Nacken, besonders durch plötzliche Abkühlung des stark schwitzenden Kopfes; Mangel an Getränke bei grofser Wärme; anhaltendes, starkes, lautes Reden, Singen, Declamiren,

Schreien. Ferner: Einathmen einer lauen, feuchten und mephitischen Luft. Mifsbrauch scharfer Gifte, vorzüglich des Arseniks, des Sublimats, des Grünspans, des Hahnenfufses, der Wohlverlei; eben so der narkotischen Substanzen, besonders der Digitalis und Belladonna. Unmäfsiger Gebrauch geistiger Getränke, gewürziger Speisen. Mechanische Verletzungen durch Stofs, Fall, Druck u. s. w. Ganz besonders aber sind hier zu nennen: die Kopfverletzungen. Indigestionen aller Art. Anhaltendes heftiges Erbrechen. Starke Gemüthsaffecte.

Vorhersagung.

§. 320.

Auch die Prognose ist hier wesentlich dieselbe, wie bei der sensiblen Rückenmarksentzündung (§§. 275—279), und klar genug ergibt sie sich aus dem Wesensbegriffe der Krankheit.

Jede nur einigermafsen entwickelte und verbreitete Vagusentzündung mufs, unerkannt und irrig behandelt, von den verderblichsten Folgen für das physische wie für das psychische Leben des Menschen seyn.

Nur wenige Krankheiten sinds, welche, unter günstigen, oft zufälligen Umständen, sich selbst überlassen, nicht auch in Genesung übergehen könnten. Zu diesen wenigen aber ist die Vagusentzündung, sobald sie sich in einiger Breite und Tiefe entfaltet hat, zu rechnen. Nur die Entzündung des Halstheils des Stimmnerven kann, in ihrem ersten Beginn, durch die hülfreiche Nähe des Gehirns, sich in sich selbst, ohne ärztliche Einwirkung, ausgleichen; ja, nicht selten geschiehet dies, selbst bei schädlichen Medication.

Wenige Krankheiten aber auch nehmen so leicht den Schein schwerer organischer, aller ärztlichen Einwirkung unzugänglicher Krankheiten, an, als ebenfalls die Vagusentzundung. Bei wenigen daher wird dem einsichtsvollen Arzte die hohe Freude wie zuweilen hier bereitet seyn: selbst in einem spaten Zeitraume noch, und unter einem Heer von wirklichen und scheinbaren Gefahren Genesung zu bewirken. Schnöde Verächter der göttlichen Heilkunst, besonders die unter den medicinae practicis, können hier eine verdiente Demuthigung erfahren.

Behandlung.

§. 321.

Da wir es frei bekannt haben (§. 308.), kein vollständiges Bild der Vagusentzundung entworfen zu haben, noch auch dermalen entwerfen zu können, so werden wir auch selbst unsere Erklärung des Wesens dieses Krankheitsprozesses für nicht alles Besondere erschöpfend halten können und somit auch nicht eine auf alles Einzelne eingehende Therapeutik zu entwickeln haben. Uebersichtlich also nur, und hie und da einen einzelnen Punkt besonders hervorhebend werden wir auch hier uns äufsern dürfen. Vieles hieher gehörige ist ubrigens schon oben (§§. 279 bis 297.) erörtert worden.

§. 322.

Der zu erfüllenden Heilanzeigen gibt es hier vier:

1. Räume die veranlassenden Momente weg. Gelingt dies nicht, ist also die Krankheit entstanden, so ist die Aufgabe diese:
2. Hebe die Entzündung des Stimmnerven. Gelingt auch dies nicht vollständig, nicht schnell genug, so tritt das wichtige Gebot ein:
3. Verhüte, dafs nicht edle Organe in die Krankheitssphäre gezogen werden. Ist aber auch dieses nicht mehr zu verhindern, so bleibt noch die Aufgabe stehen:
4. Verhüte das völlige Auseinanderfallen und das daraus nothwendige folgende Erlöschen zunächst aller sensiblen und hiedurch aller Lebensthätigkeit überhaupt, d. h. Tod durch Lähmung.

§. 323.

Was nun die erste Indication (§. 322. 1.) angehet, so läfst sichs hier theils nicht angeben, was zur Abwehrung der einzelnen äufsern veranlassenden Momente zu thun sey, theils auch wäre es, als sich von selbst ergebend, überflüssig. Nur auf einen für die Prophylaxis wie für die Therapeutik der Vagusentzündung gleich wichtigen Punkt sey es gestattet hier die Aufmerksamkeit zu richten. Da nemlich das Entstehen der Entzundung dieses blos vermittelnden Nervengebildes (es gibt kein Rückenmark überhaupt, als in der Synthesis von Gehirn- und Gangliensystem) offenbar nur durch eine Abweichung in der Function der synthetischen Glieder möglich werden kann; da ferner die Norm des Vermittelungsgeschafts in der respectiven Unter-ordnung des Gangliensystems unter das Gehirnsystem bestehet; so leuchtet ein, daſs das wesentlichste innere Moment sowohl zum Ent- wie zum Bestehen der Vagusentzündung in einer unzureichenden, gehemmten oder überflügelten, Thätigkeit des Gehirnsystems gesucht werden müsse. Aufrechterhaltung also der gehörigen, und Wiedereinsetzung der beeinträchtigten Gehirnthätigkeit wird das Ziel aller ärztlichen Einwirkung seyn müssen, sowohl um Vagusentzündung zu verhindern, als die schon eingeleitete zurückzudrängen. Im gesetzmäſsigen Denken aber übt das Gehirn offenbar seine höchste, heilsamste und bestimmungsmäſsigste Thätigkeit aus. Es ist also keinem Zweifel unterworfen, daſs man der entstehenden und entstandenen Entzündung des Stimmnerven am kräftigsten und directesten durch Erregung einer angemessenen geistigen Thätigkeit entgegenwirkt. Wie sehr dies wahr sey, kann jetzt sofort an einem nun verständlichen Beispiele belegt werden. Es ist eine ganz triviale Beobachtung, daſs auch den grillenhaftesten, fast verrückten Hypochondristen, wenn sie in heitere Gesellschaft, oder in eine neue Lebens- oder Beschäftigungsart gerathen, die ihnen ein Zusammenraffen ihrer Kräfte, eine ihnen sonst dem Grade oder der Art nach ungewöhnliche Anstrengung abnöthigt, alle ihre Leiden verschwinden, zuweilen für immer. Man findet hierin einen Beweis, daſs es keine wahre Leiden gewesen seyen; wie möchten sie doch nicht! zur Lust bereitet sich der Mensch den Kummer nicht. Seine Krankheit und seine Leiden bestanden gröſstentheils in falscher Sensation, durch das Zurücktreten des Centralorgans des sensitiven Nervensystems, deshalb eben mufsten auch alle irrigen Sensationen verschwinden, sobald dieses Centralorgan wiederum zu kräftigem Leben und Wirken mit Erfolg erweckt war. Nichts daher kann für die Prophylaxis wie für die Therapeutik der Vagusentzündung dringender seyn; als nach allen Beziehungen hin das Gehirn in seine gerechte, und alles andere bestimmende Wirksamkeit wieder einzusetzen.

§. 324.

Eine grofse, nicht immer auf Eine Weise, oder mit denselben Mitteln zu lösende Aufgabe ist mit der zweiten Indication (§. 322. 2.) gestellt. Denn obwohl das eigentliche Wesen der Krankheit immer dasselbe ist, wo immer auch der Nerve entzündlich ergriffen seyn mag, so wird dennoch in der Erscheinung nicht nur, sondern auch in der Bedeutung und in der Behandlung eine grofse Verschiedenheit beobachtet werden müssen, je nachdem die Stelle und die organischen Gebilde, welche in die Krankheitssphäre hineingezogen sind, verschiedene sind.

§. 325.

Gehet die Krankheit vom Ursprunge des Nerven aus, hat sie erst einen geringen Umfang und wird zeitig und richtig genug erkannt, so ist's ganz hinreichend in möglichster Nahe eine mehr irritable Entzündung durch Vesicatoria zu erregen und zum innern Gebrauch ein gelindes Narcoticum, das *Extractum hyoscyami* in angemessen starker Gabe, anzuordnen. Sind indessen die Beschwerden gleich vom

Anfange her dringender, ist besonders der Kopf sehr schwer, klagt der Kranke über Schwindel, so mufs vor allen Dingen eine örtliche Blutentleerung durch Igel gemacht, dann das Vesicans gelegt und dem Hyoscyamus noch Camphor oder Castoreum (§. 282.) in gutem Maafse zugefügt werden. Das ganze Verhalten sey kühl und ruhig. Ernstlicher noch wird die Behandlung seyn müssen, wo auch die Deglutitions- und Respirationsorgane — pharynx und larynx — ergriffen sind. Vorzüglich wird man dann darauf bedacht seyn müssen, die Eiterung im Nacken stark zu unterhalten. Darf man, wegen Schlaffheit des ergriffenen Subjects, auf keine hinreichende allgemeine Reaction hoffen, so werden, diese zu erregen, Brechmittel vortreffliche Dienste leisten. Dies mögen wohl die Fälle seyn, durch welche die Emetica zu dem Rufe grofser Heilmittel bei Angina gelangt sind. Es kann aber eingesehen werden, wie sie, promiscue angewendet, sehr nachtheilig müssen wirken können. Zum innern Gebrauch werden von den Narcoticis schon die stärkeren, bis zur Belladonna hin, gewählt werden müssen. Sollen die Gargarismata, welche man vorurtheilsmäfsig bei jedem Halsübel fordert, diensam seyn, so müssen sie, der allgemeinen Indication entsprechend, aus einem Infuso-Decoctum der Salbei oder Eichenrinde mit Schierling und Sauerhonig bestehen. Bei der Behandlung dieser s. g. Anginen werden nicht selten sehr verderbliche Mifsgriffe gemacht, die dann das Entstehen der berüchtigten Anginae malignae, gangraenosae begünstigen. Dies wird später mehr einleuchten.

§. 326.

Nicht immer wird diese so eingeleitete und umsichtig durchgeführte Behandlung hinreichend seyn, um die Entstehung jenes krankhaften Zustandes, welchen man bald mit dem Namen pleuritis spuria, bald mit dem einer pneumonia notha, nun wohl mit Carditis belegt, zu verhindern (§§. 305. 315.) Ist dies einmal geschehen, so bleibe nur eine besonnene und nachdrückliche Behandlung nicht aus. Besonders säume man nicht, eine reichliche örtliche Blutentziehung zu veranstalten, durch Jgel, besser vielleicht noch durch blutige Schröpfköpfe. In der That scheinen diese in manchen Fällen bei weitem heilsamer, als jene zu wirken, denn unmittelbar scheinen sie auch auf die krankhaft gewordene Nervenbewegung eine ordnende Einwirkung auszuüben. Es ist bekannt, welche große antispasmodische Kraft frühere Praktiker den trockenen Schröpfköpfen zuversichtlich zugeschrieben haben. — Die Brust muſs mit blasenziehenden Mitteln bedeckt und die Eiterung hinreichend unterhalten werden. Zum innern Gebrauch dienen hier besonders die Dulcamara, die Digitalis und das Opium. Nur wer am rechten Orte, zur rechten Zeit und im rechten, vollen Maaſse diese Mittel angewendet hat, kann ihre herrliche Wirkung zu schätzen wissen. In dem vorliegenden Falle wende man nur, bei Erwachsenen, die Dulcamara zu mehreren Unzen innerhalb 24 Stunden an, und man wird dieses, zwar viel gebrauchte, aber doch wenig geschätzte, Mittel als eines der herrlichsten achten lernen. Man hüte sich gegen die Tardität

dität in den Se- und Excretionen des Darmkanals und der Unterleibsorgane überhaupt die s. g. specifischen Mittel hingegen in Anwendung zu bringen, z. B. Mittelsalze, Meerzwiebel u. s. w. Es hat diese Tardität hier keinen andern Grund, als die beginnende Entfernung des Gangliensystems von seiner eigentlichen Function: die Gefäſse des plastischen Apparats gehörig zu incitiren. Man errege also die Gefäſsincitation überhaupt und man wird das wahrhaft Zweckmäſsige auch in dieser Beziehung gethan haben. Hier wird — was uberall nicht selten ist — Opium ein wirklich leibeseröffnendes Mittel seyn. Aus der Familie der eigentlichen Purgiermittel darf hier allein — aus einsichtlichen Gründen — das Rheum angewendet werden. Hartnäckiger Stockung der Darmausleerung kann durch gelinde Enemata, zu vorläufiger Erleichterung, entgegengewirkt werden.

Vor allem aber hüte man sich doch vor dem Wahngedanken: die Athmungsbeschwerden und das Leiden der Brusteingeweide überhaupt durch allgemeine Aderlässe abhelfen zu wollen. Es wäre dies in der That ein sicherer Weg den armen Kranken in einen fast heillosen Zustand zu stürzen. Der ganze Krankheitsprozeſs müſste dadurch offenbar in völlige Deroute gebracht, und alles Bestreben des individuellen Lebens, sich aus seiner harten Anfechtung hervorzuarbeiten, geknickt werden.

Uebrigens muſs der Kranke mäſsig kühl und durchaus ruhig gehalten werden. Man lasse ihn möglichst viel von einem kühlenden, wohlschmeckenden

Getränke geniefsen, dem Digestionsapparat mache man so wenig als möglich zu schaffen.

§. 327.

Wohl kann es gelingen durch diese Behandlung (§. 326.) die Krankheit glücklich zu lösen und so am sichersten ihr Fortschreiten zu verhüten, aber auch mifslingen kann es, mit oder ohne ärztliches Verschulden. Denn oft allerdings widerstehet ein kräftig eingetretener Krankheitsprozefs jeder Reconstruction, bis er, auf seiner höchsten Höhe angelangt, sich in sich selbst abzustumpfen anfängt und eben dadurch bestimmbarer wird. So kann es also kommen, dafs auch bei der besten, weisesten Behandlung dennoch die Entzündung sich auch auf den Unterleibstheil des Stimmnerven erstreckt. Wo dies nun geschehen ist, oder wo von vorne herein die Krankheit hier ihren Sitz ergriffen hat, da darf sie nur keinen Augenblick in ihrer wahren Natur verkannt und sofort und so nachdrucklich mufs sie angegriffen werden, dafs sie nicht nur von ihrem Gipfel herabgeschleudert, sondern ganz und gar auseinandergeworfen und zertrümmert werde. Dies mufs um so mehr geschehen, weil es in der That geschehen k a n n. Aber freilich mufs der ablenkende Truggedanke, dafs man es mit einer wahren Gastritis, oder mit einer verkappten Carditis zu thun habe, dafs man, eben weil es sogar nicht noth, ja, weil es widersprechend scheint, um so mehr grofse allgemeine Blutentziehungen veranstalten müsse, völlig abgewiesen seyn. Und eben weil es dermalen so schwierig seyn mag, sich diesem Truggedanken zu entziehen, sey es gestattet, seine weitgreifend verwirrenden und traurigen Folgen etwas näher anzudeuten. Nicht blos nemlich für den gegebenen Fall wird der Irrthum tödtlich gerächt, sondern gewinnt er noch eine verleitende Kraft für alle folgenden; denn man findet bei der Leichenöffnung Spuren gangränöser Entzündung im Magen, zuweilen sogar Löcher in demselben und dann zwar gewöhnlich in der curvatura minor; leicht glaubt man: nicht nachdrücklich, nicht frühe genug große allgemeine Blutentziehungen gemacht zu haben, und erhebt sich dies zur praktischen Norm für künftige ähnliche Ereignisse. Und doch sind es eben die allgemeinen Aderlässe gewesen, welche die sensible Entzündung — nicht in eine irritable, sondern in eine versengend gangränöse verwandelt haben. Diese Wahrheit hoffen wir außer Zweifel setzen zu können, wo wir später die wahre Natur der gangraena zu erörtern haben werden.

Die zweckmäßige und, wo Hülfe möglich ist, allein helfende Behandlung ist sehr einfach; sie beruhet vorzüglich auf der gehörigen Anwendung zweier Mittel: örtliche Blutausleerungen und Sturzbäder sind diese Mittel. Oben schon (§. 289.) haben wir aus voller Ueberzeugung die Sturzbäder empfohlen; hier, wo die Gefahr noch dringender, die Entscheidung noch näher gerückt ist, muß der ungesäumte und ernstlichste Gebrauch dieses unübertrefflichen Mittels um so mehr empfohlen werden. — Ueberall wo zum Nachtheil des Gehirnsystems ein Conflict zwischen diesem und dem Gangliensystem, gleichviel ob primär durch dieses oder den Vagus, entstanden ist, sind die Sturzbäder das wirksamste und unerlaſsliche Mittel zur glücklichen Ausgleichung. Nicht also blos hier, bei der entzündlichen Affection des Unterleibstheils des Stimmnerven, sondern auch bei starkem Ergriffensein des Brust- und Halstheils dieses Nervengebildes, so wie auch bei primärer Entzündung im Gangliensystem, ist in den Sturzbädern das summum remedium zu suchen *). Es darf nun

*) Eine mir von meinem Freunde, dem Herrn Professor v. Baar mitgetheilte Vermuthung schien mir so höchst wichtig und traf mit den Ergebnissen meiner Untersuchungen und Erfahrungen so günstig zusammen, daſs ich ihre öffentliche Bekanntmachung an diesem Orte mir von ihm erwirkte. Ihm scheint, daſs das von Sieber angekündigte, im Orient aufgefundene *sichere Mittel zur Radicalcur der Hydrophobie* in Sturzbädern bestehe. Unbekümmert um die Ideenverbindung, durch welche meinem geehrten Freunde diese Vermuthung entstanden seyn mag, flüchte ich ihr in sofern bei, daſs, wie es sich auch mit dem Sieberschen Mittel weiter verhalten möge, es wenigstens kein besseres seyn könne; da, meiner innigsten Ueberzeugung und einem gewiſs erlaubten Schlusse ex analogia nach, Sturzbäder reichlich gemacht und Ansetzung von Blutigeln in der Magengegend das Wesentlichste zur Heilung auch der durch den Biſs eines tollen Hundes entstandenen, völlig ausgebrochenen Hydrophobie, wenn sie nur nicht schon mit Lähmung des Gehirnsystems verbunden ist (was erkannt werden kann), thun müssen, und daſs vollkommene Heilung dadurch müsse bewirkt werden können.

Ich bemerke nur noch, daſs mein Freund mir diese Mittheilung volle zwei Jahre später gemacht hat, nachdem ich die oben vorgetragene Lehre von der Rückenmarks- und Vagusentzündung in meinen Heften ausgearbeitet und in meinen Vorlesungen ausführlich erörtert hatte.

nicht erst gesagt werden, dafs sie stark und, wo es irgend erforderlich scheint, oft wiederholt gegeben werden müssen.

Bei dieser Gelegenheit sey es erlaubt, einen auf die hier angeregte Sache Bezug habenden litterarischen Irrthum zu berichtigen. Herr Dr. Hinze aus Waldenburg in Schlesien fordert in einem kleinen Aufsatze (S. Hufelands Journal für praktische Heilkunde 1821. Februarheft S. 81. ff.) überschrieben: „Ein altes Heilmittel gegen den tollen Hundsbifs, wieder in Erinnerung gebracht u. s. w.“ seine Collegen auf: aus dem Diogenes Laertius (ohne nähere Bezeichnung des Orts) zu wissen, dafs Euripides in Egypten von den Priestern durch Eintauchen ins Meer von der Wasserscheu geheilt worden sey, und dafs Euripides auf diese Heilung sich beziehend, gesungen hätte:

„ Θάλασσα κλύζει πάντα τ' ἀνθρώπων κακά“

Wenn nun Herr Dr. Hinze keine andere Stelle im Diogenes Laertius nachweisen kann. als die, welche im Leben des Platon vorkommt, so stehet diese Sache ganz und gar nicht im Diogenes Laertius, noch schwerlich in irgend einem alten Autor. Diese Stelle aber lautet, nachdem erzählt ist, dafs Platon in Italien bei den Pythagoräern Philolaus und Eurytus gewesen war, so: ab his se in Aegyptum ad prophetas sacerdotesque recepit, quo et Euripidem *aiunt* una secum profectum esse, atque ibi morbo (gar nicht: welchen?) comprehensum, a sacerdotibus marina curatione (gar nicht: welche?) fuisse absolutum, qua ex re postea dixerit: Θαλασσα etc. etc. Diog. Laert. de ritis ac moribus priscorum philosophorum Lib. X. Coloniae Anno MDXLII. Lib. III. p. 168 initium.

Uebrigens soll es bei den Männern vom Fache eine schon längst ausgemachte Sache seyn, dafs Euripides niemals in Aegypten gewesen sey, und dafs Diogenes Laertius hierüber eine unglaubhafte, wiewohl auch von ihm selbst nicht völlig sicher gehaltene, Nachricht mittheilt. S. Bayle Dictionnaire historique et critique. T. II. Rotterdam 1720. pag. 1140. Note 8.

Wo der Magen durch Vagusentzündung ergriffen ist, da kann, wegen des fast beständigen Erbrechens, von vielem Arzneigebrauch nicht die Rede seyn. Was hier zum innern Gebrauch sich eignen soll, mufs in einem geringen Volumen ein grofses Maafs von Wirksamkeit enthalten, es wird also die Wahl auf die Belladonna fallen müssen. Die Magengegend mufs in einem grofsen Umfange mit blasenziehenden und rothmachenden Mitteln bedeckt werden; besonders wird man wohl thun die Gegend der Cardia kurz vor der jedesmaligen Darreichung einer Gabe von der Belladonna durch einen Meerrettigteig in eine irritable Stimmung zu bringen. Die Heilsamkeit dieses Verfahrens können wir, abgesehen von seiner Einseitigkeit, aus mehrfacher, sorgfältiger Beobachtung bezeugen.

§. 328.

Die grofse Wichtigkeit der Sache entschuldige einige Wiederholung.

Ist diese Behandlungsweise die richtige und heilsame, so kann die Frage nicht abgewiesen werden: wie wohl der Erfolg seyn möchte und seyn müfste, wenn die Krankheit für wahre Gastritis oder versteckte Carditis gehalten, und dieser Annahme gemäfs mit der strengsten s. g. antiphlogistischen Methode behandelt werden möchte? Wenn nicht Entgegengesetztes gleiche Folgen haben kann, so mufs

---

Es ist nicht zu glauben, dafs Herr D. Hinze zu diesem Irrthume durch die Erzählung, dafs Euripides von den Jagdhunden des Königs Archelaus in Macedonien zerrissen worden sey, verleitet worden wäre.

wohl geantwortet werden, daſs der Erfolg höchst traurig, wahrscheinlich tödtlich seyn würde. Und so auch ists in der That. Es ist kein Einwand, daſs doch nicht alle, von welchen man annimmt, daſs sie an Gastritis und Carditis leiden, sterben, da ja eben eine Verwechselung beider mit einem sehr verschiedenen dritten als Irrthum gerügt wird, und zwar mit einem dritten, welchem zum Fluche werden müſste, was jenen eine Wohlthat ist. Wie häufig diese Verwechselung gemacht wird, kann dadurch erkannt werden, daſs z. B. überall, wo von Gastritis bei den Schriftstellern gesprochen wird, man Cardialgia unter den vorzüglichsten Veranlassungen (Gelegenheitsursachen) nennt. Was heiſst dies anders, als daſs man's anfänglich noch nicht übersah: es mit einer in der Sphäre der Sensibilität liegenden Krankheit zu thun zu haben, die aufdämmernde Einsicht aber nicht auf lichtem Wege verfolgend, den unglückseeligen Irrthum mit Macht vorschreiten lieſs? Und doch ist diese Klippe sicher zu vermeiden, wenn man auf die Geschichte der Krankheit und auf das vorschlagend Sensible in ihrem ganzen Verlaufe aufmerksam achtet. Erwiedert man hiegegen: es sey eben der Magen ein sehr sensibles Organ, so ist das bekanntlich sehr wahr, und allerdings verläugnet dieses Organ auch in seiner irritablen Entzündung diese sensible Natur nicht —: aber welch ein völlig anderes Bild schon gibt die irritable Gastritis! Doch hierüber ist einiges schon oben (§. 316.) angemerkt worden. Beurkundet auch wird das häufige Vorkommen der angegebenen Verwechselung durch den relativ günstigen Erfolg derjenigen, welche die von der Magengegend ausgehende Vagusentzündung für Cardialgia zwar halten, aber ihr gleich bei ihrem ersten Entstehen mit kräftigen Narcoticis als Antispasmodica, z. B. mit grofsen Gaben von Hyoscyamus, Opium, Belladonna, begegnen.

§. 329.

Es ist ganz einleuchtend, dafs die sehr wichtige dritte Indication (§. 322. 3.): die Theilnahme edler Organe am Krankheitsprozesse zu verhüten, kein besonderes Geschäft abgibt; sie wird erfüllt durch die richtige und entschiedene Behandlung des jedesmal Gegebenen, und versäumt durch jeden Mifsgriff und durch jedes Schwanken in der Behandlung der gegebenen Vagusentzündung.

§. 330.

Wohl aber bringt die vierte Indication (§. 322. 4.): das Erlöschen aller sensiblen Thätigkeit — wodurch es auch mit der Krankheit so weit gekommen seyn mag — zu verhüten, ein sehr grofses, sorgfältig und mit gelassener Entschiedenheit auszurichtendes Geschäft.

Wird nemlich die Entzündung des Stimmnerven, in welchem Theile er auch ergriffen seyn möge, nicht gehoben, oder ist das Wesen der Krankheit überall im Anfange unerkannt geblieben, oder ist sie nicht behandelt, oder mifshandelt worden, so weicht freilich die Entzündung von selbst, weil das Spiel einer exaltirten, ununterstützten Thätigkeit nicht lange währen kann. Die Sensibilität sinkt in sich selbst zusammen und so kann es auch nur zu einer hastigen, aber in sich sehr matten irritablen Thätigkeit kommen. Es entwickelt sich dann ein Zustand, welchen man gewöhnlich angina putrida, maligna, gangraenosa nennt, wenn der Halstheil des Stimmnerven entzündlich ergriffen gewesen ist; oder es gehen die Lungen in Verhärtung und Verschwärung über, oder es wird das Herz gelähmt, wenn der Brusttheil des Vagus in der Entzündung gestanden hatte; oder endlich es treten die Zeichen einer gangraena ventriculi hervor, denen bald, dem Arzte oft unerwartet, der Tod folgt, wenn es der Unterleibstheil war. Alle diese, ohne Frage höchst gefährliche, meist tödtliche Zustände aber finden in der gewöhnlichen Ansicht keine Erklärung und schwerlich Abhülfe, wenn nicht der Tod selbst für die Hülfe und die Annahme einer vorangegangenen, nur gedruckt existirenden, inflammatio occulta für eine Erklärung gehalten werden soll.

Was zur Erfüllung der vierten Indication Zweckmäfsiges zu thun sey, wollen wir, vertrauend auf die früheren grundsätzlichen Entwickelungen, aphoristisch angeben.

§. 331.

Ists eine s. g. angina maligna, die sich entwickelt hat, so mufs mit den stärksten sowohl die sensible als irritable Thätigkeit erregenden Mitteln dagegen gewirkt werden. Zu diesen gehören besonders die mineralischen Säuren; unter diesen ist die Schwefelsäure eine der kräftigsten; daher auch der Alaun hier eines der wirksamsten Mittel ist. Bekanntlich hat der Alaun sich auch den Ruf eines specifiken Mittels gegen die angina maligna, putrida erworben. Die ihrem Erlöschen zueilende Nerventhätigkeit soll fixirt, erregt und gekräftigt werden; hier kann kein Mittel wünschenswerther seyn, als eines, das seinen nähern Bestandtheilen nach sich gleichmäſsig auf beide Grundsysteme, oder vielmehr auf beide Richtungen der Nerventhätigkeit, auf die sensitive und gefäſsincitirende, beziehet —: ein kohlen- wasserstoffhaltiges wird es seyn müssen, daher Camphor. Mit Recht wird also auch dieses Mittel gegen die angina maligna gerühmt. Eine überaus vortrefflich wirkende Verbindung ist demnach hier die des Camphors mit dem Alaun. Diesen Mitteln schlieſst sich, nur schneller und tiefer einwirkend, der Schwefeläther an. Ohne Zweifel ist er hier ein sehr wirksames Medicament. Man liebt ihn in Verbindung mit der China in Anwendung zu bringen. Uns scheint dies kein glückliches Cannabium zu seyn, wenigstens müſste es nur ein Aufguſs, und zwar ein weiniger seyn. Am schicklichsten verbindet man ihn mit einem kampferhaltigen Mittel, also mit den Floribus Arnicae, mit der Serpentaria u. dgl. Zwischendurch müssen gelinde Narcotica in mäſsigen Gaben gereicht werden. Wie es aber mit der Genesung gelingt, muſs man mit diesem durchgreifend wirkenden Arzneiapparat zurücktreten und die ätherisch-bittern Mittel zur Anwendung wählen.

§. 332.

Sind es die Respirationsorgane, von welchen die Lähmung auszugehen drohet, so bleibt die Indication im Allgemeinen wohl dieselbe (§. 331.), nur dürfen zu ihrer Erfüllung nicht Mittel in Anspruch genommen werden, welche auf die Athmungswerkzeuge überhaupt feindlich wirken. Dies aber thun bekanntlich die Säuren. Hier ganz vorzüglich sind anzuwenden die Wohlverleiblumen, die Senega-, die virginische Schlangenwurzel, der Erdschierling, der rothe Fingerhuth, das isländische Moos und die unschätzbare anishaltige Ammoniakflüssigkeit.

Sobald einige Genesung bewirkt ist, müssen diese Mittel mit bitter-schleimigen verwechselt werden. Die Gelatina lichenis islandici wird sich hier als ein wahrhaft heroisches Mittel bewähren, wenn man sie zum Hauptmittel macht und wenigstens vier bis sechs Unzen innerhalb 24 Stunden davon verzehren läſst.

Künstliche Geschwüre werden hier immer ein groſses Heilmittel seyn, weil sie eine mäſsige, irritable Entzündung setzen und erhalten.

§. 333.

Drohet die Vagusentzündung am Magen schnellen Tod durch brandige Versengung, so können nicht solche Mittel Hülfe bringen, welche die Entzündung stillen, sondern die sie in eine energische umzuwandeln vermögen, denn gerade soviel vom Leben noch da ist, soviel zeigt sich in Entzündung, und, wegen der groſsen Noth und der geringen Kraft, in einer hastigen Entzündug. Sie stillen zu wollen: hieſse das nach Rettung mit seiner letzten Hoffnung sich ausstreckende Leben unter süſslicher Rede erdrosseln. Was das Leben dringend begehrt, wodurch allein es dem Tode sich entwinden kann, das muſs man thun. Entzündung aber, und eine irritable zwar fordert es; durch eigene Kraft indessen vermag es nur zur allerschwächsten irritablen Entzündung sich aufzuschwingen: dies ist gangraena. Oft hilft es sich dadurch wirklich aus, öfter noch muſs es unterliegen. Nun auf dieser Lebensspur wandle man und wirke; hier müssen solche Mittel angewendet werden, welche sonst eine intensive Magenentzündung zu erregen die Kraft haben. Wir meinen vorzüglich den Phosphorus (in ätherischem Oele oder in Schwefeläther aufgelöst). Bessert es sich etwas, so muſs sein Vetter, der Camphor, in seine Stelle treten, dann Narcotica, dann amaro-aetherea, dann mucilaginosa.

§. 334.

Die aphoristische Weise, in welcher wir die Entzündung des Stimmnerven, nach dem dermalen noch beschränkten Standpunkt der Einsicht und Erfahrung, abzuhandeln genöthiget waren, gestattet uns hier noch einige Bemerkungen hinzuzufügen.

1) Es könnte Einigen, die sich mit der von uns aufgestellten Ansicht von der Bedeutung und Function des Stimmnerven befreunden mögen, scheinen, als hätten wir eine höchst wichtige und ihrem Wesen nach noch nicht hinlänglich aufgehellte Krankheit: das Asthma acutum periodicum M. in die Reihe der in Vagusentzündung begründeten aufnehmen sollen. Diesen antworten wir, daſs allerdings diese Krankheit in einem pathischen Zustande des Vagus, unserer festen Ueberzeugung nach, ihren Grund habe, aber eben nur nicht in einer Entzündung des-

selben, sondern in einer Artsabweichung in der Function dieses Nervengebildes; sie ist also eine wahre Nervenkrankheit des Vagus, und wo bei ihr, wie dies in der That nicht selten der Fall ist, sich etwas Entzündliches zeigt, da ist dies in Bezug auf die Grundkrankheit etwas blos Zufälliges. In der Lehre von den Nervenkrankheiten lassen wir dies aufser Zweifel setzen, und dadurch den bisher ohne Erfolg geführten Streit über die Gleichheit oder Verschiedenheit dieser Krankheit mit dem Croup völlig schlichten zu können. Dort auch soll die wahre Natur der s g Angina pectoris, als eine Nervenkrankheit des Vagus nachgewiesen werden.

2) Folgende längst bekannte und vielbesprochene, aber bisher im Zusammenhange unerklärt gebliebene Thatsachen, glauben wir durch unsere Nachweisung der wahren Bedeutung des Stimmnerven und seines organischen Zusammenhanges zu einsichtlich nothwendigen Ergebnissen bestimmter Bedingungen erhoben zu haben. Einsehen läfst sich's nun, warum Kizelung des Rachens Husten, Ekel und Erbrechen erregt, warum indigesta Asthma machen; warum Erbrechen, Erstickung drohet; warum der s. g. Globus hystericus entstehet, wenn der Magen von Luft ausgedehnt ist; warum Verletzungen des Rückenmarkes der Stimme Abbruch thun, warum eben dies auch Unreinigkeiten oder Würmer in den ersten Wegen bewirken könne (die berüchtigte Aphonia verminosa); warum heftige Leibschmerzen vorübergehende Stummheit hervorbringen können: warum heftige Gemüthsbewegungen die Stimme unter-

drücken (vox faucibus haesit); warum oft mit Stummheit Taubheit gepaart ist; warum die Unterbindung des Stimmnerven Asthma, Erbrechen, Stummheit plötzlich bewirkt *).

III. Entzündung des ischiadischen Nerven, Inflammatio nervi ischiadici, malum ischiadicum, Ischias nervosa Cotunni, Hüftweh, Nervenhüftweh.

Beschreibung.

§. 33.

Im Anfange klagt der Mensch über einen geringen Schmerz in der Gegend des grofsen Trochanters; die freie Bewegung der ergriffenen Seite ist etwas gehindert. Zuweilen zieht sich der Schmerz bis zum Kniegelenk herab, doch gehet er bald wieder vorüber, ja einige mäfsige Bewegung selbst verscheucht ihn. Nicht selten glaubt daher der Kranke: er habe sich zufällig, ihm selber unbewufst, äufserlich verlezt, etwa verstaucht. Er achtet die Sache gering. Ist er in vorgerücktem Alter, hat er sonst etwa an Gicht oder Rheumatismus gelitten; so wird oft hierauf das neue Uebel ärztlich bezogen. Es geschiehet zur Abhülfe dann nichts, oder nichts Zweckmäfsiges, oder etwas Zweckwidriges. Und so schreitet denn auch die Krankheit fort; doch kann sie in diesem Grade, mit geringen Verschlimmerungen und öfterer völliger Erleichterung eine lange Zeit währen, oft viele Monate.

---

*) M. s. Sömmering l. c. S. 252.

§. 336.

Der Schmerz wird viel ernstlicher, er stehet bestimmt im Zusammenhang mit dem grofsen Trochanter und verläuft mit ihm in gleicher Richtung, nur sizt er tiefer, so auch gibt ihn der Kranke selbst ganz genau an, er beschreibt ihn, als einen tiefen, bohrenden. Ein äufserlich angebrachter gelinder Druck, oder leise Bestreichung der Stelle, vermehrt den Schmerz sehr. Von Entzündung — d. h. nach dem gewöhnlichen Sprachgebrauch: von Röthe, Härte und Geschwulst, ist äufserlich auch nicht eine entfernte Spur zu entdecken; vielmehr findet man den Glutaeus maximus und Vastus externus welker und schwindend. Der Schmerz verbreitet sich weiter nach dem Verlaufe des ischiadischen Nerven, zunächst gegen das Kniegelenk hin, sodann zum Unterschenkel, endlich auch zum Plattfufs, welchen er steif macht. Der Kranke, um sich bei Bewegungen den Schmerz zu sparen oder zu mildern, senkt die meiste Kraft auf die gesunde Seite, und hält den kranken Ober- und Unterschenkel in gespannter Verbundenheit, diese ganze Extremität nur ängstlich nachziehend. Hiedurch scheint sie auch, ohne es indessen wirklich zu seyn, verlängert; der Kranke selbst hat meistens die Empfindung, dafs Schenkel und Bein verlängert seyen (distensio nervorum Aret.) Sehr schwer wird es solchen Kranken, die Beine seitwärts von einander zu entfernen; der erkrankten Seite wird die Schwere des Körpers sehr lästig; hiedurch wird die Bewegung wiederum um Vieles erschwert, zumal die Schmerzen oft eine grausenhafte Höhe erreichen. Die Ernährung des leidenden Theils wird immer mehr und mehr mangelhaft. Bei alledem aber ist das allgemeine Befinden, wenn die Schmerzen sich nur etwas mindern, (und meistens sind sie auch sehr unterbrochen, wiewohl ohne alle Bestimmtheit), ziemlich gut; der Mensch kann reichlich, oft mehr, als in gesunden Tagen, essen, er verdaut gut, die Se- und Excretionen, mit Ausnahme der der Haut, welche ein wenig abweichend wird, sind ungestört. Der Geist ist in der schmerzensfreien Zeit heiter.

Unter sehr abwechselndem Besser- und Schlimmerwerden kann dieser Zustand oft Jahre lang dauern. Die Kranken fürchten endlich keine Gefahr, tragen wie sie können die Schmerzen, wenn sie kommen, und sind froh und unbesorgt am guten Tage.

§. 337.

Schreitet die Krankheit weiter fort, so ist das vorzüglich daran zu bemerken, daſs während die Schmerzensanfälle seltener und schwächer werden, die bisher ungestört gebliebene allgemeine Nutrition mangelhaft wird. Der Kranke fängt nach und nach an, sich elend und matt zu fühlen, er wird sehr mager, die Haut bei der geringsten Anstrengung sehr stark mit Schweiſs bedeckt, alle Ab- und Aussonderungen werden unordentlich, das Gemüth wird krankhaft reizbar, das Gedächtniſs schwach.

Auch dieser Zustand des offenbaren Schlimmerwerdens kann sehr langwierig, oft noch von scheinbaren oder wirklichen Erleichterungen unterbrochen seyn. Endlich stirbt der Mensch gewöhnlich am s. g. Stickfluſs (Catarrhus suffocativus). In den Leichen

chen findet man den ischiadischen Nerven in seinem ganzen Verlaufe entweder sehr verkümmert, zusammengeschrumpft und welk, oder aufgelockert, und seine Scheide mit Schleim und Wasser gefüllt.

Wesen dieses Krankheitsprozesses.

§. 338.

Es verdient dieser Krankheitsprozefs grofse Aufmerksamkeit und ernstliche Würdigung; denn unscheinbar, wie er beginnt, endet er fast unvermeidlich sehr traurig, wenn er nicht gleich in seinem Entstehen durchsichtig erklärt worden ist.

Drei Meinungen aber vorzuglich sind es, welche von den Schriftstellern über das eigentliche Wesen dieser Krankheit aufgestellt worden sind, von denen jedoch keine eine wahre Einsicht gewährt. Entweder nemlich man hält diese Krankheit für rheumatisch, oder für gichtisch, oder man setzt eine eigene Schärfe als ihren Grund voraus. In diese Meinungen theilen sich Cotunni, Boerhave, Tissot, Stark, Cullen, Lentin u. a. Aufser diesen Meinungen, die noch ihre bedeutenden Anhänger zählen, sind noch zwei andere, zwar nicht mehr gehegte, aber geschichtlich beachtungswerthe Ansichten. Friedrich Hoffmann, hier, wie überall, mit seiner grofsen geistigen Gewandtheit sich Bequemlichkeit bereitend und mit grofsem Anstande die breite Strafse wandelnd, findet keine Schwierigkeit, als Grund dieser Krankheit einen Krampf (Spasmus, motus irregularis) anzunehmen, und den Sitz derselben in den — Ossibus ischii. Dem Wesen nach ist ihm diese

Krankheit gleich mit allen innern Entzündungen, mit Erysipelas („in cute vel facie") mit Rheumatismus („in membranis musculorum"), mit Arthritis („in ligamentis juncturarum"), mit Podagra („in pedibus"), mit Ganagra („in genubus"), mit Chiragra („in manibus")! — In der That, man kann einen wissenschaftlichen Schmerz empfinden, wenn man einen wahren Gedanken, der in alle Wahrheit hätte leiten können, gleich in seiner Empfängnifs durch verseichtigenden Mifsbrauch vom Empfänger selbst vernichten siehet. Denn offenbar würde Hoffmann, wenn er der Spur der sensiblen Affection bei jeder beginnenden Entzündung gefolgt wäre, auf das wahre Wesen der Entzündung und hiermit aller Krankheiten gekommen seyn. Nun aber genügte ihm die erste Begrüfsung der entgegenkommenden Wahrheit und verdrängte so an seinem Theil sie selbst.

Wie ganz anders Georg Ernst Stahl! Sein ganzes Leben hatte er hingegeben der Erforschung der Wahrheit, und von sich nichts übrig behalten, als den sehnsüchtigen stillen Sinn. Nur in der Tiefe des Gedankens und in allseitig umschliefsender Klarheit Genüge suchend, mufste er, mit seinem Funde an seine in glänzender Oberflächlichkeit satte Zeit sich wendend, wundersam fremde Töne angeben, und dies nothwendig selbst fühlend, mufste seine Verlegenheit im Ausdrucke nur noch mehr wachsen. Man kann ihn deutlich mit dem Worte ringen sehen. Wie sollte frei und leicht gegeben werden können, wo niemand zu nehmen begehrt? Hat eine entartete Zeit eine unerschöpfliche Quelle von

Belustigung darin gefunden, daſs dieser, von ihr als abstrus verschriene Kopf in einer so evidenten Wissenschaft, als es die Medicin ist, in der man mit äuſserm und innerm Lebensbalsam und mit allerlei Elixiren meisterlich umzugehen gelernt hatte, wie ein Fremdling sich zeigte; daſs er von ihrer fertigen Weisheit, wiewohl Lehre anzunehmen von Herzen bereit doch so wenig gebrauchen konnte; daſs er sie völlig boden- und grundlos fand; daſs er für den Leib eine Seele, und für die Seele einen lebendigen Gott als Grund — nicht nur suchte, sondern gefunden zu haben frei bekannte; daſs er nur in dieser Verbindung Zusammenhang, und nur in diesem Zusammenhang Leben fand, hat man seine hochherzige und urkräftige Pietät (denn das ist allein die, welche in der Veredelung und Verklärung der Wissenschaft sich beurkundet) verhöhnen können; hat man es nur mit vornehm bemitleidendem Achselzucken mit ansehen können, wie sehr er das Ora als Gebot aufnahm: — warum hat man denn nicht bemerken wollen, mit welch völliger Selbstverläugnung er hingegeben war dem: Labora? Dazu aber hätte freilich das starre Herz sich erweichen, und der dünkelhafte Geist sich demüthigen müssen. Mögen sie aber das aus sich heraus? bequemer allerdings war es, Stahl ganz abzuweisen, als ihn zu verstehen, oder irgend einer Inconsequenz zu überführen. Noch liegt seine Theoria medica vera vor uns; es ist kein versiegeltes Buch, niemand aber öffnet es, oder doch nur um ein Richteramt daran zu üben. Und wieviel wäre daraus zu lernen! wie sehr würde man erkennen an der gediegenen Würde und der geläuterten Festigkeit dieses unschätzbaren Werkes, daſs mit vollem Rechte sein Verfasser die Namen Ernst Stahl führe. Könnte man für's Curiren nicht viel daraus entnehmen, sodoch viel für das bessere Heilen. Wer dermalen Stahl noch lobt, fügt wenigstens hinzu, daſs das Wesentlichste seiner Lehre im Helmont schon liege. Gleichwohl haben beide mit einander nicht mehr gemein, als für Eine Wissenschaft berufene, selbstständige Wahrheitsforscher aus den verschiedensten Zeiten, selbst wenn der Spätere von seinem Vorgänger so wenig historisch wüſste, als dieser von jenem, mit einander haben müssen. Den geistigen Verwandtschaften gehts im Aufgefaſstwerden nicht besser, als dem der physischen Aehnlichkeiten. Einigen Leuten scheint ein ganzes Regiment Soldaten sich völlig gleich zu sehen, denn sie lassen es im Schnellschritt bei sich vorüberziehen; sorgfältige Physiognomen finden so etwas nicht, sie unterscheiden auch die leiblichen Brüder mit Sicherheit.

Nun, noch ist Stahl als Arzt nicht anerkannt worden; aber kommen wird gewiſs die Zeit, in der es im gerechten, vollen Maaſse geschehen wird. Zertrümmert liegt nun auch sein chemisches System, dem ein ganzes Jahrhundert, und nicht aus Neigung zum Begründer, gehuldigt hat. Wird es sich nicht wieder, in seinem Grundgedanken, als unantastbare Wahrheit, erheben können? Jenes und dieses wird die rechte Stunde darthun. Du aber, ermattete und in erstarrender Selbstliebe verkümmerte Zeit, vergib es, daſs von einem längst dahin geschiedenen, vergessenen Herrlichen mit Ehrfurcht und Rührung gesprochen wird, und überdies noch in einem Winkel eines §. des natürlichen, dynamischen Systems der Medicin!

Die Untersuchung des eigentlichen Wesens des malum ischiadicum hatte auf Stahl, wie er selbst erzählt, groſsen wissenschaftlichen Einfluſs („permovit ad universam pathologiam ex alio fonte derivandam etc.“). So leitete sie ihn auf seine Lehre von den Hämorrhoiden. Weil aber alles in Stahl's Theorie sehr innig zusammenhängt, und die einzelnen Stücke nur in diesem Verbande, in welchem sie sich von selbst erklären, verstanden werden können, so ist's nicht leicht, eine Meinung Stahls über irgend ein Einzelnes verständlich hervorzuheben. Der ganze organische Zusammenhang muſs hergestellt werden. Erblickt wird dieser werden können in folgendem Schema, das überdies noch beweisen kann, wie eben Stahl unser einziger Vorgänger in der Begründung eines natürlichen Systems der Medicin sey. Es zerfällt seine Doctrina pathologica in drei Theile; der erste enthält die allgemeine Pathologie *), der

*) Es ist ein offenbarer Irrthum, wenn man, wie fast allgemein geschieht, Gaubius als Begründer der allgemeinen Pathologie als Doctrin nennt. Nicht nur verdient auch diese Ehre unserm theuren Stahl erwiesen zu werden, sondern ist's auch sehr zu beklagen, daſs der geistreiche Gaubius nicht ein Schüler Stahl's gewesen und auch später, durch eindringendes Studium der theoria medica vera, nicht geworden ist, da er so, bei seinem entschiedenem Talente, gewiſs eine weit tiefer begründete und vollkommener ausgeführte allgemeine Pa-

zweite die mehr besondere und der dritte die besonderste. Wir nehmen in das Schema den ersten Theil, als nicht hieher gehörig, nicht auf, und führen es überhaupt nur so weit, als es nöthig scheint, um aus der systematischen Stellung Stahls Meinung von dem wahren Wesen des malum ischiadicum erkennen zu können.

Doctrinae pathologicae. Pars II.

Specialem habitum causarum et effectum praeter naturam exhibens.

Sectio I. *de haemorrhagia.*

Membrum I. de historia causarum haemorrhagias producentium.

— II. de vero habitu causali ad haemorrhagias producendum.

Articulus I. de haemorrhagia narium.

— — II. de haemoptysi.

— — III. de vomitu cruento.

— — IV. de haemorrhoidum fluxu.

— — V. de mictu cruento.

— — VI. de varicum manatione.

— — VII. de uteri haemorrhagiis.

— — VIII. de lochiorum fluxu.

— — IX. de fluxibus sanguinis vere passivis.

Sectio II. *de congestionibus sanguinis.*

Membrum I. de congestionibus simplicioribus ut haemorrhagicis.

---

thologie geliefert hätte, als es sein freilich noch immer sehr verdienstliches und mit Recht berühmtes Werk ist.

Membrum II. Rheumatismus.
— III. Inflammatio.
— IV. Dolores.
Sectio III. *de motibus in corpore praeter naturam affectis.*
Membrum I. de tonicis praeter naturalem mensuram variationibus.
— II. de Spasmis.
— III. de convulsionibus.
— IV. de defectibus motuum.
Sectio IV. *de febre, seu febribus in genere.*
— V. *de adventitiis.*
de Sensibilitate,
de rebus toto genere praeter naturam.

Pars III. *Specialissima.*
Sectio I. *de specialibus haemorrhagiis et affectibus cum illis proxime connexis.*
Membrum I. de haemorrhagia narium morbida.
Articulus I. de Phlegmatorrhagia narium.
— II. de haemoptae.
Articulus I. de tussi.
— — II. de phthisi.
— III. de vomitu cruento.
Articulus I. de malo hypochondriaco.
— — II. de vomitu nigrorum.
— IV. de haemorrhoidibus.
Articulus I. *de malo ischiadico.*
— V. de mensium vitiis.
Articulus I. de passione hysterica etc. etc.

Aus dieser schematischen Uebersicht kann es einigermaſsen wenigstens verständlich werden, was

Stahl meint, wenn er das Malum ischidiacum seinem Wesen nach für einen apparatus spasticus contentionum ad haemorrhoidales eruptiones" hält. Eingesehen kann nun werden, wie auf diese Weise sich Stahl die Verwandtschaft dieser Krankheit mit Rheumatismus und Entzündung und das dabei statt findende Schmerzhafte erklärte, da Rheumatismus, Entzündung und Schmerzen Glieder (Membra) sind der einfacheren Congestionen, und vorzüglich der hämorrhagischen (Pars II. Sectio II.) So war ihm auch das Auftreten dieser Krankheit als Nervenübel nothwendig erklärlich, wiewohl er von alle dem nicht demonstrirend spricht, denn einmal ihr Wesen als einen Conflict erkennend, ergibt sich's auch, dafs krankhafte Bewegungen zu ihr gehören; ein Hauptglied aber dieser sind die Spasmen (Pars II. Sectio III, Membrum II.). Wer darf läugnen, dafs in diesem allen, vom tiefen und scharfen Sinne auch abgesehen, die Spuren der Wahrheit unverkennbar sind? Wir unseres Theils wenigstens müssen dies bekennen, obgleich wir hier, wie an den meisten andern Stellen, das letzte dogmatische Resultat Stahls nicht annehmen, eben weil auch unsere Prämissen andere sind.

§. 339.

Cotunni glaubte die Ergiefsung jener wäfsrigen, schleimigen Feuchtigkeit (§. 337.) in das Neurilema des ischiadischen Nerven sey Grund der Krankheit; doch diese Ergiefsung findet nicht nur nicht immer statt, sondern ist sie auch offenbar, wo sie ist, nur Krankheitsfolge, und die späteste zwar. Die sie für rheumatischen oder gichtischen Ursprungs halten, schieben, abgesehen auch von der Grundlosigkeit dieses Dafürhaltens, die Erklärung nur weiter hinaus: was aber soll denn endlich daraus werden, wenn die Erklärung der einen Krankheit auf die der andern verwiesen wird, und die umfassende zu geben sich nirgends der rechte Ort finden will? Leicht überredet man sich, daſs das, worauf man oft verwiesen hat, oder verwiesen worden ist, ein unmittelbar Klares, ein einfacher, nothwendiger Begriff sey, und betrachtet man es genau, so ists die Dunkelheit selbst. Wie dürfte hier von Arthritis oder Rheumatismus — die, was sie wesentlich sind, nicht gelehrt wird — die Rede seyn, da wir die Krankheit, schon ihrer Erscheinung nach, vom nervus ischiadicus abhängig sehen, und dies so deutlich, daſs man meistens es, auch unwillkührlich, anerkennen muſste?

§. 340.

Um ein anschauliches Bild von dieser Krankheit zu bekommen, betrachte man nur den Verlauf des ischiadischen Nerven. — Es entspringt dieser dickste aller Nerven mit vier Wurzeln aus den beiden untersten Lendennerven und den drei ersten nervis sacralibus, durch die incisura ischiadica major tritt er hervor aus dem Becken, wird vom mittlern und groſsen Gesäſsmuskel bedeckt; diese, die Gemelli, der Pyriformis, der quadratus femoris und obturator externus erhalten Zweige von ihm und auſserdem verbreiten sich noch aus ihm die nervi cutanei femoris posteriores. Zwischen dem groſsen Trochanter und dem Sitzknorren nimmt der Stamm seinen Lauf und bis zur Kniekehle, wo er popliteus wird, zwischen dem biceps femoris und semitendinosus. Hier, zuweilen aber auch schon viel höher, theilt er sich in den Waden- und Schienbeinnerven. Der Peronaeus gibt drei Hauptzweige: den communicans tibiae, den superficialis und den profundus. Jeder dieser Zweige gibt Aeste den Muskeln des Unterschenkels und Fuſses; die nervi digitales dorsales pedis sind die letzten Bildungen des Peronaeus. Der nervus tibialis gibt ebenfalls Aeste den Muskeln des Unterschenkels, und am innern Knöchel angelangt, theilt er sich in den plantaris externus und internus, beide in den Muskeln der Fuſssohle sich verästelnd, bilden endlich die nervi digitales plantares.

Hält man alle äuſsern, örtlichen Erscheinungen dieser Krankheit an dieses Bild des ischiadischen Nerven, so kann nicht gezweifelt werden, daſs dieser den wahren Sitz der Krankheit hergibt. Zugleich kann Cotunnis Eintheilung der Ischias nervosa in eine antica und postica als unbedeutend erkannt werden, wenn man nicht, was aber noch näherer Betrachtung und Untersuchung bedürfte, annehmen wollte, daſs bei der antica der nervus cruralis wesentlichen Antheil an der Krankheit nehme.

§. 341.

Cotunni sucht seine Hypothese von der Entstehung dieser Krankheit durch die Ergieſsung einer Schärfe in das Neurilema dadurch zu rechtfertigen, daſs er die Ursache dieser Ergieſsung von dem Zellgewebe, welches die einzelnen Nervenfäden umgibt und sie zu einem Nervenstrange verbindet, ableitet. Er meint: diese so sich ergieſsende Feuchtigkeit ver-ursache eine Spannung und Dehnung der eigentlichen Nervensubstanz; hiedurch aber müsse denn nothwendig Schmerz entstehen. Jemehr dieser Feuchtigkeit sich ansammelt, desto mehr müsse die Nervensubstanz verdrängt und endlich aufgelöst werden, und dies müsse denn wohl Schwinden und Lähmung des Gliedes erzeugen. Auf diese, den Thatsachen so wenig entsprechende, künstliche Hypothese konnte Cotunni nur kommen, weil ihm die Einsicht in das wahre Wesen der Entzündung abging. Ueberdies erklärt sie auch gar nicht; denn abgesehen davon, daſs diese Ergieſsung nicht immer bei der Ischias vorhanden ist, und wo, da nur als späte Folge, so läſst sie ja unbeantwortet: wodurch denn das Zellgewebe in den Zustand versetzt werde, eine solche Ausschwitzung bewirken zu können? Nun wissen wir, daſs dies nur durch Entzündung möglich wäre. Diese also müſste, soll Cotunni's Meinung angenommen werden, dennoch, und zwar als innerhalb des Nerven statt findend, vorausgesetzt werden. Wollen wir aber dies, so ist jene Hypothese völlig überflüssig, und so wenig wir, wo eine seröse Ansammlung im Gehirn, besonders in den Hirnhöhlen gefunden wird, diese als die Ursache der Encephalitis nennen werden, eben so wenig dürfen wir es auch bei der Ischias nervosa.

§. 342.

Als die schlichteste Erklärung demnach dieser Krankheit bietet sich die Annahme an, daſs sie wesentlich in einer Entzündung des ischiadischen Nerven bestehe. Ueberzeugende Kraft aber gewinnt sie, wenn man auch noch erwägt, daſs hier von einem Rückenmarksnerven die Rede sey, denn auch die entferntesten Erscheinungen dieser Krankheit und ihr endlicher Ausgang erhalten dadurch einen einsichtlichen Zusammenhang; ja, unsere Meinung von der eigentlichen Bedeutung des ganzen Rückenmarks, daſs es ein das Gehirn- und Gangliensystem vermittelndes Nervensystem sey, bekommt dadurch einen bestätigenden Beleg mehr, da wir hier die Extremitäten, deren ganze Verrichtung eine bloſs vermittelnde ist, auch pathologisch unmittelbar nur vom vermittelnden Nervensystem abhängig sehen.

Dieser massigste, im normalen Zustande wenig empfindliche Nerv zeigt auch, wo er in einen entzündlichen Zustand, d. h. in vermehrte Thätigkeit versetzt ist, nur wenig erhöhete Sensationsperceptibilität, d. h. nur geringen Schmerz; seine Function aber, die Locomotivität nach dem freien Willen des höhern geistigen Nervensystems zu bewirken, vollbringt er schlecht. Allein da anfänglich seine Alienation nur noch geringe, der höhere Nerveneinfluſs noch normal überwiegend ist, so wird die Krankheit durch den Willen gebrochen, wenigstens beschwichtigt, deshalb wird auch im Anfange der Schmerz durch mäſsige Bewegung verscheucht (§. 335). Was hingegen die sensible Thätigkeit dieses Nerven direct erhöhet, das verschlimmert das Uebel; deshalb fachen leise Berührungen den Schmerz an (ib.), starker Druck aber macht ihn verstummen.

Wird nun die Entzündung intensiver (§. 336.), so steigt auch die Sensationsperceptibilität, der Schmerz erreicht oft eine entsetzliche Höhe; der Gehirneinfluſs wird unwirksamer, weil der hiatus gröſser geworden ist; der Wille bricht nicht mehr den Schmerz, sondern der Schmerz den Willen, und hiemit ist der Kreis gebildet. In der Beschreibung schon sind die Momente bemerklich gemacht worden, welche zu einer Verwechselung dieser Krankheit mit der Coxarthrocace verleiten können und wirklich sehr häufig, zum entschiedenen Verderben der armen Kranken, verleiten. Und was, obgleich es sonderbar scheint, dennoch völlig wahr ist: diese Verwechselung ist besonders sehr häufig geworden, aber seitdem durch Rust's vortreffliche Arthrokakologie auch die Coxarthrocace deutlicher kennen und besser behandeln gelehrt worden ist; denn eben seitdem ist irgend ein Schmerz in der Coxalgegend hinreichend, um eine ärztliche Verfolgung mit Feuer und Schwerd — mit dem Glüheisen und der Haarseilnadel — zuzuziehen.

Recht klar charakterisirt sich das ganze Wesen der Krankheit dadurch, daſs so lange sie nur das beschränkte Gebiet des sehr untergeordneten ischiadischen Nerven einnimmt, sie zwar vielfach quälend und peinigend ist und, bis zu einer gewissen Höhe gelangt, dem besonnenen Arzte gegründete Besorgniſs wegen ihres endlichen Ausganges erregend; aber da sie in das normale Verhältniſs der verschiedenen Nervensysteme zu einander weiter nicht störend eingreift, so bleibt auch, oft viele Jahre hindurch, der übrige Gesundheitszustand unverletzt; die Eſslust ist gut, die Verdauung vollkommen, ja nicht selten werden beide noch, durch die Anstrengung im Kampfe mit dem Schmerz, geschärft, und der Geist, hat sich nur das Toben des heftigsten Schmerzes gestillt, ist wohl, aufgelegt und heiter.

§. 343.

Wird der Krankheitsprozefs auf dieser Stufe stehend nicht günstig ausgeglichen, so mufs er wohl fortschreiten; im primär ergriffenen Nerven aber, der nun auch krank zu seyn nicht mehr Energie genug hat, kann er sich nicht fortsetzen; er steigt also am Rückenmark herauf. Die Andeutung hiezu ist schon in dem vorangegangenen Zustande enthalten, denn die Schwierigkeit die in demselben sich bei der seitlichen Entfernung der Beine zeigt, weiset schon auf eine krankhafte Spannung in dem untern Rükkenmarksende hin. Nun aber wird das Leiden des Rückenmarks offenbarer, denn obgleich die ischiadischen Schmerzen um Vieles geringer werden, verschlimmert sich der allgemeine Zustand gar sehr. Nun nemlich, da der Rückenmarksstrang der Krankheitsboden wird, so mufs auch das Gangliensystem in die Krankheitssphäre eintreten. Hiervon ist denn zweierlei die nothwendige Folge: Einmal wird das Gangliensystem, so weit es von der Krankheit erreicht wird, seiner eigentlichen Function, dem animalischen, plastischen Prozesse vorzustehen, entzogen. Offenbar mufs also die ganze Vegetation einen empfindlichen Abbruch erleiden, dies auch geschiehet: die Nutrition wird mangelhaft, der Kranke fühlt sich matt und elend, er magert sehr ab, das Ab- und Aussonderungsgeschäft wird unordentlich, das Hautsystem, das sensibelste unter den vegetativen Gebilden, colliquescirt (§. 337). Zweitens mufs nun die durch das Erkranken des Stammes des vermittelnden Nervensystems nothwendig entstehende Disjunction zwischen Gehirn- und Gangliensystem sich bezeichnen, und da der Ausdruck dieser Disjunction in einem Zurücktreten der Herrschaft des Cerebralsystems bestehen mufs, wie wir erwiesen und öfterer schon nachgewiesen haben, so ist auch dies hier auf's deutlichste beurkundet durch die krankhafte Reitzbarkeit des Gemüths und durch die Gedächtnifsschwäche (ib.). Sehr von der Oberfläche geschöpft ist's, wenn diese psychischen Phänomene durch das Leiden im plastischen Prozesse erklärt werden, da, wie wir nun sehen, beide Coeffecte Einer und zwar völlig evidenten Ursache sind. Auf's vollkommenste bestätigt aber wird alles dies durch die endliche, gewöhnliche Todesart solcher Kranken am s. g. Catarrhus suffocativus. Fragen wir nemlich, was denn das für ein Ding seyn möge, das mit diesem abentheuerlichen Namen bezeichnet wird, so finden wir nichts anders wesentlich darin, als eine Bronchitis nervosa. Mit diesem Namen nemlich bezeichnen wir diejenige, meist schnell tödtliche Entzündung der Luftröhrenäste, welche ihren Grund in einer entzündlichen Affection des Brusttheils des Vagus, bei schon statt findender geschmälerter Gehirnthätigkeit, hat. In diesen wenigen Worten ist die wahre Genesis des s. g. Stickflusses, wie sie auch die Beobachtung bestätigt, angegeben. Ueberall nemlich wo dieser vorkommt, ist auf irgend eine Weise das Gehirn zuvor um einen Theil seiner Thätigkeit gekommen; geringe Veranlassungen, z. E. eine etwas starke Gemüthsbewegung, Schrecken, Zorn, Freude, oder ein etwas reichlicher, ungewöhnter Genuſs von Speisen oder von geistigen Getränken u. d. gl. sind dann hinreichend, um ein tödtliches Zerfallen der verschiedenen Nervensysteme zu bewirken. Um aber das völlige Zerfallen zu verhüten, muſs, nach rein biologischem Gesetze, das höchste vermittelnde Nervengebilde, der Vagus, in vermehrte Thätigkeit sich setzen, d. h. in Entzündung gerathen, und zwar vorzüglich da, wo seine kräftigste Existenz, wo der Mittelpunkt seiner Kraft ist, also nothwendig in seinem Brusttheile, und hier wiederum in seinen concentrischsten Stellen, in den beiden Lungengeflechten. Da aber gewöhnlich die innern Verhältnisse von der Art sind, daſs keine dauernd energische Reaction zu erwarten ist, und von dem höchsten organischen Gebilde, vom Gehirne selbst, die geringste; so ist auch meistens die Anstrengung des Vagus: das auseinanderfallende, erlöschende Leben zu erhalten, es zu verbinden und anzufachen vergeblich. Treu aber erweiset er sich bis zum Tode. Er auch ist in der That, und nicht das Herz, sondern dieses nur mittelbar, das ultimum moriens. Daſs dies der wahre Grund und die eigentliche innere Entstehungsweise des Catarrhus suffocativus, oder verständlicher: der Bronchitis nervosa sey, kann vollkommen deutlich an dem hier in Rede stehenden Falle ersehen werden. Ein Nerve des vermittelnden Nervensystems ist von Haus aus ergriffen, und der

Träger

Träger des Krankheitsprozesses gewesen; nachdem er in diesem Kampfe seine beste Kraft verloren hatte, der Grund der Krankheit aber stehen blieb, flüchtete diese dahin, wo sie Boden fand, zunächst also zum Rückenmarksstrange; hiedurch war denn das Gangliensystem in den Krankheitskreis gezogen, und hiedurch zuvörderst der Vegetation, der materiellen Basis des Organismus, ein vernichtender Stoſs beigebracht, aber zugleich auch eine feindliche Spaltung zwischen den beiden synthetischen Gliedern des Nervensystems gesetzt. Nur an einem seidenen Faden noch hängt das Leben, alles ist zum Tode methodisch vorbereitet: — Hülfe wäre nur noch möglich, wenn ein mächtiges Leben in der lebendigen Capula im Vagus, erwachen und über die zerfallenen Arme des Einen, groſsen Nervensystems sich ergieſsend, sie in lebendige Berührung bringen möchte. Nun, im Angesichte des Todes tritt noch einmal das Leben in die Schranken zu kämpfen den letzten Kampf, den Sieg hoffend, den Fall nicht fürchtend. Denn obwohl der äuſsere Erfolg meistens ungünstig ist, so eilt doch das Leben, in Treue bewährt und im Kampf zum Bewuſstsein der Kraft gelangt, hin zum Quell des Lebens, während der Tod nur sich selbst zur starren Beute hat.

Veranlassende Momente.

§. 344.

Alles was die Sensibilität des Rückenmarks und besonders die des ischiadischen Nerven steigern kann, vermag diese Krankheit zu veranlassen. Vieles aber von dem, was man gewöhnlich als specielle Momente angibt, mag wohl eigentlich nicht hieher gehören, da man so sehr häufig diese Krankheit mit Rheumatismus der Hüftgegend und mit beginnender Coxarthrocace verwechselt. So dürfte wohl schwerlich die anhaltende Einwirkung starker Kälte eine Entzündung des ischiadischen Nerven hervorbringen können, und dasjenige, was bei Personen, welche durch ihre Lebensart in der Kälte viel sich aufzuhalten genöthiget sind, für Ischias gehalten wird, ist auch in der That diese Krankheit nicht, daher auch manche empfohlne Heilarten auf die wirklichen Fälle nicht angewendet werden dürfen.

Wirksamer diese Krankheit zu veranlassen sind einige andere Momente. — Hieher gehören: das Liegen auf feuchten Betten, feuchte Wärme überhaupt, daher auch diese Krankheit oft bei solchen Personen beobachtet wird, die viel der feuchten Wärme sich aussetzen müssen, z. E. Wäscherinnen, Brauer u. dgl. Schlafen auf kaltem und feuchtem Boden bei erhitztem Körper; daher sie nicht selten bei Landleuten in der Erndtezeit entstehet. — Sitzende Lebensart; daher sie eine Krankheit ist der Gelehrten, Schuster, Schneider u. dgl. — Unterdrückte Blutungen, besonders des Unterleibes, also ganz vorzüglich: unterdrückter Hämorrhoidalfluſs. Den innern Zusammenhang hievon nachzuweisen wird sich später eine schickliche Gelegenheit finden.

Viel häufiger kommt diese Krankheit bei Individuen männlichen als weiblichen Geschlechts, und dies beweiset wiederum den groſsen Irrthum in der

Verwechslung derselben mit Rheumatismus, da dieser — was seinen guten Grund hat — mehr die weiblichen als die männlichen Individuen ergreift. Kinder sind dagegen nicht geschützt. Es wird nützlich seyn dies zu bemerken, um die verderbliche Verwechselung mit Coxarthrocace zu verhüten.

Vorhersagung.

§. 345.

Die prognostische Bedeutung der Entzündung des ischiadischen Nerven gibt sich unzweideutig in ihrem Bilde (§. §. 335 — 338.) und ihrem Wesen (§ §. 338 — 344.) zu erkennen. Es kann nicht übersehen werden, von welch grofser Gefahr sie sey, trotz ihres unscheinbaren Auftretens, ihrer langen Dauer und selbst trotz ihrer häufigen oft ziemlich lang währenden, fast gänzlichen Unterbrechungen. — Sich selbst überlassen gehet sie nie in Genesung über. — Zu elendem Leben und sicherm Tod führt fast mit Sicherheit jede Verkennung. — Sehr hat man daher Ursache auf der Hut zu seyn: dieses so charakteristisch sich verkündende und ausbildende Uebel nicht zu halten für Gicht, Rheumatismus oder Hüftgelenkkrankheit. Hier ist kein Fall gegeben, wo der Arzt selbst durch Irrthum zu einem günstigen Erfolg gelangen könnte.

Bei deutlicher, wahrer Erkenntnifs und entschiedenem Verfahren darnach ist in frühem Zeitraum der Krankheit, wenn auch die äufsern Verhältnisse des Kranken nicht ganz ungünstig sind, die Heilung sehr wahrscheinlich; in spätern noch möglich, nie ganz unmöglich.

Behandlung.

§. 346.

Haben wir oben (§§. 339—341.) gegen Cotunnis Theorem streiten müssen, so können wir uns hier mit seinen therapeutischen Angaben befreunden. Und dies eben ist uns ein Beweis, daſs diesem überall geistreichen und verdienstvollen Arzte die wahre Erkenntniſs der hier in Rede stehenden Krankheit beigewohnt haben müsse, nur noch in Dunkelheit gehüllt, mit andern irrigen Vorstellungen verwebt und zum deutlichen Ausdruck unreif. Daher auch unser obiger Widerspruch nicht als ein leerer Wortstreit genommen werden darf, denn eine Begriffsverdeutlichung ist doch wohl etwas mehr, als eine Namensveränderung und auch etwas erfolgreicher. Daſs wir Stahl auch therapeutisch auf richtigem Wege finden, ist uns zwar nicht unerwartet, aber sehr erfreulich.

§. 347.

Drei Indicationen werden zu erfüllen seyn:

1) Wegräumung der veranlassenden Momente;
2) Hebung der einmal vorhandenen Wirkung, der Entzündung des ischiadischen Nerven; und
3) Verhütung der Folgen (§§. 337—343).

§. 348.

Was die Lösung der ersten Aufgabe angehet, (§. 347. 1.), so kann darüber hier um so weniger ausführlich gehandelt werden, da die eigentlich veranlassenden Momente zu dieser Krankheit nicht genau gekannt sind. Sehr wohl wird man thun, in jedem einzelnen Falle nicht nach allgemeinen Rubriken, sondern nach den allerspeciellsten, völlig individuellen Verhältnissen die Untersuchung anzustellen. So fanden wir zweimal bei Kindern innere Scrofeln als die subjective Veranlassung; beide Male wurde vollständige Heilung durch eine angemessene Diät, kalte Bäder und Eichelkaffe bewirkt; in dem einen dieser Fälle war die Krankheit anderweitig für Coxalgia gehalten, und sechs Monate hindurch, dieser Annahme gemäfs, streng behandelt worden. Das Kind war in der That seinem Ende nahe, ganz entschieden bezeichnete sich sein ganzer Zustand als ein colliquativer. Um so weniger durften wir Bedenken tragen: die vorige Curart streng abzuschneiden und die Eiterung möglichst bald enden zu lassen. Man erkennt aus diesen Beispielen, wie nicht nur diese Krankheit in ihrem Verlaufe die Vegetation untergraben, sondern auch umgekehrt: wie eine abnorme Vegetation (Scrofelsucht) diese Krankheit veranlassen könne. Bei einem Erwachsenen erkannten wir deutlich Hämorrhoidalkrankheit als veranlassende Ursache der Ischias; reichliche örtliche Blutentleerungen, Seebäder und vegetabilische Kost bewirkten völlige Genesung.

§. 349.

Zum Theil haben wir nun schon vorgreifend über die Erfüllung der zweiten Indication (§. 347. 2.) gesprochen. Da durch diese Krankheit zunächst eine Reihe sehr irritabler Muskeln ergriffen wird, so sind wir dadurch schon zur Anwendung reichlicher ärztlicher Blutentziehungen aufgefordert. Cotunni meint: sie seyen zwar nicht curativ, doch aber unentbehrlich, weil sie die Cur beförderten. Zu diesem Sophisma drängte das falsche Theorem, doch verdrängte es glücklicherweise nicht das rechte Thun. Was unentbehrlich auch nur zur Beförderung der Heilung ist, dafs mufs wohl curativ genannt werden.

Die als Sensationsperceptibilität aufgeregte Nerventhätigkeit mufs in Gefäfsincitation metamorphosirt werden; dies fordert den Gebrauch der narkotischen Mittel; nach den vorhandenen individuellen Verhältnissen ist zu wählen zwischen hyoscyamus, digitalis purpurea, Opium und Belladonna. Cotunni empfiehlt auch Opium — weil der Ischias Syphilis zum Grunde liegen könnte. Dies ist nie der Fall, wohl aber veranlassen geschlechtliche Ausschweifungen sehr häufig Rückenmarksentzündung (§. 272.) und so auch Entzündung des ischiadischen Nerven, und diese, wie jene, erfordert den Gebrauch der Narcotica zu ihrer Heilung.

Zur Heilung jeder Art von Rückenmarksentzündung ist Anregung der Gehirnthätigkeit nöthig; also auch hier. Kalte Bäder, besonders Sturzbäder sind hiezu kräftig wirkende Mittel. Das Seebad aber ist das natürlichste Sturzbad. (Dies erklärt es, beiläufig gesagt, warum in vielen Fällen nur das Baden in bewegter See heilsam ist). In Wahrheit erweisen sich die Seebäder als ein überaus hülfreiches Mittel gegen die hier in Rede stehende Krankheit. Wo sie nicht angewendet werden können, müssen Sturzbäder ihre Stelle vertreten.

Cotunni empfiehlt Purgirmittel. Diese aber sind in den meisten Fällen, besonders aber wo die Entzündung noch im ischiadischen Nerven selbst in voller Kraft ist, nicht nur überflüssig, sondern verderblich. Denn das, was bei dieser Krankheit zu befürchten und auf alle Weise zu verhüten ist: daſs nicht das Gangliensystem in den pathischen Prozeſs hineingezogen werde, das aber würde man eben durch jenen Angriff auf die vegetative Sphäre herbeiführen. Nur wo dies schon geschehen ist, wo also durch Abweichung des plastischen Nervensystems von seiner Function eine gewisse Tardität des Darmkanals eingetreten wäre, da kann es mitunter gestattet, ja wohl nothwendig seyn, irgend ein gelindes Purgans zu geben.

Cotunni preist sehr die Wirkung der Musik in dieser Krankheit. Wir glauben es. Aber, guter Cotunni, glaubtest du denn wirklich, daſs das amusische Zellgewebe von den Zauberklängen der Musik ergriffen, beruhigt, begütigt werden könne? Warum, da doch alles dich dahin drängte, sprachst du es nicht aus: Ischias sey Nervenentzündung?

Bei zunehmender Krankheit lehrt Cotunni Vesicatoria, Aetzmittel und Cauteria anwenden. Genau gibt er die Stellen dazu an. Die Blasenpflaster sollen in die Gegend des nervus poplitaeus, des tibialis und auf die planta pedis über die Plantarnerven gelegt werden. Mehrfach schon haben wir über die Heilsamkeit der Erregung irritabler örtlicher Entzündungen gegen sensible Entzündungen gesprochen. Und so sind denn diese Mittel freilich nicht ganz außerhalb des rechten Weges. Ueberzeugt aber und durch Erfahrung überführt sind wir, daß bei übrigens zweckmäßiger und entschiedener Behandlung Rubefacientia zu dem genannten Zwecke völlig hinreichend sind. Bei ältern, schon sehr angegriffenen Individuen würden wir jene zerstörenden Mittel schon aus Besorgniß: leicht Gangränescenz erregen zu können, anzuwenden abgehalten seyn.

Zur Nachcur empfiehlt Cotunni Holztränke. Das schielt etwas nach Gicht! — Amaro-aetherea, die geeignetesten Mittel zur Nachcur bei allen sensiblen Entzündungen, haben sich uns auch hier als vortrefflich wirkend bewährt.

§. 350. a.

Ueber die Erfüllung der dritten Indication (§. 347. 3.) haben wir an dieser Stelle nichts besonderes zu sagen. Denn die wichtigsten Folgen der Entzündung des ischiadischen Nerven können nur Entzündung des Rückenmarkstranges und des Vagus seyn. Ueber beide aber ist in den früheren Abschnitten ausführlich gehandelt worden. Daß beide, vorzüglich die letzte, so entstanden, meist tödtlich seyn werde, versteht sich von selbst.

§. 350. b.

Was aber lehrte denn Stahl gegen das Malum ischiadicum zu unternehmen? Nichts anders: als reichlich Blutegel in die Coxalgegend zu setzen und Opium zu geben! — Wäre doch die Zeit erst da, ja wäre sie auch nur nahe, in der es erkannt würde, wie oft du, hoher, schlichter Mann, recht hattest! Dann würde auch erkannt werden, daſs selbst ein Boerhavianer zu wenig sagte, wenn er von dir meinte: non raro verum dixit, et saepe utiliter. Zumal dieser Boerhavianer der groſse Haller war. — Streitsucht hatte man dir vorgeworfen und Bitterkeit. Beide wohl sind deiner harmlosen, milden Seele fremd gewesen. Aber weil du, in deinem groſsen Gebiete, der einzige feste Pfeiler deiner Zeit warst, da meinten die unkundigen Zuschauer, die Wellen an dir sich brechen und erbrausen sehend, du erregtest den Sturm und wolltest das stille Wasser nicht ruhig flieſsen lassen. Und wenn sie denn in der Tiefe an den Wogen dich beugen und wanken sahen, da meinten sie wieder, das Wasser überwinde dich und du könntest nicht Stand halten. Und weil du auf volle Erkenntniſs, auf Eindringen in die Tiefe, auf Erheben in die Höhe drangest, weil du mit glühendem Eifer darauf drangst, da empfanden dies die Trägen und in Oberflächlichkeit Gesättigten gar übel, und die Verläumdung zischte: dein böses Herz verübe so Hartes! Der Geist aber der Wahrheit, der mit dir war, sey auch mit uns!

Dritte Gattung.

Entzündung des Gangliensystems, oder des grofsen sympathischen Nerven.

Von der Ganglienentzündung überhaupt.

A.

§. 351.

Es mufs wohl bekannt werden, dafs die Pathologie bisher von der Wichtigkeit und Eigenthümlichkeit des Gangliensystems keine Notiz genommen hat. Liefse sich ein natürliches, dynamisches System der Medicin, das nur aus einem Wissen des Zusammenhanges des Besonderen im Allgemeinen und der gegenseitigen Wechselwirkungen geboren werden kann, solch Uebergehen zu Schulden kommen, so hätte es sich durch dies Schweigen das schlimmste Urtheil selbst gesprochen. Wie wenig wir aber die durch das Gangliensystem gesetzten organisch-dynamischen Beziehungen übersehen konnten, hat sich nun schon in der Bearbeitung der vorigen Gattung gezeigt. Wer nun die grofsen Schwierigkeiten und die Neuheit unseres Unternehmens bedenkt, der wird uns den Mangel an Vollständigkeit nicht zum Vorwurf machen, wissend, dafs auch die schwachen Anfänge, welche wir zur Lösung dieser wichtigen, unabweisbaren Aufgabe gemacht haben, nur unter der gröfsten Anstrengung möglich werden konnten.

§. 352.

Als Allgemeinstes, Eigenthümlichstes und Unbestreitbares über das Gangliensystem kann wohl Folgendes ausgesprochen werden; das ganze System hat durchaus keinen gemeinsamen Centralpunkt, also auch keinen Sammelpunkt seiner Wirksamkeit: — kein Centralorgan. Unregelmäſsig sammeln sich die weichen und röthlichen Nerven zu kleinern oder gröſsern Punkten, Ganglien. Die Eindrücke, welche diese Fäden erhalten, können und müssen wohl bis zu solchen Vereinigungspunkten mehrerer Nervenzweige fortgepflanzt werden; aber dies geschiehet einmal viel langsamer als in anderen Nervenpartien. Die Knoten erweisen sich oft sehr lange als wahre Isolirpunkte. Zweitens geschiehet diese Fortpflanzung ohne daſs davon eine Empfindung ins Bewuſstseyn tritt, also in der That empfindungs- und bewuſstlos. Drittens: auch die Reaction auf diejenigen Organe, welche, und in wiefern sie von diesem Nervensystem leben, ist ebenfalls völlig empfindungs- und bewuſstlos.

Es sind aber vorzüglich die Gefäſse der Vegetationsorgane, auf welche die Thätigkeit dieser Nerven gerichtet ist. Es gehört also das Gangliensystem ganz vorzüglich der Vegetation, im weiteren Sinne dieses Wortes, an; d. h. es gehört dem Blutsysteme an, in wiefern dieses alle Vegetation bewirkt. Nur das Arterienblut aber, wie wir dies in einem späteren Abschnitte zur vollkommenen Evidenz bringen werden, bewirkt die Ernährung: — nur zu den Arterien auch ist das Gangliensystem mit seiner Wirksamkeit gewendet. Wie nun einerseits dem Gangliensystem, als einem Theile des Nervensystems überhaupt, der höhere Nervencharacter — die Empfindung erregende und leitende Kraft, abgehet, so steigert es andererseits das Blutsystem höher, indem es dieses mit einer höheren Reizbarkeit begabt. Wir halten den eben ausgesprochenen Satz für eben so unumstofslich als erfolgreich.

§. 353.

Unsere Ansicht über die pathologische Bedeutung des Gangliensystems werden wir am besten darlegen können, wenn wir uns zuvor das Bild des Sympathicus, wie es durch die neueren Untersuchungen uns kenntlich gemacht worden ist, wiederum vor das Auge stellen. Seit Reil es, wie wir glauben, zuerst versucht hat, das ganze Gangliensystem aus dem Sonnengeflechte heraus zu demonstriren, ists vielfach nachgesagt worden, dafs man jenes als das Centrum des ganzen Systems betrachten könne. Wir müssen aber bekennen, dafs uns diese Ansicht völlig irrig scheine, so wie es damit auch dem vortrefflichen Reil kein rechter Ernst gewesen seyn mag. Doch hat sie ihn zu einer durchaus irrthümlichen Behauptung, für welche er auch nicht einen Schein von Rechtfertigung geben konnte —: dafs nemlich die Stimmnerven in dem Sonnengeflechte *wurzelten*, verleitet.

Wir werden den grofsen Sympathicus, nach gewöhnlicher Eintheilung, betrachten unter vier Abschnitten, bildend nemlich einen Hals-, Brust-, Bauch- und Beckentheil.

B.

Ursprung.

§. 354.

Der Nervus profundus Vidiani des zweiten Hauptastes des fünften Nervenpaars mit einem eben so schwachen, oder noch schwächern Faden des sechsten Nervenpaars zwischen dem ersten und zweiten Bug der Carotis in ihrem Kanal einen spitzen Winkel bildend, machen den Anfang des grofsen sympathischen Nerven. —

Gering allerdings ist dieser Anfang, doch hat man, wie uns scheint, in neuerer Zeit zu wenig Gewicht darauf gelegt; denn auch ein schwacher ist doch immer einer. Und sind es nicht alle? Sagt man aber: es wachse kein Nerve aus dem anderen hervor, so widerspricht dies in der That aller Wahrheit, denn hier, wie überall, erzeugt das Nächstverwandte. Und eben, was man bestreiten wollte: wie die Pflanze aus ihrer Wurzel, so wächst ein Nerve aus dem anderen. Freilich aber auch ists nicht die abstracte Wurzel, die die Pflanze gebiert, sondern eine wirkliche, im Leben stehende, Trieb habende, Einflüsse aufnehmende. Und so auch der Nerv. Sagt man: „ein Nerve entstehe überall da, wo er ist, aus der bildsamen Blutlymphe“, so ist dies so betäubend allgemein gesprochen, dafs es eigentlich gar nichts ist. Denn entstünde nicht eines aus dem andern, und zwar das Verwandte aus dem Nächstverwandten, so wüfste man gar nicht, woher denn dies: Ueberall selbst herkomme, und in der That wäre es auch ein Nirgends. Und was die Entstehung des

Nerven aus dem Blute anlangt, so läſst sich diese so wenig, oder nur so sehr als das Umgekehrte behaupten, da zwischen Blut und Nerv keine Priorität in der Entstehung statt findet. — Uebrigens scheint es uns auch überaus schlicht und einsichtlich, daſs ein Nervensystem, das den animalischen Functionen vorstehen soll, auch in seinem Ursprunge sich nicht als ein sehr geistiges erweise, d. h. keinen ausgedehnten Antheil am Gehirn habe. Deshalb auch kann es da vorhanden seyn, wo gar kein Gehirn existirt, da freilich auch nicht aus ihm entspringt, aber nur — weil es nicht kann. Da handelt es sich im ganzen Thier um nichts, als um rein thierische Vegetation, hiezu aber ist das roheste Gangliensystem, ja ein bloſses Rudiment hievon, als Nervensystem, hinreichend. Und ist denn nicht auch in der That selbst das Gangliensystem in den höhern Thieren ein anderes, ein viel ausgebildeteres, als in den untern? steigt nicht seine Ausbildung mit der Zunahme des Gehirns? Freilich tritt in der gesammten Natur nichts unvorbereitet hervor; wo aber einmal das Höhere gebildet ist, da ist dieses nicht die Fortbildung des Untern, sondern die Wurzel und das Gesetz von dem auch das Untere abhängt und in eine vollkommnere, edlere Art des Seins und Daseins eingeführt wird. Daſs dieses innere Gesetz der Natur vielfach übersehen und verkannt worden ist, hat nicht geringe Verwirrung in der Wissenschaft angerichtet.

Nachdem so sich der Stamm des groſsen sympathischen Nerven gebildet hat, windet er sich um die Carotis zu ihrem Kanal heraus, werdend

Halstheil.

§. 355.

Meistens tritt er einfach aus dem Canalis caroticus, zuweilen aber auch doppelt, von denen dann einer vor, der andere hinter der Carotis herabsteigt, zuweilen kommen zwar zwei Nerven hervor, die sich aber vor der Knotenbildung vereinigen. Selten kommt zum Stamme, ehe er den obersten Knoten gebildet, ein Zweig vom ersten Halsnerven, noch seltner vom glossopharyngeus. Gewöhnlich liegt er hinter der innern Carotis, mehr nach vorne, als der Vagus, mit beiden, vorzüglich mit letzterem ist er durch Zellgewebe verbunden; nach einigen Windungen, die ihn endlich völlig hinter die innere Carotis bringen, bildet er den obern Halsknoten.

Aus zwei, oft auch aus drei Knoten (ganglia) bestehet der Halstheil des Sympathicus, die mit ihren Fäden bis zum letzten Halswirbel sich erstrecken.

Der erste Halsknoten (ganglion cervicale primum, supremum, maximum). Er ist der gröſste, wiewohl an sich von verschiedener Gröſse, und liegt vor dem Querfortsatze des zweiten Halswirbels. Dieser Knoten zeichnet sich besonders durch die groſse Menge in ihm sich verzweigender und ihn röthender zarter Blutgefäſse aus. Diese Röthung behalten auch noch seine sehr zahlreichen, nach allen Richtungen hin ausstrahlenden Fäden, hieran auch, und daſs sie eine mehr platte Form haben, sind sie sogleich von den Gehirnnerven zu unterscheiden. Dieser Knoten ist mit dem Vagus durch mehrere Zweige verbunden. Die Zweige an der hintern Seite betrachtet man als zu ihm stofsend, die vordern als von ihm ausgehend.

Hinten gelangt zu ihm: zuvörderst ein Verbindungszweig vom ersten Halsnerven, oder zwei Zweige aus dem Verbindungsast des ersten und zweiten Halsnerven; ferner: 1, 2 bis 3 Zweige aus dem zweiten und einer aus dem dritten Halsnerven; auch von dem 4ten und 5ten erhält er gewöhnlich einen Zweig. Aus dem obern, dickern Theil dieses Knoten gehet noch hinten ein platter Faden zum foramen jugulare in die Höhe und endet im ganglion petrosum glossopharyngei.

Nun verlängert er sich an dem hintern und innern Umfange der Carotis interna und erhebt sich bis zum Canalis caroticus, immer dünner und schmäler werdend. Noch ehe er aber den Canalis caroticus erreicht, theilt er sich gewöhnlich in 2 — 3 Zweige, die die Carotis geflechtartig umschlingen, doch ohne ihr mehr als durch Zellgewebe anzuhängen.

Einer dieser Zweige, der vordere oder innere, biegt sich an der innern Fläche der Carotis interna nach vorne, gibt aber noch zuvor ein Aestchen ab, das sich an der innern Fläche des Canalis caroticus in die Höhe windet, bis es am vordern Rande des horizontalen Theils der Kopfschlagader wieder zum Vorschein kommt, wo es sich mit dem sechsten Hirnnerven verbindet, oder hinter demselben mit der Carotis in den zelligen Blutleiter tritt. Der übrige Theil des vordern Zweiges gelangt an dem vordern Umfange der innern Kopfschlagader zum Canalis caroticus und zur ersten Biegung der Arterie. Hier trägt

er

er durch seine Verbindung mit kleinen Zweigen des hintern Astes, die sich an der äufsern Seite des Arterienstammes hinaufwinden, zur Bildung eines Geflechtes bei, von welchem die innere Kopfschlagader da umstrickt wird, wo sie durch ihren Kanal und durch den zelligen Blutleiter hindurchgeht.

Der hintere Zweig kann als Fortsetzung des obern Halsknotens angesehen werden. Vor dem Eintritt in den Kanal nimmt dieser Zweig noch zwei schwache Fäden von dem Geflechte der weichen Gefäfsnerven (plexus nervorum mollium) auf, die sich am Arterienstamme hinaufschlängeln. Auch schickt er noch da, wo er sich dem convexen Theil der ersten Biegung der innern Kopfschlagader nähert, ein bis zwei Fädchen, die von kleinen Arterienverzweigungen begleitet werden, durch enge Löcher des Canalis caroticus zur Trommelhöhle, wo sie sich mit einem kleinen Zweige des glossopharyngeus vereinigen, der durch ein eigenes Knochenkanälchen zum promontorium geleitet, und in einer eigenen an dieser Erhabenheit heraufsteigenden Furche dem Antlitznerven entgegengeführt wird, mit welchem er sich dann verbindet.

Es wird also durch die Vereinigung des vordern und hintern Zweiges, welche vom ersten Halsknoten an der Kopfschlagader aufsteigen, ein Geflecht gebildet, das Bock ganz schicklich den plexus caroticus genannt hat.

Aufserdem entwickeln sich noch da, wo der Canalis caroticus nach oben offen ist, bedeckt von der Scheide des fünften Nervenpaars, einige sehr zarte

Fädchen, welche innerhalb der Schädelhöhle an das Ganglion Gasserii, gegen den dritten Ast des fünften Nervenpaars hinziehen.

Dieser Plexus caroticus ist nun noch bis zu seiner Verbindung mit dem sechsten Nervenpaare mit vielen zarten Zweigen der innern Carotis durchwebt.

Nachdem sich der plexus caroticus an der Aussenseite der Arterie durch 2 — 3 Zweige verbunden hat, so steigen Fäden aus dieser Verbindung an der Arterie durch den zelligen Blutleiter in die Höhe, und verlieren sich endlich in den Zweigen der Carotis so, daſs sie in die Häute derselben übergehen. Trennt man aber die harte Hirnhaut, da wo die Carotis aus dem zelligen Blutleiter hervortritt, ab, dann kann man diese Fäden bis zu den Zweigen, in welche sich die Carotis in der Schädelhöhle spaltet, verfolgen. Dann ist ein gröſserer Zweig wahrzunehmen, der, wenn er hinter dem Stamme des sechsten Hirnnerven, an der dritten Biegung der Carotis, in die Höhe gekommen ist, zu einem Knoten anschwillt, den B o c k (Tab. 3. Fig. 4. w. z.) g a n g l i o n c a r o t i c u m nennt.

Dieses Ganglion caroticum ist sehr ähnlich dem Ganglion ophthalmicum (S. B o c k Tab. II. 68.) und hat gewöhnlich auch dieselbe Gröſse. Seine Fäden gehen in verschiedener Richtung zur innern Seite der Carotis und umschlingen diese Arterie. Einer läuft nach der äuſsern Seite der Carotis und verbindet sich mit dem Stamme des dritten Hirnnerven; ein anderer begleitet eine kleine Arterie, die innerhalb des zelligen Blutleiters von der Carotis interna abgehet, und sich im Hirnanhange (glandula pituitaria) endigt;

andere verschmelzen mit dem Augenaste des fünften Nervenpaars da, wo er hinter der obern fissura orbitalis der innern Carotis anliegt. Noch tritt ein Faden aus diesem Knoten hervor, der sith sogleich spaltet und theils in den ersten Ast des fünften Nervenpaars sich von hinten in die Fasern des Nasenasts einsenkt, theils zur innern Seite des dritten Hirnnerven gelangt.

Nachdem nun der obere Halsknoten diese Zweige für das Geflecht der Carotis interna abgegeben, und mit mehrern Gehirnnerven sich verbunden hat, so kommen öfter noch mehrere kleine Fäden hervor, die mit dem Vagus und glossopharyngeus in Verbindung treten; doch sind diese wenig beständig. Immer aber gibt der Knoten vorwärts 1, 2, 3 — 6 weiche, röthliche, sehr zarte Gefäſsnerven (nervi molles), die sehr oft aus einem etwas dicken, kurzen, knotenähnlichen Stamme kommen, der sich dann hinter der innern Carotis in die eben genannten zarten Zweige spaltet. Sie schlingen sich, abwärts laufend, um den Stamm der innern und äuſseren Carotis und bilden durch ihre Vereinigung mit den herabsteigenden Zweigen des Glossopharyngeus und Vagus den plexus nervorum mollium. Der eigentliche Mittelpunkt dieses Geflechts ist da, wo der Stamm der Carotis sich in seine zwei Hauptzweige spaltet. Dieses Geflecht ist für die Carotis und ihre Zweige das, was die Brust- und Bauchgeflechte für die Arterien ihrer Höhlen sind. Von jenem Centrum aus gehen noch Fäden ab, welche die arteria thyreoidea superior umstricken und sich mit dem ramus laryngeus externus des Stimmnerven und dem nervus cardiacus superficialis verbinden. Andere Fäden dieses Geflechts umschlingen die arteria laryngea superior und die art. lingualis. Auch die art. pharyngea ascendens, der Stamm der Carotis externa und ihre Zweige sind mit aufsteigenden Fäden dieses Geflechts umgeben.

Endlich gehet noch nach unten und vorwärts vom obern Halsknoten der lange Herznerve (nervus cardiacus superficialis) als ein flacher Zweig ab. Auf der rechten Seite erhält dieser Nerve noch einen Zuwachs durch eine Wurzel des Kehlkopfnerven und durch einen Faden aus dem plexus nervorum mollium. Aus diesen Verbindungen kommen mehrere Fäden, welche sich unter einander verbinden und an dem untern Umfange des Schlundkopfs einige Inseln bilden, dann zu der Schilddrüse und dem Schildknorpelmuskel gehen und sich auch noch mit dem nervus recurrens verbinden.

Am untern Ende bleibt nun nur noch der Stamm übrig, der mehr nach aufsen als der lange Herznerve, hinter dem Stamme der Kopfschlagader und vor dem musc. rectus anticus major durch Zellgewebe dem Stamme des Stimmnerven verbunden ist, am Halse herabgehet, und in der Gegend des 6—7ten Halswirbels sehr oft zu einem Knoten, dem mittlern Halsknoten (ganglion cervicale medium) anschwillt. Fehlt dieser Knoten, so setzt sich der Stamm bis zum siebenten Halswirbelbein fort, wo er in das ganglion cervicale infimum übergehet. Immer ist der Stamm stärker als der lange Herznerve.

§. 356.

Das Ganglion cervicale medium (Neubauer Tab. 3. Fig. 4. 2.) nimmt theils Verbindungszweige vom 3—6ten Halsnerven auf, und gibt andere zum nervus recurrens und phrenicus, theils gehen Zweige zum plexus cardiacus und zur arteria thyreoidea inferior. Fehlt dieser Knoten, so setzt sich, wie gesagt (§. 355.) der Stamm bis zum siebenten Halswirbelbein fort, da übergehend in das

§. 357.

Ganglion cervicale infimum (Neubauer Tab. 3. Fig. 4. 3.). Er erhält Verbindungszweige von den vier untersten Halsnerven, und gibt welche zum Vagus und zum herabsteigenden Ast des hypoglossus. Ueberdies gehen mehrere kleinere und ein gröfserer Zweig, der nervus cardiacus magnus, vor dem Aortenbogen zum Herzgeflecht herab, das zwischen dem Aortenbogen und der Lungenarterie liegt, den nervus cardiacus superficialis, Zweige des recurrens, des glossopharyngeus und den ramus descendens hypoglossi aufnimmt, und die grofsen Blutgefäfse des Herzens umschlingt, mit den Lungengeflechten sich verbindet und Aeste abgibt, die die Zweige der Herzkranzadern zu den Muskelbündeln des Herzens begleiten.

Vom untern Halsknoten senkt sich der Stamm des sympathischen Nerven abwärts und wird

Brusttheil.

§. 358.

Anfänglich gehet der Stamm vor der arteria subclavia vorbei, dann aber hinter derselben wieder in die Höhe, um den ersten Brustknoten zu bilden, wodurch denn eine Schlinge um die art. subclavia gebildet wird. Der erste Brustknoten liegt nun auf dem Köpfchen der ersten Rippe, erhält Verbindungsfäden vom ersten Rückennerven, vom siebenten und achten Halsnerven und dem Vagus. Er gibt Zweige zu dem Herzgeflechte, den Scalenis, der art. vertebralis und subclavia, zuweilen auch der Oberfläche der Lungen.

Aufser diesem Knoten gibts noch zehn bis eilf andere in der Brust, so dafs jedes Rippenköpfchen mit einem bedeckt ist. Der Stamm des Sympathicus ziehet sich von einem Knoten zum andern fort: jeder dieser ist durch Verbindungsäste mit seinem nächsten verbunden und nimmt einen oder mehrere von den nächsten Rückennerven auf, und gegenseitig verketten sich die Ganglien beider Seiten durch Vereinigungszweige.

Vom zweiten bis fünften Brustknoten kommen Zweige für die Speiseröhre und die absteigende Aorta. Der sechste, siebente und achte bilden den grofsen Eingeweidenerven, der mit mehrern Zweigen zwischen dem Crus internum und medium diaphragmatis zur Bauchhöhle gehend, das das ganglion coeliacum bildet, oder, wie man auch sagt, in dasselbe sich verliert. Das neunte, zehnte und eilfte ganglion thoracicum bilden den kleinern Eingeweidenerven, der durch dieselbe Zwerchfellsöffnung in den Unterleib zu demselben ganglion coeliacum hinabsteigt. Zuweilen findet man noch einen dritten Splanchnicus, der dann über dem obern seine Lage hat; er entspringt aus Herznerven, Fäden des Vagus, steigt vor der Speiseröhre, Filamente vom Sympathicus aufnehmend, durch den hiatus aorticus zum ganglion coeliacum herab. — Aus dem zehnten und eilften Brustknoten entspringt endlich noch der obere hintere Nierennerve, der am äufsern Rande des äufsern Zwerchfellschenkels zum Nierengeflecht geht.

Indem nun so der Sympathicus sich fortbildet, wird er:

Unterleibstheil.

§. 359.

Nachdem er durch das Zwerchfell steigend in der Bauchhöhle angelangt ist, läuft er hier an der Seite der Körper der Wirbelbeine bis zur vordern Fläche des Steifsbeins herab. An den Zwischenwirbellöchern der Lendenwirbel schwillt er zu fünf Knoten an, die Lendenknoten, und an den vordern Kreutzbeinlöchern zu fünf Kreutzbeinknoten. Es nähern sich die Sympathici beider Seiten, und beide Stämme bilden endlich unter einem spitzen Winkel den Steifsknoten, der Zweige an den Mastdarm und seine Muskeln gibt. Jedes der übrigen Ganglien sendet Verbindungszweige zu dem nächsten und zu dem nächstgelegenen Lenden- oder Kreutznerven. Die Ganglien beider Seiten vereinigen sich mit den nun noch zu beschreibenden Knoten und Geflechten, deren Zweige die Gefäfse der Eingeweide begleiten und umstricken. Es wird aber zweckmäfsig seyn, den Bauch- und Beckentheil des Sympathicus, wiewohl sie Sömmering einzeln darstellt, des schnellern Ueberblicks wegen, nach dem Beispiele mehrerer geachteter Anatomen, zusammenzufassen.

1. Ganglion coeliacum (plexus coeliacus, ganglion semilunare, solare, cerebrum abdominale). Es bedeckt die arteria coeliaca an ihrer Wurzel; es ist das gröfste Ganglion.

Mittelpunkt des ganzen Gangliensystems dürfte man es nur insofern nennen, als jedes ausgedehnte Ding, also auch jeder Nerve, irgendwo einen Mittelpunkt haben mufs. Sobald aber durch diese Benennung eine besondere physiologische Dignität bezeichnet werden soll, sobald man gar so weit gehet, darauf Hypothesen und Theorien von den weitgreifendsten, alles andere besonnene und bewährte Wissen aufhebenden, Folgen zu begründen, wie dies bekanntlich in der neuern Zeit unverhohlen geschehen ist, so wird es wohl dringend nöthig, bei dem ersten Punkt einer so abentheuerlichen Umwälzung prüfend zu verweilen, und nach dem Grunde der excentrischen Auszeichnung dieses Ganglions oder Plexus zu fragen. Es findet sich aber in der That kein irgend statthafter Grund, warum dieser Theil, seinem Wesen nach, mehr als ein anderer Plexus, der seine Entstehung aus dem Vagus und Sympathicus hat, z. E. als die Plexus gastrici, zu bedeuten haben sollte? ja, offenbar stehen diese, insofern sie mehr den Stimmnerven angehören, bei weitem höher. Haben die Alten diesen Theil Plexus solaris, cerebrum abdominale genannt, hat man in neuerer Zeit, diese Namen noch zu bescheidend findend, ihn gar die Sonne selbst genannt; so mögen diese Benennungen als dunkle Bilder verstanden und vergessen werden. Wahrlich, aus dieser Sonne bricht kein Licht hervor und diesem Gehirn entsteigt kein Gedanke! Es ist unwürdig, mit den Alten zu rechten, und unwürdig auch, den Durchbruch der Wahrheit durch Streit mit den Neuern zu hemmen. Aber was sollen wir denn mit dem Irrthum beginnen? Erkennend und vergessend mufs man ihn abthun. Und ists einem grofsen Manne, einem rüstigen und unermüdlichen Kämpfer für Wahrheit begegnet: in irgend einen Irrthum zu gerathen, warum ehrt man ihn so schlecht, eben diesen als ein Denkmal abgöttischer Verehrung aufzurichten? Jedermann weifs, dafs wir hier an Reil denken! Verklärter Geist! warum mufste dir das begegnen, dir, der du vielfach es im Leben bewiesen, dafs dir dein Irrthum nicht werther sey, als eines andern, der du deinen eigenen, sobald du ihn erkannt, wie nichtigen Tand hinwarfst und deinen Wahrheit suchenden Geist davon reinigtest? Aber auch das haben sie dir vorgeworfen?

Der Plexus coeliacus bestehet eigentlich aus mehrern kleinern, die durch viele kurze, kleine, einander durchkreuzende und vielfach mit einander verbundene Zweige zusammenhängen. Er wird gebildet vorzüglich durch die beiden Eingeweidenerven, die beiden Stimmnerven, die beiden Zwerchfellsnerven und hinzukommende Zweige aus dem zwölften Brustknoten. Seine Zweige umschlingen die arteria coeliaca und begleiten die Zweige dieser Arterie, um sie endlich netzförmig zu umweben.

2. Plexus phrenicus. Das Zwerchfellgeflecht bedeckt die untern Zwerchfellsarterien, es wird gebildet aus den phrenischen Nerven, aus Zweigen des coeliacischen und Nierengeflechts und verbreitet seine Zweige überhaupt auf der untern Zwerchfellsfläche.

3. Plexus gastrici. Das vordere und hintere Magengeflecht gehören mehr dem Stimmnerven an, sie erhalten jedoch Zweige aus dem coeliacischen Geflechte und einige aus dem hepatischen, welches auch eben so sehr dem Vagus als dem Sympathicus zugehört. Aus ihnen bekommen der Pförtner und der rechte Theil des Magens Zweige.

4. Plexus hepaticus. Das Lebergeflecht hängt mit den beiden eben genannten und dem coeliacischen zusammen, es umgibt die Leberarterie und sendet Zweige zur Leber, Gallenblase, Bauchspeicheldrüse und zum Zwölffingerdarm.

5. Plexus lienalis. Aus Zweigen des Plexus coeliacus sich bildend; es gibt weniger Zweige der Milz, als der Bauchspeicheldrüse, dem grofsen Netze und dem blinden Sack des Magens.

6. Plexus mesentericus superior. Das obere Gekrösgeflecht wird aus Zweigen des coeliacischen und der Nierengeflechte gebildet; es bedeckt die obere Gekrösarterie und gibt viele Zweige, die sich zwischen den Platten des Mesenteriums und Mesocolons zum dünnen Darm, dem aufsteigenden und Quergrimmdarm gehen und in ihnen sich verästeln.

7. Plexus mesentericus inferior. Das untere Gekrösgeflecht bedeckt die untere Gekrösarterie und wird aus Zweigen des vorigen Geflechts, der

Nierengeflechte und der Lendenknoten gebildet. Seine Aeste laufen zwischen den Platten des Mesocolons zu dem aufsteigenden Grimmdarm, dem S. romanum und Mastdarm.

8. **Plexus renales.** Die Nierengeflechte umweben die Nierenarterien und werden zusammengesetzt aus dem hintern obern Nierennerven, den Lendenknoten und Zweigen des coeliacischen Geflechts. Sie geben mehrere Zweige den Nieren, den Nebennieren und den Gekrösgeflechten und einen längeren Zweig dem obern Schaamnerven, der zur innern Saamenarterie sich gesellt.

9. **Plexus suprarenales.** Das Nebennierengeflecht bedeckt die Arterie gleiches Namens, entspringt aus dem Nieren- und Zwerchfellsgeflecht und versiehet die Nebenniere mit Zweigen.

10. **Plexus spermaticus.** Das Schaamgeflecht entspringt aus dem obern Schaamnerven und den Gekrösgeflechten, folgt der Saamenarterie, beim männlichen Geschlechte zu den Hoden, beim weiblichen zu den Eierstöcken; auch gibt es dem Harnleiter Zweige.

11. **Plexus hypogastrici.** Auf der Wurzel jeder Beckenarterie liegt ein Beckengeflecht. Sie werden gebildet aus Zweigen der untern Lendenknoten, der Kreutzknoten und des untern Gekrösknotens. Sie strahlen nach allen Richtungen aus, umschlingen eine Lendenarterie, den untersten Theil der Aorta, die gemeinschaftliche Darmbeinarterie (Iliaca), die Schenkelarterie, die Beckenarterie. Aus ihnen kommen Zweige für den untersten Theil des linken Grimm-

darms, für den Mastdarm, die Harnleiter, die Saamenbläschen, die Vorsteherdrüse, die Gebärmutter und die Scheide; auch verbinden sie sich noch durch Zweige mit dem gemeinschaftlichen Schaamnerven vor seinem Austritt aus dem Becken *).

C.

§. 360.

Haben wir nun das Bild des Gangliensystems in seinen allgemeinen Umrissen (§§. 354—360.) betrachtet, so müssen wir nun auch den Fragen: was es bedeute und welche Stelle dieses System in der Pathologie einzunehmen in sich den Grund trage? zu genügen suchen. Künstliche Hypothesen, unbegründete dogmatische Festsetzungen, phantasirende Theorien und theorisirende Phantasmen müssen wohl überall, besonders aber auf dem neu betretenen Gebiete, wo es an alledem schon einen drückenden Ueberfluſs gibt, sorgfältig vermieden werden. Nur was aus der Betrachtung des Baues und des Zusammenhanges dieses Systems mit andern, besonders mit dem Cerebral- und Rückenmarkssystem auf der ei-

*) Neubauer descriptio anatomica nervorum cardiacorum. Jenae 1772. Reil im Archiv für die Physiologie. B. 7. Heft 2. S. 189 u. ff. Bock Beschreibung des fünften Nervenpaars und seiner Verbindung mit andern Nerven, vorzüglich mit dem Gangliensystem. Meissen 1817. (Diesem lehrreichen Werke habe ich mich bemühet auch in seinem klaren, aus voller Autopsie hervorgehenden Ausdrucke, soweit es mir möglich war, besonders wo es die Mittheilung seiner neuen, wichtigen Entdeckungen galt, zu folgen). Weber anatomia comparata nervi sympathici. Lips. 1817.

nen, und mit dem Blutsystem auf der andern Seite, zur Beantwortung jener Fragen sich zwanglos ergibt, wollen wir sammeln und als feste Punkte hinstellen.

§. 361.

1. Das Gangliensystem — auch das der höheren Thiere — ist ein in sich geschlossenes Nervensystem. Allerdings zwar entspringt es aus dem Gehirne; nicht nur aber ist dieser Ursprung, wie wir gesehen haben (§. 354.), sehr schwach, sondern wird auch das Wenige, welches das Gangliensystem hier zu seiner Bildung vom Gehirn empfängt, durch die Rückwirkung aus dem ersten Halsknoten auf das Gehirn und dessen Nerven unvergleichlich überwogen. Man denke nur an das carotische Geflecht und an den carotischen Knoten, an die vielfachen Rückwirkungen auf das dritte, fünfte und sechste Nervenpaar, an den Einfluſs auf die drei unmittelbaren Sinnesorgane *) und auf das gemischte, und an seine Verbindung endlich mit dem Gehirnanhang. Man siehet also, daſs das Gangliensystem, sobald es nur einen festen Punkt, den ersten

*) Unmittelbare Sinnesorgane nennen wir: Auge, Ohr und Nase, weil ihre Sensationsperception auf unmittelbare Weise geschiehet. Sie auch leben ihr eigentliches Leben durch besondere Cerebralnerven. Nur der Tastsinn, ein mittelbarer, ist abhängig blos vom vermittelnden Nervensystem; die Zunge, als Geschmacksorgan, sowohl mittel- als unmittelbar percipirend, also ein gemischtes Sinnesorgan, hat keinen besondern Sinnesnerven, und von drei starken Nerven, welche zu ihr gehen, sind zwei aus dem vermittelnden glossopharyngeus und hypoglossus, und einer, der ramus lingualis vom 3ten Ast des 5ten Nervenpaars, aus dem Gehirnsystem.

Halsknoten, gewonnen hat, nicht nur keinen directen Einflufs vom Gehirn mehr aufnimmt, sondern in entschiedener, eigenthümlicher Wirksamkeit über dasselbe welchen zu erlangen auf vielfache Weise versucht. Vom ersten Halsknoten aber bis zum Steifsknoten herab bildet es ein längliches, geschlossenes Oval. Hier aber ist ihm ein ernstlicher Conflict mit dem Rückenmarksystem auf allen Stellen geboten.

§. 362.

2. Wie, es, der Wirksamkeit nach, nun Einen Vagus gibt (§. 312.), so auch nur Einen Sympathicus. Beide Sympathici sind zu gemeinsamer Thätigkeit überall vielfach und innig mit einander verbunden und verschmelzen endlich, auch organisch, völlig in einander.

§. 363.

3. Dem Gangliensystem ist nirgends, ausgenommen auf das Gehirn selbst, eine Einwirkung als Nervensystem *allein* überlassen. Das Rückenmarksystem ists aber ausschliefslich, welches dessen Natur und Wirkung überall moderirt. Und hierin findet offenbar eine bestimmte Rangordnung statt; die edelsten Organe, im Bereiche des Gangliensystems, werden vom Vagus und seinen Beinerven beschützt; die minder edlen von den Halsnerven; noch mehr abwärts steigend von den Rükkennerven; dann von den Lendennerven und endlich von den Kreutznerven. Weil aber die im Becken liegenden Organe wiederum eine höhere biologische Dignität haben: so zeigt auch das äufsere Ende des Rükkenmarkstranges eine solche; denn unleugbar wird

es da viel empfindlicher und sein büschelförmiger Ausgang scheint auch eine feinere und edlere organische Bildung zu bezeichnen. Die Einwirkung nur des Gangliensystems auf das Gehirn, wie sie Sömmering wenigstens vermuthet, Bock aber völlig deutlich nachgewiesen hat, nur diese ist ohne alle Vermittelung gelassen. Dies wäre in der That eine der erstaunlichsten Erscheinungen in der höhern organischen Physik, wenn man sich eine gebührliche Anwendung des teleologischen Prinzips nicht gestatten wollte. Da wir aber nicht zu diesen gehören, so finden wir die Lösung einfach darin, dafs eine solche Vermittelung hier völlig überflüssig wäre. Es dienet ja die Vermittelung des Rückenmarkssystems überall nur dazu, um dem untergeordneten Gangliensystem veredelnde Einflüsse aus dem höhern Gehirnsystem zuzuführen und dadurch ein Ueberwiegen des Thierischen über das Geistige zu verhüten. Eine solche Uebermacht des Gangliensystems aber ist da nicht möglich, wo, kaum selbst erst entstanden, es sich in das mit seiner vollen schöpferischen Gesammtkraft dastehende Gehirn selbstbildend hineinzudringen bemühet. Es wäre, könnte man sagen, thöricht, und würde auch die Ohnmacht des Schöpferischen verrathen, wenn es hier irgend eine Beihülfe zur Abwehr sich suchen, oder auch nur annehmen möchte. Gewähren vielmehr läfst hier das Gehirn mit Gelassenheit das Gangliensystem, hier, wo es mit geringem Aufwand von Kraft, aber mit Störung des ganzen Schöpfungsplans, dasselbe in seiner Entstehung ersticken könnte *). Wird hingegen dieses später mächtiger, so eilt das seinem Wesen nach mit dem Gehirn innig verbundene und einverstandene Rückenmarkssystem hin, um, nach seinem Berufe, vermittelnd die Ordnung zu bringen und zu erhalten. Und in der That wird auch so alle Umwälzung verhütet, wenn nicht, durch Unwissenheit oder Frevel, ein gewaltsamer Abfall geschiehet **). Wir werden hierüber bald uns deutlicher aussprechen können.

§. 364.

4. Dem Gangliensystem gehet der höhere sensible Charakter: Sensationen, als solche, zu leiten und dadurch ins Bewufstsein zu bringen, ab. Nicht zwar dafs es keine Reizempfänglichkeit — Reizbarkeit — hätte. Diese vielmehr mufs ihm im hohen Grade zugesprochen wer-

*) Es könnte das blofse Haupt geboren werden, wie auch zwei Beispiele hievon lehren.

**) Von selbst verstehet es sich, dafs wir hier nur von den vollkommnern und dem vollkommensten organischen Wesen, nur also von den höhern Thieren, und namentlich vom Menschen, reden. Denn bei den ganz untergeordneten, welche aber auch eben deshalb in der Wesensreihe nichts Selbständiges darstellen, sondern nur im gröfsern Zusammenhange ihre Bedeutung haben, da kann auch das Untergeordnete isolirt vorkommen, also auch ein Gangliensystem, wenn auch ein nur dürftiges, ohne Gehirn. Weiter herauf zeigt sich auch schon, bei vollkommener gewordenem Gangliensystem, ein Rudiment von Gehirn. Aber dieses bedeutet dann, als solches, noch gar nichts für sich, so wie wir auch Rudimente von Sinnesorganen da schon finden, wo ihre Functionen, also ihr wahres Leben, noch gar nicht vorhanden ist. Wie aber endlich das Gehirn Leben und Bedeutung gewinnt, so tritt mit ihm zugleich ein Rückenmarkssystem ein.

werden —; sondern daſs seine Perceptionen nicht Sensationen werden. Was von Sensation im Verlaufe des groſsen Sympathicus im normalen Zustande vorkommt, gehört nicht ihm, sondern den in ihn sich einsenkenden Gehirn- und Rückenmarksnerven an. Daher zeigt sich auch deutlich die Abnahme an Sensationsperceptibilität in den Organen im Bereiche des Gangliensystems in dem Grade als dieses absolut oder relativ an Stärke zunimmt, d. h. je mehr es selbst an Masse zunimmt, oder der Einfluſs des Gehirns und Rückenmarks darauf geringer wird, oder auch wo beides vereinigt ist, z. E. in der Leber, Milz, Bauchspeicheldrüse u. s. w. Auch im krankhaften Zustande, bei sehr erhöheter Reizbarkeit im Gangliensystem, und trotz der hinzutretenden Einwirkung aus dem Gehirn oder Rückenmark, wird dennoch keine deutliche Sensation, z. B. kein bestimmter Schmerz erzeugt, sondern nur eine massenhafte Empfindung: Druck, Pressung, Spannung u. s. w. Es kann nun auch erkannt werden, wie dunkel, oder völlig irrig dasjenige ist, was Reil hiebei von einem Apparat der Halbleitung gesprochen hat. Diese aus der unorganischen Physik in die organische ungebührlich hinübergezogene Vorstellungsweise verleitete ihn überdies noch zu völliger Verkennung der eigentlichen Bedeutung des Stimmnerven, indem er auch ihn als einen bloſsen halbleitenden Verbindungsnerven des Gangliensystems betrachtete. Ein solcher Miſsgriff aber muſste sich nothwendig durch Widerspruch in sich selbst rächen. So auch geschah es. Reil sagt: „Der Stimmnerve ist gleichsam

„ein Zwitternerve, der zum Theil der Animalität, „zum Theil der Plastik angehört, bei der Deglutition und Stimme als Gehirnnerve, tiefer herab, in „den Lungen, Herzen und dem Magen, als vegetati„ver wirkt" und wenig später: „er ist einer der „merkwürdigsten Verbindungsnerven des vegetativen „Nervensystems." Denn was hier als Deutung gegeben wird, ist nicht nur eine Mifsdeutung, sondern enthält es auch das Problem selbst nur verzerrt. Ist denn wirklich der Vagus den Lungen, dem Herzen und Magen ein vegetativer Nerve? Dies anzunehmen, ist ein Zirkel im Beweise und thatsächlich unwahr. Aber wenn dem auch so wäre, zugleich aber auch wahr, dafs derselbe Nerv der Deglution und der Stimme ein Gehirnnerve ist, so wäre ja nun erst der Knoten recht geschürzt: der offenbare Widerspruch in der Erscheinung: wie ein Rükkenmarksnerve einmal als Gehirn- und dann wieder als vegetativer Nerv wirken könne, müfste nun erst durch eine tiefere Einsicht in den Grund aufgelöst werden. Zu sagen aber: der Stimmnerve ist gleichsam ein Zwitternerve, ist — eine Zwittererklärung. Consequenter wenigstens ists, wenn Treviranus geradehin den Vagus als einen vegetativen Nerven erklärt.

§. 365.

6. Nichts mufs mehr bei Betrachtung des Baues und des Verlaufs des Gangliensystems als entschiedene Thatsache sich ergeben, als dafs dieses eigenthümliche Nervensystem in seiner Wirksamkeit völlig direct auf das Blutsystem

und zwar auf die Arterien sich richtet. Ueberall zwar im ganzen Organismus findet eine enge Verbindung zwischen Nerven und Arterien statt; hier aber ist sie nicht nur dem Grade nach stärker, sondern auch der Art nach zugleich anders. Während sonst die gröſsern Zweige beider parallel neben einander hingehen, hie und da durch laterale Aestchen mit einander sich verbinden und in ihren feinern Verzweigungen endlich dendritisch sich umwanken, so schmiegen sich hier überall die Knoten und Geflechte schon den Arterienstämmen selbst an, ihre Zweige umschlingen sie und umgeben endlich die feinern Aeste völlig netzförmig, gleichsam ihr ganzes Leben den Gefäſsen hingebend und es ihnen einhauchend.

Wie diese Thatsache einerseits unleugbar ist, so stimmt sie andererseits sehr harmonisch zu unserer Ansicht vom Nervensystem überhaupt. Dieser zufolge nemlich hat das Nervensystem zwei Functionen, oder vielmehr: seine Eine Function, überall erregendes und belebendes Prinzip zu seyn, nimmt zwei Richtungen, in deren einen sie die Perception und Leitung der Sensationen, in der andern aber die Gefäſsincitation bewirkt. In der ersten Richtung sind das Gehirn- und Rückenmarkssystem die ausschlieſslich wirksamen, wiewohl sie allerdings auch, wo sie mit den Gefäſsen in directe Verbindung gerathen, diese zur Thätigkeit beleben; doch suchen sie diese Verbindung eben nicht emsig; sie ist ihnen nicht das Principale. In die zweite Richtung gibt das Gangliensystem sein Leben und seine Thatkraft ohne allen

Rückhalt hin; nie überschreitet es, im normalen Zustande, diese Grenze, und wo dieses in einem krankhaften geschiehet, bricht sofort eine entschiedene Verkehrung aller Verhältnisse und eine wesentliche Deterioration ein.

Mit Recht also haben wir das Gangliensystem das thierische Nervensystem genannt, indem wir unter thierisch nichts anders verstehen, als den Gegensatz des Freien, Geistigen; mit Einem Worte: des zum Bewufstsein Fähigen und Befähigenden. Man hat es auch das vegetative, plastische Nervensystem genannt; wir können diese Benennungen, als unsere Ansicht eigentlich bestätigend, unbestritten lassen. Brauchen nur können wir sie nicht, und auch nicht wohl begreifen, wie man zu ihnen gekommen sey, da dem engern Begriffe von plastischen und vegetativen Organen die Verbreitung des Gangliensystems nicht entspricht, indem sie dann als viel zu ausgedehnt erscheinen mufs, zu beschränkt hingegen für den weitern Begriff Die die äufsere Oberfläche des Körpers bekleidende Haut wird jedermann ein vegetatives, plastisches Gebilde nennen —: sie geniefst nichts vom Sympathicus; die Sinnesorgane, das Herz, hält niemand für vegetative Organe, und sie bekommen sympathische Nerven. — Vollkommen gelöst werden diese Widersprüche, wenn man mit uns, die ganze Vegetation, die Plastik überhaupt als die Function des gesammten Arteriensystems erfafst, die Arterien durch die eine Richtung der Nerventhätigkeit zu ihrer Function befähigt erblickt, und diese Richtung der Nerventhätigkeit wiederum vorzüglich im

Gangliensystem ausgedrückt erkennt, und nicht verneint im Gehirn- und Rückenmarksystem. Daſs aber die Arterien, und sie ausschlieſslich, die gesammte Vegetation bewirken, stehet an dieser Stelle als eine bloſse, vielleicht leer scheinende, dogmatische Behauptung. Wir dürfen sie aber wohl wagen, weil wir an einer andern, vom systematischen Zusammenhange angewiesenen Stelle sie streng und einleuchtend erweisen zu können die innere Versicherung haben.

In diesem Gedankenzusammenhange ists uns auch völlig begreiflich, warum die Sexualorgane, die man doch nicht für vegetative hält, unter so groſsem Einflusse des Gangliensystems stehen. Denn einmal halten wir sie wirklich für vegetative, zwar nicht des Individuums, aber doch unstreitig der Gattung. Zweitens: erliegen die Sexualorgane dem Einflusse des thierischen Nervensystems nur durch Nichtgebrauch oder Miſsbrauch der Freiheit. Reichlich ja sind sie auch mit Nerven des höheren, vermittelnden Nervensystems versehen, und wie nirgends dem Gangliensystem eine Einwirkung als Nervensystem allein überlassen ist (§. 363.), so geschiehet dies insonderheit auch hier nicht. Daſs es aber hier, wo der höchste vegetative Prozeſs statt finden soll, sich kräftig erweise, ist nur nothwendig und würde, bei rechtem Freiheitsgebrauch, keinen Schaden bringen. Und drittens: diejenigen Theile der Geschlechtsorgane, welche, im normalen Zustande, bei der geschlechtlichen Vereinigung besonders die Empfindung haben, die sind es auch, welche besonders unter dem mehr directen Einflusse der untern, edleren Rückenmarksnerven stehen.

§. 366.

6. Wie das Gangliensystem mit seiner ganzen Wirksamkeit zu den Arterien hinstrebt (§. 365.) und dadurch dem Blutsysteme in seinem Bereiche eine ausgezeichnete Incitabilität verleihet, ja, selbst die hohe Incitabilität des Herzens nur hiedurch begründet wird, so ists auch seinerseits vom Einflusse der ernährenden Arterien abhängiger, als das Gehirn- und Rückenmarkssystem; es erfordert zu seiner eigenen Ernährung mehrerer Aufnahme und stärkerer Vermischung des rothen Bluts; daher auch die Nerven jenes Systems sowohl geringere, in sich selbst unvollendetere Ausbildung haben, weicher, gallertartiger sind, als sie auch eine dunklere, unreinere Färbung haben, graugelb und röthlich sind, während selbst die Rindensubstanz des Gehirns nur ins Graue fällt. Doch auch hierin zeigt sich eine merkwürdige, nun aber wohl einsichtliche Verschiedenheit. Je mehr nemlich das Rückenmarkssystem Einfluſs auf die Bildung des Gangliensystems gewinnt, desto mehr nähern sich dessen Nerven, der Textur und Färbung nach, den Gehirnnerven. Den vollständigsten Ausdruck als Ganglıennerven haben die nervi molles.

D.

§. 367.

Ist alles dieses (§§. 360—367.) nun als wahr erkannt, so fragen wir: was wohl wird, wenn das thierische Nervensystem — wodurch immer es auch geschehen mag — in eine vorwaltende, die Einwirkung des Cerebralsystems übersteigende Thätigkeit versetzt wird, als Erscheinung nothwendig hervortreten müssen? Alles Thierische wird offenbar sich erheben und riesenmäſsig anwachsen; ja, wo etwa Krankheiten, durch Schwäche des thierischen Lebens entstanden, vorhanden gewesen wären, da werden diese, wie vom Zauberstabe berührt, verscheucht werden; mehr noch: manche sehr verwickelte, durch mangelhafte Nutrition (Vegetation) erzeugte organische Uebel werden dadurch völlig gelöst werden können. Und alles dieses könnte theils nicht abschrekkend, theils sogar lockend erscheinen, aber:

frigidus latet anguis in herba!

Je mehr das Thier wächst, desto mehr muſs das höhere, bewuſste, geistige Leben, das im Cerebralsystem seinen physischen Repräsentanten und im Rükkenmarkssystem seinen physischen Vermittler hat, schwinden. Da aber Gehirn und Rückenmark überall in das Gangliensystem hineinstrahlen, so wird ihr Einfluſs nicht völlig aufgehoben werden können. Durch die Umwälzung indessen, welche hier dadurch eingetreten ist, daſs das Psychische mit seinen Repräsentanten unter die Obergewalt des Thierischen gerathen ist, wird auch die Erscheinung das wundersame Phänomen darbieten, daſs das Thier Geist bekommt, und der Geist stumpf und blöde wird. Im höchsten Grade wird der freie Geist ganz erloschen scheinen —: dann stehet das von Irregeleiteten viel bewunderte und himmelan gepriesene, von keinem

Unwillen wegzuläugnende Phänomen da —: daſs nur das Thier mit ahndungsvollem Leben dastehet, aber nicht nur aller Freiheit, sondern auch aller Willkühr beraubt, eine leichte Beute irgend eines bestimmenden, schnöden, muthwilligen, sündlichen Willens.

§ 368.

Unerinnert merkt es jedermann, daſs wir hier (§. 367.) von den Wirkungen des s. g. thierischen Magnetismus gesprochen haben. Und da wir einmal durch den systematischen Zusammenhang selbst genöthigt worden sind, hievon zu reden, so müssen wir auch, wiewohl mit dem gröſsten innern Widerstreben, noch etwas dabei verweilen, damit theils unsere Ueberzeugung von dieser so wichtig gewordenen Sache deutlicher hervortrete, theils auch damit sie, bei Unbefangenen wenigstens, überzeugend werden möge. Diese Sache ist bisher gröſstentheils nur von Parteien, und zwar von schroff entgegengesetzten verhandelt worden. Uns scheint keine von ihnen die Wahrheit ergriffen zu haben. Selbst Stieglitzen's tief eindringendes und sehr umfassendes kritisches Talent hat nur die morschen Theoreme geschüttelt, die Vornehmheit gedemüthigt, die falschen Thatsachen entkleidet und überall nur, bei den Besonnenen, vorsichtigen Zweifel angeregt. Die Sache selbst aber blieb eigentlich unberührt stehen, und ein eigener Erklärungsversuch, dessen zu Grunde liegende Ironie verkannt wurde, hat vielleicht der Wahrheit geschadet. — Ob die, seit Mesmer aufgetreten, als Wirkungen des thierischen Magnetismus vielfach berichteten Erscheinungen Lug oder Wahrheit sind —:

das ist der eigentliche Streit der Parteien bis jetzt gewesen. Ueber Betrug, Leichtgläubigkeit und Schwärmerei schrien laut die Gegner; viele ohne auf eine Untersuchung einzugehen, manche ohne sie zu Ende geführt zu haben, manche mit falschen Mitteln und auf irrigem und irrendem Wege, manche mit provisorischem Antagonismus. Die wortführenden Freunde der Sache gaben zu, daſs oft, wissentlich und unwissentlich, entstandene Täuschungen sich mögen eingedrängt haben, sie drangen selbst auf Prüfung und Läuterung der Thatsachen und versicherten, endlich hiemit völlig aufs Reine gekommen zu seyn, ja gar keiner neuen Thatsachen mehr zu bedürfen, um die Sache glorreich abzuschlieſsen. Jene Entstellungen, auch die durch Unglück entstandenen, beklagten sie; bemerkten aber, und mit Recht, daſs auch den heiligsten und höchsten Angelegenheiten, und diesen eben am meisten, von jeher diese widerfahren seyen. Sie bestanden auf Anerkennung der Wahrheit dringend. Sie beklagten sich, daſs die Gegner zur feststellenden Annahme der Thatsachen Zeugnisse forderten, wie sie überall nicht zu geben, also auch nicht zu verlangen wären, denn nichts weniger ist oft gefordert worden, als daſs man das innere Causalitätsmoment leibhaft vorführe, den Erscheinungsausdruck hievon verschmähete man mit ungewöhnlicher und alle Untersuchung niederschlagender Skepsis. Wie aber diese bejahende Partei selbst die Untersuchung geführt, liegt vor uns; mit äuſserst geringer Ausnahme ist sie mit einer vorgefaſsten, fertigen Meinung, trotz der wörtlichen Protestation, eingeleitet und durchgeführt; Zeugnisse wurden beigebracht, die auch der mäſsigsten Prüfung als unstatthaft, verdächtig oder verwerflich sich erwiesen. Die Propheten waren nicht zu gut, die Zauberer nicht zu schlecht, um nicht als Zeugen aufgerufen zu werden für beliebige Zwecke. Was Poeten erdichtet, alte Weiblein geträumt, Physikanten gefaselt, schlaue und dumme Betrügerinnen sibyllinisch verkündet hatten: — das sollte nicht nur in die Reihe reiner Thatsachen aufgenommen werden, sondern selbst Erklärung seyn. Doch von der Art ist nicht Alles; Thatsachen auch wurden angeführt, von deren Wahrheit sich unbefangene Beobachtung fest überzeugen konnte, wiewohl sie nicht weniger erstaunungswürdig sind; Heilungen, entschiedene Heilungen wurden in einer nicht geringen Anzahl von Fällen durch die Einwirkung des thierischen Magnetismus bewirkt, wo das gewöhnliche ärztliche Verfahren lange und vergeblich sich abgemühet hatte. Manche Verkündigungen auch der s. g. Hellsehenden gingen genau in Erfüllung, und solche zwar, die durch keine freie Berechnung aus dem Gegebenen im Voraus bestimmt hätten ermittelt werden können. Aber wohl gemerkt: alle eingetroffenen Verkündigungen von Bedeutung betrafen Frevelthaten und Unglücksfälle, oder hingen doch damit zusammen. Unwahr aber ists, völlig unwahr, daſs ja irgend eine solche s. g. Hellsehende auch nur einen flüchtigen, erkennenden Blick in das Wesen der Dinge gethan hätte, daſs irgend eine Wahrheit, sey es in Bezug auf die Körperwelt oder auf die geistige, oder auf den Zusammenhang beider von einem solchen Individuum erfaſst und uns mitgetheilt worden wäre. Die Heilmittel, welche solche Personen in der Ekstase sich, oder andern mit ihnen in Rapport Gesetzten verordneten, waren immer entweder nach dem System des Magnetiseurs gemodelt, oder aus seinem praktischen Schlendrian geschöpft, oder es waren völlig bekannte allgemeine Volksmittel. Die Erklärungen, welche sie über den Grund ihrer Krankheiten gaben, waren immer dem System oder der Ansicht des Magnetiseurs entsprechend und in dunkeln Ausdrücken gehalten; die Beschreibung von dem Baue und den Verrichtungen der innern Theile immer falsch, oder aus verheimlichtem Wissen geschöpft. Wir kennen einen Fall, in welchem eine solche Verzuckte das berüchtigte Sonnengeflecht sehr schlecht, aber mit Entzücken über seine Schönheit beschrieben, und auch über den Chylificationsprozeſs viel Falsches und einiges Wahre gesagt hat. Kurz vorher hatte sie sich Belehrung aus einem ihr nicht verständlichen Buche geholt, und das Beste war vergessen. — Was sie über die wichtigen Angelegenheiten des innern Menschen, über die Seele und ihr Verhältniſs zum Leibe, über das Verhältniſs des Menschen zur Welt, zu seinen Mitmenschen und Gott ausgesetzt haben, ist — abgesehen von den Tiraden des allgemeinen Geschwätzes hierüber, die auch hier häufig das Ganze ausmachten; abgesehen auch von den vielen Fällen, in welchen mit heuchlerischem, schnödem Betrug diese hochheiligen Gegenstände der letzten menschlichen Forschung entweihet wurden — nichts anders in der Wurzel gewesen als eine Orgie, und ihre redenden Ausflüsse bacchantische Dithyramben. Welche tiefe, schmerzliche Täuschungen mufsten hiebei erfolgen! Wie leicht ists, die hohen Worte, die immer die verworfenste Verführung übertünchen, arglos für Ausbrüche eines in heiliger Glut entzündeten Geistes zu nehmen und ihnen zu vertrauen! ja, wie wäre es auch nur möglich, dieser Täuschung sich ohne eine tiefere Erkenntnifs des Bösen in seiner Wurzel zu entwinden? Und so sind denn auch in der That Viele irre geführt worden. Diesen aber wird die Erkenntnifs der Wahrheit zugänglich seyn, und die Wahrheit wird sie wiederum frei machen.

In Summa: die die Sache des thierischen Magnetismus verhandelnden Parteien bestanden bisher nur aus Behauptenden und Leugnenden, und beide thaten hierin zu viel und in der Begründung ihrer Bejahungen oder Verneinungen zu wenig. Zum besondern Vorwurf mufs es noch den Verneinenden gemacht werden, dafs sie nur bestätigende Thatsachen forderten. Factum infectum fieri nequit, wurde gesagt. Dies aber war hier in der That nicht der rechte Ausspruch. Vor der Nachweisung der Thatsache hätte man die Nachweisung ihrer Möglichkeit fordern sollen, denn nur das Mögliche kann wirklich werden. Man sage nicht: die Thatsache führe ja auch den factischen Beweis für ihre Möglichkeit; das allerdings thut sie, wenn sie eine ist, dafs sie es aber wirklich, und nicht blofse Täuschung sey, kann nur durch die vorangegangene Erkenntnifs ihrer Möglichkeit geprüft werden. Es tritt ein Taschenspieler vor uns, der mit gehäuften, wiederholten, vermannigfaltigten Thatsachen allen Naturgesetzen widerspricht —: es ficht uns nicht an, ob er auch seine Thatsachen noch so sehr vervielfältigen möchte; wir werden in unsern wissenschaftlichen Ueberzeugungen nicht einen Augenblick gestört, ja, wir fühlen uns dadurch nicht einmal zu einer besonderen Untersuchung aufgefordert, denn wir wissen, daſs sie das nicht sind, was sie scheinen, nicht das beweisen, was sie zu beweisen scheinen — weil sie unmöglich — obwohl scheinbar wirklich — sind. Würde man so und in gütigem Geiste mit den Anhängern des thierischen Magnetismus verfahren haben, so würde wohl sehr bald volle Besonnenheit eingekehrt seyn. Dann auch hätten die Anhänger erkennen müssen den offenbaren Widerspruch, in welchen sie sich mit sich selbst und mit ihrer Lehre dadurch gesetzt haben, daſs sie das Nichtwissen zum Inhalt einer Wissenschaft und sogar einer Wissenschaft der Wissenschaft erheben, den Schlaf wachend zum Gesetzgeber des Wachens machen wollten. Dann würde vielleicht mesmerischer Galimatias nie entstanden, oder doch wenigstens nicht wieder angeflutet seyn. Zur deutlichen Einsicht endlich hätte es kommen müssen, daſs eine groſse Zahl s. g. Thatsachen völlig unwahr seyn muſs, weil sie in sich selbst sich aufheben, unmöglich sind, und was wahr ist ein — Gräuel sey. Und dies eben ist unsere innigste Ueberzeugung, die wir nun darzulegen uns bemühen werden. Zuvor aber betheuern wir heilig durch reine Wahrheitsliebe zur und in der Untersuchung geleitet worden zu seyn. Als den entschiedensten Gegner des thierischen Magnetismus bekennen wir uns freilich unumwunden, weil uns zwingende Gründe dazu bestimmt haben; gegen die Personen der Anhänger aber fühlen wir keinen feindlichen Zug, wir erfreuen uns der Freundschaft mehrerer unter ihnen, und sind von inniger Hochachtung für Viele durchdrungen; wir nennen von den Verstorbenen nur den als Menschen und Gelehrten gleich verehrlichen Weinholt und den unsterblichen Reil, von den Lebenden die trefflichen Männer: J. R. Treviranus, Kieser und Nasse.

§. 569.

Als der zwischen Anhängern und Gegnern des thierischen Magnetismus gemeinsamste Punkt kann angenommen werden, dafs die nächste und erste bedeutendere Wirkung der thierisch-magnetischen Manipulation in Erregung (gesteigerter Thätigkeit) des Gangliensystems bestehe. Die vorzüglichsten Erscheinungen der ersten Grade sprechen dies aufs deutlichste aus, denn fafst man sie zusammen, so ist ihr Gesammtausdruck Erethismus. Diesen aber werden wir eben in seiner wesentlichen Bedeutung als gesteigerte Thätigkeit des Gangliensystems, insofern es auf Gefäfsincitation gerichtet ist, kennen lernen. Auf eine zweifache und zusammengesetzte Weise bringt die thierisch-magnetische Manipulation diese Wirkung hervor, indem sie nemlich einmal erregend auf die Rückenmarksnerven und durch dieses mittelbar auf das Gangliensystem einwirkt, und zweitens indem direct einzelne bedeutende Sammelpunkte dieses Nervensystems, das Sonnengeflecht besonders häufig, durch sie in Anspruch genommen werden. **Stieglitz** hat die ersten Grade von den spätern, s. g. höhern strenge geschieden, indem das Schlafwandeln, die Clair-voyance, die Ekstase, auch ohne thierisch-magnetische Einwirkung, selbstständig, als Zustände anderer, verwickelter oder einfacher Nervenkrankheiten beobachtet werden. Diese Scheidung ist selbst von vielen Anhängern beifällig angenommen worden. Wir können ihr nicht beipflichten, denn in der That bildet das Ganze diese Wirkungen von ihren unscheinbaren Anfängen bis zu ihrer verwirrendsten Höhe eine wahre Reihe, deren Glieder, weil die Succession innerlich bedingt ist, zwar einzeln auftreten können (es bildet sich die Reihe nicht durch), immer aber nach dem Gesetze der Succession, welches sie auch deutlich aussprechen. Dieses Gesetz ist: methodisches, gradweises Ueberwältigen des Freien, Geistigen, durch das Knechtische, Thierische. Ueberblicken wir die ganze Reihe der thierisch-magnetischen Wirkungen, so finden wir am ersten äufsersten Ende Steigerung des Lebensturgors im Blute mit Schwächung des freien, selbstständigen Willens und Ermattung der Gehirnthätigkeit, und am andern Extrem finden wir den Menschen als freies Wesen völlig aufgehoben, meist in zerflossener thierischer Behaglichkeit, kaum noch ein Automat zu nennen. Es ist mit fast diplomatischer Genauigkeit bezeugt worden, dafs eine solche Person, zur allgemeinen, öffentlichen Verherrlichung der thierisch-magnetischen

Wirkungen, in eine groſse, gemischte Gesellschaft gekommen sey, und ein wahrhaft schaudererregendes Kunststück an sich habe vollbringen lassen: nachdem sie nemlich der Magnetiseur durch eine geringe Manipulation in einen starrkrampfähnlichen Zustand versetzt hatte, muſste sie willenlos, wie das Eisen dem Magnet, seinen Bewegungen folgen, an seinen Fingerspitzen hangen, schweben, sich niederlegen und aufrichten lassen; kurz, den vollkommensten Beweis der eigenen Vernichtung und der völligen Hingabe an einen nicht gekannten, nicht geprüften, nicht zu bestimmenden, in dieser That selbst den höchsten Miſsbrauch ausübenden Willen geben. Und dies war ein Frauenzimmer, deren züchtige Gesinnung man noch zu rühmen wagt — und dies geschah in groſser Gesellschaft, vor vielen Personen, die sie nie gekannt! Nun, so etwas und viel Aehnliches, das als Triumph der thierisch-magnetischen Wirkung angeführt wird und das leider! wahr ist, ja der ganze Zustand in den s. g. drei höheren Graden, läſst sich der ganzen Art nach nicht mit Zuständen von Somnambulismus und Ekstase vergleichen, welche als Folgen von Nervenkrankheiten oder übermäſsiger geistiger Anstrengungen zuweilen beobachtet werden. Diese sind dann Documente augenblicklicher krankhafter Differenzen zwischen dem Cerebral- und Gangliensystem; im unbewachten Schlaf vindicirt sich dieses einen momentanen Sieg, oder in der Krankheit selbst, welche abnorm zu seyn nicht verläugnet. Niemand täuscht und niemand wirds. Der Arzt weiſs, daſs ihm abzuhelfen geboten ist, der Kranke erflehet

Ab-

Abhülfe, der Somnambule spricht in seinem wachenden Zustande nicht ohne Noth, und dann nur mit Scheu, von dem, was ihm nächtlich begegnet. Alles gehet hier, bei hinzutretendem Bewufstsein, ehrlich und redlich zu. Die physische Ordnung ist gestört, die sittliche aber unverletzt. Das Volk selbst, im richtigen Gefühle stehend, spricht davon mit Apprehension und nennts: Gehirnzerrüttung; es glaubt dämonische Wirkungen für geheim begangene Frevel in diesem gestörten Laufe der Natur zu erblikken. — Wie ganz anders verhält sichs mit dem thierischen Magnetismus: scheulos, keck und heuchlerisch tritt das Ungeheure als Zustand ein; eine Stelle will es einnehmen in der Ordnung selbst, ja, eine höhere will es seyn. — Und dies ist keine blos subjective, oder gradweise Verschiedenheit, sondern eine durchaus wesentliche, die wir anzunehmen dasselbe entschiedene Recht haben, als wir's unbezweifelt in andern Fällen dürfen und thun, wo eine sonst nur vorübergehende, blos symptomatische krankhafte Erscheinung, sey es im Leiblichen oder Geistigen, sich bis zu einem festen Zustande (status) ausgebildet hat. Es ist hiegegen kein Einwand, dafs auch die in Rede stehende Wirkung des thierischen Magnetismus keine beständig dauernde sey, und dafs ihr ein gewöhnlich natürlicher Zustand folge; denn theils mufs zur Einkehr dieses natürlichen Zustandes, soll er ohne grofse und heftige Leiden des behandelten Subjects erfolgen, ein besonders aufhebender, magnetischer Act geschehen, zum vollen Beweise der vernichteten höheren Persönlichkeit; theils auch gibt sich ja — was ein sehr wichtiges Moment zur Beurtheilung ist — das Individuum wissentlich diesen Einwirkungen hin. Diese Hingabe kann in vielen Fällen anfänglich etwas blos Unbedachtsames, oder ein zu bedaurender, wenn auch nicht zu entschuldigender Schritt der Verzweiflung seyn; später aber, wo es mit Lust und mit einer grausenhaften Art von Ostentation geschieht, da ist die Hingabe ein deutlicher Ausdruck der vollendeten Verkehrung des ganzen Wesens, eine wahrhafte Selbstvernichtung, Einwilligung zur grenzenlosen Unterwerfung unter einen völlig Unbekannten, ein freventlicher Schritt aus der Freiheit in die Knechtschaft. Und hört denn das Verhältniſs der Abhängigkeit des Magnetisirten vom Magnetiseur jemals ganz auf? Rühmen nicht die Magnetiseur selbst, daſs sie, auch in meilenweiter Entfernung, sobald sie es wollen, durch die Fixirung ihres Willens, wie sie sagen, der bezüglichen Person mit Sicherheit das freie Bewuſstsein aufheben und sie in den Schlaf werfen können? Welche Tiefe der Verkehrtheit, wenn dies wahr ist; und wenn unwahr, welch' entsetzliche Lüge, welche Verbindung zur Verbreitung des Trugs; und wenn nur zufällig zusammentreffend, welche Voreiligkeit und Unbesonnenheit in der Behauptung! Was wir aber selbst, aus mehrfacher, genauer Beobachtung, als zuverläſsige Thatsache bezeugen können, ist: daſs Personen, selbst von höherer, feinerer Bildung, die jemals unter dem vollen Einflusse des thierischen Magnetismus gestanden hatten, auch nachdem dieser eine geraume Zeit hindurch direct nicht mehr statt fand, dennoch aus der Abhängigkeit, ja, aus der ihnen selbst schon lästig werdenden, sich nicht haben retten können. Freilich aber hatten diese Personen die Ueberzeugung von der Verwegenheit und Schlechtigkeit der ganzen Sache noch nicht gewonnen. Diese Ueberzeugung aber auch allein könnte wiederum zur Freiheit führen, so wie sie selbst nur die Frucht einiger wiedererrungenen seyn kann.

Einleuchten mufs es nun wohl: dafs die Wirkung des thierischen Magnetismus eine in sich selbst völlig geschlossene Reihe bildet, dafs keine ihrer Erscheinungen mit andern, wenn auch, der Form nach, einander ähnlichen, verwechselt werden darf. Jene von Stieglitz vorgenommene Scheidung mufs also wieder aufgegeben werden. Noch mehr Gründe dazu werden sich im Verlaufe dieser Untersuchung, jemehr sich das wahre Wesen des thierischen Magnetismus kund geben wird, von selbst darbieten.

§. 370.

Auch darüber sind, mit geringer Ausnahme, die Anhänger und Gegner des thierischen Magnetismus einig, dafs durch dessen volle Einwirkung die Thätigkeit des Gehirnsystems aufgehoben werde. Nichts bedeutendes aber scheint hiedurch den Anhängern dem Menschen entzogen zu werden, da, wie sie sagen, für das Eine untergehende Gehirn eine Menge anderer (die Ganglien) erwacht und diese neuen Gehirne sich viel thätiger, als jenes, erweisen. Die Gegner selbst scheinen den ganzen Inhalt und Umfang desjenigen, was sie hiemit zugegeben haben, nicht genau genug erwogen zu haben.

Es läfst sich dies aber leicht finden. Niemand läugnet, dafs das Gehirn und seine Nerven die freie, geistige Thätigkeit bewirken. Und diese einbüfsen zu müssen, sollte nicht der höchste Verlust seyn? Erstaunenswerth ists allerdings, dafs Viele diese Frage verneinen, Andere sie zu bejahen wenigstens anstehen. Um so mehr ists ein dringendes Bedürfnifs, sich über den wahren Begriff von geistiger Thätigkeit zu einigen und aller nur durch Dunkelheit möglichen Entstellung möglichst vorzubeugen.

Der letzte Grund aller Thätigkeit, ohne irgend eine Ausnahme, ist Geist; alle Thätigkeit ist — nicht blos nach dem Gesetze der Erscheinung, sondern nach dem innern des Wesens, — Bewegung, der Grund aber und zugleich auch die Ur-Sache der Bewegung ist Geist. Thätigkeit also überhaupt heifst immer soviel, und nichts anderes als geistige Thätigkeit. Dieser eine blos körperliche entgegensetzen, heifst in der Erkenntnifs selbst eine Kluft machen, eine durch logische Abstraction entstandene formelle, an sich leere Analyse, nicht der Sache, sondern des successiven Fassungsprozesses, in eine reale Disjunction verwandeln. Weil niemand den Geist selbst siehet, noch auch, indem wir nur das zu einer Einheit verbundene Mannigfaltige, und dies zwar nur an seinen verschiedenen und dadurch unterscheidenden Merkmalen ersehen, ihn, den absolut einfachen, sehen kann, so schiebt man dem als ein durchaus Zusammengesetztes, Mannigfaltiges sich beurkundenden, den Grund aber seines Seins und Daseins in sich selbst nicht enthaltenden Körper eben jenen Geist zwar als Grund unter, jedoch als dem Wesen nach discret. Hat man dies gethan, so ist freilich alle Erkenntniſs untergraben. Zwischen Prinzip und Prinzipiat ist ein hiatus des Wesens gesetzt, und hiemit ist denn auch alle wesentliche Verbindung zwischen ihnen aufgehoben, und selbst was sich dem bloſsen Wahrheitsgefühle abgedrungen hat, ist durch die irrige Erkenntniſs wiederum zurückgenommen. Doch der eigentliche Quell der Irrung ist wohl noch tiefer zu suchen. Wir müssen ihn wenigstens andeuten. In der Beobachtung des Mannigfaltigen erwacht das Wissen, oder vielmehr: das Verlangen danach. Je mehr dieses sich entfaltet, je dringender es wird, desto mehr erkennt es sich selbst als ein Verlangen nach Erkenntniſs des Grundes vom Mannigfaltigen. Daſs dieses also selbst nicht Grund sey, ist schon erkannt. Sehr voreilig aber wird nun das factum des bloſsen innern Postulats für das Factum der Lösung desselben genommen. Die Argumentation lautet so:

das Mannigfaltige ist nicht Grund seiner selbst; (Lehrsatz);

der Grund desselben muſs mithin gesucht werden; (Postulat),

also kennt man den Grund des Mannigfaltigen. (Beweis).

Wirklich? kennt man ihn? Nicht doch! suchen soll man ihn! Ganz offenbar wird die thatsächliche Frage des aufgehenden Bewuſstseins für die befriedigende, lösende Antwort genommen. — Nur noch einen Schritt weiter begleiten wir die Verwirrung. Erschlafft durch das Gewicht der Aufgabe nahm man diese für die Lösung selbst, und, unbewufst, wurde dieser noch untergeschoben, was nicht einmal in jener enthalten ist. Die weitere, beschwichtigende Argumentation mufs so ausgedrückt werden:

Weil das Mannigfaltige nicht Grund seiner selbst seyn kann;

für dasselbe mithin der Grund gesucht werden mufs:

also hat es Einen Grund.

Wie doch darf so gefolgert werden? Die einzige Weise, diese Folgerung zu rechtfertigen, wäre, wenn man sagte: gäbe es mehrere Gründe, so würden diese mehrern ja selbst ein Mannigfaltiges bilden, aber den vereinenden Grund für das Mannigfaltige zu finden, ist ja eben die Aufgabe der Untersuchung gewesen. Da man aber, auf diese Weise wenigstens, auf die Untersuchung selbst nicht eingegangen ist, so läfst sich ja auch wohl, ehe dies geschehen ist, nicht entscheiden, ob nicht etwa aus der Synthesis mehrerer Gründe, d. h. aus der Verbindung mehrerer absoluter Unmittelbarkeiten, der volle Grund für das in der Wahrnehmung gegebene Mannigfaltige hervorgehen möchte. Es ist keinesweges dieses Ortes auf diese Untersuchung, die Geburtsstätte aller wahren Philosophie ernstlich einzugehen; wohl aber müssen wir, um der uns gebotenen Forschung den Weg zu bahnen, folgendes zu erwägen bitten: Man versuche es, irgend Eine Kraft, mit welcher unendlichen innern Fülle man sie auch ausgestattet denken mag, als den Urgrund des Universums zu denken, und sehe zu, ob man, ohne alle Denkgesetze zu verlassen und in den schneidendsten Widerspruch zu gerathen, auf irgend ein leidlich befriedigendes Resultat kommen möchte. Man wird gestehen müssen, daſs dies in den verschiedenen philosophischen Schulen nicht hat gelingen wollen. Selbst das philosophische System, welchem man unter allen idealistischen — denn von diesen kann hiebei allein die Rede seyn — den höchsten Grad der Consequenz zugestehen muſs, das Fichtische, hat nicht nur die Entstehung des Universums nie philosophisch zu erklären unternommen, sondern auch das Wissen selbst und ein Wissen davon schon vorausgesetzt, als schlechthin sich vorfindende Thatsache des subjectiven Bewuſstseins. Also nicht einmal die reale Möglichkeit des Wissens selbst ist im Grunde erwiesen worden; und was die Entstehung des Universums anlangt, so ist diese sogar geläugnet, die daseiende, objectiv scheinende Welt als ein bloſses Schattenreich, ja als Schatten des Schattens geschildert und behauptet worden, sie zerflieſse selbst a parte ante in einem bloſsen Werden, in einem Werden, aus welchem und durch welches — nichts wird, das da ein festes Sein wäre.

Wir unseres Theils trachten nicht nach der Ehre, oder dem Verdienste, Begründer eines haltbaren philosophischen Systems zu seyn; wir können es also auch nicht unsere Aufgabe erachten, auch nur polemisch gegen andere anzugehen. Nur in der Erfahrung uns orientiren zu können und aufhebende Widersprüche zu meiden, ist uns dringendes Bedürfniſs. Was dieses fordert, das thun wir. Und da ergibt sich uns denn zunächst Zweierlei. Weder macht das Wissen, als solches, das Gewuſste, noch dieses jenes. Soll das Wissen wissen, so muſs es percipiren; soll es dies, so muſs es ein Percipirbares geben. Zu sagen: das Wissen wisse nur sich, was ihm als Percipirbares, als Object, erscheint, ist nur sein eigenes Schema, und der Act des Wissens bestehe eben im Schematisiren, heiſst Willkührlichkeiten häufen und ein Nest von Widersprüchen bauen. Denn wie doch und wodurch soll das Wissen dazu kommen sich zu schematisiren? Nur mit einem Machtspruch der Willkühr kann darauf geantwortet werden: „es ist so — schlechthin!" Mehr noch: in der schlichten Thatsache des Bewuſstseins liegt offenbar das Umgekehrte, hier verkündigt sich jedes Wissen in einer deutlichen Duplicität, nemlich als eines Wovon. Und selbst da, wo das Wissen sich als Wissendes erfaſst, erkennt es sich als bedingt, weil es nur wissend seyn kann: wissend Etwas. Man hat zwar dem Wissen den Antrag gemacht: fallen zu lassen alles besondere Wissen, allen Inhalt, und nur schlechthin fortzuwissen; es hat ihn aber immer ablehnen müssen, weil es nicht von sich selbst leben kann, weil es ohne objective Nahrung nakt, arm und bloſs ist, ja — gar nicht erwachen kann zum Leben. Und dies eben ist der Punkt, auf welchen wir zurückkehren müssen. Nimmt man Eine Grund- oder Urkraft als einziges, letztes Sein an, so kann man ihr übrigens beilegen, welche Eigenschaft man wolle, — wenn nur keine sich selbst widersprechende —: nie wird dann auch nur ein Sandkorn in den unendlichen, leeren

Raum hinein erzeugt werden, und eben so wenig wird sie selbst zum Bewufstsein der in ihr als Vermögen liegenden Fülle von Kraft gelangen können. Durch das Heraustreten aus sich, hat man gesagt, haben diese Eine Urkraft geschaffen. Aber hier ereignet sich dasselbe, wie beim Wissen: wodurch denn sollte jemals diese Eine und einsame Kraft zu diesem Heraustritt veranlafst oder genöthiget worden seyn? Durch den eigenen Willen? den kann sie nicht gehabt haben, weil Willen, Freiheit, Freiheit ein Mehrfaches und ein Wissen davon voraussetzt, alles dies aber gegen die Annahme ist, ja die Annahme selbst nur da ist, um dem, was sie gleichwohl involvirt, auszuweichen. — Consequente Philosophen haben auch keinen Anstand genommen, der höchsten und Einzigen Kraft, dem Grunde aller Herrlichkeit, Freiheit, Willen und Bewufstsein abzusprechen, und sie in dumpfer Seeligkeit schmachten zu lassen. — Durch Nothwendigkeit? Diese zuvörderst kann nicht anders wirken, als nöthigend; Nöthigung aber setzt Widerstreben voraus, beide zusammen aber heben die Annahme von der Einheit und Einfachheit der Kraft auf. Sodann: Nothwendigkeit ist Gesetzesausdruck; das Gesetz gebietet und setzet nicht sich selbst, sondern ists nur nothwendige Folge, Ergebnifs, Emanation eines zureichend begründenden Grundes. Dieser Grund nun kann nicht aufserhalb der Einen Kraft seyn, sondern nothwendig in ihr selber; der Grund wie er auswirkend, begründend, gesetzgebend, schaffend wird, so mufs er selbst in einem Zwecke wurzeln; Zweck wiederum setzt Willen, Willen Freiheit,

Freiheit Wahl zwischen Mehrfachem und ein Wissen darum voraus —: alles das widerspricht aber der Annahme, und wir stehen wiederum auf dem alten Flecken. Ja wir haben es nun gar erleben müssen, daſs ein Philosoph, Herr Johann Jacob Wagner, uns hat belehren wollen, wie das Heraustreten der Einen Urkraft, die er Gott nennt, eine Sunde und die Sünde selbst gewesen ist, daſs Gott sich also, zur Welterschöpfung heraustretend aus sich, sich versündigt habe an sich selber, und den Sohn habe zeugen müssen, um entsündiget zu werden. Dies wird also gelehrt in der Religionsphilosophie, und als solche.

Doch wir kehren zuruck: wie nicht das Wissen das Gewuſste schafft, so auch nicht dieses jenes. Wohl ist das Gewuſste die Veranlassung, aber nicht der Zeuger des Wissens. Einen heilsamen Schritt zur wahren Erkenntniſs hat der echte Idealismus dadurch gemacht, daſs er das Wissen als eine göttliche Kraft vindicirt hat, da man schon nicht wenig geneigt war, dasselbe für eine späte Erfindung der Logik zu halten, oder für einen unwesentlichen Auswuchs, oder für ein zufälliges Accidenz manches Vorhandenen. Seine ganze Thätigkeit fast hat der Idealismus zur Bekämpfung und Widerlegung dieser Seichtigkeiten aufgeboten; doch ist die volle Wahrheit dadurch nicht an Licht gebracht worden, da, wie wir eben gesehen haben, das eigentliche, wahre Verhältniſs zwischen Wissen und Gewuſstem nicht zur Erkenntniſs kam. Aber auch dieses scheint uns aus der schlichten Thatsache des Bewuſstseins vom Wissen überhaupt deutlich erfaſst werden zu können. Es unterscheidet nemlich offenbar im Wissen dieses vom Gewufsten und sich selbst von beiden ohne eines dieser Glieder von den übrigen wesentlich zu scheiden. Es erblickt vielmehr Wissen und Gewufstes als eine Erkennung, und sich selbst als Frucht der Innigkeit und Reinheit dieser Erkennung. Wir gebrauchen hier dieses Wort in seiner umfassendsten, tiefsten Bedeutung; als ein durchdringendes, gegenseitiges sich Erfassen und Aufnehmen. Und dies führt uns abermals auf jenen wichtigen, alle wesentliche Erkenntnifs möglich machenden Punkt zurück. Nimmt man nemlich nur Eine Grund- oder Urkraft an, so kann es freilich zu keinem Wissen und Schaffen, wie früher erwiesen worden ist, und zu keinem Gewufsten und Erschaffenen, wie unmittelbar einleuchtet, und endlich auch nothwendig zu keinem Bewufstsein von alle dem kommen. Da aber sich alles dies dennoch factisch vorfindet, und zwar der vernichtenden Voraussetzung zum Trotz, so mufs das verständige Erklärungsbedürfnifs sich in den ungeheuersten Sophismen abmühen, ohne irgendwie und irgendwo Ruhe zu finden, und das Bewufstsein mufs sich selbst aufzuheben trachten, doch vergeblich, weil es sich auch in seine Verbannung folgen mufs.

Es ist sattsam bekannt, wie die Identitätsphilosophie diesen innern Widerspruch durch die Lehre von der Polarität zu lösen bemühet gewesen ist; aber diese Lehre spricht nur das Promblem aus: wie überall, wo Eines in die Erscheinung tritt, dies nicht sey Eins, sondern eine Verbundenheit von Zwei, keineswegs aber die Lösung eben hievon.

Was sie dafür angab: die Copula, ist die einfache Thatsache des Bewufstseins von dem factum, und wiederum nicht einsichtlicher Grund. Eben so hat die Wissenschaftslehre dem Ich ein Nichtich als unablöslichen Gegensatz scharf im Bewufstsein gegenübergestellt; wie es aber zu diesem Gegensatz kommen möge, hat sie nicht sagen können, denn ihn aus der Schematisirung des Ichs hervortreten zu lassen, war ungegründet, da dem Ich diese Befugnifs, ja auch nicht das Vermögen dazu erwiesen werden konnte. Mehr noch: sie drängte sich mit ihrer ganzen Argumentation in eine Sphäre jenseits des Bedürfnisses ein, und nahm aus dieser, unbewufst erschleichend, mit, was sie dort etwa gebrauchen konnte. Vor allem nahm sie ein Factum mit, um dessen Begründung es sich vor allem hätte handeln sollen; das factum: Ich weifs. Dies liefs sie sich hingeben, schenkte dafür willig allen Inhalt des Wissens, denn sie war geborgen, wenn man sie zu beweisen überhob, was zunächst das innerste Object der Untersuchung ist. Kant verpönte vorweg eine solche Untersuchung als transcendent, gleichwohl lag ihm selbst die ganze Aufgabe der Philosophie in der Auffindung der Synthesis a priori. Wie endlich der mit Recht als der consequenteste aller Weltweisen gepriesene Spinoza aus dieser Schwierigkeit sich herauswand, ist ebenfalls bekannt; er nemlich, übrigens der streng beweisenden mathematischen Methode folgend, stellte von allem Beweise entblöfst eben das hin, was, unbewiesen, alles Folgende schwankend macht; dies: dafs das Eine, das allein ist und aufser welchem nichts ist, dafs dies Eine, welches er Gott nennt, Zwei Attribute hätte, Ausdehnung und Gedanken. Vergeblich fragt man, wie er, wie man dies wissen, ja wie überall man es sich möglich denken könne, dafs ein Einiges und Einfaches zwei discrete Attribute haben können? Hierauf folgt auch nicht eine leise Antwort.

Wir halten es für ein Unterfangen von ungeheurer Art, die Beschuldigung des Atheismus gegen irgend jemand auszusprechen, ja, wissentlicher Atheismus ist ohne Zweifel völlig unmöglich, weil es eine contradictio in adjecto enthält; bekennen aber müssen wir, dafs reine Gotteserkenntnifs von solchen Philosophien sehr ferne sey.

Doch uns kümmert nicht der Streit der Philosophen, neidlos überlassen wir ihn ihren Schulen; und verlangt es nur, sichern Boden in der Erfahrung zu gewinnen, und ohne einen gewaltsamen Sprung, ohne eine zurückgelassene Kluft zu ihr zu gelangen. Deshalb auch konnte es uns nicht genügen, blos Besitz zu nehmen von dem Standpunkte der Naturwissenschaft, wie er sich vorfindet, von welchem aus man, trotz der entgegengesetzten Lehre der geltenden Philosophie, nicht Eine Grundkraft, sondern ein Ineinanderwirken zweier annimmt (selbst Kant fordert diese Annahme für die Naturwissenschaft), denn da diese Wissenschaft nicht die Aufstellung des letzten Grundes zur Aufgabe hat, so ist auch ihr Wissen unsicher, wenn es irgendwo der Philosophie (der Wissenschaft von den Gründen) widerspricht oder wenigstens nicht mit ihr übereinstimmend zusammentrifft. Und ists Bedürfniſs zur Naturwissenschaft mitzubringen: die Einsicht in den Grund der Existenz und des Wissens ohne allen hiatus. Beide aber sind uns eröffnet in der Einen, daſs zur Begründung und Erhaltung (Fortbegründung) des Universums die Wirksamkeit zweier lebendiger Kräfte angenommen werden muſs. Diese beiden Kräfte können zwar nicht dieselbe Dignität haben, sondern muſs die eine, was ihre Intensität anlangt — welche uns hier allein interessirt —, geringer, schwächer seyn, oder wenigstens schwächer wirken, was sie denn auch actu zur schwächern macht, da völlig gleichmäſsige Wirksamkeiten unwirksam sind, d. h. sich aufheben. Mit aller Kraft muſs der Trieb zur Wirksamkeit, Sichbethätigung, als identisch gedacht werden; auf sich selbst kann sie nicht sich richten, da sie nicht Object seyn kann ihrer selbst —: auf die andern also gehet ihr Ziel. Und so gegenseitig. Das Zusammenwirken beider ist als wesentlicher Ausdruck: Bewegung, als That: Berührung. Je mächtiger das Wirken seyn soll, desto stärker muſs die Bewegung, desto inniger die Berührung seyn. Alles Wirken ist Thätigkeit; alle Thätigkeit geistig (§. 370.) und der Geist ist nicht — nichts, oder ein leeres Substrat, sondern Etwas, und zwar eben das potens und fiens. Je inniger die Berührung — die volle Thätigkeit — ist, desto höher und vollständiger ist die Erkennung, oder vielmehr: beides ist nur Eins. Da Erkennung — geistig gefaſst — Berührung ist, kein untheilbar Einfaches aber sich selbst, sondern nur ein Anderes berühren kann, Berührung überhaupt ein Gegenseitiges ist, so muſs es auch die Erkennung seyn. Da aber zur erfolgreichen Wirksamkeit der beiden Kräfte das Ueberwiegen der Einen nothwendig vorausgesetzt werden muſs, in einfachen Substanzen aber kein Wechsel der innern Natur angenommen werden kann, mithin auch das Ueberwiegen der Einen als keinem Wandel unterworfen, sondern als absoluter Wesenszustand gedacht werden muſs, so muſs auch in dieser bei aller Wechselwirkung mit der andern die Erkennung eine höhere, vollständigere oder, um dies in den schicklicheren positiven Ausdruck zu fassen: vollständig seyn. In jeder wahren und vollständigen Erkennung muſs erkannt werden ein Doppeltes, ein Erkanntes und ein Erkennendes; es involvirt also jede ein Wissen, ein Gewuſstes und ein Bewuſstsein.

Mit dieser, uns durchsichtig scheinenden philosophischen Ueberzeugung treten wir in die Naturwissenschaft ein, und überall begegnet uns Bestätigung, nirgends Widerspruch. Und so innig ist diese unsere Ueberzeugung, daſs wir behaupten zu dürfen glauben, jedem anscheinenden Widerspruch liege ein mangelhaftes Eindringen in die Prämissen zum Grunde.

§. 371.

Diese ganze Untersuchung (§. 370.) haben wir anstellen müssen, um zu einem sicheren Urtheil über die wahre Bedeutung der freien geistigen Thätigkeit zu gelangen und dadurch die Frage entscheiden zu können, was es damit auf sich habe diese zu verlieren. Zu beidem sind wir nun wohl befähigt. Denn was zunächst die Freiheit der geistigen Thätigkeit anlangt, so erkennen wir diese nun als die wissentliche und gewufste und auf ein gedachtes, gewolltes Ziel gerichtete Zusammenwirkung der Kräfte. Je inniger die Beruhrung hiebei und je höher das Ziel ist, desto erkennender ist der Act, desto bewufster; desto mehr dem Producte der Handlung dieselbe Eigenschaft mittheilend und einpflanzend. Denn das Product kann ja überall nur das Facit der Factoren seyn. Es ist noch eben nicht lange her, dafs man als höchstes dynamisches Entstehungsgesetz einen Conflict zwischen Attraction und Repulsion aufstellte und alle Verschiedenheit in den Producten sollte durch die Annahme eines verschiedenen Grades dieses Conflicts ihre Erklärung finden. Niemand aber hat es sich gewifs auch nur einen Augenblick ernstlich denken können, dafs die Glieder dieses schöpferischen Conflicts selbst lebten, oder überall nur wesentlich existirten. Und so mufste denn auch hier eine leere, formelle, logische Abstraction eine, und die wichtigste Untersuchung der Naturwissenschaft beschwichtigen. Attraction und Repulsion sind Ausdrucksweisen, und nothwendige zwar des schöpferischen Acts der lebendigen Kräfte, aber nicht selbst Kräfte, noch auch die einzigen Ausdrucksweisen.

Die ganze Reihe der vorhandenen Wesen tritt nun vor unsern Blick als explicites Product jenes Actes der Zusammenwirkung. Alle in dieser Reihe stattfindende Verschiedenheit kann lediglich ihren Grund haben in dem verschiedenen Grade der Innigkeit des erkennenden schöpferischen Acts und in seiner besondern Richtung, denn einsichtlich bekommen hie-

durch

durch die Producte ihren impliciten Charakter, sowohl substantialiter, d. h. ihrem Antheil nach aus der absolut überwiegenden, oder aus der schwächeren Kraft, als auch virtualiter, d. i. nach der Summe und der Verbundenheit des mitgetheilten, erkennenden, schöpferischen Prinzips. Diese beiden Charaktermerkmale sind allerdings unterscheidbar und zu unterscheiden, wenn trotz der Einsichtlichkeit der Vordersätze nicht dennoch die alte Verwirrung wiederum einkehren soll. Die Producte nemlich jenes Actes sind nicht ausgestoſsene, fremde Dinge, noch auch todte Niederschläge, vielmehr sind sie festbegründete Wesen, d. i. Wesen, in welchen der Grund ihres Seins mit allen seinen wesentlichen Merkmalen fest werden soll; nicht also geschaffene Wesen nur sind sie, sondern auch zum Schaffen geschaffene, weil das erkennende Prinzip in irgend einem Grade auf sie übergegangen und als Gesetz ihres Seins in sie übergegangen ist. Und eben von hier aus läſst sich ein tieferer Blick thun. Es gehört zur Sitte, wegwerfend über die geschaffenen Wesen zu sprechen, und doch können nur sie der Zweck der Schöpfung seyn; nicht die Individuen aber, sagt man, sind der letzte Zweck, sondern das Ganze oder das Schaffen selbst; aber das Ganze wäre nicht ohne Theile und nur die Theile machen das Ganze, und das Schaffen wäre ein leeres Spiel des Muthwillens, wenn nicht das Geschaffene daraus hervortreten möchte, und die seelige Liebe im Schaffen wäre grundlos und müſste in Nichts versinken, wenn sie nicht Stützung gewönne und Haltung an ihrem Erzeugniſs. So treten denn die geschaffenen Wesen vor unsere geistige Anschauung als theure Erzeugnisse der ewigen, erkennenden Liebe und wir können sie in ihrer Wurzel ergreifen. Nicht leere Symbole, wie eine in Träume sich verlierende Philosophie uns lehren will, bildet die Wesensreihe, sondern festbegründete, zu ewiger Dauer bestimmte und fähige Wesen enthält sie. Und alle ihre Verschiedenheit bestehet lediglich in dem Grade ihrer Erkenntnifs ihres Prinzips, welches eben das Erkennen selbst ist. Ohne alle solche Erkenntnifs ist kein Wesen.

Die Krystalle bilden sich nach einem festen Gesetze, geradlinig, von einem festen Punkte ausgehend, die verwandten Stoffe anziehend, den Lichteinflufs aufnehmend, die regelmäfsige Gestalt bis in ihre kleinsten Theile bewahrend.

Freier wird die Bildung in der Pflanze; Licht und Wasser vermählen sich inniger zu ihrer Erzeugung, beide sucht sie mit Verlangen; verscheucht ist die schroffe gerade Linie, die unendlich mannigfaltige Curve tritt Formgebend ein; edle, zum Nerven sich hinbildende Spiralgefäfse treten hervor; im glänzendsten Farbenreichthum blicken sie auf zum väterlichen Licht und durch Geschlechtstheile pflegen sie Liebe und erhalten ihr Geschlecht, was auch hiegegen Schelver und Henschel sagen mögen.

Wohl müssen wir alles dies ein Erkennen nennen, denn es ist ein Suchen und Finden und das Gefundene verbindet sich nach einem Gesetze zu einem Zwecke, und der Zweck ist Selbsterhaltung und schöpferisches Fortbilden. Aber dies Erkennen ist sich selbst verdeckt, tief im eigenen Wesen ists verhüllt, es tritt kein Reflex davon in sich selbst zurück.

Nachdem die allgemeine Wesenbildung durch Phytozoen und Zoophyten hindurchgedrungen ist, gewinnt der Schauplatz des sich ausbildenden und ausgebildeten Lebens ein sehr verändertes Ansehen. Wir erblicken da, wohin unser Auge auch vordringen mag, Thiere mit mehr oder weniger willkührlicher Bewegung; keines ist ohne diese, wenigstens nicht in sich selber; keine Region des Universums, soweit es hat untersucht werden können, ist von ihnen unbewohnt, auf den höchsten Höhen und in den tiefsten Tiefen, in den heifsesten Sandwüsten und auf den starren Eisfeldern, in siedenden Quellen und in verschlossenen unterirdischen, mit der Erdoberfläche in keiner Verbindung stehenden Höhlen fand man, als man sie aufbrach, belebte Wesen; in Holz, selbst in den festesten Steinmassen, in grofsen Marmorblöcken fand man Amphibien, Mollusken, Insekten und Würmer, ja, sogar zwischen glühender Lava am Krater des Vesuvs hat man eine Salamanderart gefunden. Ueberall also fest gegründetes, selbstständiges, in sich selbst und durch sich selbst sich behauptendes Leben. Und welche Verschiedenheit, und welche Bestimmtheit in derselben! Bewegung, und, sehr frühe schon, bestimmte Organe dazu, überall sehr bestimmte Egestions- und Ingestionsorgane, sehr frühe schon bestimmte Nervenbildung, wohl überall Gefäfsbildung. Höher hinauf: streng geschiedene organische Systeme; geschiedene Geschlechtstheile, mit diesen Geschlechtsliebe, bestimmte Begattungszeit; sehr bald:

Kunsttriebe, Kenntnifs ihnen drohender Gefahr und Geschicklichkeit ihr auszuweichen; sehr genaue Kenntnifs der Bedürfnisse und Sicherheit in der Auffindung ihrer Befriedigung. Man hat die letztgenannten Fertigkeiten als aus einem Instinkte kommend sich zu erklären gesucht; man hat diesen Instinkt sehr gepriesen; es ist gestritten worden, ob er nicht mehr werth sey, als alles menschliche Wissen, und ein höchst achtungswerther Gelehrter hat sich fast ein ganzes Menschenleben hindurch beschäftigt: den materiellen Ursprung der Ideen aus dem Instinkte und den Kunsttrieben der Thiere zu erweisen. Was aber ist denn dieser Instinkt? Schon der Name ist irreleitend, weil er etwas Passives, dessen Actives in einen dunklen Hintergrund gestellt wird, bezeichnet. Wir finden in allen diesen Fertigkeiten, so wie überhaupt in der ganzen Art des Seins dieser Wesen, dasselbe erkennende Prinzip, nur dafs es schon gesteigert, wiewohl noch immer in sich selbst verhüllt ist.

Unsere Ansicht hier nur in weiten Umrissen, in blofsen Andeutungen darlegend, dürfen wir nun auch einen etwas grofsen Schritt wagen. Werfen wir einen Blick auf den Bildungsfortschritt in den Lungenthieren. Das Allerbedeutsamste ist hier die Stimme (pectus est quod disertos facit); vorausgesetzt, und mit dieser höheren Ausbildung verbunden ist das Vorhandensein eines Gehirns und Rückenmarks. Mit dieser Bildungsstufe ist eine grofse Reihe höherer organischer Actionen und eine vollkommnere Art des Seins und Daseins eng verbunden. Säugethiere, Vögel und Reptilien haben in dieser Rücksicht genaue

Relation zu einander. Von allem andern, in dieser Reihe von Wesen höher Ausgebildetem zu schweigen, gedenken wir blofs an das reichere Maafs und an die veränderte Art der Empfindungsfähigkeit, welche hier angetroffen wird. Schmerz und Lust empfinden diese Thiere nicht mehr blofs leidend, jenen fliehen und diese suchen sie nicht mehr dumpf, sondern sagen sie auch, wie ihnen ist. Sie sind es, welche vorzüglich in Gesellschaft leben, grofse Wanderungen machen, gemeinsam Gefahren bestehen, den heimischen Ort nicht nur, sondern meistens auch Wohlthaten erkennen; sie sind es, welche die rührendsten Beweise von anfänglicher Liebe und schaudererregende der wildesten Grausamkeit geben. Und so nähern wir uns dem Menschen! Als reines Ergebnifs aber aus der Bildung der Lungenthiere tritt uns entgegen ein innigeres und darum erkennenderes Zusammenwirken der schaffenden Kräfte. Alles scheint hier in dieser Hinsicht schon gethan zu seyn, und Vieles auch ist gethan —: Eines aber fehlt. Diese Thiere empfinden viel, und handeln aus starken Gefühlen, und verbinden sich in ihnen und durch sie, ja sie verkündigen sie sogar vernehmlich, aber —: sie wissen sie nicht! Alle die klugen und schönen Züge, welche diesen Thieren nachgerühmt werden, ihre Docilität, ihr unbezweifelbares und bei vielen erstaunenswerth grofses Gedächtnifs, alles dies und mehreres der Art ist lediglich physisch, d. i. rein wesentlich, als Zustand begründet; es hat keinen Grund, d. i. es ist nicht wissentlich, sondern es ist der Grund selber, es ist Sein, nicht freies Haben. Wie viele

Thiere tellurische Vorgänge schon sehr frühe, wenn für uns, im gesunden Zustande, noch gar nichts in der Erscheinung bemerkbar ist, percipiren und danach sich verhalten, ohne dafs sie in den Causalnexus irgend einen Einblick hätten, eben so kann der Hund aufwarten, der Bär tanzen, und, zu seinem Unglück, ein armer Canarienvogel Ziffern- und Buchstabenstellen lernen. Prügel, schmerzliche Sensationen überhaupt, sind zu allen diesen Meisterstücken das wahre argumentum baculinum. Die Thiere erinnern sich nicht der empfangenen Züchtigungen, sondern sie gedenken ihrer, d. h. sie sind in ihrer letzten Wirkung in ihnen fortwirkend, weil alles bei ihnen in den Gesammtzustand treten mufs und nichts einmal in denselben Gekommenes wiederum heraustreten kann. Weil sie nicht wissen, d. h. nicht in die Erfassung des ursächlichen Moments treten können, ist ihnen auch die Wirkung unmittelbar die Ursache selbst, und die Ursache die Wirkung; als solche kennen sie weder diese, noch jene. Es ist daher ein weitgreifender Irrthum, ihnen Einbildungskraft, wenn auch nur reproductive, wiewohl man es auch auf die productive hat ausdehnen wollen, zuzuschreiben.

Im Menschen endlich, dem höchsten geschaffenen Wesen, tritt das sich selbst durchsichtige Wissen, als das ihn von allen übrigen Wesen charakteristisch Unterscheidende ein. Man hat vielfach das Wissen als ein blofses Bildern, Schematisiren, betrachten wollen, ohne in demselben eine eigenthümliche, wahrhafte Kraft entdecken zu können. Dies hiefs aber den wesentlichen Punkt umgehen, denn mit gleichem Rechte könnte man dann auch dem Auge die inwohnende Sehkraft absprechen und das Sehen schlechthin ein pures Bildern nennen, da ja auch durch das Sehen die Objecte nicht gemacht, sondern nur dem Bewufstsein in Bildern zugeführt werden. Aber was bildet denn die Bilder? Ist's nicht und mufs es nicht seyn eine Kraft? Und diese Kraft, woher kommt sie? ist sie eine völlig isolirte, zufällig einbrechende? Oder wächst sie wohl gar nur wild aus einer Gewohnheit hervor? ist sie erfunden worden? Will man der Verwirrung ernstlich ausweichen, so kann das ganze Wissensverhältnifs schlicht und erschöpfend eingesehen werden. Der Mensch ist das letzte, höchste, vollendeteste Product der innigsten, also der erkennendsten Zusammenwirkung der Grundkräfte. Was im Act geschah, das ist im Actum enthalten. Der Act selbst hat zu seiner innersten Wurzel nicht etwa irgend eine blinde Fatalität, sondern er ist der Liebe entquollen. Liebe ist die höchste That des Willens, und zwar eine That, in welcher der Wille wollend sich hingibt, d. h. durchaus sich behauptend sich aufgibt, aus der starren Selbstheit nemlich tretend. Die Liebe also ist die höchste Erkenntnifs, denn sie erfafst sich, erkennt ihren Gegenstand und bestimmt sich selbst mit Freiheit auf ihn. Der Mensch nun, das höchste Product dieser Liebe, dieses vollesten Acts der Erkenntnifs, er, das Bedingte, kann seine wesentliche Bedingung nicht verleugnen; diese aber ist eben die Erkenntnifs selbst. Als die wahre Bedingung, das Gesetz, der Erkenntniſs haben wir die Liebe eingesehen, die Liebe wiederum als höchste, absolut freie Willensthätigkeit. Im Producte daher kann die Erkenntniſs nicht fertig liegen, nicht in ihm in finsterer Nothwendigkeit vorhanden seyn, da dies offenbar den begründenden Bedingungen widerspräche. Nur die wirkliche Möglichkeit zur Erkenntniſs und das Gesetz kann in ihn gelegt seyn, durch dessen freie Aufnahme jene wirkliche Möglichkeit zur vollen Wirklichkeit erhoben wird. Soll aber die in der wirklichen Möglichkeit enthaltene Aufgabe gesetzmäſsig gelöst werden, so müſsten zuvor jene Möglichkeit und das Gesetz selbst erkannt werden. So auch ists, beide sind unmittelbare Thatsachen des Bewuſstseins, d. h. unmittelbare Wesenserkenntnisse. Jeder Mensch weiſs es mit voller Evidenz, daſs er wissen kann, und daſs in ihm ein Gesetz liege, durch dessen Ergreifung er sein Wissen vervollkommnen und vervollständigen kann; jeder Mensch erkennt es unmittelbar, daſs er wissend zum vollen Sein erwachet, daſs er also sein Wissen steigernd auch sein Sein erhöhet. Unmittelbar also ergreift sich der Mensch auf der Thatsache seiner Freiheit, er fühlt sich mit Nothwendigkeit frei. Aber eben deshalb ist dies selbst keineswegs ein Act der Freiheit, sondern nur ein kategorisches Gebot dazu. Nun soll der Mensch, weil er unbezweifelt kann, frei werden. Wahr also ist in dieser Hinsicht der Ausspruch: homo non nascitur, sed fit. Frei werden kann man aber nur durch Annahme des, wenn auch vollkommenen, Gesetzes der Freiheit. Vollkommen begreiflich ists nun, warum Viele, selbst Philosophen, die Freiheit bezweifeln, oder leugnen; denn ist man nur bis zu dem Punkte gekommen, wo mit Nothwendigkeit das Gebot zur Freiheit eingetreten ist, und man vollziehet es nicht in der That, so erwacht auch keine Freiheit, weil sie eben frei errungen werden muſs. Es ist über die Thatsache des Freiseins völlig kein Streitens; wer sagt: er sey nicht frei, dem kann geglaubt werden; wer es schmerzlich klagte, der kann mit seinem eigenen Widerspruch getröstet werden; wer aber sagt: ich bin nicht frei, es gibt also keine Freiheit, der spricht nicht verständiger, als wer aus seiner Blindheit das Dasein des Lichts bestritte.

§. 372.

Heben wir jetzt die Fragen: was freie geistige Thätigkeit sey? und was ihr Verlust bedeute? wiederum hervor, so drängt sich auch sofort die lösende Antwort auf. Haben wir es nemlich nun wohl erkannt, daſs freie geistige Thätigkeit nichts anderes sey, als eben die Thätigkeit zur Freiheit, haben wir diese Thätigkeit wahrhaft zu bethätigen eines Theils als höchstes Gebot in uns vernommen, andern Theils aber auch eingesehen, wie durch sie, und nur durch sie ein Eindringen in das höchste göttliche Prinzip, oder vielmehr: ein Wirksamwerden dessen in uns möglich ist; haben wir es endlich eingesehen, daſs volles Bewuſstsein nicht ein zufälliges Accidens der geistigen freien Thätigkeit sey, sondern durchaus wesentlich dasselbe, nemlich seiendes Wissen und wissendes Sein —: so wäre in der That die Frage nach der Bedeutung des Verlustes dieser Thätigkeit, oder, was dasselbe ist, des freien Bewufstseins ganz müfsig; denn offenbar wird in einer solchen Frage alle gewonnene Einsicht wiederum verläugnet. Verloren wird der wesentlichste und edelste Menschencharakter, der wissentliche Zusammenhang mit dem göttlichen Prinzipe, und verloren wird jedes Mittel zur Errettung aus der Knechtschaft —: die Freiheit selbst.

§. 373.

Ist alles dieses (§§. 370—373.) zur deutlichen Einsicht erhoben, so mufs man wohl von tiefem Jammer über die in neuerer Zeit so oft vernommene Empfehlung der Bewufstlosigkeit erfüllt werden. Als gut ist sie gepriesen worden, als fein fromm und als überaus sufs. In verwegener Rede hat man das Wissen und das Ringen nach feststellender Einsicht gescholten. Man könne seelig werden im Traume und durch Träumen, besonders aber ohne zu wissen: Wie? Den Schlaf hat man zum Hüter des Wachens anempfohlen. Ganz vortrefflich hat man es gefunden: Augen zu haben und nicht zu sehen, Ohren und nicht zu hören. Und in der That ist alles dies völlig zweckmäfsig ausersonnen, um den Menschen rettungslos zu verderben, denn man ziehet ihn ab vom Quell des seeligen Lebens, man scheidet ihn von seinem Gott und läfst ihn in die Finsternifs sinken. So geschiehet es wohl nothwendig, wenn der Verführer zum Huter der Tugend erwahlt wird.

Fern sey es von uns, irgend jemand eines w i s s e n t l i c h e n Vergehens so ungeheurer Art anzuklagen; sehr wohl begreifen wir den Widerspruch: wissentlich das Wissen und das Bewufstsein vertilgen zu wollen. Aber in der Sache selbst ist's so, und ihre Wurzel ist tiefe, gräuelhafte Verführung. Wer es wohl meint, der beweise es durch Rückkehr in das aushelfende Bewufstsein.

§. 374.

Doch alles dies geben vielleicht viele Anhänger des thierischen Magnetismus zu, oder sie räumen wenigstens die letzten Resultate ein, fragen aber uns, ob wir damit denn im Ernste die von ihnen vertheidigte Sache anzugreifen gedenken? „Wie doch," werden sie fragen, „soll uns der Vorwurf treffen: Verächter des Wissens zu seyn, uns, die wir eben zu einem höheren Wissen gelangt sind? die wir dessen uns freuen und rühmen? Dafs wir die Schranken eures Wissens verlafsen, ist nicht unsere Schuld, eure eigene Beschränktheit nur nöthigt euch zurückzubleiben; sollen wir uns in unserm Auffluge hemmen lassen, weil ihr unbeschwingt seyd! Eure Wahrheit ist freilich nicht unsere, denn ihr schmachtet in den räumlichen und zeitlichen Schranken; uns hingegen sind diese Bande gelöst, wir haben unmittelbare, zeit- und räumliche Anschauungen, sollen wir diesen grofsen Fund unbenutzt lassen oder aufgeben, weil ihr ihn nicht mit uns theilen könnt? Freilich ist auch eure Freiheit nicht unsere, denn ihr habt überall gar keine; ihr gestehet es ja selbst, dafs eure Freiheit in einem Gesetze wurzele, von einem Gesetze geregelt werde, dasselbe überhaupt gar nicht verlassen könne —: nun, unsere Freiheit steigt hervor aus den Trümmern des Gesetzes, gelöst ist's von aller Beschränkung; wir haben weder Gebot noch Verbot —: eine Natur haben wir, eine von allen gesetzlichen Fesseln befreiete. So merkt es doch endlich, dafs wir gar nicht von demselben reden, wenn wir auch von demselben reden. Euch scheint die sittliche Ordnung durch den thierischen Magnetismus verletzt zu seyn und ihr erhebt darüber wehmüthiges Klagen. Wohl mufs es eurem schwachen Geiste bange werden, wenn das alte, morsche Gebäude von gesetzlichen Verschränktheiten gerüttelt wird, ihr glaubt die Welt werde darüber in Trümmern zerfallen. Seyd gelassen! wir wissen das besser: da ist alles gut, weil alles Wonne ist, nichts als seeliges Gefühl. Helfen, das sehet ihr wohl, können wir euch also, wie ihr seyd, nicht, aber rathen wollen wir euch, führen wollen wir euch zu derselben Quelle, aus der auch wir so befriedigend geschöpft haben. Wohlan! betrachtet mit uns unsere Hellsehende, oder machet doch selbst welche, es gehört nicht viel und nur Bekanntes dazu; ihr werdet wissen, dafs Magnetiseure sich zuweilen haben durch andere starke Leute, durch Soldaten, vertreten lassen! Kurz, tretet nur selbst hin vor solche Hellsehende; aber mit festem Glauben, mit völliger Unbefangenheit, d. h. mit zurückgelassenem Wissen aller Art; besonders aber plaget diese Hohen nicht mit Zweifeln, denn diese können ohne die gröfsten Störungen von diesen Zarten und Reinen nicht geduldet werden —: thut dies, und ihr werdet vielleicht auf unsern Standpunkt versetzt werden. Gehet euch aber das hiezu nöthige Perceptionsorgan ab, oder ist eure ganze Wesenheit so verkümmert und verkümmernd, dafs sie die Entfaltung dieses höheren Gebietes hemmt, dann freilich ist euch vollends nicht zu helfen. Aber bekennen müsset ihr auch dann eure Incompetenz, in solchen Dingen irgend eine Stimme oder Urtheil zu haben." — Ihnen antworten wir: warum erhebt ihr Streit, da ihr nichts anderes zu thun hättet, als einen Irrthum zu erkennen und bekennen? Nur wissenschaftlich und friedlichen Herzens haben wir uns euch genahet, Gründe haben wir euch vorgelegt denen, wie uns scheint, es selbst nicht an gutem Grunde fehlt noch auch an reichen Folgen, wie mochte das euch so aufreizen? Könnt ihr es daran nicht wenigstens gewahren, wie übel es mit den hohen Einsichten stehen mag, die zu besitzen ihr verleitet seyd? Die wahrlich würden nicht so hohlen Dünkel, nicht solche Ueberhebung des Gemüths dulden. Wie weise ihr sonst seyn möchtet, so würdet ihr dennoch Gegenrede vernehmen und prüfen können. Aber freilich mufs, was den Sinn verführt, auch die Gesinnung verkehren. Nun, ihr habt uns keine Quelle der wahren Erkenntnifs angewiesen, wir wären sonst willig hingegangen, um daraus zu schöpfen; was ihr wifst, das wissen auch wir, nur darüber hinaus; eure Thatsachen kennen wir, aber wir kennen auch ihren Grund, und kennen ihn als ein tiefes Verderben, darum blendet uns auch der heuchlerische Glanz ihrer Erscheinung nicht. Was also bleibt uns übrig, als auf unserm Pfad fortzuwandeln, fortzufahren nach den Gründen zu forschen und die Ergebnisse der Forschung unverhohlen darzulegen? Möchtet ihr uns begleiten, und findet ihr Gründliches zu tadeln, so verkündets, uns soll rechtliche Belehrung nicht wehe thun.

§. 375.

Nichts fast eignet sich so sehr, die vorgetragene Ansicht von der eigentlichen Natur und Bedeutung der Erkenntnifs überhaupt, von den verschiedenen Stufen derselben, von dem Bewufstsein, der Freiheit und von der wesentlichen Identität dieser beiden völlig anschaulich zu machen, und sowohl direct als indirect bestätigend zu belegen, als eben die wesentlichen Erscheinungen des thierischen Magnetismus.

Es ist keine Frage unter Physiologen und Psychologen, dafs das Gehirn und seine Nerven das Organ zur freien geistigen Thätigkeit bildete; selbst die Anhänger des thierischen Magnetismus haben diese Wahrheit im Allgemeinen unangetastet gelassen. Das Gangliensystem andererseits ist als dasjenige Nervensystem anerkannt worden, welches der unbewufsten organischen Thätigkeit, der Ernährung, daher dem Blute und vorzüglich den Arterien vorstehet. Mit welchem Rechte wir also vielfach das Gangliensystem das thierische Nervensystem genannt haben, kann nun erst recht einleuchten. Es hat Thätigkeit, und alle Thätigkeit ist geistig; aber sie ist sich selbst undurchsichtig, also thierisch. Es empfängt Einflüsse vom höheren Nervensystem, es erregt das Blutsystem zur Thätigkeit, es verleihet ihm seine Incitabilität, aber alles bleibt bewufstlos, kein Strahl davon dringt in das Bewufstsein. Alle Organe, welche unter dem stärkern Einflusse dieses Nervensystems stehen, haben weder willkührliche Bewegung, noch sind sie überhaupt bestimmende Willenseinwirkung aufzunehmen fähig. Wie könnte doch der eigentliche thierische Charakter vollkommener und deutlicher ausgedrückt seyn? Zwischen beiden Nervensystemen nun stehet bei den höheren Thierklassen das Rückenmark. Die Existenz des Rückenmarks setzt die vorangegangene eines Gehirns voraus. Es behauptet überall, wo es ist, eine strenge Individualität; seine Wirkungsweise ist aber der des Cerebralsystems harmonisch. Als ein Kind des Gehirns erweiset sich also das Rückenmark seinem Wesenscharakter nach. Die Entstehung des Gehirns aus dem Rückenmark darf dermalen nicht mehr widerlegt werden. Betrachten wir die Verbindung der verschiedenen Nervensysteme unter einander in demjenigen Organismus, der uns hier zunächst angehet, im Menschen, so finden wir als constantes Gesetz, daſs alle Organe, deren Verrichtung unmittelbar bewuſste Sensation ist, reine und besondere Gehirnnerven haben, hieher gehören die drei unmittelbaren Sinnesorgane; sympathische Nervenzweige treten zu diesen Organen, wie die genaueren neuen Untersuchungen gelehrt haben, aber mit absolut untergeordneter Intensität und nur inwiefern in diesen Organen auch ein thierisch vegetativer Prozeſs, der überall dem Bewuſstsein entzogen ist, statt finden muſs. Rückenmarksnerven gar nicht. Wo die Verrichtung in unmittelbarer Sensation und mittelbarer Action bestehet, da sind Gehirn- mit Rükkenmarksnerven verbunden; hieher gehört die Zunge als Geschmacks- und Sprachorgan, weshalb wir sie auch ein Organ von gemischter Verrichtung nennen zu dürfen glauben. Auch hier tritt eine Nerveneinwirkung vom Sympathicus ein, jedoch nur aus demselben Grunde und in demselben untergeordneten Verhältnisse, wie bei den vorigen. Wo die Function mittelbare Action ist und nur hiedurch Sensation entspringt, da ist das dem Nerveneinfluſs des Rückenmarks ausschlieſslich zugehörige Gebiet; hieher gehören: das Tastorgan, welches wir deshalb ein mittelbares Sinnesorgan nennen zu dürfen glauben, die Organe der Ortsbewegung und die die äuſsere Oberfläche des Körpers bekleidende Haut, als reines Respirations- und sensibles Vegetationsorgan. Alle sensitive Thätigkeit wird in diesen Organen ohne directes Zuthun des Gehirns, so wie alle, überaus reiche, plastische ohne Hinzutritt des s. g. plastischen Nervensystems bewirkt. Wo die Verrichtung eine mittelbare Action, die Haupttendenz derselben aber auf Vegetation überhaupt gerichtet ist, diese selbst jedoch keine rein thierische, sondern eine von Empfindung begleitete, d. h. eine bewuſstes Gefühl erzeugende seyn soll, da treten zu gemeinsamer Wirksamkeit die Nerven des Rückenmarks und Sympathicus zusammen. Dieses ist eine der merkwürdigsten organischen Verbindungen, die bedeutsamste organische Synthese. Ja ihr ist, wiewohl sie in dieser Rücksicht bisher gar nicht beachtet worden ist, eine hohe, stabile Gesetzmäſsigkeit nach einem reinen Zweckbegriff waltend. Manches hierüber haben wir schon früher gelegentlich bemerkt im Zusammenhange, jedoch nur in allgemeinen

nen grofsen Umrissen, müssen wir hier das Verhältnifs dieser Verbindung angeben. Da das ganze Gebiet der Empfindung überhaupt Unbestimmtheit involvirt, d. h. nicht unmittelbar bewufste Sensation, sondern nur zum Bewufstsein sich erhebende Perception ist, so wird hiezu nicht nur ein vermittelndes Agens erfordert, sondern werden auch nothwendig in der vermittelnden Action Stuffen bemerkbar und, durch Abweichungen der zu vermittelnden Factoren oder des vermittelnden Gliedes, auch Abweichungen in der Vermittelung selbst, als letztes Ergebnifs, möglich seyn. Alles dieses kann factisch und einsichtlich nachgewiesen werden. Zwischen dem Gehirn, als Organ der unmittelbaren geistigen Thätigkeit und dem Gangliensystem, als Vorstand der thierischen Actionen, stehet in der Mitte das Rückenmark, zu welchem auch, wie bereits früher erinnert worden ist, die Medulla oblongata gehört. Schon durch diese Stellung verkündigt sich das Rückenmark als das jene beiden Nervensysteme Vermittelnde. Noch mehr aber durch seine Action. Das Gangliensystem, obwohl entspringend aus dem Gehirn *), entwindet sich demselben sehr bald, in seinem fernern Verlaufe

*) Dieser Ursprung wird zwar in neuerer Zeit vielfach bezweifelt, oder vielmehr als nicht nachgewiesen, jedoch ohne Widerlegung der meisterhaften, von einem Sömmering selbst „unvergleichlich" genannten Nachweisung Meckels (de quinto pare. Goett. 1748.) an die Seite geschoben. Uns nun sind die Namen Meckel, Sömmering, Wrisberg u. a. hinreichende Autoritäten für jenen Ursprung; aufserdem haben wir noch andere, nicht hieher gehörige innere Gründe dafür.

ists aller unmittelbaren Verbindung mit dem Cerebralsystem entzogen. Ein offenbarer hiatus wäre also, ohne die Dazwischenkunft des Rückenmarks, innerhalb des Nervensystems selbst. Desto entschiedener aber ist diese Dazwischenkunft, und zwar eben als solche. Wohin immer sympathische Nerven gehen, dahin auch Rückenmarksnerven. Je mehr die Perceptionen und Actionen zum Bewufstsein gesteigert werden sollen, desto mehr ist in dieser Verbindung die Wirkung der Rückenmarksnerven vorschlagend, desto edler sind diese selbst. Die Organe der Sprache, des Athmens, des Schlingens, das Herz und der Magen stehen unter dem absolut vorherrschenden Einflufs des Stimmnerven und seiner Beinerven; schwächer wird er in der Leber, noch schwächer, kaum bemerkbar in der Milz, Bauchspeicheldrüse, in den Netzen etc. Aber offenbar sind auch die Actionen dieser Organe dem Bewufstsein fremd. Ueberhaupt ists nicht zu verkennen, dafs die Nerven des Rückenmarksstranges in den verschiedenen Regionen eine, dem Grade nach, verschiedene Wirksamkeit ausüben, die obersten wirken zwar bewufste Sensationen, doch weil in dieser Gegend der Stimmnerve seine freieste und vollste Kraft äufsert, so treten jene nicht so deutlich hervor; die Nerven des mittlern Theils des Rückenmarksstranges äufsern die mindeste Sensation erregende Thätigkeit, hier soll überhaupt den thierischen, unbewufsten Actionen Raum gelassen werden; desto edler hingegen wird wiederum die Wirksamkeit der letzten Lenden- und der Kreutznerven, weil die in ihrem Bereich gelegenen Organe nicht dem alleinigen noch dem vorherrschenden Einflusse des thierischen Nervensystems zu überlassen sind.

§. 376.

So treu und einsichtlich scheint uns das wesentliche Verhältnifs der verschiedenen Nervensysteme zu einander dargelegt zu seyn (§. 375.), dafs nur absichtliche Verhärtung es als das wahre anzunehmen verhindern kann. Auf diese aber nicht rechnend, hoffen wir, dafs es bald eine Stelle unter den entschiedensten Wahrheiten der Physiologie einnehmen werde.

Von hier aus läfst sich der durch die Einwirkung des thierischen Magnetismus erzeugte innere Vorgang in seiner vollen und wahren Bedeutung erkennen und würdigen.

Wohl geben wir es, wie es auch wahr ist, den Anhängern des thierischen Magnetismus zu, dafs durch dessen Wirkung das Cerebralsystem in seiner Thätigkeit suspendirt, das Gangliensystem hingegen zu einer ihm völlig neuen und sehr ausgebreiteten erweckt werde. Wir fragen sie aber, ob eine solche Umkehrung nicht ein wahrer Gräuel sey, und ob sie wissentlich, in welcher Absicht es auch geschehen möge, herbeigeführt werden dürfe? Und in der That, nicht zweifelhaft kann hierauf unter Freunden der Wahrheit und des Rechts die Antwort bleiben. Nichts, durchaus nichts läfst sich, wie emsig man auch danach suche, zur Vertheidigung oder auch nur zur Entschuldigung der Sache vorbringen. Denn das Einzige, was man als die Lichtseite anführen könnte, die scheinbar grofse geistige Entfaltung, welche im Zustande des s. g. Hellsehens sich offenbart, eben die ist die wahre Nachtseite und nöthigt uns mit Abscheu den Blick davon zu wenden. Denn wollen wir denn und sollen wir jedem Geiste, blos weil er Geist ist, huldigen? Und man erwäge, welch ein Geist dies ist! Wir wollen hier weiter nicht gedenken, wie oft schon ganz offenbar unter dem Schutze dieses Geistes die gepriesenen Scenen des Hellsehens mit Sünde und Schande geendet haben. Aber man erkenne ihn an seinen andern Früchten. Seine erste Wirkung ist Schwächung des Willens, des Bewufstseins und der Freiheit, und seine letzte völlige Beraubung derselben. Soll so etwas Wesen begegnen, die zur Freiheit berufen, begründet, gebaut sind? Man sage nicht: das eben ist der höchste, reinste Wille, das schönste und befriedigendste Bewufstsein, die herrlichste und vollkommenste Freiheit alles Eigene hierin zu verläugnen und rückhaltlos hingegeben zu seyn. Wohl ist dem so; aber wem anders kann und darf man so sich hingeben, als Gott selbst, dem Vater des Lichts, der ewigen, lauteren, allweisen Liebe? Und begehrt Gott selbst diese Hingabe von uns anders, als von unserm Willen; mit unserm Bewufstsein und mit voller Bestimmung unserer Freiheit? Und will das Gott, so bedenke man das Gräuelhafte einer Scene, wo ein Mensch, ein Magnetiseur, vor ein Wesen seines Gleichen hintritt, von ihm völlige Hingabe annehmend, dasselbe herausreifsend aus aller Verbindung mit seinen Mitwesen, mit den sonst liebsten und theuersten; dasselbe sich willen- und bewufstlos verlieren lassend in seinen Willen, wie er auch ausfallen mag. Und er selbst dastehend in einem Wirken und Thun, das er selbst nicht kennt, das Eine nur wissend, oder wenigstens wissen könnend, dafs er eine von Gott selbst begründete Ordnung durch eine dunkle, ihm völlig verhüllte Kraft, auflöst! Wer kann ohne den tiefsten Abscheu sein Auge auf einen solchen Anblick gerichtet halten?

Nicht gemildert wird die Verwegenheit des Unternehmens, dafs man dadurch heilen will, und heilen solche Krankheiten, die dem gewöhnlichen ärztlichen Bemühen nicht weichen; denn einmal ists gar nicht die unbedingte ärztliche Pflicht, alle Krankheiten zu heilen, wohl ists aber unbedingte Pflicht, nie etwas an sich Schlechtes zu unternehmen. Sodann heilt ihr ja nicht immer damit, ihr wifst nicht: was das Mittel sey, wie es wirken, wie die ganze Sache enden werde. Endlich aber dürften wir gewissenhaft, aus fester eigener Erfahrung betheuren, dafs wir auf völlig erlaubtem Wege, durchaus wissentlich wie? alle diejenigen Krankheiten, die das gewöhnliche ärztliche Verfahren freilich nicht besiegt, die deshalb vorzugsweise als Objecte für thierisch-magnetische Behandlung gehalten werden, mit dem günstigsten Erfolge behandelt, völlig geheilt haben. Wir wollen hievon nur einige nennen: Hysterie, alte Lähmungen, Menstruationsbeschwerden aller Art, Krankheiten der Ovarien, der Leber, der Bauchspeicheldrüse, Catalepsie, Epilepsie, Hemicranie u. s. w.

Will man sich abermals auf den Zustand des Hellsehens beziehen, und ihn die Reinheit der ganzen Sache vertreten lassen, so fassen auch wir ihn noch einmal ins Auge. Ein Wissen nennt ihr das, und dazu noch ein höheres, welches in diesem Zustande sich offenbart? Wahrlich, das könnt ihr nur auf Kosten einer wahren Begriffs- und Sprachverwirrung. In jedem wahren Wissen muſs ein Subject, ein Object, und eine Synthese beider vorkommen, und alles dies zwar wissentlich. Wenn eure s. g. Hellsehenden nun da liegen und laut percipiren, dürft ihr das ein Wissen nennen? Wie es aber zugehen möge, daſs sie laut percipiren, das können wir einsehen und angeben. Dasjenige Nervensystem, das nur Perceptionen aufzunehmen, nicht aber sie zu Sensationen zu erheben vermag, das Gangliensystem, ist eben in diesem Zustande und eben durch die thierisch-magnetische Einwirkung waltend geworden. Das Nervensystem, dessen organische Bestimmung es ist: veredelnde Einflüsse aus dem Gehirn dorthin zu führen, das Rückenmark, und ganz vorzüglich der Stimmnerve, ist dem Gangliensystem dienstbar geworden. Was kann also nun anders geschehen, als daſs die Perceptionen, obwohl sie nicht bewuſste, reflectirbare Sensationen werden, noch werden können, Ton und Stimme bekommen? Dasselbe geschiehet bei allen Lungenthieren; hier nur ists dem Grade nach höher, weil das Object ein höheres ist, Ton und Stimme werden hier Wort, weil dies in die Wahrheit dieses Objects übergegangen ist. Dies bestreiten wollen, hieſse ein Wissen voraussetzen, das nicht wissentlich wäre. Und wenn wir uns des Streits über eine solche sich selbst aufhebende Annahme enthalten, so muſs uns doch wiederum zugegeben werden, daſs ein solches unwissentliche Wissen auch in den Thieren ist, ja dies könnte man wohl auch den Steinen zutrauen. Davon aber ist hier nicht die Rede, sondern von einem höheren, durchsichtigen, göttlichen Wissen.

Unsere Erklärung von dem lauten Percipiren wird auf eine evidente Weise durch sehr häufige Erscheinungen bei der Einleitung der s. g. höheren thierisch-magnetischen Wirkungen bestätigt. Es ist nemlich sehr oft beobachtet worden, daſs bevor es zum Schlafreden kommt, die Kranken von den entsetzlichsten Zuckungen, Krämpfen, Beklemmungen u. s. w. gefaſst werden. Alle diese Phänomene gehen von Organen aus, welche unter dem Einflusse des Stimmnerven stehen. Was verkündigt dies anders, als die Opposition des noch normalen Lebens im Stimmnerven auf die ihm angemuthetete Umkehrung seines Verhältnisses? Wird aber durch fortgesetzte thierisch-magnetische Behandlung, d. h. durch fortgesetzte Steigerung der Thierheit der Stimmnerve unter die Botmäſsigkeit des Gangliensystems gebracht, so stillen sich auch die Lebensschmerzen des Vagus, und die Hellsehende beginnt in thierischer Behaglichkeit zu reden, wie der Vogel pfeift; dieser freilich harmlos, während jene durch ein schweres Vergehen, durch ungeheuren Abfall.

„Aber haben denn nicht unsere Hellsehenden erstaunliche Dinge vorherverkündigt?" Wohl haben sie das. Bei völlig heiterem Horizonte werden viele Thiere auf der Weide ängstlich und flüchten sich; nach vielen Stunden erst bewölkt sich der Himmel und es bricht Ungewitter ein. Erdbeben haben immer Ochsen und Kühe, ehe noch ein Mensch irgend etwas davon vernahm, percipirt und haben die Flucht ergriffen. Ob es auch schon sehr kühl wird, die Jahreszeit schon sehr vorgerückt ist, bleiben die Störche dennoch zuweilen in ihrem nördlichen Aufenthalte. Der Landmann rechnet, dies bemerkend, auf einen heitern und warmen Spätherbst und irrt sich nicht. Haben denn nun die Thiere eine tiefe Einsicht in die Witterungskunde? Unwissentlich werden sie von der Perception des physischen Zusammenhanges bestimmt. So auch eure Hellsehenden. Nur mit dem Unterschiede, dafs die Thiere immer recht haben, die Hellsehenden aber vom Lügengeiste berückt werden können; daher sie, obwohl sie nur laut percipiren, dennoch Falsches sagen können, weil dies in die Perception selbst gelegt seyn kann. Der Perceptionskreis ist freilich bei den s g. Hellsehenden erweitert, weil sie in der Thierheit gewachsen sind. Doch selbst dieser erweiterte Perceptionskreis ist auf eine merkwürdige und charakteristische Weise beschränkt. So haben wir kein Beispiel finden können, dafs eine Hellsehende irgend ein Gehirnorgan seiner Gestalt, Form, Textur und Structur nach laut percipirt hätte; gröfstentheils haben sich immer ihre Aussagen auf Organe der Brust- und Unterleibshöhle, vorzüglich aber auf die der letzteren bezogen. Wie höchst kümmerlich aber selbst diese Aussagen, wenn man sie besonnen erwägt und davon abstreift, was offenbar Zuthat des stilisirenden Magnetiseurs ist, gewesen sind, kann leicht gefunden werden. Was sie über die Verrichtungen der Organe haben vernehmen lassen, ist nicht nur immer äusserst dürftig und der hyperphysischen Ansicht des Magnetiseurs zugehörig gewesen, sondern auch gröfstentheils erstohlenes und hehlerisches Wissen. Wie wenig hiebei von reiner Anschauung die Rede seyn könne, wird recht einleuchtend, wenn man Aussagen über dieselbe Art von Gegenständen von Hellsehenden aus verschiedenen Ländern und Zeiten zusammenhält: wie ganz anders ist die physiologische Exposition - je nachdem sie unter dem thierisch-magnetischen Einflusse feiner französischer Grafen stehende Pariserinnen machen, oder ob sie von Strafsburgerinnen kommen, die durch gewandte französische junge Artillerieoffiziere in die Clair-voyance gesetzt worden sind, oder ob sie in Heidelberg unter der Einwirkung der überschwänglichsten Naturphilosophen entspringen, oder in Berlin unter der Aegide der Allfluth! Kann unter solcher Verschiedenheit sich wohl objective Wahrheit bergen? — Nur in Beziehung auf die dumpfe physische Existenz ist allerdings der Perceptionskreis bei den Hellsehenden, wie bei vielen Thieren, erweitert, und so können sie denn das hierauf Bezügliche auch vorherverkündigen, nicht es vorherwissend, sondern es schon in irgend einem Grade, den sie selbst nicht wissen, nicht unterscheiden, nicht bestimmen können, wirklich percipirend. Hierüber aber hat man nicht grofses

Aufhebens zu machen, noch auch sich sehr darüber zu verwundern, da niemand an einen innern, selbst physischen Zusammenhang in allen physischen Ereignissen zweifeln kann, jedermann also zugeben muſs, daſs auch alle Glieder dieser Reihe, unter bestimmten Bedingungen, perceptibel seyn müssen. Diese Bedingungen aber sind eben das diesen Zustand constituirende. Von der ganzen Sphäre reflectirter, bewuſster Perceptionen haben die Hellsehenden niemals auch nur das Geringste geoffenbart. Wir haben hievon auch nicht Ein irgend beglaubigtes Beispiel auffinden können. Von keinem höheren Wissen also nicht nur kann bei ihnen die Rede seyn, sondern überall von keiner Art des Wissens.

Doch Fälle können angeführt werden, und sie sind auch mit diplomatischer Genauigkeit nachgewiesen worden, in denen hellsehende Dinge, die mit ihrer physischen Existenz in keiner auch nur entfernten Verbindung stehen konnten, lange zuvor und mit groſser Bestimmtheit richtig verkündigt haben. Es sind dies frevelhafte Ereignisse, tiefes Unglück gewesen. Wir verwundern uns über die Vermögen der Hellsehenden nicht, weil wir wissen, daſs sie in diesen Zustand nur durch eine geistige Kraft versetzt werden, und weil wir wissen, daſs dies keine göttliche seyn kann. Diejenige Kraft aber, welche den Menschen aus dem Elemente der Freiheit reiſst, die ihn in die tiefste Knechtschaft, durch lockende Verführung anfänglich, durch schnöde Gewaltthat später, hinabziehet — diese Kraft ist die Kraft des Bösen, und wer von ihr ergriffen, von ihr beherrscht ist, kann freilich die aus ihrem Schlunde hervorsteigende Unbilde wesentlich gewahren, percipiren und frühe, unter Umständen, verkündigen. Grofse und wichtige Betrachtungen liefsen sich darüber anstellen, uns aber ists genug sie angedeutet zu haben.

§. 377.

Was von dem Wesen und der Bedeutung des thierischen Magnetismus unsere innigste Ueberzeugung ist, sind wir bemühet gewesen mit möglichster Deutlichkeit darzulegen (§§. 368—377.). Wir haben es als unsere Pflicht erkannt, da wir als völlig entschiedene Gegner dieser Sache uns erklären mufsten, alles mit Gründen zu belegen. Diesen Gründen wird man hoffentlich die Gerechtigkeit widerfahren lassen, sie nicht als von der Oberfläche geschöpft anzusehen. Sind sie aber dies nicht, so werden sie einer ernstlichen Prüfung nicht unwerth scheinen können. Auch unsere innerste Gesinnung konnten wir bei einer Sache von solcher, mehr als blofs wissenschaftlicher, Wichtigkeit nicht verdecken. Dies auch wird man erwägen und manche scheinbar nicht hieher gehörige Aeusserung nicht für überflüssig halten. Ueberall verkenne man den Ernst der Untersuchung nicht.

Viele Anhänger des thierischen Magnetismus haben das Bekenntnifs abgelegt, dafs sie mit Mifstrauen und Unglauben begonnen und zu völligem Glauben erst sehr spät bekehrt worden seyen. Wir haben das Entgegengesetzte zu bekennen. Noch ists kein volles Decennium, dafs wir im thierischen Magnetismus eine reine Quelle voller Wahrheitserkenntnifs gefunden zu haben den stärksten Glauben hatten. Stieglitzens treffliche Untersuchungen haben uns zuerst aus der rohen Sicherheit geweckt und erwägsam gemacht. Seit dem (1814) bemüheten wir uns ruhig forschend die Wahrheit selbst zu erkennen. Und nun ergab es sich uns sehr bald, dafs ein fortschreitendes Wissen zwar einen Glauben voraussetze, dieser selbst aber nicht hohl seyn dürfe, sondern selber ruhen müsse auf einem Wissen als innere, unmittelbare Erfahrung. Diese Erfahrung mufs gemacht und die gemachte ins Bewufstsein gezogen werden. Von diesem Punkte aus kann es aber keine Forschung irgend einer blofs isolirten Wahrheit mehr geben, sondern nur aus dem Zusammenhange, in welchem innerlich und bedingend alle Wahrheit zu einander stehet, kann das Einzelne in das rechte Licht, in die rechte Stelle und in seine gehörige Bedeutung treten. Aus der Erkenntnifs also der Wahrheit nur kann das Wahre erkannt werden. Was dieses aber selbst bedeute, das wissen die am besten und die allein — die es in der That wissen. Es ist hievon nicht im Allgemeinen zu reden. Was uns aber angeht, so wurde uns wahrhaft wohl, als wir uns vom finstern Glauben an das helle Licht des Wissens zu wenden das thätige Vermögen empfingen, da unser Glaube selbst dadurch eine feste Zuversicht erhielt und vom Wind der Lehre nichts mehr zu fürchten hatte. So haben wir denn mit Ruhe in der Stille forschen können. Das Resultat denn unserer Nachsuchungen über das Wesen des thierischen Magnetismus haben wir mit den Gründen hier niedergelegt. Benutzt haben wir alles, was uns aus der mühsam und gewissenhaft verschafften, wir hoffen, vollständigen Kenntnifs aller Verhandlungen über diese Sache nutzbar erschien — nicht für unsere subjective Meinung — die wir nicht in Werth stellen — sondern für die Wahrheit. Gelehrten Citatenprunk wird man hier, und in einer Sache, die damit schon aufs wundersamste verbrämt worden ist, nicht ungern völlig vermieden sehen. Als letztes, materielles Ergebnifs unserer Untersuchung sind wir auszusprechen befugt: ein grofser Theil des s. g. Factischen des thierischen Magnetismus ist absolut unwahr, weder *äufserlich bewährt*, noch *innerlich möglich*; ein anderer grofser Theil ist wohl wahr, aber ein *wahrer Gräuel*, beruhend in seiner Wurzel auf dem Grunde der Unwahrheit, stammend aus dem Vater der Lüge. Die ganze Sache also weit abzuweisen, ist nicht nur eine wesentliche Aufgabe der Wissenschaft, sondern auch eine dringende Forderung des Gewissens.

Dafs es dahin kommen, dafs endlich die Wahrheit siegen werde, kann niemand bezweifeln, wer die ihr inwohnende, überwindende Kraft kennt, wer da weifs, dafs sie zu aller Zeit sich mannhafte Streiter geweckt und auch die Schwachen gekräftigt hat. Aber hingehalten kann ihr Einbruch werden, denn obwohl sie williglich sich finden läfst, so doch nur von Suchenden. Und wird nicht wirklich ihre Einkehr nun schon lange gehindert? Stehen nicht viele herrlich begabte, zur Erforschung der Wahrheit entschieden berufene Männer im Kampfe gegen sie? Werden nicht die schönsten Talente in der undankbarsten Bemühung gegen die reine und ewige Wahrheit gemiſsbraucht? Hoffen also nur darf man und warten muſs man, daſs es anders und besser werde!

Diejenigen aber, welche aus einer höchst verehrlichen Gesinnung auf die Meinung gekommen sind, die göttlich erziehende Vorsehung habe im thierischen Magnetismus sich ein Mittel ersehen, um ein in Unglauben versunkenes Geschlecht durch Zeichen geistiger Wunder zu wecken, die mögen in herzlicher Liebe, aber ernstlichst, sich erinnern lassen, daſs sie nicht Heiliges mit Unheiligem, Reines mit Unreinem verwischen. Durch die Erkenntniſs der wahren Freiheit das Menschengeschlecht zu erretten, ist die unverkennbare Absicht Gottes. Wie sollte also ein Mittel, das die Erkenntniſs aufhebt und die Freiheit erdrückt, zu diesem göttlichen Zwecke dienen können? Gewiſs, sie werden, wenn sie die Sache noch einmal ruhig bedenken, nicht mehr im Zweifel seyn, wie sehr sie von allem Göttlichen entblöſst ist. Sie werden es nicht ohne Entsetzen mehr dulden können, daſs man von den Propheten, von Christus und seinen Jüngern als von Magnetiseurs spreche, daſs man die von jenen Heiligen durch unmittelbare Gotteskraft und als Zeugniſs für diese vollbrachten Wunder mit den Wirkungen des in der Finsterniſs ausgebrüteten und Finsterniſs zeugenden thierischen Magnetismus vergleiche.

E.

§. 378.

Wir kehren nun zur Betrachtung der mehr somatischen Zustände in dieser Reihe zurück. — Davon sprechen wir nun zunächst, daſs das thierische Nervensystem — wodurch es auch sey — in einen Zustand vermehrter Thätigkeit versetzt ist, doch so, daſs der veränderte Grad des Lebensacts hierin sich nicht als eine veränderte Art ausspricht; mit Einem Worte: davon sprechen wir, daſs das thierische Nervensystem in einen Entzündungszustand versetzt wird, und fragen: welche Erscheinungen dann werden hervortreten müssen? Wir bezeichnen im Allgemeinen den hiedurch erzeugten Zustand — seiner wesentlichen Erscheinung nach — mit dem eben so allgemeinen, bisher aber unerklärt gebliebenen Ausdruck: Erethismus.

§. 379.

Vieles verstehet sich hiebei ganz von selbst. Zunächst aber dies: sehr einzelne Parthien des Gangliensystems müssen isolirt in diesen Zustand gerathen können; eben weil die Leitung in diesem Systeme überall durch Knoten gehemmt wird, und weil, obgleich alle Organe, die unter seinem stärkeren Einflusse stehen, zusammen Ein Ganzes bilden — das Thierische — dennoch jedes einzelne für sich eine selbstständige Existenz und Bedeutung hat und auch zur Aussenwelt ein spezifisches Verhältniſs behauptet.

Von selbst verstehet sich ferner, daſs wenn im Gangliensystem im Ganzen oder auch in einzelnen Theilen desselben Entzündung statt findet, diese auf eine völlig eigenthümliche Weise sich werde äufsern müssen. Eben nemlich weil diesem Nervensysteme der höhere Nervencharakter: Perceptionen in bewufste Sensationen umzuändern, abgehet; kann auch durch seine Entzündung keine directe Beziehung zum Bewufstsein gesetzt werden. Und so fehlt denn auch hiebei der Schmerz als wesentliches Symptom, es sey denn, dafs irgend ein Theil des Cerebralsystems oder des Vagus entschiedenen Antheil am Krankheitsprozesse nimmt.

§. 380.

Das Gangliensystem ist, normal, mit seiner Thätigkeit auf das Blutsystem gewiesen, es verleihet ihm einen hohen Grad von Incitabilität, ist es nun in vermehrter Thätigkeit, d. h. in Entzündung begriffen, so mufs sich dies besonders dadurch verkündigen, dafs das Blutsystem in einer gesteigerten Reizbarkeit erscheint. Nicht selten hält man nun einen solchen Zustand für wahre irritable Entzündung; offenbar aber irrthümlich und in der That zum grofsen Nachtheil des Kranken. Zwischen diesem Zustande und dem der irritablen Entzündung ist als wesentliche Differenz nicht zu übersehen, dafs der in Rede stehende nicht aus dem gesammten, vollständigen Organismus hervorgehet, sondern schon aus einem deteriorirten Lebensprozesse, daher denn auch, obgleich in beiden Fällen vermehrte Thätigkeit des Blutsystems das Product ist, hier dieses sich nur als vermehrte Reizbarkeit, in der irritablen Entzündung hingegen als vermehrtes Wirkungsvermögen erweiset.

Dem-

Demnach ergibt sich uns als einsichtliche Realdefinition der Ganglienentzündung überhaupt, insofern sie in die Erscheinung tritt, ohne den Lebensact in seiner Art umgeändert zu haben, folgendes: vermehrte Reizung des irritablen Systems, insofern es der Vegetation vorstehet, also der Arterien. Und eben dies ists, was wir unter Erethismus verstehen.

§. 381.

Dieser Zustand nun (§. 379.) kann, wo er, durch anderweitige Nervenverbindung, aus der Perception zur Sensation sich erhebt, d. h. wo er empfunden wird, im Allgemeinen nur als potenzirte Thierheit empfunden werden. Und dies eben ists, was häufig und irrig für gesteigerten turgor vitalis genommen wird.

So weit das Gangliensystem sich erstreckt, so weit auch kann dieser Zustand sich verbreiten, und eben sowohl auch auf einzelne sehr beschränkte Stellen, durch die Knoten isolirt, sich begrenzen; so z. E. kann er vorkommen im Auge, im Ohre, in der Nase, im Kopfe selbst, in der Brust- und Bauchhöhle und in den einzelnen Eingeweiden der letztgenannten beiden Höhlen. Sind die Unterleibseingeweide davon ergriffen, so wird natürlich nur ein verworrenes und verwirrendes Bewufstsein davon entstehen.

§. 382.

Von selbst verstehet es sich, dafs in diesem und durch diesen Zustand die Functionen der betroffenen Theile turbirt seyn müssen. Da nemlich durch diese Vorgänge nicht eine wirkliche Energie im irritablen

System hervorgebracht werden kann, so wird auch der Lebensact in den afficirten Theilen nicht verstärkt, sondern nur beschleunigt, unsicher und, im letzten Resultat, unvollständig. Hierauf auch sind alle Symptome des Erethismus, welche jedoch hier nicht namentlich gemacht werden dürfen, zu beziehen. Nicht schwierig aber kann es seyn, die ganze Krankheit in ihrer wahren Bedeutung, welches Organ davon auch befallen seyn und in welchem Grade es statt finden mag, wenn man nur im Gedankenzusammenhange vor der Grundbedeutung des Sympathicus bleibt.

§. 383.

Nur eine Species der Ganglienentzündung werden wir besonders abhandeln. Hiezu aber wählen wir eine Krankheit, die eines Theils das vollständigste Bild, den vollkommensten Ausdruck des dieser ganzen Gattung zum Grunde liegenden Lebensprozesses gibt; theils auch weil sie schon seit geraumer Zeit in den Werken und Lehrvorträgen der Aerzte keine Stelle mehr gefunden hat, obwohl sie der Beobachtung sich nicht selten und nicht verhüllter als sehr viele andere Krankheiten darbietet, und endlich weil man selbst historisch nur einem entstellenden, oder wenigstens unter einem lange nicht genug bezeichnenden Namen von ihr Kenntnifs hat.

Von der Ganglienentzündung insbesondere.

I. *Allgemeine heftige Ganglienentzündung; allgemeiner heftiger Erethismus; inflammatio universalis systematis Gangliorum s. sympathici magni; Erethismus universalis vehemens; Brennfieber, febris ardens, Causus; (Hemitritaeus?)* *)

Beschreibung.

§. 384.

Längere oder kürzere Zeit hat der Mensch an sehr auffallender, durch äufsere Einflüsse nicht veranlafster Intemperatur der Wärme gelitten; hinzugetreten ist Unordnung in der Efslust wie in der Verdauung; häufige Spannung in den Präcordien; Unruhe im ganzen Wesen, Unlust an gewöhnter Beschäftigung und Umgebung; öftere Heiserkeit und Kopfweh; häufige Brustbeklemmung. Sehr rascher Wechsel im Kraftgefühl macht den Menschen vollends unsicher über seinen eigenen Zustand. Fast beständige Neigung zum Schlafen, doch kann er wenig schlafen und der Schlaf selbst ist unerquicklich, von schweren, dumpfen Träumen beunruhigt. Der Kranke, oft auch der Arzt, glauben: eine Indigestion müsse die Schuld aller dieser Beschwerden seyn; aber die Zunge zeigt sich rein, der Appetit oft gut,

*) C. Celsi de medicina libri octo ed. Almeloveen. Lugd. Bat. 1746. Lib. III. Cap. 3. p. 116. Galenus (ed. cit.) in libro secundo de crisibus passim.

oft sogar übermäfsig grofs, und die Verdauungskraft erweiset sich meistens ungebrochen. Leibesöffnung und Harnaussonderung erfolgen unregelmäfsig und die Excreta verhalten sich auch qualitativ abweichend. — Alle diese Beschwerden zeigen wenig Beständigkeit, doch wachsen sie nach und nach.

Wird der Krankheitsprozefs auf diese Weise eingeleitet, so bilden die angegebenen Erscheinungen das erste Stadium desselben. Seine Dauer kann dann äufserst verschieden seyn, je nach der Intensität der krank machenden Potenzen und der Energie des reagirenden individuellen Lebensacts. Bleiben die wahre Bedeutung und die in diesen Erscheinungen liegenden wesentlichen Andeutungen unerkannt, so können viele Wochen in einer unbestimmten, verhüllten Fluctuation der Phänomene wie der ärztlichen Conjecturen über sie hingehen.

Aber noch auf eine zweite Weise kann dieser Krankheitsprozefs eintreten. Es gehen nemlich voran s. g. Wechselfieber von verschiedenem Typus, die nach und nach ineinanderlaufen und die Apyrexien unrein machen; oder sie werden von Hausaus nicht typisch; mit Einem Worte: es bilden sich krankhafte Zustände, die im ärztlichen Sprachgebrauch mit dem Namen atypische, nervöse, bösartige, verderbliche Wechselfieber (febres intermittentes atypicae, nervosae, malignae, perniciosae) bezeichnet werden, und über welche bekanntlich Torti ein lehrreiches Werk geschrieben hat *).

*) Francisci Torti therapeutice specialis ad febres periodicae perniciosas. Francofurti et Lips. 1756.

Bilden nun diese Zustände das **erste Stadium** des zu schildernden und zu untersuchenden Krankheitsprozesses so ist seine Dauer natürlich durch die verschiedene Dauer dieser bestimmt. Doch ist sie dann niemals so lange, als auf die erste Weise. Nicht leicht vergehen mehr als 7 — 11 Tage darüber.

§. 385.

Ein völlig verändertes, neues Krankheitsbild tritt nun in die Erscheinung; bestürzend für den Sehenden, verwirrend für den in der Erkenntnifs Schwankenden. Das Eine erkennt aber jeder auf den ersten Blick, dafs der Mensch in eine sehr schwere, höchst bedenkliche Krankheit auf eine völlig entschiedene Weise gestürzt ist. Nicht leicht ist in dem Tumult der Erscheinungen, welche dieses Stadium constituiren, zu unterscheiden: wo die Heerschaaren der feindlichen Macht und wo die des abwehrenden Lebens stehen, und welche sie sind. Nur eine auf wohlbegründete Einsicht sich stützende gelassene Erwägung findet beides richtig aus, und tritt mit sicher treffenden Waffen in die gerechte Verbindung.

Der Mensch ist von einer ungeheuer heftigen Hitze befallen, die auch dem Berührenden ein lästiges, stechendes Gefühl erregt (calor mordax). Nicht

---

Man vergl. auch Peter Senac von den Wechselfiebern, aus dem Lateinischen übersetzt. Leipz. 1772. Ersten Buchs, Kap. 15. und Zweiten Buchs Kap. 4. 5. und 6.

Je mehr man in die Litteratur zurückgehet, desto mehr Kenntnifs von diesen Zuständen findet man. Dafs sie aus der Beobachtung in neuerer Zeit gerückt wären, kann man, mit Recht, nicht sagen.

gleichmäſsig jedoch ist diese Hitze über den ganzen Körper verbreitet, nur der Kopf, Brust und Unterleib sind von ihr heftig ergriffen, an den Extremitäten ist sie entweder mäſsiger, oder selbst unter der gewöhnlichen. Die ausgehauchte Luft ist brennend heiſs; die Haut ist im hohen Maaſse trocken, eben so die Nase, Lippen und der Mund. Die Respiration ist sehr erschwert: kurz, ängstlich, sehr beschleunigt; die Zunge ist trocken, gelb, schwarz, wie verbrannt, rauh, rissig. Der Durst unerlöschlich: zuweilen verliert er sich plötzlich. Abneigung gegen Speisen, Ekel, Erbrechen. Unruhe, Angst, groſse Schwäche, häufiger, kurzer Husten, tönende Stimme; wildes Irrereden, stupide Wuth, Schlaflosigkeit, oft auch tiefer, schnarchender Schlaf (Coma); Zuckungen; um den andern Tag gewöhnlich eine bedeutende Verschlimmerung.

Der ganze Gemüthszustand des Kranken zeigt sich auch in den Remissionen als sehr verfallen. Der Mensch vermag durchaus keinen gesunden Gedanken zu denken, er zersplittert sich ihm unter dem Denken; eben so unsicher und haltungslos ist er im Empfinden, stumpf oder weich, zerflieſsend faſst er alles, was dem Gefühl dargeboten wird, oder in ihm selbst aufsteigt. Es kommt zu nichts Festem auch hierin.

Die Darmexcretion ist träge und die Excreta sind meistens sehr verhärtet und wie verbrannt; der Harn wird sehr sparsam ausgesondert; er ist sehr dunkel tingirt und gleicht einem trüben Braunbier. Der Puls ist gewöhnlich nur wenig beschleunigt, voll und mäſsig gespannt; aber dabei völlig unrhythmisch.

Eben die Charakterlosigkeit ist sein sehr bedeutsamer Charakter.

Mit Schnellschritten verläuft die Krankheit; alle Zufälle drängen einander und helfen den ganzen Zustand in großer Eile verschlimmern. Vor dem 7ten Tag der völlig ausgebrochenen Krankheit ist oft der Kranke schon getödtet, zuweilen schon am dritten oder vierten Tag. Aus der höchsten Gefahr rettet hier zuweilen eine reichliche Blutung, besonders aus der Nase. Eine geringe am 3ten — 4ten Tag ist als todtverkündigend von aufmerksamen Beobachtern bemerkt worden. Die Vorboten der Hämorrhagie sind: Schmerzen im Nacken und Halse, Verdunkelung des Auges, Thränenfluſs, Spannung in den Präcordien ohne Schmerzgefühl, Röthe des Gesichts mit Intumescenz, Nasenjucken. Auch durch reichliche Darmausleerungen, durch häufiges Erbrechen, vermehrte Urinaussonderung und durch starken Auswurf gekochter Sputa soll sich diese Krankheit zuweilen günstig entschieden haben.

§. 386.

Hat dieses Stadium (§. 385.) weder Tod noch Genesung gebracht, so schreitet nun der Krankheitsprozeſs weiter fort. Die glühende Hitze vermindert sich etwas und die Haut wird mit matten, oft kühlen Schweiſsen bedeckt; das Auge ist wie umflort und stier und dumm blickend; die Physionomie überhaupt wird völlig stupide (vultus taurinus). Der Kranke vernimmt durchaus nichts, wenn zu ihm gesprochen wird, eben so wenig empfindet er wesentliche Verletzungen durch Vesicantia oder Nadelstiche

u. s. w. Die Zunge ist hart und dürre, braun, schwarz, durchweg rissig; um die Nase und Lippen setzt sich Schwärze an. Der Kranke begehrt weder Speise noch Trank, nimmt aber beides willenlos und unbewufst an. Der Puls ist ausserordentlich beschleunigt, sehr klein und ungleichmäfsig. Stundenlang redet der Mensch unverständliche Worte, zwischendurch singt er; in ihm scheint aber nichts dabei vorzugehen, denn sein Gesicht behält immer den Ausdruck thierischer Indifferenz. Er liegt schwer und unbeweglich da, wie rohe Masse. Im Leibe hört man sehr häufig ein Kollern und Toben. Darmkoth und Harn gehen unwillkührlich und ohne den Kranken zu beschweren, ab. Die Respirationsbeschwerden sind gewichen; die Stimme aber ist unkenntlich geworden. Der Kranke schläft weder, noch wacht er. — Nur wenige Tage, 3—7, füllt dieses Stadium.

§. 387.

Die meisten Erscheinungen des vorigen Stadiums (§. 386.) verschlimmern sich, andere, noch üblere, treten hinzu. Sehr übelriechende, klebrige Schweifse und bleifarbige Flecken bedecken die Haut; auch der Athem des Kranken ist stinkend. Der Puls wird so schwach und so häufig, dafs er kaum zu zählen ist. Die Sprache ist meistens verloren, nur thierische, inarticulirte Töne vernimmt man noch. Das Toben und Poltern im Leibe werden immer stärker, die unwillkührlich erfolgenden Darmausleerungen sind sehr häufig und in einem hohen Grade übelriechend; nicht selten läuft Blut durch die Mundwinkel, es ist dies äufserst dünne und schwärzlichbraun, auch der Harn ist zuweilen mit solchem Blut vermischt (mictus cruentus; urina nigra?). Die Gesichtszüge werden völlig unkenntlich; der Kopf wird kühl, die Extremitäten kalt. Der Kranke fällt gegen das Bettende herab; die Deglutition wird geräuschvoll und unter geringen Zuckungen, bei welchen etwas Schaum vor den Mund tritt, stirbt der Mensch.

Selten dauert dieses Stadium länger als 3 Tage.

§. 388.

Genesung aus dem zweiten Stadium (§. 385.) verkündigt sich durch folgende Erscheinungen: die Hitze mäfsigt sich, ist weder dem Kranken selbst, noch dem Berührenden peinigend; die Haut duftet milde und gleichmäfsig; die Respiration wird freier; der Durst ist geringer, die Stimme natürlicher; der Kopf nicht belastet. Der Mensch fängt an, um sich und seinen Zustand zu wissen; die Se- und Excretionen werden natürlicher und reichlicher. Der Mensch schläft nun öfterer einen natürlichen und erquickenden Schlaf, es stellt sich wiederum einige Efslust ein und das Genossene wird gut verdaut. Kurz, der Reihe nach reconstruiren sich alle krankhaften Phänomene und machen dem gesunden Leben Raum.

Langsam freilich schreitet dieser Reconstructionsprozefs einher und viele Zeit kann zu seiner Vollendung oft nöthig seyn, je nachdem der ganze Krankheitsprozefs seinen Ursprung genommen hat. Wird indessen nichts übereilt, so wird auch das gewünschte Ziel mit Sicherheit erreicht. Der Kranke wird selten in einem wahren, wenn auch langsam einherschreitenden Krankheitsprozefs ungeduldig, denn wird er nicht durch widrige Einflüsse gestört, so führt er immer Erfreuliches ins Bewufstsein.

Wesen dieses Krankheitsprozesses.

§. 389.

Nach den bisher auseinandergesetzten Thatsachen und Grundsätzen kann nicht lange Ungewifsheit obwalten: welches das Wesen des geschilderten (§§. 384—389.) Krankheitsprozesses und anderer, nur dem Grade nach von ihm abweichender krankhafter Zustände sey; frei vielmehr wird man hoffentlich zugeben, dafs es in nichts anderm, als in Entzündung des Gangliensystems bestehe.

Wird nemlich dies System, das nicht der Empfindung, sondern ausschliefslich der Gefäfsincitation zugeordnet ist, in seiner organischen Thätigkeit verstärkt, d. h. entzündet, so mufs nothwendig dieser Vorgang in die Erscheinung treten als erhöhete Gefäfsincitation.

Nun ist dieses System aber vorzüglich den Vegetationsorganen verbunden; mithin kann, wo es in seiner Ganzheit ergriffen ist, in die Erscheinung auch nur eintreten ein Bild von gestörter Function in der Vegetation mit beschleunigter Gefäfsthätigkeit.

Ist das thierische Nervensystem vorwaltend, so mufs das geistige, durch das Cerebralsystem gebildete, zurückgedrängt werden.

Da aber die Sinne Medien sind zur Vermittelung des thierischen Lebens mit dem geistigen, jenes also entweder von diesem beherrscht wird, oder umgekehrt; so mufs hier, wo das letztere statt findet, Stumpfheit aller Sinnessensationen unvermeidlich eintreten und das geistige Leben durchaus gedrückt erscheinen.

Ist nun aber der ganze Lebensact nur seinem Grade nach verändert, bestehet also das Grundgesetz der Art nach: dafs der Geist, oder physisch ausgedrückt: das Cerebralsystem bestimmend wirken soll, wenigstens noch als organisch wirksames Postulat (ohne dies würde eine reine Nervenkrankheit, Blödsinn etwa, entstehen), so kann auch das blos thierische Leben, wiewohl seine Action verstärkt ist, nicht gedeihen, weil ja das Gesammtleben mit sich und in sich selbst in einen realen Widerspruch gesetzt ist. Als Erscheinung hievon wird also hervortreten müssen: verminderte Geistes- (Cerebral) Thätigkeit mit zwar gesteigerter, aber auch sich selbst verderblicher und zerstörender Thätigkeit des Gangliensystems, oder: des thierischen Nervensystems.

Am entschiedensten mufs die Entwicklung dieses Charakters erblickt werden da, wo eben ein solcher Zustand selbst am ausgebildetesten ist, und das eben ist die s. g. febris ardens, oder nach unserem Ausdruck: der Erethismus universalis vehemens.

Werfen wir nun einen prüfenden, ein- und übersichtlichen Blick auf den aus unverfälschter Beobachtung geschilderten Krankheitsprozefs.

§. 390.

Eine der auffallendsten und bedeutsamsten Erscheinungen dieses ganzen Krankheitsprozesses ist die sehr gesteigerte Wärmetemperatur; sie auch ist in der ersten Entstehungsweise des Causus (§§. 384.) das erste Phänomen. Eine gründliche Erklärung dieser vermehrten Wärmeerzeugung würde eine klare Einsicht in die Erzeugung der thierischen Wärme überhaupt voraussetzen oder fordern. Wer aber weiſs nicht, wie sehr dieses Problem schon lange die Physiologen drückt? Nun glauben wir in der That hierüber zu einiger genügenden Erkenntniſs gelangt zu seyn; diese aber zur Prüfung darzulegen, werden wir erst in der Lehre von der Entzündung der Haargefäſse eine schickliche Stelle finden. Es bleibt uns also nichts übrig, als hier ganz dogmatisch zu verfahren, wollen aber, daſs uns dafür der später zu führende Beweis nicht erlassen werde. Unter den sehr vielen Theorien über diesen wichtigen Gegenstand empfiehlt sich durch anscheinende Schlichtheit die von Bichat vorgetragene, welche nun auch von Vielen angenommen und ziemlich gangbar geworden ist. Vorweg identificirt er die Begriffe: Wärmeerzeugung (Calorification) und Wärmeentbindung. Dann sagt er: da nur aus zwei Quellen das Blut vorzüglich die Substanzen zum Ersatz für die erlittenen Verluste in der Vegetation selbst schöpfen kann, aus der Verdauung nemlich (Chylification) und aus dem Athmungsprozesse; in allen Substanzen aber gebundene Wärme enthalten ist, so wird also auch auf beide Weisen dem Körper immerwährend gebundene Wärme zugeführt. Die letzte Zersetzung aber aller zugeführten Stoffe geschiehet in den Haargefäſsen; hier also wird auch die Wärme frei, und das heiſst ihm denn Calorification. Dies nun ist keineswegs unsere Meinung; doch lassen wir uns auf keine Widerlegung ein, und führen diese Theorie Bichats überhaupt nur deshalb an, um an sie unsere dermalen nur dogmatische Meinung anlehnen zu können, da wenigstens im Ausdrucke Verwandtschaft statt findet. Wir halten die Wärme überhaupt für das Product nicht nur der Vegetation, sondern auch für das fiens derselben; oder mit andern Worten: sie ist fiens und factum der Vegetation. Wir hoffen an der angewiesenen Stelle diese Behauptung als richtig erweisen und aus ihr nicht nur die physiologischen Phänomene der thierischen Wärmeerzeugung, sondern auch die pathologischen, wofür in den bisherigen Theorien darüber nur eine leere Stelle gelassen worden ist, genügend erklären zu können. Hier aber setzen wir sie, assertorisch als wahr voraus. Und so sehen wir denn als nothwendig ein, warum wo das der Vegetation angehörige Nervensystem in eine Krankheit eingehet, und zwar in eine auf vermehrter Thätigkeit beruhende, eo ipso eine Steigerung in der Wärmeerzeugung nicht nur überhaupt erfolgen müsse, sondern wie dies auch in der Krankheit zuerst ankündigendes und constant begleitendes, mit ihr wachsendes und abnehmendes Symptom seyn müsse.

Dafs aber eben dieses Nervensystem und mit ihm die Vegetation überhaupt angegriffen sind, wird übereinstimmend von allen übrigen Phänomenen verkündigt; alle nemlich zeigen deutlich an, dafs das Gangliensystem sich über die höheren Nervensysteme zu erheben das Streben hat, noch aber wird von diesen Widerstand geleistet; daher denn auch die Unbeständigkeit in den Symptomen: daher meistens die gute, oft verstärkte Efslust und Verdauung, die wiederum in andern Momenten fehlen; die Unlust im Geiste und Gemüth, da diese eben bedrohet sind; Heiserkeit und Brustbeklemmung von der Affection des Vagus, die hier nicht ausbleiben kann, da, wie schon öfter und im Grunde erwiesen worden ist, jede Irritation des Sympathicus auch eine des Vagus herbeiführen mufs, und umgekehrt. Kopfweh. Das Cerebralsystem soll durch den eingeleiteten Krankheitsprozefs unterjocht werden, sein Widerstand und der erneuerte Angriff bringen es in eine Intemperatur der Kraft, die in einem edlen Organ immer als Weh empfunden wird. Nichts ist natürlicher, als dafs unter dem Streite zwischen dem sich erhebenden, extravagirenden thierischen Leben und dem dieses zurückweisenden höheren geistigen Leben ein Wechsel im physischen Kraftgefühl des Kranken entstehen müsse. Das Thier liebt träge Ruhe, der Geist reges und lebendiges Wachen; beide stehen hier im Kampfe, und der natürliche Erfolg in der Unentschiedenheit des Uebergewichts ist: beständige Schläfrigkeit, aber wenig und beunruhigter Schlaf. Das Gangliensystem, aus dem Kreise seiner ihm angewiesenen, normalen Wirksamkeit tretend, vollbringt diese auch schlecht, daher denn nothwendig Unordnungen in den Se- und Excretionen der Unterleibsorgane vorzüglich und frühe schon eintreten müssen. Weil hier, wo die Krankheit erst eingeleitet wird, ein Sichmessen der entgegenstehenden Kräfte statt findet und es hierin nicht sofort, sich selbst überlassen und ärztlich verkannt, zu einer festen Entscheidung kommen, so kann auch eine längere Zeit hindurch eine Fluctuation der entgegengesetzten Zustände vorkommen. Wird aber nicht in jeder Bewegung etwas gewonnen, so müssen die Beschwerden wachsen; es wird für das Uebel entschieden.

§. 391.

Von dem höchsten Interesse für eine eindringende ärztliche Untersuchung ist die zweite angegebene Weise der Entstehung der in Rede stehenden Krankheit (§. 384.). Ihre richtige Erfassung löset uns mehrere Räthsel zugleich.

Krankhafte Zustände, die man atypische, bösartige, verderbliche, nervöse Wechselfieber nennt, können es auch seyn, welche die Entstehung des Brennfiebers, des Causus begründen. Was aber bedeuten denn diese Zustände selbst in ihrer Wurzel? Wir haben in den Grundzügen die Behauptung gewagt: das s. g. Wechselfieber sey gar kein Fieber, sondern eine Nervenkrankheit (§. 42. Bemerkung 2. e.); später haben wir dieser Behauptung einige Beweisgründe zugefügt und sie selbst etwas schärfer ausgesprochen; wir nannten da das s. g. Wechselfieber eine Nervenkrankheit der Vegetationsorgane (§. 54.). Den ausführlichen Beweis für eine solche von aller stehenden Festsetzung abweichenden Behauptung können wir auch hier nicht führen; aber den überführenden factischen Beweis dürfen wir uns nicht entgehen lassen. Offenbar nemlich erweisen sich diese Zustände als wahrhafte Nervenkrankheiten, bei welchen eine zweifache Reaction, auf den abweichenden Grad und auf die abweichende Art des Lebensactes, statt findet, jene aber ist die vorschlagende, daher das Periodische anfänglich dunkel und später ganz verdrängt wird. So auch haben wir's in den Grundzügen nachgewiesen (§§. 50. 54). Gibt man uns nun, in Erwartung, daſs wir den vollen Beweis nachbringen werden, den Lehrsatz zu: das s. g. Wechselfieber sey Nervenkrankheit der Vegetationsorgane; so ists völlig klar, daſs in dem Maaſse als die Reaction auf die abweichende Art des Lebensacts zurückgedrängt wird, die hingegen auf den abnormen Grad sich mehr entfaltet, nothwendig eine Entzündung des vegetativen, oder thierischen Nervensystems entstehen müsse, d. h. Causus. Und allerdings sind auch die ältesten Aerzte, eine Verwandtschaft zwischen der febris ardens und dem hemitritaeus, und den übrigen s. g. bösartigen Wechselfiebern, von dem ihnen inwohnenden und sie leitenden Wahrheitsgefühl anzunehmen gedrängt worden. Nicht werthlos aber und fördersam scheint es uns, diese Sache nun zu einer hellen Einsicht gebracht zu haben.

§. 392.

Deutlich läſst uns das zweite Stadium dieses Krankheitsprozesses (§. 385.) das vollständige Bild einer allgemeinen Entzündung des Gangliensystems erkennen.

Den

Den eigentlichen Grund der in dieser Krankheit so sehr gesteigerten Wärmetemperatur haben wir schon oben (§. 390.) angedeutet. Es verstehet sich aber von selbst, daſs in diesem Stadium, wo der Krankheitsprozeſs auf seiner höchsten Stufe stehet, und zwar eben als allgemeine Entzündung des thierischen Nervensystems, auch sein sehr wesentliches Symptom, die brennende Hitze, sehr ausgebildet seyn müsse. Nicht auffallend kann es übrigens seyn, daſs die Extremitäten nicht den gleichen Wärmegrad haben, ja oft selbst nicht einmal den normalen, da diese Gebilde nicht Gangliennerven haben, sondern ihren Nerveneinfluſs von dem mit dem Gangliensystem hier eben im Conflict stehenden Rückenmark erhalten. Man erklärt zwar gewöhnlich die Kälte der Extremitäten durch die Annahme vorhandener Spasmen; was aber mit dieser Annahme eigentlich angenommen werde, und was überhaupt Spasmus sey? wird nicht gesagt. Unsere einfache und einleuchtende Erklärung dieses Phänomens wird auch noch dadurch bestätigt, daſs es überall beobachtet wird, wo Unterleibsorgane in einen entzündlichen Zustand gesetzt sind, überall also, wo ohne Zweifel das Gangliensystem wesentlichen Antheil an der Entzündung hat. — Keiner besondern Erklärung bedürftig sind die Phänomene der Trockenheit der Haut, des Mundes, der Nase, der Lippen; eben so wenig die Respirationsbeschwerden. Sie alle sind implicite schon im vorigen erklärt. Ein merkwürdiges, von Boerhave fein bemerktes Phänomen ist die zuweilen plötzliche Unterbrechung des sonst unerlöschlichen Durstes. Seine Erklärung bietet sich aber leicht aus der Erkenntnifs des Wesens der Krankheit dar. Da nemlich hier immer die tiefere Tendenz der Krankheit auf eine Abänderung des Lebensacts in seiner Art gerichtet ist, diese in irgend einem Grade auch immer erreicht wird, ja oft die ganze Krankheit auf den Boden einer solchen Alienation stehet (§. 391.), so mufs wohl zuweilen eine zweifache Weise der Reaction bemerkbar werden können. Immer nemlich wird das Leben sich gegen die ihm durch die Krankheit angemuthete Deterioration und Subversion auflehnen. Gelingt es nun diesem Gegenbestreben in irgend einem Zeitmoment sich geltend zu machen, so wird auch sofort in demjenigen Organe, in welchem dies geschiehet, und für den Moment, in welchem es geschiehet, ein normales Verhalten eintreten. Mit Einem Worte: es wird sich eine locale Intermission ausbilden. Beobachtet man aufmerksam und mit Einsicht in das Wesen, so werden sich viele Belege zu dieser Behauptung finden. Bei der Zunge indessen ist die Entstehung dieser Intermission vorzüglich begünstigt, indem dieses Organ nicht nur einen blos geringen Einflufs vom Gangliensystem aufzunehmen hat, sondern auch zwei bedeutende Rückenmarksnerven und einen Cerebralnerven hat. — Die Abneigung gegen Speisen, Ekel und Erbrechen zeigen auf keinen gastrischen Zustand, gegen den man etwa direct etwas zu unternehmen hätte, hin, sondern sie sind Belege nur des innern Widerspruchs, in welchen das ganze Leben gesetzt ist, denn obwohl das thierische Leben hier scheinbar begünstigt ist, so kann es selbst doch nicht gedeihen; es ist in ihm ein hastiges und empörendes, aber kein harmonisches und energisches Treiben; daher auch und wegen der Bedrängnifs und Verwirrung in den edlern und höhern Verrichtungen die Unruhe, Angst und Schwäche. Die edelsten Gebilde, das Herz, die Lungen, die Sprach- und die Sinneswerkzeuge, ja das Gehirn selbst sind in ihrem wesentlichen Sein angegriffen; dem Menschen setzt das Thier zu und ängstiget ihn, und das Thier, vom Menschen losgerissen, hat nicht in sich selbst Haltung und Stüzung; sein Emporsträuben ist ohnmächtige Wuth und bringt sich selbst eine baldige und völlige Niederlage. — Der Husten und die Veränderung der Stimme sind Folgen der Affection des Vagus. — Das wilde Irreden und die thierische Wuth sprechen den wesentlichen Zustand aus: aufgeregte, tobende Thierheit, in welche nur schwache Strahlen des geistigen, ordnenden Lebens eindringen können. — Die Schlaflosigkeit ist bereits oben (§. 390.) erklärt worden. — Der tiefe, schnarchende Schlaf (Coma), welcher zuweilen hier beobachtet wird, zeigt die völlige Bedrücktheit des Gehirns an. — Die Zuckungen sind ein für das Wesen dieser Krankheit sehr sprechendes Symptom. Ueberall wo sie vorkommen, sey es im Leben, in der Krankheit oder im Sterben, bedeuten sie einen Kampf zwischen den zur Freiheit und zur thierischen Nothwendigkeit dienenden Nerven; aber in diesem Kampf ist weder Energie, noch Ordnung, daher auch nicht das Gesetz der Stätigkeit in ihm waltet, daher die rasche, regellose Aufeinanderfolge der Bewegungen, daher auch die unbestimmten, regelwidrigen Richtungen derselben. — Die gewöhnlichen Verschlimmerungen um den andern Tag haben ihren Grund in der oben (§. 391.) erörterten Grundlage der Krankheit und darin überhaupt, dafs überall, wo der Lebensact in seiner Art eine Abänderung erleidet, ohne doch völlig umgekehrt zu werden, auch Spuren einer Reaction auf die Art bemerkbar werden müssen, also Anklänge wenigstens von Periodicität.

Die angegebenen Geistes- und Gemüthsverhältnisse bedürfen keiner Erklärung, da sie nur der durchsichtige Ausdruck des im somatischen gegebenen Zustandes sind. — Eben so wenig bedarf die Regelwidrigkeit in den Ab- und Aussonderungen besonders der Unterleibsorgane einer Erläuterung, auch ist darüber schon früher (§. 390.) einiges angedeutet worden.

§. 393.

Sehr begreiflich ist die hohe Gefahr dieser Krankheit und dafs sie sehr schnell müsse tödten können, denn es ist hier ein Kampf gesetzt, in welchem alle organischen Gebilde betheiligt sind, in welchem das Untere mit gesetzwidriger und deshalb auch mit vernichtender Kraft gegen das Höhere angehet; gewinnt dieses nun im Streite selbst nicht die Kraft, um diesen Anlauf abzuweisen, so verliert es auch bald die, irgendwie zu widerstehen, und wird völlig niedergetreten. Darum auch ist eine frühzeitige, reichliche Blutung, besonders aus der Nase rettend, denn sie zeigt nicht nur an, dafs das Gehirn die Kraft gewonnen hat, sich von dem dasselbe niederhaltenden Blutreiz zu befreien, sondern hat es dies schon wirklich gethan. Und darum auch ist eine nur geringe Blutung von sehr übler Vorbedeutung, denn sie verkündigt die Ohnmacht des guten Bestrebens des Gehirns, sich von seinem Drucke zu befreien. Einsichtlich auch ists, wie durch vermehrte Darmausleerungen, häufiges Erbrechen, reichliche Urinaussonderung und Expectoration die Krankheit günstig müsse entschieden werden können, da durch alles dies das thierische Leben gebändiget wird und Product ist einer den Gesetzen des Gesammtorganismus sich homologisirenden Vegetation, mithin factisch sich erweisend als Erfolg der schon vorgeschrittenen Umänderung in den normalen Zustand.

§. 394.

In dem vom dritten Stadium dieses Krankheitsprozesses (§. 386.) entworfenen Bilde wird niemand das Nervenfieber verkennen, eben so wenig aber auch seine Eigenthümlichkeit als solches. Dafs die Nervosa in sich selbst noch so wenig unterschieden worden ist, gibt einen deutlichen Beweis von der Mangelhaftigkeit der bisherigen Pyretologie, wiewohl dieser Theil der Nosologie noch am meisten bearbeitet, ja von diesem gestanden worden ist (was übrigens nicht sehr begründet seyn mag), dafs er die mindesten Schwierigkeiten mache. Diese wesentlichen Verschiedenheiten zu entwickeln, werden wir uns in der Fieberlehre bemühen; hier mufs es uns genug seyn zu bemerken, dafs wiewohl ohne

Zweifel das dritte Stadium des in Rede stehenden Krankheitsprozesses den generischen Charakter der Nervosa deutlich an sich trägt, dennoch hiedurch sein individueller Charakter nicht ausgesprochen sey. Diesen erkennt man daran, dafs dieses Nervenfieber als ein Prozefs erblickt wird, der bei schon zurückgedrängter Thätigkeit des Cerebralsystems, zwischen dem Gangliensystem und der Irritabilität verhandelt wird. Die Incitation nemlich dieses thierischen Nervensystems ist nun, eben weil es vom Cerebralsystem losgerissen ist, so schwach, in sich selbst so gebrochen, dafs sie auch vom Blutsysteme nur schwach percipirt wird, also auch dieser, ohnehin schon so sehr geschmälerte, Actionsumfang in sich selbst schwankend und unsicher wird. Daher denn auch stehet diese Nervosa dem Faulfieber am nächsten und trägt schon seine Rudimente in sich. Der Deutung der einzelnen Erscheinungen enthalten wir uns hier, weil sie nun schon angedeutet und an einer andern Stelle im Zusammenhange gegeben wird. Uebrigens auch war hier nur unsere Aufgabe, das wahre Wesen der Ganglienentzündung zu erörtern, diese aber ist mit dem zweiten Stadium dieses Krankheitsprozesses völlig absolvirt.

§. 395.

Unzweideutig verkündigt sich das vierte Stadium (§. 387.) als Faulfieber. Auch das Faulfieber aber ist nicht eine Art, sondern eine Gattung (§. 42.) also mancher speciellen Verschiedenheit fähig und deshalb specieller Unterscheidung bedürftig. Den speciellen Charakter besonders zu entwickeln, kann uns aber hier um so weniger obliegen, als dieser schon in der Geschichte der Krankheit enthalten ist. Gelähmt vorweg ist das Gehirnsystem, entschieden verbreitet sich die Lähmung auf das Ganglien-system und nothwendig muſs das Blut sterben, d. h. sich auflösen.

§. 396.

Bedeutsam, aber auch sich selbst deutlich deutend sind die Phänomene des Genesungsstadiums aus der allgemeinen Ganglienentzündung (§. 388.). Sie können wohl nicht anders aufgefaſst werden, denn als Belege des Zurücktritts der Herrschaft des thierischen Nervensystems und der eintretenden Obergewalt des Gehirns und Rückenmarks. Selbst die Langsamkeit und die Ordnung des Reconstructionsprozesses beweisen nicht die Ohnmacht, sondern die gelassene Gesetzmäſsigkeit der wirkenden Kraft. Nur die kraftheuchelnde Schwäche hat Hast, die wohlgeordnete Kraft schreitet mit Ernst, Sicherheit und Haltung vor.

§. 397.

Ist es uns gelungen, diesen höchst wichtigen Krankheitsprozeſs richtig zu schildern (§§. 384—389.) und wahr zu deuten (§§. 389—397.), so wird man es bewundern müssen, wie sehr nahe der tiefblickende und höchst geistreiche H. Boerhave und sein gelehrter und emsiger Commentator G. van Swieten der richtigen Erkenntniſs gewesen sind, und wie weit sie dennoch davon abirrten *).

*) Man vergl. Gerardi L. B. van Swieten Commentaria in H. Boerhave Aphorismos etc. Hildburghusae 1754. T. II. 144—503.

Veranlassende Momente.

§. 398.

Alles was das thierische Leben zu incitiren vermag, kann, im Uebermaafse einwirkend, Erethismus, allgemeinen sowohl als örtlichen, in geringem oder hohem Grade, erregen. Zunächst also gehört hieher die Einwirkung der Wärme selbst; also: sehr heifse Witterung, Aufenthalt in einem ungewöhnten heifsen Clima, weite Reisen in heifser Jahreszeit, u. s. w. — Sodann alles, was das thierische Leben selbst angreift und in ihm eine Reaction zu seiner Erhaltung anfacht; also: alle starken und anhaltenden körperlichen wie geistigen Anstrengungen: weite Reisen, heftiger Durst, Gebrauch und Mifsbrauch erhitzender, scharfer, aromatischer, gährender Substanzen; Nachtwachen, Versäumnifs der Erholung nach angestrengter geistiger Thätigkeit; geschlechtliche Ausschweifungen; Ermüdung aller Art ohne darauf folgende, herstellende Ruhe; heftige, böse Leidenschaften: wahrscheinlich auch thierisch-magnetische Einwirkung.

In einzelnen Organen kann Erethismus entstehen durch alles, was in ihnen auf directe oder indirecte Weise das thierische Leben zu einem einseitigen Excefs bestimmen kann.

Ueberall aber ists beim örtlichen wie beim allgemeinen, beim gelindesten wie beim heftigsten Erethismus zu unterscheiden wichtig, ob die Steigerung des thierischen Lebens eine absolute oder nur eine relative ist, ob nemlich das thierische Leben gesteigert scheint, weil das Gehirnleben gesunken ist, oder ob durch wirkliche Excentricität der Thätigkeit im Gangliensysteme das geistige Leben niedergedrückt wird. Wie diese Unterscheidung allein ein sicheres Regulativ für die Behandlung geben kann, ist einsichtlich; da aber die Untersuchung der Ursachen der Behandlung vorangehen sollte, so muſs diese vor allen Dingen ins Klare gebracht seyn.

Vorhersagung.

§. 399.

Die Erkenntniſs der wahren Elemente dieses Krankheitsprozesses und ihrer mannigfaltigen Beziehungen zu einander, hat uns auch die Einsicht in seine Bedeutung wie in seine Gefahr eröffnet. Es kann uns nicht entgehen, daſs diese Krankheit zu den allerwichtigsten und gefährlichsten gehöre; es kann uns nicht mehr beikommen, sie für eine seltene, oder wohl gar nicht mehr vorkommende zu halten, weil unsere Nosologien keine Kunde mehr von ihr geben. Es kann uns auch nicht als Tadelsucht gedeutet werden, wenn wir zugestehen genöthiget werden, daſs diese Krankheit sehr häufig und zum groſsen Schaden der Kranken und der Wissenschaft verkannt werde. Dringend müssen wir darauf antragen, daſs diese Sache in ernstliche Erwägung von wissenschaftlichen Aerzten gezogen werde, welche dann auch, unaufgefordert, sie in ihrem vollen Zusammenhange, wie sie hier vorgetragen worden ist, und in strenger Beziehung mit demjenigen, was wir über den thierischen Magnetismus und sein Wesen mitzutheilen durch den innern Causalitätsnexus bestimmt wurden, prüfen. Nicht zweifelhaft scheint uns dann eine entgegenkommende Zustimmung und eine vielseitigere Begründung und Verbreitung der Wahrheit.

Wir haben keine einzelnen prognostischen Momente als besondere Merkzeichen oder als lockende Irrlichter aufzustellen. Die wesentlichsten Krankheitserscheinungen sind in der Beschreibung angegeben und später einzeln erklärt worden. So ist denn jede Krankheitserscheinung selbst zum diagnostischen ein zum prognostischen Moment erhoben worden.

Behandlung.

§. 400.

Dem Heilgeschäft sind hier drei Aufgaben gestellt:

a. die veranlassenden Momente wegzuräumen;

b. das thierische Leben zu beschränken und das geistige zu erhöhen; und

c. zu verhüten, daſs die Thätigkeit im Cerebralsystem nicht ganz erlösche und der Zwiespalt im Gesammtorganismus nicht so groſs werde, daſs auch das thierische Leben dadurch zum gewissen Untergang gebracht werde.

§. 401.

Was nun die Erfüllung der ersten Heilaufgabe angehet (§. 400. a.), so ist eine Anleitung hiezu nur aus der Erkenntniſs der jedesmal wirkenden veranlassenden Momente (§. 398.) zu entnehmen. Da die meisten von der Art sind, daſs ihre Wegräumung nicht von uns abhängig ist, wir also nur gegen ihre Wirkung unsere Thätigkeit zu richten haben, so leuchtet um so mehr die Nothwendigkeit einer genauen Unterscheidung ein, ob die schädlichen Einflüsse das thierische Leben direct vermehrende, oder das geistige Leben niederdrückende sind. — Die thierisch-magnetische Einwirkung haben wir als ein wahrscheinlich veranlassendes Moment genannt; wahrscheinlich ist dies uns aber nicht blos aus unserer Erkenntnifs des Wesens des thierischen Magnetismus, sondern auch durch einen uns vorgekommenen, höchst merkwürdigen Fall. Wenn also, unserer Meinung nach, die thierisch - magnetische Einwirkung überall nicht zuzulassen ist, so verstehet es sich wohl von selbst, dafs sie hier augenblicklich sistirt werden müsse, dafs man ja durch den trügerischen Wahn sich nicht fortreifsen lasse: die Kranke dadurch heilen zu wollen, denn man würde sie unfehlbar niederreifsen.

Im Allgemeinen ist eine kühlende Verfahrungsweise zu erwählen; man lasse den Leidenden sich in einer frischen, kühlen Luft aufhalten und sorge für öftere Erneuerung derselben; die Bedeckungen des Körpers seyen geringe und leicht; man lasse den Kranken sich öfterer aufrichten und in aufrechter Stellung ihn so lange bleiben, als er sie ohne Beschwerde dulden kann. Man lasse viel und säuerlich-kühles Getränk geniefsen und nur Weniges, Leichtes und zwar vorzüglich nur Vegetabilisches zur Speise.

§. 402.

Wenige Krankheiten, selbst unter den vorzugsweise psychisch genannten, erfordern von ihrer ersten, leisesten Entstehung bis zu ihrer höchsten Höhe und ihrer völligen Lösung so sehr eine wahrhaft psychische Behandlung, als eben die hier in Rede stehende. Wie das ganze Wesen derselben in einer Bedrängnifs der Seele bestehet, so mufs auch die rechte Behandlung recht eigentlich darin bestehen: sich dieser armen Seele aus ganzer Seele anzunehmen. Aerzten, die dies nicht zu leisten vermögen, wäre wohl zu wünschen, dafs sie mit Aufforderungen zur Cur solcher Krankheiten verschont blieben, denn bei übrigens gutem Willen und grofser Thätigkeit, müssen die Kranken unter ihren Händen umkommen. Vorschriften zum rechten Verfahren hierin lassen sich nicht wohl geben, denn hier handelt es sich nicht um einen äufsern Verband, nicht um die Anordnung irgend eines Mittels, sondern einzig um den innern Seelenverband und um die Entwickelung der innern, edlen geistigen Kraft als rettendes Mittel, das zugleich auch der Zweck ist. Leider! gibt es Praktiker, denen dies eine Thorheit scheint.

§. 403.

Die zweite Heilaufgabe (§. 400. b.) hat nach den verschiedenen innern Verhältnissen der Krankheit eine verschiedene Richtung zu nehmen. Denn offenbar wird die Behandlung eine andere seyn müssen, wenn das thierische Leben nur gesteigert scheint, weil die Gehirnthätigkeit einen directen und absoluten Abbruch erlitten hat, und eine andere, wenn die Gehirnthätigkeit durch einen absoluten Zuwachs im thierischen Leben zurückgedrängt wird, obwohl in beiden Fällen einer flüchtigen Beobachtung die Erscheinung gleichgestaltet vorkommt, und, nach kurzer Verkennung, der letzte Fall dem ersten auch dem Wesen nach wirklich gleich wird. Es ist aber keine Frage, daſs im ersten Falle die Thätigkeit des Cerebralsystems angefacht werden muſs, daſs hiezu ein mäſsig incitirender Apparat in Anwendung gebracht und, um das einstweilige Hervorstechen im thierischen Leben zu beseitigen, eine mäſsig ableitende, die Haut, Nieren und Darmkanal auf eine nicht angreifende Weise beschäftigende Methode gewählt werden muſs. Valeriana also oder Serpentaria und ähnliche Substanzen in Verbindung mit Manna, Tamarinden, mit schwachen Mittelsalzen, mit essigsaurem Ammonium; lauwarme Halbbäder, kalte Umschläge um den Kopf, Vesicantia im Nacken; Sinapismen auf den untern Extremitäten, gegen die Nacht eine beruhigende Gabe Hyoscyamus; groſse Ruhe im äuſsern Verhalten, freundliche, besänftigende, zurechtstellende Zusprache, viel säuerliches Getränke, reifes Obst und andere milde Vegetabilia zur Kost —: dies ungefähr sind die Mittel, welche zu einem gewünschten Ziele bald in diesem gesetzten Falle hinführen können.

§. 404.

Ist hingegen das Gangliensystem in absolut extravagirender Thätigkeit, so muſs diese sofort nachdrücklich angegriffen und gebrochen, und das Cerebralsystem zu einer durchgreifenden Thätigkeit schleunigst und auf eine möglichst unwiderstehliche Weise bestimmt werden. Allgemeine oder örtliche Blutentleerungen, ja nach der Ausgedehntheit des Erethismus selbst, müssen zunächst veranstaltet werden. Am wirksamsten zeigen sich hier, aus leicht einsichtlichen Gründen, die örtlichen Blutentziehungen, wenn man sie reichlich und an der rechten Stelle macht. Beim Erethismus universalis vehemens, wenn er in voller Heftigkeit entwickelt ist, müssen wenigstens 20 — 24 Blutigel in die Magengegend gesetzt und die Nachblutung sorgsamst unterhalten werden. Sodann mufs sofort ein Sturzbad gemacht und dasselbe in rascher Folge so oft wiederholt werden, bis unverkennbare Beweise der erwachten und wirksam eingetretenen Cerebralthätigkeit hervortreten, bis nemlich das Bewufstsein nicht blos wieder eingekehrt ist, sondern auch nicht mehr unterbrochen wird. Die Vegetationsorgane des Unterleibs müssen angegriffen, also Purgirmittel angewendet werden; am besten geschiehet dies durch dasjenige Mittel, welches bekanntlich der Vegetation kräftig entgegenwirkt, also durch Quecksilber. Es kann hiebei nicht die Absicht seyn, irgend eine vorhandene oder supponirte vermehrte Vegetation zu beschränken, denn eine solche ist hier in der That weder vorhanden, noch mit Recht vorauszusetzen, da ja eben das Gangliensystem in der stärksten Abschweifung von der die Vegetation befördernden Thätigkeit begriffen ist. Vielmehr soll durch den Angriff auf die Vegetationsorgane die Tendenz der abgeirrten Action des thierischen Nervensystems wiederum auf die Vegetation hingeleitet werden. Deshalb auch ists nicht nur kein Widerspruch, sondern ein einsichtlich heilsames Verfahren: zwischendurch solche Mittel in Anwendung zu bringen, welche die Gefäſsincitation auf eine energische und ensschiedene Weise bewirken. Wir meinen vorzüglich das Opium. Die Verbindung von Calomel mit Opium stehet im groſsen Rufe der Wirksamkeit gegen Entzündungen, besonders des Unterleibs, nachdem die nöthigen Blutentleerungen gemacht sind. Und allerdings leistet sie zuweilen, besonders wenn sie nach der ursprünglichen Vorschrift Hamiltons *) gereicht wird, ersprieſsliche Dienste. Hier nun ist ein ganz geeigneter Fall zu ihrer Anwendung. Uns indessen scheint es zweckmäſsiger, die Verbindung zu lösen und jedes Mittel einzeln, in auseinanderliegenden Zeiträumen, in voller Dose zu reichen, da so keine gegenseitige Aufhebung der Wirksamkeit zu befürchten ist. — Zum Getränke werden eine etwas schleimige Abkochung von Althea, Hordeum u. s. w. reichlich gegeben.

§. 405.

Hat diese zu Einem Zwecke verbundene entgegengesetzte Verfahrungsweise das Gehirn vom frem-

---

*) Medical Commentaries Vol. IX. p. 191 etc. Sammlung auserlesener Abhandlungen zum Gebrauch für praktische Aerzte. Band 11. S. 265 u. f. Hamilton gab alle 6 — 8 Stunden eine Mischung von 1 — 5 Gran Calomel und ¼ — 1 Gran Opium, je nach dem Grade der Krankheit und dem Alter des Kranken. Die gewöhnlichen winzigen Gaben bewirken freilich nichts.

den Joche befreiet, und dasselbe zur ruhigen, freien Thätigkeit gebracht, das Gangliensystem hingegen in die Schranken seiner untergeordneten Wirksamkeit zurückgeführt, so darf die große Schwäche, in welcher der Kranke sich nun nothwendig befinden wird, nicht zur Aufforderung einer mitleidslosen s. g. stärkenden Cur dienen. Man lasse nun nur die in ihr gesetzliches Verhältniſs getretenen Kräfte ruhig wirken, so wird sich alles gar bald vollkommen gut wieder herstellen. Aller Arzneigebrauch kann, bis auf gelinde Mucilaginosa und amaro-aetherea mitiora, eingestellt werden. Die Diät freilich kann nun etwas nährender eingerichtet werden, milde Brühen aus Kalbfleisch und etwas süſser Wein dienen dem schwachen Magen. Die völlige Genesung befördern lauwarme Seifen- oder Kleienbäder. Der Geist werde durch gute, heitere Gespräche, das Gemüth durch Liebe gestützt und erquickt. Eine wahre Wonne ists, solche Genesende zu sehen, und für sie selbst kann diese Genesung von den gesegnetesten Folgen seyn, indem sich nun gleichsam der gute Geist aufs neue in ihnen niederläſst, die Kräfte also sich in ein gerechteres und reineres Verhältniſs setzen können. Dies vorzüglich sind die Fälle, bei welchen man, mit natürlichem Erstaunen, die Genesenen aus der Krankheit als neue Menschen hervorgehen siehet.

§. 406.

In der dritten Heilaufgabe (§. 400. c.) ist die Behandlung des dritten und vierten Stadiums (§§. 386. 387.) umfaſst; da nun aber das dritte Stadium wesentlich in einem dem Faulfieber

sehr

sehr nahestehenden Nervenfieber (§. 394.) und des vierten in einem Faulfieber mit vorweg gelähmten Cerebralsystem bestehet (§. 395.); die Cur beider schon mehrfach angedeutet worden ist, später überdies noch im Zusammenhange dargelegt werden muſs, so können wir beides hier übergehen.

§. 407.

Die Behandlung des Genesungsstadiums aus der allgemeinen Ganglienentzündung (§. 388. ist, so weit es nöthig und thunlich ist, oben angegeben worden (§. 405.).

---

§. 408.

Noch ist eine eben so merkwürdige als höchst wichtige Art sensibler Entzündung zu betrachten übrig, welcher in keiner der aufgestellten drei Gattungen eine Stelle angewiesen werden konnte, weil sie zu keiner von ihnen allein, zu ihnen allen zusammen gehört. — Nur also allen voran hätte sie gestellt werden müssen, oder ihnen folgen. In unserer systematischen Darstellung der Induction und dem analytischen Wege getreu, schien es uns zweckmäſsiger, sie am Ende als am Anfange abzuhandeln.

Allgemeine sensible Entzündung, Inflammatio universalis sensibilis;

Tetanus, Starrkrampf, Todtenkrampf;
Trismus, Mundsperre, Mundklemme;
Spasmus maxillae, Kinnbackenkrampf.

Beschreibung.

§. 409.

Die Krankheit tritt plötzlich, wenn auch nicht in ihrem ganzen Umfange, ein, wenigstens sind keine Erscheinungen bekannt, welche, wesentlich zu ihr gehörend, ihren Einbruch mit irgend einer Wahrscheinlichkeit auch nur sie verkündigten.

Sie beginnt mit Spannung im Nacken und Rükken, der Kopf wird etwas nach hinten gezogen, das Schlucken sehr beschwerlich, die Zunge an ihrer Wurzel sehr schmerzhaft; mit bedeutenden Schmerzen unter dem processus ensiformis, im Magen, im Kopfe. Das Gesicht verdunkelt sich, das Athmen wird schwer; der Mensch wird von Angst und Herzklopfen sehr gequält, der Puls wird sehr frequent, klein, gespannt und ungleichmäſsig. Ist eine offene Wunde an irgend einem Theile des Körpers vorhanden gewesen, so wird diese trocken, und Schmerzen verbreiten sich von der verwundeten Stelle aus nach dem Nervenverlauf. Doch ist dies der bei weitem seltnere Fall, denn in den Ländern, in welchen diese Krankheit am häufigsten beobachtet wird, da findet man sie meistens in aller ihrer Heftigkeit, ohne daſs irgend eine Verwundung vorausgegangen wäre, oder auch nach den allerunbedeutendsten Verletzungen, oder endlich erst nach völlig vollendeter Heilung der Wunden. Sehnenhüpfen, Muskelzuckungen. Die Se- und Excretionen scheinen wenig gestört zu seyn.

Dies sind die ersten Zeichen — nicht der bevorstehenden oder nahenden allgemeinen sensiblen Entzündung, sondern der wesentlich schon vorhandenen. Dieses erste Stadium dauert zuweilen nur einige Stunden, zuweilen aber auch mehrere, selten einen ganzen Tag oder länger.

§. 410.

Nachdem der geschilderte Zustand (§. 409.) in unbestimmten Zwischenräumen zwischen einiger Erleichterung und Verschlimmerung geschwankt hat, tritt eine bedeutende Verschlimmerung ein. Unter immer von den Nacken-, Hals- und Brustmuskeln sich weiter verbreitenden Muskelspannung wird bald der ganze Körper auf eine höchst schmerzhafte Weise gestreckt und dadurch unbeweglich und steif gemacht. Der Körper ist dann entweder völlig gerade ausgestreckt, wo alsdann der Mensch um ein Bedeutendes länger als sonst erscheint; oder er ist nach vorwärts gebogen (Emprosthotonus), so dafs das Kinn zur Brust und die Lenden gegen den Bauch hin gezogen werden; oder rückwärts (Opisthotonus), so dafs der Nacken zum Rücken und die untern Extremitäten rückwärts und hinauf gezogen werden; oder nach einer Seite hin (Pleurothotonus), so dafs der Körper seitwärts in eine krumme Linie verzogen wird. Die Augenlieder schliefsen sich entweder, oder sie sind weit auseinander gezerrt, die Augen schief, parallel, in fester Richtung stehend. Die Lippen werden zuweilen nach einer oder nach beiden Seiten zum Ohre hingezogen, die Nase in die Höhe. Das Gesicht bekommt einen gräſslichen, zähnefletschenden Ausdruck (Spasmus cynicus, Hundskrampf). Oft sind auch die Kau- und Schläfenmuskeln steif verzogen, so daſs der Mund weit geöffnet stehet und nicht geschlossen werden kann, oder die untere Kinnlade ist so fest gegen die obere angezogen, daſs auch die gröſste Anstrengung nicht vermögend ist, sie nur etwas von einander zu entfernen; die Stirne ist entweder glatt wie ein gehobeltes Brett, oder sehr in Runzeln gezogen (Trismus, spasmus maxillae, Mundsperre, Mundklemme, Kinnbackenkrampf). Die Wärmetemperatur ist oft nicht besonders auffallend abgeändert; am Gesicht aber wird ein häufiger Farbenwechsel bemerkt, bald ists blaſs, bald mit Röthe überflogen, oft ists mit kaltem Schweiſse bedeckt, aufgedunsen, bleifarbig. Immer beschwerlicher und ängstlicher wird das Athmen. Die Sprache ist gewöhnlich ganz gehemmt, das Bewuſstsein in der höchsten Höhe der Krankheit schwach oder völlig aufgehoben; der Schlaf unruhig, unterbrochen, schnarchend. Der Puls bietet die gröſste Verschiedenheit dar, bald ist er, in einzelnen Momenten, fast völlig normal, bald äuſserst langsam und träge, bald sehr klein, auſserordentlich beschleunigt, saitenartig gespannt, bald nur mäſsig beschleunigt, voll, hart und aussetzend. Darmausleerung und Harnaussonderung sind vielfach unterdrückt. Bei Männern erfolgen nicht selten unter heftigen und häufigen Erectionen Saamenergiefsungen. In Militairhospitälern, in denen wir öfters diese Krankheit zu beobachten Gelegenheit hatten, sahen wir einigemale das männliche Glied bogenartig gespannt (Chorda penis).

Diese heftigen Anfälle dauern gewöhnlich nicht lange, selten länger als $\frac{1}{2}$ — 1 Stunde; dann lassen alle Erscheinungen in ihrer Heftigkeit nach; der Kranke empfindet nun in einzelnen Theilen sehr heftige, reifsende Schmerzen, oder er hat in ihnen das Gefühl der Ameisenbewegung (sensus formicationis). Ganze Theile sind seinem Gefühle wie fremde, wie eingeschlafen. Die allgemeine Unruhe wird sehr grofs; der Kranke sucht seine Lage zu verändern, und eine solche Anstrengung gewöhnlich ists, durch welche, oder wenigstens bei welcher ein neuer heftiger Anfall entstehet, der dann unter heftigen Zuckungen den Menschen tödtet. Dies ist der häufigste Fall.

§. 411.

In seltenen glücklichen Fällen weichen mit den Nachlässen die heftigen Erscheinungen nicht nur zurück, sondern sie lösen sich auch gründlich auf; es tritt ein ruhiger, tiefer, erquickender Schlaf ein, die Darm- und Harnaussonderung werden frei, die Haut belebt sich und duftet reichlich und allgemein. Nach sehr kurzer Zeit ist der Mensch völlig genesen. — In andern, immer noch glücklich zu nennenden Fällen entwickelt sich mit den Nachläfsen jener gewaltsamen Erscheinungen (§. 410.) ein heftiges Fieber mit dem Charakter der Synocha.

Wesen dieses Krankheitsprozesses.

§. 412.

Todtenkrampf, Starrkrampf, Tetanus nennt man diese fürchterlich mörderische Krankheit; niemand aber sagt uns auf eine einsichtliche Weise: was denn nun eigentlich seinem Wesen nach Krampf sey? d. h. welches der dynamische Act sey, der dem Krampfe, der doch nur Erscheinung ist, zum Grunde liegt? Was lehrt es uns denn, wenn man z. E. sagt: Krampf äufsere sich durch zu starke, zu grofse, unordentliche, unwillkührliche Muskelbewegungen? Mag dies Beschreibung seyn; ists Erklärung? *). — Was hilft es uns, wenn man eine grofse Reihe s. g. krampfstillender Mittel aufzählt, von welchen wir wissen eines ist dem andern seiner Wirksamkeit, wie seinen Bestandtheilen nach entgegengesetzt? Welches sollen wir, gesetzt auch wir wollen vorweg auf alle begründende und leitende Einsicht schmählich verzichten, wählen? Welches sollen wir wählen hier, wo kein Augenblick zu verlieren ist, wo in wenigen

*) Wer darf sich rühmen, folgende Erklärung vom Wesen des Krampfs verstehen, oder wohl gar anwenden zu können?: „Krampf ist aus dem Maafs und der Norm entbundener Nervenäther"! Oder wird diese Erklärung vom Krampf deutlicher, wenn man ihr die von der Entzündung an die Seite stellt?: „Entzündung ist entfesselter Luft- oder Blutgeist"! Es ist wirklich verlangt worden, dafs man durch diese Erklärungen nicht blos ihre Objecte selbst, sondern auch die wesentliche Differenz zwischen beiden einsehen soll.

Isis 1820. Heft XI. S. 835.

Stunden das blühendste Leben vom Tode geknickt wird?

Man unterscheidet tonischen Krampf (Spasmus tonicus), bei welchem anhaltende Zusammenziehungen (?) statt finden, von clonischem (Spasmus clonicus, convulsio), wo der Zusammenziehung ein Nachlaſs folgt. Möge immerhin auch das eine Beschreibung seyn — was es in der That nicht ist, wenigstens nicht treu —: was aber bedeutet es? Viel Grundgelehrtes lieſse sich hier und viel Geistreiches aus den Schriftstellern, die wir emsig befragt haben, anführen; das aber hilft nicht aus der Bedrängniſs, in die jeder Arzt sich versetzt fühlen muſs, wenn es ihm aufgegeben ist, einen Tetanus zu behandeln. Schlichte Belehrung, wiewohl sonst viel Dankenswerthes, haben wir auch in Sulzers geistreichen Abhandlungen hierüber nicht finden können.

§. 413.

Von unserm Standpunkte her kommt uns eine Einsicht in das Wesen dieser höchst bedeutsamen Krankheit ungezwungen entgegen. Wir hoffen: sie werde auch Anderen einleuchten. Niemand zweifelt, daſs der allgemeinste räumliche Ausdruck der sensiblen organischen Thätigkeit Expansion sey. Bemerken wir nun irgendwo im Organismus die expansive Thätigkeit vorherrschend, so wechseln wir blos die Worte, wenn wir sagen: die Sensibilität sey vermehrt. — In dieser Krankheit sehen wir die Expansivthätigkeit im ganzen Organismus auf eine höchst auffallende Weise gesteigert, und dergestalt zwar, daſs die beschränkende Attractivthätigkeit (=

Irritabilität) völlig überwunden zu seyn scheint. Wie demnach könnte man das Wesen dieser Krankheit anders bezeichnen, als: allgemeine sensible Entzündung? Die scheinbar unterdrückte irritable Thätigkeit darf uns nicht irren, denn einmal ist sie's wirklich nur scheinbar; nicht selten zeigt der Puls eine äusserst lebhafte Blutaction an, die Wärmetemperatur ist zuweilen sogar gesteigert, meistens wenig verändert, das Gesicht ist nicht selten geröthet. Zweitens: wir wissen, daſs die sensible Thätigkeit eine doppelte Richtung hat, die Sensation percipirende und leitende und die gefäſsincitirende; wir kennen jene als die edlere, vorwaltendere, mit Lichtesschnelle wirkende. Hier, wo der ganze Krankheitsprozeſs mit der höchsten Rapidität sich bildet, kann es gar nicht dazu kommen, daſs die vermehrte sensible Thätigkeit überhaupt sich in ihrer gefäſsincitirenden Richtung entfalte. Der Mensch stirbt früher. Wie wahr dies sey, kann daran deutlich erkannt werden, daſs wo der Tetanus sich nicht sofort durch völlige Genesung oder Tod entscheidet, ein heftiges Fieber mit dem Charakter der Synocha sich aus ihm entwickelt, d. h. eine Krankheit, bei welcher die gesteigerte sensible Thätigkeit gemäſsigt ist und sich durch eine energische Reaction auf die noch vorhandene feindliche Potenz aus dem Blutsysteme charakterisirt.

§. 414.

Spricht vielleicht diese unsere allgemeine Erklärung des Tetanus schon das Wahrheitsgefühl an, so kann sie durch eine nähere Betrachtung und Würdigung der Erscheinungen zur evidenten Wahrheit erhoben werden. Vom Rückenmark sehen wir die Krankheit ausgehen; sehr bald treten alle Erscheinungen einer entzündlichen Affection des Vagus hervor; die Beschwerden beim Schlucken, beim Athmen, Angst, Herzklopfen, Schmerzen in der Magengegend; hiemit zugleich treten auch Zeugen einer gleichen, wenn auch minder starken Affection des Gehirnsystems auf: Kopfschmerzen und ein Ziehen in der Zungenwurzel. Noch scheint das Gangliensystem unergriffen zu seyn, dahin sind in dieser Schnelligkeit die Einflüsse noch nicht gedrungen, wenigstens noch in keinem Reflex zurückgekehrt *). Völlig deutlich

*) Nicht frei möchte wohl der verdienstvolle Kieser vom Vorwurfe der Logomachie zu sprechen seyn, wenn er den Krampf mit diesen Worten erklärt: „Krampf *im eigentlichsten Sinne* ist Krankheitsprozeſs des Gangliensystems, aber in den Bewegungsorganen ausgedrückt" System der Medicin, erster Band, S. 490. Was überall hat denn das Gangliensystem mit den Organen der Bewegung zu thun, die seinem Einflusse ohne allen Zweifel entzogen sind? Sehr scheint es, als wenn die beliebte Trichotomie zu diesem Sprunge verleitet hätte. Oder soll hierin eine günstige Vorkehrung zur Erklärung des thierischen Magnetismus getroffen seyn?

Was überhaupt Kieser vom Gangliensystem denkt, ja was er auch nur so nennt, hat uns zu verstehen nicht durchweg glücken wollen. Irre hat uns hierin gemacht unter andern auch folgender Ausspruch: „das sensitive System trennt sich (polarisch) in Gangliensystem und Gehirn, deren Indifferenz das sympathische Nervensystem darstellt." l. c. S. 476. §. 523. Ist denn das sympathische Nervensystem nicht das Gangliensystem? Wir versuchten es anzunehmen: Kieser habe unter sympa-

und unumwunden spricht sich das ganze Wesen dieser Krankheit aus, sobald sie sich vollkommen entfaltet hat; dann ist durch alle drei Nervensysteme hindurch dieselbe Eine Affection ausgedrückt: vorwaltend freilich im Rückenmarkssystem, weil dies das Vermittelnde ist und deshalb auch der Träger der doppelten Störungen seyn mufs; daher auch der stärkste Ausdruck der Krankheit in den vom Rückenmarkssystem abhängigen Organen der Bewegung statt findet; daher die verschiedenen Modificationen des Tetanus als Emprosthotonus, Opisthotonus, Pleurothotonus, welches alles offenbar Belege sind der stärkern Affection im Rückenmarkssystem, daher die immer steigende Angst und Respirationsbeschwerde, daher die Suffocation der Stimme und

---

thischem Nervensystem den Vagus (den kleinen Sympathicus nach veraltetem Ausdruck) verstanden. Der ganze Zusammenhang duldete aber diese Annahme nicht. Denn so fährt er fort: „Das Gangliensystem ist das Niedere, Negative; es gibt seine Nerven an die Ernährungs-, Erzeugungs- und niedern Bewegungsorgane (wie heifsen diese namentlich?) und dient vorzugsweise der Ernährung, dem Gemeingefühl (???) und der *willkührlichen Bewegung* vermittelst der *Muskeln*, daher es auch, in *diese* sich verlierend (Wo? Wie?) in denselben seinen Lebensprozefs und Krankheitsprozefs darstellt." Ebend.

So etwas, das doch in so schneidendem Widerspruch mit allem unserm physiologischem und anatomischem Wissen stehet, hätte ein Gelehrter wie Kieser, dem wissenschaftliche Begründung so sehr am Herzen liegt, nicht von allem Beweis entblöfst hinstellen sollen; zumal eine grofse Krankheitsklasse daraus abgeleitet, oder darauf begründet seyn soll.

der Sprache. — Am schwächsten bleibt auch jetzt noch der Ausdruck im Gangliensystem, denn das Verhältnifs desselben zum Gehirnsystem ist hier unverletzt, weshalb allein schon es irrig seyn würde, den Tetanus als Nervenkrankheit zu betrachten. Doch unbezeichnet ist auch in diesem Systeme nicht die krankhafte Affection, vielmehr gibt sie sich in den Störungen der Se- und Excretionsorgane des Unterleibs und in denen der Sexualorgane deutlich genug zu erkennen. Die Affection des Gehirns wird niemand übersehen können. Was aber, obwohl kaum übersehbar und nicht unwichtig, dennoch bisher aus der Beobachtung nicht als ein Eigenthümliches in seinem vollen Werthe hervorgehoben worden ist, ist: dafs die Gehirnaffection beim Tetanus besonders durch das fünfte Nervenpaar ausgedrückt wird. Einer thatsächlichen Nachweisung des eben aufgestellten Satzes bedarf es nicht, da er selber, nur in Kürze, die Bezeichnung einer unverkennbaren Thatsache ist. Alle Erscheinungen des Tetanus, insofern sie Affection des Cerebralsystems beurkunden, sind solche, welche vom fünften Nervenpaar bewirkt werden; kein einziges Organ wird in seiner Function ganz aufgehoben oder in der Art alterirt; alle aber werden im Grade abgeändert und alle fast gleichzeitig und auf die gleiche Weise. Diese Thatsache leitete uns auf eine Annahme über die Bedeutung des fünften Nervenpaars, welche nicht nur die hier in Rede stehenden merkwürdigen Erscheinungen zu erklären vermag, sondern die sich uns auch in andern physiologischen und pathologischen Untersuchungen als lichtgebend bewährt hat.

Uns nemlich scheint dieses Nervenpaar eine Recapitulation, oder eine Resumirung des Gehirns zu seyn, ein Beinerve des gesammten Gehirns, oder ein peripherisches Gehirn. Wohin sonst Gehirnnerven gehen, dahin auch gelangt irgend ein Zweig aus diesem Nervenpaar, außerdem verbindet es sich auch mit dem Vagus, als vermittelndem Nervengebilde, mit welchem es auch in seinem Ursprunge Aehnlichkeit hat, und endlich ist es auch noch vielfältig mit dem Sympathicus verbunden. Die Antwort auf die Frage nach der bestimmten eigenen Function dieses Nervenpaars scheint uns eben die zu seyn, daſs es keine solche, sondern die hat: alles, und zwar alles noch einmal zu thun; oder — wenn man den Ausdruck nicht miſsverstehen will —: bei allem was geschieht, dabei zu seyn. Mit diesem Nervenpaare umschlieſst das Gehirn nicht nur alle seine einzelnen Gebilde, zu ihnen allen eben sowohl eine gleichmäſsige und gleichgeartete Wirkung sendend, als es auch von ihnen allen durch dasselbe die Rückwirkungen aufnimmt, sondern tritt es auch vermittelst seiner in eine allgemeine und umfassende directe Verbindung mit den beiden andern Nervensystemen. Die das wahre Wesen dieses Nervenpaars bezeichnende Benennung dünkt uns daher: peripherisches Gehirn zu seyn. Es ist hier nicht der Ort, die eben ausgesprochene Meinung mit einer der Wichtigkeit der Sache überhaupt angemessenen Ausführlichkeit zu erörtern. Einsichtsvolle werden die Wahrheit schon an dieser Andeutung prüfen können; wir selbst werden später, in der Lehre von den Nervenkrankheiten, einiges Nähere darüber darzulegen Gelegenheit haben, und sollte bis dahin eine geschicktere Hand diesen wichtigen physiologischen Gegenstand zur Bearbeitung aufnehmen, so kann uns diese Förderung nur angenehm seyn.

§. 415.

Für unsern dermaligen Zweck ists uns genügend einzusehen, dafs alle beim Tetanus von Gehirnaffection zeugende Erscheinungen Wirkungen sind des fünften Nervenpaars, insofern dieses peripherisches Gehirn ist. Dies erklärt uns dann auch, warum vorzüglich Neugeborne und zarte Kinder überhaupt häufig, bei äufserst geringer Verletzung schon oft, scheinbar, ohne alle Verletzung, vom Trismus befallen werden, eben weil bei diesen Individuen das Gehirn noch gar nicht zum Centralleben erwacht, und nur erst peripherisch wirksam ist. Eben deshalb auch werden Alte so selten von Tetanus oder Trismus ergriffen, weil bei ihnen das Leben aus der Peripherie schon gewichen ist. Darum auch sind unter den Erwachsenen eben die kräftigsten männlichen Individuen, bei welchen das innere Leben mit entschiedener Kraft heraus in die Peripherie tritt, am meisten dieser Krankheit ausgesetzt und Frauen am wenigsten. Darum auch fallen die kräftigsten Pferde so häufig in den s. g. Todtenkrampf. Aus diesem Gesichtspunkte auch werden die veranlassenden Momente des Tetanus, und zwar nicht nur die gewaltigeren, sondern auch die bei weitem räthselhaftern geringen, einsichtlich; so wie auch endlich für die zweckmäfsige Behandlung selbst eine leitende Einsicht dadurch gewonnen werden kann.

§. 416.

Als einleuchtendes Resultat aus allem bisher Angeführten (§§. 413—416.) können wir wohl aufstellen, dafs das Wesen des Tetanus in nichts anderm bestehe, als in: allgemeiner sensibler Entzündung, die sich vorschlagend im vermittelnden Nervensystem ausdrückt, schwach im Gangliensystem und im Gehirnsystem vorzüglich nur durch das peripherische Gehirn, d. h. durch das fünfte Nervenpaar.

Völlig begreiflich ists auch, warum diese Krankheit nicht blos so sehr gefährlich ist, sondern auch warum sie, ohne Dazwischenkunft einer andern Krankheit, so häufig tödtet, denn mehr als bei irgend einer andern, ist hier nicht nur der Organismus allgemein, sondern auch in seiner edelsten Wurzel, in seinem ganzen Nervensystem, ergriffen, und zwar ist mit dem Eintritt der Krankheit auch sofort eine feindliche Spaltung in das Nervensystem selbst gebracht, indem seine gefäfsincitirende Thätigkeit aus der Harmonie mit der Sensation percipirenden und leitenden (wodurch auch die freien Bewegungen bewirkt werden) gebracht wird. Endlich glauben wir auch zu der Annahme berechtigt zu seyn, dafs das allergefährlichste Zeichen bei dieser Krankheit der

Verlust des Bewufstseins sey, denn dies bewiese, dafs nun das Gehirn auch als Centralorgan ergriffen sey.

§. 417.

Aus alle dem ergibt sich von selbst, dafs dieser Krankheitsprozefs in seinem vollsten Verlaufe die beiden letzten Stadien, des Nerven- und Faulfiebers nicht darbieten könne, indem hier nur schnelle Genesung vom schnellen Tode retten kann, wo jene nicht, wenigstens durch eine Synocha (§. 411.) eintritt, da rafft diese Entzündung, durch radicale Entzweiung des Lebens, den Menschen sehr bald hin.

Veranlassende Momente.

§. 418.

Alles was sensible Entzündung überhaupt zu erzeugen vermag, kann auch den Tetanus und seine verschiedenen Modificationen hervorbringen. Als besondere Veranlassungen sind aber noch folgende zu erwägen:

1. Verwundungen überhaupt (Tetanus ex vulnere, s. traumaticus): besonders sind es Stichwunden, Verwundungen aponeurotischer Theile, Quetschungen, Zerreifsungen, complicirte Beinbrüche, fremde in der Wunde haftende, besonders spitze Körper, z. E. abgelöste Knochensplitter, Nervenzerrung u. dgl. Häufig aber ist die Wunde selbst höchst unbedeutend und auch in unwichtigen, nicht sehr empfindlichen Theilen, z. E. ein reiner Stich ins Ohrläppchen, und dennoch entstehet Trismus oder Tetanus. — Nur durch die Nervenverbindungen, welche das fünfte Nervenpaar eingehet, können diese pathologischen Leitungen möglich werden.

Es ist aber der bei weitem seltnere Fall, dafs eine Verwundung, blos als solche, Tetanus oder Trismus erregt, gewöhnlich tritt dazu noch eine zweite Bedingung, welche allein zur Veranlassung dieser Krankheit hinreicht; nemlich:

2. sehr grofse Wärme mit plötzlich darauf folgender feuchter Kühle; deshalb bekommen verwundete Soldaten, wenn sie die Nacht unter freiem Himmel bleiben müssen, so häufig Tetanus oder Trismus; aber auch ohne Verwundung bringt grofse Hitze mit schnell darauf folgender feuchter Kühle diese Krankheit hervor (Rush, Larrey.). Oder wenn die Verwundeten in Hospitäler gebracht werden, die mit Mephitis überfüllt sind; aber Mephitis allein ist hinreichend, um sensible Entzündung und besonders den Tetanus zu veranlassen (Theden). Als am Ende des Jahres 1812 und im Anfange 1813 die hiesigen Militairhospitäler plötzlich mit Kranken überfüllt wurden, und besonders mit solchen, die durch Frostschaden grofse brandige Wunden hatten, sahen wir mehrere andere Kranke, die in denselben Sälen lagen, vom Tetanus tödtlich ergriffen werden, obwohl sie nicht im mindesten verwundet waren; unter anderen gedenken wir zweier holländischer Soldaten, welche schon Monate lang an Quartana im Hospitale litten; beide starben, nachdem sie etwa 18 Stunden vom Tetanus befallen waren.

3. Als Ursache des leider nicht seltenen Trismus neonatorum wird Meconium retentum angeschuldigt (Rush, Thilenius). Es ist aber schwer zu begreifen, wie hierin eine wirkliche Veranlassung

zu

zu dieser fürchterlichen Krankheit liegen mag. Leicht hingegen ists einzusehen, warum Neugeborne überhaupt zum Trismus Disposition haben müssen (§. 415.), und bedenkt man, wie vieles auf ein solches neugeborene Wesen in den ersten Stunden seines individuellen Daseins einstürmt, wie sehr es oft durch unweise Liebe und durch rauhe Unvorsichtigkeit gemifshandelt wird, kennt man überhaupt nur ein wenig die schädlichen Thorheiten und Verkehrtheiten, die massenweise in den Wochenstuben begangen werden, so wird man wohl die wahren Veranlassungen des Trismus der Neugebornen näher finden, als im verhaltenen Meconium.

4. Metastasen aufs Rückenmark. Vorausgesetzt, dafs man den Begriff der Metastase deutlich denkt, besonders aber alles Mechanische und alle Werfgedanken daraus verbannt, so kann nicht gezweifelt werden, dafs hierin eine sehr wahre Veranlassung zum Tetanus und Trismus liege, da, wie wir nachgewiesen (§. 414.), diese Krankheit ohne eine Affection des Rückenmarks gar nicht gedenkbar ist *).

5. Mifsbrauch narkotischer Substanzen. Dieses Moment gehört wohl nicht besonders

*) Durch Hufelands und Osanns schätzbare Bibliothek (Mai 1821) sind wir auf eine Berliner academische Streitschrift (de tetano D. inaug. med. auct. J. G. Schaaf) aufmerksam gemacht worden, in welcher Entzündung des Rückenmarks als Ursache des Tetanus aus Erfahrung und durch Leichenbefund bestätigt erwiesen werden soll. Wir bedauern diese gewifs gehaltreiche Schrift nicht noch nachträglich benutzen zu können; freuen uns aber darauf, als auf eine Annäherung der Wahrheit uns beziehen zu dürfen.

zum Tetanus, sondern nur insofern als es überhaupt, wie schon öfters erwähnt worden ist, ein allgemeines der sensiblen Entzündung ist.

Vorhersagung.

§. 419.

Der Tetanus und alle seine Modificationen sind höchst gefährliche Krankheiten. Nach der gangbaren Behandlungsweise sterben $\frac{4}{5}$ der davon Erkrankten; ehedem starben alle. Es kann dies aber nicht auffallen, wenn man bedenkt, daſs es eine Krankheit ist, die das edelste organische System in seiner Ganzheit mit der gröſsten Heftigkeit ergreift und daſs ihr wahres Wesen wirklich unerkannt geblieben ist. Die Behandlung fuhr deshalb entweder äuſserst tumultuarisch, oder zum Erstaunen abwartend einher.

Die verschiedenen genannten (§. 410.) Modificationen des Tetanus scheinen keinen bedeutenden Unterschied in der Gefährlichkeit dieser, ihrem Wesen nach, immer gleichen Krankheit zu machen. So ist Trismus wohl nicht minder gefährlich als ganz vollständiger Tetanus. Groſs zu werden beginnt die Gefahr, sobald das Schlucken beschwerlich und schmerzhaft und der Kopf nach hinten gezogen wird. Dies aber sind sehr frühe Erscheinungen, oft die ersten; und in der That ist auch schon bei ihrem ersten Eintritt diese Krankheit sehr gefährlich. Die höchste Gefahr aber wird durch das Erlöschen des Bewuſstseins angezeigt, wiewohl, wie jeder Erfahrene weiſs, das Bewuſstsein zuweilen nur ganz kurz vor dem Tode erdrückt wird.

Behandlung.

§. 420.

Drei Heilaufgaben stellt die gesammte Behandlung dieser Krankheit:

a. **die veranlassenden Momente unwirksam zu machen oder wegzuräumen;**

b. **ihre Wirkung, d. h. die allgemeine sensible Entzündung zu heben; und**

c. **das völlige Erlöschen der sensiblen Kraft, durch die vorangegangene überspannte, ununterstützte Thätigkeit herbeigeführt, zu verhüten.**

§. 421.

Was die Erfüllung der **ersten Heilaufgabe** (§. 420. a.) angehet, so ergibt sich aus den oben angegebenen (§. 418.) veranlassenden Momenten, wie wenig wir im Ganzen hiebei thun können, wie wichtig aber es auch ist, das Wenige nicht ungethan seyn zu lassen. Sehr wichtig ists jede, auch die unbedeutendst scheinende Wunde genau zu untersuchen, ob sie rein sey, ob fremde Körper, Knochensplitter u. dgl. in ihr haften, ob sie rauhe, unebne Flächen hat. Rifswunden müssen in Schnittwunden verwandelt werden; sehr kleine, die sich aber durchaus nicht schliefsen wollen, müssen vergröfsert werden. Knochenbrüche, besonders zusammengesetzte, erfordern die gröfste Vorsicht, um eine völlig gleichmäfsige und einfügende Verbindung der Fragmente zu bewirken. Bei Unterbindungen verhüte man möglichst, dafs nicht ein Nervenfaden mit in die Ligatur komme; so sehr als möglich vermeide man auch Unterstechungen. Bei der Operation der Castration lasse man sich ja nicht zu der noch hie und da üblichen und empfohlenen summarischen Unterbindung des funiculus spermaticus verleiten. Man sorge für reine und frische Luft in Hospitälern, Kranken- und Wochenbettzimmern. Neugeborene halte man nicht in dumpfer Wärme, und verhüte, daſs sie nicht lange naſs liegen. Jede s. g. krampfhafte Erscheinung bei einem Kinde muſs zu einer sehr genauen, sorgsamen Untersuchung Veranlassung geben. Ludemann fand bei einem Kinde, das an Trismus litt, einen Haken im Bauchring eingeklemmt, er machte ihn frei und das Kind genas bald. Bertram sah Trismus entstehen von einer vernachläſsigten Exulceration des Nabels. In nicht geringer Menge können Beispiele angeführt werden, die die Nothwendigkeit einer jedesmaligen, genauen Untersuchung darthun. Wahr aber auch ists, daſs auch die sorgfältigste, oft keine wegzuräumende äuſsere Ursache ergibt, eben weil diese Krankheit ja bei weitem nicht immer ein äuſseres veranlassendes Moment hat.

§. 422.

Haben wir das Wesen der Krankheit deutlich ins Auge gefaſst, so hat auch unsere Thätigkeit bei der Erfüllung der zweiten Heilaufgabe eine bestimmte Richtung: die Spaltung in der sensiblen Thätigkeit selbst ist zu heben, d. h. der einseitigen excessiven, die Sensation percipirenden und leitenden und dadurch bewegenden ist die gefäſsincitirende entgegenzusetzen; oder mit andern Worten: die

Irritabilität muſs gesteigert werden. — In welchem Zustande das Blutsystem in dieser Krankheit sich befindet, kann daran erkannt werden, daſs das Blut, welches man — da man nichts, auch das Wundersamste und Entgegengesetzteste nicht unversucht gelassen hat — während dieses Zustandes abflieſs, fast gänzlich aufgelöst, wäſsrig war (Cullen); in den Leichen fand man es ebenfalls sehr dünne (Hillary). Man hat sich dadurch verleiten lassen, auf Fäulniſs zu schlieſsen! —

Es kann also nicht fraglich seyn, daſs das Hauptaugenmerk auf nachdrückliche Gefäſsincitation gerichtet seyn muſs. Dasjenige Mittel auch, welches in der Masse der empirisch empfohlenen durch den häufigsten günstigen Erfolg hervorragt, ist eben eines, dessen entschiedene Wirksamkeit in Gefäſsincitation bestehet, nemlich das Opium, und zwar in so groſser Gabe, wie es in keiner andern Krankheit gereicht worden ist. Piderit gab alle drei Stunden vier Gran; Gloster in achtzehn Stunden neunzig Gran. Ferriar zehn Gran auf einmal bei der Annäherung des Anfalles; Jahn lieſs eine solche Kranke in zwei Stunden hundert und zwanzig Tropfen Laudanum nehmen. Leicht könnten noch mehrere bestätigende Beispiele für die heilsame Wirkung dieses so angewandten Mittels angeführt werden; auch wir erfreuten uns mehrere Male eines günstigen Erfolges, indem wir alle zwei Stunden einen kleinen halben Eſslöffel (etwa drei Drachmen) von der Tinctura opii crocata nehmen lieſsen. Daſs so groſse Gaben von diesem Mittel nicht nur ertragen, sondern auch gefordert werden, beweiset hinreichend, wie schwer es hier hält, die sensible Thätigkeit auf Gefäfsincitation hinzurichten, wie sehr sie durch die Krankheit davon abgewendet wird. Dies auch macht es einsichtlich, wie vergeblich, ja wie schädlich hier ein Heilungsversuch durch entgegengesetzt wirkende Mittel ausfallen müsse. Als unnütz hat hier auch die Beobachtung die Anwendung des Moschus, Camphors u. a. ähnl. Mittel nachgewiesen; wir können es nun aber einsehen, dafs sie nur der Krankheit selbst Vorschub thun können, indem sie mit ihr in gleicher Richtung wirken. Zugleich auch wird es begreiflich, dafs die Gröfse der Gabe des Opiums blos nach der Wirkung zu bestimmen ist; so lange also und so rasch mufs mit der Dosis gestiegen werden, bis einerseits der Puls voller, kräftiger, mäfsiger wird, und anderseits in der rein sensiblen Sphäre eine wesentliche Aenderung sich durch einige Befangenheit des Kopfes, durch Schläfrigkeit u. s. w. zeigt. Auch dann aber darf die Anwendung dieses Mittels nicht ausgesetzt, sondern nur etwas beschränkt werden.

Wir haben kein Mittel, das so kräftig und schnell auf das gesammte Nervensystem wirkte und die beiden Richtungen seiner Thätigkeit so harmonisch in Anspruch nähme, als — das Sturzbad. In der That leistet es auch in dieser Krankheit entschieden herrliche Dienste. Rush hat, unsers Wissens, zuerst darauf aufmerksam gemacht, indem er von zwei Fällen berichtet, in denen Pferde, die sonst immer durch den Tetanus getödtet werden, geheilt wurden, das eine, indem es ins Wasser geworfen wurde, das andere durch Uebergiefsung mit kaltem Wasser. Nichts desto weniger hat dieser vortreffliche Arzt keine weiteren Versuche am Menschen damit gemacht. Dalrymple erzählt einen Fall, in welchem die Uebergiefsungen „die stärksten Hoffnungen übertrafen.“ Neuere Versuche mit diesem Mittel in dieser Krankheit, als die von Cline, welche der um dieses Mittel so sehr verdiente Currie (1814) mitgetheilt hat, sind uns nicht bekannt worden; aber auch in diesen Versuchen haben sich die Uebergiefsungen durchaus heilsam erwiesen. Auch wir müssen, soweit unsere Erfahrung hierin reicht, für sie zeugen. In allen Fällen aber, in welchen sich die Sturzbäder gegen den Tetanus hülfreich erwiesen haben (und es ist kein mifslungener bekannt) sind sie in Verbindung mit dem Opium angewendet worden. Dies beweiset aber eben die Wirksamkeit der Sturzbäder, denn wie viele Fälle sind doch bekannt, in welchen das Opium durchaus keine Heilung bewirkte! Und um so wünschenswerther ists, auch dieses Mittel, dessen Anwendung nie ein äufseres Hindernifs entgegenstehet, zu gebrauchen, da in vielen Fällen des Tetanus mit Mundklemme, und wo diese allein vorkommt, das Opium innerlich nicht angewendet werden kann, es sey denn durch Clysmata, die hier, wegen zu starker Erregung des Gangliensystems, uns nicht empfohlen werden zu können scheinen. Und die äufsere Anwendung, durch Einreibungen, ist doch nur ein geringer Ersatz und überall unsicher.

§. 423.

Alles dieses zusammengefafst, scheint uns eine dringende Aufforderung zu seyn: dem Tetanus und allen seinen Modificationen als die einzig einsichtlich adäquirenden und durch die Erfahrung bestätigten Heilmittel *Opium* und *Sturzbäder* entgegenzusezzen, aber auf die allein helfende Weise, d. h. nachdrücklich bis zur Wirkung. Nur mit der Belladonna noch wäre vielleicht ein Versuch zu machen, indem dieses Mittel hier das Opium wenigstens ersetzen kann.

§. 424.

Bei dieser allgemeinen Behandlung darf die Rücksicht auf die Wunde, wo eine solche vorhanden ist, nicht aus dem Auge verloren werden. Mit Recht hat man empfohlen diese stark zu ätzen, nicht aber wie Cullen meint, um den Nerven zu zerstören und dadurch den Zusammenhang mit dem Gehirn aufzuheben; denn die Aufhebung der Continuität ist hier so wenig das Helfende, dafs auch die Amputation selbst hülflos ist; auch nicht, wie Rush glaubt, um durch eine Entzündung den Krampf aufzulösen, denn wir haben den Tetanus selbst als Entzündung eingesehen, und, auch abgesehen hievon, sind ja, nach den stehenden Begriffen, Entzündung und Krampf einander so wenig entgegengesetzt, dafs man gewöhnlich, und mit dem Schein des Rechts, behauptet: bei jeder Entzündung sey Krampf —: sondern um an der zuerst afficirten Stelle die sensible Entzündung in eine irritable zu verwandeln und so wenigstens den Versuch nicht zu unterlassen, ob nicht diese wesentliche Umwandlung auch von dieser zuerst afficirten Stelle weiter geleitet werden möchte.

§. 425.

Mit wenigen Worten noch müssen wir einige andere Behandlungsweisen des Tetanus, insofern sie von berühmten Männern empfohlen worden sind, erwähnen:

1. die Stützische Methode „den Tetanus und andere krampfhafte Krankheiten von höherm Grade“ mit kleinen Gaben von Opium und vegetabilischem Laugensalz abwechselnd gereicht und mit warmen Bädern mit ätzendem Kali vermischt zu behandeln, zählt mit Recht nicht mehr warme Vertheidiger, noch eifrige Befolger. Vergleicht man die Resultate, wie sie der treffliche, wahrheitsliebende Stütz selbst mitgetheilt hat, so muſs man sich wundern, wie diese Methode jemals hat berühmt werden können, denn in nicht wenigen Fällen ist die Krankheit weder Tetanus noch Trismus gewesen, in anderen ist die Behandlung ohne günstigen Erfolg geblieben, und wo Genesung erfolgt ist, da ists zu zweifeln erlaubt: ob durch die Behandlung, da es aus dem Wesen des Tetanus einleuchten muſs, daſs ein geringer Grad desselben wohl auch sich selbst überlassen in Genesung müsse übergehen können.

2. Rush — das Wesen dieser Krankheit in Erschlaffung setzend — hat sie mit Cortex

und Wein behandelt und einige Kranke sind genesen. Wie wenig von dieser Methode zu halten sey, gehet schon aus der irrigen Ansicht von der Natur der Krankheit hervor, die sie begründen soll. Der Cortex ist hier als völlig unwesentlich zu betrachten; der Wein aber mufs schaden; helfen kann er nur in einem Falle, von welchem wir bald reden werden.

3. Plenk hat von zwölf an Tetanus leidenden Kranken *nur* neun verloren; diesen günstigen Erfolg schreibt er seiner Behandlung mit China, Quecksilber und Opium zu. Welches Mittel hat geholfen? Hat eins geholfen? Was kann eine solche Verbindung rechtfertigen? Weder die von diesem sonst verdienstvollen Manne angegebenen Gründe, noch die Ergebnisse seiner Behandlung können zur Annahme und Nachfolge bestimmen.

§. 426.

Die dritte Indication (§. 420. c.) läſst sich auch so ausdrücken: die höchste Lebensgefahr abzuwehren. Nun tritt diese hier nur ein durch das Erlöschen der sensiblen Kraft in ihrem ganzen Umfange in sich selbst. Welch ein Verfahren dagegen geboten ist, kann nicht zweifelhaft seyn: in ihrem ganzen Umfange, in ihren beiden Richtungen muſs sie angefacht werden. Sobald sich also die (unverkennbaren) Spuren dieser Gefahr zeigen, so muſs der s. g. incitirende Apparat mit dem gefäſsincitirenden in Verbindung in Anwendung gebracht werden. Hier also ist der Ort, wo Moschus, Camphor, liquor ammonii pyro-oleosi *), Wein etc. etc. nicht nur angewendet werden können, sondern müssen — in Verbindung jedoch mit Opium, Belladonna, Sturzbädern, Rubefacientibus u. s. w.

---

*) Bernsteinöl in grofser Gabe hat sich, nach Rush, beim Tetanus der Pferde sehr heilsam erwiesen.

Folgende, züm Theil sinnentstellende, Druckfehler bitte ich den geneigten Leser vor dem Lesen verbessern zu wollen:

Seite	XIX.	Z. 11	v. o.	lies: schlichte statt: schlechte.
—	XXVIII.	Z. 2.	v. o.	l. ihrer st. sich.
—	XXIX.	— 6	v. o.	l. nur st. mir.
—	—	— 7	v. o.	l. werden zu st. zu werden.
—	12	Z. 5	v. o.	l. einen st. einem.
—	14	— 4	—	l. vernichtet st. verrichtet.
—	—	— 11	—	l. nun st. nur.
—	25	— 3	—	l. sei st bei.
—	32	— 2	v. u.	l. berührte st. bewährte.
—	34	— 13	v. o.	l. Brechungen st. Berechnungen.
—	35	— 13	v. u.	l. einen st. einem.
—	37	— 10	v. o.	l. nächstem st. nächsten.
—	39	— 8	v. o.	l. neun st. neue.
—	40	— 6	v. u.	l. und allgemeinste st. und reinste.
—	45	— 8	v. o.	l. zu Bekämpfendes st. zu Bekämpfender.
—	—	— 9	v. u.	l. incitiren st. imitiren.
—	53	— 2	v. u.	füge nach: aber hinzu: das rein.
—	58	— 9	v. u.	füge nach: durch hinzu: die.
—	63	— 12	—	— mehr noch hinzu: !
—	67	— 9	v. u.	l. verschafften st. verschaffen.
—	79	— 4	v. o.	l. Borsieri st. Barsieri.
—	83	— 6	v. u.	l. pathognomonischen st. pathognomischen.
—	84	— 15	v. o.	l. jeder st. der.
—	—	— 2	v. u.	l. Schmerz, der st. Schmerz. Der.
—	—	— 1	v. u.	setze vor sollte ein Komma.
—	85	— 5	v. o.	l. setzen st. sagen.
—	108	— 15	—	l. sophistisirenden st. sophistirenden.
—	132	— 1	v. u.	l. hemmen st. hemmten.
—	133	— 14	v. u.	l. mephitischer st. mephytischer.
—	—	— 6	v. u.	l. denselben st. demselben.
—	134	— 15	v. u.	l. in sich st. sich in.
—	135	— 11	v. u.	l. Opiophagen st. Oxiophagen.
—	137	— 9	v. o.	l. sey davon st. sey, davon.
—	138	— 2	v. u.	l. mussitans st. musitans.
—	148	— 10	v. u.	füge nach: Schwierigkeiten hinzu: dar.
—	150	— 12	v. o.	setze ein Komma vor relativ und eins nach wenigstens, und streiche das vor wenigstens aus.
—	179	— 2	v. u.	l. zerflossene st. verflossene.
—	188	— 3	v. o.	l. nothwendige st. nothwendiger.
—	193	— 11	v. o.	l. häufiges st. Häufiges.
—	209	— 6	v. u.	füge nach stärkste hinzu: äufsere, und nach Arzneikörpers: aufs Auge.

Seite 215 Z. 10 v. u. l. bietet der st. bietet die.
— — — 9 v. u. l. nochst. nach.
— 216 — 11 v. o. l. aufgesiedeten st. aufgesudeten.
— — — 4 v. u. setze vor durch: als.
— 229 — 5 v. u. l. et st. at.
— — — 4 v. u. l. ist's st. ist.
— — — 2 v. u. l. Wozu st. wozu.
— 237 — 4 v. o. l. Artverschiedenheit st. Ortsverschiedenheit.
— 252 — 16 v. o. l. Anginen st. Aeginen.
— 257 — 2 v. o. l. wohl st. fast.
— — — 11 v. u. l. Schnecke st. Schenke.
— 269 — 11 v. u. füge hinzu: sich, nach nicht.
— 282 — 10 v. o. füge hinzu: kann nach wiederum.
— 285 — 14 v. o. l. müsse st. müſste.
— 289 — 7 v. u. l. etc. st. dgl.
— — — 1 v. u. l. Ed. Foesii st. E. Toesii.
— 290 — 9 v. u. l. nie st. wie.
— — — 2 v. u. l. Ballonii st. Ballanii.
— 292 — 13 v. u. l. Verzücktheit st. Verzucktheit.
— 307 — 6 v. u. l. da dies st. kann.
— 343 — 13 v. o. l. Drosselader st. Drassel- oder.
— 345 — 8 v. u. l. anterior st. arterior.
— 352 — 1 v. u. l. denselben st. dasselbe.
— 358 — 5 v. u. l. Vertebraten st. Vertebralen.
— 359 — 16 v. o. l. accessorius W. st. access. V.
— 372 — 2 v. o. l. aus Befunden st. uns befunden.
— 385 — 3 v. o. l. hiegegen st. hingegen.
— 388 — 10 v. o. l. Baer st. Baar.
— 389 — 17 v. o. l. κλύξει st. κλύξελ.
— — — 9 v. u. l. vitis st. ritis.
— 390 — 15 v. o. l. Einsichtlichkeit statt Einseitigkeit.
— 394 — 14 v. u. l. Connubium st. Connabium.
— 397 — 7 v. o. l. hassen (?) st. lassen.
— 401 — 11 v. o. l. erkannt st. erklärt.
— 402 — 5 v. o. l. Gonagra st. Ganagra.
— 405 — 2 v. u. l. entschiedenen st. entschiedenem.
— 407 — 12 v. u. l. haemoptoe st. haemaptae.
— 411 — 15 v. u. l. ist st. wäre.
— 413 — 12 v. o. l. eben st. aber.
— 414 — 4 v. o. l. wohl aufgelegt st. wohl, aufgelegt.
— 417 — 14 v. o. l. Copula st. Capula.
— 422 — 3 v. o. l. örtlicher st. ärztlicher.
— 423 — 11 v. o. streiche: aber.
— 441 — 11 v. u. — — das? nach vorgeworfen.
— 444 — 16 v. o. l. nun st. neu.
— 451 — 9 v. o. l. umranken st. umwanken.
— 458 — 5 v. u. l. je st. ja.
— 459 — 15 v. o. l. Verzückte st. Verzuckte.
— 463 — 12 v. o. l. dieser st. diese.

Seite 473 Z. 5 v. o. lies habe statt haben.
— 477 — 16 v. o. l. uns st. und.
— 478 — 1 v. o. l. Uns st. Und.
— 485 — 13 v. o. l. anhänglicher st. anfänglicher.
— 491 — 9 v. o. l. raumlose st. räumliche.
— 493 — 16 v. o. nach ihr füge hinzu: zu glauben.
— 494 — 15 v. o. l. bilden st. bildete.
— 496 — 6 v. u. l. In st. Ja.
— 506 — 2 v. o. l. an einem st. an einen.
— — — 17 v. o. l. Hellsehende st. hellsehende.
— 529 — 6 v. o. l. Höhe st. Stufe.
— 530 — 7 v. o. l. auf dem st. auf den.
— 538 — 9 v. o. l. wie st. ein.
— 543 — 20 v. o. l. Althaea st. Althea.
— 545 — 1 und 2 v. o. l. das vierte st. des vierten.
— 556 — 9 v. o. l. noch st. auch.

Geringere Fehler der Sprache, Ungleichheiten in der Rechtschreibung, irrige Interpunctionen u. dgl. vergebe mir der Leser, da ich wegen grofser Entfernung vom Druckorte die Correctur nicht selbst besorgen konnte.

Kolibri 360 GmbH
Ferdinand-Jühlke-Straße 7
99095 Erfurt, Deutschland
produktsicherheit@kolibri360.de

Additive Manufacturing of Metals

Fundamentals and Testing of 3D and 4D Printing

Hisham A. Abdel-Aal, Ph.D.

McGraw Hill

New York Chicago San Francisco
Athens London Madrid
Mexico City Milan New Delhi
Singapore Sydney Toronto

Library of Congress Cataloging-in-Publication Data

Names: Abdel-Aal, Hisham, 1960- author.
Title: Additive manufacturing of metals : fundamentals and testing of 3D and 4D printing / Hisham A. Abdel-Aal, PhD.
Description: New York : McGraw Hill Education, [2022] | Includes bibliographical references and index. | Summary: "The first text/reference to cover not only the fundamentals of 3D and 4D metallic printing but the technology gaps and performance evaluation of the processes and products manufactured"—Provided by publisher.
Identifiers: LCCN 2021021160 | ISBN 9781260464344 | ISBN 9781260464351 (ebook)
Subjects: LCSH: Metal-work. | Three-dimensional printing. | Additive manufacturing.
Classification: LCC TS205 .A34 2022 | DDC 671—dc23
LC record available at https://lccn.loc.gov/2021021160

McGraw Hill books are available at special quantity discounts to use as premiums and sales promotions or for use in corporate training programs. To contact a representative, please visit the Contact Us page at www.mhprofessional.com.

Additive Manufacturing of Metals: Fundamentals and Testing of 3D and 4D Printing

1 2 3 4 5 6 7 8 9 CCD 26 25 24 23 22 21

ISBN 978-1-260-46434-4
MHID 1-260-46434-2

Sponsoring Editor
Robert Argentieri

Editorial Supervisor
Donna M. Martone

Production Supervisor
Lynn M. Messina

Acquisitions Coordinator
Elizabeth M. Houde

Project Manager
Nitesh Sharma, KnowledgeWorks Global Ltd.

Copy Editor
Terri Morris

Proofreader
KnowledgeWorks Global Ltd.

Indexer
Hisham A. Abdel-Aal

Art Director, Cover
Jeff Weeks

Composition
KnowledgeWorks Global Ltd.

"Under that shady tree, wherein no toil nor fatigue,
I shall be at your feet, rejoicing the reunion of the strangers."

To my mother in loving memory and eternal gratitude

About the Author

Hisham A. Abdel-Aal obtained his first degree in Mechanical Engineering from Alexandria University, Alexandria, Egypt in 1984, and his Doctorate in Mechanical Engineering from the University of North Carolina, Charlotte, USA in 1998. Dr. Abdel-Aal has held faculty positions in prestigious universities and research centers around the world. His research expertise falls within the broad field of tribology, surface design, and advanced manufacturing for metals. He has written extensively on the behavior of metals in extreme conditions and has contributed toward developing the current standards adopted in metal Additive Manufacturing of Metals.

Contents

Preface

"How does additive manufacturing fit in the real world of manufacturing?" Seeking an answer to this question is the primary motivation of the present work. Additive manufacturing, or multidimensional printing as it is commonly known, is currently a very popular technological term. It denotes a field that is moving with warp speed both in the technological realm and in public perception. To this fast-developing field, many are attributing miraculous capabilities, and as is the norm is for newly introduced technologies, many have hyped expectations.

There are many reasons for the current perception. The main cause, however, is rooted in our long affiliation with the methods of the Industrial Revolution, even in the digital age. Such a statement may manifest a contradiction at first glance; however, although the routes of the Industrial Revolution (i.e. conventional manufacturing) have been digitized, the techniques mostly remain unchanged at their very core. What has been afforded through digitization, though, is enhanced precision and accurate control.

The introduction of additive manufacturing technology, in contrast to conventional methods, was achieved within the context of a new Industrial Revolution (i.e., the so-called industry 4.0). The main premise of this technological term is to exploit the full benefits of the digital age. Such an exploitation not only should allow the manifestation of customized products, but should also promise the ability to tailor the very DNA of objects. Needless to mention that the definition of an "object," in this context, is wide and versatile. The definition encompasses virtually any entity. Accordingly, for perhaps the first time, humans may be able to custom-tailor anything at any scale. This, hypothetically, spans from metals down to living cells; in essence, the technology has been introduced as the tool of the final technological frontier. It was promoted as a tool that enables overcoming the traditional boundaries of size, scale, and function. Indeed, the public image promised a tool that would revolutionize the art of making. Applied aspects of the technology, as practitioners of the field came to notice, are more "realistically humbling." Less known is that like any other technology, additive manufacturing has its own struggles that originate from the nature of the process itself.

Rapid manufacturing of materials presents several challenges. These do not manifest because of the materials used; rather, they are a product of our current inexperience with the response of materials being manufactured to the manufacturing environment itself. The layer-by-layer mode, which is the foundation of building an object in additive manufacturing, is not a fully explored territory as of yet. Here the as-deposited metallic layer, locally melted, is forced to cure while being treated by another liquid layer deposited from above. Meanwhile, the modified layer rests on a half-cured previously deposited layer. Such a situation creates a hostile thermal environment that triggers a complex thermodynamic material response. The developing microstructure and its rapid evolution, normally sensitive to the ambient thermal environment, is not yet precisely mapped. In addition, rapid heating that starts the manufacturing process, which adds another dimension of complexity to microstructure evolution, needs to be factored in predicting the response of the materials. Thus, in effect, the practical aspects of the technology that promises unprecedented control of the art of making are in effect not yet controlled. Such a contradiction promotes many misconceptions, and perhaps encourages unrealistic expectations.

Additive manufacturing, however, is still struggling to break into its promised potential. Realizing the potential of any field starts by consolidating the foundation compared with the competition. This includes resolving technical challenges, advancing the status of technical developments, and most of all accounting for failures. Normally, this hinges on the availability of a critical mass of information that matures over time before reaching harvesting density. However, because of the enormous push the field enjoyed at initiation, the rate of unraveling new information, in all aspects of the field, is unprecedented. This afforded the amassing of considerable data, virtually in all aspects of the field, which needs to be sorted to define a feasible path forward. Contributing to the definition of that path assists in positioning additive manufacturing in the real world of making.

The current work starts by tracing the origins of the concept of additive manufacturing. In particular, we trace the evolution of the idea of building volume of the predesigned shape block by block. Tracing the evolution of the concepts allows for tracking the development of the idea and perhaps identifying its origin. This origin, in the case of multidimensional printing, turns out to be deeply rooted in history (perhaps to ancient civilizations). Indeed, building an object in layer by layer may be viewed as the main concept behind erecting buildings. Moreover, tracing the enabling technologies associated with the concept revealed that the automated building of an object has its roots in the arts movement after the first industrial revolution (i.e., when art became a sign of the emerging middle class). This created the need for producing statues, and portraits, on a commercial scale. Thus, art became the subject of manufacturing and triggered the search for faster methods of production. As the manufacturing of art evolved, a parallel evolution of enabling technologies took place. In all, although additive manufacturing was introduced as a new technology, historical facts imply that such an introduction was re-casting of a continuously evolving concept.

The historical connections between multidimensional printing and traditional manufacturing techniques allows for establishing a base for gauging the response of materials. Thus, starting from known behavior of materials subject to a conventional method, e.g., welding, one can predict the behavior of the material under the additive manufacturing conditions. This perhaps is the main driver for the fast pace of information development experienced currently in the field. The current work also builds on this concept; therefore, it is made up of two parts. The first part of the book furnishes information needed to understand the environment of additive manufacturing in metals. This entails the essentials of metallurgy, evolution of properties, and mechanics of energy exchange in metallurgical environment. The second part, meanwhile, delves into the current art of metal additive manufacturing. It starts by detailed exposition of the technical roadblocks and challenges faced by the field. This sets the scene for the evaluation of the current state of the art in the field (which is the core of the second part). Here, the latest results and developed concepts are analyzed, classified, and evaluated. These concepts include mechanical properties of built objects, status of powder manufacturing, and how to test the resulting objects. In addition, material within the second part presents the foundations of future trends in the field, namely, the material discusses the fundamental aspects of four-dimensional (4D) printing and metals. This new concept widens the now familiar 4D printing definition applied in polymeric printing.

This book is designed for both students of the subject and the practicing professionals who need an introduction to the basics of the field. It should allow the reader to acquire the necessary technical foundation to engage in advancing the science and art of the field; however, more importantly, it is hoped that the book would initiate efforts to close the gaps between hype and reality. In particular, the hope is that, after reading, one would be well acquainted with the requirements of actual manufacturing to an extent that allows placing additive techniques in their realistic position as an integrative part of the arsenal of manufacturing tools. This integrative part complements existent techniques and does not aspire to eradicate them as currently promoted.

CHAPTER 1
Additive Manufacturing: An Introductory Perspective

Introduction

Additive manufacturing (AM) is a promising field today. This technology has the potential to transform the very essence of current production methods. The field is considered by many as a manifestation of the final industrial revolution, that is, one that will forever transform the global manufacturing landscape and revolutionize all related aspects of supply chain dynamics and economics. Despite its relatively brief existence, in its current digitally dominated state, this technology has entered almost every field of production in both physical and economic scales. AM processes are currently applied in various fields from toy making, to weaponry and high-energy-yield materials. As a result, as a technology, it is placed among an elite niche of disruptive technologies that potentially may sweep away the systems or habits it replaces because it has attributes that are potentially superior.

In principle, AM promises efficiency and economy of production. It is capable of producing objects of complex shape that would be unobtainable if attempted by traditional techniques. These complex objects, when produced by the methods of the new technology, would materialize in less time under more controlled conditions, with more tight tolerances, and consuming fewer raw materials. It also enables fabrication of customized devices, or individual (instead of identical mass-manufactured) units. All these benefits, and a few more, take place, at least in theory, because of the innovative path of building the object from the design stage to acquiring final shape. Multidimensional printing, for example, is a flexible process. This flexibility allows producing multiple designs on the same machine (i.e., no need to change dies or molds). This enables the manufacturer to move from mass production mode to mass customization mode with distributed manufacturing.

The main idea of AM is to enable the making of a predesigned volume, by adding material in a calculated and controlled manner. Addition of material (whence the name additive manufacturing) takes place building block by building block. This can be layer by layer or volume by volume; the rates and directions of the added material are precisely calculated and optimized. This potentially allows building the predesigned object in fewer steps and at higher speed, all while optimizing the materials used.

Thus, compared with traditional manufacturing, AM is more precise, faster, and more economical. One promoted fundamental benefit of AM, moreover, is flexibility toward raw materials. Unlike traditional production methods, where every class of material is handled through specialized techniques, in principle, AM is a material-blind technology. In printing, for example, and although plastics and polymers are very popular ink materials, a wide variety of feedstock materials is currently being used. These include, ceramics, metals, living tissue, nanomaterials, and even high-energy-yield materials. Although different printing methods may be applied to allow printing the variety of available feedstocks, they all share the same conceptual processes. Differences take place within the methods, conditions, and rates of application or adding of the different material layers and fusing the layers to obtain the target object. That is, differences are adjustments to the parameters of processing different materials using the same machine and applying the same process. The flexibility to use a wide range of materials enables AM to create intricate products of a near-infinite variety customized to exact client specifications.

The expression *additive manufacturing* is not indicative of a single technique. Rather, the term is an umbrella expression for a suite of enabling technologies, the goal of which is to manufacture objects utilizing several materials and their combinations (Fig. 1.1). At the core of this suite is the powerful field of multidimensional printing (both 3D and 4D). An analogy could be drawn with the techniques of conventional manufacturing: just as turning and milling operations are the heart of conventional manufacturing, multidimensional printing is the core of the AM ensemble of enabling technologies. Because the term printing is so widely used, many people mistakenly believe that the term overlaps with AM. In fact, many people define AM as printing. On the contrary, although printing is widespread, it is but one technology within the broader field of AM.

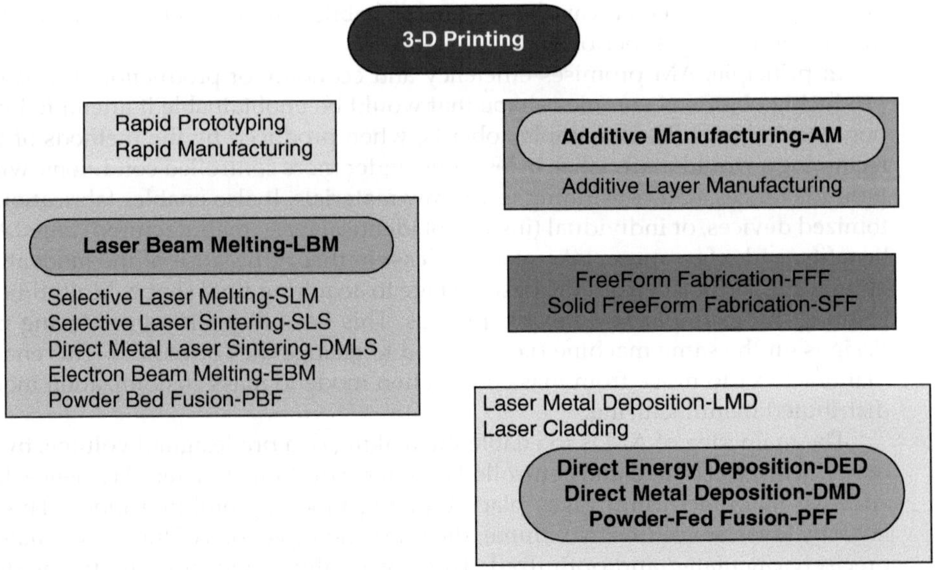

FIGURE 1.1 Vocabulary of additive manufacturing. In bold is the most common standardized vocabulary.

AM is the official industry standard term (according to ASTM F2792 standards) for all applications of the technology. It is defined as the process of joining materials to make objects from 3D model data, usually layer upon layer, as opposed to subtractive manufacturing methodologies. Synonyms are additive fabrication, additive processes, additive techniques, additive layer manufacturing, layer manufacturing, and freeform fabrication. Scientific and technical communities prefer to use AM when referring to the group of processes that builds parts layer upon layer. An important reason is that it is the official standard term according to the ASTM F42 and ISO TC261 committees. Meanwhile, 3D printing is the fabrication of objects through the deposition of a material using a print head, nozzle, or another printer technology. The term is often used synonymously, and technically confused, with AM. This confusion arises from the context of the focus when discussing the technology and whether the subject is industrial or related to the consumers.

Consumers typically focus on a singular object (often produced by multidimensional printing). Businesses use the term "additive manufacturing" when considering large-scale production. An additional factor that contributes to confusing the terms pertains to functional considerations of a printed object. Manufacturers use AM to produce a functional prototype, molds, mold inserts, and end-use products. A consumer, on the other hand, would use the "term 3D printing" when considering a single object. In all, the term AM encompasses other production techniques, in addition to multidimensional printing. The term qualifies any process that joins materials to build objects from 3D model data. Additionally, the term is properly used within an industrial scope.

Additive Manufacturing in Perspective

Although AM is perceived as a novel technology, it is in fact an evolutionary extension of several familiar, decades-old technologies. Moreover, the technologies that stand at the roots of AM (Fig. 1.2) continue to be practiced and evolve in their own right.

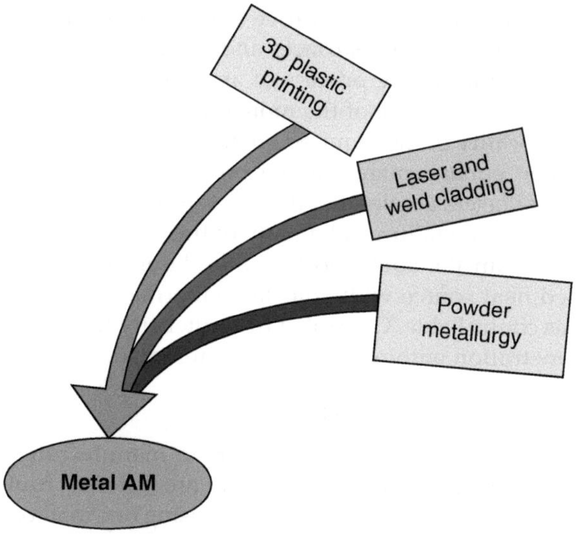

FIGURE 1.2 Origins of additive manufacturing metal processing technology.

The contribution of the technology (shown in Fig. 1.2) impacted the procedural, conceptual, and knowledge base of current metal AM processes in particular. Although the history of AM is going to be discussed in detail in Chap. 2, here we briefly discuss the relevancy of the origin technologies to current metal AM processes. This is important for, as discussed in later chapters, the experiences gained from practice of the root technologies, which continue to jumpstart many innovations within the metal AM domain. They further provide many solutions to some of the pressing technical problems faced in building metal objects through AM and predict object performance and behavior during the build process.

The evolution of weld clad processes into direct energy deposition AM is a consequence of controlling the former using Computer Aided Design/Computer Aided Manufacturing (CAD/CAM) and the use of computer models to control the cladding path and scanning speed. The enhanced process manifested in hybrid AM machines combines the tools afforded by computerized numerical control (CNC) and cladding stations within a single unit.

Initial experimentation was metal AM, which was the result of efforts to form polymeric powders into 3D parts [1–4]. The effort started using powder-bed laser sintering, which later evolved as the now well-known selective laser sintering (SLS). The goal of printing polymers (or plastics) was to facilitate the development of functional prototypes. Developing prototypes was slow and expensive at the time, since it required multiple reiterations of the design and an exhaustive set of manufacturing cycles. The design-redesign process continued until a final prototype was achieved, which could be used for experimentation. Thus, the idea was to attempt printing a prototype by a layer-by-layer technique inspired by the weld cladding process. This process has been practiced since the inception of welding. Cladding was applied to build up filler layers upon substrate parts using flame or arc torches. The process was used to build a new object, or to repair, upgrade, or renew a part or a machine component. The process was practical as repair; for example, it may be performed in the field without the need for transport, disassembly, and reassembly of the system that needs to be repaired. Cladding was usually a localized process that applies to a specific region within a part. The goal often is to enhance or improve the surface of the part. Arc or weld cladding was also used to rebuild worn surfaces and filling cracks in shafts, among other applications. However, the simple process of arc cladding using a heat source had limitations that relate to the control of the molten pool, flat deposition, and residual stresses induced in the locality of the required spot.

Considerable enhancements in the process were achieved after introduction of lasers. The use of lasers accelerated the rates of filler material deposition and accuracy, and it improved the metallurgical quality of the deposited layers. Most of the advancements resulted from the ability to focus the laser beam, which in turn resulted in a highly focused heat source with adjustable thermal intensity. The enhanced intensity, moreover, was controllable. Control of heat intensity facilitated the control of the depth of thermal penetration within the processed material.

Additive versus Subtractive Technologies

The goal of all manufacturing techniques is to manufacture a product (and object) of predetermined shape and dimensions. There are different routes, procedures, and techniques to produce an object. The preference of using one method over another depends on several factors (e.g., availability, material suitability, ease of operation, relative simplicity to achieve net shape, economical features, etc.). Traditionally, production of objects has been attempted mainly a single route: bulk forming then subtractive manufacturing.

Bulk forming is essentially forcing the bulk of material to take a certain shape or form. Shipping can be performed by brute force and stamping, among other methods. It can also be performed by changing the phase of the material and casting it in a premanufactured mold. Subtractive manufacturing also aims at achieving net shape of an object. However, forming or shaping, in this case, is achieved by removing material. Thus, one starts with the bulk volume of the material and then through targeted subtraction of the original volume, the desired shape is obtained. Subtraction is often achieved by applying one, or a sequential combination, of familiar processes (e.g., turning, drilling, milling, grinding, etc.). Each of these processes, in essence, removes volume from the original bulk volume at different rates. As such, we may consider subtractive manufacturing as a method to produce a given shape out of the bulk volume of material through layer-by-layer material removal.

AM is the opposite of subtractive manufacturing. The main difference in this technology is that the net shape is achieved through a layer-by-layer addition of the material. Therefore, the target object is assembled one building block at a time. Although there are several similarities, between additive and subtractive manufacturing routes, especially in their procedural steps (Fig. 1.3).

Manufacturing of an object, regardless of the manufacturing route, starts by designing the object. That is, it starts by deciding shape, form, the geometrical traits, and dimensions of the would-be manufactured item. The next step is to decide on the material of the item. This is a decision that depends on several factors (e.g., application, working environments, loads, durability goals, cost, etc.). The differences arise when actual manufacturing is to be attempted. Here there are two possible routes: the route where the object is built by successive layer deposition and the subtractive routes where the object takes shape by targeted removal of material layers. Regardless of the rapid manufacturing route, the item has to undergo postprocessing procedures. These are mostly subtractive methods (even for an additively processed object). However, when component size is large, subtractive approach dominates additive approach on the basis of fabrication capability, time, and productivity. Table 1.1 provides a comparative summary of the two manufacturing routes.

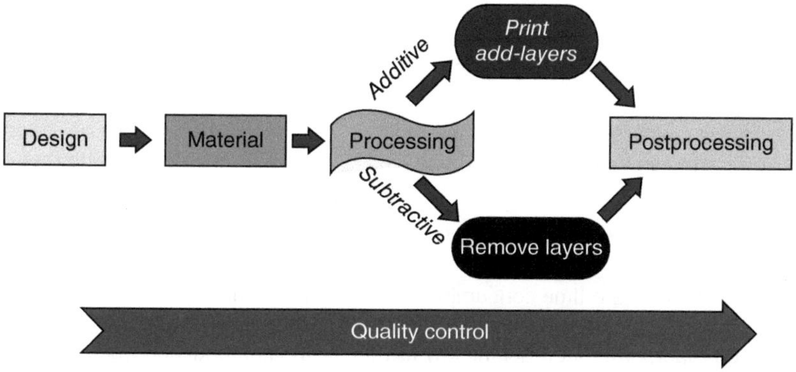

FIGURE 1.3 Generalized procedural sequence for manufacturing using both subtractive and additive routes.

Additive Manufacturing	Subtractive Manufacturing
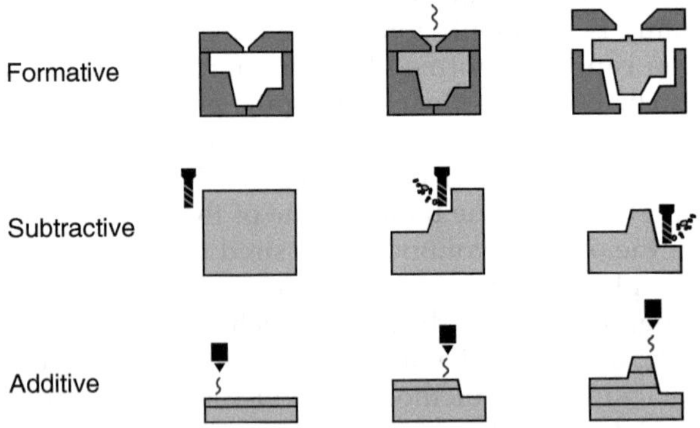	
Similarities	
Primary aim of both additive and subtractive manufacturing approaches is to fabricate a solid 3D product with better surface finish and close tolerance with minimum number of steps.	
Both approaches are used in manufacturing industries nowadays (none of them is obsolete); however, subtractive approach is still overwhelmingly used.	
Differences	
In additive manufacturing, material is added layer by layer one over another to fabricate desired solid 3D product.	In subtractive manufacturing, material is removed layer by layer from a solid block to fabricate 3D product.
This manufacturing concept is usually suitable for materials having low melting point, such as plastic.	This manufacturing concept can be applied to all solid materials irrespective of their melting point.
Volumetric density (thus weight) of the constructive material of final component can be controlled during operation.	Material density cannot be controlled during operation. Density of object remains same as that of the initial solid block (usually a cast product).
No material wastage occurs in these processes.	These processes are associated with material wastage in the form of chips, scraps, dissolved ions, vapors, etc.
Complex shapes can be easily fabricated using additive manufacturing techniques.	Subtractive manufacturing processes have limited capability in fabrication of complex shapes.
Structures containing fully closed internal hollow parts can be produced by these processes.	Structures containing enclosed hollow parts cannot be produced with these processes, unless joining is allowed.
These processes are applicable to a narrow range of materials.	These processes can efficiently handle a wide variety of materials.
These processes are time consuming and costly but can provide superior quality and desired property without requiring any further processing.	These processes are time efficient and economic. These are usually suitable for mass production where product quality is not a strict concern.

Table 1.1 Summary Comparison between Additive and Subtractive Manufacturing

Although both additive and subtractive routes of the manufacturing appear to be in competition, each continues to grow and develop independently. In many cases, manufacturing of an object is accomplished by applying a combination of additive and subtractive processes. Moreover, there are limitations on the size and rate of production for additive manufacturing processes.

Printing Techniques for Metals

There are seven distinct AM processes with their own standards [5, 6]. Each of the processes has a distinct working environment. Some of the techniques include subprocesses that operate on the same principle but with different enabling tools. These processes project different working environments and varying process parameters. Each process has its own efficient application domain (Table 1.2).

Thus, not all available processes could be applied for metals. Selective AM processes apply, relatively efficiently, to metals (Fig. 1.4).

Moreover, each of the processes has a limit on the size of an object to be built. Some of the technical properties of the current systems are presented in Table 1.3. The data show that AM processes have a limit on the size of the object to be processed regardless of the feedstock material used. However, it is important to note that advances in hardware are currently taking place at a fast pace. Thus the limits on size and build rates are being constantly pushed forward.

Of the seven F42 standard categories, only four pertain to metal AM. These are powder bed fusion (PBF), laser melting (LM), electron beam melting (EBM), and direct energy deposition (DED).

The other three categories specified in the standard (i.e., material extrusion, material jetting, and vat photopolymerization) do not currently apply to metal technologies. Two techniques of metal AM comprise several subprocesses, as shown in Fig. 1.5.

Powder Bed Fusion

PBF includes all processes where focused energy (electron beam or laser beam) is used to selectively melt or sinter a layer of a powder bed. In case of metals, melting is typically used instead of sintering. The use of laser sintering has been previously reviewed [7], although much progress has been made since. Remelting of previous layers during the melting of the current layer allows for adherence of the current layer to the rest of the part. A schematic of a PBF LM machine is shown in Fig. 1.6.

Although SLS and EBM use the same powder bed principle for layer-wise selective melting, there are significant differences in the hardware setup. The EBM system is essentially a giant scanning electron microscope (SEM), which requires a filament, magnetic coils to collimate and deflect the position of the beam, and an electron beam column. LM typically has a system of lenses and a scanning mirror or galvanometer to maneuver the position of the beam. Powder distribution is handled differently as well; LM systems use a dispersing piston and roller, whereas EBM systems use powder hoppers and a rake. Both EBM and LM processes require certain steps: (1) machine setup, (2) operation, (3) powder recovery, and (4) substrate removal. To set up a PBF machine, the build substrate must be positioned. The build substrate, or "start plate," is used to give mechanical and thermal support to the build material. LM processes bolt or clamp down the substrate, whereas the EBM process typically sinters powder surrounding the plate to provide stability. When successive layers of powder are distributed (rolled or

ASTM Category	Advantages	Disadvantages	Materials	Build Volume (mm × mm × mm)
BJ	Free of support/ substrate Design freedom Large build volume High print speed Relatively low cost	Fragile parts with limited mechanical properties May require postprocessing	Polymers Ceramics Composites Metals Hybrid	Small-large $X = <4000$ $Y = <2000$ $Z = <1000$
DED	High degree control of grain structure High-quality parts Excellent for repair applications	Surface quality and speed requires a balance Limited to metals/metal-based hybrids	Metals Hybrid	Versatile $X = 600–3000$ $Y = 500–3500$ $Z = 350–5000$
ME	Widespread use Inexpensive Scalable Can build fully functional parts	Vertical anisotropy Step-structured surface Not amenable to fine details	Polymers Composites	Small-medium $X = <900$ $Y = <600$ $Z = <900$
MJ	High accuracy of droplet deposition Low waste Multiple material parts Multicolor	Support material is often required Mainly photopolymers and thermoset resins can be used	Polymers Ceramics Composites Hybrid Biologicals	Small $X = <300$ $Y = <200$ $Z = <200$
PBF	Relatively inexpensive Small footprint Powder bed acts as an integrated support structure Wide range of material options	Relatively slow Lack of structural integrity Size limitations High power requirement Finish depends on precursor powder size	Metals Ceramics Polymers Composites Hybrid	Small $X = 200–300$ $Y = 200–300$ $Z = 200–350$
SL	High speed, Low cost, Ease of material handling	Strength and integrity of parts depend on adhesive used Finishes may require postprocessing Limited material use	Polymers Metals Ceramics Hybrids	Small $X = 150–250$ $Y = 200$ $Z = 100–150$
VP	Large parts Excellent accuracy Excellent surface finish and details	Limited to photopolymers only Low shelf life, poor mechanical properties of photopolymers Expensive precursors/ slow build process	Polymers Ceramics	Medium $X < 2100$ $Y < 700$ $Z < 800$

Note: BJ = binder jetting, DED = directed energy deposition, ME = material extrusion, MJ = material jetting, PBF = powder bed fusion, SL = sheet lamination, VP = vat photopolymerization.

Build volumes are rounded to nearest number for convenience. Materials types have been ranked in order of suitability and common use.

Source: Adapted from Ref. [5].

TABLE 1.2 Basic Principles, Materials, Advantages, Disadvantages, Typical Build Volumes, and Tool Manufacturer of Seven ASTM Categories of Additive Manufacturing

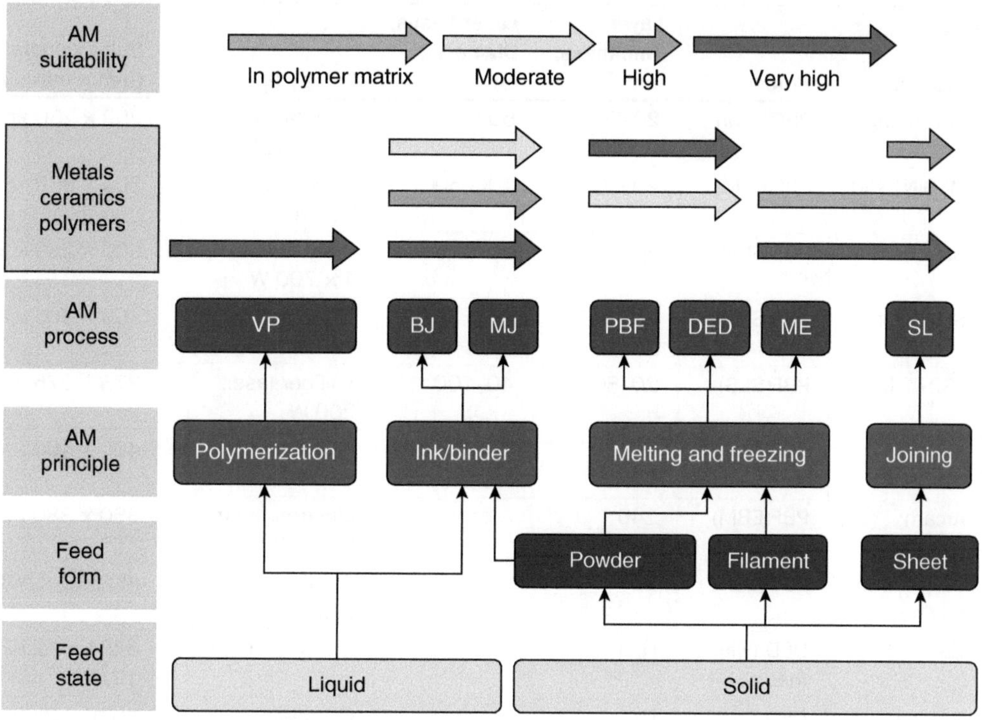

FIGURE 1.4 A schematic diagram of the relative suitability of additive manufacturing of three major types of materials (polymers, ceramics, and metals) in various feed-forms and states using ASTM processes. (*Published under a creative commons license figure 2—S. A. Tofail, E. P. Koumoulos, A. Bandyopadhyay, S. Bose, L. O'Donoghue, and C. Charitidis, "Additive Manufacturing: Scientific and Technological Challenges, Market Uptake and Opportunities,"* Materials Today, *21 (1): 22–37, Jan. 1, 2018.*)

BJ = binder jetting, DED = directed energy deposition, ME = material extrusion, MJ = material jetting, PBF = powder bed fusion, SL = sheet lamination, VP = vat photopolymerization.

raked out), existing layers of the build must not move. The substrate is thermally necessary, as building overhangs on top of loose powder, while possible for some structures, are prone to swelling and other process defects. Finally, powder containers must be loaded and a number of sensors are checked and adjusted.

The operation of a PBF machine is governed by the details of the scan strategy and processing parameters, which will be discussed later in more detail. After the build is complete, excess powder must be removed from the build chamber. For EBM parts, this powder is run through a powder recovery system to remove and recover sintered powder from around the parts. For LM processes, powder surrounding the parts does not sinter as much and can be sifted directly to remove any sintered clusters. Depending on the PBF process material, the build substrate may adhere to the parts [8]. The substrate must be cut off, with abrasive saws and wire EBM being common methods. For some material combinations like Ti-6Al-4V deposit and stainless-steel substrate in EBM, material properties promote poor adherence; the parts fall off the substrate after the build or can be easily removed by applied force. Parts coming directly out of the machine are considered "as-fabricated."

System	Process	Layer Thickness, µm	Laser Focus Diameter, µm	Energy Source	Build Volume (mm × mm × mm)
M1 cusing	PBF(SLM)	20–80	50	Fiber laser 200–400 W	250 × 250 × 250
MYSINT300	PBF(SLM)	20–50	100–500	Fiber laser 500 W	300 × 300 × 400
SLM500	PBF(SLM)	20–74	80–115	Quad fiber lasers 4 × 700 W	500 × 280 × 365
SLM300i	PBF(SLM)	20–100	N/A	Fiber laser 400–1000 W	300 × 300 × 300
FS271 M	PBF(SLS)	20–80	40–100	Yb-fiber laser, 200 W	275 × 275 × 320
M 400	PBF(DMLS)	N/A	90	Yb-fiber laser, 1000 W	400 × 400 × 400
Arcam Q20plus	PBF(EBM)	140	…	Electron beam 3000 W	350 × 380 (Φ/H)
LENS Print Engine	DED(LENS)	25	…	IPG fiber laser 1–2 kW	(Φ) 610 × 505
EBAM 300	DED (wire feed)	N/A	…	Electron beam	5791 × 1219 × 1219
TruLaser Cell Series 7000	DED (powder feed)	N/A	…	CO_2 laser (15,000 W) or YAG laser (6600 W)	1540 × 3540 × 520
M print	BJ	150	…	…	760 × 390 × 400
SonicLayer 7200	SL(UAM)	150	…	20 kHz ultrasonic vibration sonotrode	1829 × 1829 × 915

Table 1.3 Properties and Nominal Build Volumes for Some Commercial AM Systems for Metallic Materials

Direct Energy Deposition

DED (Fig. 1.7) includes all processes where focused energy generates a melt pool into which feedstock is deposited. This process can use a laser, arc, or e-beam heat source. The feedstock used can be either powder or wire. The origins of this category can be traced to welding technology, which deposits material outside of a build environment by flowing a shield gas over the melt pool.

One of the most studied and commercialized forms of DED is accomplished using a laser heat source to melt a stream of powder feedstock (powder fed). Other DED processes feed wire into a molten pool (wire fed) and are essentially extensions of welding technology [9–13]. The use of welding machines to make parts via multipass welding is presently being explored. Machine setup is relatively simple; machine software

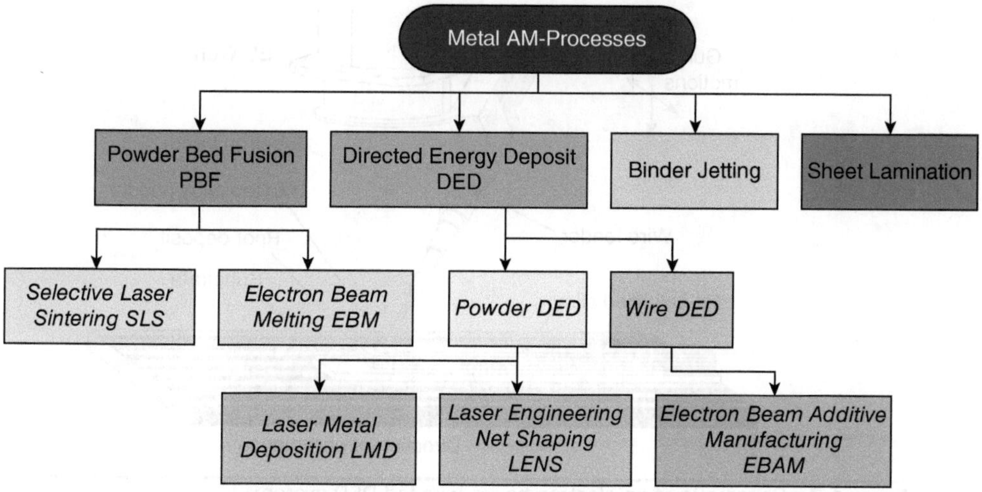

FIGURE 1.5 Generalized map of metal additive manufacturing processes and subprocesses.

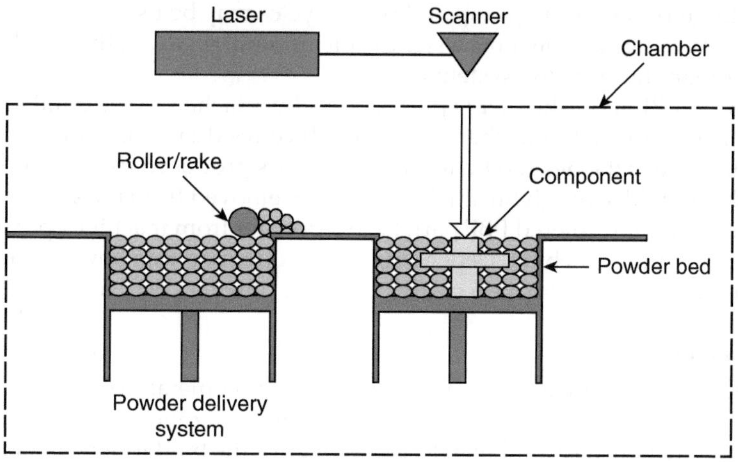

FIGURE 1.6 Schematic illustration of an AM powder bed system. (*Reprinted with permission—figure 1— W. E. Frazier, "Metal Additive Manufacturing: A Review,"* Journal of Materials Engineering and Performance, *23 (6): 1917–1928, Jun. 2014.*)

automatically checks most sensors. As in PBF, powder hoppers must be filled and a build substrate must be positioned. The substrate can be positioned in a stationary position (three-axis systems) or on rotating axes (five-axis systems) to increase the ability of the machine to process more complex geometries. In powder-fed systems, the feed rate of the powder must be checked regularly. If the flow is impeded, nozzle cleaning or other maintenance may be required. The build chamber is enclosed to provide laser safety, but the chamber is not necessarily filled with inert gas. For nonreactive metals, a shield gas directed at the melt pool may provide enough resistance to oxidation. For more reactive metals, like titanium, the chamber is also flooded with an inert gas (argon

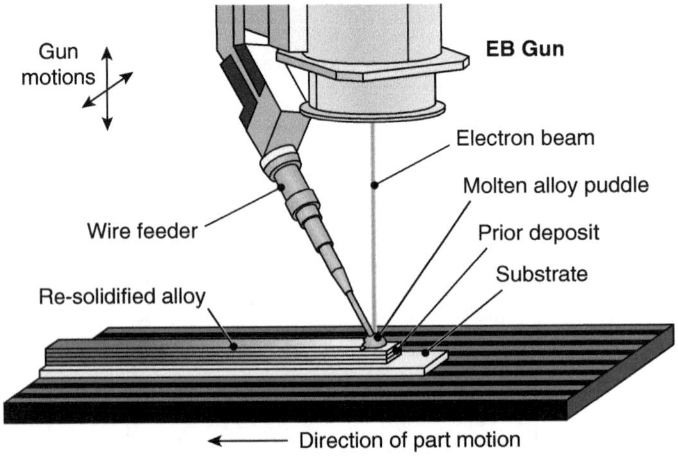

Figure 1.7 Schematic of an electron beam, wire-fed DED system.

or nitrogen). A vacuum pump and purge cycles may be used to reduce oxygen content. Cyclic purging can consume a significant amount of gas, as the build chamber is much larger than those in PBF systems.

As in PBF, a finished DED part is typically attached to the build substrate. Parts are then postprocessed both thermally (to reduce residual stress and improve properties) and to achieve the desired final geometry (parts produced using DED are typically near net shapes with a rough finish). Parts may be removed from the substrate using the same processes for an adhered PBF part. Excess powder from machine operation is vacuumed to clean out the machine. Depending on the operator, this powder can be recovered or disposed. Disposal may be a costly option, as powder costs are typically high.

Binder Jetting

Binder jetting (BJ) works by depositing binder on metal powder, curing the binder to hold the powder together, sintering or consolidating the powder, and an optional step to infiltrate with a second metal. A schematic of the binder deposition process is shown in Fig. 1.8. Infiltration achieves dense material by using a lower melting temperature infiltration material, whereas consolidation can achieve uniform composition of a single alloy. Porosity is a major concern with these parts, as BJ is essentially a powder metallurgy process.

The most common process used by these printers has focused on bronze infiltration of porous iron produced using a binder-sintering process. BJ printers selectively deposit liquid binder on top of metal powder using an inkjet print head. When the binder dries, a fragile binder-metal mix, or "green body," can be removed from the powder bed system. The green body can then be cured to give mechanical strength, which can take 6 to 12 hours. After curing, the part is then sintered at approximately 1100°C for 24 to 36 hours to sinter the loose powder and to burn off binder, leaving a 60 percent dense sintered metal part. Infiltration works by infiltrating the sintered part with a second material that has a lower melting temperature than the sintered material. This allows infiltration of the liquid metal into the sintered structure to form a denser part. Bronze

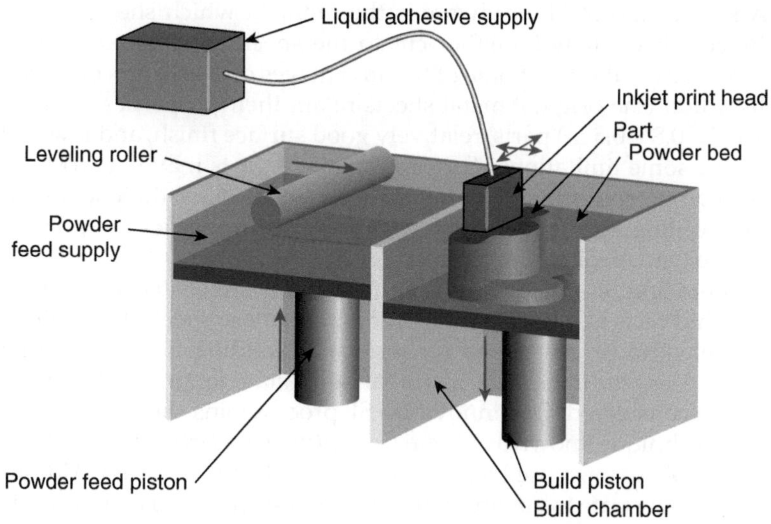

FIGURE 1.8 Schematic of the BJ process.

infiltration of stainless steel can achieve a final density of 95 percent. A furnace cool is used to anneal the part and increase ductility [14]. Infiltration is not unique to BJ, but it is one of the major methods for production; infiltration has been explored for laser sintering from PBF as well [15]. Bronze infiltration of laser sintered PBF parts has been done, with significant focus on porosity and the amount of infiltration [16].

Consolidation is an alternative process to infiltration that can be used to produce solid alloys. The process works by designing in distortion of the part geometry to accommodate uniform shrinkage during sintering. This designed distortion is not well defined for the process, so "sagging" or nonuniform consolidation may occur. The part is sintered until the metal consolidates into the desired final part geometry. Inconel 625 has been recently developed for BJ by ExOne and is likely just the start of the development of additional consolidated metals for the platform. The material properties of the consolidated parts have not been published, so the quality cannot be currently compared to other AM methods. Surface finish is in line with many PBF processes. The surface finish of parts after annealing is quoted at 15 μm (Ra), and postprocessing is quoted to reduce roughness to 1.25 μm (Ra) [16].

There is less recent published work and research progress on BJ than for PBF and DED. Therefore, a detailed description of processing details is not addressed in this review. There are a number of research areas that need to be addressed in this area, including binder burn off, geometrical accuracy during consolidation, and unique infiltration materials, among others.

Sheet Lamination

Sheet lamination (SL) uses stacking of precision cut metal sheets into 2D part slices from a 3D object [17, 18]. After stacking, these sheets are either adhesively joined or metallurgically bonded using brazing, diffusion bonding [19], laser welding [20], resistance welding [21], or ultrasonic consolidation.

A key feature of SL hardware is the order in which sheets are applied and cut/machined. Sheets may be either cut to the specified geometry prior to adhesion or machined post adhesion. Some of the advantages of the SL process include low geometric distortion (the original metal sheets retain their properties), ease of making large-scale (0.5 × 0.8 × 0.5 m) parts, relatively good surface finish, and low costs. However, SL does have some limitations. Adhesively joined parts may not work well in shear and tensile loading conditions. Geometric accuracy in the Z-direction is difficult to obtain due to swelling effects [22]. Finally, anisotropic properties are prevalent in SL builds due to the type of joining processes.

In a brazing SL process, for example, sheets are coated with flux (or low melting alloy), which acts as a brazing alloy for joining these sheets. In another process, special fixtures have to be developed for resistance welding SL to enable joining of layers. Due to process limitations of SL, other solid-state joining techniques between sheets have been considered. One innovative SL process joins sheets using an ultrasonic seam welding technique known as *ultrasonic additive manufacturing* (UAM) [23]. UAM is, currently, one of the most used technologies for metal SL. Typical UAM process starts with milling the substrate to obtain a flat deposition surface. This is followed by a blow-off of the substrate to remove tailings. Deposition of material for a given layer in metal tapes through ultrasonic welding follows in the sequence. Finally, trimming of the edges of tape from the given layer to match the desired part geometry takes place. Iteration of layers and milling operations, as required to produce predesigned features, finishes the build [24, 25]. Optional milling or machining allows for easy incorporation of cooling channels and embedded structures.

Considerable work [26–28] took place to scale this process to higher power for difficult to join metals, including titanium, copper [29], stainless steel, metal-matrix composites (MMCs), shape memory alloys [30], and the dissimilar combinations thereof. Schick et al. [33] and several works [31–33] demonstrated that at the interfaces that have good metallurgical bonding always had a recrystallization grain texture. The evolution of grain texture in UAM was postulated as a function of steps [34]. Although the process introduces high temperature (interface temperature may increase as much as 380°C during consolidation) within the localized region of the interface (~20 μm) [35], the overall temperature increase within the whole build is very low and the process temperature typically remains around room temperature. As a result, this process has been used for AM of dissimilar metals as well as embedding of actuators and sensors into parts [36]. From this brief summary of SL, it can be seen that there are various techniques to accomplish bonding of metal sheets (brazing, resistance welding, etc.). Consolidation using ultrasonic welding through UAM surfaced as one of the most promising techniques for accomplishing SL, and a significant body of work exists on the subject. Interface metallurgy is particularly important for understanding the properties of the resulting material. SL is particularly useful for making metal composites by alternating sheets of dissimilar metal during consolidation. Pairing of machining with the consolidation process is common (de facto in UAM) and produces parts with machined surface finish directly from the hybrid process. However, the process cannot manufacture complex overhangs, as no support material is deposited to provide mechanical support [37]. Features may be additionally limited by the tool paths available for machining operations.

Currently, PBF techniques are the most applied AM method to process a wide range of materials, including pure and prealloyed metals as well as MMCs [38–41]. For example, SLS, which sinters (partially melts) the powder material before fusing them together to form a solid part, is usually used to process prealloyed metals such as W-Cu and CuSnCuCuP [42, 43]. In direct metal laser sintering (DMLS), selective laser melting (SLM), and EBM, the powders are completely melted before being fused into a complete part. Since complete melting PBF processes require higher beam power compared to partial melting techniques, high densification levels could be achieved [44]. In addition, some applications such as bone implants require certain levels of porosity with high interconnectivity levels. These requirements could be achieved due to the capability of PBF, specifically to fabricate intricate internal features and complex geometrical shapes with controllable porosity levels, for example, bone implants and medical devices.

The alloys resulting from PBF processes manifest mechanical properties comparable to alloys processed by conventional means (Table 1.4). Table 1.4 presents sample comparison between mechanical properties of selected alloys processed by SLM and by conventional methods. To benchmark mechanical properties are compared for the selected materials. These are the yield strength and ultimate strength in tension. The data indicate that depending on the material the SLM processed properties may be superior to those conventionally processed. This trend, however, is not generalized since the final mechanical properties are function of interdependent groups of properties (as will be detailed in later chapters). A group of properties represent material, morphology, processing parameters, and heat intensity during processing. This is detailed in the data presented in Table 1.5. Here selective listings of several PBF processes, their operation parameters, and the resulting properties are presented. The resulting iterative density of 316L stainless steel varies in relation to the laser power used in processing, thickness of the deposited layer, and scan speed.

However, more importantly, the quality of the resulting material is also a function of the processing system. Two different systems, processing the same material feedstock, under the same parameters would result in different properties. This hints at the state of standardization within the field will be discussed in Chap. 6, there are several gaps that currently are being urgently addressed within the field. These, if resolved satisfactorily, stand to position the additive technology in a serious competitive position with conventional technologies (both the bulk and subtractive).

SLM-Processed Material	Conventionally Processed Material	Ultimate Tensile Strength, MPa		Yield Strength, MPa	
		SPM	CPM	SPM	CPM
Ti6Al7Nb	Wrought Ti6Al7Nb	714–717	520	566–570	205
Ti-24Zr-4Nb-8Sn	Hot forged Ti-24Zr-4Nb-8Sn	396	300		
AlSi10Mg	Cast and aged AlSi10Mg	665 ± 18	755	563 ± 38	570
304 stainless steel	ANSI stainless steel	1515 ± 60	1440 ± 59	984–1024	933–952

Table 1.4 Mechanical Properties of SLM-Processed Metal Parts Compared to That of Those Conventionally Manufactured at Optimum Processing Parameters

Type and Composition of Metals	AM Process Category and Machine Used	Optimum Processing Parameters	Characteristics of Favorable Metallurgical Mechanisms	Mechanical Properties
Al-12Si powder	PBF; Synrad 240 W CO_2 laser machine at University of Leeds	VED 67 $J \cdot mm^{-3}$, laser power 200 W, scan speed 120 $mm \cdot s^{-1}$, scan spacing 0.1 mm, layer thickness 0.25 mm	Fully dense dendrite grain agglomerates growing perpendicular to build direction, adequate liquid phase for solidification promotes high cooling rates	
CuCuSnCuP powder	PBF; DMLS apparatus with continuous wave CO_2 laser	Laser power 375 W, scan speed 0.04 $m \cdot s^{-1}$, scan line spacing 0.15 mm, layer thickness 0.20 mm	Dense sintered structure with dark grain boundary network, relatively homogeneous Sn distribution in Cu matrix due to high mutual solubility of both elements	
CuSnCuCuP powder	PBF; DMLS system developed at CAEP, China	Laser power 350 W, scan speed 0.04 $m \cdot s^{-1}$, scan line spacing 0.15 mm, laser spot size 0.30 mm, layer thickness 0.30 mm	Good metallurgical bonding obtained by the formation of sintering neck, sufficient liquid flow and particle rearrangement due to capillary forces induced by Marangoni convection	
CuSnCuCuP powder	PBF; DMLS system developed at CAEP, China	Laser power 350 W, scan speed 0.04 $m \cdot s^{-1}$, scan line spacing 0.15 mm, laser spot size 0.30 mm, layer thickness 0.10–0.50 mm	Formation of continuous network of small agglomerates via fusion of solid particles, formation of fully dense broad dendritic microstructures	Relative density 84%
316L stainless steel powder	PBF; DMLS system with Gaussian continuous CO_2 wave laser	Laser power ≥400 W, scan speed ≤0.09 $m \cdot s^{-1}$, spot size 0.30 mm, scan line spacing 0.15 mm, layer thickness 0.10–0.25 mm	Continuous and smooth track formation free from balling, sufficient liquid formation	Porosity levels ~21–55%, tensile strength 152 MPa
316L stainless steel (porous parts)	PBF; DMLS system, laser type Rofin-Sinar 2000 SM	LED 3400–6000 J·m, scan speed ≤0.06 $m \cdot s^{-1}$, layer thickness 0.10–0.25 mm	Pore formation through liquid bridges between partially melted particles and due to growth of sintering necks	Relative density 94.6%, fracture strength 169.2 MPa, hardness 101.7 HV

Table 1.5 Selective Comparative Listings of Several PBF Processed Alloys, Their Operation Parameters, and the Resulting Properties

Metal AM, being in its technological infancy, is still in search for its strategic spot within the manufacturing landscape. Targeting such a spot, and occupying it, depends on assessing the capabilities of the technology from the manufacturer's point of view. This entails summarizing steps, procedures, and advantages and disadvantages of each process. Moreover, there is a need to assess the technical abilities of each process from a mass production point of view. Thus, it is instructive to address the building limits of each process. A practical estimate is the limit on the volume of an object to be built by each process. While some elements of comparison are provided in Table 1.6, graphic comparison of all metal AM processes is provided in Fig. 1.9.

Figure 1.9 provides a generalized outlook of the limits on volumetric processing and materials for each of metal AM processes. The figure also provides a comparison between the level of complexity of the build and its size. It is shown that binder jetting and powder bed fusion are limited in size but are capable of processing complex designs with finer detail requirements. The other hand, powder DED can handle a wider range of design complexities (from medium to low). Wire DED, on the other hand, is capable of handling bigger volumes; however, at the expense of the level of design complexity that can be processed. The figure also provides a genetic measure for the relation of the solution and complexity to expense. Accordingly, low resolution and complexity are less costly to build than items of higher design complexities.

A more global view is to position the AM technology with respect to other available production technologies. This, again, falls in line with the manufacturer's view. A manufacturer often has different alternatives to process an item. Decisions made to commit to a particular object production route depend not only on the technology but on other factors also that combine logistics and economics. Again, as a technology stands today, its capabilities, in terms of weights and level of mass production, are at a minimum compared to other technologists. This is shown in Fig. 1.10*a*, where the relationship between object size and number of parts is plotted schematically. It is seen that powder technologies are more capable than AM processes. On the other hand, AM is a viable choice and comparative to some subtractive fabrication of objects (e.g., CNC machining). This can be attributed to the economy of material consumption (Fig. 1.10*b*).

SLS can produce intricate, nearly production ready components, some of which, could not be processed by conventional methods. SLS starts to lose competitiveness when a part exceeds a certain finished size or when that part leans more toward a carved solid mass. Typically, SLS printers have a build area of 1 ft^3 (300 mm^3). While the process could be scaled indefinitely, both the printing time and the cost of the material used to print impose strict constraints on large-scale feasibility. When parts start to exceed the build area threshold of a laser powder machine, yet there still arises a need for fine details and thin mass, a combination of conventional fabrication processes should be explored. Laser cutting processes and advanced CNC fabrication can handle much larger parts while still offering the potential for similar tolerances.

For parts that are more solid than complex, CNC machining is a viable choice. Starting from solid billet and carving features becomes more economical than waiting for the laser powder process to slowly build the thicker material. CNC production can also go well beyond the scales offered with typical SLS machines.

The same criterion that favors CNC machining over SLS is overtaken by laser wire additive manufacturing (LWAM). Namely, when a metal part that is large and massive for SLS, but also requires a considerable time for material removal on a CNC mill, is needed, LWAM is a feasible option to consider.

Process	Details
Binder Jetting	
Procedure	Powder material is spread over the build platform using a roller. The print head locally deposits the binder adhesive on the powder. The build platform is lowered by the model's layer thickness. Another layer of powder is spread over the previous layer. The object is formed where the powder is bound to the liquid. Unbound powder remains in position surrounding the object. Process repeats until the entire object is built.
Advantages	Uses a range of materials: metal, polymers, and ceramics. The process is generally faster than others. Allows for a large number of different binder-powder combinations and various mechanical properties.
Disadvantages	Not always suitable for structural parts, due to using binder material. Additional postprocessing can add significant time to the overall process.
Powder bed fusion	
Procedure	A layer, typically 0.1 mm thick, of material is spread over the build platform. A laser fuses the first layer or first cross section of the model. A new layer of powder is spread across the previous layer using a roller. Further layers or cross sections are fused and added. The process repeats until the entire model is created. Loose, unfused powder remains in position but is removed during post processing.
Advantages	Relatively inexpensive. Suitable for visual models and prototypes. Ability to integrate technology into small scale, office sized machine. Powder acts as an integrated support structure. Large range of material options.
Disadvantages	Relatively slow speed (SHS) Lack of structural properties in materials Size limitations High power usage Finish is dependent on powder grain size
Direct energy deposition	
Procedure	A four- or five-axis arm with nozzle moves around a fixed object. Material is deposited from the nozzle onto existing surfaces of the object. Material is either provided in wire or powder form. Material is melted using a laser, electron beam, or plasma arc upon deposition. Further material is added layer by layer and solidifies, creating or repairing new material features on the existing object.

Table 1.6 Comparative Summary of Available Metal AM Processes

Process	Details
Direct energy deposition	
Advantages	Ability to control the grain structure to a high degree, which lends the process to repair work of high-quality, functional parts. A balance is needed between surface quality and speed, although with repair applications, speed can often be sacrificed for a high accuracy and a predetermined microstructure.
Disadvantages	Finishes can vary depending on material. May require postprocessing to achieve desired effect. Limited material use. Fusion processes require more research to further advance the process into a more mainstream positioning.
Sheet lamination	
Procedure	Step one: The material is positioned in place on the cutting bed. Step two: The material is bonded in place, over the previous layer, using the adhesive. Step three: The required shape is then cut from the layer, with laser or knife. Step four: The next layer is added. Steps two and three can be reversed and alternatively, the material can be cut before being positioned and bonded.
Advantages	Benefits include speed, low cost, ease of material handling, but the strength and integrity of models is reliant on the adhesive used. Cutting can be very fast due to the cutting route only being that of the shape outline, not the entire cross-sectional area.
Disadvantages	Limited material use.

Table 1.6 Comparative Summary of Available Metal AM Processes (*Continued*)

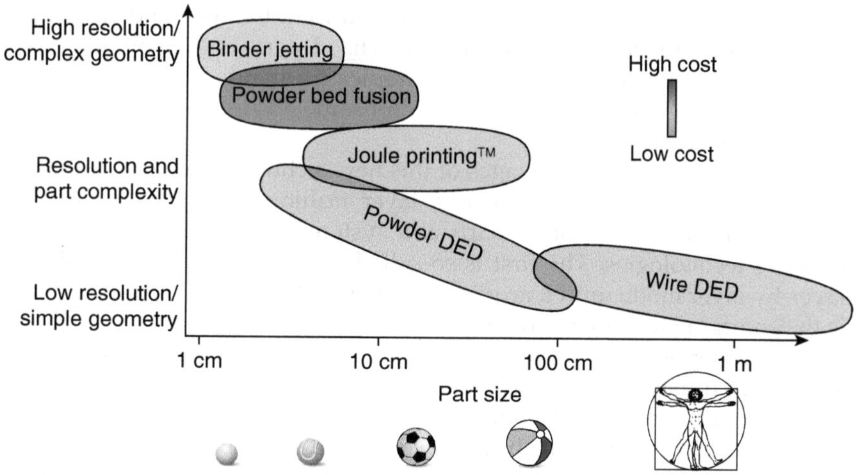

Figure 1.9 Comparison between build size and design complexity build ability for the different metal AM processes.

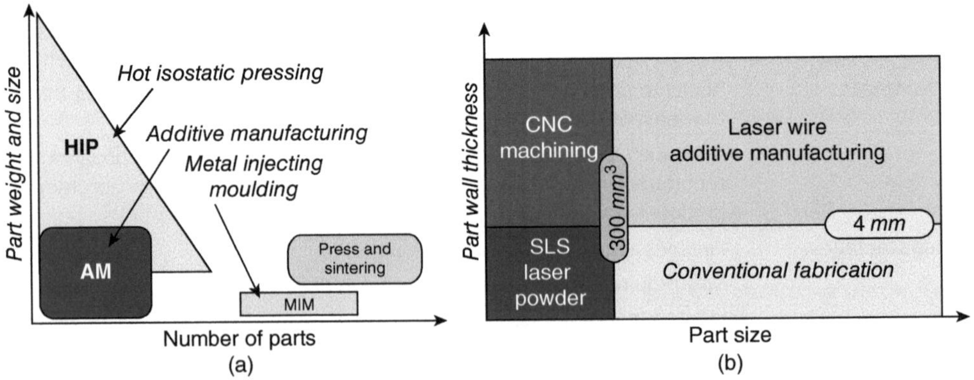

Figure 1.10 (*a*) Positioning of various powder metallurgy technologies according to part weight or size and production series, (*b*) positioning of widely applied metal AM processes against selected conventional production techniques.

Capabilities of the Technology

Benefits and Limitations of Applications

In contrast to conventional manufacturing techniques, metal AM is a novel material processing approach for creating prototypes or parts based on the incremental layer by layer technique. This technique allows an unprecedented freedom in manufacturing complex structures with precision and control that is not possible through conventional manufacturing routes.

There are many economical, industrial, and environmental advantages of metallic printing, and printing in general, over conventional manufacturing processes. These advantages (Fig. 1.11, details listed in Table 1.7) include the following: parts can be made easily on demand for customization and personalization, no need for special tooling in part fabrication, material waste is greatly reduced, the time and cost of manufacturing can be reduced significantly for individualized parts and small-quantity productions, novel components and structures of complex geometries and heterogeneous compositions can be fabricated without difficulty for some AM technologies, and the supply chain is compressed drastically.

One of the unique advantages of this new technology is its potential to build shape morphing objects in a true layer-by-layer fashion. This affords unlimited possibilities for true customization of parts and systems. Currently there are two interrelated printing technologies. The first is so-called 3D printing, where an object is built in a layer-by-layer mode until it acquires its intended shape. An offshoot of that technology is the emerging technology of 4D printing.

The technology of 4D printing builds on the foundation of familiar 3D printing. The fourth dimension in printing conceptually stands for enabling objects to morph in space along a preconceived and predictable path in functional space. Complimentary implementation of the fourth dimension entails pre-control of property gradients in an object to ensure some behavior of interest. Control of properties, therefore, is the enabling tool that sets the path for the evolution of the objects and allows for their morphing under a triggering condition (temperature-stress-pressure, etc.).

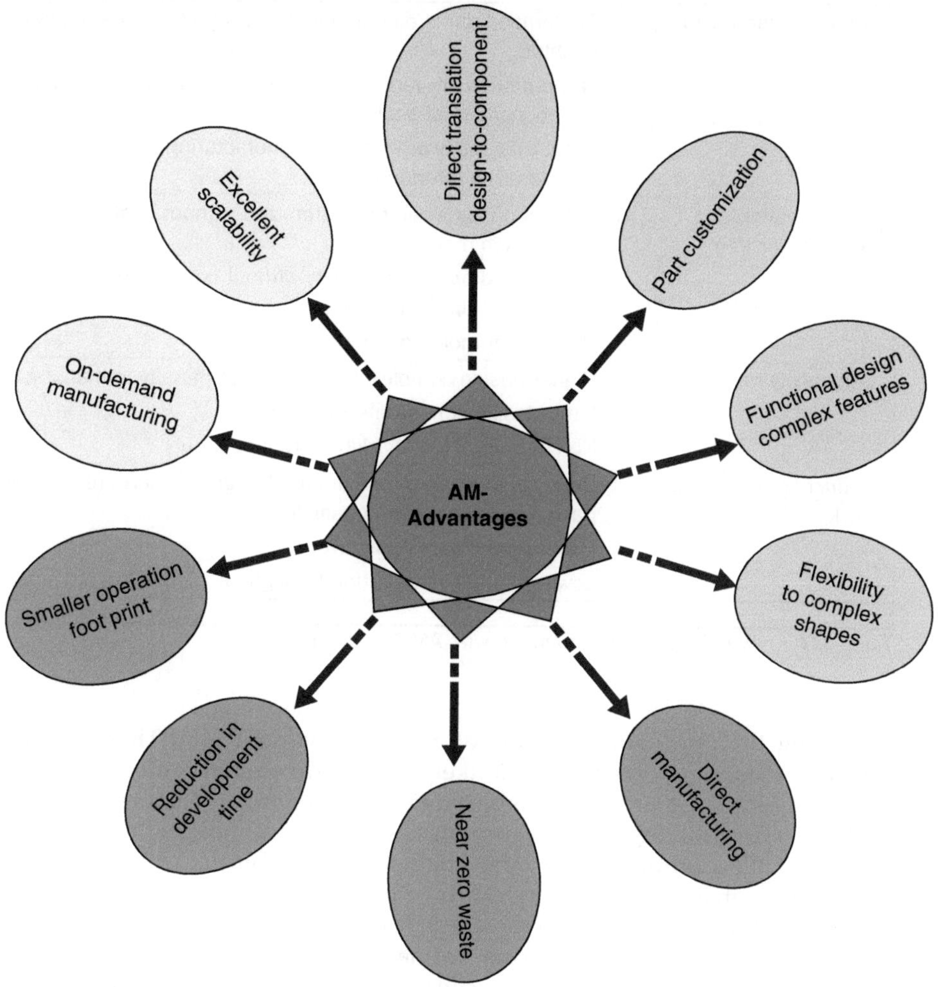

FIGURE 1.11 Some advantages of AM processes.

Initially 4D printing was defined in terms of time evolution of 3D-printed structures, where the shape, property, or functionality of a printed object can change as a function of time. In metals, this definition reflects the possibility of customizing the properties of each layer within the build to obtain a deliberate functional gradient of properties. The definition also encompasses the promise of the technology as a feasible means to achieve: self-assembly, multifunctionality, and self-repair.

However, these opportunities are counterbalanced by a number of limitations. Marginal production costs of AM remain higher than with conventional technology, owing largely to high material costs and energy intensity [45]. Nonetheless, material costs are likely to decrease when additional suppliers enter the market. Another constraint is *relatively* low production throughput speed compared to conventional production methods (e.g., injection molding). While product variety can be increased without cost penalties in manufacturing, AM cannot exploit economies of scale when

Versatile manufacturing	On-demand direct digital manufacturing of 3D product models enabled. End products are rapidly available at constant marginal cost (no economies of scale). Local availability of versatile manufacturing resources with standardized interface.
Customization and flexibility for free	Product designs can be customized without cost or time penalties in manufacturing. Volume and product flexibility without cost or time penalties for machine setup or change over. No tools or molds needed.
Complexity for free	Higher design complexity without cost penalty in manufacturing. Little design constraints for products. No cost penalties for higher product variety.
Reduction of assembly work	Direct production of functionally integrated parts (e.g., moving parts, cooling system) possible. Fewer production steps involved. Lower manual intervention throughout production processes.

Table 1.7 Key Principles of Production with AM Technology

increasing the production volume of a product variant [46]. Therefore, mass production of standardized parts will likely remain the domain of conventional manufacturing technologies. Furthermore, quality issues may discourage some *potential* customers from buying products produced with AM technology. In combination with improved 3D-scanning and reverse-engineering capabilities, AM also poses severe risks to the intellectual property rights of product designs [47]. Copying a physical product and converting it into *shareable* 3D design data might become as easy as copying a printed document or sharing ordinary computer files—similar developments led to disruptive change in the music industry [48]. The issue of property rights in an age of digital product designs is one of the most severe economic consequences of AM and demands further consideration. In conclusion, AM offers a wide range of economic opportunities. Manufacturers, however, also face various limitations. Some of them may diminish as the result of further research and technological progress [49]. Others, however, are inherent to the characteristics of AM technology, and the ability to manage the trade-off between AM's advantages and challenges will become a major source of competitive advantage.

Real Positioning of the Technology

Many critical issues are still to be resolved within the field. A major current bottleneck is the looming gap between hardware and design paradigms. Most of the designs currently implemented stem from modified conventional design philosophies. A design and production paradigm that capitalizes on the true potential of the technology has yet to evolve. The lack of such a paradigm prevents the true potential of multidimensional printing from flourishing.

Overhauling current design trends to cater to the capabilities of the new technology is not trivial. Difficulties arise because the size of investments in traditional design tools mandates adopting a carefully crafted course, while transforming the current culture of design into one that is multidimensional printing compatible. As such, there is a pressing need to identify key elements necessary to overhaul current design practices. Such a step is critical to developing a paradigm that not only is capable of implementing conventional products but also would enable true-built to order multifunctional systems.

Printing of metals is experiencing rapid growth. Manufacturers are keen about rapidly converting designs of conventionally manufactured parts to suit the evolving technology. Producing conventional parts (termed legacy parts) using printing technologies is economically crucial to many industries. However, conversion of the production method while ensuring a level of performance equivalent to that of legacy parts is complex.

Printing of metals distinctly differs from traditional manufacturing processes such as machining, casting, forming, etc. The physical nature of printing imposes unique constraints on material behavior at different stages of the building process. Successful conversion, therefore, depends on an advanced level of understanding, not only of the techniques but also of the behavior of parts, in raw and final form, through the different stages of production. There is a need to understand the response of the material of the part at the different stages of printing and while being applied.

Our level of understanding is impacted by the intense economic competition currently taking place in the field. The rush for production, and legacy part conversion, shapes the present research and development landscape within the field. The intensity of competition imposes a culture of learning while doing (or certifying as you build). Thus production, research, and advances in the field have to proceed simultaneously, at the same grilling pace, and sometimes with no particular order. This results in voids, or gaps, within the current technical know-how. Resolving these gaps is vital for advancement in the field. However, because of the pace at which the field is expanding, closing the gaps is challenging.

Currently, identifying, resolving, and standardizing technical solutions is a dynamic quasi ad hoc process. Impacted by the certify-as-you build paradigm, the gap identification process rapidly fluctuates. Ranking of gaps, their importance, and urgency of obtaining a solution constantly change. Interrelationships between gaps and how they can impact other aspects of the build is also not well defined. An example is the Standardization Roadmap for Additive Manufacturing developed in 2018. This road map explored existing standards, standards in development, and assessed gaps, and made recommendations for priority areas where a perceived need for additional standardization and/or pre-standardization research and development exist. The document has identified a total of 93 open gaps and corresponding recommendations across five topical areas: design; process and materials (precursor materials, process control, postprocessing, and finished material properties); qualification and certification; nondestructive evaluation; and maintenance. Analysis of the identified gaps reflects the dynamic pace of the technical landscape within the field. Considering the total number of gaps, 93, 18 gaps/recommendations have been identified as high priority, 51 as medium priority, and 24 as low priority. Among the total number of gaps, 65 cases were classified as needing additional research and development. However, of the 93 gaps, there were about 11 new gaps (approximately 16 percent) not identified in the map of the previous year. Moreover, around 40 gaps changed priority from urgent to medium urgency (again compared to those identified in the previous year).

Identification of technical gaps and their resolution is essential to any road map that aims at realizing the vision of printing as the "Third Industrial Revolution." Being crucial to the advancement of the technology, technical gaps deserve appropriate attention. Addressing the technical gap situation is hindered by the lack of understanding of metal printing, and of the behavior of printed objects in their intended environments, at a fundamental level. In addition, an understanding of what the technology can realistically achieve is currently foggy.

References

1. Lou A, Grosvenor C, Selective Laser Sintering, Birth of an Industry. http://www.me.utexas.edu/news/2012/0712_sls_history.php (2012, accessed April 11, 2014).
2. Deckard, CR, Selective Laser Sintering, Ph.D., University of Texas, Austin, Austin, TX, 1988.
3. Bourell DL, Marcus, HL, Barlow, JW, Beaman, JJ, "Selective Laser Sintering of Metals and Ceramics," *International Journal of Powder Metallurgy*, 28: 369–381, 1992.
4. Marcus HL, Bourell DL, Beaman JJ, Manthiram A, Barlow JW, Crawford RH, "Challenges in Laser Processed Solid Freeform Fabrication," pp. 127–127, 1994.
5. Tofail SA, Koumoulos EP, Bandyopadhyay A, Bose S, O'Donoghue L, Charitidis C, "Additive Manufacturing: Scientific and Technological Challenges, Market Uptake and Opportunities," *Materials Today*, 21(1): 22–37, Jan 1., 2018.
6. ASTM International, "Standard Terminology for Additive Manufacturing Technologies," ASTM International, 2012.
7. Kruth JP, Wang X, Laoui T, Froyen L, "Lasers and Materials in Selective Laser Sintering," *Assembly Automation*, 23: 357–371, 2003.
8. Sames WJ, Medina F, Peter WH, Babu SS, Dehoff RR, "Effect of Process Control and Powder Quality on Inconel 718 Produced Using Electron Beam Melting," in *Superalloy 718 and Derivatives*, Pittsburgh, PA, 2014.
9. Griffith ML, Keicher DL, Romero JT, Smugeresky JE, Atwood CL, Harwell LD, et al., "Laser Engineered Net Shaping (LENSTM) for the Fabrication of Metallic Components," in *Proceedings of the 1996 ASME International Mechanical Engineering Congress and Exposition*, November 17–22, 1996, Atlanta, GA, USA, pp. 175–176, 1996.
10. Mudge RP, Wald NR, "Laser Engineered Net Shaping Advances Additive Manufacturing and Repair," *Welding Journal*, 86: 44–48, Jan. 2007.
11. Matz JE, Eagar TW, "Carbide Formation in Alloy 718 during Electron-Beam Solid Freeform Fabrication," *Metallurgical and Materials Transactions A*, 33A: 2559–2567, 2002.
12. Baufeld B, Brandl E, van der Biest O, "Wire Based Additive Layer Manufacturing: Comparison of Microstructure and Mechanical Properties of Ti–6Al–4V Components Fabricated by Laser-Beam Deposition and Shaped Metal Deposition," *Journal of Materials Processing, Technology*, 211: 1146–1158, Jun. 1, 2011.
13. Xiong J, Zhang G, "Adaptive Control of Deposited Height in GMAW-Based Layer Additive Manufacturing," *Journal of Materials Processing Technology*, 214: 962–968, Apr. 2014.
14. ExOne. Metal. http://www.exone.com/en/materialization/what-isdigital-part-materialization/metal (accessed Apr. 15, 2014).

15. Vallabhajosyula P, Bourell DL, "Indirect Selective Laser Sintered Fully Ferrous Components Infiltration Modeling, Manufacturing and Evaluation of Mechanical Properties," in Solid Freeform Fabrication Symposium, Austin, TX, 2009.
16. Kumar S, Kruth JP, "Effect of Bronze Infiltration into Laser Sintered Metallic Parts," *Materials & Design*, 28: 400–407, 2007.
17. Levy GN, Schindel R, Kruth JP, "Rapid Manufacturing and Rapid Tooling with Layer Manufacturing (lm) Technologies, State of the Art and Future Perspectives," *CIRP Annals—Manufacturing Technology*, 52: 589–609, 2003.
18. Obikawa T, Yoshino M, Shinozuka J, "Sheet Steel Lamination for Rapid Manufacturing," *Journal of Materials Processing Technology*, 89–90: 171–176, May 19, 1999.
19. Yi S, Liu F, Zhang J, Xiong S, "Study of the Key Technologies of LOM for Functional Metal Parts," *Journal of Materials Processing Technology*, 150: 175–181, Jul. 1, 2004.
20. Thomas H, Anja T, Steffen N, Eckhard B, "Recent Developments in Metal Laminated Tooling by Multiple Laser Processing," *Rapid Prototyping Journal*, 9: 24–29, Mar. 1, 2003.
21. Xu B, Wu XY, Lei JG, Luo F, Gong F, Du CI, et al., "Research on Micro-Electric Resistance Slip Welding of Copper Electrode during the Fabrication of 3D Metal Micro-Mold," *Journal of Materials Processing Technology*, 213: 2174–2183, Dec. 2013.
22. Mueller B, Kochan D, "Laminated Object Manufacturing for Rapid Tooling and Patternmaking in Foundry Industry," *Computers in Industry*, 39: 47–53, Jun. 1999.
23. Himmer T, Nakagawa T, Anzai M, "Lamination of Metal Sheets," *Computers in Industry*, 39: 27–33, Jun. 1999.
24. White DR, "Ultrasonic Consolidation of Aluminum Tooling," *Advanced Materials & Processes*, vol. January: 64–65, 2003.
25. Fabrisonic, "Ultrasonic Additive Manufacturing," ed., 2011.
26. Friel RJ, Harris RA, "Ultrasonic Additive Manufacturing—A Hybrid Production Process for Novel Functional Products," *Procedia CIRP*, 6: 35–40, 2013.
27. Masurtschak S, Friel RJ, Gillner A, Ryll J, Harris RA, "Fiber Laser Induced Surface Modification/Manipulation of an Ultrasonically Consolidated Metal Matrix," *Journal of Materials Processing Technology*, 213: 1792–1800, Oct. 2013.
28. Ram GDJ, Robinson C, Yang Y, Stucker BE, "Use of Ultrasonic Consolidation for Fabrication of Multi-Material Structures," *Rapid Prototyping Journal*, 13: 226–235, Aug. 7, 2007.
29. Sriraman MR, Babu SS, Short M, "Bonding Characteristics during Very High Power Ultrasonic Additive Manufacturing of Copper," *Scripta Materialia*, 62: 560–563, Apr. 2010.
30. Hahnlen R, Dapino MJ, "NiTi–Al Interface Strength in Ultrasonic Additive Manufacturing Composites," *Composites Part B: Engineering*, 59: 101–108, Mar. 2014.
31. Schick DE, Hahnlen RM, Dehoff R, Collins P, Babu SS, Dapino MJ, et al., "Microstructural Characterization of Bonding Interfaces in Aluminum 3003 Blocks Fabricated by Ultrasonic Additive Manufacturing," *Welding Journal*, 89: 105s–115s, 2010.
32. Dehoff RR, Babu SS, "Characterization of Interfacial Microstructures in 3003 Aluminum Alloy Blocks Fabricated by Ultrasonic Additive Manufacturing," *Acta Materialia*, 58: 4305–4315, Aug. 2010.
33. Fujii H, Sriraman MR, Babu SS, "Quantitative Evaluation of Bulk and Interface Microstructures in Al-3003 Alloy Builds Made by Very High Power Ultrasonic Additive Manufacturing," *Metallurgical and Materials Transactions A*, 42: 4045–4055, Dec. 1, 2011.

34. Sojiphan K, Babu SS, Yu X, Vogel SC, "Quantitative Evaluation of Crystallographic Texture in Aluminum Alloy Builds Fabricated by Very High Power Ultrasonic Additive Manufacturing," presented at the Solid Freeform Fabrication Symposium, Austin, TX, 2012.
35. Sriraman MR, Gonser M, Fujii HT, Babu SS, Bloss M, "Thermal Transients during Processing of Materials by Very High Power Ultrasonic Additive Manufacturing," *Journal of Materials Processing Technology*, 211: 1650–1657, Oct 2011.
36. Herr A, Pritchard J, Dapino MJ, "Interfacial Shear Strength Estimates of NiTi-Al Matrix Composites Fabricated via Ultrasonic Additive Manufacturing," in Industrial and Commercial Applications of Smart Structures Technologies, 2014.
37. Gibson I, Rosen DW, Stucker B, *Additive Manufacturing Technologies: 3D Printing, Rapid Prototyping, and Direct Digital Manufacturing*, Springer, 2010.
38. Santos E, Osakada K, Shiomi M, Morita M, Abe F, "Fabrication of Titanium Dental Implants by Selective Laser Melting," *Proceedings of SPIE on Fifth International Symposium on Laser Precision Microfabrication*, 5662: 268–273, Oct. 2004.
39. Santos EC, Osakada K, Shiomi M, Kitamura Y, Abe F, "Microstructure and Mechanical Properties of Pure Ttitanium Models Fabricated by Selective Laser Melting," *Proceedings of the Institution of Mechanical Engineers, Part C*, 218: 711–719, 2004.
40. Kumar S, Pityana S, "Laser-Based Additive Manufacturing of Metals," *Advanced Materials Research*, 227: 92–95, 2011.
41. Beaman JJ, Bergman TL, Atwood C, Hollister S, Arbor A, Rosen D, Woodruff TGW, "Additive/Subtractive Manufacturing Research and Development in Europe," WTEC panel, World Technology Evaluation Centre (WTEC), Boston, USA, 2004.
42. Gu D, Shen Y, Fang S, Xiao J, "Metallurgical Mechanisms in Direct Laser Sintering of Cu–CuSn–CuP Mixed Powder," *Journal of Alloys and Compounds*, 438 (1-2): 184–189, Jul. 2007.
43. Gu D, Shen Y, "Effects of Dispersion Technique and Component Ratio on Densification and Microstructure of Multi-Component Cu-Based Metal Powder in Direct Laser Sintering," *Journal of Materials Processing Technology*, 182 (1-3): 564–573, Feb. 2007.
44. Murr LE, Gaytan SM, Ramirez DA, Martinez E, Hernandez J, Amato KN, Shindo PW, et al., "Metal Fabrication by Additive Manufacturing Using Laser and Electron Beam Melting Technologies," *Journal of Materials Science & Technology*, 28 (1): 1–14, Jan. 2012.
45. Gibson I, Rosen D, Stucker B, Khorasani M, *Additive Manufacturing Technologies*, Springer, New York, 2014.
46. Berman B, "3-D Printing: The New Industrial Revolution," *Business Horizons*, 55 (2): 155–162, Mar. 1, 2012.
47. Kurfess T, Cass WJ, "Rethinking Additive Manufacturing and Intellectual Property Protection," *Research-Technology Management*, 57 (5): 35–42, Sep. 1, 2014.
48. Wilbanks KB, "The Challenges of 3D Printing to the Repair-Reconstruction Doctrine in Patent Law," *George Mason Law Review*, 20: 1147, 2012.
49. Wohlers TT, Wohlers Report 2013. Additive Manufacturing and 3D Printing State of the Industry: Annual Worldwide Progress Report. Wohlers Associates, Fort Collins, CO, 2013.

CHAPTER 2

History of Additive Manufacturing

Introduction

The conventional wisdom is that additive manufacturing (AM), especially multidimensional printing, is a recent technology. Typically, most sources concerned with its history, with very few exceptions, promote such a point of view. One possible reason for this is the dominance of digital technology and computerization in the field. As such, combined with the current information age, AM is likely to adopt a false notion from recent history: that, because digital techniques—or, more precisely, the facility of their application—are relatively new, the technologies associated with them must also be new. In fact, focusing on the digital and cyber aspects of the technology is misleading; it confuses technique with concept. As a result, any attempt to chronicle the history of current practices becomes confused with the origins of current enabling methods instead of being a record of the evolution of the concept. That is, failure to separate technique from concept leads to a shallow view of the history of AM. Further, focusing on the digital aspects of the field masks the highly interdisciplinary nature that marks the evolutionary path of the field from infancy to modern fluorescence.

AM is highly interdisciplinary, at least in its current state. It has developed into a state where application rather than theory is the driving force. Here, manifestation of ideas, materialization of objects, and tangible achievements are the prime movers. The ability *to make* drives growth in the field and attracts financial investments (which in turn open new markets) and ventures into new field applications (Fig. 2.1). The focus on realization of designs created a culture of empirical character where concepts, theories, and formal scientific procedure were always chasing hands-on-based achievements. This led to intense competition and significant interference among technique, concept, and theory. It further contributed to an environment where it is difficult to chronicle origins and the evolution of ideas, let alone discover the conceptual roots of the current dominant techniques.

Tracing the conceptual origins of AM is further complicated by the rapid penetration of the technology across disciplines. It is challenging to set a reference point that might serve as initiating the milestone of AM as a concept. This necessitates first establishing the founding principle of AM and how this principle evolved over time. A clear path toward establishing such a point of reference is indeed nonexistent. To overcome the difficulties surrounding identifying the starting point, we seek an alternative path in this work: instead of defining a particular idea to serve as the founding milestone,

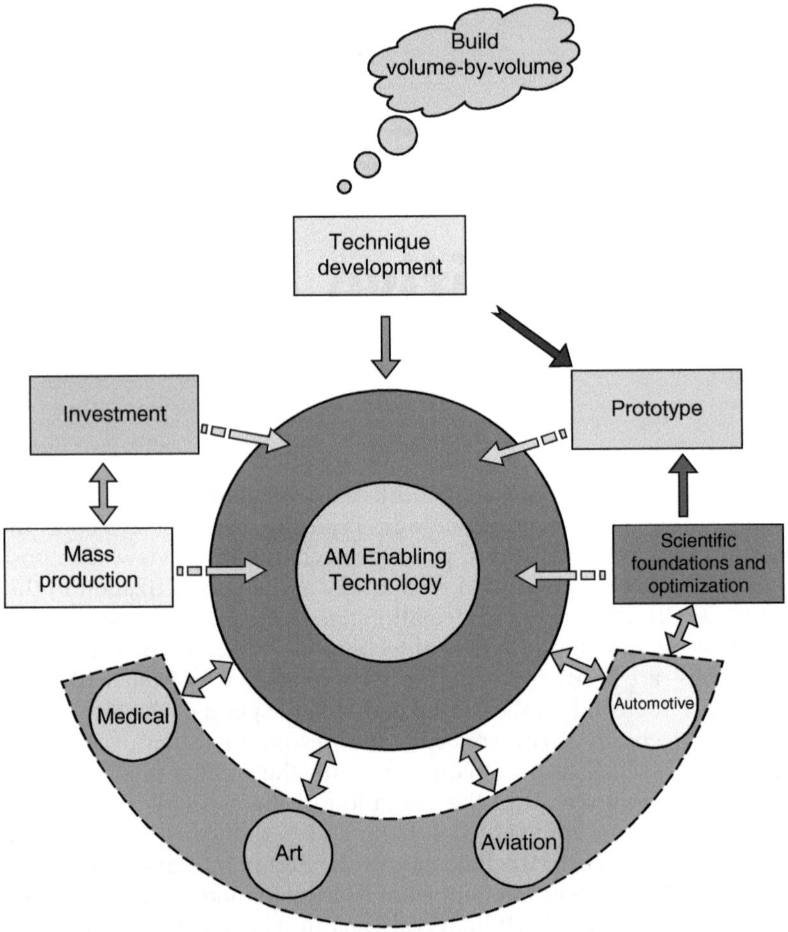

Figure 2.1 Growth drivers and complexity within the current AM scene.

we define a period of time, then scour for the "technology of making" that was dominant within that time frame. In the following steps we attempt to identify any links to the current AM techniques or ideas. Once a link is established, we attempt to trace the footprints to track the origins and evolution of the ideas involved. We start therefore by posing the question: What starting search point (time frame) is suitable to initiate the chronicling process?

There is no unique answer to the above posed question. In this work the reference time frame will be established through dissecting AM processes. Thus, we start by identifying the major processes involved in AM with special reference to building a three-dimensional (3D) object (i.e., the so-called build in modern times) block by block. In the context of dissecting the processes involved, we identify a generic sequence of necessary operations. Following this stage, we trace the history of each step, beginning with the industrial revolution.

The Industrial Revolution, both within its first and second phase (1760–1840 and 1870), was a time of innovation. These innovations centered on transitioning to additional production techniques from manual methods to mechanized methods. The period witnessed the introduction of new production processes, increased use of steam and water power, and the rise of the mechanized factory system.

The Industrial Revolution also led to an unprecedented rise in the rate of population growth. It marked a major turning point in history as almost every aspect of daily life was influenced in some way. In particular, average income and population exhibited sustained growth. As a result, the standard of living for the general population in the Western world started to show consistent increase, especially within the late 19th and 20th centuries [50].

As a consequence of steady but sustainable economic growth, a solid middle class with an appetite for consumption began to emerge. Consumers in general, and the emerging middle class in particular, decided the taste of the consumer goods market. A consumption culture also enticed people into spending more money on entertainment. Industrialization motivated urbanism, which in turn created new markets for cheap popular literature for the masses and the ability for it to be circulated on a large scale.

One of the fields that transitioned as a result of newfound wealth was that of art and sculpture. The new middle class grew in parallel to the growth of cities. The establishment of dwellings and the reorganization of cities, museums, galleries, and big department stores demanded artifacts. There was also a demand for documentation of living patterns and events within the daily life of the wealthy, monarchy, and the elites within the new upcoming societies. Photography and sculpture were the vehicle for this documentation process. The growth of demand for artistic articles transformed the art scene into one that became a mixture of art, industry, and economics. Mass production of artifacts became a lucrative business and, just like today, many designers, engineers, and entrepreneurs worked in the field along with master artists. As a result, many replication techniques were invented or redesigned to meet the new mass manufacturing demands. That period of such intense activity seems to be a natural choice for a starting point of the chronicle of AM past our modern times.

Prelude to the Chronicle of Techniques

The principal idea that motivates AM is building an object piece by piece, like building a wall with one brick at a time. Here, the builder lays the building blocks, that is, the bricks, and a preconceived order follows from an agreed-upon design. Constructing consecutive layers, and walls, leads to erecting a building. The whole process proceeds according to a preconceived layout plan (and in some cases according to the preconstructed small-scale 3D model). This method of construction traditionally has been followed throughout history in erecting monumental buildings such as the pyramids (Fig. 2.2) [51].

Ancient Egyptian architects, also Greek architects, followed a so-called incomplete preliminary planning, which entailed developing architectural drawings on papyrus by establishing some lines. One or more 3D drawings could be prepared as well to act as a model [52]. Where entire buildings were concerned, drawings described the general arrangement and overall proportions. Precise dimensions were indicated by written specifications. The limited available surface on which an architect could draw, perhaps, led to developing 3D models for the buildings. These models were not dimensionally accurate. However, a combination of written specifications, sketches, and 3D

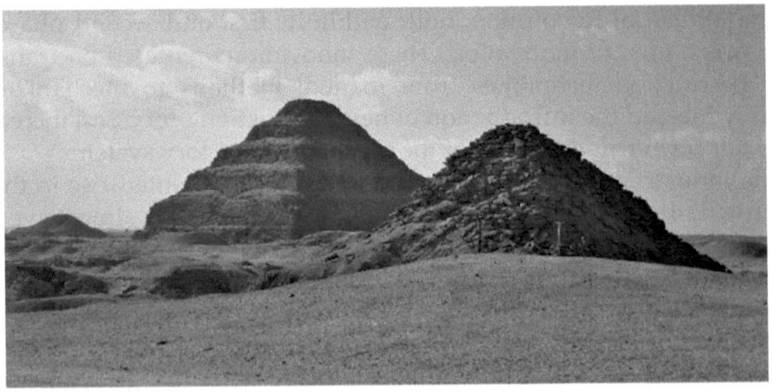

Figure 2.2 View of Saqqara necropolis, including Djoser's step pyramid (center), the Pyramid of Unas (left), and the Pyramid of Userkaf (right). (Permission is granted to copy, distribute and/or modify this document under the terms of the GNU Free Documentation License, Version 1.2 or any later version published by the Free Software Foundation.)

specimens (i.e., the prototype of the day), in addition to the scales of the laborers contributed to building many of the wonders of the ancient world [53]. That process of incomplete preliminary planning left some details to be decided upon at a later stage while erecting a full-scale building. Solving geometric problems dated such a course of action, as evidenced by some of the remaining buildings of that era [54]. The relatively unprecise dimensions, in addition to the final stage details, render the process of building in the ancient world very close, in essence, to freeform manufacturing, which is one of the foundations of AM technology.

Constructing objects block by block (or layer by layer) has many advantages. These will be discussed in later sections. However, of interest in what follows is how such an ancient idea has evolved over the years until maturing into the powerful form witnessed in modern times. As discussed in the previous section, prototyping, building in layers, and freeform fabrication, as concepts, are at least as old as ancient Egypt. The logic that will be followed to trace how these ideas evolved builds on their common features. We propose that the basic operations necessary to materialize an object (Fig. 2.3) did not change in essence and that it was the advances in dimensional control and innovative methods in preplanning that have progressed. Moreover, digitalization, and generally speaking, the 3D approach to the creation of objects, are not entirely a product of the information age.

Starting in the 19th century, for example, as a response to socioeconomic developments, engineers worked on numerous mechanical devices for the production of sculpture volumes at different scales. The vast majority of these devices were based on lathe or pantograph mechanisms. These were used to trace sets of cross sections or points. Therefore, in effect they created a "point cloud," in modern parlance, for carving or drilling in different materials [55]. The size, accuracy, and precision of coordinates of the contents of that point cloud are, naturally, prime factors that determine the quality of the final product. Moreover, the ability to store such data reflects on the facility of replicating the original object, or mass producing it, in a timely manner. So, it can be argued that the real progress, which led to modern-day AM , was not on the conceptual front. Rather, it was the leap within the enabling technologies that led

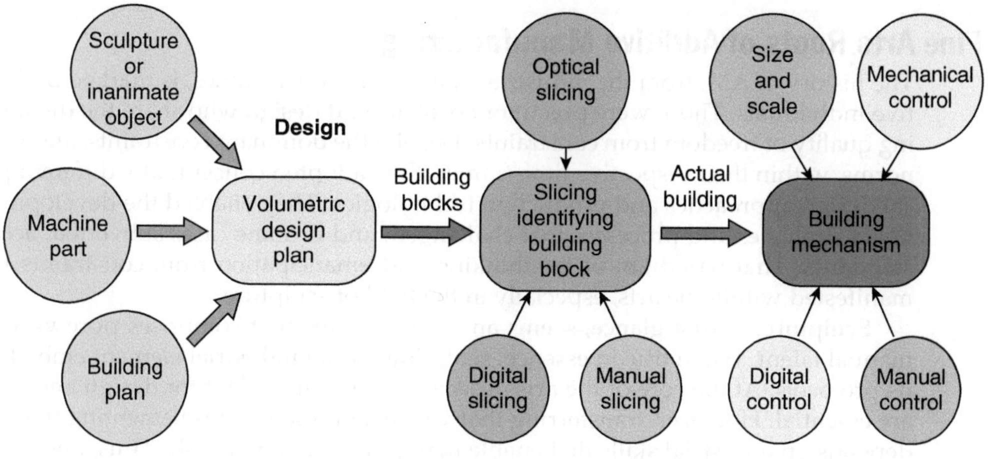

FIGURE 2.3 Form and volume, a generic road map.

to the drastic advancements witnessed today. Within an industrial context, our new prototyping techniques can be viewed as a means to an end because the physical or virtual prototype has always acted as a stepping stone toward a manufactured item [56]. Making a volume has always been a constant target. It was the path to reach that target, and the technical vehicles that facilitated a path toward it, that were constantly improved upon.

Materialization of a volumetric object depends on developing a model (a prototype of sorts) and a technique to build that object (Fig. 2.3). The interaction between design and technique toward perfecting the target shape has always been the motivation for the evolution of AM. Interaction between design and technique, if perfected, leads to constructing the volume of an object while observing differences in topology between the various lines envisioned by the designer. In fact, it is the differences in topology between points, and lines of an object, that give that volume its final form. Minimized differences between design and final product will depend on accurate implementation of topographical differences on the final product. In this respect, the identity of the volume, machine piece, or statue, does not make a difference. Because of the demand for art, this process of observing differences in topology has been traditionally practiced and advanced within the art of sculpture. Statue making, it may be observed, is very similar to freeform fabrication. In the industrial age and due to pressure for mass production, it came to entail two processes: photo-sculpture and topography [57].

Topography comprises plotting a surface line by line while observing the different slopes, lengths, and incidence of the various lines making that surface. This results in a surface that is almost identical to the original. The degree of identicalness depends on how precisely the differences in heights, slopes, etc., are identified and implemented. Photo-sculpture, meanwhile, uses a camera and a lens to first identify the topography of an object (sculpture or inanimate) then through some mechanical means the different projection profiles are produced, assembled, and used to replicate the original. Tracing the origins of both of these techniques and identifying some historic precedents to the familiar prototype within the target time frame were determined earlier.

Fine Arts Roots of Additive Manufacturing

The history of AM, from the industrial age to our modern times, is marked by innovative individuals. Those were practitioners of art and design who share the distinguishing quality of freedom from constraints. Despite the dominant constraints, and practice norms, within their respective time frames, they adopted conceptually different practical design approaches and production technologies. They enabled the development of novel strategies and processes that challenged, and in some cases subverted, accepted standards. That paradigm of freethinking and emancipation from constraints is best manifested within the arts, especially in the field of sculpture.

Sculpture, at first glance, seems an individual art that comprises pure vision and manual talent. While true in essence, sculpting has an industrial element embedded in its protocols. At the core of the arts aspects of sculpture, talent for design and a vision are essential. However, transferring that vision, and thereby implementing the design, depends on industrial skills that enable manipulation of materials. Thus, one can view sculpture as a combination of vision and industry. The first aspect is mostly a gift; the second, however, can be mechanized for perfection. That mechanization became a necessity toward the late decades of the 18th century, that is, when the Industrial Revolution was about to peak and demand for arts and the creation goods was starting to materialize. As a result, more individuals with an industrial design background became involved in the "production" aspects of sculpting. Demand for more refined details and different scales induced many changes in the process of producing a statue and scaling it from an original model (or a prototype). The involvement of designers, engineers, and pseudo industrialists resulted in introducing hybrid practices for sculpture, bridging the gap between physical (mechanical) and virtual (artistic) design. As a result, the boundaries between art and industrial craft became mixed to an extent that it became necessary to redraw the lines between art and design. Drawing the lines that separate art from industrial craft was indeed a subject of intense debate within the European art communities, especially in France, at the time. In a way, bridging the gap between mechanical and artistic design is analogous to the intense involvement of computers and digital technology in production methods in our modern times.

Most of the procedural changes in production of sculpture were motivated by large-scale production rather than by artistic demands. A major constraint was condensing the time needed to produce a sculpture. Demand for less time was motivated by the socioeconomic changes that took place in Europe and the United States as a result of the Industrial Revolution. The new middle class had money to spend. They also had an appetite for refined goods including art and sculpture items. The wealthy and the royal had a demand for documenting the families, authority figures, and erecting memorial sculptures and cities. Meeting the demands for replicas, new art, and scaling from the originals mandated new methods of sculpting. These changes challenged both the art and industrial aspects. Thus, those in the field embarked on finding new methods to meet time and mass production demands. In short, they embarked on a process that eventually transformed a pure art into an artistic industry. Here individual creativity complemented technical production skills. The new paradigm of industrialized art led to a major change in the essence of sculpting. Creative practitioners who traditionally had been involved in making art throughout the entire process confined their engagement to the final production stage where the finished product emerged. The building of the sculpture, for example, would be managed by a "production technician" to produce a general object, and the final touches (that which customize that structure and gives it the final form) would be managed by the master artisan. Such an industrial paradigm, while challenging the essence of art, had a significant advantage. Bridging art and industrial technology contributed an intimate understanding of technical and aesthetic possibilities. It also demonstrated the imaginative applications prototyping technologies and in the interim pushed the boundaries of both art and industry, which resulted in new pathways to enable unprecedented products.

Sobieszek [58] asserts that the so-called "mechanical sculpture" is the predecessor to photo-based sculpture techniques. Mechanical sculpture was apparently used for the first time by the French sculptor Auguste Rodin (1840–1917; Fig. 2.4) who is considered the progenitor of modern sculpture [59]. Rodin applied this technique as early as 1862 in his statue *Man with the Broken Nose*. Rodin perceived that the outline of a figure ended exactly where everything that was not the figure began [60]. However, he rationalized that since this juncture, where the boundary or the outline control of the body, was definitely a part of the body, then the various postures and attitudes of the body were created by its own profile. That is, it suffices to trace the controller of a body to include the distribution of its volume in space and hence the various postures of an object [61]. Rodin, in essence, perhaps unintentionally was echoing the physical concept of continuity of volume originally developed by Cauchy. However, the first to address the relationship between figure silhouettes and continuing to volume was the French mathematician and physicist Abbe François Moigno (1804–1884).

Moigno, who was a student of Cauchy, described a rudimentary method to "slice" the volume of a sculpture [62]. He envisioned a vertical axis passing through the centroid of the statue. This axis, he supposed, was the intersection line of many vertical planes that are readily equispaced and pass through the statue. Each of these planes

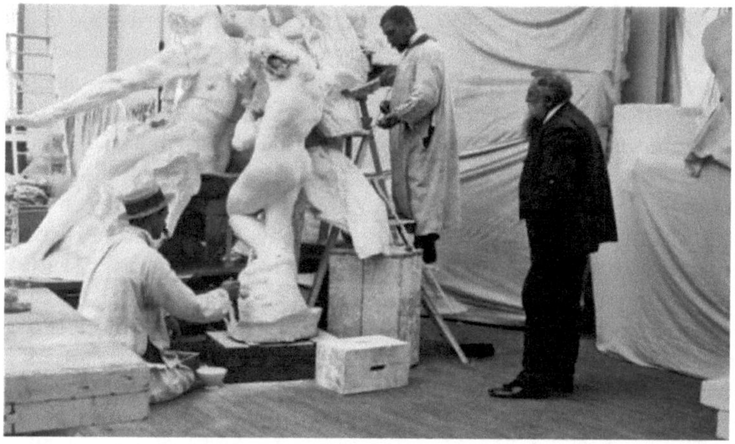

Figure 2.4 French sculptor Auguste Rodin (1840–1917) observing work on the *Monument to Victor Hugo* at the studio of his assistant Henri Lebossé in 1896. (By Unknown: This image is available from the United States Library of Congress' Prints and Photographs division under the digital ID cph.3c02764.This tag does not indicate the copyright status of the attached work. A normal copyright tag is still required. See Commons:Licensing for more information. Public Domain https://commons.wikimedia.org/w/index.php?curid=3017543.)

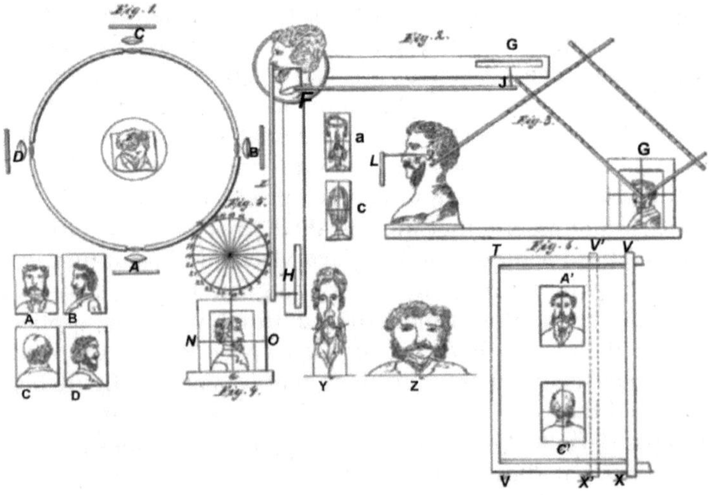

Figure 2.5 The application of two pantographs with various movements in photo-sculpting. Two tablets, G and H, are applied to approach or recede from the revolving platform, F. The motion is regulated by the form of the sculpture to be produced. These tablets receive H, the photograph A, obtained by the object glass A; the other, G, receives the photograph B, which is obtained from B. (Public domain: US Patent US43822A.)

slices the statue in silhouettes. He reasoned, according to the law of conservation of volume, that the sum of the silhouettes would be equal to the original volume of the statue. He then proceeded to propose an answer for the question: How many slices are sufficient for adequate representation of the original volume upon reassembly of the slices? He then proposed the number 48 as a sufficient number of slices (Fig. 2.5).

Theophile Gautier (1811–1872) discussed the slicing principle in 1864 and confirmed Moigno's view that the control of a body can be represented adequately by assembling the proper number of silhouettes that resulted from the slices. Curiously, however, neither Moigno nor Gautier were concerned with the views of Rodin; instead, they explained a new technique that overtook Parisian art circles, which came to be known as "photo-sculpture." This technique was patented by Francois Willeme (1830–1905; Fig. 2.6).

Photo-sculpture, as conceived by Willeme in 1859 [63], was a form sculpture made from graphical data. It required minimal handwork and was a direct application of the law of continuity of volume as explained by Moigno (i.e., that the sum of the silhouettes is equal to the volumetric figure).

Willeme studied sculpture in the late 1840s and made models of bronze for manufacturers. In the 1850s he used photography to document his statues. It was during this period that he recognized the potential of photography for the accurate depiction of volumetric forms. Moreover, he understood the potential of applying photography to sculptures coupled with manufacturing techniques. In so doing, Willeme envisioned the commercial and industrial applications of photography in the manufacturing of statues.

Willeme's photo-sculpture process comprised two distinct, yet similar, processes: mechanical sculpture, also called automatic sculpture, and the more familiar photo-sculpture. What Willeme actually conceived was a "photographically derived" mechanical method to sculpt a volumetric shape. His process duplicated sculpture through

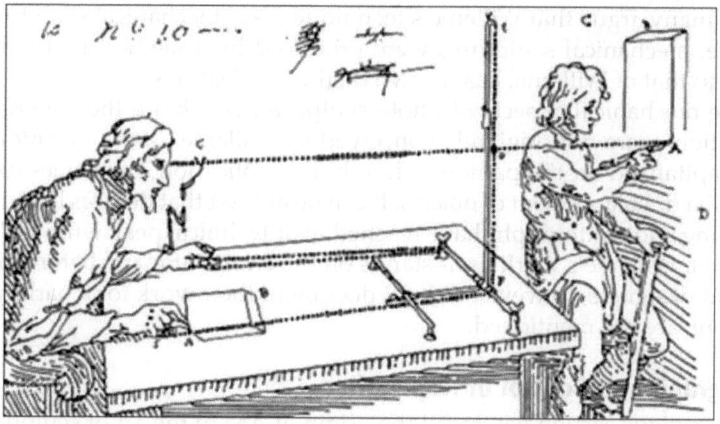

FIGURE 2.6 Perspective machine used to project forms onto a wall and curved vault. (From Cigoli's *Prospettiva Practica*.)

mechanical slicing of the volume. First, the subject (living or inanimate) is photographed from as many as 50 positions (note the proximity to the 48 positions suggested by Abbe Moigno). The photographs, taken from circumferential points around the object's central axis, were developed and printed. Each individual print resulted in a profile, or a slice, of the real object. The profiles were then individually outlined on sheets of metal or stone using a pantograph. The real aim of Willeme was to create a negative prototype of the sculpture by assembling the photographic profiles. What was actually achieved was the creation of a mold corresponding to the shape of the figure, which could be used to cast replicas. Willeme worked with wood because it was easy to cut its sheets; thus, every profile was traced on a wooden sheet, cut, planed, and then stamped. For the prototype, the 50 sheets of wood, resulting from the 50 positions, were cut vertically in half and each half-profile blended into a wedge-shaped section. The outline was then cut with a saw, furnishing a positive and a negative half-profile. The resulting hundred positive half-profiles were then reassembled and tied together, forming a virtual likeness of the original object. The individual half-profiles (positive or negative) in turn were used to generate multiple statues. An exact profile of the original object was made by turning the planes on a lathe to carve the contours of the shape to obtain the precise form. Reassembly of the individual pieces in proper sequence postturning resulted in either a statue (or its replica) or a mold. Willeme's procedure has all the elements of modern prototyping and replication through printing; the only difference between his method and modern-day methods is achieving the prototype or the build.

Although modern-day technology is based on computer imaging, numerical slicing, and printing, Willeme's photo-sculpting used mechanical means for both slicing and replication. Replication and photo-sculpture hinges on using the pantograph. The pantograph shares the same principle as the precision motion linkage in modern-day printers, except that control of motion is based on physical coordinates in the former and on digital coordinates in the latter. In this sense sculpture and modern-day printing share the same origins; both depend on mechanical linkage, although today the object is digitally controlled. Central, therefore, to Willeme's technique is the pantograph, which is why many argue that Willeme's technique was "mechanical sculpture" at its core. In practice, mechanical sculptures were produced by a method that while bears resemblance to that of Willeme, has its own distinctive features.

The mechanical aspects of photo-sculpture, which are the core of industrial-scale replication, were not originally conceived by Willeme. Many inventors and designers have capitalized on the pantograph to build replication assemblies capable of precise reduction or enlargement of objects. It can be argued that devices based on the principle of turning and pantographs have reached their technical peak within Willeme's process; However, Willeme's work itself stands on the efforts of many before him. Other inventors and designers, however, did not document their work for a variety of reasons and, therefore, are not mentioned.

Pantograph and Control of Replication

In the previous section we traced the origin of AM to the art of sculpture. In particular, the focus was on the sculpture scene in 19th-century Paris. This focus may falsely create the notion that AM has fewer French origins (especially with the domination of French artists and designers appearing on patents during this time). The origins of the sculpture scene in 19th-century France, however, go back at least two centuries earlier and are rooted in other parts of the world.

The two main components of photo-sculpting previously discussed were slicing and replication. In photo-sculpture, slicing is done using photography, and replication, which is the most important step, uses mechanical means. Replication, which replaces the assembled sliced object on the material of choice, is implemented by the pantograph. The importance of the pantograph in this process is apparent from the French expression for photo-sculpting, *pantographie*.

The pantograph, although a seemingly simple contraption, was centuries in the making. The origin of the device, from a mechanics point of view, dates back several thousand years. Heron of Alexandria described a pantograph that was used for copying handwriting in his work *Mechanics* [64]. In modern form, the date of the first use of a pantograph is debatable. The construction of the pantograph is mostly attributed to the Jesuit astronomer, physicist, and mathematician Christopher Scheiner (1575–1650), who used the pantograph to copy and scale diagrams. He first used the pantograph in 1603, according to his 1631 work *Pantographice* [65]. Crediting Scheiner for the first use of pantography, however, is not quite historically accurate. Leonardo da Vinci, Michelangelo, and others were reported to have used a pantograph of some sort. In addition, Scheiner reported that an artist acquaintance of his named Georgius had boasted about an admirable invention. This invention represented a "compendious method of delineating any object most easy, sure, and easy to practice, so that whoever would take a drawing from an original, needed by regarding the original alone, without needing to look at the copy" [66].

That description by Georgius apparently inspired Scheiner to build a pantograph of his own. Pantographs were also used to copy handwriting and line drawings. One source of confusion about the origins of the pantograph (or at least the consistent usage of the instrument) was the use of a similar but simpler machine known as the "perspective machine." This machine, in its own right, could be considered as the predecessor to the pantograph. It was designed to help artists create perspective drawings.

Perspective Machines

The invention of perspective machines was the main goal of Renaissance and post-Renaissance Western art. The ambition to invent such a machine would have fulfilled a dream of the perfect imitation of nature and how objects should appear to the human eye. Perspective machines, therefore, were meant to record linear effects according to projective principles. Two remarkable machines built for this purpose were designed by Cigoli and described in his *Prospettiva Practica* [67]. The first machine is a device that threw pairs (or sets) of lines that converge on the same point. The lines could be drawn even if the draftsman was working under conditions that prevented proper visualization of the observed object (Fig. 2.6). The second device was a freestanding mechanism (Fig. 2.7), which allowed the artist to discover the point at which any set of parallels should converge.

One goal of Cigoli was to invent a machine that was flexible, practical, and more importantly precise. Precision for Cigoli was a priority in keeping with the efforts of contemporary scientist and friend Galileo Galilee. Cigoli's efforts resulted in an ingenious design that continued to provide the basis for the most advanced machines as late as the 19th century [68]. The machine consisted of two upright elements on a horizontal frame screwed onto a baseboard. One upright element was articulated so the height and lateral position of the eyehole at the top could be adjusted. The other upright element traverses a horizontal bar that marks the base of the intersection. A bead counterweight runs over a pulley at the top of the second upright around the farthest pulley. At its base and along the horizontal frame is the handle of a drawing instrument. Cigoli explained that his "perspectograph" was highly adaptable. Although Scheiner's pantograph was based on the use of parallelogram levers, it bears some resemblance to Cigoli's machine.

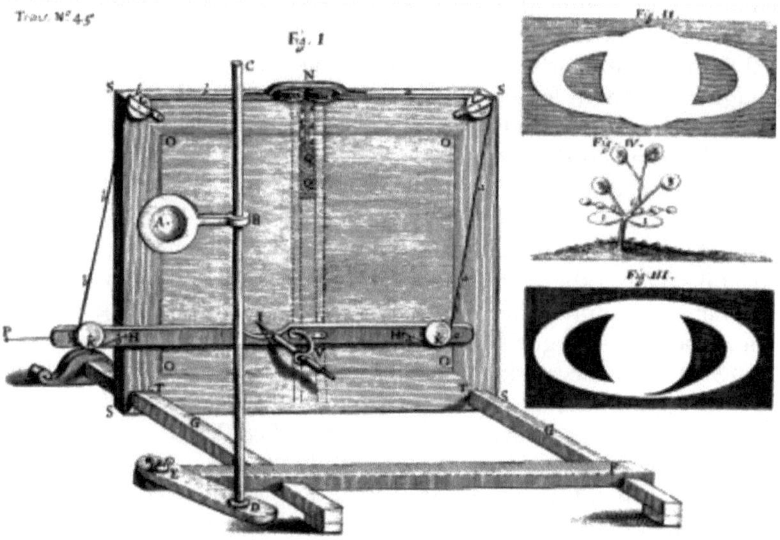

FIGURE 2.7 Perspective instrument designed by Christopher Wren used mainly for surveying purposes: "A cenographical Instrument, to survey at one Station" [76].

Mounted vertically, the pantograph could serve as a perspective machine; however, mechanically the pantograph is less elegant than Cigoli's perspectograph. Nevertheless, Scheiner's machine offered an operational advantage because it allowed the size of the transcribed image to be scaled compared to the original.

Because they were mechanically less complex, pantograph-based instruments became the standard. They provided the base mechanisms for double-writing machines, and later for sculpting machines. Many examples are reported within the same time period that Scheiner developed his pantograph. The machines were mostly replicas of his design, although some exceptions emerged, one of which was credited to P. Grimeberger in 1645.

A mechanically refined device, which apparently stemmed from Scheiner's design, was built by Sir Christopher Wren (1632–1723) who was a renowned architect, mathematician, and physicist. In 1645 he requested Parliament to grant him a patent for a "device for drawing outlines of objects in perspective" [74]. Design and description of the device was published in 1669 in the *Philosophical Transactions of The Royal Society*. Wren's design, consistent with Scheiner's design, utilized a parallelogram; however, he complimented the links with a system of pulleys to ensure smooth motion while outlining complex forms. In addition, Wren applied the counterweight to enhance balance while the links were moving. The design of pantograph-based instruments continued throughout the 18th century, and a variant on the original Scheiner-Wren machine was created by the notable James Watt.

James Watt introduced this early invention, a perspective-drawing apparatus produced in his workshop in Glasgow, in 1766 [69]. Watt's instrument was mainly used in leisure drawing, which was a social pastime for men and women during his time. His machine created an accurate replica of the artwork [70]. Mechanical sculpture became Watt's focus during a visit to Paris in 1802. During his visit, he was told about a machine that traced and multiplied medal dies. Watt immediately saw the potential of these machines if their driving power was increased, if their mechanical difficulties could be overcome, and, more important, if they could be capable of cutting marble and stone. Exactly when Watt started his "sculpture machine" is not precisely known. However, it is suggested that at least a working model was built between 1807 and 1808, which is when Watt ordered models to copy the artwork of Turnerelli. At that time he also ordered diamond cutting pencils.

James Watt turned his machine into a "parallel eidograph" but never filed a patent application for it; nevertheless, he worked to perfect his design. He continued to experiment with sculpting using different materials, including some that were difficult to cut. Like Watt, other designers, artists, and industrialists were motivated to work on mechanical sculpture to meet the demands of an expanding market. Aiming to fulfill the same technical goals as Watt, many used the same design. John Isaac Hawkins (1722–1855) started to work on a mechanical sculpture machine, and his work was later used by Benjamin Cheverton (1796–1876) who patented a machine in 1844 [71].

The machine that Cheverton constructed (Fig. 2.8) was comprised of a 3D pantograph; it used parallel arms with one terminating in a probe and the other imitating a cutting bit. When the probe was moved over a full-sized sculpture to be replicated, gears would initiate the application process by moving a cutting arm. Cheverton's machine could precisely carve soft materials (e.g., ivory and alabaster) when multiple copies were needed. The plaster model could be used to produce a mold. As a testimony to Cheverton's design, he was awarded a gold medal in the great exhibition of

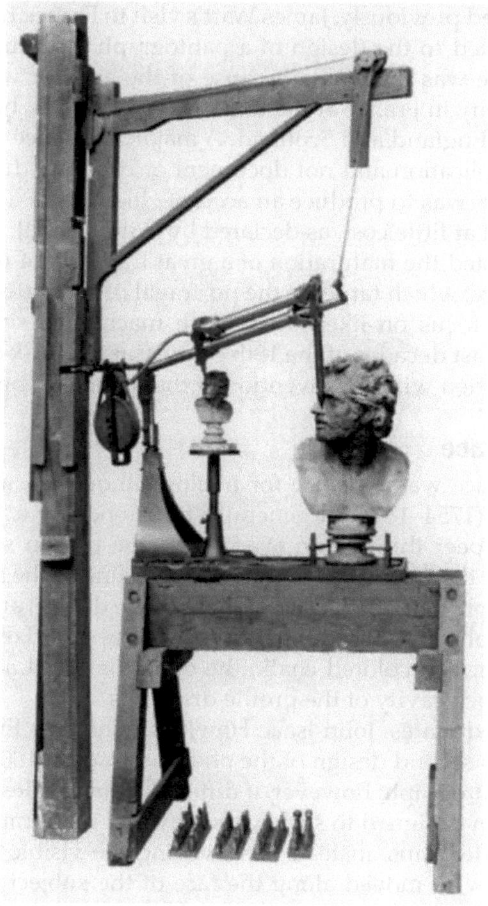

Figure 2.8 Cheverton's mechanical sculpting machine.

1851 for making the reduced alabaster copy of *Theseus* from the Eglin election in the British Museum.

The status of the pantograph from a mechanical design point of view did not improve much; rather, the subsequent designs were flawed. In particular, the instruments were not balanced due to the uneven distribution of the weight carried by the castors. Play and friction in the joints resulted in rough motion while the elements were traced. This affected the status of the pencils, especially for double-writing machines. There were also reversals in the direction of the tracer. These drawbacks limited the wide adoption of pantograph-based instruments by artists and engravers. Artists developed other manual-based methods to copy designs, but these methods were too labor intensive.

New machines appearing in the first decades of the 19th century (around the 1820s), however, were received with enthusiasm. The new machines offered an advantage for engravers; namely, direct engraving on the printing plate. By placing the engraving point directly on the copying machine the plate could be etched with less preparation.

As mentioned previously, James Watt's visit to France triggered his thought process and eventually led to the design of a pantograph sculpture replicating machine. The French influence was inevitable because of the activity within the business sector of the art community in France at the time. These activities, however, were different from the activities in England and Scotland. A major difference was that the French focused on sculpture replication and not document or drawing duplication. The main aim by French designers was to produce an accurate likeness of a sculpture that could be efficiently achieved at little cost, as declared by Willeme [72]. The work of Willeme, while pivotal, manifested the maturation of a great tradition of making mechanical drawing devices in France, which targeted the portrayal of accurate likenesses.

The French focus on likeness through machinery, similar to that of the British, emerged in the last decades of the 18th century at the peak of the first industrial revolution. This all started with the invention of the so-called "physionotrace" in 1783 [73].

The Physionotrace

The physionotrace was a device for tracing silhouettes, and was invented by Gilles-Louis Chretien (1754–1811). It generally functioned as a "perspective machine." The operator could peer through an eyepiece at the person seated on the far side of the instrument, and then use a bar to follow the outline of the seated subject. The bar operated a pantograph along the vertical length of the device, and a pencil attached to a joint of the pantograph reproduced the profile on a paper affixed to the center of the instrument. Using black or colored chalk, the operator could add facial features and other details to the black cavity of the profile drawings.

In the United States, John Isaac Hawkins, who was English but lived in Philadelphia, patented a second design of the physionotrace in 1802 [74]. Hawkins' device was essentially a pantograph; however, it differed from the design of Chretien. It contained a small brass pin designed to survey the physical topography of the subject of the portrait or silhouette. Thus, instead of surveying the visible outline of the subject by an operator, the device moved along the face of the subject itself skimming its physical features. The design offered flexibility with respect to the need of an operator. It could be operated by a designated individual or, alternatively, by the subject (which is similar in principle to our modern-day self-photography booths). Its design fundamentally changed the principle of obtaining silhouettes, because a trained and designated operator was not necessary.

The image made by Hawkins' machine (Fig. 2.9) differed from the image made by Chretien's physionotrace. As the subject's face was outlined, the pantograph within the machine moved a steel point, which incised reduced silhouettes on folded white paper secured at the top. This folded paper was then removed and carefully cut to produce "identical profiles." The interior shapes were discarded, leaving clear outlines. The cut paper was placed on a dark (black or blue) paper. This contrast created the illusion of precision. Hawkins' design became popular because it did not require prior artistic training. It was estimated that over 30 Hawkins' machines or Hawkins-based machines were operative in New England between 1790 and 1810 [75].

Many consider that the physionotrace is the antecedent of the Willeme photo-sculpting process. This is strongly apparent in the design of Achille Collas (1795–1859) who invented the sculpting reducing machine [76]. Collas' original interest was to aid the etching process. He began working on machines to assist amateurs in sketching skies and landscapes in the early 1820s. In the early 1830s he developed a machine that

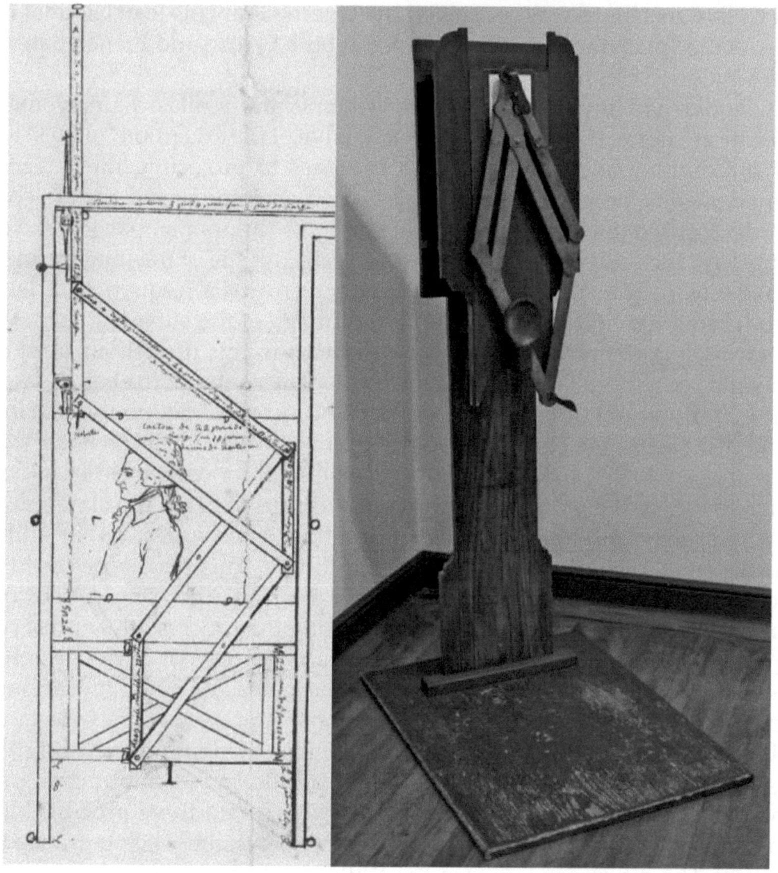

Figure 2.9 Hawkins' physionotrace.

would carefully copy the "chiaroscuros" onto engraved plates and called it "la gravure numismatique" [77]. In 1824 he started working on the "Collas process." Five years later in 1829 he designed a simple device capable of producing mathematically precise reductions or enlargements of sculptural objects. The device comprised a number of rulers attached to a simple wooden machine, similar to a pantograph. It included a rounded point on one arm of the mechanism, which allowed the operator to follow the control of the sculpture to be copied. The other arm held a sharp point that corresponded to the movement of the first arm and carved the same outline into a mass of wet plaster.

The Collas process entailed turning the object of the sculpture and the soft white plaster the same amount to produce a corresponding outline. The process continued until the entire set of profiles sufficient for an accurate replication was satisfied. By adjusting the pantograph at the arms, a replica, proportionately larger or smaller than the original, may be produced. This machine and procedure became popular between 1830 and 1840 in France. The Collas process accomplished mechanically what the Willeme process accomplished using a camera. An interesting modification to Willeme's and Collas' machines was conceived by Antoine François Jean Claudet (1797–1867). He called it the "plastimograph" and took out both British and French patents on it in early 1865 [78].

Claudet had the same goals as Willeme and Collas, namely making sculpture replication more precise and less expensive. His invention relates to our modern-day prototyping and printing when it comes to projecting the image before slicing. In modern-day processes, the finished product is projected on the computer screen. Claudet focused the image on the same plane of vapor or smoke formed directly in front of the clay. The sculptor would then follow the outline of the image and cut through the smoke screen. The stability of the vapor screen was a frequent problem. Claudet also introduced a method to focus a projected image of the subject's head, which consisted of placing a horizontal bar, held by a wooden frame, directly in front of the clay. The bar could move both laterally and vertically. The center of the bar had a reflective metal disk with a painted dot at its center. The dot corresponded to the carving tool attached to the disk facing the clay. The projected image of the subject's head was focused onto the plane in which the disk was located. The sculptor used the disk as a small screen on which to follow the outline of the image and thus to carve the clay.

The designs and approaches to automation (mechanization) of sculpture reviewed thus far have focused on producing a prototype. This prototype could either be replicated at the same scale or may be produced as an enlarged or reduced copy (or multiple copies). The designs mostly aimed at speeding the process while preserving or enhancing the precision of incorporated individual features. All of the designs thus far have used subtractive manufacturing. Making these designs relied on carving the shape out of clay or other raw materials. The exceptions were the machines designed by Willeme, Collas, and Claudet. In their machines slicing, then summing of individual profiles, was introduced. Production of individual profiles was a subtractive process, whereas producing the sculpture may be considered as an additive process. Slicing a volume, as a concept, may be considered a predecessor to digital slicing practiced in current 3D printing. The difference between the Willeme technique and the other two techniques (Collas and Claudet) was how the individual slices (profiles) were obtained: Willeme used photography, whereas Collas used mechanical means. Claudet's method, however, stands out because it suggests a rudimentary "virtual" medium that eliminates the need for storing the image (i.e., in the terminology of that day developing the image on plates and carving, etc.). Therefore, it eliminates the transition stage of tracing the photograph. By direct projection of the image on the working medium, Claudet initiated modern prototyping. The precision of imagery or sculpture, control, and economy of effort will continue to dominate the philosophy of improving the sculpture production process. This is apparent in the direction that sculpting, or making volumes, takes at the end of the 19th century. One idea that particularly advanced the slicing technique was that of Carlo Baese who in 1904 patented a technique for producing objects based on using photosensitive gelatin, which expands in proportion to its exposure to light.

Origins of Photolithography

The Baese procedure, as mentioned earlier, depends on a material (a gelatin) that changes volume due to light exposure. Modern lithography (i.e., photolithography) essentially utilizes the same principle. Photolithography, and the process of Baese, creates the volumetric pattern using a light-sensitive (photo-resistive) material, which changes volume after being chemically activated by light. This process is rooted in the material's sensitivity to light, that is, its photo resistivity. Photo-resistive materials have their origins in photography, particularly around the first half of the 19th century. The work on photo-resistive materials started around 1826 when Joseph Nicephore Niepce made the first "permanent image from nature" [79]. This first photograph was a projection printed lithographic image on a plate of polished pewter covered with a thin coating called bitumen of Judea (petroleum residue that was recovered from the Dead Sea). Niepce discovered that this tar was soluble in lavender oil and that high-quality coatings could be made from the solution. He used the material to produce a variety of substrates; however, the best results were obtained when the coating was used on polished pewter.

The first photograph (or as Niepce called it a "heliograph") took eight hours of exposure to record the courtyard of his house in Chalon-sur-Saone in France. The image was developed using a mixture of oil of lavender and white petroleum. The bitumen of Judea was rendered less soluble upon exposure to sunlight and, as revealed in development, to a varying degree, on the surface of the pewter. The first permanent recording of a scene from nature was presented to the Royal Society in 1827 [80].

The photoengraving process developed in 1827 is exactly like the processes applied in today's semiconductor sector. This renders Niepce the inventor of photolithography as well. Such a statement, however, does not mean that Niepce was the only individual to work in that area during this time. Many were involved in the quest to produce sharper, faster, and repeatable photographs. In fact, the first half of the 19th century was a period of intense activity in photography, in particular finding materials to develop photographs. Developments in that area were not unique despite claims of secrecy about inventions or breakthroughs. Many of the patents filed were not purely new inventions; rather, they were modifications of preexisting ideas or attempts. The main motivation of all inventors was to put the newly developed "camera obscura" to profitable commercial use. This chapter will not focus on the progress in optics and camera hardware; instead, we will trace the development of photo-resistive material and "photogravure" in the following sections.

The quest for discovering photo-sensitive methods or materials dates back to the 13th century, starting with the work of Albertus Magnus [81]. Magnus discovered the ability of nitric acid to separate gold and silver when it is used to dissolve silver. He also noted that the resulting solution of silver nitrate could blacken skin. This phenomenon was due to the slow the composition of silver ions into silver particles that absorb instead of reflect light; as a result, these tiny particles appear black instead of silver. In 1724, Johann Scholze experimented with mixtures of various substances added to silver nitrate. He discovered that light and not heat was the reason silver nitrate darkened. He started his experiments around 1717 in an attempt to find a material that could capture shadows [82]. He discovered that if a slurry of chalk and nitric acid was infused silver gets dark upon exposure to sunlight. He also experimented with the same mixture against heat from fire but noticed no darkening effect. Schulze demonstrated the effect of light on his mixture by using letter stencils on bottles filled with his mixture. The bottles were placed in direct sunlight. The result was copies of the text and characters on the surface of the bottle contents. That effect lasted until the bottles were shaken or until overall exposure to light obliterated the letters. Schulze, however, did not succeed in permanently preserving the image. His work, nevertheless, provided the basis for many later efforts that focused on coating the medium with the silver nitrate mixture and exposure to light. One remarkable breakthrough was that of Josiah Wedgwood who experimented with paper and leather segments coated with silver nitride. He succeeded in capturing shadow and silhouette images of objects in contact with the treated surfaces and illuminated by the sun. The first account of Wedgwood's work was through a letter written to the Royal Institution in 1802 titled "An Account of a Method of Copying Paintings Upon Glass, and Making of Profiles by the Agency of Light Upon Nitrate of Silver" [83].

The origins of the techniques developed for capturing images obtained from cameras are unclear, in particular, are the origins of the insistence on a solid plate coated with a chemical that could be affected by light. The origins of this theme have sprung from lithography, which was invented in 1796 by Alois Senefelder. He promoted the technique of lithography as an inexpensive method for publishing theatrical work (which also was related to intaglio printing, an art that originated during the Renaissance). The differences between the various techniques for image capturing were the materials used and the degree of sensitivity to light. As mentioned earlier, Niepce worked with pewter coated with bitumen of Judea. His work initiated the field of heliogravure. Another approach to recording pictures developed soon thereafter, in particular the initiation of printing through chemical etching was initiated in 1839. This grew out of the search for techniques that avoided the pitfalls of heliogravure, which suffered from lowlight sensitivity, necessitating extremely long hours of exposure to develop a single image. In addition, the heliogravure was not adaptable to recording objects of continuous tone. Moreover, using a soft surface, such as bitumen, made the final surface subject to wear that affected any printing process known at the time. In all, heliogravure as a technique had a series of issues that needed to be addressed. Efforts to develop a new technique were practically boosted by discoveries in the field of chemistry within the first three decades of the 19th century (i.e., when halides were discovered and became commercially available). This enabled commercial exploitation of Schulze's discovery of the sensitivity of silver to light. Commercialization accelerated the development of ideas that depended on the reduction of certain halides to silver. This effort matured into a process that was made public in 1839 by Louis Jacques Mande Daguerre.

Daguerre started to work on his method to obtain clear images on a metallic plate. He had prior knowledge of the work of Niepce as he was in contact with him to develop the bitumen imaging process. Originally interested in lithography, Daguerre wanted to find a practical and economical method for capturing images obtained by the camera obscura. His original aim was to obtain the image in an engraving that could be printed by lithography [84]. Recording the image, a "daguerrotypist" would polish a sheet of silver plated with copper to a mirror finish. That plate was then treated with fumes to make the surface light sensitive (i.e., a light-sensitive material was vapor deposited on the surface). The coated plate was exposed in the camera for sufficient time depending on the intensity of the available lighting. After exposure, the plate was fueled by mercury vapor for developing the image and making it visible. Light sensitivity of the plate was then removed by washing it with a liquid chemical. The plate was finally dried and sealed behind a protective glass enclosure. The stages involved in the Daguerre process included polishing, sensitization, exposure, development, and fixing. The plates were mainly copper with a thin layer of silver deposits on it. The silver side of the plate was polished to an almost perfect mirror finish by buffing with hide or velvet. Systemization was performed in a dark room where the silver surface was exposed to halogen fumes (iodine fumes were also used), which produced the silver iodide coating. Bromine was further used to increase sensitivity of the silver halide coating.

The plate was then carried to the camera and placed in a light-tight holder. Light exposure was initiated by removing the plate from the camera lens, starting the creation of an invisible image on the plate. Exposure time depended on the chemical used in sensitizing the plate. Once enough time had passed, the gap was returned to the camera opening and the plate was ready for development. Developing the image to visibility comprised exposing the plate to fumes of heated metal for several minutes in a specially made box. Following development, the light sensitivity of the plate was collected by removing whatever silver halide remained by using a solution of sodium chloride (i.e., a solution of common salt). Although the Daguerre process was publicly announced in 1839, many believed that it started earlier as evidenced by mentions in news articles of the time [85]. Similar to heliogravures, daguerreotypes had some drawacks, such as the need for an experienced operator and the lack of a wear-resistant surface that could withstand repeated pressing for subsequent prints of the plate [86].

In May 1839, after the daguerreotype process was made public, Mungo Ponton described experiments with light-sensitive materials [87]. He declared that potassium bichromate was light sensitive. Ponton coated paper with potassium bichromate, placed an object on the surface, and then exposed it to light. Exposure to light caused a change in color of the paper from deep yellow to deep orange in the regions amply exposed. Washing the paper with water in postprocessing solution removed the unexposed regions. Ponton noted that light changed the color of the bichromate and made it insoluble. He further demonstrated that the spectral sensitivity of the potassium bichromate was principally in the violet portion of the spectrum; that is, potassium bichromate shares the spectral sensitivity domain of silver nitrate. Compared to the prevailing techniques, the Ponton method was technically inferior.

Ponton soaked regular paper with a solution, which completed his goal of finding an inexpensive and simple photographic technique. However, the paper he used was not sensitive enough to light to record a camera image. In fact, this technique was limited to taking images of dried plant leaves or copying prints. Ponton recognized the limitation of his method, yet he expressed that he hoped this technique would be improved upon and applied to photography. Despite the limited abilities of his technique, Ponton may have stumbled upon a significant find that later enabled prototyping. Ponton's real achievement was not discovering the sensitivity of potassium bichromate to light; historically, he is not the first to discover such a phenomena. As it stands, the earliest observation of light sensitivity of this material when mixed with an organic substance was published about seven years earlier by Gustav Suckow who was a professor at the University of Jena [88]. Ponton's real achievement was discovering that the solubility change induced by light exposure on potassium bichromate can be transferred to resins or gelatins. Mixing bichromate and its colloids with the pigment may be used in making carbon, carbro, and gum prints. The relief image formed by a clear bichromated gelatin will proportionally absorb the light shadow distribution on the photographic negative. Paper pressed against the matrix will absorb the dye. Gelatin, therefore, may be used to coat the metal plate, and after exposure beneath a negative the gelatin can be dissolved in water to expose the metal (with a picture on it). This plate can be etched, inked, and printed. Therefore, Mungo Ponton's method, perhaps unknown to him, was of considerable utility in lithography. Remarkably his work furnished a foundation for the work of William Henry Fox Talbot's "photogenic drawings."

Henry Fox Talbot devised a system that linked negative and positive photographic images (originally introduced by him in 1839 and patented in 1841 and 1843 [89, 90]) to the photomechanical technique he patented in 1852 and 1857. In doing so, he initiated a fast, new field that permitted mass visual communication of graphic information. The technical evolution of his method could be traced to the two patents from 1852 to 1857 and the work that followed. These efforts revealed a clear path to better photography and better photolithography, and they are an obvious influence on the Baese technique (which has clear links to rapid prototyping).

The first patent of the photomechanical technique developed by Talbot used a steel plate as a base. The plate was coated with a gelatin solution containing potassium bichromate cured by gentle heating. Following the coating stage, the subject of the photograph was placed on the plate in the contact printing frame. Duration of the exposure varied between 30 seconds and 5 minutes. Etching was performed using the saturated solution of bichromate of platinum containing a little free acid and water. The remaining gelatin was removed by a wet sponge or cloth. For printing, the same procedure was applied by hand to four plates. Talbot proposed that zinc plates and graphic stones could be used.

Contact screen photogravure was introduced by Talbot in the same patent. He proposed dividing the image, which is usually of a continuous tone, into uniform or random patterns of tiny components for printing. The plate was then used to produce the depression. This procedure greatly resembled modern-day lithography, especially his photolithography. A remarkable feature of Talbot's first patent (in 1852) was the use of potassium-bichromate-sensitized gelatin emulsion. This coating displayed the essential characteristic of hardening and insolubility when exposed to light. Hardening of the gelatin or a monomer is fundamental in the Baese technique and in modern prototyping. Talbot's technique needed refinement, especially within the image printing stage with reference to ink smearing. He overcame this problem by introducing contact crossline screens to the printing plate. Two exposures of the plate were made under the emulsion beneath the screen open work: the first exposure was through the screen and the second was through the continuous tone image. Emulsion areas under the opaque screen lines received a single exposure to the continuous tone image. The second exposure prevented light from reaching the bichromate emulsion since these areas were darkened in the first exposure. The lightest tones would receive optimal light transmissions, therefore, hardening would be maximized.

Evolution of Additive Manufacturing

As the various additive processes matured, it became clear that metal removal would no longer be the only metalworking process done using a tool or head moving through a 3D work envelope transforming a mass of raw material into a desired shape layer by layer. The 2010s were the first decade in which metal end-use parts, such as engine brackets [91] and large nuts [92], would be grown (either before or instead of machining) in job production rather than obligately machined from bar stock or plate. Casting, fabrication, stamping, and machining are still more prevalent than AM in metalworking, but AM is now beginning to make significant inroads, and with the advantages of design for AM, it is clear to engineers that there is much more to come.

As technology matured, several authors began to speculate that 3D printing could aid in sustainable development in the developing world. [93, 94]. Figure 2.10 provides a time line capsule of the major events that shaped the foundations of the current AM landscape. Table 2.1 provides more details about the evolution of the field.

Review of the historical development of AM reveals that concepts are as old as the human race. Major advances take place because of innovation in the techniques. Novel methods to implement the concepts are, and always will be, the driver for progress.

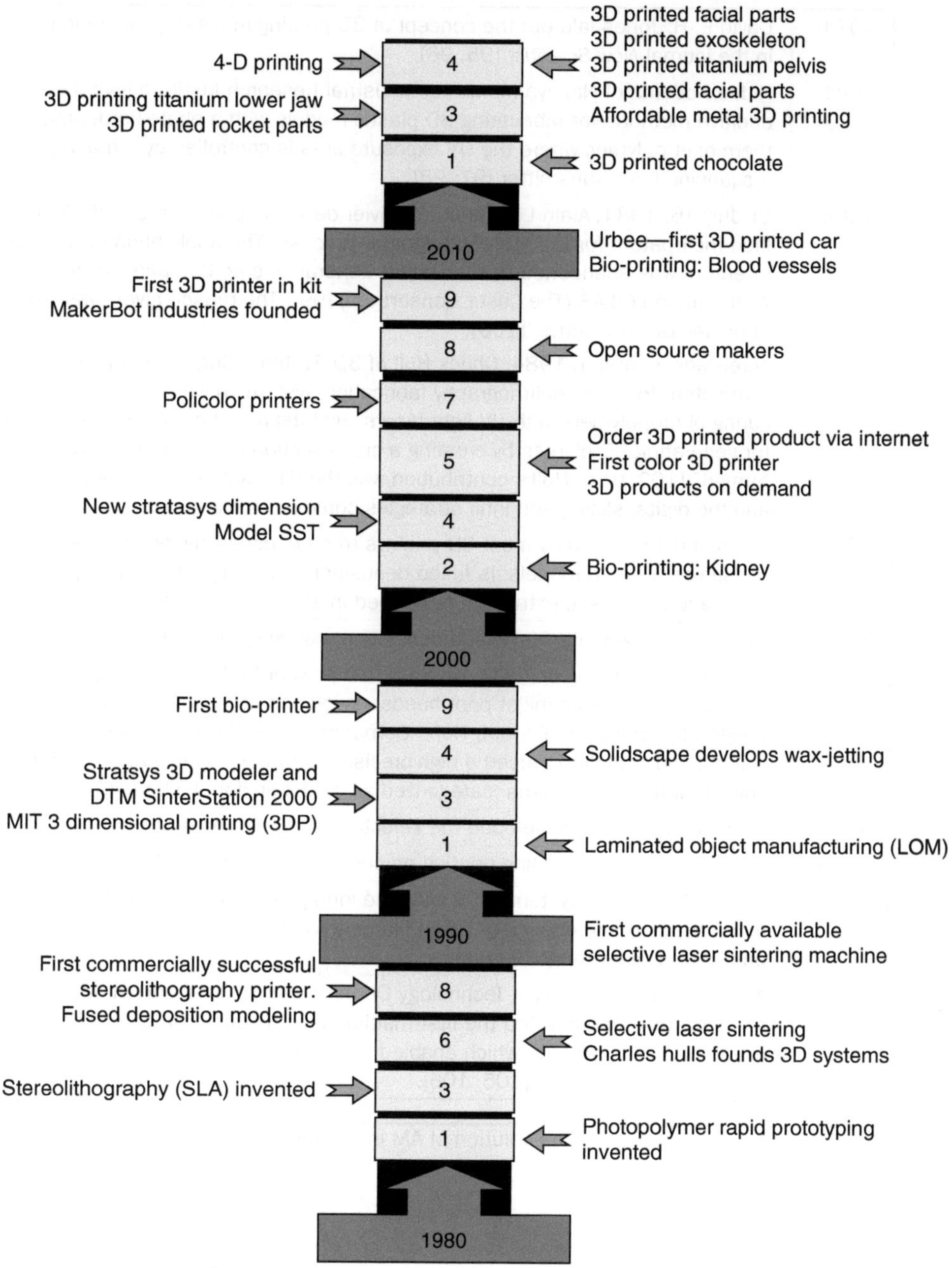

FIGURE 2.10 Time line of the major events affecting AM since the inception of the technology in its modern form.

1974	David E. H. Jones laid out the concept of 3D printing in his regular column Ariadne in the journal *New Scientist* [95, 96].
1981	Hideo Kodama of Nagoya Municipal Industrial Research Institute invented two additive methods for fabricating 3D plastic models with a photo-hardening thermoset polymer, where the UV exposure area is controlled by a mask pattern or a scanning fiber transmitter [97, 98].
1984	On July 16, 1984, Alain Le Méhauté, Olivier de Witte, and Jean Claude André filed their patent for the stereolithography process. The application of the French inventors was abandoned by the French General Electric Company (now Alcatel-Alsthom) and CILAS (The Laser Consortium) [99]. The reason given was "for lack of business perspective"[100]. Three weeks later in 1984, Chuck Hull of 3D Systems Corporation [101] filed his own patent for a stereolithography fabrication system, in which layers are added by curing photopolymers with UV light lasers. Hull defined the process as a "system for generating 3D objects by creating a cross-sectional pattern of the object to be formed" [102,103]. Hull's contribution was the STL (stereolithography) file format and the digital slicing and infill strategies common to many processes today.
1988	The technology used by most 3D printers to date, especially hobbyist and consumer-oriented models, is fused deposition modeling, which is a special application of plastic extrusion, developed in 1988 by S. Scott Crump.
1992	Stratasys markets its first fused deposition modeling machine.
1993	The term 3D printing originally referred to a powder bed process employing standard and custom inkjet print heads, developed at MIT and commercialized by Soligen Technologies, Extrude Hone Corporation, and Z Corporation. A company called Solidscape introduced a high-precision polymer jet fabrication system with soluble support structures (categorized as a "dot-on-dot" technique).
1995	Fraunhofer Institute developed the selective laser melting process.
2009	Fused deposition modeling printing process patents expired [104].
2012	Filabot develops a system for closing the loop [83] with plastic and allows for any fused deposition modeling or fused filament fabrication 3D printer to be able to print with a wider range of plastics.
2014	At the Georgia Institute of Technology Dr. Benjamin S. Cook and Dr. Manos M. Tentzeris demonstrated the first multimaterial, vertically integrated printed electronics AM platform, which enabled 3D printing of functional electronics operating up to 40 GHz [105, 106].

Table 2.1 Time Line Trace of the Evolution of AM in Our Modern Times

References

50. Landes DS, *The Unbound Prometheus,* Press Syndicate of the University of Cambridge, Cambridge, UK, 1969.
51. Wikipedia, https://en.wikipedia.org/wiki/Saqqara (accessed Oct. 31, 2019).
52. Rossi C, *Architecture and Mathematics in Ancient Egypt,* Cambridge University Press, Cambridge, UK, Apr. 15 2004.

53. Bundgaard JA, *Mnesicles: A Greek Architect at Work,* Gyldendal, Copenhagen, Denmark, 1957.
54. Coulton JJ, "Incomplete Preliminary Planning in Greek Architecture: Some New Evidence," in Jean Francois-Bommelaer, ed., *Le dessin d'architecture dans les sociétés antiques,* Universites des Science Humaines de Strasburg, Leiden, 103–121, 1985.
55. Williams G, "Sculpture as Data in the Nineteenth and Twenty-First Centuries," *Sculpture Journal,* 24: 407–417, 2015.
56. Walters P, Thirkell P, "New Technologies for 3D Realization in Art and Design Practice," *Artifact,* 1: 232–425, 2007.
57. Beaman JJ, Barlow JW, Bourell DL, Crawford RH, Marcus HL, McAlea KP, *Solid Freeform Fabrication: A New Direction in Manufacturing.* Kluwer Academic Publishers, Norwell, MA, 2061: 25-49, Jan 1, 1997.
58. Sobieszek RA, "Sculpture as the Sum of Its Profiles: Francois Willeme and Photo-sculpture in France, 1859–1868," *The Art Bulletin,* 62: 617–630, Dec. 1, 1980.
59. Tucker W, *Early Modern Sculpture: Rodin, Degas, Matisse, Brancusi, Picasso, Gonzalez,* Oxford University Press, Oxford, UK, 1974.
60. Champigneulle B, René-Jacques, Kahr B, *Rodin,* Thames and Hudson, London, 1980.
61. Abbé François Moigno, "Photo-Sculpture, Art Nouveau Imaginé par M. François Willème," *Revue Photographique,* 6: 136, 1861. Reprise d'un article de la revue Le Cosmos, XVIII, 547, 1861.
62. Gautier Th, *Autobiografia, publicada al volum Poésies de Th. Gautier qui ne figurent pas dans ses œuvres,* France Imprimerie Particulière, Paris, 1873.
63. *Bulletin de la Société française de photographie,* 150-151, 1861, séance du 17 mai.
64. Bragastini R, Ceccarelli M. "Mechanisms in Heron's Automata as Technological Transfer and Cultural Means," in *Explorations in the History and Heritage of Machines and Mechanisms,* Springer, Cham, Switzerland, 175–186, 2019.
65. Scheiner C, *Christophori Scheiner ..., Pantographice, seu ars delineandi res quaslibet per parallelogrammum lineare seu cavum, mechanicum, mobile: libellis duobus explicata, et demonstrationibus geometricis illustrata,* Romae, Grignani, 1631.
66. Scott-Childress, Reynolds J. "Paul Laurence Dunbar, New Yorker." New York History 92, no. 3 (2011): 167–208. Accessed June 8, 2021. http://www.jstor.org/stable/23185123.
67. Chiarini M, Tartuferi A, Padovani S, *Lodovico Cigoli: 1559-1613: tra manierismo e barocco: dipinti: Firenze, Galleria Palatina di Palazzo Pitti, 19 luglio-18 ottobre 1992,* Amalthea, 1992.
68. Kemp, M, *The Science of Art: Optical Themes in Western Art From Brunelleschi to Seurat,* Yale University Press, New Haven Connecticut, 1990.
69. Tinniswood, Adrian (2001). His Invention So Fertile: A Life of Christopher Wren. Oxford University Press. ISBN 978-0-19-514989-0.
70. Hills RL, *James Watt: His Time in Scotland, 1736-1774.* Landmark, Ashbourne, UK, 2002.
71. Oldenburg, Henry. An instrument invented diverse years ago by Dr. Christopher Wren, for deawing the Outlines of an Object in Perspective, in "Philosophical Transactions of the Royal Society", IV, 1669, pp. 898-899.
72. Insley J, "James Watt and the Reproduction of Sculpture," *Sculpture Journal,* 22: 37–66, Jan. 1, 2013.

73. Baker M, *A Genre of Copies and Copying? The Eighteenth-Century Portrait Bust and Eighteenth-Century Responses to Antique Sculpture.* Das Originale der Kopie: Kopien als Produkte und Medien der Transformation von Antike (pp. 289–312), 2010. Doi 10.1515/9783110225457.3.289, Book doi/10.1515/9783110225457.
74. Drost W, "La photosculpture entre art industriel et artisanat. La réussite de François Willème (1830-1905)," *Gazette des Beaux-Arts Paris,* 106: 113–129, Oct. 1985.
75. Vivarez HÉ, *Un précurseur de la photographie dans l'art du portrait à bon marché. Le Physionotrace, par Henry Vivarez...,* Lefebvre-Ducrocq, Lille, France 1906.
76. Cromer G, "Le secret du physiontrace," *Bulletin de la société archéologique, historique et artistique,* "Le Vieux Papier," 26th year, Oct. 1925.
77. Barnhill GB, "Extracts from the Journals of Ethan A. Greenwood: Portrait Painter and Museum Proprietor," *Proceedings of the American Antiquarian Society,* American Antiquarian Society, Vol. 103, 91, 1994.
78. Jacquemart MA, "Necrologie [Achille Collas]," *Gazette des Beaux-Arts,.* III: 60, 1859.
79. Demmin A, *Encyclopédie historique, archéologique, biographique, chronologique et monogrammatique des beaux-arts plastiques, architecture et mosaïque, céramique, sculpture, peinture et gravure,* Furne & Jouvet, Paris [1873–1874].
80. Chik C, "La photographie sérielle et séquentielle. Origines et ambiguïtés. Cinémas: revue d›études cinématographiques/Cinémas," *Journal of Film Studies,* 24: 187–215, 2014.
81. Gernsheim, H, Gernsheim, A, *The History of Photography: From the Camera Obscura to the Beginning of the Modern Era,* Oxford University Press, New York, 1969.
82. Willson CG, Dammel RR, Reiser A, "Photoresist Materials: A Historical Perspective," in *Metrology, Inspection, and Process Control for Microlithography XI,* International Society for Optics and Photonics, Bellingham, WA, Jul. 7, Vol. 3050, 38–51, 1997.
83. Szabadváry F, *History of Analytical Chemistry: International Series of Monographs in Analytical Chemistry,* Elsevier, Burlington, VT, Jan. 22, 2016.
84. Stroebel LD, Zakia RD, *The Focal Encyclopedia of Photography,* Focal Press, London, 1993.
85. Talbot WH, *The Pencil of Nature,* Good Press, Glasgow, Mar. 16, 2020.
86. Eder, JM, *History of Photography,* Dover, New York, 1978. ISBN-13: 978-0486235868.
87. Lowry, B, Lowry, IB, *The Silver Canvas: Daguerreotype Masterpieces From the J. Paul Getty Museum. Getty Publications,* Pacific Palisades, CA, 2000.
88. Ostroff E, "Etching, Engraving & Photography: Elistory of Photomechanical Reproduction," *The Journal of Photographic Science,* 17: 65–80, May 1, 1969.
89. Ponton M, "Notice of a Cheap and Simple Method of Preparing Paper for Photographic Drawing, in Which the Use of Any Salt of Silver is Dispensed With," *The Magazine of Science,* 6: 169–711, Jul. 1839.
90. Suckow G, *Die chemischen Wirkungen des Lichtes,* Leske, Darmstadt, 1832.
91. Patent No. 8842, sealed 8 February 1841, enrolled 8 August 1841, Patent Office. Repertory of Patent Inventions, 1841 (September), 16 (N.S.), 165-173. London J. Arts and Sciences, (edit. W. Newton) 1842, 19 (conjoined series), 189–197.
92. Patent No. 9753, sealed 1 June 1843, enrolled 1 December 1843, Patent Office. Rep. Pat. Invent., January 1844, 3 (e.s.), 47–53; London. J. Arts. Sci., 1843, 23 (c.s.), 430-433. Strictly speaking two other patents had previously been sealed by Talbot, in 1841 and 1842 (No. 9167 and 9528).

93. Freedman, DH, "Layer By Layer," *Technology Review*, 115: 50–53, 2012.
94. Amon CH, Beuth JL, Weiss LE, Merz R, Prinz, FB, "Shape Deposition Manufacturing with Microcasting: Processing, Thermal and Mechanical Issues," *Journal of Manufacturing Science and Engineering*, 120: 656–665, 1998.
95. Beck JE, Fritz B, Siewiorek D, Weiss L, (1992). "Manufacturing Mechatronics Using Thermal Spray Shape Deposition (PDF)," in *Proceedings of the 1992 Solid Freeform Fabrication Symposium*. Archived from the original (PDF) on 24 December 2014. Retrieved 20 December 2014.
96. Prinz FB, Merz R, Weiss L, Ikawa, N. (ed.). "Building Parts You Could Not Build Before," in *Proceedings of the 8th International Conference on Production Engineering*, Chapman & Hall, UK 40–44, 1997.
97. Jones, DEH, "Hollow Molecules," *New Scientist*, (32): 245, 1966.
98. Editor's pick: 3D printing: you read it here first Richard Ellam. New Scientist-issue 3099 published 12 November 2016. https://www.newscientist.com/letter/mg23230991-100-1-editors-pick-3d-printing-you-read-it-here-first/
99. Hideo K, "A Scheme for Three-Dimensional Display by Automatic Fabrication of Three-Dimensional Model," *IEICE Transactions on Electronics (Japanese Edition)*, J64-C, 237–241, Apr. 1981.
100. Hideo K, "Automatic Method for Fabricating a Three-Dimensional Plastic Model with Photo-Hardening Polymer," *Review of Scientific Instruments*, 52, 1770–1773, November 1981.
101. Andre J-C, Dispositif pour realiser un modele de piece industrielle, Application FR8411241A, National De La Propriete Industrielle.
102. Hull CW, Apparatus for production of three-dimensional objects by stereolithography. United States Patent, Application No. 638905, Filed, 1984.
103. Gibson I, Bártolo PJ. "History of Stereolithography." *Stereolithography: Materials, Processes, and Applications*, Springer, New York, 41–43, 2011. Print Oct. 7, 2015.
104. Hull C, "On Stereolithography," *Virtual and Physical Prototyping*, 7: 177, Sep. 1, 2012.
105. Schoffer F. "How Expiring Patents Are Ushering in the Next Generation of 3D Printing," Tech Crunch, May 15, 2016.
106. Cook BS, Vertical Integration of Inkjet-Printed RF Circuits and Systems (VIPRE) for Wireless Sensing and Inter/Intra-Chip Communication Applications, Doctoral dissertation, Georgia Institute of Technology, Atlanta, GA, 2014.

CHAPTER 3

Fundamentals of Metals

Elements and Crystals

Atomic Structure and the Elements

The atom is the basic structural unit of matter. It is composed of a positively charged nucleus that is surrounded by negatively charged electrons. The number of electrons vary according to the material. However, the charges of electrons should balance the positive charge of the nucleus in all atoms, resulting in an atom with a neutral charge. The number of electrons surrounding the nucleus identifies the atomic number and element of the atom. There are approximately 103 natural elements in addition to synthesized ones.

Elements are the chemical building blocks of matter. They are collected in groups of similar traits in the so-called periodic table of elements (Fig. 3.1), which groups the various elements in families based on similarities in behavior. The behavior of similarities stem from the atomic structure of the elements especially with respect to the numbers of electrons and outer orbit. The number of electrons in the outer most channel relative to the maximum number of allowed, determines mostly the chemical affinity of the atom for another atom.

Bonds in Solids

Atoms are held together by molecules; therefore, the bonding between atoms depends on the so-called valence electrons, which are the electrons in the very outer shell within the atom. Depending on the electronic configuration, bonds of various strengths can develop, and these bonds contribute to bonding between molecules. There are two types of bonds, primary and secondary. Primary bonds are associated with the formation of molecules; whereas secondary bonds are generally associated with the attraction between molecules. Moreover, primary bonds are stronger than secondary bonds.

Primary Bonds (Chemical Bonds)

1. *Ionic (or electrostatic) bonds:* Ionic bonds mainly form in inorganic compounds, and never in pure elements. An ionic bond is the attractive force between a positive ion and a negative ion brought into close proximity. These ions are formed when the atoms involved lose or gain electrons to stabilize their outer shell electronic configuration.

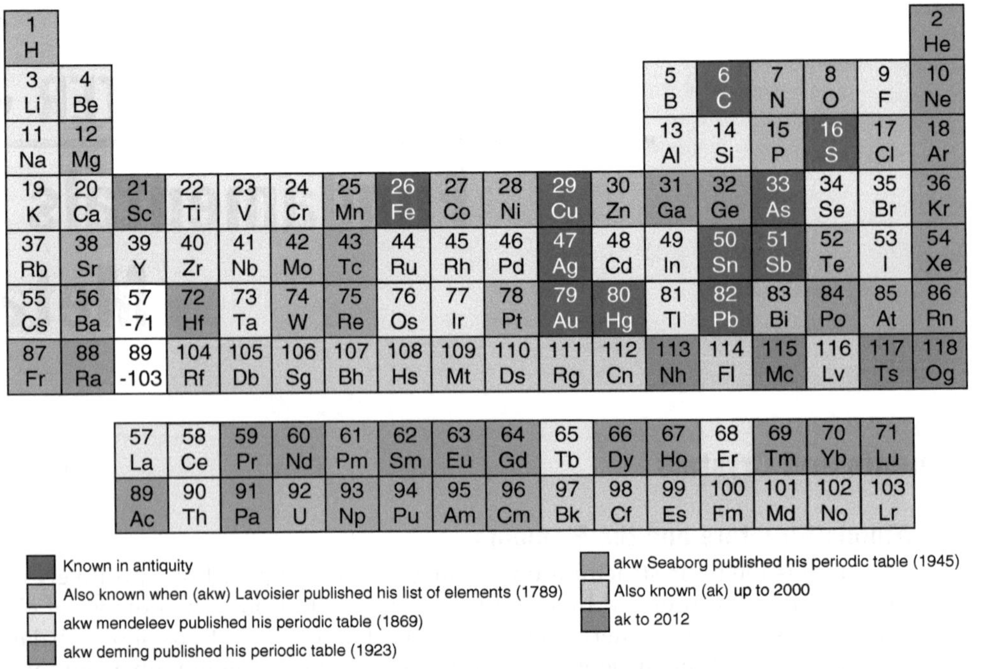

Figure 3.1 The periodic table of elements.

2. *Covalent (or atomic or homopolar) bond*: Covalent bonds form when the electrons between the atoms are shared rather than transferred. Only a few solids are held together by covalent bonds. Covalent bonding alone is not sufficient to build three-dimensional (3D) solids. The majority of solids incorporating covalent bonds also are bound either by ionic or van der Waals bonds.
3. *Metallic bond:* A metallic bond results from the sharing of a variable number of electrons by a variable number of atoms. The atoms in metals and alloys are held together by such bonds, which are characteristic of elements with a small number of valence electrons. These electrons are loosely held, so that they can be easily released to the common pool. Table 3.1 provides a comprehensive comparison between the properties of the three types of primary bonds.

Secondary Bonding

1. van der Waals Bonding: Secondary bonds are weak in comparison to primary bonds. They are found in most materials, but their effects are often overshadowed by the strength of the primary bonding. Secondary bonding occurs due to forces produced by atomic or molecular dipoles. The dipoles are produced by random fluctuation of the electrons around electrically symmetric atoms. Once a random dipole is formed in one atom, a dipole is induced in the adjacent atom. These dipoles cause a weak attraction to form between the oppositely charged ends of the dipoles. This is the type of bonding present in nitrogen molecules, and is known as van der Waals Bonding.

Another case of secondary bonding takes place upon the existence of a permanent dipole within a molecule due to asymmetrical arrangement of positive and negative regions. Molecules with a permanent dipole can either induce a dipole in adjacent electrically symmetrical molecules (and thus form a weak bond), or can form bonds with other permanent dipole molecules.

2. Hydrogen Bonding: Hydrogen bonding is the stronger form of secondary bonding. It is formed from polar molecular bonding (which form, for example, in water and hydrogen fluorides). The hydrogen side of the molecule is more positive than the atom it is bonded to. This increase in positivity allows

Property	Ionic	Covalent Bond	Metallic Bond
Bond energy	Higher than metallic bond	Higher than metallic bond	Generally lower than other primary bonds
Nature of bond	Nondirectional	Directional	Nondirectional
Bond formation	Formed when one of the atoms has a small number of valance electrons, such as alkali metals and alkali earths	Formed when atomic orbitals of two atoms overlap. An electron in each atom can exchange with an electron in its partner atom	Results from the sharing of a variable number of electrons by a variable number of atoms
Bonding force	Electrostatic force	Electrostatic force of attraction between two atoms	Electrostatic attraction between free electron cloud of valence electrons and positive ions of the same or different metallic elements
Conductivity	Ionic compounds have low conductivity	Low conductivity	Most compounds have high thermal and electrical conductivity
Melting and boiling point	Higher melting and boiling points in general	They generally possess lower melting and boiling points (exceptions with very high melting and boiling points exist)	High melting and boiling points generally
Mechanical properties	High hardness. Crystals tend to cleave along certain planes of atoms rather than be in ductile mode when subject to stresses	Solids are generally hard	Good strength and ductility
Solubility	Soluble in water liquid, ammonia, etc.	Not soluble in water, although soluble in organic solvents like benzene	Not soluble in water or organic solvents

TABLE 3.1 Comparison of Primary Bonds

attraction with the more negative end of another molecule. The strength of hydrogen bonding may affect boiling and melting temperatures in some liquids. For example, the melting and boiling points of water is abnormally high (for its atomic weight) due to hydrogen bonding.

Crystalline Structures

Substances can be classified as either "amorphous" or "crystalline." A crystal is a solid composed of atoms and atoms join together as molecules arranged in a pattern that repeats in three dimensions. In the amorphous state the elementary particles are mixed together in a disorderly manner, their positions bearing no fixed relationship to those of their neighbors. The crystalline structure, however, consists of atoms arranged according to a regular geometrical pattern.

Liquids are typically amorphous structures. Their atoms, or molecules, can be moved easily with respect to each other as they do not conform to any fixed pattern. Metals, in contrast, are different because of their crystalline nature. A piece of metal is essentially a mass of separate interlocking crystals of irregular shape. Atoms within each crystal are regularly spaced with respect to one another. The atoms form a pattern that is particular to the material (or its phase), which is known as a lattice. At the crystal boundaries, a film of metal, approximately three atoms thick, is present. The atoms in this film, however, do not conform to any pattern (Fig. 3.2).

This crystal boundary film in Fig. 3.2 is amorphous. The metallic bond acts within and across the crystal boundary; consequently, the crystal boundary is not necessarily an area of weakness except at high temperatures when inter-atomic distances increase, decreasing the bond strength.

There are 14 different types of crystal structures or lattices. The simplest crystalline unit cell is the cubic, in which atoms arrange in a 3D square grid. The unit cell is a box with an atom at each corner. Simple cubic crystals are relatively rare, mostly because they tend to distort easily. However, many crystals form body-centered-cubic (BCC) or face-centered-cubic (FCC) structures, which are cubic with either an extra atom

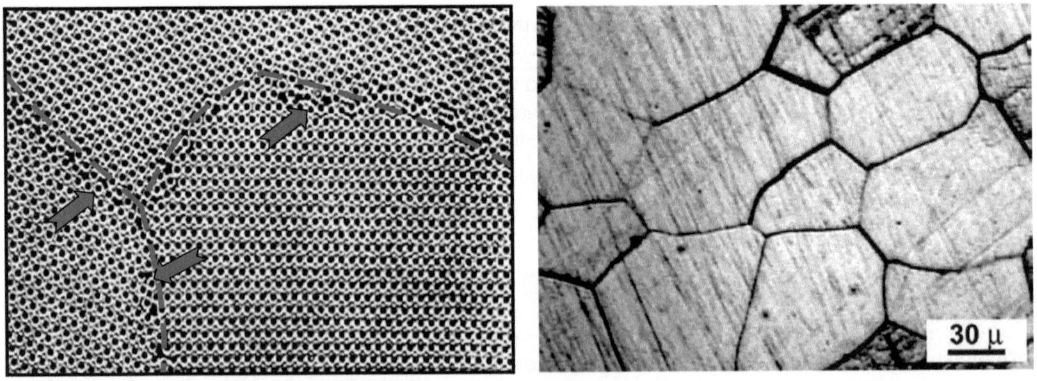

FIGURE 3.2 Left: Diagrammatic representation of a grain boundary. The atoms (ions) here are farther apart than those in the crystals themselves. Microstructure of VT22 (Ti5Al5Mo5V1,5Cr) after quenching. Right: Micrograph of a polycrystalline metal; grain boundaries evidenced by acid etching (From https://en.wikipedia.org/wiki/Grain_boundary, creative commons license.)

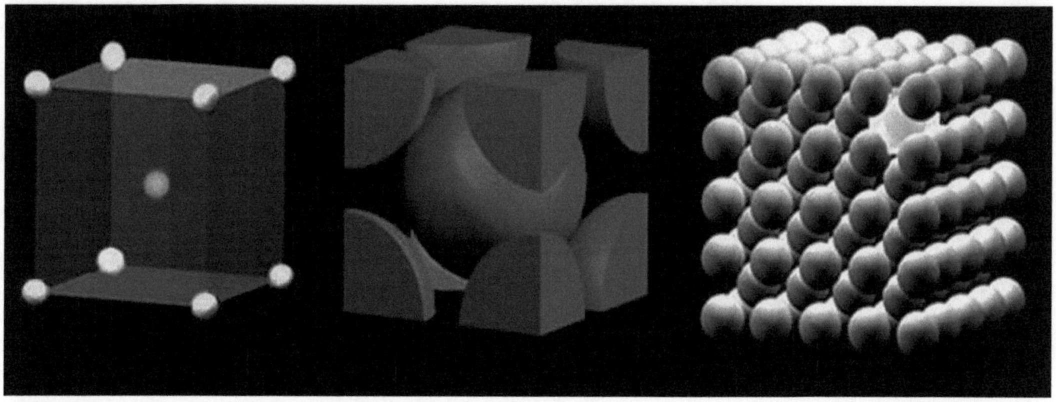

Figure 3.3 Body-centered-cubic structure.

centered in the cube or centered in each face of the cube. Most metals form BCC, FCC or hexagonal close-packed (HPC) structures. The crystalline structure of the material contributes to its properties.

Body-Centered-Cubic Structure

The BCC unit cell has atoms at each of the eight corners of a cube (like the cubic unit cell) plus one atom in the center of the cube (Fig. 3.3). Each of the corner atoms is the corner of another cube so the corner atoms are shared among eight unit cells with a coordination number of 8. The BCC unit cell consists of a net total of two atoms: one in the center and one eight eighths from the corners of the atom, as shown in the middle image of Fig. 3.3. Figure 3.3 highlights a unit cell in a larger section of the lattice.

The BCC arrangement does not allow the atoms to pack together as closely as the FCC and HCP arrangements. The BCC structure is often seen in the high-temperature form of metals that are close packed at lower temperatures. The volume of atoms in a cell per the total volume of a cell is called the packing factor. The BCC unit cell has a packing factor of 0.68.

Face-Centered-Cubic Structure

The FCC structure has atoms located at each of the corners and the centers of all the cubic faces (Fig. 3.4). Each of the corner atoms is the corner of another cube. Thus, the corner atoms are shared among eight unit cells. Additionally, each of its six face-centered atoms is shared with an adjacent atom. Because 12 of its atoms are shared, it has a coordination number of 12. The FCC unit cell consists of a net total of four atoms, eight eighths from corner atoms and six halves of the face atoms, as shown in the middle image of Fig. 3.4.

In the FCC structure (and the HCP structure) the atoms can pack closer together than they can in the BCC structure. The atoms from one layer nest themselves in the empty space between the atoms of the adjacent layer.

Hexagonal Close-Packed Structure

Another common close-packed structure is the hexagonal close pack. The hexagonal structure of alternating layers is shifted so its atoms are aligned with the gaps of the

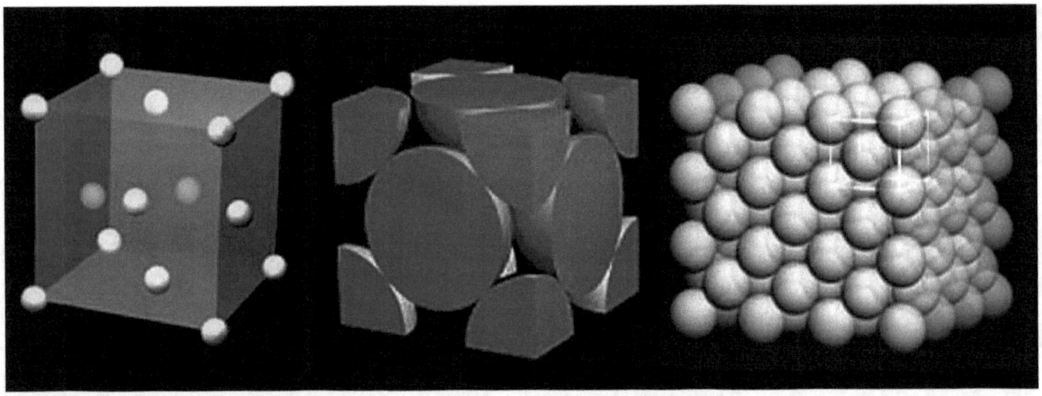

FIGURE 3.4 Face-centered-cubic structure.

preceding layer. The atoms from one layer nest themselves in the empty space between the atoms of the adjacent layer, just like in the FCC structure. However, instead of a cubic structure, this pattern is hexagonal (Fig. 3.5). The difference between the HCP and FCC structure is discussed later in this section.

The HCP structure has three layers of atoms. In the top and bottom layers, there are six atoms that arrange themselves in the shape of a hexagon and a seventh atom that sits in the middle of the hexagon. The middle layer has three atoms that nestle in the triangular "grooves" of the top and bottom plane. Note that there are six of these grooves surrounding each atom in the hexagonal plane, but only three of them can be filled by atoms. There are six atoms in the HCP unit cell. Each of the 12 atoms in the corners of the top and bottom layers contribute 1/6th of an atom to the unit cell, the two atoms in the center of the hexagon of the top and bottom layers each contribute half an atom, and each of the three atoms in the middle layer contribute 1 atom. The image on the right in Fig. 3.5 shows several HCP unit cells in a larger lattice. The coordination number of the atoms in this structure is 12. There are six nearest neighbors in the same close-packed

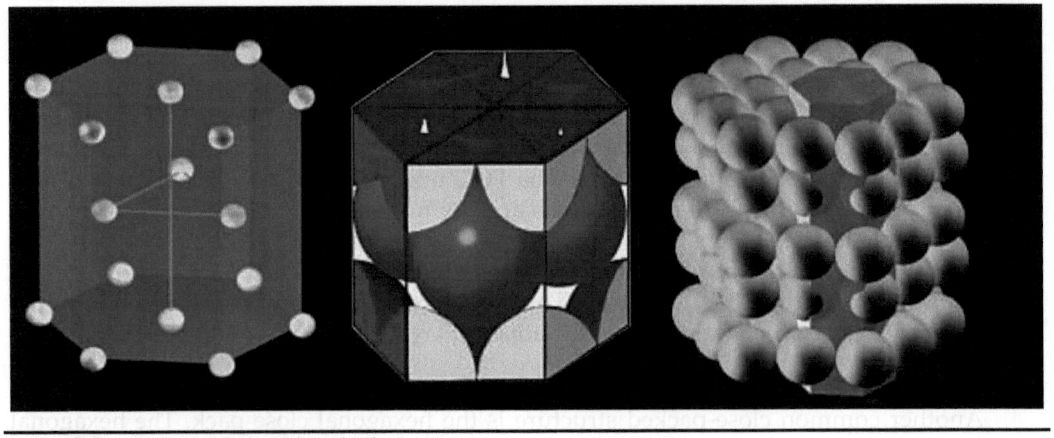

FIGURE 3.5 Hexagonal closed-packed structure.

Metal	Crystal Structure	Atomic Radius (nm)
Aluminum	FCC	0.1431
Cadmium	HCP	0.1490
Chromium	BCC	0.1249
Cobalt	HCP	0.1253
Copper	FCC	0.1278
Gold	FCC	0.1442
Iron (alpha)	BCC	0.1241
Lead	FCC	0.1750
Magnesium	HCP	0.1599
Molybdenum	BCC	0.1363
Nickel	FCC	0.1246
Platinum	FCC	0.1387
Silver	FCC	0.1445
Tantalum	BCC	0.1430
Titanium (alpha)	HCP	0.1445
Tungsten	BCC	0.1371
Zinc	HCP	0.1332

Table 3.2 Stable Room Temperature Crystal Structures for Several Elemental Metals

layer, three in the layer above and three in the layer below. The packing factor is 0.74, which is the same as the FCC unit cell. Table 3.2 shows the stable room temperature crystal structures for several elemental metals.

Physical Properties

A property is a distinctive trait. In matter, these traits determine fundamental qualities, or responses to an influence, or any agent of change. In general, a change in the state of matter is due to an exchange of energy, in some form, between the mass and its surroundings. This energy could be caused by an action of an external force that does work on the mass of an object, or the addition of thermal energy due to heating, which raises temperature, etc. So property can be defined as a characteristic response of the material to fundamental thermodynamic quantities both in space and time (i.e., the quantification of the response of the material to fundamental thermodynamic quantities and to the rate of their application). Examples are the response of a solid force of impact or a tensile force and the amount of heat necessary to raise the temperature of the material by 1°.

In the engineering world, properties are classified by their relation to behavior. Thus, when characterizing the response of materials to forces, mechanical properties are used. Similarly, characterizing the response to changes in the thermal environment pertains to thermal properties. The numerical magnitude of the property relates to the state of the material (solid, liquid, or gas). Further, properties relate to the inner atomic structure of the material. In metals, the crystal structure, and the purity of the element, play a significant role in determining the numerical value of the particular property. Furthermore, elements of similar atomic structure would have particular ranges of numerical values of properties. Metals and alloys are no exception. The numerical values of properties in metals depend on the structural crystalline building blocks. In alloys, the percentages of each component of the metal present affects the value of the property.

Mechanical Properties

In engineering applications, a metal is ranked by its strength, indicating its ability to resist failure due to applied loads. Failure in this context may be defined according to the context of the loading matter regarding amount and type of sustained (or accepted) damage displayed by the material. In some applications, failure implies the breaking point of the metal, whereas in other applications damage is the point of permanent deformation (i.e., the so-called plastic state).

Thus, mechanical properties quantify the behavior of metal under load, with respect to ultimate strength, start of Herman deformation, rupture, cracking, etc. They also quantify the fundamental contributing factors essential to observed behavior, or any related relationships between parameters. Briefly, mechanical properties quantify behavior of metallic materials subject to loading.

The strength of the material (including metals) depends on its ability to sustain the load without undue deformation or failure. Properties inherent to the material are determined experimentally. The fundamental test, in this respect, is the familiar tension-or-compression test. It provides many important mechanical properties of the material; however, its use is primarily to determine the relationship between the average normal stress and average normal strain of the material subject to a tensile force.

The tensile test consists of pulling a standardized test specimen of the material of interest (Fig. 3.6*a*) until it breaks apart. During the pulling, which is termed inside loading, the progression of forces recorded along with the change in the dimensions of the sample (i.e., change in length, Δl, and change in diameter, Δd). Two types of plots may be obtained from the collected data. The first plot is the so-called strain plot stress-strain curve (Fig. 3.6*b*), whereas the second is the true stress-through (Fig. 3.6*c*). The difference between the two plots is a definition, and implication of the stress and the strain. The familiar definition of normal stress σ resulting in a tensile specimen of cross-sectional area A, acted on by a tensile force F, is given by

$$\sigma = \frac{F}{A} \tag{3.1}$$

When the length of the specimen is l and the change in the length to the action of the force is dl, then the resulting strain is written as

$$\varepsilon = \frac{l_f - l_i}{l_i} = \frac{dl}{l_i} \tag{3.2}$$

with subscripts i and f represent initial and final, respectively. Loading until the breaking point is reached, however, does not take place instantaneously. At each incremental increase of the tensile force, the dimensions of the specimen will respond accordingly.

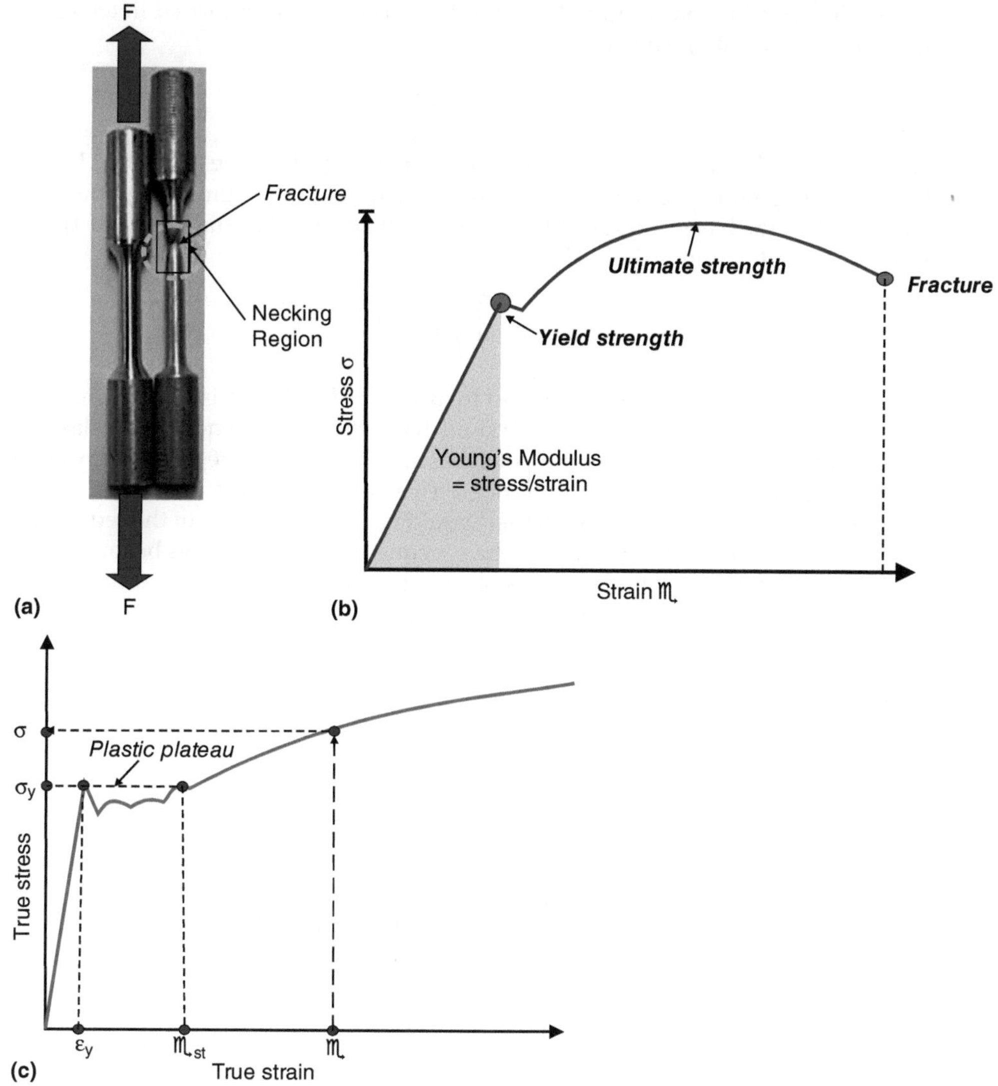

Figure 3.6 Elements of the tension test. (a) Tensile sample before and after test. (b) Engineering stress-engineering strain curve. (c) True stress-true strain curve.

As such, at any moment within the test, such as t_i, the stress could be written in terms of the instantaneous force and change in area of viz

$$\sigma_i = \frac{f_i}{A_i} \tag{3.3}$$

which yields the instantaneous stress value.

Similarly, through strain, which provides instantaneous elongation per unit length of the material, may be calculated from knowledge of instantaneous elongation (or change in length depending on whether the material is compressed or loaded in tension). Thus, the two strain would be given by

$$\varepsilon_i = \frac{dl_i}{l_{i-1}} = \frac{l_i - l_{i-1}}{l_{i-1}} \tag{3.4}$$

Alternatively, the value of the two strain in a tensile test can be estimated by dividing the total elongation into small increments, calculating the engineering strain for each increment on the basis of its starting length, then adding the strain values. Thus, in the limit, if through strain is defined as

$$\varepsilon = \int_{l_{i-1}}^{l_i} \frac{dl}{l_i} = \ln \frac{l_i}{l_{i-1}} \tag{3.5}$$

the final strain could then be calculated by using $l_i = l_f$ (where l_f is the final length). True and engineering stress-strain plots should have the same trend in the elastic region because of the direct proportionality of stress and strain in that region as they are related by Hooke's law is $E = \sigma\varepsilon$. The difference between the two plots manifests, however, in the plastic region. The true stress values would be higher because of the reduction in the instantaneous cross-sectional area of the specimen. As strain values become significant due to plastic deformation, the values of two strain and engineering strain diverge. The two strain can be related to the corresponding engineering strain by

$$\varepsilon = \ln(1+\varepsilon_e) \tag{3.6}$$

with e representing the engineering strain. Similarly, the true stress may be related to the engineering stress by

$$\sigma_t = \sigma_s(1+\varepsilon_e) \tag{3.7}$$

where σ_s is the engineering stress.

The engineering stress-strain curve yields several key data that characterize a metal (or alloy). The slope of the linear portion yields the modulus of elasticity (E, also known as Young's modulus; Table 3.3). This parameter represents the relationship between

	Modulus of Elasticity	
Metals	**GPa**	**lb/in² × 10⁶**
Aluminum and alloys	69	10
Cast iron	138	20
Copper and alloys	110	16
Iron	209	30
Lead	21	3
Magnesium	48	7
Nickel	209	30
Steel	209	30
Titanium	117	17
Tungsten	407	59

TABLE 3.3 Elastic Modulus for Selected Materials

Material	Yield Strength (MPa)	Ultimate Strength (MPa)
ASTM A36 steel	250	400
Steel, API 5L X65	448	531
Steel, high strength alloy ASTM A514	690	760
Steel, prestressing strands	1650	1860
Stainless steel AISI 302–cold-rolled	520	860
Cast iron 4.5% C, ASTM A-48	172	
Titanium alloy (6% Al, 4% V)	830	900
Aluminum alloy 2014-T6	400	455
Copper 99.9% Cu	70	220
Cupronickel 10% Ni, 1.6% Fe, 1% Mn, balance Cu	130	350
Brass	200	550
Aluminum (annealed)	15–20	40–50
Copper (annealed)	33	210
Iron (annealed)	80–100	350
Nickel (annealed)	14–35	140–195
Tantalum (annealed)	180	200
Tin (annealed)	9–14	15–200
Titanium (annealed)	100–225	240–370
Tungsten (annealed)	550	550–6 2

Table 3.4 Yield and Ultimate Strength Values for Selected Alloys

stress and strain in the elastic range. In addition, the end of the linear range within the curve determines the yield stress for the material, Table 3.4, (which signifies the transition to plastic deformation).

The true stress-strain data, meanwhile, are very useful in predicting the strain hardening of the metals. Strain hardening is closely related to movement of dislocations in metals and the effect of grain size on material strengthening. Strain hardening (also termed work hardening) is important for metal-forming processes.

Strain Hardening

The tolerance of a material to work hardening is implied from the so-called strain hardening exponent (also termed the strain hardening index). This index, n, is a material constant extracted from the true stress-strain data for the particular material. Originally proposed by J. H. Hollomon in 1945 [109], it is obtained by plotting the engineering stress-strain experimental data as a log-log plot (Fig. 3.7).

In this plot mode the data will form a straight line known as the flow curve relationship given by the equation

$$\sigma = K\varepsilon^n \tag{3.8}$$

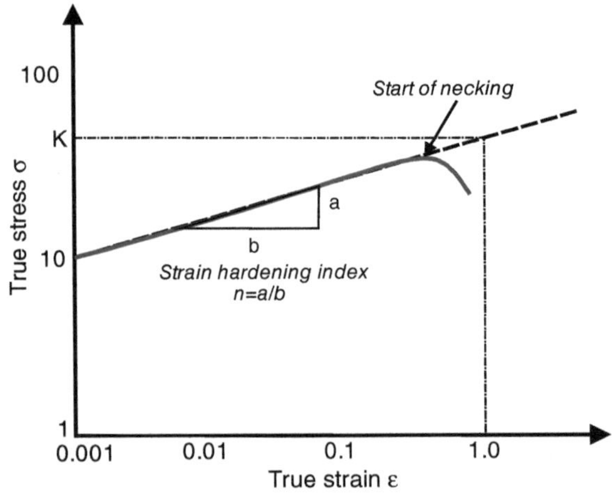

FIGURE 3.7 True stress-strain curve plotted on log-log scale.

where σ represents the applied true stress on the material, ε is the true strain, and K is the strength coefficient. The flow curve describes the behavior of the metal in the plastic region. In particular, it indicates the tendency to tolerate strain beyond the necking point while being loaded in tension. The value of the strain hardening exponent, n, lies between 0 and 1. A value of 0 implies that a material is a perfectly plastic solid, whereas a value of 1 implies a 100% elastic solid. Most metals and alloys have an n value between $0.1 \leq n \leq 0.50$.

The value of the strain hardening index is directly related to the ability of the metal to uniformly distribute tensile strains. When a test specimen is elongated, uniform straining occurs throughout the length because if any element in the specimen becomes strained more than the surrounding metal, its strength increases because of work hardening, thus making it more resistant to additional strain until the surrounding metal has been strained an equal amount. Finally, the strain becomes so large that uniform straining cannot be sustained. A weak point in the length develops (because of buildup of dislocations at grain boundaries, impurities in the metal, or other factors), and necking is initiated, leading to failure. Experimental evidence suggests that a material would start to build up dislocations at grain boundaries to a point that promotes failure when the surrounding metal has been strained an equal amount. When the strain becomes large such that uniform straining cannot be sustained, a weak point in the length develops. This takes place for many reasons including buildup of dislocations at grain boundaries, impurities in the metal, etc. Past this point necking is initiated, and a path to material failure takes place. Therefore, a higher n value implies that the metal can be strained further before the onset of necking during tensile loading.

Thermal Properties

The interaction between the energy supplied by the power source and feedstock material in additive manufacturing (AM) is a complex process. It comprises several interfering energy transformation mechanisms and simultaneous interconnected thermal and thermodynamic processes. The energy supplied by the power source is shared between the current layer, mostly in powder state, and the substrate layer, which is mostly consolidated solid metal (although of nonuniform temperature and mechanical states). The portion that influences the powder is mostly absorbed by the particles. Part of that energy bounces through the particles, whereas the other part is radiated to the atmosphere. The portion that is absorbed by the powder raises the temperature of the local powder spot, and if that portion is sufficient then local melting takes place. Therefore, it is important to accurately assess the actual quantity of heat necessary for achieving optimal melting conditions. Such a determination depends on knowledge of the thermophysical properties of the powder feedstock as well as the power source characteristics. The power source characteristics will be detailed in a later chapter. Here, however, we discuss the thermal properties of metals in general and then we focus on the accessory properties to understand, model, and quantify the interaction between power source and powder feedstock. One question that emerges, which consists of understanding the interaction between power source and powder layers during processing, is how to determine which properties are relevant. The answer is provided through thermal modeling of melting during layer deposition. Theoretical modeling, in this case, facilitates determination of the factors that contribute to the structural evolution in processing of powders.

Despite the recent origin of AM processes, it is possible to draw on experience gained in welding to understand and model behavior in the melt pool resulting from the power source interaction. There are many similarities, from a thermal-thermodynamic perspective, between welding and AM, especially with respect to the motion and interaction of the power source with the processed material feedstock. The temperature evolution in case of welding, and many AM processes, may be analyzed using the so-called theory of moving sources of heat [109–111].

This theory, which will be detailed in later chapters, theoretically predicts a temperature rise due to the heat source moving on a stationary surface. This is the exact situation encountered in metal AM when an energy source moves linearly over the powder layer. The temperature fields influencing the moving source are found by solving the temperature-dependent heat equation (i.e., the pressure and all the properties of the affected material are functions of temperature). This is obviously a more complex situation than traditionally encountered in many conventional processes in which the properties are averaged or considered as constants (i.e., values confined to room temperature).

The temperature-dependent equation of heat transfer in this case is expressed in terms of moving coordinate system, viz

$$\frac{\partial H}{\partial t} - v\frac{\partial H}{\partial x} = \nabla\left(k(T)\cdot T\right) + U \tag{3.9}$$

where H is the volumetric enthalpy of the powder material, K the temperature-dependent thermal conductivity, U is volumetric heat source that relates to the energy density of the power source, and ∇ is the familiar gradient operator

$$\nabla = \frac{\partial}{\partial x} + \frac{\partial}{\partial y} + \frac{\partial}{\partial z} \tag{3.10}$$

The complexity of Eq. (3.9) manifests in the dependence of the volumetric enthalpy of the material on the phase and the specific heat of the material (which is a temperature-dependent parameter). The relation between the enthalpy H in the temperature T is not unique and depends on the phase of the material (i.e., solid, liquid as in AM, or gas). This relationship may be expressed through the thermal equation of state.

The solution to Eq. (3.9) may be attempted using multiple approaches. Each approach varies in detail, degree of complexity, and computational demands. However the general form is shared between all solution methodologies. Namely, the general form solution is a combination of the power intensity, absorptivity of the powder feedstock, thermophysical properties of the feedstock, and the scanning speed of the power source. Therefore, a general solution may be expressed as

$$T(x,y,z,t) = F_1(Q,\eta) \times F_2(k,C_s,C_m,\rho,T_m) \times F_3(V,x,y,z) \tag{3.11}$$

where C_s, C_m are the solid and liquid specific heat of the material, respectively; ρ is a material density; and T_m is the melting temperature.

The details of each function vary according to the assumptions involved in modeling. The function of interest in the current context of this section is function F_2. This function represents contribution of the thermophysical properties of the feedstock material at its different phases. It generally comprises the thermal transport properties of the material being processed, the melting temperatures, and the latent heats (Table 3.5).

Essential Thermophysical Data

The details of the function F_2, as explained earlier, decide which properties are more relevant to studying the temperature evolution while processing. However, the properties stemming from Eq. (3.11) are not the only properties relevant to the entire process. There are more relevant properties that are needed to characterize the parameters and describe the evolution of behavior at different phases of the buildup. Fig. 3.8, provides a summary of those properties (detailed listing is provided in Table 3.6). The properties in Table 3.6 are both temperature and phase dependent. Next, we explain the properties involved and their dependencies.

Heat Transfer Properties

Density

Density (ρ) is defined as the mass per unit volume of a material. Its reciprocal ($1/\rho$) is termed the specific volume. An accurate value of the density, and its variation with both phase and temperature, is essential. These values help determine changes of volume at different phases and contribute to pinpointing the accurate value of thermal properties (thermal conductivity and thermal diffusivity), such as thermal conductivity, surface tension, and viscosity. Moreover, the density helps when evaluating fluid flow in a solidifying metal. Density of liquid metals is also useful to calculate volume changes during melting, solidification, and alloying. As a general rule, the average density change of non–close-packed metals on fusion is approximately 3%; whereas the average volume change of a close-packed metal does not exceed 5%. Density of solid alloys as a function of temperature can be calculated from thermal expansion data using the relationship

$$\rho_T = \rho_{RT}[1 + \Delta l_{\text{exp}}]^{-3} \tag{3.12}$$

Material	Specific Heat Cp (J/g·K)	T-range (K)	Cp_25	Cp_T_L	ΔH_f (J/g)	T_s (K)	T_L (K)
Aluminum Alloys							
A319	$Cp = 0.7473 + 2*10^{-4}T + 5*10^{-7}T^2$	298–780	0.87	1.17	393	798	898
A356	$Cp = 0.7284 + 5\ 10^{-4}T - 8*10^{-7}T^2$	298–840	0.88	1.16	425	840	887
2024-T4	$Cp = 0.7688 + 3*10^{-4}T - 2*10^{-7}T^2$	298–811	0.87	1.14	297	811	905
6061-T6	$Cp = 0.7067 + 6*10^{-4}T - 10^{-7}T^2$	298–873	0.87	1.17	380	873	915
Copper Alloys							
Cu-Al (Al-bronze)	$Cp = 0.353 + 3*10^{-4}T - 10^{-7}T^2$ $Cp = 0.582$	298–1313 1313–1773	0.442	0.582	240	1313	1350
Brass	$Cp = 0.355 + 1.36*10^{-4}T$ $Cp = 1.32 + 6.75*10^{-4}T$ $Cp = 0.49$	298–1188 1188–1228 $T > 1228$	0.396	0.49	164.8	1188	1228
Copper-nickel	$Cp = 0.37 + 1.13*10^{-4}T$ $Cp = 0.348 + 1.28*10^{-4}T$ $Cp = 0.543$	$T \le 1443$ 1443–1513 $1513 \le T$	0.404	0.543	...	1443	1513
Iron and Steel Alloys							
Carbon steel	$Cp = 0.593 + 4.8*10^{-5}T$	1273–1550	0.469	...	...	1768	1808
316 stainless steel	$Cp = 0.412 + 2*10^{-4}T - 2*10^{-8}T^2$	298–1658	0.45	0.79	260	1658	1723
Magnesium Alloys							
AZ31B	$Cp = 1.88 - 5.22*10^{-4}T$ $Cp = 0.979 + 4.73*10^{-4}T$	$839 \le T \le 905$ $905 \le T$	1.01	1.415		839	905
EZ33	$Cp = 1.21$ $Cp = 1.336$	818 $913 \le T$	0.98	1.336	343	818	913
Nickel Alloys							
Hastelloy C	$Cp = 0.281 + 0.283*10^{-3}T$	$T \le 1534$	0.283	0.677	276	1534	1578
Inconel 718	$Cp = 0.65$	1443	0.435	0.72	210	1533	1609
Titanium Alloys							
Ti-6Al-4V	$Cp = 0.4115 + 2*10^{-4}T + 5*10^{-10}T^2$ $Cp = 0.83$	1268–1923 $T \le 1923$	0.546	0.83	286		1923

TABLE 3.5 Specific Heat Capacity Data, Latent Heat of Fusion, and Solidus and Liquidus Temperatures for Some Alloys of Commercial Interest

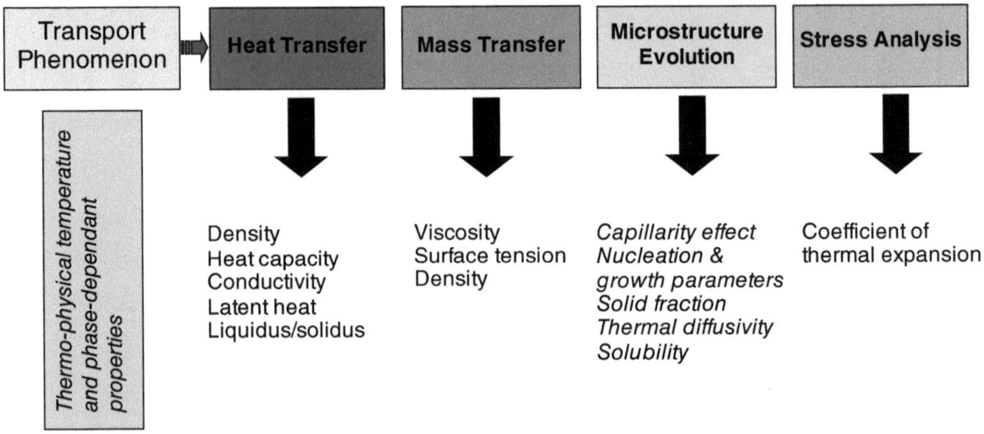

FIGURE 3.8 Correlation of thermophysical properties needed for modeling and characterizing AM processes.

Transport Phenomena	Thermophysical Data Required
Heat transfer	*Temperature-and phase-dependent parameters* 1. Density 2. Heat capacity 3. Conductivity 4. Latent heat of fusion 5. Liquidus and solidus
Mass transfer	*Temperature and phase dependent* 6. Viscosity 7. Surface tension 8. Density
Microstructural evolution	*Phase chemical composition* 9. Capillarity effect (Gibbs-Thompson coefficient) 10. Nucleation and growth parameters 11. Solid fraction versus temperature 12. Thermal diffusivity 13. Solubility
Stress analysis	*Temperature-dependent parameters* 14. Coefficient of thermal expansion

TABLE 3.6 Thermophysical Properties Needed for Modeling and Characterizing AM Processes

where Δl_{exp} is the linear expansion ($\Delta l_{exp} = (l_T - l_0)/l_0 = \alpha T$) at a temperature, T. Alternatively, the density of a heterogeneous phase mixture (ρ_m) containing a number, n, of phases can be roughly estimated from the empirical relationship

$$\rho_m = \left(\frac{1}{\sum_{i=1}^{n} (X_p/\rho_D)} \right) \tag{3.13}$$

where X_p and ρ_D are the fraction and density of the phase, respectively, at a given temperature. The density of pure liquid metals as a function of temperature can be reasonably estimated from Eq. (3.14)

$$\rho_L = \rho_m - b(T - T_m) \tag{3.14}$$

where ρ_m is the density at the liquidus temperature, a and b are dimensionless constants, and T is the temperature above the melting point (T_m). Table 3.7 lists the density at the melting point and the values for the parameters a and b for estimation of the liquid density as a function of temperature for various elements. Table 3.7 also shows the viscosity and activation energy for viscous flow for some pure metals.

Heat Capacity

Specific heat capacity of a material is the amount of thermal energy needed to change the temperature of a unit mass (m) of a substance by 1° Kelvin. The specific heat capacity

Element	Melting Point (K)	Density (g/cm³)			Viscosity		
		Measured at T_m	$\rho_L = a - b\,(T - T_m)$		η at T_m (mN·s/m²)	η_o (mN·s/m²)	E (kJ/mol)
			a	$b \times 10^4$			
Al	933.5	2.385	2.378	3.111	1.34	0.185	15.4
Cr	2148	6.28	6.280	7.230	...	...	...
Co	1766	7.760	7.740	9.500	4.49	0.2550	44.4
Cu	1356	8.000	8.033	7.953	4.10	0.3009	30.5
Fe	1811	7.015	7.035	9.26	5.85	0.191	51.5
Mg	924	1.590	1.589	2.658	1.32	0.0245	30.5
Mn	1525	5.730	5.750	9.300	...	...	...
Ni	1727	7.905	7.890	9.910	4.60	0.1663	50.2
Ti	1958	4.110	4.140	2.260	5.20	...	...
V	2185	5.700	5.36	3.20	...	...	...
W	3650	17.60	...	...	...	...	...
Zn	692	6.575	6.552	9.502	3.85	0.4131	12.7
Zr	2123	5.800	...	...	8.0	...	...

TABLE 3.7 Density at the Melting Point, Dimensionless Values for the Parameters a and b, Viscosity, and Activation Energy for Viscous Flow for Selected Elements

is an extensive property of matter that depends on the amount of species in the system and is also sensitive to phase changes. Specific heat capacity can be defined for a constant volume (C_v) or for a constant pressure (C_p). The specific heat capacity in SI units is expressed in J/kg K. and term specific is often used interchangeably with heat capacity. The total amount of thermal energy or enthalpy, ΔH, associated with the specific heat capacity and a temperature change (from T_1 to T_2) is given by

$$\Delta H = \int_{T_1}^{T_2} Cp\, dT \tag{3.15}$$

Variation in the specific heat capacity as a function of temperature may be expressed as a polynomial of the form

$$Cp(T) = a + bT + cT^2 + \cdots\cdots \tag{3.16}$$

where Cp is the molar heat capacity; a, b, and c, are constants; and T is the absolute temperature. Table 3.5 shows the specific heat capacity of solids as a function of temperature, the specific heat capacity of liquids at the melting point (T_m), and the enthalpy of fusion for some common elements.

Changes in specific heat capacity and most thermophysical properties with changing temperature in liquid metals may be gradual and continuous, rather than showing the abrupt effects of phase transitions that take place in the mushy and solid state. Thus, a reasonable estimate of the specific heat capacity for a liquid alloy (Cp_L) can be calculated from the elemental heat capacities of the components in the alloy by using the Kopp-Neuman rule of mixtures [112, 113]

$$Cp_L = \sum_{i=1}^{n} Y_i (Cp)_{Li} \tag{3.17}$$

where Y_i is the atomic fraction of the element i in the alloy. The small changes in the specific heat capacity of the liquid with temperature allows for a reasonable estimate.

Thermal and Electrical Conductivity

Thermal and electrical conductivities are intrinsic properties of metals, and they have the same origin of electron migration through crystal lattice. Both properties are functions of phase and temperature. The conductivity of a melt decreases sharply due to disorder in the liquid state. The electrical resistivity of some liquid metals just above their melting points can reach 1.5 to 2.3 times greater than that of the solids just below their melting temperatures [114] (although some metals, e.g., iron, cobalt, and nickel, may be exceptions).

Estimation of the ratio of liquid to solid electrical conductivity may be estimated through the Mott equation [115], viz,

$$\ln(\sigma_{\text{sol}}/\sigma_{\text{liq}}) = C\left(\frac{\Delta H_m}{T_m}\right) = C\Delta S_m \tag{3.18}$$

where ΔH_m is the enthalpy of fusion in KJ/mol, T_m is the absolute melting temperature, ΔS_m is the entropy of fusion, and C is a constant.

In metals, the electrical conductivity (or its reciprocal the electrical resistivity) is linked to the thermal conductivity through the Wiedman-Franz law (WFL) and the constant of proportionality known as the Lorentz number (L) [116]. The WFL relationship appears to hold for pure metals around the melting point, but large departures can occur at lower temperatures in the solid:

$$\left(\frac{K}{\sigma T}\right) = L = 2.445 \times 10^{-8}\ \mathrm{W \cdot \Omega K^{-2}} \tag{3.19}$$

where K is the thermal conductivity, T is the absolute temperature, and L is the so-called Lorenz number.

In principle, convective flow that takes place in the liquid metal does not affect electrical conductivity, enabling the estimation of thermal conductivity for liquid alloys from electrical conductivity values and invoking the WFL equation. Electrical conductivity for molten binary alloys, for example, has been estimated using this concept [117]. Initially, an interpolation based on the ratio of elements by mass is performed, viz

$$\sigma_{T1} = \sigma_1 x_1 + \sigma_2 x_2 + \sigma_3 x_3 \ \ldots \tag{3.20}$$

Following this estimation, the temperature dependence of the electrical conductivity is calculated using a 10% slope (which is based on experimental observations for many alloys), i.e.

$$\sigma_T = \sigma_{T1}\left[1 + \frac{d\sigma}{dT}\right]_{\text{alloy}} \tag{3.21}$$

where

$$\frac{d\sigma}{dT} = x_1\left(\frac{d\sigma_1}{dT}\right) + x_2\left(\frac{d\sigma_2}{dT}\right) + x_3\left(\frac{d\sigma_3}{dT}\right) + \ldots\ldots\ldots\ldots \tag{3.22}$$

Once σ_T is calculated at a given T, then the thermal conductivity is calculated using the WLF equation. The resistivity for the liquid, $\rho_{e,l}$, from the melting point to a given temperature may also be calculated by linear regression of the form

$$\rho_{e;l} = \alpha T + \beta \tag{3.23}$$

Values for constants α and β for the various metals are given in Table 3.8.

Mills [118] combined the Mott equation Eq. (3.12) and the WFL Eq. (3.19) to establish a relationship between the thermal conductivity of the solid, k_{sm}, and liquid, k_{lm}, at the melting point:

$$\ln\left(\frac{k_{sm}}{k_{lm}}\right) = K\Delta S_m \tag{3.24}$$

where K is a constant. This equation is useful for estimating the thermal conductivity of a liquid alloy by determining the thermal conductivity (or electrical conductivity) at the melting point. The only limitation is the constant, K, which would not have a uniform value for all metals and alloys.

	Electrical Resistivity							Thermal Conductivity			
					$\rho_{e,l} = \alpha T + \beta$			k_{sm}	k_{lm}		
Element	T_m (K)	$\rho_{e,s}$ (μΩ.cm)	$\rho_{e,l}$ (μΩ.cm)	$\rho_{e,l}/\rho_{e,s}$	α (μΩ cm/K)	β (μΩ.cm)	$T_m - T$ (K)	W/mK		ΔS (Jmol/K)	*K*
Ag	1233.7	8.2	17.2	2.09	0.009	6.2	1473	362	175	9.15	0.0794
Al	931	10.9	24.2	2.2	0.0145	10.7	1473	211	91	10.71	0.0785
Cr	2148		31.6					45	35	9.63	0.0261
Co	1766	97	102	1.05	0.0612	6.0	1973	45	36	9.16	0.0243
Cu	1356	9.4	20	2.1	0.0102	6.2	1873	330	163	9.77	0.0722
Fe	1809	122	110	0.9	0.033	50	1973	34	33	7.62	0.0039
Mg	924	15.4	27.4	1.78	0.005	22.9	1173	145	79	9.18	0.066
Ni	1727	65.4	85	1.3	0.0127	63	1973	70	60	10.11	0.0152
Ti	1958		172					31	31	7.28	0
V	2185		71					51	43.5	9.85	0.0161
W	3650		127					95	63	14.2	0.029
Zn	692	16.7	37.4	2.24				90	50	10.6	0.055
Zr	2123		153					38	36.5	9.87	0.0041

TABLE 3.8 Electrical Resistivity (ρ_e) and Thermal Conductivity of Solid and Liquid Metals

Thermal Diffusivity

Thermal diffusivity is the ability of a material to self-diffuse thermal energy. This is determined by combining the material ability to conduct heat and its specific heat capacity. The density is involved due to the given specific heat capacity in units of heat per unit mass; whereas conductivity relates to the volume of material. Thus, the thermal conductivity (k) and thermal diffusivity (D) that measure the heat flow within materials are related by their specific heat capacity (Cp) and density (ρ) by the relationship

$$D = \frac{k}{\rho C_p} \tag{3.25}$$

Table 3.8 lists some of the data available in the literature for ferrous and nonferrous alloys.

One of the major influences on the efficiency of the melting process stems from the thermal conductivity of the powder material feedstock. The value of that property determines, to a great extent, whether the powder will reach the melting temperature under the precalculated power. Thermal conductivity of the powder bed differs from that of the original material of the powder because the powder being processed during deposition behaves thermally as a heterogeneous material. The behavior is dependent on the degree of heterogeneity within the powder under such conditions; the thermal conductivity of the powder bed is dominated by the conductivity of the gas within the processing chamber. Note that post melting, during solidification, and after the object is printed, conductivity of the material (and not the powder) is used for thermal analysis. However, during processing of the powder, that is, during the foundation step of the build, the thermal conductivity of the powder is the key parameter. Interaction with the power source, which is the initial step, reflects on the importance of understanding the conduction behavior of the powder bed as it affects the path of the building process from that point forward.

The powder bed, in essence, is a multiphase medium. Its structure impacts the particles backing, the space due to different geometries, morphologies, and mechanical properties. This translates into a complex picture of the regular solid shapes that may establish contact at the formed areas and are separated by pores of the irregular shape. The pores are filled with the gas present in the surroundings. The solid particles are dispersed in a continuous gas phase and they establish partial contact with each other. The points of contact between the particles evolve into the surface as a result of mechanical deformation of particles at compacting, sintering at elevated temperatures, or condensing a liquid at high humidity.

During processing, the area of contact between the solid particles is considerably less than the area of the solid-gas boundaries. This implies that the thermal transport in the powder bed would be a function of the conductivity of the powder material, the thermal conductivity of the gas within the processing space, the geometry of contact between the solid particles, and resistance to heat flow offered by the shape of the gas barrier between the contacting portions of neighboring particles. In all, the transport property of the powder being processed is not a property; rather, it is an effective value that depends on the specifics of each operation. Clearly, this situation does not lend itself to a simple analytical form. Moreover, it is not a unique occurrence, so one can expect different modeling approaches to evaluate the same property. The analysis, therefore, is performed using an effective thermal conductivity that is calculated for each process. The effective thermal conductivity is dominated by the conductivity of the gas within the processing chamber [111]. Practically, therefore, the effective thermal conductivity of the powder is independent of the material properties, but it depends on the morphology and granulometry of the powder and the environment within the processing chamber.

The size and morphology of the powder particles decide the contact between individual particles. They also decide the shape of the gas pores between particles. This, added to the thermal conductivity of the gas, decides the value of the thermal conductivity for the powder while being processed (e.g., for 10- to 15-μm powders, the effective thermal conductivity is typically 0.1 to 0.2 W/mK in air at room temperature) [120, 121].

At higher temperatures the thermal conductivity of the gas increases, which is proportional to the square root of the temperature. Meanwhile, dependence on the geometry of the particles affects the gaps between contacting particles in proportion to the local curvature. This affects the heat flow density and renders it strictly nonuniform. The heat, practically, passes through the thin gaps near the contacting particles. As such, the effective thermal conductivity has to be calculated based on resistance to heat flow and on the geometry of the resistances.

The problem of determining the thermal conductivity of particles has been the subject of research since the late 1800s. In 1873 Maxwell proposed estimating the effective conductivity of the dispersed medium based on studying the interaction of a single particle with the matrix of particles [120]. Several works followed [118, 123, 124]. The resulting formulas were satisfactory, yet, they varied case-by-case. Modern models, however, stem from conditions similar to those of AM. They apply to situations in which the thermal conductivity of the solid phase is considerably higher than that of the gas (i.e., $k_s/k_g > 700\text{–}1000$). That is, situations in which the heat transfer in the powder bed is controlled by the gas phase, which is typically for metal powders. Thus, modeling the conductivity is based on the thermal interaction between particles in packed beds. The numbers express the effective thermal activity in terms of three parameters: volume fraction of the solid, main coordination number, and thermal resistance of the contact between two neighboring particles. The expression of the effective thermal conductivity normally takes the form

$$k_{\text{eff}} = \frac{f_s N}{\pi D \Sigma} \tag{3.26}$$

where D is the particle diameter, Σ is the thermal resistance of the contact between two particles, and f_s is the volumetric fraction of the solid (equivalent to the relative density of the powder).

Figure 3.9 shows the effective thermal conductivity for particles of several materials plotted against the volumetric fraction of the solid. The points within the figure indicate experimental measurements obtained for metallic powder for beds with the ratio k_s/k_g at the threshold where the gas conductivity is not influential. The figure compares these data to theoretical models in the limit of $k_s/k_g \to \infty$. The trend of the plots indicates that the effective conductivity of the powder bed is proportional to the thermal conductivity of the gas-filling pores. The higher the solid fraction ratio, the higher the k_s/k_g ratio (which indicates less influence of the gas). For powders with particle size in the order of 10 mm, the effective thermal conductivity is in the order of 10 times that of the gas.

In addition to knowledge of the thermal conductivity of the powder (and that of the liquid phase of the feedstock), there is a need for other properties. These properties

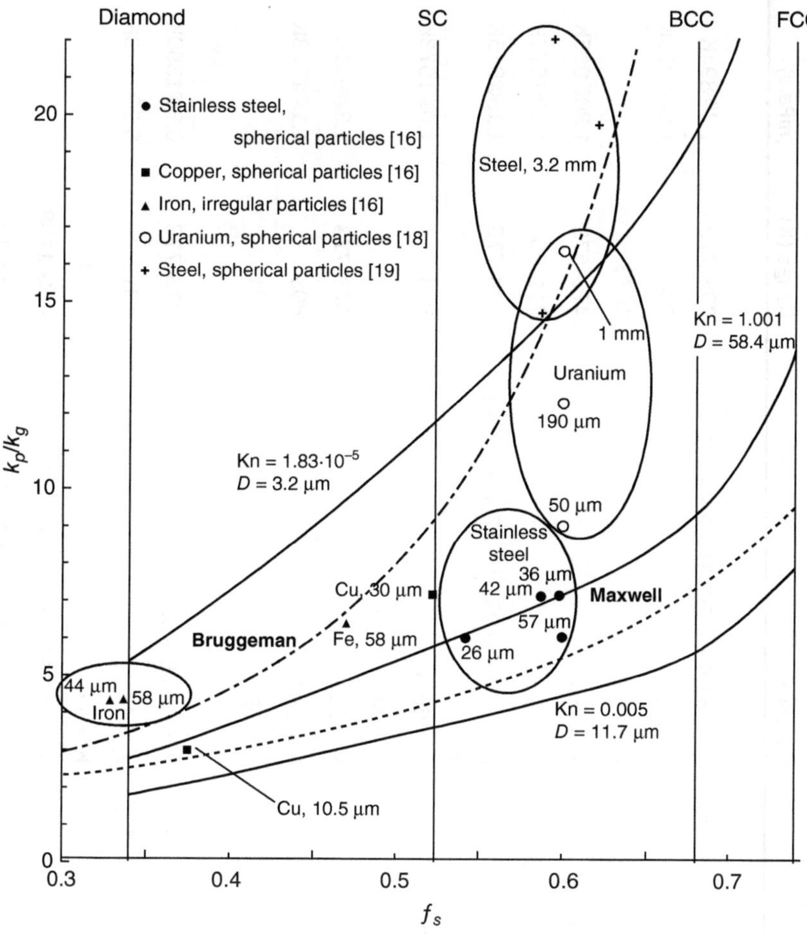

FIGURE 3.9 Effective thermal conductivity k_{eff} of powder and packed beds in air at the normal conditions versus the volume fraction of solid f_s. Points show experimental data, which indicated material of the solid phase and the mean particle diameter. The dashed curve shows the model of Maxwell in the limit $k_d/k_g \to \infty$. The dash-dotted line shows the model of Bruggeman in the same limit. Bold full lines show the approximation of discrete resistances by Equation 3.24 for the specified particle diameters D and the corresponding Knudsen numbers Kn. Thin vertical lines give the values of f_s for the regular structures indicated on the top. (From Gusarov AV, Smurov I, "Modeling the Interaction of Laser Radiation with Powder Bed at Selective Laser Melting," *Physics Procedia*, 5: 381–394, 2010; Figure 4; CC-License.)

vary between physical and thermal. They help pinpoint behavior at different stages of deposition (post melting). Table 3.9 provides a list of the additional properties needed and their potential use in predicting behavior during object processing.

Liquidus and Solidus

The liquidus temperature, T_L or T_{liq}, specifies the temperature above which a material is completely liquid [123] and the maximum temperature at which crystals can coexist with the melt in thermodynamic equilibrium. Above the liquidus temperature

Material(a)	Density 273K (g/cm³)	Density as a Function of Temperature	Thermal Conductivity (W/mK)	Temperature Range (K)	Estimated Viscosity(c) (mPa.s)
Aluminum Alloys					
A319	2.75	$\rho s = 2.753 - 22.3 \times 10^{-2}(T - 298)$	$k_s = 76.64 + 0.2633T - 2 \times 10^{-4}T^2$	298–773	1.3@894K
		$\rho_l = 2.492 - 27 \times 10^{-2}(T - 894)$	$k_l = 70$	894	1.1@1073K
			$k_l = 71$	1073	
2024-T4	2.785	$\rho s = 2.785 - 21.3 \times 10^{-2}(T - 298)$	$k_s = 188$	473–573	1.30@905K
		$\rho_l = 2.5 - 28 \times 10^{-2}(T - 905)$	$k_l = 85.5$	811–905	1.1@1073K
6061-T6	2.705	$\rho s = 2.705 - 20.1 \times 10^{-2}(T - 298)$	$k_s = 7.62 + 0.995\,T - 17 \times 10^{-4}\,T^2 + 1 \times 10^{-6}\,T^3$	298–773	1.15@915K
		$\rho l = 2.415 - 2\,8 \times 10^{-2}(T - 915)$	$k_s = 66.5$	873	1.0@1073K
			$k_l = 90$	915	
7075-T6	2.805	$\rho s = 2.805 - 22.4 \times 10^{-2}(T - 273)$	$k_s = 196$	673–773	1.3@901K
		$\rho l = 2.5 - 28 \times 10^{-2}(T - 901)$	$k_s = 193$	805	1.1@1073K
			$kl = 85$	901	
Copper Alloys					
Cu-Al (Al-bronze)	7.262	$\rho s = 7.262 - 48.6 \times 10^{-2}(T - 298)$	$k_s = 7.925 + 0.1375T\text{-}6 \times 10^{-5}T^2$	373–773	6.3@1350K
		$\rho l = 6.425 - 65 \times 10^{-2}(T - 1350)$	$k_s = 42$	1313	5.2@1473K
			$Kl = 27$	1373	
Brass(e)	...	...	$k_s = 140.62 + 112.14 \times 10^{-4}T$	460–1188	...
70Cu-30Zn			$ks/l = 2430.3 - 191.61 \times 10^{-2}\,T$ $kl = 45.43 + 26 \times 10^{-3}T$	1188–1228 1228	
Copper-nickel(e)	...	...	$Ks = 16.041 + 438.9 \times 10^{-4}T$	1443	...

Steel Alloys					
304sl	8.02	κ	$ks = 10.33 + 15.4 \times 10^{-3}T - 7.0 \times 10^{-7}T^2$	298–1633	8.0@1727K
		$\rho l = 6.90 - 80.0 \times 10^{-2} (T - T_m)$	$ks/l = 355.93 - 196.8 \times 10^{-3}T$ $kl = 6.6 + 12.14 \times 10^{-3}T$	1644–1672 1793	
316sl	7.95	$\rho s = 7.95 - 50.1 \times 10^{-2} (T - 298)$	$ks = 6.31 + 27.2 \times 10^{-3}T - 7.010^{-6}T^2$	298–1573	8.0@1723K
		$\rho_l = 6.881 - 77.0 \times 10^{-2} (T - T_m)$	$ks/l = 355.93 - 196.8 \times 10^{-3}T$ $k_l = 6.6 + 121.4 \times 10^{-4}T$	1644–1672 1672	
420sl(e)	7.7	$\rho l = 7.0$@1823K	$ks = 20 + 61.5 \times 10^{-4}T$	1727	...
			$k_{s/l} = 133.4 - 594.9 \times 10^{-4}T$ $k_l = 6.5 + 116.8 \times 10^{-4}T$	1727–1783 1783	
Magnesium Alloys					
AZ31B(e)	...	...	$ks = 67.12 + 655.7 \times 10^{-4}T$	499–839	...
			$k_{s/l} = 830.9 - 844.8 \times 10^{-3}T$ $k_l = 3.05 + 70.0 \times 10^{-3}T$	839–905 905	
EZ33	1.8	$\rho s = 1.8 - 14.3 \times 10^{-2} (T - 298)$	$k_s = 156$	818	1.5@913K
		$\rho l = 1.663 - 27.0 \times 10^{-2} (T - 913)$	$k_l = 91$	913	1.4@973K
Nickel Alloys					
Hastelloy X	8.24	$\rho s = 8.24 - 38.1 \times 10^{-2} (T - 298)$	$k_s = 3.36 + 17.3 \times 10^{-3}T + 2 \times 10^{-6}T^2$	1073–1533	7.5@1628K
		$\rho l = 7.42 - 83.0 \times 10^{-2} (T - 1628)$	$k_l = 29.0$	1428–1773	5.5@1773K
Inconel718	8.19	$\rho s = 8.19 - 39.2 \times 10^{-2} (T - 298)$	$ks = 39.73 + 32.4 \times 10^{-3}T + 2.0 \times 10^{-5}T^2$	1173–1443	7.2@1609K
		$\rho l = 7.40 - 88.0 \times 10^{-2} (T - 1609)$	$kl = 29.6$	1609–1873	5.31@1773K
Titanium Alloys					
Ti-6Al-4V	4.42	$\rho s = 4.42 - 15.4 \times 10^{-2} (T - 298)$	$ks = 0.797 + 18.2 \times 10^{-3}T\ 2.0 \times 10^{-6}T^2$	1268–1923	3.25@1923K
		$\rho l = 3.92 - 68.0 \times 10^{-2} (T - 1923)$	$kl = 33.4$	1923	2.66@2073K
			$kl = 34.6$	1973	

Note: s = solid; l = liquid; s/l = solid to liquid.

Table 3.9 Density, Thermal Conductivity, Surface Tension, and Viscosity for Some Commercial Alloys

the material is homogeneous and the liquid is at equilibrium. Below the liquidus temperature, more and more crystals will form in the melt after a sufficiently long time, depending on the material. Alternately, homogeneous glass can be obtained through sufficiently fast cooling, that is, through kinetic inhibition of the crystallization process. The liquidus temperature can be contrasted to the solidus temperature. The solidus temperature quantifies the point at which a material completely solidifies (crystallizes). The liquidus and solidus temperatures do not necessarily coincide; if a gap exists between the liquidus and solidus temperatures, then within that gap, the material consists of solid and liquid phases simultaneously.

Mass Transfer Properties

Viscosity

Viscosity is the resistance of the fluid to flow when subjected to an external shear force. The shear tress (τ), or the force per unit area, causing a relative motion of two adjacent layers in a liquid, is proportional to the velocity gradient (du/dy), which is normal to the direction of the applied force

$$\tau = \eta \frac{\partial u}{\partial y}$$

where the proportionality factor, η, is termed the viscosity. The unit of viscosity is the Poise (P) (1 mPa.s). The parameter (η/ρ) is referred to as kinematic viscosity and is measured by the unit m^2/s, which is identical to the unit for diffusion coefficients and thermal diffusivity. The reciprocal of the viscosity is known as the fluidity. The kinematic viscosity is the ratio of the viscosity to density ($\nu = \eta/\rho$). The temperature dependence of the viscosity, in most cases, is represented by the so-called Arrhenius equation [125]:

$$\eta = A \exp\left(\frac{E_v}{RT}\right) \tag{3.27}$$

where E_v is the activation energy for viscous flow, and R is the ideal gas constant (8.3144 J/K).

The viscosity of an elemental liquid metals at its melting temperature is mostly expressed by semiempirical relations based on the quasi crystalline theory, which assumes that the atoms in the liquid at the melting point vibrate in random directions of random periods, just as in the solid state. An example of this class of equations is one that is based on the characteristics of atomic vibration frequency at the melting point [126]:

$$\eta_m = 1.7 \times 10^{-7} \rho^{2/3} \sqrt{\frac{T_m}{M^{1/3}}} \tag{3.28}$$

where ρ is the density, M is the atomic mass, and T_m is the absolute melting point. Viscosity of liquid metals is temperature dependent and not a constant. The temperature dependence of viscosity, which is needed for estimating surface tension in the melt pool, may be expressed as

$$\eta = \eta_o \exp\left(\frac{2.65T^{1.27}}{RT}\right) \tag{3.29}$$

The value of η_o is determined by substituting $T = T_m$ and $\eta = \eta_m$, in Eq. 3.29.

Surface Tension

Knowledge of the surface tension effects in metals facilitates the understanding of powder behavior in the molten pool and during solidification. During solidification, the transformation of liquid into solid requires the creation of curved solid/liquid interfaces. This invokes capillarity, microscopic heat flow, and solute diffusion effects. The interconnection of heat flow and solute diffusion effects determines solidification morphologies. Solute diffusion effects tend to minimize the scale of the morphology, whereas capillarity effects tend to maximize the scale. A compromise between these tendencies affects nucleation, interface instability, and dendritic and eutectic growth [127-131]. Surface energy has an important role in the creation of a solid/liquid interface area. In addition, during solidification, a decrease in the equilibrium melting point produces positive undercooling, which influences the curvature of the solid/liquid interface. Curvature is usually convex toward the liquid phase. This curvature effect is known as the Gibbs-Thomson effect, which is a function of the solid/liquid interfacial energy and the volume entropy of fusion.

The Gibbs-Thompson effect is of the order of 10^{-7} mK for most metals, which implies surface energy effects become important only when a given morphology, such as nuclei, interface perturbations, dendrites, and eutectic phases, have a radius less than 10 μm [132].

Surface tension may be expressed as

$$\gamma = (3.6T_m V^{-2/3}) \times 10^{-3} \tag{3.30}$$

Marangoni flows, which play a significant role in the molten pool of powder feedstock, are driven by the gradients in surface tension. Surface tension is a function of temperature and chemical composition at the interface. Consequently, Marangoni flows may be generated by gradients in either temperature or chemical concentration at the interface. Because the temperature coefficient for surface tension, $d\gamma/dT$, can change from a negative to positive in response to increases in impurity concentration, the direction of flow in shallow pools of liquid (Marangoni flow) with uneven temperature distributions can be reversed using different materials with different surface-active element concentrations. These effects have implications in melt processes such as the melt quality in AM and flow during melt and solidification. Table 3.10 lists the surface tension values for alloys of industrial interest.

Coefficient of Thermal Expansion

The coefficient of linear thermal expansion (α) is a material property that indicates the change in material length (or volume) with temperature changes. At a constant pressure, the true coefficient of volumetric thermal expansion (α_V, or mostly β) is defined

Element	Melting Point T_m (K)	LE%(a), DL/L_0	CTE (a)(b) $\times 10^{-6}$/K	T(c) (K)
Al	933.5	1.764	37.4	900
Cr	2148	2.02	19	1900
Co	1766	1.5	17.7	1200
Cu	1356	2.095	25.8	1300
a-Fe	1185	1.37	16.8	1185
Fe (a–g)	1185	0.993	23.3	1185
g-Fe	1811	2.077	23.3	1650
La	1195	0.497	11.3	1000
Mg	924	1.886	37.6	900
Mn	1525	6.604	...	1500
Mo	2880	2.15	16.5	2800
Ni	1727	2.06	20.3	1500
Pb	660.6	0.988	36.7	600
α-Ti	1156	0.918	11.8	1156
Ti (α-β)	1156	0.868	11	1156
Ti-b	1958	1.411	13.5	1600
V	2185	2.16	17.2	2000
W	3650	2.263	11.6	3600

TABLE 3.10 Thermal Expansion of Selected Pure Metals at Temperatures Close to Melting

by the changes that occur by a differential temperature change (dT) expressed in terms of the temperature as

$$\alpha_V = \frac{1}{V}\left(\frac{\partial V}{\partial T}\right)_p \tag{3.31}$$

where V is the volume at a temperature, T, at a constant pressure, P. A corresponding definition for the coefficient of linear expansion can be represented in a similar formulation

$$\alpha_l = \frac{1}{l}\left(\frac{\partial l}{\partial T}\right)_p \tag{3.32}$$

Usually, the coefficient of thermal expansion is not measured directly but is calculated by the derivative of the equation that represents the expansion. The instantaneous coefficient of linear thermal expansion is frequently defined as the fractional increase of length per unit rise in temperature. The temperature dependence of the coefficient of thermal expansion for solids is very complex, as it varies inversely with the melting point (T_m) of the material and is expressed by

$$\alpha = \frac{\gamma_G}{100T_m} \tag{3.33}$$

where γ_G is the Grüneisen parameter which, for most solid materials, is close to 1.

Semiempirical analyses of the thermal expansion of crystalline materials implied the mean coefficient of linear thermal expansion (α_m) can also be related to their melting temperature by the relationship

$$\frac{(L_m - L_0)}{L_0} = T_m \alpha_m \tag{3.34}$$

where L_m is the length at the melting temperature T_m. Most metals with melting points above 900 K linearly expand approximately 2% on heating from 298 K to T_m [133]. Many metals exhibit a thermal expansion $\alpha_m \approx 10^{-4}\ \mathrm{K}^{-1}$ in the liquid phase just above the liquidus temperature. Table 3.10 shows the linear expansion ($\Delta L/L_0$) and the coefficient of linear thermal expansion (α) for some pure metals at temperatures closer to their melting points [134].

References

107. Carslaw HS, Jaeger JC, *Conduction of Heat In Solids*, Clarendon Press, Oxford, UK, 1992.
108. Jaeger JC. "Moving Sources of Heat and the Temperature of Sliding Contacts," *Proceedings of the Royal Society of New South Wales*, 76: 203–224, 1942.
109. Choi J, Han L, Hua Y, (March 22, 2005). "Modeling and Experiments of Laser Cladding with Droplet Injection." *Journal of Heat Transfer*, 127 (9): 978–986, 2005. https://doi.org/10.1115/1.2005273
110. Neumann FE, "Untersuchung Über die Specifische Wärme der Mineralien, Pogend," *Annalen der Physik und Chemie*, Vol XXIII (No. 1831): 1–39, 1831.
111. Kopp H, "Investigations of the Specific Heat of Solid and Liquid Bodies," *Proceedings of the Royal Society of London*, 13: 229–239, 1863–1864.
112. Rombouts M, Froyen L, Gusarov AV, Bentefour EH, Glorieux C, "Photopyroelectric measurement of thermal conductivity of metallic powders." *Journal of Applied Physics*, 97 (2): 024905, 2005.
113. Lorentz L. *Ann. Phys. Chem.*, 147: 429, 1982.
114. Gusarov AV, Kovalev EP, "Model of Thermal Conductivity in Powder Beds," *Physical Review B*, 80 (2): 024202, 2009.
115. Swift DL, "The Thermal Conductivity of Spherical Metal Powders Including the Effect of an Oxide Coating." *International Journal of Heat and Mass Transfer*, 9 (10):1061–1074, 1966.
116. Mills KC, Monaghan BJ, Keene BJ, "Thermal Conductivities of molten Metals: Part 1 Pure Metals." *International Materials Reviews*, 41: 209–242, 1996.
117. Bruggeman DA, "The Calculation of Various Physical Constants of Heterogeneous Substances. I. The Dielectric Constants and Conductivities of Mixtures Composed of Isotropic Substances." *Annals of Physics*, 416: 636–791, 1935.

118. Maxwell JC, *The Scientific Papers of James Clerk Maxwell,* Libraririe Scientifique, Paris, 1890.
119. Iida T, Guthrie RIL, *The Physical Properties of Liquid Metals,* Clarendon Press, Oxford, UK, 1988, p. 188.
120. Meaden GT, *Electrical Resistance of Metals,* Plenum, New York, 1965.
121. da C. Andrade EN, "The Theory of the Viscosity of Liquids: I," *The London, Edinburgh, and Dublin Philosophical Magazine and Journal of Science,* 17 (112): 497–511, 2009.
122. Takamichi I, Guthrie RIL, *The Physical Properties of Liquid Metals,* Clarendon Press, Oxford, UK, 1988, p. 148–198.
123. Hirai M, "Estimation of Viscosity of Liquid Alloys," *ISIJ,* 33: 281–285, 2002.
124. Iida T, Guthrie R, Isac M, Tripathi N, "Accurate Predictions for the Viscosities of Several Liquid Transition Metals, Plus Barium and Strontium," *Metallurgical and Materials Transactions B,* 37: 403–412, 2006.
125. Wittenberg LJ, *Viscosity of Liquid Metals, Physicochemical Measurements in Metal Research,* Vol IV, Part 2, R.A. Rapp, Ed., Wiley Interscience, 1970, p. 193.
126. Mills KC, *Recommended Values of Thermophysical Properties for Selected Commercial Alloys,* Woodhead Publishing Limited, Cambridge, England, 2002.
127. Keene BJ, "Review of Data for Surface Tension of Iron and Its Binary Alloys," *International Materials Review,* 33: 1–37, 1988.
128. Mills KC, Su YC, "Review of Surface Tension Data for Metallic Elements and Alloys, Part 1: Pure Metals," *International Materials Review,* 51: 329–351, 2006.
129. Brooks RF, Quested PN, "The Surface Tension of Steels," *Journal of Materials Science,* 40: 2233–2238, 2005.
130. Chen SL, Oldfield W, Chang YA, Thomas MK, "Modeling Solidification of Turbine Blades Using Theoretical Phase Relationships," *Metallurgical and Materials Transactions A,* 25: 1525–1533, 1994.
131. Zhang F, Chang YA, Chou JS, "A Thermodynamic Approach to Estimate Titanium Thermophysical Properties," *Proceedings of 1997 International Symposium on Liquid Metal Processing and Casting,* A. Mitchel and P. Auburtin, Eds., American Vacuum Society, 1997, p. 35–59.
132. Yeum KS, Speiser R, Poirier DR, "Estimation of the Surface Tensions of Binary Liquid Alloys." *Metallurgical Transactions B,* 20 (5): 693–703, 1989.
133. Tanaka T, Hack K, Hara S, "Use of Thermodynamic Data to Determine Surface Tension and Viscosity of Metallic Alloys." *MRS Bulletin,* 24(4): 45–50, 1999.

CHAPTER 4

Feedstock for Metal Additive Manufacturing Processes

Metallurgy: A Brief Reminder

All materials have the same basic components. They are formed out of atoms that include protons, neutrons, and electrons. As explained in Chapter 3, the atomic structure and the free electrons decide to a great extent the properties of the material, its tendency to act or unite with another material, and its stability. Thus, despite the unified conceptual composition of all materials, variation in the combination of the subatomic particles decides the nature of the material, its crystalline structure, and consequently its imperfections. In all, the arrangement of the particles decides the character of the material.

Atomic bonding produces high-level structures (molecules, crystals, or amorphous aggregates). The structure of the bonded atoms, along with any imperfections, affects the mechanical and physical properties of the material. Further, size, shape, and arrangement of multiple crystals, or mixing two or more structures within the material, result in the so-called microstructure. Variation in the microstructure further influences material behavior on multiple scales. Most of the manufacturing processes, including AM-processes, mostly deal with the material at the microstructure level (and not the atomic scale). It is often necessary to control the microstructure during manufacturing to obtain an end product of desirable behavior.

Control of the properties naturally rests on knowledge of the fundamental building blocks of the microstructure, the essence of the information, and evolution during processing. This subject was mentioned in Chapter 3; however, here we expand the material and provide more detail on the evolution of microstructures during processing, and the relation of properties to the microstructure. We further detail the connection between material microstructure, defects, and behavior observed during processing.

Mechanical Behavior and Microstructure

Elastic Deformation

On solidification, a nucleus of particles, in the solid state, form from the liquid. These nuclei have the same lattice structure of the given material. As solidification progresses, other atoms, and thereby lattices, attach themselves to this nucleus. Repeated attachment by newly solidified lattices mirror the basic crystalline structure of the material. How the lattices cluster leads to the formation of grains (as mentioned in Chapter 3). The number of grains, and their size in solidifying metal, vary with the parameters of the solidification process.The size of grains is inversely proportional to the nucleation rate.

More importantly, the resulting grain structure influences mechanical and physical properties of the metal because material loading is accommodated by the microstructure. The amount of deformation taking place would therefore depend on the arrangement of the atoms in the unit cell, and arrangement of the grains with respect to each other. In general, the mechanical behavior of the material is a function of the type of lattice, inter-atomic forces, bond strength, spacing between the adjacent planes of atoms, and density of the atoms on the various planes.

In case of relatively low loads, the crystal response stretches or compresses depending on the direction of the force. The basic structure of the lattice does not change, and the position of the atoms relative to each other remains unaltered. Thus, the applied loads alter the force balance between the atoms, thereby causing them to assume new equilibrium positions. On removal of the load, the atoms return to their original positions and the crystal rebounds to its original shape and size (Fig. 4.1).

Plastic Deformation

When the magnitude of the applied force is increased, the distortion of the lattice increases until one of two events may take place: the bonds break to produce a fracture and the atoms start to slide over one another to accommodate the acting force and reduce the load. In metals, the second scenario requires lower loads, and is usually the

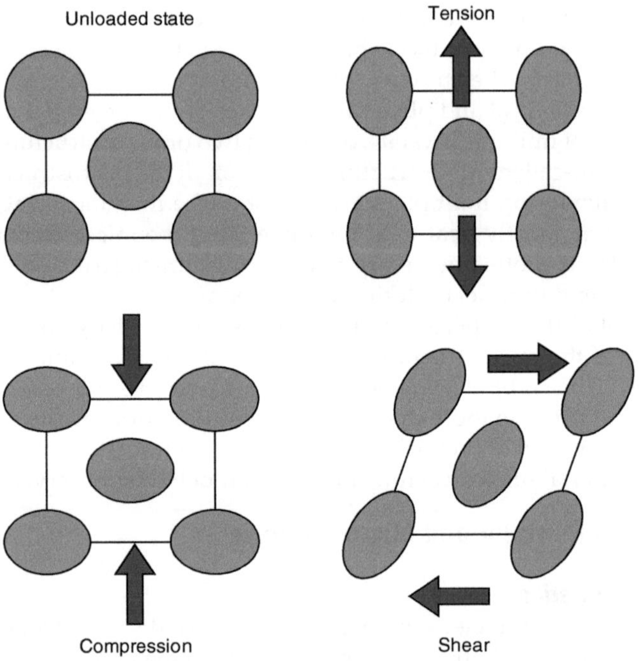

FIGURE 4.1 Distortion of the crystal lattice in response to various elastic loadings.

mechanism of "choice" to accommodate loads. Thus, the atomic planes shear over one another to produce a net displacement that permanently shifts the position of the atoms. Such a displacement manifests what is familiarly termed as "plastic deformation."

Plastic deformation tends to take place by preferential sliding of maximum-density planes (closed-packed planes if present) in the directions of closest packing. The direction of closest packing is based on the arrangement of atoms in the lattice. The specific combination of plane and direction of sliding is termed a slip system (with the resulting shear deformation or sliding termed as slip). Therefore, in metals, the ability of a metal to deform along a given slip system depends on the ease of shearing along that system. Moreover, it depends on the orientation of the plane with respect to the applied load. Planes more likely to slip are those that are skewed with respect to the operating force (Fig. 4.3), and each of the basic lattice structures have favorable "sleep planes." These constitute the deformation characteristics of the material (Table 4.1).

Process Metallurgy-Alloying

Many of the metals used for engineering purposes are not applied in their pure form. The metal used, although nominally pure, is a mixture of several elements in different proportions. Often, there is a base metal that is enhanced by the addition of different elements in different proportions. The added elements serve to enhance one or several

Metallic Lattice Structure	Slip Characteristics
BCC	• There are no closed back planes • Slip occurs on planes with the greatest inter-planner spacing (along the most packed within these planes), which are the diagonals • BCC materials contain 48 possible slip systems • The force required to initiate the slip is extremely large because of the absence of closed back planes • BCC structures are materials of high strength and moderate ductility
FCC	• In FCCs each unit cell contains four 4 closed-packed planes • Each plane contains three closed-packed directions • Total of 12 possible slip directions • Force induced to initiate slip is relatively of low magnitude • Metals with FCC structure are weak; however, they display excellent ductility
HPC	• Lattice contains one closed-packed plane • There is a total of three closed-packed directions • The force required to initiate slip is relatively low • The probability of orienting the planes with the force is low • Metals of HPC structure display low ductility and brittleness

Note: BCC = Body-centered-cubic; FCC = face-centered-cubic; HPC = hexagonal close packed.

TABLE 4.1 Slip Characteristics of Basic Metallic Lattice Structures

aspects of the base metal's performance. The process of adding ingredients to a pure element is known as "alloying."

Three types of responses may take place when combining a metal with another element. Any particular response, and its level of complexity, depends on whether the metal and added elements are soluble into each other in the solid state. When the two materials are insoluble in the solid state, the base metal in the alloying element retains its individual characteristics (structure and properties). The resulting alloy in this case is essentially a composite structure consisting of two types of building blocks (lattices) combined into a mechanical picture. When the two elements are partially soluble in the solid state, and more complex response takes place. The material combined in a so-called solid solution is the alloying addition dissolving in the base metal. Two types of solid solution may be identified: substitutional and interstitial. A third option, takes place when materials form an intermetallic compound.

Solid solutions may be distinguished as substitutional when the volume of constituent elements is similar and considered interstitial when a volume difference (size factor) higher than approximately 15% is observed. A typical example of substitutional solid solution of Zn in Cu is observed in brass, whereas an interstitial solid solution of C in face-centered-cubic (FCC) Fe is observed in austenite. Complete solid solubility may be obtained only in alloys when components have the same crystal structure and the size factor is lower than approximately 8%. Au-Ni and Ag-Au-Pt are examples of systems showing complete solid solubility. In general, a useful alloy is formed only when the ingredient metals are mutually soluble in the liquid state forming a single liquid of uniform composition. When such a homogeneous liquid solution solidifies, one of the following conditions is possible:

1. The solubility ends and the two metals, which were mutually soluble as liquids, become totally insoluble as solids. They therefore separate out as particles of the two pure metals.
2. The solubility prevailing in the liquid state may be retained either completely or partially in the solid state. In the former case a single solid solution will be formed, whereas in the latter case a mixture of two different solid solutions will result.
3. As solidification proceeds the two metals give rise to what is loosely termed an *intermetallic compound* (in many it is more accurate to denote it an *intermediate phase*).

The general procedure in making an alloy is first to melt the metal having the higher melting point and then to dissolve the metal with the lower melting point into it, stirring the mixture so that a homogeneous liquid solution is formed. When this liquid solidifies, the type of structure produced depends largely on the relative physical and chemical properties of the two metals and in part on their relative positions in the periodic table. If they are close to each other it is *probable* that they will form mixed crystals (i.e., a solid solution) in which the atoms of each metal are randomly placed in a common crystal pattern. If the two metals are widely separated in the periodic table so that their chemical properties, and probably their atomic sizes, differ considerably then it is *possible* that they will combine to form an intermetallic compound. Between these two extremes the atoms of the two metals may associate with each other in different patterns to form transitional phases known collectively as *intermediate phases*.

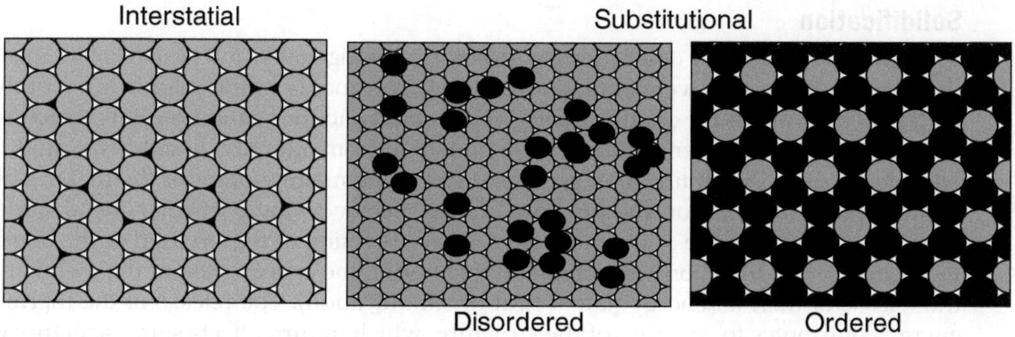

FIGURE 4.2 Ways in which solid solution can occur.

A solid solution is formed when two metals that are mutually soluble in the liquid state remain dissolved in each other after crystallization. When the resulting structure is examined no trace will be seen of the parent metals as separate entities; instead, crystals consisting of a homogeneous solid solution of one metal in the other will be present, and if the metals are completely soluble in each other there will be crystals of one type only. If one metal is to dissolve into another to form a solid solution, its atoms must fit into the crystal lattice of the other metal. This may be achieved by the formation of either a "substitutional" or an "interstitial" solid solution (Fig. 4.2).

Interstitial solid solutions can be formed only when the atoms of the added element are very small compared with those of the parent metal, thus enabling them to fit into the interstices or spaces in the crystal lattice of the parent metal. In a substitutional solid solution, the atoms of the *solvent* or parent metal are replaced in the crystal lattice by atoms of the *solute* metal. This substitution can be either *disordered* or *ordered* (Fig. 4.2). Solubility of one metal into another is governed in part by the relative sizes of the metals' atoms. Thus, disordered solid solutions are formed over a wide range of alloy compositions when the atoms (i.e., or, properly, their positive *ions*) are of similar size. When the atomic diameters differ by more than 14% of that of the atom of the solvent metal the solubility will be slight because the *atomic size factor* is unfavorable.

Electrochemical properties of the two metals also influence the extent to which they will form a solid solution. Thus, if the two metals have very similar electrochemical properties, generally indicated by a close proximity to each other in the periodic table, then they may form solid solutions over a wide range of compositions. If one metal is very strongly electropositive and the other only weakly electropositive as shown by a wide separation in the table, then they are very likely to form some type of compound.

The lattice structures of the two metals will influence the extent to which they are likely to form substitutional solid solutions. If the structures are similar then it is reasonable to expect that one metal can replace the other satisfactorily in its lattice. Thus, two FCC metals (e.g., copper and nickel) will form a continuous series of solid solutions because the atom sizes of these two metals are almost the same. Valency of one metal relative to the other will also affect the tendency to form a solid solution. A metal of lower valency is more likely to dissolve one of higher valency than the opposite. Thus, copper will dissolve considerable amounts of many other metals giving useful ranges of solid solution alloys.

Solidification

Solidification conditions determine the structure, homogeneity, and structural integrity of the product. In additive manufacturing (AM), the quality of the solidification of the melt pool determines the quality of the printed object and the soundness of its structure. Solidification in metals encompasses the transition from a highly disordered liquid to an ordered solid. A solidification process starts at the melting point of the metal. This melting point depends on the pressure and is specific to the particular metal under consideration. The value of the melting point is a function of the strength of the bonds in the metal. Solidification is stimulated by lowering the energy state of the metal and the release of thermal energy (latent heat of solidification). The release of the thermal energy contributes to ordering of the structure, which in turn affects some structure of the properties of the metal (e.g., decrees of volume, rise in electrical conductivity, etc.).

Solidification starts by the formation of small crystalline nuclei at random points within the melt. Continuous removal of heat from the system causes the small crystalline regions to grow independently. The increase in the volume of the crystalline regions causes the molten zones to shrink. Formation of the solidification nuclei depends on the rate of cooling. Rapid cooling of the molten metal reduces the time available for nuclei formation and may delay onset of freezing by a temperature interval that may reach 0.1–0.3 of the melting temperature in pure metals. Steady growth of crystals due to cooling reduces the size of the melt. Eventually, the growing crystals will infringe on each other to form a structure of equal sized grains (Fig. 4.3). The resultant grain boundaries in the structures are several atomic diameters wide, with an angle of misorientation between adjacent grains within the range of 10°–15°. Such a misfit causes the high-angle grain boundaries to have a higher energy content than the bulk grains.

During freezing of many metals and alloys, nucleated crystals prefilled growth in certain directions. This causes each growth and crystal to assume a distinctive, nonfaceted, treelike form known as a dendrite (Fig. 4.4). As each dendritic spike grows, latent heat is transferred into the surrounding liquid, thus preventing the formation of other spikes in its immediate vicinity. Spacing of primary dendrites, and dendritic arms, tend

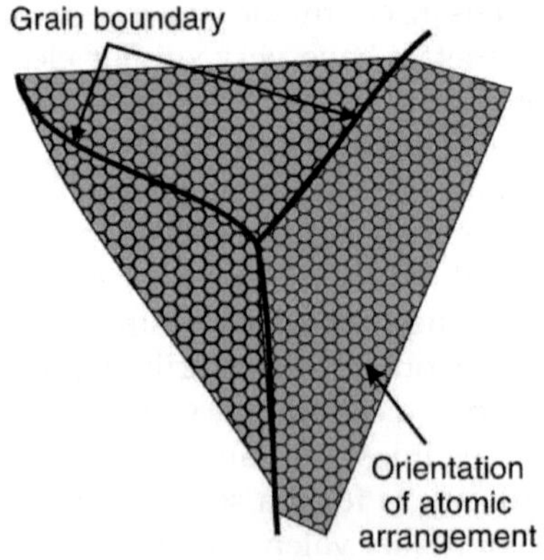

FIGURE 4.3 Formation of grains from dendrites.

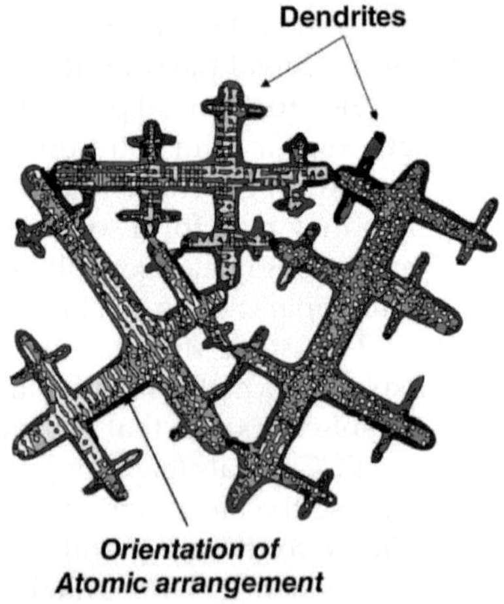

FIGURE 4.4 Schematic diagram of interlocking of dendrites.

to be uniform. However, convection currents within the cooling melt can disturb the dendritic branches and cause misalignments within the final solidified structure. Convection currents can also provide thermal pulses that cause dendritic branch tips to melt off and enter the main body of the melt.

In casting, welding, and AM, solidification initiates at the surface. The conditions prevailing at the surface are more complex and additional constraints on the process exist. These constraints emanate from the immediate surrounding environment (e.g., presence of an inert gas, background temperature, etc.). However, in general, crystals grow in the direction opposite to the general direction of the heat flow. Therefore, the morphology of the interface and the final grain structure solidified bulk (or the deposited layer) are dictated by the prevailing sentiment conditions at the solid-liquid interface. In AM, because it is a layer-by-layer process, the previously deposited layer plays a role in directing heat flow. As such, its condition influences the morphology of the resulting "current" layer. Thus, the temperature gradients in both solids and the liquid decide to a great extent the evolution of latent heat at the solidification front and the stability of the dendritic solidification (Fig. 4.5).

Figure 4.5a illustrates the case in which all the latent heat evolved at the interface flows into the solid and the temperature gradients in solid and liquid, G_S and G_L, are positive. The solidification front, which moves at a velocity R, is stable, isothermal, and planar. Any solid protuberance that chances to form on this front will project into increasingly hotter, superheated liquid and will therefore quickly dissolve and be absorbed by the advancing front. Planar-front solidification is characterized by a high G_L/R ratio (e.g., slow cooling). If the solid is polycrystalline, emerging grain boundaries

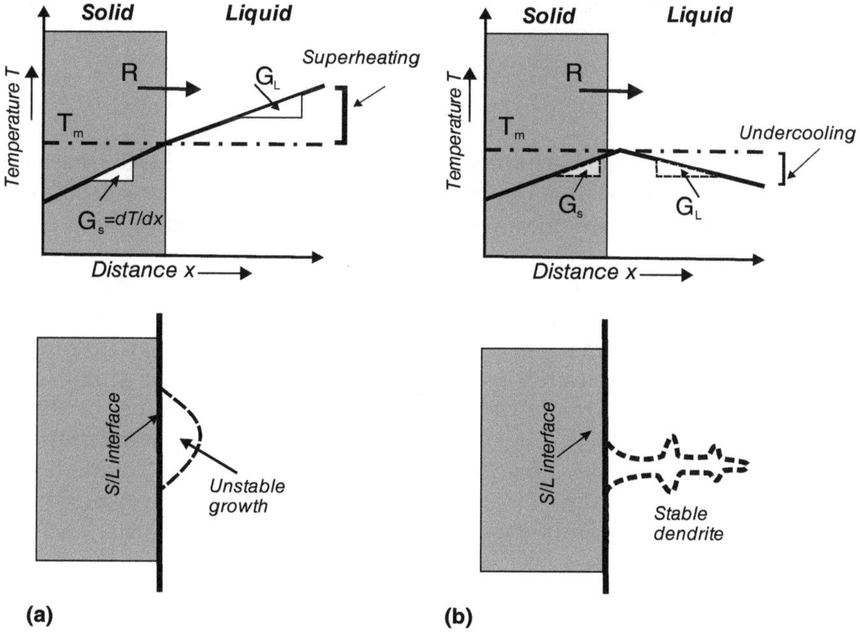

FIGURE 4.5 Plane-front solidification (a) and dendritic solidification (b) of a pure metal, as determined by thermal conditions.

will form grooves in the stable planar front. In the alternative scenario (Fig. 4.5b), for which G_L/R has relatively low values, latent heat flows into both solid and liquid and G_L becomes negative. A planar interface becomes unstable. Dendritic protuberances (spikes) grow rapidly into the undercooled liquid, which quickly absorbs their evolved latent heat. Thermal undercooling is thus an essential prerequisite for dendritic growth; this form of growth becomes more and more likely as the degree of thermal undercooling increases. Melts almost invariably undercool slightly before solidification so that dendritic morphologies are very common.

Phases and Phase Stability

A phase is a separate identifiable state of matter in which a given substance may exist. The concept of the phase applies both to crystalline and noncrystalline materials. Identification of the phase provides some convenient means to describe the material structure. Thus, for a metal, in addition to the previously described crystalline lattice forms, the metal can exist in a liquid or vapor phase. For example, iron may exist in body-centered-cubic (BCC), FCC, and hexagonal closed-packed (HPC) phases in addition to liquid and vapor.

The equilibrium of the material's phases depends on the state of energy at the phase of concern. The symmetrical condition of equilibrium mandates that each constituent phase be in a state of lowest energy. Three independent variables allow the manipulation of that energy (and therefore changing the states of the material and their equilibrium): composition, temperature, and pressure. A so-called phase derived by J. Willard Gibbs provides a vehicle for testing multiphasic equilibria. The phase rule is based on thermodynamics and decides the number of variables (denoted as degrees of freedom) necessary to define the energy state of the system (and therefore equilibrium).

The basic equation of the physical is given by

$$P + F = C + 2 \tag{4.1}$$

where P denotes the number of phases present at equilibrium, F is the degrees of freedom, and C is the number of components (i.e., the smallest number of substances of independently variable composition making up the system). In metals, these components are metallic elements.

The phase relations of a single component system (i.e., if your element) is represented by a phase diagram such as that shown schematically in Fig. 4.6. Transitions such as melting, sublimation, and vaporization occurred when boundaries between the three single phase fields are crossed. At the triple point (point O Fig. 4.6), the three phases are able to coexist. At this point, the parameters of the phase equation are defined as $P = 3$, $C = 1$, and $F = 0$. Thus, such a system is termed as invariant. Because three phases coexist, the energy state is fully defined. Changing the pressure, the temperature, or both, however, may cause one or more phases to disappear. For all other points, other than point O, both temperature and pressure have to be satisfied.

For most metals, the value of the pressure of the triple point is far below 1 atm (e.g., for copper it is around 10^{-6} atm); moreover, pressures associated with a solid-vapor line are even lower. Therefore, for most metals, vapor pressure is disregarded and only the constant pressure (i.e., the so-called isobaric pressure) is used construct phase diagrams.

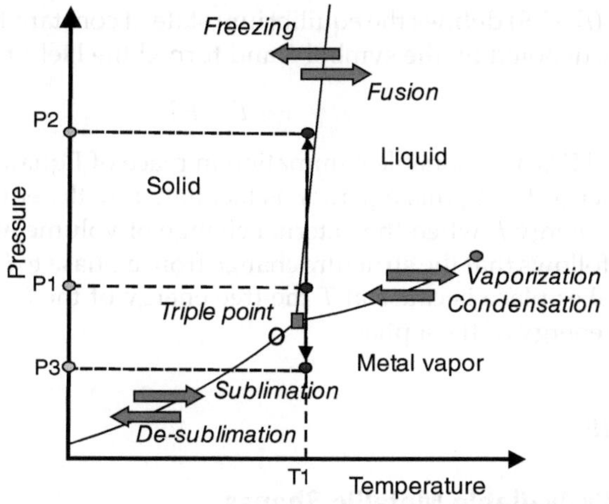

FIGURE 4.6 Schematic of a phase diagram for a typical pure metal.

In these diagrams, the position of component metals is plotted against temperature. Thus, for metals the phase equation (Equation 4.1) is used in the fight form:

$$P + F = C + 1 \tag{4.2}$$

The stability of the phase of the material is satisfied when the free energy of the phase does not change. The free energy of the material is a function of the temperature and the total energy of the the material (represented by the enthalpy [*H*] and entropy[*S*]) of the system.

The total energy system, *H*, may be expressed as

$$H = G + TS \tag{4.3}$$

where G is the part of the energy of the system that causes the process to take place, TS is the energy requirement that results from any change involved, and G is known as Gibb's free energy and is defined by

$$G = H - TS \tag{4.4}$$

Every material, in a given state has a characteristic value of G. Therefore, the change in the free energy is the driver of any change in the system. This change is given by the equation

$$dG = dH - TdS \equiv dE + PdV - TdS \tag{4.5}$$

For a change to take place, the change in the free energy has to be negative (which indicates that the free energy has to be reduced). When the term dG in Equation 4.5 is equal to zero then change does not take place.

At atmospheric pressure the volume change of solids and liquids is very small, thus the value of the term PdV is small and could be neglected. This results in a reduced equilibrium criterion written as

$$d\,(E - TS) = dE - dTS = 0 \tag{4.6}$$

The quantity $(E - TS)$ defines the equilibrium state at constant temperature and volume. Typically, it is denoted by the symbol F and turned the Helmholtz free energy, i.e.

$$F = E - TS \tag{4.7}$$

Equation 4.7 is a reasonable summation in place of Equation 4.5, which defines the Gibbs free energy. Using this equation is facilitated by the equivalency of the enthalpy and the total energy E when the external change of volume at constant pressure PV is neglected. It follows that the structure change from a phase to b phase at a temperature T for a metal takes place because at T the free energy of the b phase, G_{b}, becomes lower than the free energy of the a phase.

Forms of Metals

Commercially Available Metallic Shapes

Common metals are available in a wide range of shapes and thicknesses, and shapes of less common metals are rather limited. Commercially available forms (e.g., I-beams, angled beams, rods, sheets, etc.) are widely utilized in many industries. These commercial shapes are processed by many techniques such as machining, stamping, casting, and forging.

Similar to the families of materials, metals may be classified based on their properties and alloy composition. Depending on the main alloying element, a family of alloys may offer higher moduli or different strength to weight ratios. Further, each material family of alloys may be suitable for application within different thermal environments. Variation in the strength of various alloy groups is shown in Fig 4.7a where the strength of the material is plotted against the density. Despite the apparent distinction of the strength-to-weight ranges of each group, they offer mixed application ranges in hostile

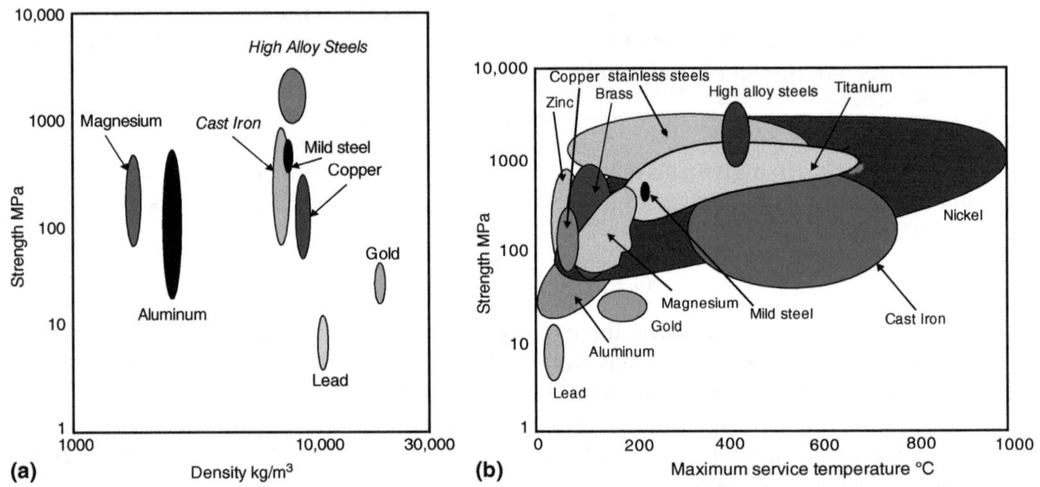

FIGURE 4.7 Variation in the strength of various alloy groups. (a) Strength versus density. (b) Strength versus service temperature.

thermal environments (Fig. 4.7b). Therefore, it is clear that the choice of a given metal for an application or for making an object is a multi-input process; that is, there can be more than one material suitable for the same application. Reaching a decision about the material to be used has to involve evaluation of other factors (e.g., cost, processability, availability of material).

In conventional manufacturing practice, there is considerable experience accumulated within certain sets of metal and alloy groups. These offer solutions to a wide variety of design problems that range from low-cost-durable performance to highly specialized hostile environment requirements. Table 4.2 provides a summary of the traits for several of these important metal-alloy groups.

Material-Alloy	Basic Characteristics
Aluminum	• Lightweight common engineering metal with good electrical conductivity and mechanical and thermal properties • Available at a relatively low cost and is easily machined or welded
	• Aluminum alloys may be heat treated and homogenized to obtain a uniform range of properties • It is used in prototyping, aerospace, automotive, consumer products, and short-run production applications
Maraging steel and tool steel (martensitic age-hardened steel)	• Used in injection and die casting molds and tooling to produce strong and robust parts for longer run production applications • Conformal cooling may be integrated in molds to improve molding process performance • Post processing of molds using machining, electrical discharge machining, heat treatment, and polishing to produce high-quality durable surfaces
Stainless steel alloys	• Offer strength, chemical, and corrosion resistance at a cost less than super alloys such as cobalt-chrome (Co-Cr) • They are often used in a wide range of applications such as medical devices, food processing, pharmaceutical, aerospace, and marine products • They offer good fabricability and are easily deposited using AM methods • Alloy 17-4 PH can be precipitation hardened enabling use in short-production-run tooling
Nickel-based alloys	• Inconel 625 and 718 are nickel chromium super alloys exhibiting good creep and tensile strengths at elevated temperatures, for long periods of service • Widely used in aerospace applications such as aero engine and combustion chambers
	• Corrosion resistance makes them attractive as a cladding material for use in seawater or other harsh environments such as in the oil, gas, and chemical industries • They may also be used in prototypes and offer good machining and weldability

TABLE 4.2 Some Basic Attributes of Widely Applied Metal-Alloy Groups

Material-Alloy	Basic Characteristics
Titanium alloys	• Offer excellent strength, corrosion resistance, biocompatibility, low thermal expansion, and light weight • The most common alloy Ti-6-4 (also Ti-6AL-4V) combines pure titanium with 6% aluminum and 4% vanadium. The extra low interstitial specifies a higher degree of purity for critical performance applications • Often used in aerospace and medical implant applications where cost is secondary to in-service performance or biocompatibility • They can be machined and welded although with less ease than aluminum alloys
Cobalt-chrome alloys	• High-strength super alloys offering excellent high-temperature performance, toughness, and corrosion resistance • They offer biocompatibility and are used in medical and dental applications • Mechanical strength at high temperature and hardness make them attractive for aerospace applications.
	• Heat treatments such as stress relief or hot isostatic pressing may be required to achieve the desired properties • Less easily machined than other metals
Refractory metals	• Offer extreme temperature structural performance and very high density • They are hard to fabricate into complex shapes using conventional processing such as rolling, machining, or welding; therefore, AM- produced shapes may greatly extend their application • Advanced applications such as reactor and furnace hardware are possible, whereas beam collimators and anti-scattering grids have been demonstrated for lead-free medical imaging applications using tungsten. • Hard materials such as tungsten carbide (WC), titanium carbide (TiC), or titanium nitride (TiN) are often used as cladding and applied by blown powder methods • Nickel titanium (NiTi), a specialty alloy known as Nitinol (NiTiNOL), is a shape-memory alloys (SMAs) that can sustain large shape deformation as a function of temperature. However, it can fully recover the original shape as a function of time and temperature. Nitinol also features biocompatibility as it is used in medical devices • Common with other specialty materials the alloy may be difficult to process by melting and machining, which limits its commercial use

Table 4.2 Some Basic Attributes of Widely Applied Metal-Alloy Groups (*Continued*)

AM powder and wire feedstocks currently available are the result of the progress in welding and powder metallurgy (PM) [136–140]. As a consequence, the current standards for powders and wires made of important technological metals [140–142] address the needs of welding and PM. Indeed, the standards that regulate the production and usage of powders and wires of iron, titanium, aluminum, nickel, and cobalt-based alloys are coupled with the process specifications used in welding and casting those materials. Standards for production and measurements also cater to the needs and constraints of welding and PM. Although there are some inherent similarities of these conventional processes with AM processes, there are more dominant differences that warrant independent standards. One example is the size of available wire feedstock (which again stems from the welding needs). The size of wire typically falls in the range of 500 μm to 1.5 mm in diameter [143–146]. Meanwhile, the size of powders for AM processes ranges between 15 and 45 μm, and 45 and 100 μm for laser-based and electron beam-based powder bed fusion (PBF) processes. This situation results in powder feedstock that is used, currently, in AM processes that were not produced with the variables of AM technology in mind. Most of the available powder-alloys, although currently applied in AM processes, are fit for thermomechanical processing windows typical of conventional manufacturing. This reflects on the quality of the resulting AM-processed metal objects, and their mechanical properties.

Because of the rapid cooling rates and directional solidification, metals produced by AM have structures, microstructures, and three-dimensional (3D) multiscale architectures that differ from their cast and wrought counterparts. Fine grains, anisotropic microstructures with elongated grains, nonequilibrium microstructures (metastable phases, solute trapping, non equilibrium compositions), and metallurgical defects, such as porosity due to unmelted powders and gas entrapment, are among the distinguishing bulk microstructural features of metals processed by AM [147]. The surfaces of metallic components fabricated by AM also exhibit characteristic features, which can include weld tracks, protruding unmelted powder particles or ejected molten droplets, and recesses. Due to the different bulk and surface structures in AM metals, the mechanical behavior may differ substantially from conventionally processed materials [148]. Fig. 4.8 [149] illustrates the differences in behavior between AM and conventional metals.

Metals to be processed by AM technology must meet two main criteria. The first criterion is weldability to ensure the quality of the resulting microstructure and coherence of the layers, and thereby the resulting build. The second criterion is the availability of the material of interest in powder form with specific dimensions and particle shape (usually spherical particles are required and sizes of particles a few tens of microns in diameter, as will be detailed in the following chapters) to achieve good packing density and homogeneity of the powder deposition. Weldability implies the "ease" of accomplishing a satisfactory weld joint. It is often hard to define quantitatively, so most standards define it qualitatively and can be in determined from quality of the weld joint, effort, and cost required for developing the weld joint [150]. ISO standard 581-1980 defines weldability as

> *Metallic material is considered to be susceptible to welding to an established extent with given processes and for given purposes when welding provides metal integrity by a corresponding technological process for welded parts to meet technical requirements as to their own qualities as well as to their influence on a structure they form.* [151]

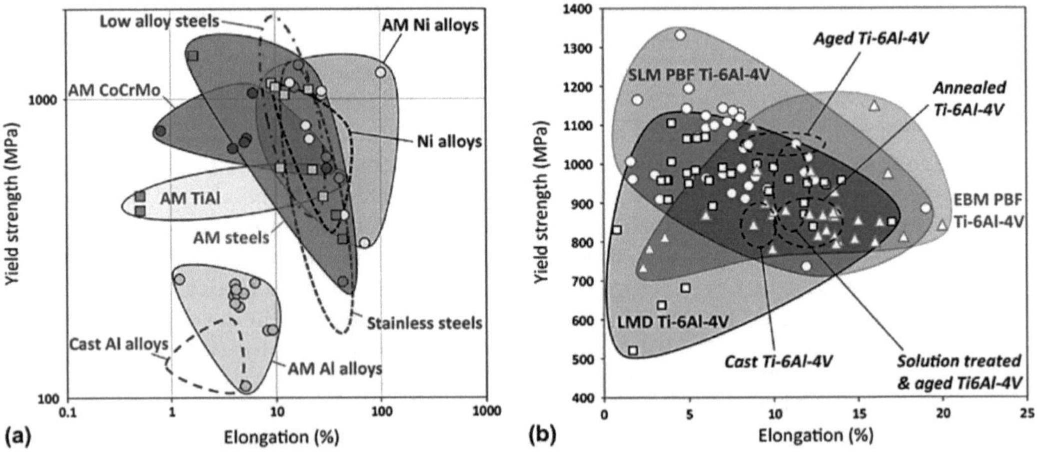

FIGURE 4.8 Material property space for room-temperature yield strength versus elongation of AM alloys and conventionally manufactured alloys (dashed lines), including (a) steels, Ni alloys, Al alloys, TiAl, and CoCrMo and in Ti-6Al-4V alloys (b). PBF = powder bed fusion. (From Gorsse S, Hutchinson C, Gouné M, Banerjee R, Additive Manufacturing of Metals: A Brief Review of the Characteristic Microstructures and Properties of Steels, Ti-6Al-4V and High-Entropy Alloys, *Science and Technology of Advanced Materials*, 18 (1): 584–610, 2017. Open Access article distributed under the terms of the Creative Commons Attribution License.)

The expression "ease" is a loose term that differs by operation conditions, materials to be joined, welding process, etc. Assessing the quality of the weld joint, moreover, depends on many factors. The characteristics of the metal determining the quality of weld joint includes the tendency to cracking, hardening and softening of Heat Affected Zone (HAZ), oxidation, evaporation, structural modification, and affinity to gases. Production of a "sound" weld joint depends on the properties of the metal system in consideration (melting point, coefficient of thermal expansion, thermal and electrical conductivity, and defects inherent in base metal and surface condition). All these factors may adversely affect the quality of the weld and may increase the effort needed for producing a satisfactory weld joint. Thus, in effect these factors collectively determine the weldability of a metal.

Weldability of a metal, therefore, is not an intrinsic property. Welding of a metal using one process may show poor weldability (e.g., Al welding with the shape memory alloy [SMA] welding process) and good weldability when the same metal is welded with some other welding processes (Al welding with Tungsten Inert Gas/Metal Inert Gas (TIG/MIG). Similarly, a steel weld joint may perform well under normal atmospheric conditions and the same may exhibit very poor toughness and ductility at very low temperature condition. Steps of the welding procedure (i.e., preparation of surface and edge, preheating, the welding process, welding parameters, post weld treatment such as relieving the residual stresses) can influence the weldability of metal appreciably. The choice of materials for AM is rather limited. There are fewer than 50 different alloy compositions currently available as atomized powders, from about 15 suppliers, and they are used in AM at various technology readiness levels [152–157]. Table 4.3 provides a summary listing of the available alloys along with their current readiness levels (properties of the alloys and their composition will be detailed in later sections).

Material Group	Alloy	TRL
Ni-based superalloys	Inconel 625, Inconel 718, and Hastelloy X)	7–9
Co-Cr alloys	Co28Cr6Mo	7–9
Tool steels	H13 and Maraging 300	9
Stainless steels	316L and 17–4PH	7–8
Ti-based	Commercial purity grade 1 and grade 2, Ti-6Al-4V, and Ti-6Al-4V ELI	7–9
Al-based	AlSi12, AlSi10Mg, AlSi7Mg0.6, AlSi9Cu3, AlSi5Cu3Mg, 1050A, 2017A, 2219, 6061, 7020, 7050, 7075, and 5083	4–8
Precious metals	Au, Ag	
Refractory metals	W, Ta	
Cu-based	Intermetallic (titanium aluminide), low-alloy steels (AISI 4140)	4–5

TABLE 4.3 Summary Listings of Metals and Alloys Available for AM

Thus, there is a strong need both for increasing the maturity of available materials to enable the fabrication of critical parts or the production in large volumes, and expanding the variety of compatible materials, to fill the gap that remains between what can be done in AM compared with conventional casting and forging processes. To understand the difference in mechanical behavior it is necessary to understand the complex relationships between the metallurgical parameters of the powder feedstock, processing, microstructure, and mechanical properties. This process starts by understanding how metallic powders are produced and how different production methods lead to differences in behavior when processing in AM.

Metal Powders

Powder production and PM are often discussed within a modern manufacturing context. The production of metal powders can be traced back to the 1920s with the production of porous bronze-bearing bushes [158]. However, the technique of building objects using pressed metal powders is as ancient as perhaps the Egyptian civilization and the Incas [159]. The ability to melt iron, for example, was not always possible; therefore, all iron-based products were obtained by solid-state metallurgy in a manner similar to modern powder forging [160–163]. Reduction of iron ore with charcoal in a bloomery furnace resulted in a porous lump of iron, consisting of metallic particles sintered together and containing slag and coal particles. This lump subsequently had to be hot-worked by the blacksmith to obtain a fully dense metallic product with sufficient strength to be used as a tool or a weapon. Virtually all the elaborate arms and armor displayed in museums have thus been produced by a sort of "powder forging" technique. A particularly spectacular and impressive example of this early technology is the famous Delhi pillar, a column about 7 m tall and weighing 6 tons, which was manufactured in the CE 5 [164]. The emergence of the coke-fired furnace in the 18th century, with much higher output than the old bloomery furnaces, were ingot metallurgy dominated, which lead to the demise of powder techniques. Some exceptions, such as the platinum ruble produced in Russia in the early 19th century, took place.

Modern PM started with the emergence of the incandescent lamp with its metal filament; the first osmium wires were produced by Carl Auer von Welsbach, and they were successfully implemented in large-scale production, by W.D. Coolidge who developed the tungsten filament in 1908 for lamps [165]. At that time, melting of tungsten was virtually impossible, and powder metallurgy was the only way to obtain tungsten rods that could be swaged and then drawn to filaments. Through the powder route the doping elements were introduced, which granted the "nonsag" behavior required for sufficient filament life [166].

The tungsten filament design resulted in another invention highly relevant to PM. The need for drawing dies prompted studies into hard, wear-resistant materials such as carbides. However, the products obtained were too brittle until in 1923 Schroter and Skaupy in Berlin combined tungsten carbide with metals of the iron group, particularly cobalt, and sintered it at a temperature at which the metallic binder melted, thus producing the first hard metal [167]. Their second innovation was the synthesis of tungsten carbide through solid-state chemistry. They were able to precisely adjust the carbon content to obtain the hexagonal tungsten carbide phase. A further breakthrough that revolutionized machining was the introduction of hard metal cutting tools by Friedrich Krupp in Essen, Germany, which prompted intense research both on the classical hard metal and those also containing cubic carbides. Further innovations in the hard metal sector were the TiCN-based grades known as cermets and the ultrafine grades, which offered improved performance, especially in metal cutting, but also enabled manufacturing of microdrills for electronics, with diameters less than 100 μm [168].

Modern powder production mainly caters to conventional production methods such as powder metallurgy, PM, and metal injection molding (MIM). These technologies occupy a special niche in the current global economy. For example, PM of ferrous parts generates an estimated global annual turnover of $15 billion [169] due to the strong dependence on PM-manufactured parts in the automotive industry. MIM, on the other hand, has encountered stable growth since the 1990s because of its relative versatility and applicability across industries. Today, the MIM market is estimated at around $ 1.5 billion [163].

The production of powder is also expected to grow in response to growth in the AM market. However, as will be shown in later chapters, there is a considerable need to advance new production techniques to address the needs of AM processes. A good example in this context is that of titanium and its driven alloys. The material, and its derivatives, occupy an important niche in different industries (e.g., aerospace, automotive, and biomedical; see Table 4.4).

Revenues from AM of titanium in the aerospace industry is expected to reach around $110 million by 2022. Titanium alloys in the aerospace industry are in continued competition against other high strength to weight ratio materials. Nonetheless, there is already demand for specialty titanium alloys for aerospace applications, instead of the commonly utilized Ti64 and titanium aluminides (TiAl), for example. In the aerospace market, printed titanium is currently being explored for the smaller structural entities in engines such as brackets and housings.

The demand for titanium for 3D printing in medicine and dental applications is expected to grow significantly. In 2016 more than 150,000 kg of titanium will be consumed for these applications; however, this will grow to almost 1.1 million kg by 2022.

Alloy	Potential Use
Ti-6242	High-temperature applications
eTi	Lightweight components in aerospace and other applications
Z-Ti	Zirconia-titanium hybrid
Puris 5+	Low oxygen content Ti64 alloy
Ti-Al (titanium aluminide)	Cost-effective applications requiring greater strength than traditional aluminum alloys

TABLE 4.4 Current Available Titanium Alloys for AM

Much of this growth will come from a successful push from the orthopedic industry to achieve U.S. Food and Drug Administration (FDA) and similar certifications for new types of titanium implants. Applications for AM titanium include spinal, knee, cranial, and other implants; the entire industry is moving towards additive as a preferred production method for most titanium orthopedic devices due to the improved osseointegrative properties and ease of manufacturing-related features using AM. Meanwhile, opportunities for printed titanium are beginning to emerge in the dental industry through a worldwide growth in dental implants as well as production of custom titanium devices to treat obstructive sleep apnea (OSA). Thus, the supply chain for qualified titanium materials for AM is entering a highly transitionary phase. Although this may provide a marginal boost to wire-based systems, the qualifications for use of wire-based AM versus powder AM only potentially cross in a few select applications. The significance of supply chain evolution in titanium powder for AM is thus one of the most important issues currently facing the metal AM market in this rapid growth phase.

Powder Manufacturing Processes

There are several methods used to produce powders. Each method has its own limitation with regard to particle shape, size, and properties. The broad classification of production techniques falls under three main categories: chemical, physical, and mechanical production methods (Fig. 4.9). Each method has several variants that depend on the phase at which the metal is converted into powder stock. Each method may be suitable for a group of metals either because of the nature of the processed material or because of quality and/or economic considerations. It is also possible to subject a powder to several processes to prevent degradation of particle properties or their surfaces due to exposure to atmospheric oxygen.

Suitable methods for powder production depend on required production rates, powder properties, and the physical and chemical properties of the material. Chemical and electrolytic methods are useful for producing high-purity powders. Mechanical comminution (or milling) is the most widely used method of powder production for hard metals and oxides. Secondary milling of oxide-reduced, atomized, or electrolytic powders is also a very common and economical practice. Nonetheless, mechanical comminution can be a limited method of metal powder production due to the ductility of most metals (although hydriding is a technique that can enhance powder production by milling for some metals).

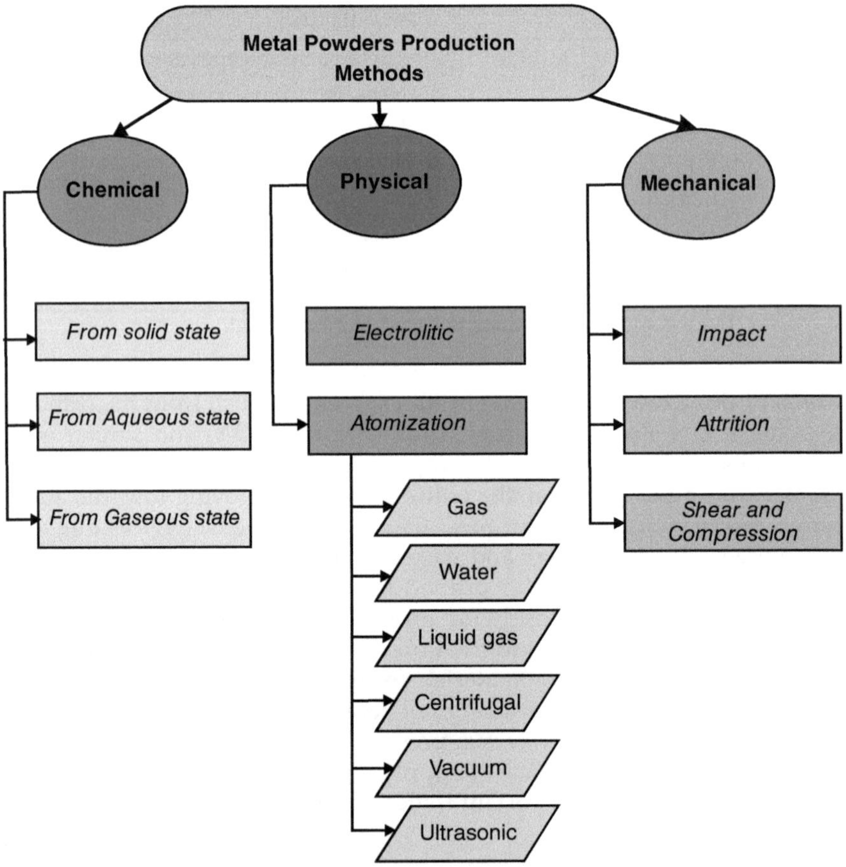

Figure 4.9 Methods of producing metallic powders.

Atomization

Atomization is the dominant method for producing metal and pre-alloyed powders from aluminum, brass, iron, low-alloy steels, stainless steels, tool steels, superalloys, titanium alloys, etc. Current atomization technology is the result of steady advances over the last 50 years since the first large-scale production of atomized iron powder during World War II. By the early 1980s, atomized powders had accounted for more than 60% by weight of all metal powders produced in North America, with a higher percentage today due to the continued application of pre-alloyed powders and the diminishing importance of reduced iron powder. Atomization has become the dominant mode of powder production because of its potential for high production rates, which favors economy of scale. The technique also is the only method for producing pre-alloyed powders. Atomization takes place by forcing a molten metal stream through an orifice at moderate pressures. A gas is introduced into the metal stream just before it leaves the nozzle, creating turbulence as the entrained gas expands (due to heating) and exits into a large collection volume exterior to the orifice. The collection volume is filled with gas to promote further turbulence of the molten metal jet. Air and powder streams are segregated using gravity or cyclonic separation. Most atomized powders are annealed, which helps reduce the oxide and carbon content. The water-atomized particles are smaller, cleaner, and nonporous and have a greater breadth of size, which allows better compacting. The particles produced through this method are normally spherical or pear shaped and usually carry a layer of oxide over them.

Atomization comprises several techniques of different capabilities and suitability for specialized powder production. In this section we briefly introduce those techniques (for more exposition on the technical and metallurgical aspects the reader should consult more specialized works).

Liquid Atomization

Liquid atomization is the process in which a liquid film coming out on a solid surface is subjected to a sufficient surface disturbance in the normal direction, for example, the liquid gets separated from the surface or essentially splits into small droplets like a fog or mist in the gas phase. Atomization of liquids is important in many industrial processes, including spray drying, spray cooling, film coating, preparation of fine (usually nano-size) powders, incineration and combustion of liquid fuel and wastes, making emulsions (sometimes nano-emulsions), etc. In most of these applications, droplets should have a required size distribution and a specific mean size. This is especially important for applications or products where the specific activity is or product characteristics are strongly dependent on the size distribution obtained in the process.

Ultrasonic Atomization

Ultrasonic atomization is one of the approaches available for obtaining specific droplet size distribution while avoiding coalescence of the droplets to lower the mean size of the particles. The technique is based on using ultrasonic irradiation as a medium of energy transfer for inducing atomization. Unlike conventional atomization, ultrasonic atomization can be more energy efficient (based on proper design and operation), requiring only transmission of electrical energy to a piezoelectrically vibrating disk. There are no moving parts in the design of the atomizer (although a separate pump is required for circulation of fluid through the atomizer) and only mechanical vibrations generated by the supplied electrical energy to the vibrating disk are used for generation of droplets.

Ultrasonic atomization can be achieved by vibrating a liquid layer with a piezoelectric crystal at high frequency (usually in the 50 kHz to 3 MHz range). A thin film of liquid can be formed on the surface using circulation of liquid through the atomizer at the desired flow rate. During the process of atomization, capillary waves will form on the surface of the liquid with a wavelength dependent on the irradiation frequency, power dissipation, and liquid physicochemical properties, and most importantly the liquid density and surface tension at the liquid-air boundary. If the liquid is forced to oscillate with sufficient intensity, the tips of capillary waves will begin to pinch off into droplets and atomization is achieved. The size of the generated droplets is independent of the forcing amplitude and hence the mist density. This feature can be useful in designing a system in which mist properties should be adjusted independently.

Gas Atomization

Gas atomization is a process in which liquid metal is disrupted by a high-velocity gas stream consisting of air, nitrogen, argon, or helium. Atomization occurs by kinetic energy transfer from the atomizing medium to the metal. Gas atomization differs from water atomization. The technique depends on gas to metal ratio, rather than the pressure of a medium like water atomization, in controlling particle size. The median particle size in the resulting powder is an inverse function of the square root of the gas to metal ratio.

The reasons for this fundamental difference lie within the pressure at which sonic velocity is reached. Although 0.1 MPa is needed for sonic velocity in gases, to reach sonic velocity (in air/nitrogen) with a water jet, a pressure of nearly 40 MPa is needed and the velocity increases uniformly as the square root of the pressure. Moreover, gas atomization takes place by the action of a continuum on another, whereas in water atomization a stream of droplets (in an entrained gas flow) acts on a continuum. The density of the water medium is about a thousand times higher than typical gases, giving much greater short-range forces.

Gas-atomizing units also come in a much wider range of designs than water atomizers and are classified as either "confined" or "free-fall" nozzle configurations. A third type if gas-atomizing unit is called "internal mixing," where the gas and metal are mixed together before expanding into the atomizing chamber (discussed in the following sections).

Free-fall gas units (Fig. 4.10) are very similar in design to water-atomizing units. However, due to the rapid velocity decay as the gas moves away from the jet, in free-fall

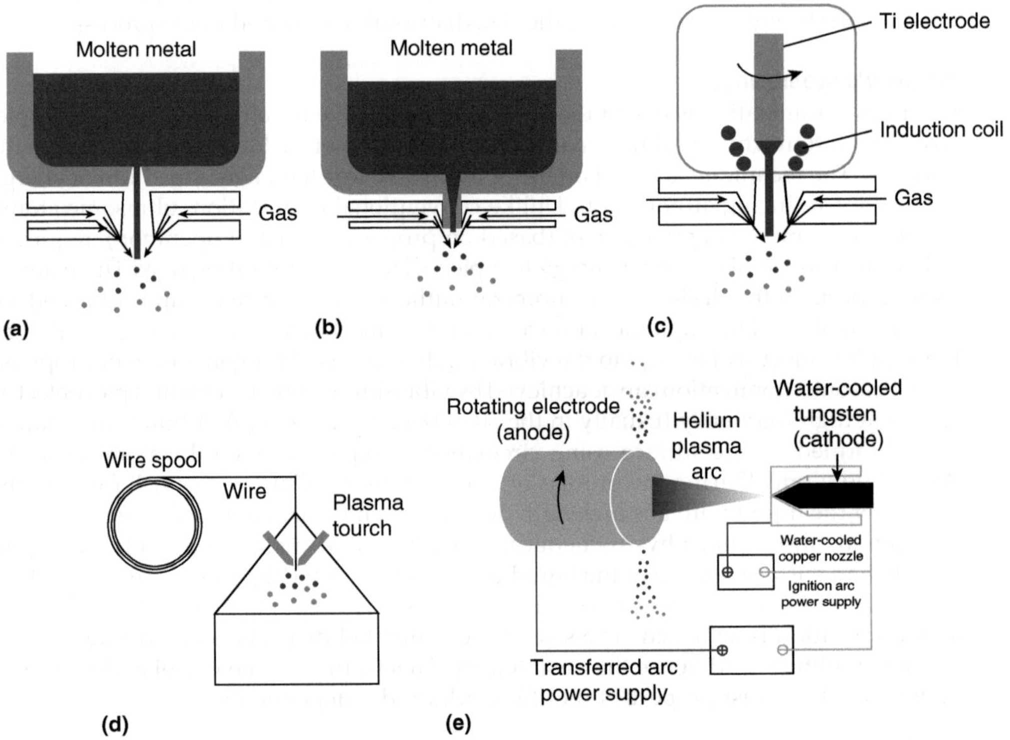

FIGURE 4.10 Basic configuration of (a) free-fall gas atomization, (b) close-coupled gas atomization, (c) electrode-induction gas atomization, and (d) plasma atomization and plasma rotating electrode process. (From Sun P, Fang ZZ, Zhang Y, et al. Review of the Methods for Production of Spherical Ti and Ti Alloy Powder, *JOM*, 69: 1853–1860, 2017, figure 4, with permission.)

gas units it is very difficult to bring the mean diameter of powder below 50–60/m on iron-based material.

High efficiency is thus difficult to obtain in free-fall systems, although special design and configuration of nozzle arrangements can produce relatively fine powder at reasonable gas to metal ratios for high-velocity oxyfuel thermal spray, plasma tungsten arc (PTA) welding, and hot isostatic pressing applications. As well as vertical designs, which resemble water-atomizing designs, there are a number of asymmetric horizontal designs in which a vertical, inclined, or sometimes horizontal melt stream is atomized by essentially horizontal gas jets. These designs are widely used in zinc, aluminum, and copper alloy air atomizers.

Centrifugal Atomization

Simple atomization techniques are available in which liquid metal is forced through an orifice at a sufficiently high velocity to ensure turbulent flow. The usual performance index used is the Reynolds number, $Re = \rho v d / \nu$, where ρ is the fluid density, v is the velocity of the exit stream, d is the diameter of the opening, and ν in the absolute viscosity. At low Re the liquid jet oscillates, but at higher velocities the stream becomes turbulent and breaks into droplets. Pumping energy is applied to droplet formation with very low efficiency (on the order of 1%), and control over the size distribution of the metal particles produced is rather poor. Other techniques such as nozzle vibration, nozzle asymmetry, multiple impinging streams, or molten-metal injection into ambient gas are all available to increase atomization efficiency, produce finer grains, and to narrow the particle size distribution. Unfortunately, it is difficult to eject metals through orifices smaller than a few millimeters in diameter, which in practice limits the minimum size of powder grains to approximately 10 μm. Atomization also produces a wide spectrum of particle sizes, necessitating downstream classification by screening and remelting a significant fraction of the grain boundary.

Centrifugal Disintegration

Centrifugal disintegration of molten particles offers one way around these problems. Extensive experience is available with iron, steel, and aluminum. Metal to be powdered is formed into a rod, which is introduced into a chamber through a rapidly rotating spindle. Opposite the spindle tip is an electrode from which an arc is established that heats the metal rod. As the tip material fuses, the rapid rod rotation throws off tiny melt droplets, which solidify before hitting the chamber walls. A circulating gas sweeps particles from the chamber. Similar techniques could be employed in space or on the moon. The chamber wall could be rotated to force new powders into remote collection vessels, and the electrode could be replaced by a solar mirror focused at the end of the rod. An alternative approach capable of producing a very narrow distribution of grain sizes but with low throughput consists of a rapidly spinning bowl heated to well above the melting point of the material to be powdered. Liquid metal, introduced onto the surface of the basin near the center at flow rates adjusted to permit a thin metal film to skim evenly up the walls and over the edge, breaks into droplets, with each approximately the thickness of the film.

Vacuum Induction Melting Gas Atomization

Commercial vacuum induction melting (VIM) was developed in the early 1950s. The development of the technique was stimulated by the need to produce superalloys containing reactive elements within an evacuated atmosphere. The process is relatively flexible, featuring the independent control of time, temperature, pressure, and mass transport through melt stirring. As such, VIM offers more control over alloy composition and homogeneity than other vacuum melting processes. VIM can be used to advantage in many applications, particularly in the case of the complex alloys employed in aerospace engineering, a typical process profile for the VIM of nickel- and cobalt-based superalloys. Before operation or at completion, the melt chamber is isolated from the mold chamber and the vacuum integrity of the furnace is verified. Specific practices with regard to vacuum measurements will differ in detail. The deterioration rate of the vacuum is a measurement of the inherent vacuum integrity of the furnace. This integrity cannot be measured by vacuum alone, because the large pumping capacities of the pumps used in VIM are able to achieve low vacuum pressures even with significant leakage into the furnace. It is considered bad practice to continuously draw air into the vacuum furnace and across the melt. Immediately after ensuring that the furnace is vacuum-tight, the virgin portion of the charge is placed into the VIM furnace first. This may be done by opening the furnace or, more commonly, by charging the furnace through hoppers lowered through a large vacuum lock (bulk charger) located over the crucible. The furnace is capable of quickly pumping down to or maintaining vacuum levels below 100 mm (and often into the <10 mm) range. The virgin material is melted by application of current to the induction coils surrounding the refractory crucible.

When the virgin material has been completely melted (all molten), it outgasses. The outgassing is monitored until it is complete. The outgassing is a response of the gas in solution in the melt to the low partial pressures of gases in the vacuum chamber. Some degassing is accomplished because carbon in the charge will form CO with the oxygen and evolve from the melt. The progress of degassing is followed by measuring the leak-up rate at set time intervals. When a constant leak-up rate is obtained, this indicates that degassing (refining) of the melt is complete. After degassing is complete, the reactive and revert charges are added to bring the charge to its planned weight. A ladle sample is taken after all additions are complete. Based on the analysis of this sample, trim additions are made to bring the melt into a very precise compositional range.

Water Atomization

Another powder-production technique involves a thin jet of liquid metal intersected by high-speed streams of atomized water that break the jet into drops and cool the powder before it reaches the bottom of the bin. In subsequent operations the powder is dried, and this is called water atomization. The advantage of water atomization is that metal solidifies faster than by gas atomization because the heat capacity of water is some magnitudes higher than gases. Because the solidification rate is inversely proportional to the particle size, smaller particles can be made using water atomization. The smaller the particles are, the more homogeneous the micro structure will be, and the particles will have a more irregular shape and the particle size distribution will be wider. In addition, some surface contamination can occur by oxidation skin formation. Powder can be reduced by some kind of pre-consolidation treatment, such as annealing, which is used for the manufacture of ceramic tools.

Comparison Between Production Methods

In the preceding section we presented the summary of the most dominant powder production techniques. Although the main concept of processing categories is shared (among techniques within the same group), there are many embedded differences in

Methods	Feed Material	Size Range (μm)	Advantage	Disadvantage
FFGA	Elemental/ ingot/bar	<300	• Flexible alloy and feedstock options	• Satellites • Porosity in coarse powder • Ceramic contamination
EIGA	Bar	<200	• Relatively high fine powder yield	• Porosity in coarse powder • Relatively high Air flow rate
PA	Wire	<300	• Less satellite • Relatively high fine powder yield	• Expensive feedstock wire porosity in coarse powder • Limited feedstock options
PREP	Bar	50–350	• High purity • No satellites	• Low fine powder yield
PS	Powder	>5 (same size with feed powder)	• Relative low cost • High fine powder yield	• Subject to availability of low-oxygen feed powder
GSD	Scrap/ elemental	10–100	• Very high fine powder yield • Minimal satellites • Low cost	• Not perfect spherical shape; possible porosity

Note: EIGA = electrode induction gas atomization; FFA = free-fall gas atomization; GSD = granulation-sintering-deoxygenation; PA = plasma atomization; PREP = plasma rotating electrode process; PS = plasma spheroidization.

Table 4.5 Comparison of Titanium Powder Production Techniques for Use in AM

the details; mainly, the quality of the powder particles resulting from each technique are different. This applies even if the same material is processed by different techniques. The effect of the production method on powder parameters is illustrated in Table 4.5, which compares the particle size of titanium alloy (Ti-6AL-4V) produced using several techniques.

The data indicate that even for the same material, different powder production methods yield different particle sizes and powder quality. Table 4.5 also implies that the feedstock used to produce powders is related to the size and quality of the resulting powder particles (compared the electrode induction gas atomization [EIGA] and plasma rotating electrode process [PREP] within the table entries). Both processes use a bar of Ti-64; however, due to differences in the specifics of the process, the quality of the resulting particles differ with respect to purity and to particle size. Differences in particle size and sphericity for Ti-6AL-4V powder are shown in Fig. 4.11, which shows scanning electron micrography (SEM) of the particle powders produced by the different techniques discussed within Table 4.5 (note that the micrographs are taken at the same magnification). Individual production methods only affect particle sizes, but they also lead to different properties such as particle shape and apparent density (see Table 4.6).

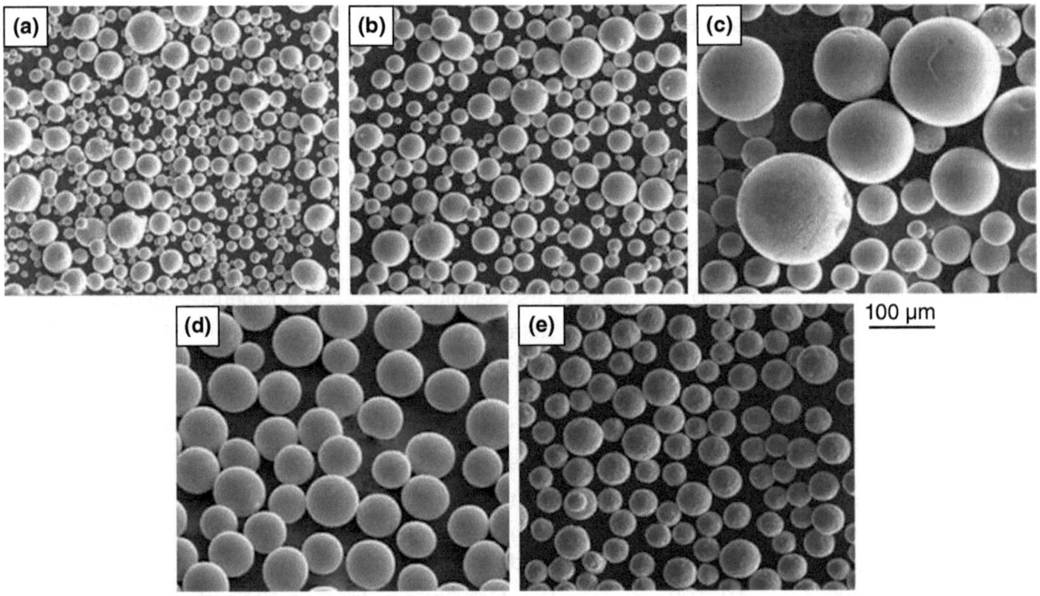

Figure 4.11 SEM picture of Ti-6Al-4V powder produced by (a) gas atomization, (b) plasma atomization, (c) plasma rotating electrode process, (d) plasma spheroidization from −140 + 200 mesh HDH powder, and (e) granulation-sintering-deoxygenation. (From Sun P, Fang ZZ, Zhang Y, et al., "Review of the Methods for Production of Spherical Ti and Ti Alloy Powder," *JOM*, 69: 1853–1860, 2017, figure 5, with permission.)

These data show that even for the same metal, different production techniques, can lead to considerable differences in the properties of the powder (both morphological and granulometric). This prompts a comparison between the various powder processing methods. Such a comparison is summarized in Table 4.7.

Availability of Metal AM Feedstock

As explained in the previous section, the production of metal powders for PM and powder coating industries still dominates the global powder market. A consequence of the situation is that almost all production methods, facilities, and standards are mostly catered to the PM industry. The vast majority of powders, and other metal feedstock, are produced with optimization of PM, MIM, and welding in mind. The same may be extended to the state of wire and metal sheet feedstock. The problem is not entirely technical; rather, there exists an economical motivation for such state of affairs. Given the defined needs of AM powder feedstock in general, and metal AM in particular, special powders to address these needs have to be produced. This requires precision control of production methods and in some cases development of new techniques. Investment in developing new methods, and enhancing technological readiness to the point where production is feasible, have to be economically justified through the growth of AM. For metal AM, the growth in demand has to justify the investment in new technologies of production or enhancing the currently dominating ones. Given the relatively recent history of the field, such economic hurdles have yet to be addressed.

Material	Manufacture Method	Particle Diameter (μm)	Specific Surface Fisher (m^2/g)	Particle Shape	Apparent Density (g/cm^3)
Aluminum	Granulation	500–2500	...	Needle	1.4
Aluminum	Grinding	1000–2000	...	Irregular to semispherical	1.3
Aluminum	Air atomization	160 max	...	Irregular	1.0
		18	...	Irregular	1.07
Copper	Air atomization	500 max	...	Irregular	5.2
		315 max	...	Irregular	5.1
	Water atomization	315 max	...	Irregular	4.2
	Air atomization	160 max	...	Irregular	5.0
	Grinding	...	0.3	Flake	1.1
	Electrodeposition	63 max	0.23	Dendritic	0.7
Zinc	Air atomization	315 max	...	Irregular	3.0
		45 max	...	Irregular	
Tin	Gas atomization	200 max	...	Teardrop	4.0
		32 max	...	Teardrop	2.2
		8	0.25	Teardrop	2.0
		3.2		Acicular	0.61
Nickel	Carbonyl	3.8		Acicular	1.87
		4.1		Acicular	2.10
Nickel	Precipitation	3.5		Roundish	1.81
		4.4		Roundish	2.09

TABLE 4.6 Influence of Manufacturing Method on Some Properties of Several Nonferrous Metal Powders

The economic forecast for metal AM, although promising, currently does not justify overhauling the many production facilities (or even the entry of new producers in great numbers). While the global demand for 3D printing material continues to grow steadily, the growth of the polymer sector is overtaking that of the metal sector [170]. The 3D printing materials market crossed the $2 billion mark in 2020 with strong growth in polymers and metals. The total number of AM materials in 2024, for example, reached about 2245, as opposed to about 1700 materials in 2019 [172]. However, within that growth, 3D printing materials, in terms of usage, comprised 82% for polymers and 18% for metals. As of 2020, it was estimated that 1095 different types of polymer materials were available for 3D printing (most developed for vat polymerization; approximately 45%). Meanwhile 38% were developed for material extrusion technologies. In metals, the powder AM market reached about $520 million with PBF technology having the most diverse material offerings (around 804 powders [1721]). Fig. 4.12 (and Table 4.8) provide a summary for materials available for each segment of AM technology. The data show that the total materials available for polymer AM are higher than those

	Advantages	Disadvantages
Gas Atomisation (GA)	• Excellent metallurgical quality • High powder flow rates • Wide selection of alloys • New and modified alloys can easily be made • Scalable technology: very high volumes available and can easily support AM growth • Large supply base • Relatively low cost, especially when AM increases quantities	• Variability in powder properties between suppliers • Large number of suppliers and atomising technologies can be confusing • Reactive and high melting point alloys not available • Few companies currently atomising titanium
Induction Melted Bar Atomisation (EIGA)	• Excellent metallurgical quality • High flow rates • Reactive and high melting point alloys can be made • Titanium alloys available • High production rates, but restricted by yield considerations	• Limited supply base - but growing • Only alloys available as bar can be made • High cost
Plasma Atomised Wire Process (PAW)	• Excellent metallurgical quality • Very high flow rates near perfect spheres • Reactive and high melting point alloys can be made • Titanium alloys available	• Limited supply base: only a few suppliers, and new patents may lock out additional suppliers • Only alloys available as wire can be made • High cost
Plasma Rotating Electrode Process (PREP)	• Excellent metallurgical quality • Very high flow rates – perfect spheres • Reactive and high melting point alloys can be made • Titanium alloys available	• Limited supply base but growing • High quality bar needed as starting material • High cost
Water Atomisation (WA)	• Low cost • Scalable atomising technology	• Metallurgical quality lower than gas atomization • Powder not natively spherical • Not yet established for powder bed applications

TABLE 4.7 Advantages and Disadvantages of the Leading Metal Powder Manufacturing Methods for Metal AM

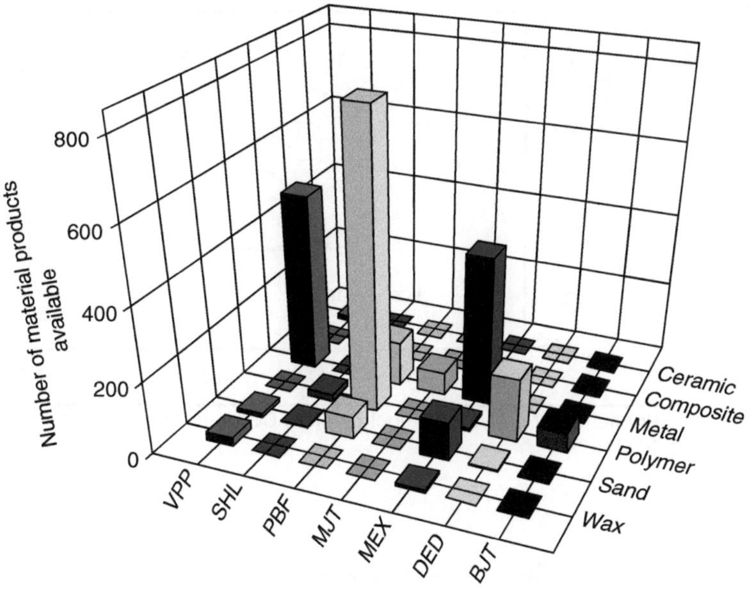

FIGURE 4.12 Global availability of materials for AM-processes.

	BJT	DED	MEX	MJT	PBF	SHL	VPP
Ceramic	3	1	6	0	0	0	24
Composite	5	5	106	0	62	2	12
Metal	58	176	7	0	804	18	0
Polymer	3	0	412	63	125	0	492
Sand	5	0		0	0	0	0
Wax	0	0	1	0	0	0	13

Note: PBF = Powder Bed Fusion; DED = Directed Energy Deposition; BJT = Binder Jet; VPP = Polymer Vat; Photopolymerisation; MEX = Material Extrusion; MJT = material jetting; SHL = sheet lamination.

TABLE 4.8 Data for Global Availability of Materials(in All Shapes) for AM-Process Segments

available for metals (1095 for polymers and approximately 904 for metals). Fig. 4.12 also shows that PBF is dominant for metals (around 804 materials). Vat polymerization, as mentioned earlier is dominant for polymers (approximately 904 materials).

Focusing on metals, one trend that currently dominates is the connection between powders. This is especially important for producing metal AM and developing relative hardware. This is illustrated in Fig. 4.13, which plots the growth of revenue from both powder and hardware for the years 2018 and 2019 and the predictions up to 2027. Here we notice that the profitability in both powder material and hardware will decline in the future. This, however, does not indicate a decline in demand or shrinkage in the industry; rather, this will take place due to availability of powders and hardware so

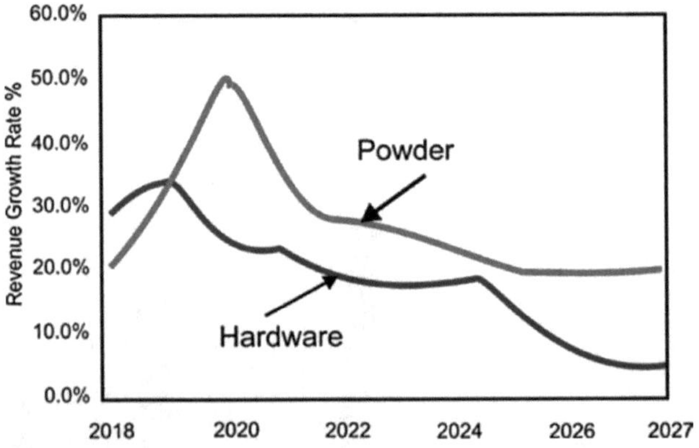

Figure 4.13 Prediction of growth in global revenue CGR% for AM powders and for AM hardware from 2018 to 2027.

that prices will drop. The cost drop signifies expansion of the technology at the expense of the current cost barriers. Currently, as will be explained in detail in Chapter 10, the cost and available selection of materials are key barriers to aggressive adoption of AM technology as a principal production technology. Although prices are dropping slowly, AM metals (and polymers) are still several times more expensive than conventional techniques [172].

The current situation impacts the pace of development in new materials. Indeed, currently, material development for AM is slower than predicted. Again, one major obstacle has its origin in economics.

A number of hardware manufacturers developed their machines to work exclusively with materials they developed in-house. This limits the opportunities of companies on the production of end-use third-party materials. A propriety economic model typically results in higher material prices and slows down the pace of innovation for material formulations [173]. This, by default, limits the number of powder supplies. The economic constraints, additionally, limit efforts to accelerate the development of specialized materials (or new alloys). As a result, as of 2019 there are roughly 50 different alloy compositions available as optimized powder from about 15 suppliers in the U.S. market. These are used in the different processes and technologies of AM at different technology readiness levels. The AM powder market is segmented in terms of AM processes. Thus, there are about five major segments: PBF, directed energy, deposition, binder jetting, and metal extrusion (there are other including current fringe processes such as digital light projector, multijet fusion, and material jetting). Each of these major categories, may be subsegmented by material type according to classification of materials that are in high demand and would potentially be more dominant within the field. As such, each of the aforementioned technology segments may be subdivided in terms of the following materials: titanium, nickel, steel, aluminum, and others. "Others" in this context indicate the less dominant metals such as cobalt, chrome, copper, silver, and bronze. Currently, as mentioned earlier, PBF is the most dominant metal AM technology. Therefore, placing the material availability for its subsegment would be informative as to the status of current material availability in metal AM.

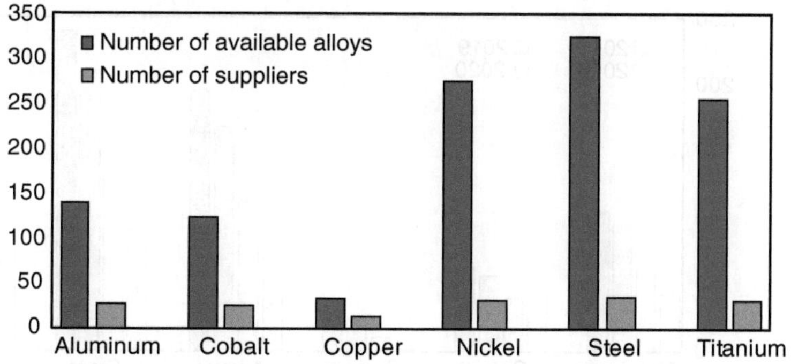

FIGURE 4.14 Availability of major metals and alloys in powder form for PBF.

Material	No. of Materials	No. of Suppliers
Aluminum	40	28
Copper	34	13
Cobalt	125	26
Nickel	276	32
Steel	327	36
Titanium	257	31

TABLE 4.9 Global Availability of Major Metals and Alloys in Powder Form for PBF and Number of Suppliers for Each Material Segment

Figure 4.14 plots the availability of material powders for PBFs based on the subsegmentation model presented earlier. The figure provides a number of materials available for each metal subsegment (in alphabetical order-data for figure is provided as Table 4.9).

Note that cobalt and copper are part of the "other" metals subsegment identified earlier. The total number of the materials available lists the different products available without filtration with respect to shape or composition. Thus, within the almost 300 materials available in titanium one would find several alloys that have almost identical composition however produced by multiple suppliers. Figure 4.15 also indicates that not all suppliers provide every available material. Naturally, each supplier would have a specialty that depends on the technological history of the establishment and in some cases the geographical region.

The overall trend of global availability of the subsegmentation metals for the last 4 years (2017–2020) is plotted in Fig. 4.15 (data are also provided as Table 4.10). The data include all shapes of available metals (filaments, powders, sheets, and wire stock).

The data indicate that nickel, steel, and titanium products have led the metals market by a large margin. The materials noted as "other," in Table 4.10, which include iron, precious metals, and refractory metals, continue to grow as well. However, growth and application are not matched by corresponding growth in the number of suppliers. This in part is because the propriety material model currently dominates the industry.

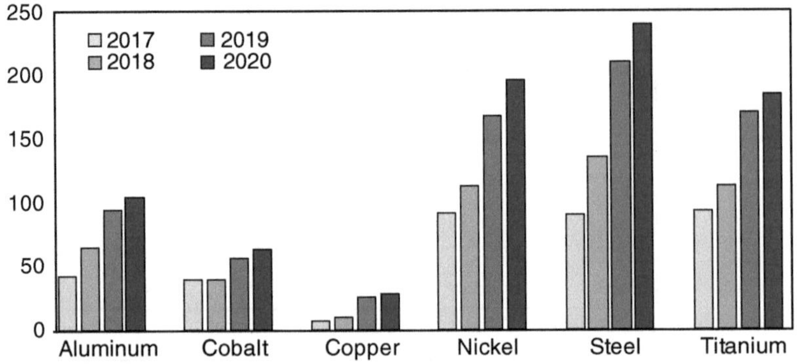

FIGURE 4.15 Evolution of the availability of major metals and alloys in "all" AM feedstock shapes (sheet,metal, and powder).

Material	2017	2018	2019	2020
Aluminum	43	65	95	105
Copper	40	40	56	64
Cobalt	7	10	26	28
Nickel	92	113	168	197
Steel	90	136	210	240
Titanium	93	113	171	185
Other	27	46	70	85

TABLE 4.10 Evolution of Global Availability of Major Metals and Alloys from 2017 to 2020

Demand for lightweight metals continues to increase substantially because of growth in the established area of titanium AM and the significant interest for aluminum AM from customers in the automotive and aerospace industries. Lightweight metals are expected to increase their total share of metal powder shipments to AM users slightly on a year-over-year basis through the forecast period, growing at a compounded annual rate of over 24% from 2017 to 2027. It is expected that by 2027 the automotive industry will become the second largest consumer of PBF technologies, growing at nearly 32% compounded annually. With bound metal printing processes like metal binder jetting suddenly becoming a big target for development to suit the market need for low-cost, high-volume additive processes, the projected share of consumption of powder materials from all bound metal printing technologies is projected to grow from consuming just 5% of all powders shipped in 2017 to 21% of all powders shipped by 2027. The global 3D printing metals market is estimated to be $774 million in 2019 and is projected to reach %3.159 million by 2024, at a compound annual growth rate (CAGR) of 32.5% from 2019 to 2024. The key factors driving the growth of this market can be attributed to the increasing demand for 3D printed metals from aerospace, defense, and automotive end-use industries; low manufacturing cost; and reduction in lead times.

Metal powders allow for high-density products with complex geometries, which are used to manufacture engine parts and components. The availability of metal powders with consistent spherical particles enhances the density and mechanical properties of the final product and ensures the consistency of layers. Thus, the increase in the demand for 3D printed products with a high strength to weight ratio will increase the demand for AM-specific powder forms. PBF is expected to be the largest segment of the 3D printing metals market during the forecast period. The growth of PBF is a consequence of the ability of the process to create lightweight high-strength parts and components, which would increase adoption by the automotive and aerospace industries. This, in turn, should increase the size of the titanium segment to account for the largest share of the 3D printing metals market during the next 7 years. The growth of the titanium segment would be in response to the rising demand for printed metal parts from aerospace and defense and automotive end-use industries. Consistently, the evolution of material usage within the metal AM field, in general, as indicated by data in Fig. 4.15, predicts that titanium, nickel, and aluminum will lead the consumption trends, because these materials are lightweight and offer a high strength to weight ratio. They are increasingly adopted in industries in which a high value of that ratio is important for energy savings, namely, the aerospace and automotive industries.

The propriety material model, while contributing to an increase in the price of materials and thereby limiting availability and new alloy offerings, is not predicted to dominate in the near future. Currently, there is a push for cooperative material development models, where material developers are encouraged to partner with hardware manufacturers. Such a model has the potential to infuse the market with novel materials catered specifically for AM metal processes. In addition, although the price of powders is predicted to drop, the predicted high volume of consumption would substitute for profit.

References

136. Evans GM, Bailey N, *Metallurgy of Basic Weld Metal*, Cambridge, UK, Woodhead publishing, 1997.
137. Fauchais P, Montavon G, Bertrand G, "From Powders to Thermally Sprayed Coatings," *Journal of Thermal Spray Technology*, 19 (1–2): 56–80, 2010.
138. de Oro Calderon R, Gierl-Mayer C, Danninger H, "Master Alloys in Powder Metallurgy: The Challenge of Exploring New Alloying Compositions," *Powder Metallurgy*, 60 (2): 86–96, 2017.
139. Murr LE, "Metallurgy of Additive Manufacturing: Examples From Electron Beam Melting," *Additive Manufacturing*, 5: 40–53, 2015.
140. Lou X, Gandy D. "Advanced Manufacturing for Nuclear Energy," *JOM*, 71 (8): 2834–2836, 2019.
141. ISO, *Welding Consumables Standards*, https://www.iso.org/ics/25.160.20/x/. Accessed on 06/16/2021.
142. Lewandowski JJ, Seifi M, "Metal Additive Manufacturing: A Review of Mechanical Properties," *Annual Review of Materials Research*, 46: 151–186, 2016.
143. Williams SW, Martina F, Addison AC, Ding J, Pardal G, Colegrove P, "Wire+ Arc Additive Manufacturing," *Materials Science and Technology*, 32 (7): 641–647, 2016.

144. Shassere B, Greeley D, Okello A, Kirka M, Nandwana P, Dehoff R, "Correlation of Microstructure to Creep Response of Hot Isostatically Pressed and Aged Electron Beam Melted Inconel 718," *Metallurgical and Materials Transactions A,* 49 (10): 5107–5117, 2018.
145. Polonsky AT, Echlin MP, Lenthe WC, Dehoff RR, Kirka MM, Pollock TM, "Defects and 3D Structural Inhomogeneity in Electron Beam Additively Manufactured Inconel 718," *Materials Characterization,* 143: 171–181, 2018.
146. King WE, Anderson AT, Ferencz RM, Hodge NE, Kamath C, Kairallah SA, Rubenchik AM, "Laser Powder Bed Fusion Additive Manufacturing of Metals: Physics, Computational, and Materials Challenges," *Applied Physics Review,* 2: 041304, 2015.
147. Seifi M, Salem A, Beuth J, et al. "Overview of Materials Qualification Needs for Metal Additive Manufacturing," *JOM,* 68 (3): 747–764, 2016.
148. Delgado J, Ciurana J, Sereno L, "Comparison of Forming Manufacturing Processes and Selective Laser Melting Technology Based on the Mechanical Properties of Products," *Virtual* and *Physical Prototyping,* 6: 167–178, 2011.
149. Gorsse S, Hutchinson C, Gouné M, Banerjee R, "Additive Manufacturing of Metals: A Brief Review of the Characteristic Microstructures and Properties of Steels, Ti-6Al-4V and High-Entropy Alloys," *Science and Technology of Advanced Materials,* 18 (1): 584–610, 2017.
150. Degarmo PE, Black JT, Kohser RA, *Materials and Processes in Manufacturing,* 9th edition, Wiley, Hoboken, NJ.
151. Lincoln Electric, *The Procedure Handbook of Arc Welding,* Lincoln, Cleveland, OH, 1994.
152. Louvis E, Fox P, Sutcliffe CJ. "Selective Laser Melting of Aluminium Components," *Journal of Materials Processing Technology*, 211: 275–284, 2011.
153. Sun Z, Tan X, Tor SB, et al. "Selective Laser Melting of Stainless Steel 316L with Low Porosity and High Build Rates," *Materials and Design*, 104: 197–204, 2016.
154. Frazier WE. "Metal Additive Manufacturing: A Review," *Journal of Materials Engineering and Performance*, 23: 1917–1928, 2014.
155. Olakanmi EO, Cochrane RF, Dalgarno KW, "A Review on Selective Laser Sintering/Melting of Aluminium Alloys Powders: Processing, Microstructure and Properties," *Progress in Materials Science*, 74: 401–477, 2015.
156. Herzog D, Seyda V, Wycisk E, et al. "Additive Manufacturing of Metals," *Acta Materialia,* 117: 371–392, 2016.
157. Available Materials for Metal Additive Manufacturing: Characteristics & Applications, Farinia Group, https://www.farinia.com/additive-manufacturing/ 3dmaterials/characteristics-and-applications-of available-metals-for-additive-manufacturing . Accessed on 06/16/2021.
158. Johnson PK, "Tungsten Filaments–The First Modern PM Product," *International Journal of Powder Metallurgy,* 44 (4): 43–48, 2008.
159. Schade P, "100 Years of Doped Tungsten Wire," *Proceedings of the 17th Plansee Seminar,* Reutte, Austria, 2009.
160. Ortner, HM, Ettmaye, P, Kolaska H, Smid I, "The History of the Technological Progress of Hard Metals," *International Journal of Refractory Metals and Hard Materials,* 49: 3–8, 2015.
161. Schubert WD, "Feinst-und Ultrafeinstkornhartmetalle–vom Pulver zum Werkzeug," *Keramische Zeitschrift,* 7: 365–376, 2015 (in German).

162. German RM, "Markets, Applications, and Financial Aspects of Global Metal Powder Injection Molding (MIM) Technologies," *Metal Powder Report*, 67 (1): 18–26, 2012.
163. Johnson, PK, "Metal Injection Molding Trends," *International Journal of Powder Metallurgy*, 52 (1): 5–7, 2016.
164. Upadhyaya GS, *Sintered Metallic and Ceramic Materials,* John Wiley and Sons, Chichester-New York, 2000.
165. Skaupy F. *Metallkeramik*, 4th edition, Verlag Chemie, Weinheim, 1950 (in German).
166. Schwarzkopf P, *Powder Metallurgy–Its Physics and Production,* Macmillan, New York, 1947.
167. Kieffer R, Hotop W, *Sintereisen und Sinterstahl,* Springer, Vienna, Austria, 1948 (in German).
168. White C, *History of Powder Metallurgy, in ASM Handbook, Powder Metal Technologies and Applications,* Vol. 7, Metals Park, OH, 1998, pp. 4–8.
169. Balasubramaniam R, *Story of the Delhi Iron Pillar,* Foundation Books, New Delhi, 2005.
170. Sculpteo, *The State of 3D Printing Report 2019*, Sculpteo, Villejuif, France, 2019.
171. "Analysis of Additive Manufacturing Materials from Wohlers and Senvol Database," *Metal AM,* 30 March 2020.
172. *The Additive Manufacturing Landscape 2020,* https://amfg.ai/whitepapers/the-additive-manufacturing-landscape-2020-report/. Accessed on 06/16/2021.
173. Gorsse S, Hutchinson C, Gouné M, Banerjee R. "Additive Manufacturing of Metals: A Brief Review of the Characteristic Microstructures and Properties of Steels, Ti-6Al-4V and High-Entropy Alloys," *Science and Technology of Advanced Materials*, 18 (1): 584–610, 2017.

CHAPTER 5

Power Considerations in Metal Additive Manufacturing

AM Power Consumption in Perspective

Additive manufacturing (AM) is a potentially transformative technology. It has the potential to change the approach to design and methodology of production for many objects across a wide spectrum of applications. The advantages offered by this technology stimulated considerable enthusiasm and motivated large capital investments. The premise of that enthusiasm is rooted in perceived sustainability and mobility afforded by adopting AM. Enabling the processing of metals (and materials in general) through AM techniques depends on availability of suitable material feedstock. However, more importantly, it depends on the availability of hardware that is capable of processing the material using the new procedures.

The major advantages of AM processes pertain to sustainability within the context of waste reduction and raw material recycling. Building an object, as mentioned in previous chapters, takes place in a layer-by-layer progression. All material processes, such as melting, sintering, deposition, etc., take place as a result of the power source interacting with the feedstock along the preplanned scanning path. This power source provides energy sufficient to initiate, and sustain, the metallurgical, chemical, and physical transformations necessary to complete the initial build of an object. The interaction of the power source with the material feedstock, as any other operation, is not thermodynamically perfect; the process sustains energy losses. As such, the energy that drives the power source has to cover both the energy sufficient to process the material and process the losses. The energy consumption of an AM machine also entails the energy necessity to drive the moving parts and that needed to prepare the material for processing. In all, the availability of hardware that is AM capable at the core depends on the availability of power that drives all aspects of the build operation.

There are several established AM processes. The physics of these processes are well defined to a satisfactory extent. However, the main quest is to scale the power of driving that source to realize the benefits envisioned for AM technology. In fact, one of the most important factors, if not the decisive one, that can impact universal adoption of AM is the energy consumption provided. This places the scaling and the choice of energy source at the core of the sustainability argument. However, this placement primarily comes with respect to CO_2 emissions and environmental impact rather than recyclability and resource sustainability. In addition, the energy scaling question is very important in terms of economics, as it influences product expenses and profitability compared with available subtractive technologies. Any AM machine to be designed and built has to be able to process a series of materials (e.g., metal powders). Each material, meanwhile, has its own energy processing requirements. Therefore, the power source, and thereby the energy supplied to the machine, has to be able to meet the energy requirements of each and every material to potentially be processed and not just a single metal or alloy. Such a requirement, called a gain, places the power consumption of each process at the center of the sustainability-energy conservation prospective.

In the following sections, we discuss the problem of energy supply for two different AM processes. We provide the necessary information about power sources for each process. However, we build on the energy effectiveness arguments to provide both the design of an operator with sufficient information to judge the efficiency. The hardware designer requires an understanding of available power sources, for different processes, and awareness of limits on energy efficiency for the particular process. An operator, on the other hand, requires awareness of efficiency limits, and the connection of these limits to the quality of the end product. Therefore, the following sections discuss the part requirements for AM processes within the general frame of energy effectiveness and optimization (both of which are essential and are still open-ended topics). However, it is important to note that satisfactory resolution of the energy arguments is crucial to the potential expansion of the field. A suitable point of entry to the energetics of mental AM is, therefore, to place the power consumption of building an object within the production cycle from origin to end of useful life.

The AM Manufacturing Cycle

The manufacturing life cycle of a product includes all steps necessary for the product to exist. The start of the cycle is at the very initial step of mining the material and it ends with cycling the product after it exhausts its useful life. Accordingly, the AM manufacturing life cycle includes mining of the material, primary metal production, feedstock infection, processing of feedstock (three-dimensional [3D] printing in AM), postprocessing, and recycling if necessary (Fig. 5.1). Naturally, each of these steps consumes energy in proportion to the needs of a particular process.

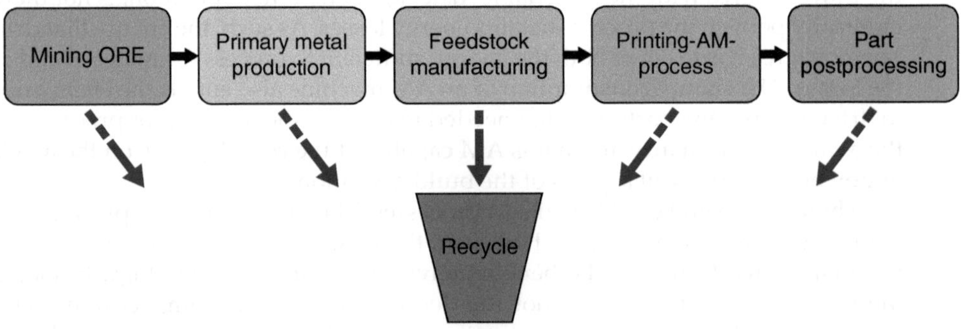

FIGURE 5.1 The life cycle of an AM manufacturing processed metal object.

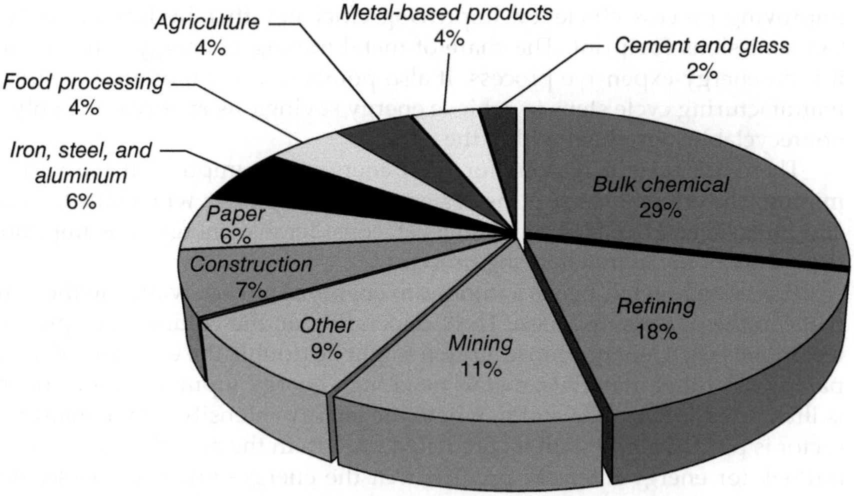

Figure 5.2 Energy consumption of industrial sectors in the United States.

The production of metals from mining is the most expensive energy step within the cycle. Producing a metal from an ore accounts for approximately 7% of the global energy consumption. In the industrial sector accounted for approximately 32% of all energy consumption in the United States, according to the U.S. Energy Information Administration (USEIA). It consumed approximately 27,000 trillion Btu that year, with much of it to fuel manufacturing processes. On average, manufacturing facilities use 95.1 kWh of electricity and 536,500 Btu of natural gas per square foot each year, although actual consumption varies widely across subsectors.

Figure 5.2 shows a breakdown of energy use for the five manufacturing subsectors that consume the most energy in the United States. The petroleum and coal subsectors use the most energy accounting for 25% of the entire manufacturing sector's energy use. The chemical subsector consumes about 20%, followed by paper, primary metals, food, and the mining industry (excluding oil and gas), which account for about 11% of the national energy consumption. As indicated in Table 5.1, mining of metals is the most energy consuming sector and the sector that can use more energy savings through

Material	Current Energy Consumption	Energy Savings from R&D Improving Energy Efficiency	Energy Savings from Implementing Best Practices	Total Practical Energy Savings	CO_2 Reduction from Total Practical Energy Savings (million tonnes)
Coal	485.3	84.2	153.3	237.5	14.4
Metals	552.1	117.5	220.7	338.2	20.6
Minerals	208.9	56.6	35.2	91.8	5.6
Total	1246.3	258.3	409.2	667.5	40.6

Table 5.1 Mining Energy: The Most Consuming Sectors and Their Potential to Lower the Carbon Footprint

improving process efficiency. Improving efficiency thereby leads to reduction of the CO_2 emissions footprint. The share of metal mining in energy consumption points to it is an energy-expensive process. It also points to the importance of streamlining the manufacturing cycle steps to achieve energy savings, as energy is the only exhaustible, nonrecyclable ingredient within the cycle.

There are several reasons for high energy consumption at the various stages of mining. The obvious cause is the design of the equipment, with many facilities designed and built several decades ago. However, considerable energy consumption arises from the nature of the manufacturing processes.

Processing metals needs a minimum energy input equivalent to the enthalpy of the metal at the processing phase. Thus, depending on the volume to be processed and the techniques used, energy consumption might be double the enthalpy of the metal. Compared with other materials, metals need high energy input in various operations. This is illustrated in Fig. 5.3a and b, where the energy intensity by the manufacturing subsector is plotted along with its predicted growth in the next three decades. The general outlook for energy intensity predicts that the energy- intensive subsectors (Fig. 5.3b) would show growing consumption and growth compared with consumption in 2012. Fig. 5.3b, which details the expected consumption of subsectors of energy-intensive manufacturing, indicates that iron and steel along with aluminum would manifest the highest consumption, despite the potential for energy savings (predicted to progress by 2050). A critical issue in deciding on manufacturing an object is which processing method should be adopted: conventional (i.e., subtractive) or advanced (i.e., additive). The decision is made based on several inputs that span all steps of design, implementation, finishing, etc. One important input is that of energy consumption of the particular process, as it contributes to direct cost and therefore factors in profitability.

Detailed analysis of energy consumption, by the manufacturing route, is beyond the scope of this work. However, it is informative to briefly introduce some of the results obtained in comparing subtractive and additive techniques.

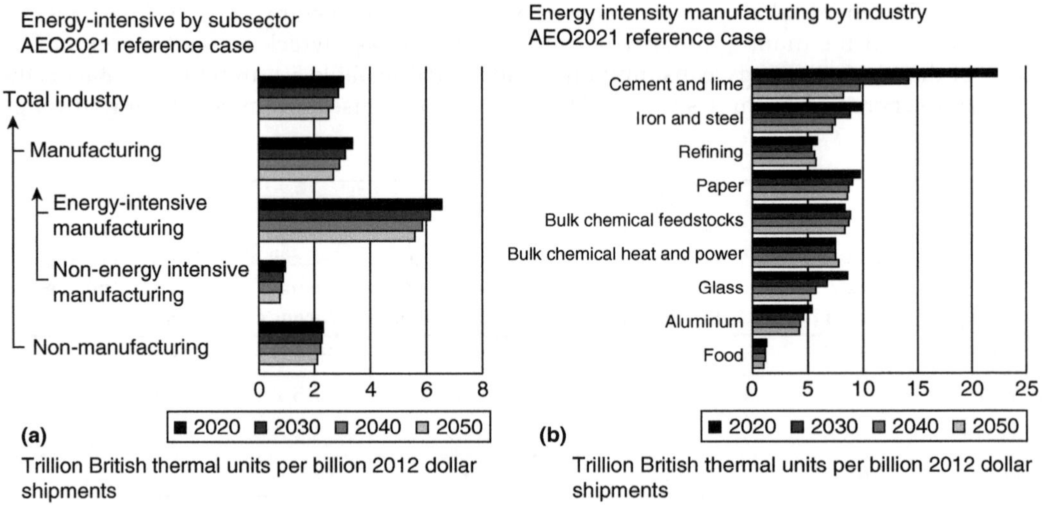

FIGURE 5.3 Energy intensity by manufacturing subsector.

Specific Energy Consumption of Manufacturing Processes

Determination of energy consumption characteristics of the manufacturing process is not 100% precise. Energy consumption dynamics are a function of process parameters and a dynamic change during operation. The results also depend on the level of energy consumption monitoring and the point of measurement within the system under consideration, and even with the system itself. Collection of accurate input data for different levels of the manufacturing process is cost prohibitive and their interpretation can vary widely. Within this frame of reference, Yoon et al. [174] compared energy in bulk forming (a subtractive) with an additive process. The study only considered the main steps within the subject processes. The methodology followed by Yoon et al. traced the energy consumed within the main steps in obtaining a "bulk cavity" by the three processes shown in Fig. 5.4. Specific energy density (SEC) represented the comparison parameter between the three processes. This parameter is defined as the energy consumed in the production of the material unit, but the parameter is not standardized and

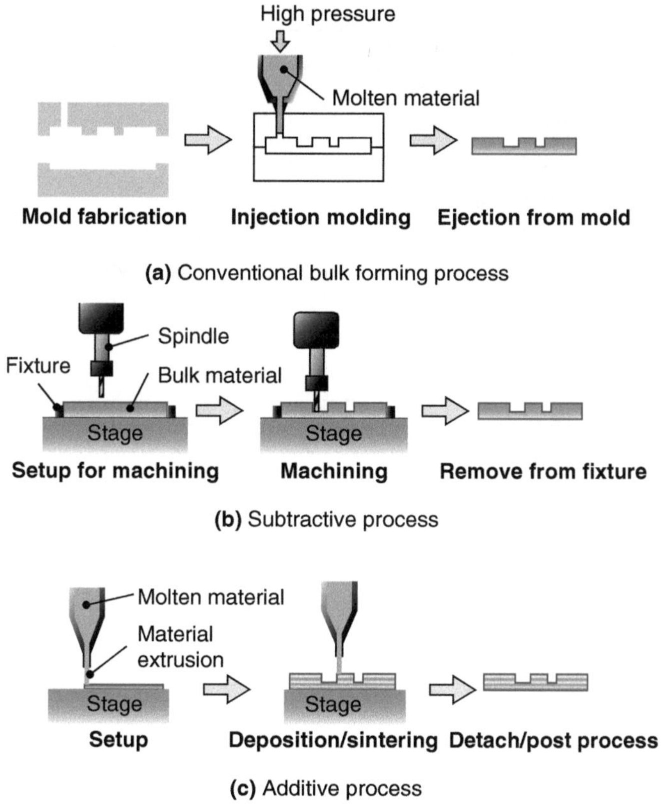

FIGURE 5.4 Schematic diagram of the three manufacturing processes considered in this study; only the main processes were considered. (Printed with permission from Yoon HS, Lee JY, Kim HS, et al., "A Comparison of Energy Consumption in Bulk Forming, Subtractive, and Additive Processes: Review and Case Study," *International Journal of Precision Engineering and Manufacturing-Green Technology*, 1: 261–279, 2014. https://doi.org/10.1007/s40684-014-0033-0.)

depends on process characteristics. In subtractive processes, the parameter is defined as joules per unit volume of material, and in additive processes it is defined as joules per unit mass of the material because of the effect of processing on the density of the processed feedstock.

The comparison presented by Yoon et al. considered only energy of preparation and idle energy and not energy consumed in preprocessing or postprocessing. Thus, the resulting data should be regarded as indicators rather than precise estimates. The results (Table 5.2) indicated that energy of a subtractive process varies over a wide range.

The SEC, moreover, displayed a decreasing trend in terms of number of parts produced (Fig. 5.5). In response, the number of parts caused the predicted energy cost to grow linearly (Fig. 5.6). The rate of growth in energy costs was not equal. Accordingly, despite what is currently promoted, the most expensive processing method turns out to be the AM process (fused deposition modeling in this case).

An interesting finding was that the AM process would be economical if the number of parts to be produced was limited. Thus, although injection molding shows the

Processed Material	ABS-P400
Injection Molding	
Injection process	4%
Mold fabrication	23%
Warming up	73%
Total energy	832.4 Wh
	222.0 kWh/kg
Milling	
Spindle energy	14%
Axis energy	1%
Idle energy	1%
Setup energy	68%
Machining energy	1%
Total energy	40.8 Wh 10.9 kWh/kg
Fused Deposition	
Idle state	1%
Build state	38%
Warmup state	59%
Setup state	2%
Total energy	717.1 Wh 191.3 kWh/kg *If one considers one build*

TABLE 5.2 Detailed Distribution of Energy Consumption for the Different Manufacturing Processes Considered by Yoon et al. [174]

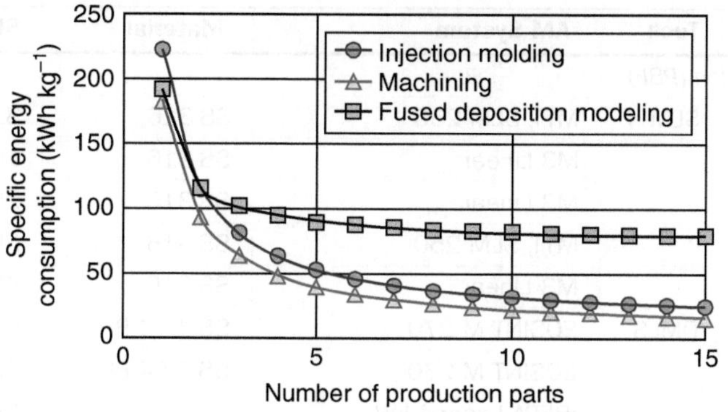

Figure 5.5 SEC in terms of number of parts for injection molding, machining, and fused deposition modeling. (Printed with permission from Yoon HS, Lee JY, Kim HS, et al., "A Comparison of Energy Consumption in Bulk Forming, Subtractive, and Additive Processes: Review and Case Study," *International Journal of Precision Engineering and Manufacturing-Green Technology*, 1: 261–279, 2014. https://doi.org/10.1007/s40684-014-0033-0.)

highest energy consumption due to energy expense of some necessary steps, such as mold making and warm-up energy, the process energy was significantly lower than the AM process energy. This points to the importance of linking the volume of production to the process. It also indicates that different processes from the same class may vary in SEC ranking despite considering the total power consumption.

In addition, the inner works of the machine that performs an injection process can impact the level of energy consumption and its distribution among different stages of processing, as reflected in the data presented in Table 5.3.

The Table 5.3 shows that processing the same material using the same procedure, albeit using different systems, would lead to a considerable difference in power consumption. It is, therefore, more constructive to consider the power aspects of AM processes before proceeding further.

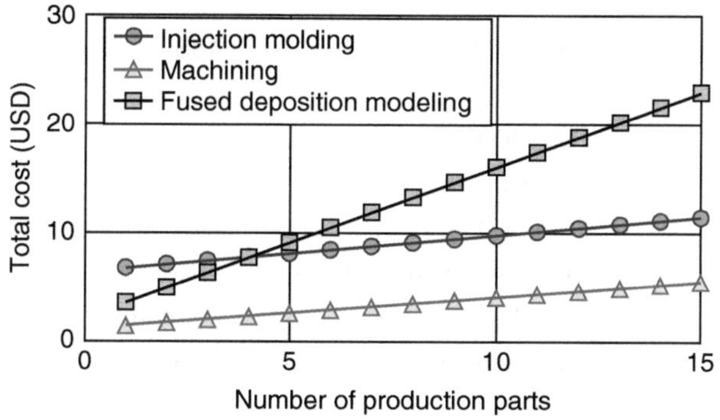

Figure 5.6 Production costs in terms of number of parts for injection molding, machining, and fused deposition modeling. (Printed with permission from Yoon HS, Lee JY, Kim HS, et al., "A Comparison of Energy Consumption in Bulk Forming, Subtractive, and Additive Processes: Review and Case Study," *International Journal of Precision Engineering and Manufacturing-Green Technology*, 1: 261–279, 2014. https://doi.org/10.1007/s40684-014-0033-0.)

Process	Tech	AM System	Material	SEC
Powder bed fusion (PBF)				
	SLM	MTT, SLM 250	SS-316	31 kWh/kg
		M3 Linear	SS-316	164 kWh/kg
		M3 Linear	SS-316	26.90 kWh/kg
		MTT, SLM 250	SS-316	29.40 kWh/kg
		M3 Linear	SS-316	423–588 MJ/kg
	DMLS	EOSINT M 270	SS 17-4 PH	94.17 kWh/kg
		EOSINT M 270	SS 17-4 PH	280 MJ/kg
		IREPA Laser-4 kW		24.2 kWh/kg
		EOSINT M250 X	ABS	115.2–201.6 MJ/part
	EBM	Arcam A1	Ti6Al4V	50 kWh/kg
		Arcam A1	Ti6Al4V	17 kWh/kg
	SLS	Sinterstation DTM 2000	Polymer	40.09 kWh/kg
		Sinterstation DTM 2500	Polymer	29.83 kWh/kg
		Vanguard™ HiQ + HS	PA(Nylon-12)	14.50 kWh/kg
		EOSINT P760	PA 2200	36.50–39.80 kWh/kg
			PA 3200 GF	26.30 kWh/kg
		EOSINT P760	PA 3200 GF	36.04 kWh/kg
		Sinterstation HiQ + HS	PA(Nylon-12)	56.75 kWh/kg
		EOSINT P 390	PA(Nylon-12)	66.02 kWh/kg
		EOSINT P 390	PA(Nylon-12)	107–4849 MJ/kg
Directed Energy Deposition (DED)				
	DMD	POM DMD	H13 tool steel	3000 MJ/part
	LENS	Huron kX8	Metal powder	24.2 kWh/kg
		Optomec LENS 750	NiCr20Co18Ti	1052 MJ/kg
Material extrusion				
	FDM	FDM 1650	ABS	346.4 kWh/kg
		FDM 2000		115.2 kWh/kg
		FDM 8000		23.08 kWh/kg
		FDM Quantum		163.69 kWh/kg
		FDM 3000	ABS	1.80–4.50 MJ/part
		Dimension SST 1200 es	ABS	48.1–61.4 kWh/kg
		FDM 400 mc	Polycarbonate	148.89 kWh/kg
		Dimension 768 SST	ABS P400	191.3 kWh/kg
		RepRap	ABS	0.31 kWh/part
			PLA	0.52 kWh/part

Data include both metal and polymeric processes.

Table 5.3 Selected Data on SEC of Different AM Techniques

Process	Tech	AM System	Material	SEC
VAT photo-polymerization				
	SLA	SLA-250	Epoxy resin	32.47 kWh/kg
		SLA-3000		41.38 kWh/kg
		SLA-5000		20.70 kWh/kg
Binder jetting				
	3DP	Z printer	ABS	14.70–17.40 kWh/kg

Data include both metal and polymeric processes.

Table 5.3 Selected Data on SEC of Different AM Techniques (*Continued*)

Power Supply in Metal AM

Anatomy of an AM Machine

A printer, like any other machine, is a device that is powered from an outside source to perform a series of predetermined tasks. The device comprises principal sections (Fig. 5.7) including feedstock storage and delivery, motion and position control, and principal power source for processing the feedstock.

The feedstock element comprises a container to keep the feedstock material (powder or other form), a conveyor that transports the feedstock to where the actual

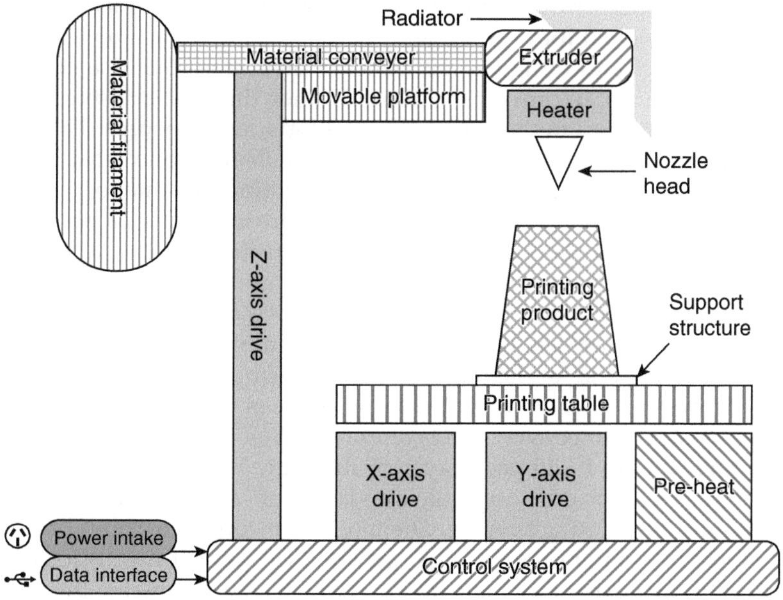

Figure 5.7 Anatomy of a 3D printer.

building will take place, and the control raw material feeder. The feeder provides raw material feedstock at a predetermined rate that is suitable for the object to be built. Building the object, as mentioned before, takes place in a layer-by-layer mode. This method of building requires continuous motion and precise positioning of the print table and the printing head (including the power source) along a predefined scan path. Initiating, maintaining, and controlling the motion needed during the building process is provided by 3D drives and control devices. Maintaining a thermal environment that is suitable to the initial processing of the feedstock, and for post layer deposition, is provided by preheating. Processing of the feedstock, for actual layer deposition, is facilitated through the main power source within the machine (the printing head). The information needed for performing the building process, motion control, scanning path coordinates, and monitoring and sensing is fed to the control system of the machine through the data supply interface.

Process Steps and Printing Workflow

Building an object using metal AM entails several steps, the details of which, will depend on the nature of the printing technology of choice. Steps will also vary according to the chosen equipment, the purpose of the object to be built, and the industry. Despite the difference in the details, it is possible to identify a common framework that comprises the essential steps needed to achieve a successful build. These steps represent essential stages in an object production cycle. Accordingly, the workflow in printing cycle includes five principal elements (Fig. 5.7): design, reprocessing, printing, postprocessing, and quality assurance (QA).

Design is the initial step in the workflow of production. Typically, this step is performed using digital means (software, FEA, etc.). However, there are several challenges that may be encountered depending on the part to be designed. Generally, there are two types of objects to be designed: the so-called legacy object, which is a preexistent object customarily manufactured through conventional subtractive methods, and a new object that is to be designed for processing by AM procedures. Each of the objects has its own set of challenges and design complexities. However, in the case of legacy objects, the challenge is not just to convert the design; rather, the goal is to select a production procedure that saves design steps, production efforts, and expenses. This usually translates into a few modifications, if possible, and a relatively economical production method that saves on printing time (i.e., to optimize the time-to-value for the production of the piece). The design of a new piece typically caters to a different set of objectives. Here, the design targets bouncing function and manufacturability.

The degree of challenges faced in the design process, regardless of the state of the design part, is a function of the 3D printing process of choice. Each metal AM process has its own design rules, which impose constraints on part size, geometry speed of building, and logistics of the building process (support structures, etc.).

Preprocessing encompasses the steps between design and printing. The first preprocessing step is to convert a 3D computer-aided design (CAD) file into instructions the printer uses to build each layer of the part. These instructions are created by a "slicer," which slices the design file into layers of "voxels" (3D pixels) and generates a toolpath for the printing process. The toolpath incorporates both position information and print-process parameters (e.g.0, power used to melt metal) for each voxel. There may be multiple parts in a single build, in which case organizing the parts efficiently on a build plate is an added step.

For some metal AM technologies, defining process parameters is a complex iterative process because the quality of metal printed and the accuracy of the print are highly sensitive to these parameters. In volume production, print parameters are often fixed and then maintained with ongoing machine calibration. In some technologies, process parameters are managed in real time with closed-loop process control. Once the software preprocessing and parameter development are complete, there is the physical setup of the machine, which includes loading and aligning the build plate or substrate, preparing the printing chamber atmosphere (molten metal needs to be protected from oxygen), and preparing and loading the feedstock for the printer. The complexity of these steps will depend on the feedstock type. As an example, metal powders require carefully handling due to their flammability, toxicity, and propensity to oxidize.

Printing, can take anywhere from minutes to many days, depending on the printing technology and size of the build. Most 3D printers heat the build plate or whole build envelope before printing. This can add considerable time, which must be factored into cycle time calculations. Some processes require heat treatments for stress relief during the printing process, which also adds time and cost to the printing step. Once a printing process is predictable enough to not need monitoring, the operator can spend print time on other tasks, improving overall productivity. Postprocessing steps vary widely between various AM processes, equipment, applications, etc. The steps have to be designed carefully to meet all the part requirements (e.g., accuracy, surface roughness, strength, etc.). The design of this process step involves iterations and testing for validation. The procedures involve key steps, which are outlined in the following section.

Build removal aims at the build (i.e., the printed object) from the building space within the printer. The removal process entails several steps that start with removing the part from the build plate using different methods (e.g., electron beam melting [EBM]). This step also may include separation of parts from each other (in case of nesting). For binder-based processing, the de-binding and sintering can be performed. De-binding includes soaking the part in the solution to remove the binding materials from the metal, whereas sintering is performed to reduce porosity resulting from the building process.

Removal also can include final machining to remove any remaining supports, surfaces, or other features. Machining also may be used to meet surface roughness requirements. In addition, the part may be subject to other surface and subsurface processes to enhance mechanical properties (e.g., hardness through shock peening, etc.).

Postprocessing takes place after the part is completely removed and cleaned. The part may undergo several procedures to adjust surface quality, structure and uniformity, etc. Customarily, multistep procedures are used. Post processing procedures are customarily multi step. Those procedures mostly applied are provided in Table 5.4.

QA for AM is a set of inspections, measurements, analyses, and documentation performed throughout the workflow. The repeatability of most metal AM processes cannot guarantee exact end results. Certain processes are particularly sensitive to material input and process variables, which are hard to control. This creates the need for a robust QA strategy that addresses software, hardware, and materials. Processes that are able to directly measure and control the metal deposition (printing) process are advantageous.

The power supplied to the printer does not energize all the steps in the production cycle. Instead, it supplies the energy needed for completion of setup, printing, and product cleaning until removal of the build from the printing platform for heat treatment and postprocessing. The energy consumption of any AM process, therefore, may be

Procedure	Purpose
Heat treatment post build removal	Relief of residual stresses
Hot isostatic pressing (HIP)	Used by powder processes after part separation to decrease porosity and further relieve stresses
Furnace sintering	Required for powder binder processes after binder removal procedure; can result in considerable shrinkage drift in geometry, and dimensions must be compensated for upstream at the design stage
Heat treatment before machining	Tempering of the material and reduction of increased hardness that result in case of rapid cooling (as practiced in most metal printing processes), which renders the material mostly in a highly hardened state that is difficult to machine
Heat treatment after machining	Achieve final hardness requirements and desired metallurgical phases and grain structure

Table 5.4 Frequent Heat Treatment Operations Practiced in Postprocessing of Metallic AM Processed Parts

divided into two categories: primary energy and secondary energy. Primary energy is characterized as the energy required to change the form of the processed material (i.e., wire, powder, etc.) and properties in an AM fabricating process. The manufacturing cycle also may be considered intrinsic or direct printing energy. For metals, directed energy consists of two subparts: energy necessary for heating, Q_{heating}, and the melting energy. The first subcomponent, the heating energy, may be written as a direct function of the thermal properties of the processed material, viz

$$Q_{\text{heating}} = mC_p\Delta T \tag{5.1}$$

where C_p is the heat capacity of the processed material (kJ/kg°C), m is the mass of the material (kg), and ΔT is the temperature difference (°C).

The melting subquantity may be expressed in terms of the enthalpy of fusion, viz

$$Q_{\text{melting}} = q.m \tag{5.2}$$

where q is enthalpy of fusion (kJ/kg) and m is the mass to be melted in kJ/kg.

As such, the primary energy of the machine is proportional to the energy content of the processed material (or the overall enthalpy of the material).

Both estimates, those of the primary energy subcomponents, represent the net energy needed to initiate the material transformation. This amount of energy is supplied on direct interaction between the power source and the feedstock material. Because this interaction is not perfectly efficient (as will be explained later), the total amount of energy supply has to take into account the sustained losses. The losses, meanwhile, depend on the material to be processed, its microstructure, and its properties along with the nature of the process parameters. Thus, losses are not a fixed percentage of the supplied energy. Losses vary by operation, by material, and by build process parameters.

Secondary energy is that part of the energy consumed by ancillary components (e.g., the moving and positioning equipment, table warming up, etc.). This energy manifests in direct printing energy and is a process-dependent quantity. Secondary energy is related to the parameter specification of the printer (i.e., processing capacity, build volume, maximum lay of the build, deposition speed, etc.,). and is also a function of the design of the produced part (geometry and dimensions). In light of the energy consumption classification just discussed, it is possible to classify the steps of the production cycle according to the type of energy consumption by the particular activity. Therefore, production activities may be primary (i.e. those which consume primary energy input), and secondary activities (those that are activated, or initiated, by secondary energy input). Secondary activities, in general, are those resulting from energy consumption by machine components. The major steps involved in production are illustrated schematically in Fig. 5.8. There are four main activities in a typical 3D printing process (on the left-hand side), that is setup, pre-heating, printing and cooling. The printing process can be further divided into four sub-components (or sub-processes), drive axis, heating and melting, material supply and miscellaneous component. Among these subprocesses, heating and melting is a primary activity (i.e., consumes primary energy). Other subprocesses, such as deposition.

There are many ways to calculate the total energy input during the printing operation (and not all the printing cycle). However, the calculation depends on the printing process and the power source used in that process.

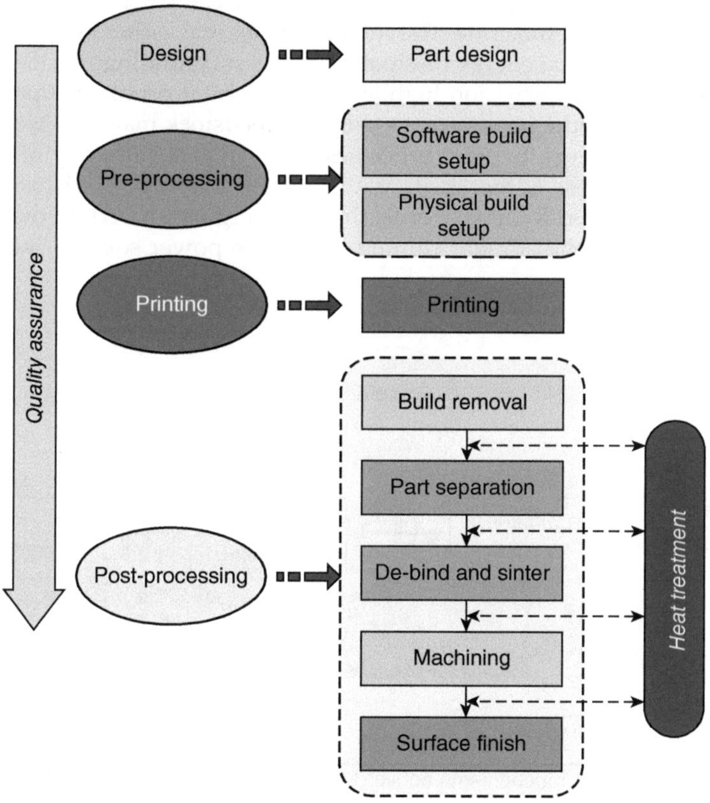

FIGURE 5.8 Essential generic steps in the build workflow of an AM-processed object.

Interaction of Power Source and Feedstock Material

Fabrication using the layer-by-layer method entails the action of the power source that scans on the powder layer. The power source consolidates a volume of powder by melting the instantaneously affected feedstock volume. In doing so, the power source, in effect, influences the sandwich-like structure. This structure comprises the currently consolidated layer and substrate that consists of the previously deposited layer (or layers). The staggering of the layers within the penetration path of the source energy affects the efficiency of the manufacturing process (i.e. the quality of the resulting object).

The depth of penetration of the energy emanating from the power source may comprise a layer several particles size deep. However, this layer is mostly inhomogeneous, consists of powder particles, and contains gas from the surrounding environment. In addition, the particle layer would be resting on the previously deposited layer, which has its own properties (they may be very different from those of the powder particles). This combination results in a combination of energy transfer mechanisms from the power source to the powder layer to coexist instantaneously. Such a situation can affect the efficiency of energy transfer and definitely affects the power required build an object of acceptable quality (Fig. 5.9).

The energy of the power source is not entirely deposited on to the solid particles within the powder; instead, while part of that energy is absorbed by the individual particles, another part is reflected from the surface of particles. Moreover, part of the energy is radiated through the porous layer between particles, while another part may be conducted to the substrate. The substrate itself may either heat part of the particles or may cause additional energy dissipation to the surroundings or deeper into the object.

The foregoing discussion highlights the thermal processes that take place during the interaction of the power source with the feedstock material. More importantly, the details of the energy transfer processes imply that what really affects the quality of the melting process is the "real" power that reaches the feedstock material and not the nominal power. In other words, the net energy absorbed by the powder feedstock is different from the amount coming out of the power source. This raises a question

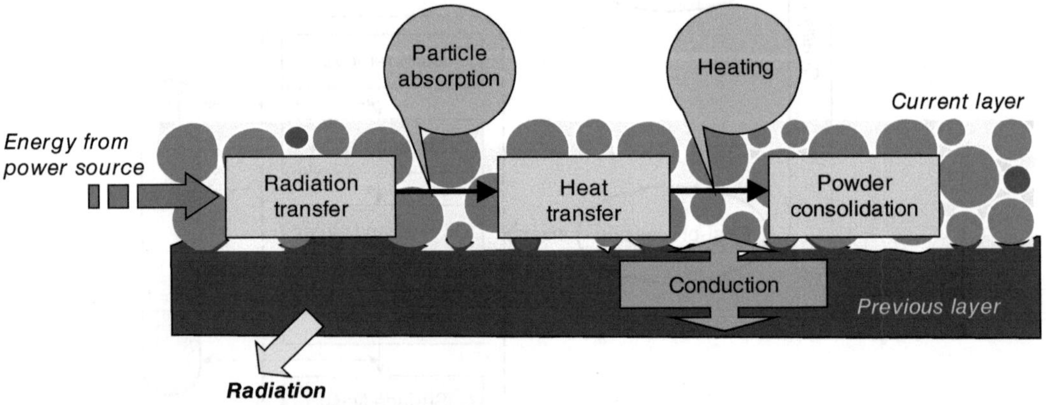

FIGURE 5.9 Energy transfer mechanisms active during layer-by-layer deposition using a power source instantaneously acting on a powder layer being deposited. The powder, "current," layer is supported by a pre-deposited, "previous," nominally solidified layer.

concerning how to estimate the total power necessary for processing a given material and how to optimize the quality of the energy transfer to avoid adverse effects within the melt pool. The answer to this question is multifold because it depends on the nature of the AM process, the main class of the power source, and the general thermophysical properties of the powder material. The properties of the feedstock material are dynamic because they are essentially temperature and phase dependent (both change continuously during the deposition process).

When the power source acts on powder feedstock, the structure of the powder bed changes in accordance to the temperatures reached locally within the particular spot of the bed and the surroundings. Thus, not all the powder within the bed will have the same value for the particular film of property. The elevation of the temperatures would affect the properties, and once the powder experiences local melting, thermodynamic properties take over. Meanwhile, the newly acquired liquid status would reflect a different value and dependency with respect to its properties. This situation makes analysis complex and, in some cases, computationally demanding. Fortunately, similar problems were encountered earlier in the field of welding. The solutions of the welding problems may offer guidance, but not complete resolution, for solving the thermal problems encountered in AM and thereby may guide the determination of the total power requirements for particular processes.

Power Source-Induced Temperature Rise

The temperature rise resulting from the interaction of the source with powder feedstock (and other forms of feedstocks) is typically modeled using the heat equation for a moving source. This was mentioned briefly in Chapter 3. Here we provide a more detailed exposition of the modeling process.

The starting point in modeling the thermal effect of the power source is to develop an expression for the fluxes that are involved because of motion. These are termed the "enthalpy" or "convective" fluxes. For simplicity, we developed a case in which the heat capacity of the solid, ρC_p, is a constant.

The fluxes that develop due to motion with the general velocity V in a rectangular coordinate system will have three components (one in each principle direction). Thus, the fluxes would be given by

$$\rho C_p T\, V_x, \rho C_p T\, V_y, \rho C_p T\, V_z \tag{5.3}$$

the X-Y-Z of the actions, respectively. These fluxes act in addition to the conduction fluxes developing in the principal directions. As such, the complete heat flux in any principal direction may be expressed as

$$\begin{aligned} q_x &= -k\frac{\partial T}{\partial X} + \rho C_p T\, V_x, \\ q_y &= -k\frac{\partial T}{\partial Y} + \rho C_p T\, V_y, \\ q_z &= -k\frac{\partial T}{\partial Z} + \rho C_p T\, V_z \end{aligned} \tag{5.4}$$

the first terms on the right side of Equation 5.4, i.e., $k\,\partial T/\partial X$, represent the conduction flux, whereas the second term, $\rho C_p TV$, denotes the convective flux due to the motion of the solid.

The conduction equation for the moving solid is subsequently obtained by introducing Equation 5.4 into the energy equation

$$-\nabla.q(\vec{r},t)+g(\vec{r},t)=\rho C_p \frac{\partial T}{\partial t}(\vec{r},t) \tag{5.5}$$

where q(r,t) is the flux vector given by Equation 5.3. On substitution and collecting terms, the desired equation is obtained as,

$$k\nabla^2 T+g(r,t)=\rho C_p\left(\frac{\partial T}{\partial t}+V_x\frac{\partial T}{\partial X}+V_y\frac{\partial T}{\partial Y}+V_z\frac{\partial T}{\partial Z}\right) \tag{5.6}$$

Equation 5.6 may be written compactly in the form

$$\alpha\nabla^2 T+\frac{1}{\rho C_p}g(r,t)=\frac{DT}{Dt} \tag{5.7}$$

where α is the thermal diffusivity of the solid and

$$\frac{D}{Dt}=\frac{\partial}{\partial t}+V_x\frac{\partial}{\partial X}+V_y\frac{\partial}{\partial Y}+V_z\frac{\partial}{\partial Z}$$

The solution of Equation 5.7 may be obtained if the shape and part of the heat source is unknown. Typically, this information is not known with accuracy; therefore, a viable alternative is to use the area affected by the heat source and the distribution of the power intensity within the source for an integration procedure. This procedure filters down to obtaining an initial basic solution in terms of a so-called point heat source. Following this step, and depending on the physical dimensions of the area affected by the source and the spatial distribution of the power source, the temperature rise could be obtained.

The spatial distribution of the strength of the heat source will also depend on the type of AM process (as seen earlier). The point heat source solution, however, is a powerful tool as it offers flexibility for further superposition of the solutions later. Now consider a point heat source of strength Q thermal units. This heat source releases its energy continuously over time while moving, say, along the X-axis, in the positive direction. The source moves with a constant velocity, V, in a stationary medium initially at zero temperature. Note that this implies that the solution would be obtained as a rise above the ambient uniform temperature of the solid body. To facilitate the solution of the equation we further link the coordinate systems with the motion of the source by introducing a new coordinate system ζ defined as

$$\xi=X-V_x t \tag{5.8}$$

Using this newly defined coordinate system in the moving heat equation, the point source equation is obtained as

$$\frac{\partial^2\theta}{\partial\xi^2}+\frac{\partial^2\theta}{\partial Y^2}+\frac{\partial^2\theta}{\partial Z^2}+\frac{1}{k}Q\cdot\delta(\xi-0)\cdot\delta(y-0)\delta(Z-0)=\frac{1}{\alpha}\left(\frac{\partial\theta}{\partial t}-V_x\frac{\partial\theta}{\partial\xi}\right) \tag{5.9}$$

Note that in Equation 5.9 T was replaced by θ and the solution is expressed in terms of the temperature rise above the ambient temperature. In Equation 5.9, the expression containing δ( ), expresses the Dirac delta function, which denotes the relationship between the strength of the point heat source, g, and volumetric heat source. One solution of Equation 5.9, for laser melting, is given by [18, 19],

$$\theta(X,Y,Z,t)=\frac{P\eta}{2R\alpha_p\sqrt{\pi}}\exp\left[\frac{V_X}{2\alpha_p}\right]\int_{R/2\sqrt{kt}}^{\infty}\exp\left\{-\xi^2-\frac{V^2R^2}{k_p^2\xi^2}\right\}d\xi \tag{5.10}$$

where θ is the temperature rise above ambient, η is the absorptivity of the Laser, and R is the distance from the heat source. To account for the effects of dispersion, convection, and radiation explained earlier we calculate a heat sink solution that yields the temperature dropped due to convection and radiation. These two solutions are given by

$$Q_{\text{conv}}=Ah(T_s-T_o), Q_{\text{rad}}=A\varepsilon\sigma\left(T_s^4-T_o^4\right) \tag{5.11}$$

where A is the area of the heat sink, h, is the heat transfer coefficient for convection, ε is radiation emissivity, σ is the Stephan-Boltzmann constant, T_s is the temperature of the heat sink, and T_o is the room temperature. Thus, the complete heat sink solution would be given by

$$\theta(X,y,z,t)=A\left(\left(h(T_s-T_o)+\varepsilon\sigma h(T_s^4-T_o^4)\right)\int_{\frac{R}{2\sqrt{\alpha t}}}^{\infty}\exp\{-\xi\}d\xi \tag{5.12}$$

Combining Equations 5.10 and 5.12, the final temperature is given by

$$\theta(X,Y,Z,t)=\theta_L(X,Y,Z,t)-\sum_1^n\theta_s(X,Y,Z,t) \tag{5.13}$$

where n is the number of heat sinks on the part the boundary. The sum of multiple heat sink solutions represents the physical quantity of the total heat loss at the part boundary. Regardless of the limitation of the solution presented in Equation 5.13, its conceptual indications are important. All constituents of the equation, i.e., Equations 5.10–5.12, contain some form of material property, such as diffusivity, thermal conductivity, and emissivity of the feedstock material. In addition, the absorptivity of the power source (laser in this case) is also a parameter that contributes to the solution. Thus, despite not considering the liquid phase of the processed material, the properties of the power source, and those of the feedstock, emerge as key factors that decide the power level needed to achieve a given temperature. This, in turn, indicates that even for the same process and the same processed material, the quality of the feedstock (both morphology and granulometry) is an important parameter. It follows that applying the same process two different feedstock patches would lead to different levels of losses, different powder needs, and different levels of efficiency. The losses in power consumption would even reflect more variably on using the same process implemented by machines of different origins. The implications reflected in Table 5.5 were measured power consumptions for different materials and machines.

Process	Power Type	Materials	Power w	Layer Thickness μm	Spot Size/Nozzle Diameter (μm)	Energy Density (J/mm^2)	Process Rate 10 cm^3/s	SEC MJ/cm^3	Ref
LENS	Fiberr	Inc.718	350	0.458	400	68.89	1.43	1.311	[a,b]
		Stellite 1	350	1.053	400	103.34	1.81	1.055	
		AISI 4140	380	0.6	400	112.20	1.03	1.913	
		Trib.T800	360	1.015	400	106.30	1.72	1.094	
DMD	CO_2	H13 TS	6000	NA[c]	3500	NA	1.28	59.74	[193]
DMLS	Fiber	S. steel	200	0.02	450	56.98	1.60	2.785	[177]
LMD	Diode	AISI 316 L	2000	0.9	3000	111.11	21.1	0.0.95	[194]

[a] SEC is calculated by $SEC = UIT/V$, where U, I, T, and V are measured in the Lab;
[b] Concluded from previous literature;
[c] NA means value not available for specific material characteristic.

Table 5.5 SEC of Various AM Processes

Heat Sources for Metal AM

Lasers

There is a wide range of laser technology used in AM (e.g., Nd:YAG, disk lasers, and direct diode lasers to name a few). The history of adapting any of these systems is interesting. Despite the success of adopting high-powered lasers in conventional metal operations (e.g., cutting, welding, etc.), adapting these to a metal AM environment is not always possible.

High-powered CO_2 lasers of several kilowatt power levels experienced wide application in metal welding and cutting. However, due to their properties, they required reflective optics (such as copper mirrors), which limited their use during the early development of the first laser-based AM systems. The Nd:YAG laser followed with pulsed beams relying on pulsing flash lamps inside a reflective cavity to pump a laser rod of Nd:YAG-doped quartz. It could be focused into and delivered by optical fibers and easily passed through windows into glove boxes, adding to their versatility. However, flash lamps had a limited lifetime and required alignment and maintenance of optical elements. Lasers using multiple laser cavities and sequential pulsing to create quasi-continuous wave beams were also used in early AM systems. Optical diodes eventually replaced the flash lamps to pump the laser cavity, offering extended service time and, thereby, reduced maintenance requirements. Disk lasers offered benefits to beam quality and direct diode laser array offered high-efficiency lasers for metal processing such as cladding. However, these advantages came at the cost of lower beam quality. The advent of fiber laser technology offered significant improvements in robustness and cost in a compact size. They offer laser light that is both generated and delivered by an inherently flexible medium. This facilitates delivery to the focusing location and target. Flexibility in delivery is advantageous for laser cutting, welding, and folding of metals and polymers. An additional advantage is their high output power compared with other types of lasers. Fiber lasers can have active regions several kilometers long, thus they can provide very high optical gain. They are capable of supporting kilowatt levels of continuous output power because of their fiber's high surface area to volume ratio, which allows efficient cooling [195].

Fiber lasers currently are available at power levels to 50 kW, where they have demonstrated speed and penetration depth results never before achieved. This impact has expanded the application window for materials processing [196].

Fiber lasers (Fig. 5.10) are a subcategory of diode-pumped solid-state lasers that utilize a doped optical fiber core as the amplification medium. They contain a spool of fiber optic cable, which has a core that has been doped with a variety of rare-earth elements from the lanthanide family of the periodic table. Elements such as ytterbium and erbium are commonly used. The fiber- doping element is selected and doped into the ultra-pure glass fiber core to achieve a desired lasing wavelength and/or power level.

Fiber lasers utilize a doped fiber core as the amplification medium. To make the doped fiber act as the amplifying medium, multiple semiconductor laser diodes are spliced into the spool of doped fiber. These laser diodes are referred to as pumps. The pumps are typically in the 915- to 980-nm range and can deliver from 500 mW up to roughly 600 W of optical power per laser diode.

There are typically multiple pump laser diodes spliced into the fiber. The light from the pump laser diodes passes through a pump combiner, which is spliced into the

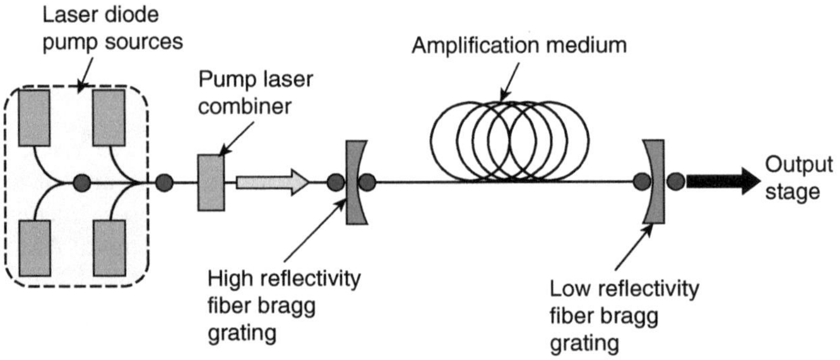

FIGURE 5.10 Principal of operation of a fiber laser.

"active" fiber to excite the active element in the fiber core. In this context, active refers to the ytterbium-doped fiber core and "passive" refers to the non-doped fiber sections. The laser light emitted from the pump lasers excites the electrons of the ytterbium atoms embedded in the doped fiber core from their ground state to an increased energy state. This produces the excitation levels that lead to the spontaneous emission state described above. The electrons are pumped to reach an energy level corresponding to the wavelength of the pump light. Through design, they are then dropped to a lower metastable state. In the case of a ytterbium-doped fiber, a photon at 976 nm, which is absorbed by the ytterbium atom, forces the electrons around the atomic nucleus of the ytterbium atom to move to higher orbitals. This happens because the electrons have absorbed the 976-nm pumping energy. After transitioning to a higher energy orbital, the excited electrons will drop to their original ground state and emit a photon at a wavelength of 1064 nm. This drop occurs on a very short timescale of less than 1 ms. The relationship of the 976-nm pump laser wavelength input to the 1064-nm fiber laser output is inherent to ytterbium. Other wavelengths can also be generated.

If the intensity of the 976-nm pump light is high enough, the number of electrons in the metastable state exceeds the number of electrons that remain in the ground state. This state represents both the stimulated emission and the population inversion principles. The transition of the electrons back to the ground state causes emission of light with a wavelength corresponding to the energy difference, in this case a photon at a 1064-nm wavelength. To complete the process of light creation, the spool of fiber is bound by fiber Bragg gratings at each end. Gratings are essentially mirrors that create a high-power resonator when they are placed at both ends of the doped fiber. The longer wavelength light (the 1064-nm output) resonates between these gratings. The gratings reflect light at an angle determined by the geometry of the reflecting surface. As the light is bounced back and forth between the two gratings, it is amplified with every pass. The grating on the output of the fiber laser is partially transparent, allowing the longer wavelength laser light that has been created to exit the fiber. The spool of doped fiber can be from a few meters up to kilometers in length. This allows the fibers to have a very wide output power range and makes them capable of reaching very high output power levels.

In an AM process the strength of the beam and its cross section can be manipulated through magnetically driven optics and by changing the cross-sectional profile of the beam itself. As discussed earlier, the energy impinging on the build may be reflected away or absorbed into the part or filler material causing heating and melting. Laser absorption or reflection differs by the type of processed metal. Different metals will absorb or reflect different levels of laser energy. When the laser beam strikes the material, part of the energy is reflected and the rest is absorbed. Aluminum is a highly reflective material, redirecting around 92 percent of visible light and up to 98 percent of medium and far infrared radiation. Higher reflective materials typically require high peak powers to overcome these reflectivity issues [197].

Aluminum or silver has a very low absorption coefficient, whereas titanium has relatively higher absorption. The type or wavelength of laser energy affects the absorption as well. Yb:YAG fiber lasers will pass through quartz optical elements, such as the window of an inert processing chamber, a focusing lens, or within a quartz fiber. In comparison, a CO_2 laser wavelength will couple with and melt quartz making it impossible to transmit using a fiber and difficult to deliver into an AM processing chamber. Fig. 5.11 [197] compares the relative laser powers required when using the same spot size to melt common metals with a 1-μm wavelength. The graph shows that silver is one of the most difficult materials to laser process, requiring almost 20 times as much power than is required to melt steel.

Absorption of laser energy by molten metal is often much greater than for solid metal. Plumes of vaporized metal or plasma can form above a molten pool, absorbing laser energy and preventing it from reaching the molten pool. If that is not enough, the pressure of the rapidly expanding cloud of vaporized metal and superheated gas can create a depression in the molten pool trapping laser energy and further enhancing absorption.

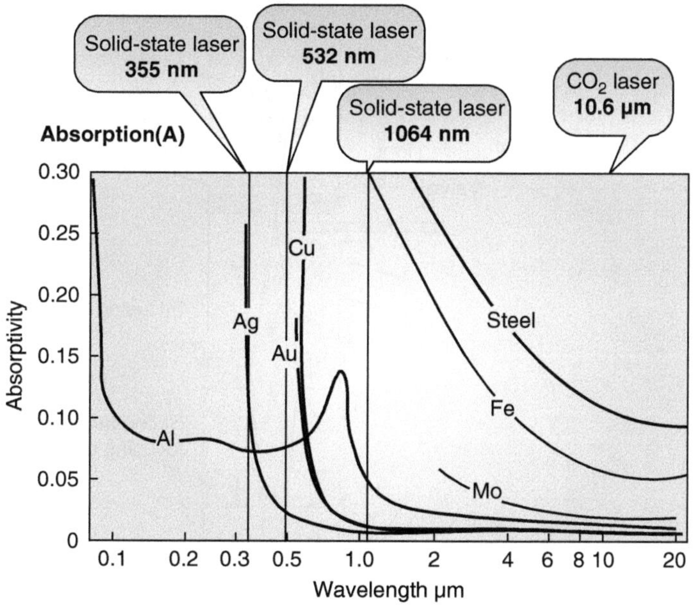

Figure 5.11 Absorptivity vs. wavelength of different metals for selected lasers (reflective materials are silver (Ag), gold (Au), pure copper (Cu), and aluminum alloys (Al). (Printed with permission from Figure 1 of Naeem M, "Laser Processing of Reflective Materials: A New Technology Managing Reflection Effects," *Laser Technik Journal*, 10 (1): 18–20, 2013.)

This depression, often called a keyhole, creates a vapor cavity that may extend deeply into the metal and may cause deep penetration yet create defects such as porosity, spatter (also balling), or entrapped voids.

Electron Beams

Electron beams (EBs) provide a high energy density using electrons instead of photons. They can produce a focused beam with a small spot size capable of melting metal. They are also capable of melting at very high scanning speeds. The basic working principal of an EB gun is shown in Fig. 5.12. A high voltage supply is placed across a grid cup and anode. A negatively charged cathode is heated to boil off electrons in a so-called thermionic emission process. Those electrons are accelerated and focused by the grid cup toward the anode passing through a hole and into a work chamber.

In the chamber, the charged EB is focused using electromagnetic coils. It may be directed to locations on the workpiece using magnetic deflection coils to steer the beam. EB equipment can generate beam voltages of 60–150 kV and beam powers in excess of 3–30 kV. Beams may be focused to spot sizes of fractions of a millimeter. The process takes place in a vacuum chamber that provides a high vacuum environment

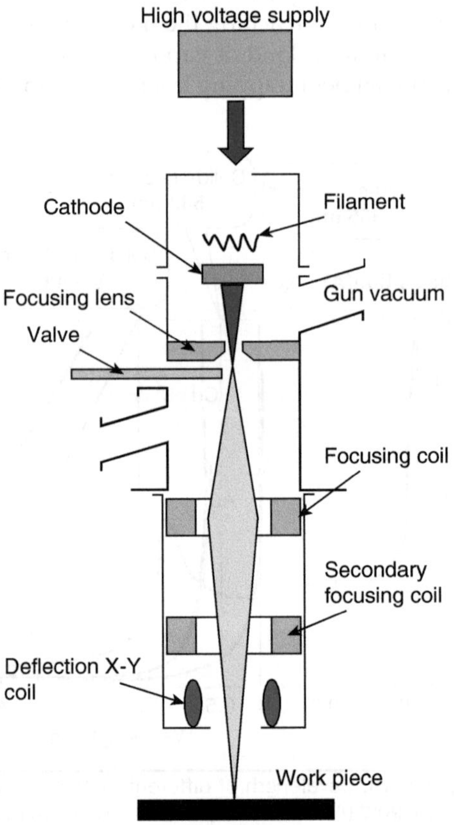

FIGURE 5.12 A schematic illustration of the electron beam gun principal of operation.

(<1–10^{-4} mbar) that allows melting and fusion of a metal with minimal contamination by the oxygen and hydrogen present in the surrounding environment. The magnetic deflection allows very rapid traversal of the beam along a prescribed path, which is beneficial in AM processing. Beam deflection may be considerably faster than the magnetic scanning of mirrors used to position laser beams. A limitation of this process includes the limited life of the cathode emitter, requiring change out at intervals that may affect the maintenance and throughput of the AM processing of large pieces requiring significant beam powers and beam on time.

Industrial use of EB heat sources includes welding for aerospace, nuclear, and high production applications that can justify the cost and complexity of these processes. Equipment costs have historically put these processes out of reach for entry and mid-level applications. EB systems rely on sophisticated computer control and computerized numerical control (CNC) motion systems. Equipment costs can range from hundreds of thousands of dollars to millions of dollars. There are two types of electron generators referred to as low voltage (60 kV) or high voltage (100–150 kV) guns. Typically, the high-voltage guns are fixed on the vacuum chamber, whereas the low-voltage guns may be fixed to a smaller chamber or moved by CNC motion within a large chamber. Magnetic coils within the electron gun are used to focus and manipulate the beam within the chamber. More detail will be provided later in the book regarding specific process configurations as they relate to AM. An advantage of EBs is the ability to couple the beam energy more efficiently to metal than when using laser beams due to laser beam reflection and energy loss. A disadvantage is that the EB needs to be generated and propagated within a vacuum as even small amounts of gas molecules will be impinged on and diffuse the beam.

Some electron guns utilize additional vacuum pumping directly on the gun to avoid contamination and back streaming of metal vapors. Some EBs may be focused to beam spot sizes as small as or smaller than laser systems typically used for AM. EBs impinging on metals can generate X-ray hazards that are typically controlled within the confines and shielding of the chamber.

As with lasers, EBs may be of sufficient energy to preferentially vaporize low melting point constituents of an alloy, changing the chemistry of the deposit. As with lasers, vaporized metal may redeposit on surfaces within the build chamber or electron gun components requiring regular maintenance. The dynamics of EB-material interactions are extremely complex (solid, liquid, gas, and plasma) and may be sources for process instability.

Electric and Plasma Arcs

An electric arc provides a high-energy density heat source that can easily melt metal, although at a slower rate than a laser or EB. Arc heat sources are fundamentally different from lasers but related to EBs as a stream of electrons is transferred across the arc but at lower energy density than with an EB. Arc characteristics can differ significantly depending on the direction of current flow (AC, DC+, DC−), or with additions to the arc environment, such as by choice of shield gases (e.g., nitrogen, argon) or the selection of filler metal when transferred across the arc.

A major advantage of arc heat sources is the lower initial investment and greater wall plug efficiencies compared with lasers or EBs. A major disadvantage, however, is the limitation on precise focus of an arc or plasma beam (beyond a few millimeters). This affects accuracy and fine detail requirements in many AM applications. Deposition

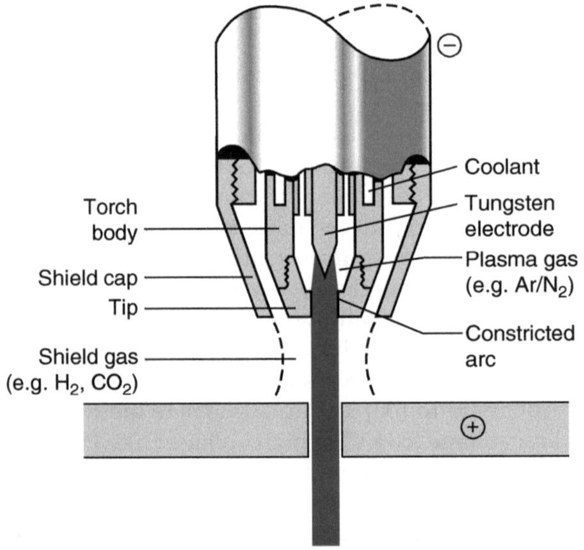

FIGURE 5.13 Plasma arc welding principal.

rates using the heat sources can be much higher and can be used to deposit a wide range of commercially available filler materials at the cost of increased heat-induced distortion and decreased deposition accuracy. Plasma arc welding (PAW) is a variation of gas tungsten arc (GTA) welding in which a jet of inert gas is used to direct the welding arc into a focused high-energy density arc plasma jet, as shown in Fig. 5.13. This jet of partially ionized plasma gas enhances weld pool penetration by creating and extending a keyhole of metal vapor to the depth of the weld pool. The stabilized and directed arc of the PAW process offers a benefit when using complex CNC motion by constricting and focusing the arc, helping to prevent "arc wander." Filler material is introduced directly into the molten pool and is not an integral part of the heat source. Gas metal arc welding (GMAW), also known as Metal Inert Gas (MIG) welding, utilizes a continuous feed of filler wire as a consumable electrode. Metal is transferred across the arc into the resulting molten pool. Multiple weld passes may be used to build up layers of material or into shapes while under CNC motion control.

Energy Consumption in Additive Manufacturing

There is growing recognition of the potential advantages of solid freeform fabrication processes for enabling more sustainable manufacturing through reduced consumption of energy and materials. AM includes all processes that generate a final product or intermediate-stage product through the building up of feedstock onto a substrate. Examples of some of the processes included in this category are direct laser powder fed processes (laser- engineered net shaping [LENS], laser-aided manufacturing processes [LAMP], direct metal deposition [DMD]), laser powder bed processes (selective laser melting [SLM], selective laser sintering [SLS], direct metal laser sintering [DMLS]), direct EB wire fed processes (EB freeform fabrication [EBF3], electron beam additive manufacturing [EBAM]), and EB powder bed processes (EB melting [EBM]).

During metal AM processing, energy is required for delivering feedstock material, obtaining and maintaining the proper thermal and atmospheric background conditions, powering motors for positioning sample stages and/or beam delivery systems, high power beam for melting the metal feedstock, and integrated sensors and controllers for monitoring and controlling the build process. AM processes have all of these subsystems in one form or another; the energy consumption and power demands vary widely across processes and are also unique to each specific processing machine. This can make it difficult to directly compare processes with each other without a tool to capture all of the pertinent differences and the energy consumption associated with each.

In considering AM of metal parts, the power levels and types of sources used to fuse layers together are considerably higher than those used for polymeric parts due to the higher thermophysical properties associated with metals. Thus, it is often assumed that the subsystem in metal AM equipment with the highest power usage is the high power beams (e.g., laser or electron beam) used to melt the feedstock and fuse the layers together. The energy consumed by the high energy beam subsystems during deposition is considered the productive operating state. However, multiple studies have measured the energy usage of the different subsystems in AM systems and have widely varying results. These auxiliary processing steps include atmospheric controls such as pumps for removing air from the system (e.g., vacuum pumps in EB systems that operate in a high vacuum environment, and inert atmosphere glove boxes operating in inert environments such as argon or helium, or non- oxidizing environments such as nitrogen). Some systems also include heaters to maintain constant temperatures to manage thermal residual stresses created by high thermal gradients, or to preheat the substrate to facilitate improved adhesion of the deposited layer to the substrate. Material delivery subsystems in powder beds include a powder hopper and spreader or recoater bar to spread layers of powder; finer deposition geometries are progressing to finer diameter powders and thinner layers at the expense of additional time and energy expended for dramatically increasing the number of layers required to build a part [174,176, 177]. These auxiliary subsystems contribute to significant percentages of time and energy invested, which could be considered non-productive or idle times. To maximize the energy efficiency in AM processes, it is imperative to minimize the non-productive operating state if attempting to minimize total energy consumption. One solution that has been shown to reduce the energy input per part is to build multiple parts at one time instead of building one part at a time within a powder bed build volume. Nesting parts to use the entire build volume in powder bed processes averages idle times across multiple parts, so the net energy per part is effectively reduced [177]. Thus, planning for effective packing of parts on a build plate is also important for minimizing the total energy expended during AM processes.

However, manufacturing coupons at one time does not enhance the competitiveness of the technology because the competition is always an alternative conventional route. In theory, additive technologies can make one or a few parts in a short time by avoiding toolmaking. Toolmaking is a time-consuming process that may take weeks; however, if the part can be manufactured using conventional methods than additive methods are at a disadvantage because they are comparatively slow. The slowness of additive processes originates from the competition of two goals: achieving fine features and fast build (print) rates. So far, solutions have favored making small (but not fine) features, at tolerable, but decidedly slow, print rates. A consequence of this selection is long print times. [198].

The current slow print rate-small feature paradigm is limited by the details of the heat transfer phenomena that control the melt delivery rate. Increasing the rate of delivery of the melt in metals, however, depends on energy. Higher melt delivery rates require more energy intensity. This may increase the build rates; meanwhile, it can place printing at an economic and environmental disadvantage compared with conventional methods (especially because it may increase dependence on postprocessing). The direction of the build rate for energy usage is the fundamental technological barrier that is decisive for the future development and universal adoption of additive technology. Energy consumption in almost all manufacturing processes equipment manifests a general trend (Fig. 5.14) [25]. Most manufacturing process equipment operates within a narrow power band (between 5-50 kW) despite the process rates and energy intensities varying widely by eight or more orders of magnitude. These part requirements can be broken down between constant and variable power components (as shown in Fig. 5.14). The processes dominated by variable power requirements show energy consumption that scales with the quantity of material processed rather than processing time. In Fig. 5.14, this tends to fall at the 1 MJ/kg limit (the lower straight line at the

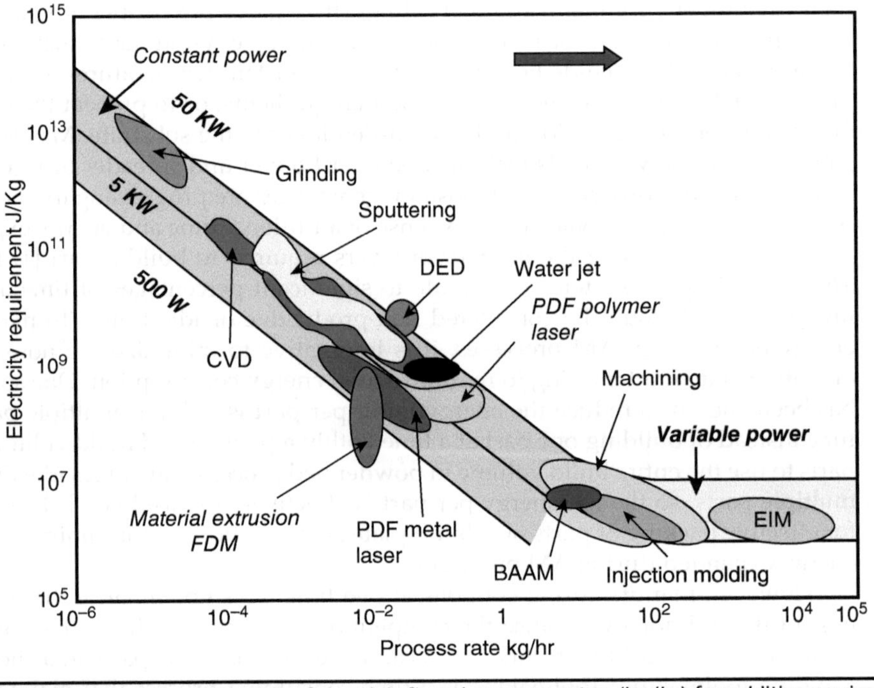

FIGURE 5.14 Energy intensity (J/kg [electricity]) and process rates (kg/hr) for additive equipment (colored data points) compared with other manufacturing processes. BAAM = big area additive manufacturing; CVD = s chemical vapor deposition; DED = directed energy deposition; FDM = fused deposition modeling; J/kg = joules per kilogram; kg/hr = kilograms per hour. (Based on Figure 2 of Gutowski T, Jiang S, Cooper D, Corman G, Hausmann M, Manson JA, Schudeleit T, Wegener K, Sabelle M, Ramos-Grez J, Sekulic DP, "Note on the Rate and Energy Efficiency Limits for Additive Manufacturing," *Journal of Industrial Ecology*, 21 (S1): S69–S79, 2017 [Creative commons license].)

right side of the figure). This limit is equivalent to the minimum energy needed to melt 1 kg of iron or aluminum. The upper limit, meanwhile, is roughly located at 10 MJ/kg, which is equivalent to the minimum energy required to vaporize 1 kg of aluminum.

The Fig. 5.14 reveals several interesting features of energy and rate of processing in additive technologies, including the magnitude of energy consumption and process rate additive processes, both smaller process rates (kg/hr) and highly specific energy usage (energy intensities J/kg). However, other subtractive or conventional techniques in existence have smaller process rates and larger energy intensities compared with that of processes. Most of these techniques are applicable to the semiconductor industries or fall within advanced machining techniques where small quantities of materials are processed.

The main cluster of points for the additive processes is about three orders of magnitude smaller in process rate than conventional processes (10^{-1} kg/hr vs. 10^{2} kg/hr) and about one order of magnitude lower in power requirements, resulting in an electrical energy intensity that is about one to two orders of magnitude higher than conventional manufacturing processes (100s MJ/kg vs. 1–10 MJ/kg). When assessing the life cycle of these processes, the energy intensity of the additive processes becomes comparable to the energy embodied in the materials used, which is not applicable in conventional processes. However, there are cases where additive processes would require less energy. These are exceptions and not the norm. Small process rates affect the competitiveness of additive technologies because small rates translate into significant labor costs and equipment amortization over many fewer parts. This renders equipment costs and embodied energy a significant part of the per-part calculation [199]. Notable within AM technologies is the process labeled big area additive manufacturing (BAAM) in the Fig. 5.14. BAAM is a new pellet extrusion process at 4 MJ/kg and 10 kg/hr. This process is noticeably much faster and less energy intense than the other additive processes; however, it is still under development. A fundamental limitation to high production rates in additive processes is management of the heat transfer mechanisms needed to deliver the melt stream to build a part. For a large group of AM technologies, melting is driven by a laser beam scanned across the powder bed surface. The objective is to raise the temperature of the powder bed layer to melt and solidify an eventual solid ribbon of material. The heat must be applied in a way that does not considerably vaporize the surface (leading to significant material loss, especially for metals) or damage the surface (in polymers). Meanwhile the heat source (laser) has to maintain a sufficient thermal energy supply that meets the needs for melting and heat transfer for propagating bonding between the deposited layer and its immediate sublayer.

Processing parameters are conceived such that energy supply conditions are uninterruptedly met. In practice, in metals the thermal gradient across the layer is managed by initial surface melting followed by rapid capillary advance into the material at a temperature that is close to the melt temperature. This results in a small additional increment of heat being required for the subsequent aggregate state (phase) change. The process, therefore, is designed such that a new layer is heated rapidly with a constrained temperature gradient across the thickness. This can be used to estimate the fastest possible delivery rate based on the ideal assumption that the delivery process is fully efficient and that all the supplied energy goes into raising the temperature and melt the ribbon of material (i.e., the parameters of the energy supply process are quasi-adiabatic). By applying the first law of thermodynamics and conservation of mass to this process a so-called "adiabatic" print rate may be obtained. This parameter may be utilized to suggest routes for laser melting, as an example, to increase the print rate. It further provides a comparison metric for evaluating energy efficiency improvements. Developing the parameter assumes that the solid-state material is heated to the melting point and subsequently melted only by absorbing the heat input delivered by the laser, with no heat transfer losses to the surroundings [198].

$$m^{o}_{\text{adiabatic}} = \frac{\alpha P}{C.\Delta T + \gamma} \tag{5.14}$$

where m° adiabatic is the adiabatic mass process rate (kg/s), α is the laser/material absorption coefficient ($0 \le \alpha \le 1$), P is laser power (W), C is average specific heat (J/(kg K)), $T = T_{melt} - T_{start}$ (K), and γ is the enthalpy of melting (J/kg).

Now define the adiabatic efficiency as the mass rate ratio (or sometimes as the volume rate ratio) assuming constant density, to conform with commonly reported results in the literature), viz,

$$\eta_{\text{adiabatic}} = \frac{m^{o}_{\text{actual}}}{m^{o}_{\text{adiabatic}}} \tag{5.15}$$

Four strategies have been used in recent years to increase the production rate of laser powder bed fusion technologies: higher powered lasers, multiple lasers, heated chamber, and optimized process settings. The success of these strategies will be revealed in the data presented in this section, but in summary, over the last decade, steel powder laser powder bed fusion print rates have increased by more than an order of magnitude, (around 20 times), while over a shorter time, aluminum print rates have increased eightfold. Both improvements are due largely to the use of higher-powered lasers, but the other strategies, as listed above, were also employed. At the same time, using estimates for the physical parameters in Equation 5.14, we notice that the adiabatic efficiencies of these newer processes are remarkably consistent.

The adiabatic efficiency is plotted against laser power (W) and laser power intensity (W/m^2) for steel and aluminum alloy AlSi10Mg powders in Fig. 5.15. The results show a striking consistency with steel powder data showing adiabatic rate efficiencies on the order of 20% for power intensities below approximately 1010W/m^2 and approximately 13% for higher power intensities up to 1011 W/m^2. The aluminum powder data are even more consistent, with an adiabatic rate efficiency of approximately 5% for the entire range from 200 to 1600 W (data are given in Tables 5.6 and 5.7).

The rather low adiabatic efficiencies indicated in Tables 5.6 and 5.7 are due largely to heat loss to the surroundings, with the much more conductive aluminum powder giving the lowest values. Keep in mind that the delivered laser power in watts is only a small fraction of the primary power requirements to do the melting. From a larger boundary perspective, the overall power requirements sufficient to melt the powder would need to include (as indicated at the beginning of this chapter) losses in the laser resonator due to quantum efficiency being less than 100%, active medium-small signal gain saturation, losses due to mirror absorptivity at the wavelength being emitted, output coupling mirroring intermediate reflectivity and resonator cavity material absorptivity [211–214] and the requirement for a chiller, and losses in the electric grid. In fact, the overall inefficiency of the laser melting process can be demonstrated by comparing the energy required to laser melt material with the energy needed to sand or die cast an equivalent amount of material [199, 215].

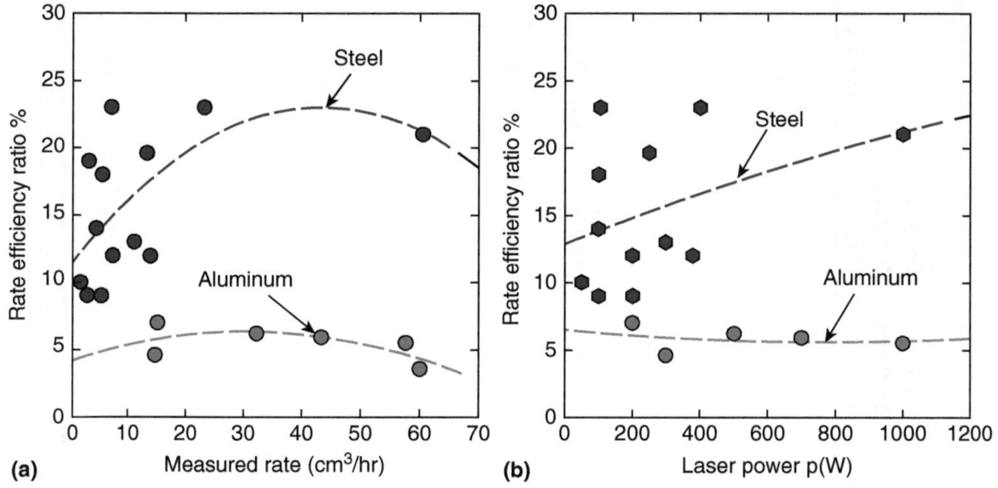

FIGURE 5.15 Measured rate/adiabatic rate (adiabatic efficiency) vs. laser power (W) for Steel (left) and aluminum (right) powders using different additive equipment with high-powered lasers.

Even with significant rate improvements, the adiabatic rate efficiency hardly changes. This implies that the energy efficiency for these processes has plateaued. This shows the important connection between the adiabatic rate efficiency and the energy efficiency of thermal energy delivery when laser heating dominates over chamber heating as it usually does for the laser melting of metal powders. As such, a constant absorptivity and adiabatic efficiency with no change in the laser or grid efficiency will result in constant energy efficiency. This allows an increase of the print speed with increased laser power. However, such a strategy, due to increased speed, will lead to additional power requirements (a fact that resembles the evolution in development of cutting machine tools). Machine tool designers were able to increase cutting speed twofold over a span of 100 years mainly due to developing cutting tools with improved hardness and toughness [216, 217]. However, to take advantage of the new tools, spindle power also had to be increased. To that end, spindle-specific energy requirement converged with a value proportional to the hardness (roughly three times the material yield stress value) of the material being cut due to the plastic work required. Inefficiency in cutting (due to friction at the tool workpiece interface) further doubled this value [218;219]. In the case for laser additive processing, the factor is not 2, but 5–20, and it appears to have plateaued [220]. In spite of these apparent efficiency limits, additive processes can compete with other conventional processes on an energy basis due to other areas of potential efficiency improvements (e.g., due to observed low "buy to fly" material values or fast turnaround times that avoid tooling for a small numbers of parts).

In spite of successes, additive technologies have very real limits to their performance and without additional innovation and development will not come close to many of the premature announcements concerning their future possibilities. In this section, we discussed some major barriers hindering the wide adoption of AM, namely the very slow print rate. This obstacle has the potential to remove AM from serious consideration for current and future needs of mass production. However, the criticality of this challenge is triggering considerable efforts to overcome such a barrier.

Parts	Machine	Laser	Material	P (W)	Laser Spot Diam (mm)	Power Density (MW/m^2)	Measured Rate (cm^3/hr)	Rate Efficiency Ratio %	Density Ratio:Bulk Material	Reference
Functional	AM 250	YBF	SAE 316L	200	0.07	5.210^4	7.0	12	N\A	[177]
	Trumpf		SS 316	200	N/A	N/A	5.0	9	98.7	[200]
	MCP-HEK		SS 316	100	N/A	N/A	2.6	9	99.1	[200]
Pillars, cubes	TrumaForm LF 250	YBF	Steel 1.2343, 1.2709, 1.4404	1000	1.00	1.3×10^3	60.5	21	>99	[201]
	Concept Laser M2	YBF	SS 316L	250–400		6.8×10^3–1.1×10^4	12.9–23.0	19–23	99.13–99.41	[202]
	SL M250 HL	YBF	SS 316L	380	0.08	7.6×10^4	13.5	12	99.1–99.2	[203]
	TrumaForm LF250		Steel 1.2343, 1.2709, 1.4404	300	0.22	9.5×10^3	10.8	13	>99	[201]
Concept Laser M3		SS 316 L		105	0.20	3.3×10^3	6.8	23	98	[204]
Concept Laser M3		Nd-YAG	SS 316L	100	0.18	3.9×10^3	5.2	18	98.80	[205]
Customed SLM		Nd-YAG	SS 316L	100	0.18	3.9×10^3	4.1	14	>99	[206]
SLM-Realizer		YBF	SS 316L	50	0.0	8.1×10^4	1.4–2.9	10–19	99.45–99.93	[207]

TABLE 5.6 Measured Print Rates for Steel Powders with References

Machine	Laser	Material	P (W)	Measured Rate (ccm/hr)	Rate Efficiency Ratio	Density Ratio (vs. Bulk Material)	Reference
SLM 500 HL	YLR fiber	AlSi10Mg	1600	60	3.60%	N/A	[208]
Modified SLM	Customized Fiber	AlSi10Mg	300	14.4	4.60%	95.3%–99.8%	[209]
			500	32.4	6.20%	95.3%–99.8%	
			700	43.2	5.90%	98.4%–99.8%	
			1000	57.6	5.50%	99.5%	
Concept Laser	Fiber	AlSi10Mg	200	14.8	7.00%	98.5%–99.8%	[210]

TABLE 5.7 Measured Print Rates for Aluminum Powders with References

References

174. Yoon HS, Lee JY, Kim HS, et al. "A Comparison of Energy Consumption in Bulk Forming, Subtractive, and Additive Processes: Review and Case Study," *International Journal of Precision Engineering and Manufacturing-Green Technology,* 1: 261–279, 2014. https://doi.org/10.1007/s40684-014-0033-0
175. Baumers M, Tuck C, Hague R, Ashcroft I, Wildman R, "A Comparative Study of Metallic Additive Manufacturing Power Consumption," *Solid Freeform Fabrication Symposium Proceeding,* The University of Texas at Austin, Texas, 2010.
176. Kellens K, Yasa E, Dewulf W, Duflou J, "Environmental Assessment of Selective Laser Melting and Selective Laser Sintering," paper presented at the Going Green—CARE INNOVATION 2010, Vienna, Austria, 2010.
177. Baumers M, Tuck C, Wildman R, Ashcroft I, Hague R, "Energy Inputs to Additive Manufacturing: Does Capacity Utilization Matter?" *Proceedings of the 22nd Solid Freeform Fabrication Symposium,* Austin, TX, pp. 30–40, 2011.
178. Baumers M, Chris T, Ricky W, Ian A, Emma R, Richard H, "Transparency Built-In," *Journal of Industrial Ecology,* 17 (3): 418–431, 2013.
179. Le Bourhis F, Kerbrat O, Hascoet J-Y, Mognol P, "Sustainable Manufacturing: Evaluation and Modeling of Environmental Impacts in Additive Manufacturing," *International Journal of Advanced Manufacturing Technology,* 69 (9): 1927–1939, 2013.
180. Mognol P, Denis L, Nicolas P, "Rapid Prototyping: Energy and Environment in the Spotlight," *Rapid Prototyping Journal,* 12 (1): 26–34, 2006.
181. Luo Y, Ji Z, Leu MC, Caudill R, "Environmental Performance Analysis of Solid Freedom Fabrication Processes," *Proceedings of the 1999 IEEE International Symposium on Electronics and the Environment, Danvers,* MA, pp. 1–6, 1999.
182. Sreenivasan R, Bourell DL, "Sustainability Study in Selective Laser Sintering—An Energy Perspective," *20th Annual International Solid Freeform Fabrication Symposium,* SFF 2009, Austin, TX, pp. 257–265, 2009.
183. Kellens K, Wim D, Wim D, Evren Y, Joost D, "Environmental Analysis of SLM and SLS Manufacturing Processes," *Proceedings of the 2010 CIRP International Conference on Life Cycle Engineering,* People's Republic of China, Hefei, pp. 423–428, 2010.
184. Morrow WR, Qi H, Kim I, Mazumder J, Skerlos SJ, "Environmental Aspects of Laser- Based and Conventional Tool and Die Manufacturing," *Journal of Cleaner Production,* 15 (10): 932–943, 2007.
185. Le Bourhis F, Kerbrat O, Dembinski L, Hascoet J-Y, Mognol P, "Predictive Model for Environmental Assessment in Additive Manufacturing Process," *Procedia CIRP,* 15: 26–31, 2014.
186. Wilson JM, Piya C, Shin YC, Zhao F, Ramani K, "Remanufacturing of Turbine Blades by Laser Direct Deposition with Its Energy and Environmental Impact Analysis," *Journal of Cleaner Production,* 80: 170–178, 2014.
187. Kreiger M, Pearce JM, "Environmental Impacts of Distributed Manufacturing from 3-D Printing of Polymer Components and Products," *MRS Online Proceedings Library,* 1492: 85–90, 2013.
188. Junk S, Côté S, "A Practical Approach to Comparing Energy Effectiveness of Rapid Prototyping," *Proceedings of AEPR'12, 17th European Forum on Rapid Prototyping and Manufacturing,* Paris, France, 2012.
189. Meteyer S, Xu X, Perry N, Zhao YF, "Energy and Material Flow Analysis of Binder-Jetting Additive Manufacturing Processes," *Procedia CIRP,* 15: 19–25, 2014.

190. Peng T, "Analysis of Energy Utilization in 3D Printing Processes," *Procedia CIRP*, 40: 62–67, 2016.
191. Jaeger JC, "Moving Sources of Heat and the Temperature of Sliding Contacts," *Proceedings of the Royal Society of New South Wales*, 1942 76: 203–224, 1942.
192. Rosenthal D, *The Theory of Moving Heat Source and its Application to Metal Treatment*, ASME, Cambridge, MA, 1946.
193. Morrow WR, Qi H, Kim I, Mazumder J, Skerlos SJ, "Environmental Aspects of Laser- Based and Conventional Tool and Die Manufacturing," *Journal of Cleaner Production*, 15: 932–943, 2007.
194. Wang XL, Deng DW, Zhang HC, "Effects of Mass Energy and Line Mass on Clad Characteristics in the Laser Cladding Process," *Lasers in Engineering*, 34: 1–14, 2016.
195. Zervas MN, Codemard CA, "High Power Fiber Lasers: A Review," *IEEE Journal of Selected Topics in Quantum Electronics*, 20 (5): 219–241, 2014.
196. Shiner B, *High-Power Fiber Lasers Gain Market Share*, Industrial Laser Solutions for Manufacturing. https://www.industrial-lasers.com/welding/article/16484634/highpower-fiber-lasers-gain-market-share (accessed Feb. 8, 2020).
197. Naeem M, "Laser Processing of Reflective Materials: A New Technology Managing Reflection Effects," *Laser Technik Journal*, 10 (1): 18–20, 2013.
198. Gutowski T, Jiang S, Cooper D, Corman G, Hausmann M, Manson JA, Schudeleit T, Wegener K, Sabelle M, Ramos-Grez J, Sekulic DP, "Note on the Rate and Energy Efficiency Limits for Additive Manufacturing," *Journal of Industrial Ecology*, 21 (S1): S69– S79, 2017.
199. Faludi J, Baumers M, Hague R, Maskery I, 2017. "Environmental Impacts of Selective Laser Melting: Do Printer, Powder, or Power Dominate?" *Journal of Industrial Ecology*, 21 (S1): S144–S156.
200. Kruth JP, Vandenbroucke B, van Vaerenbergh J, Mercelis P, "Benchmaking of Different SLS/SLM Processes as Rapid Manufacturing Techniques," presented at the *Proceedings of the PMI*, Gent, Belgium, 2005.
201. Schleifenbaum H, Diatlov A, Hinke C, Bultmann J, Voswinckel H, "Direct Photonic Production: Towards High Speed Additive Manufacturing of Individualized Goods," *Production Engineering-Research and Development*, 5 (4): 359–371, 2011.
202. Kamath C, El-dasher B, Gallegos GF, King WE, Sisto A, "Density of Additively-Manufactured, 316L SS Parts Using Laser Power-Bed Fusion at Powers Up to 400 W," *The International Journal of Advanced Manufacturing Technology*, 74 (1): 65–78, 2014.
203. Sun Z, Tan X, Tor SB, Yeong WY, "Selective Laser Melting of Stainless Steel 316L with Low Porosity and High Build Rates," *Materials & Design*, 104: 197–204, 2016.
204. Kruth J-P, Badrossamay M, Yasa E, Deckers J, Thijs L, Humbeeck JV, "Part and Material Properties in Selective Laser Melting of Metals," *Proceedings of the 16th International Symposium on Electromachining ISEM XVI*, Shanghai, China, 2010.
205. Kruth J-P, Deckers J, Yasa E, Wauthle R, "Assessing and Comparing Influencing Factors of Residual Stresses in Selective Laser Melting Using a Novel Analysis Method," *Proceedings of the Institution of Mechanical Engineers Part B Journal of Engineering Manufacture*, 226 (B6): 980–991, 2012.
206. Yasa E, Deckers J, Kruth JP, Rombouts M, Luyten J. Investigation of sectoral scanning in selective laser melting. *Engineering Systems Design and Analysis*, 49187, 695–703, 2010.

207. Liu B, Wildman R, Tuck C, Ashcroft I, Hague R, "Investigation the Effect of Particle Size Distribution on Processing Parameters Optimization in Selective Laser Melting Process, *International Solid Freeform Fabrication Symposium: An Additive Manufacturing Conference*, University of Texas at Austin, Austin, TX, pp. 227–238, 2011.
208. Wiesner A, Schwarze D, "Multi-Laser Selective Laser Melting," *8th International Conference on Photonic Technologies LANE*, Fürth, Germany, 2014.
209. Buchbinder D, Schleifenbaum H, Heidrich S, Meiners W, Bultmann J, "High Power Selective Laser Melting (HP SLM) of Aluminum Parts," *Physics Procedia*, 12 (pt A): 271– 278, 2011.
210. Kempen K, Thijs L, Van Humbeeck J, Kruth J-P, "Mechanical Properties of AlSi10Mg Produced by Selective Laser Melting," *Physics Procedia*, 39: 439–446, 2012.
211. Liu Z, Jiang Q, Ning F, Kim H, Cong W, Xu C, Zhang HC, "Investigation of Energy Requirements and Environmental Performance for Additive manufacturing Processes," *Sustainability*, 10 (10): 3606, 2018.
212. Dahmus JB, Gutowski T, "An Environmental Analysis of Machining," *ASME International Mechanical Engineering Congress and R&D Expo*, pp. 13–19, 2004.
213. Gutowski T, Dahmus J, Thiriez A, "Electrical Energy Requirements for Manufacturing Processes," *13th CIRP International Conference on Life Cycle Engineering*, 2006.
214. Gutowski TG, Branham MS, Dahmus JD, Jones AJ, Thiriez A, Sekulic DP, "Thermodynamic Analysis of Resources Used in Manufacturing Processes," *Environmental Science & Technology*, 43 (5): 1584–1590, 2009.
215. Anderson Jr JD, "Gasdynamic Lasers: An Introduction," *Quantum Electronics Series, Principles and Applications*, Academic, New York, 1976.
216. Steen W, Manzumder J, *Laser Material Processing*, 4th edition, Springer, London, 2010.
217. Kannatey-Asibu Jr E, *Principles of Laser Materials Processing*, Wiley, Hoboken, NJ, 2009.
218. Kalpakjian S, Schmid S, *Manufacturing Engineering and Technology*, 7th edition, Pearson, Upper Saddle River, NJ, 2014.
219. Cook N, *Manufacturing Analysis*, Addison Wesley, Reading, MA, 1966.
220. Gutowski TG, Sekulic DP, "Thermodynamic Analysis of Resources Used in Manufacturing Processes," *Thermodynamics and the Destruction of Resources*, Cambridge University Press, New York, 2011.

CHAPTER 6
Technical Gaps

Introduction

The introduction of additive manufacturing (AM) in its modern form, prototyping, toward the mid-1980s had ushered in a new era in production methods. This new era, more often known as "freeform manufacturing," promised the dominance of additive over conventional subtractive methods. The ushering of an additive paradigm promised to potentially completely overhaul the global and local manufacturing landscapes. Since then, AM has continued to evolve into a suite of enabling technologies that consolidate the vision of overhauling manufacturing.

From the initiation point, insights into the potential impact of the then turned rapid prototyping predicted that its trifurcation of processes would occur in the future (about our current timing within the 21st century) [221] (Fig. 6.1).

The figure illustrates a prediction about the future, at the time, when high-end production systems would materialize beyond the year 2010 (i.e., after the first decade of the 21st century). The figure predicts that the manufacturing landscape would be dominated by high-end systems. These "direct manufacturing systems" are today's AM fabricators. The systems labeled as design verification systems are prototyping machines that are still used today in many aspects of three-dimensional (3D) printers. However, of more importance are certain parts of Fig. 6.1, namely, the transition from a near instant part generation, which at the time (1998) was very expensive, and end-state-materials of high accuracy functional gradients. The latter represents our current ambitions for four-dimensional (4D) printing and exploiting the layer-by-layer capability of AM techniques. The 4224 term "bridge technology systems" in Fig. 6.1 represents the current conversion abilities or enabling technologies that convert materials to a form suitable for service applications. This also includes using an AM part as a mold or a pattern. This is currently in application as an evolving trend in the casting industry. In all, the figure summarizes, what was then, the future outlook for the transformation of the manufacturing landscape. It was predicted to take place by the end of the first decade of the 21st century.

It may be argued that the vision presented in the Fig. 6.1 has not materialized in full, even after 20 years. However, there is evidence that such a vision is currently taking place (albeit not in the comprehensive manner predicted 20 years ago). This by no means implies an over optimistic estimation of the disruptive potential of AM technology. In fact, the paradigm shift initiated by modern AM methods has led to, and continues to provide, many opportunities and pathways toward the complete overhaul of the manufacturing landscape. In many cases, the technology has laid the

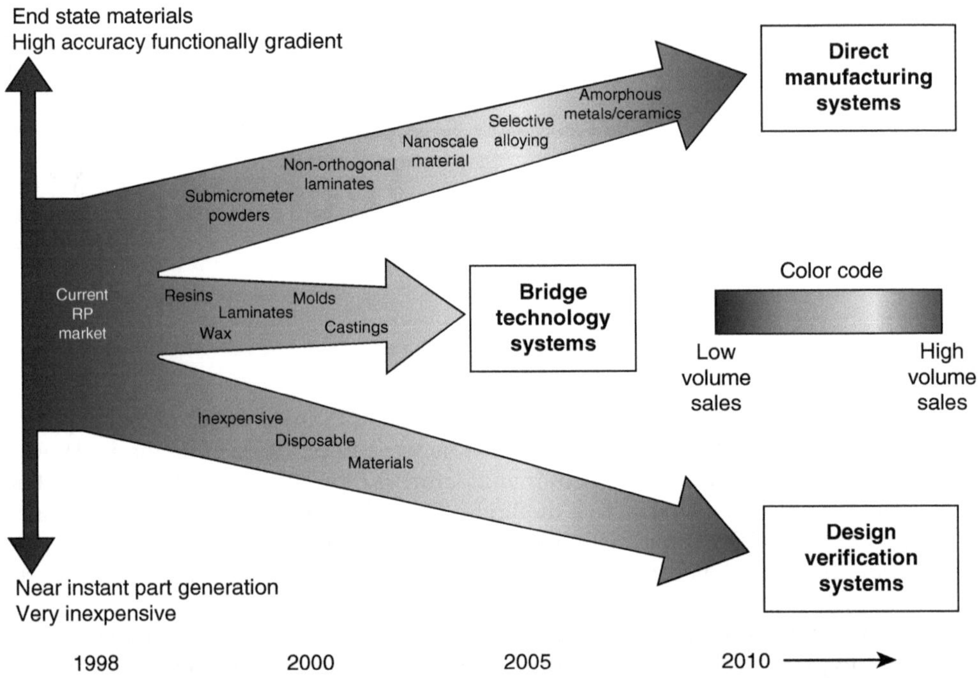

Figure 6.1 A 1998 prediction of the development of AM from 1998 to 2010. The trifurcation depicts the development of low-volume, high-end AM fabricators; high-volume, low-cost AM fabricators (3D printers); and bridge technologies that convert the materials from low-end printers to commercially viable materials. (Adapted with permission from Bourell DL. Perspectives on additive manufacturing. Annual Review of Materials Research. 2016 Jul 1;46).

foundation of new economic models within the realm of fabrication and supply chain dynamics. To a great extent, the introduction of AM, and its continuous growth, continues to dynamically impact society collectively. It still holds the potential of solving, or at least contributing toward the resolution, of many socioeconomic challenges facing modern societies. These challenges have resulted from clinging, or perhaps insisting on, rigid adoption of techniques and methods rooted in the age of the industrial revolution. AM, in that respect, stands to remedy, and in some instances eliminate, some of the inherent drawbacks and negative effects. In all, the level of theoretical investments, at least, in the capabilities of AM, is growing. Many across the globe do recognize the potential impact of AM in addressing many societal challenges that relate to sustainability, resource management, and the optimization of resources, and in reducing the detrimental impact on the environment.

The true vision of the trifurcation map seen in Fig. 6.1, however, is not fully materialized as of yet. The true potential of AM, albeit promising and attractive, will not materialize without parallel efforts to address current and future obstacles. These obstacles, or gaps, if not analyzed and eventually resolved, stand to slow the advancement of AM technology. The gaps in some cases may delay, or even eliminate, any potential societal gains. That is, gaps are in effect roadblocks that prevent the flourishing of the technology and it positively transforming the art of making. Therefore, for the anticipated future benefits of AM to take place, there is a need to realign the current technical reality toward ultimate societal goals periodically. Realignment allows identification, and evaluation, of the roadblocks, assessing their importance and their technical cost to the sectors of interest. Accomplishing such a task, however, hinges on fundamental analysis and identification of needs in crucial areas and weighing these needs against goals to assess urgency and impact. In the following sections we discuss such a process. We further review current efforts to define and evaluate the state-of-the-art of the technology. The emphasis would be on the technical gaps, the economic origins, their status, and efforts for resolution. The reader, however, is warned that this aspect of the technology is very dynamic in the sense that priorities often shift in response to economic or geopolitical realities. Such a state of affairs translates into a complex landscape in which fundamentals are not as easy to identify.

The Potential Contribution of AM

A major advantage of AM (and its predecessor prototyping) is layered manufacturing. Fabrication through layering affords innovation and customization of layer deposition. This offers a wide range of possibilities such as multilateral multimaterial structures. These include direct building of multicomponent assemblies as well as the fabrication of materially graded functional structures. In this sense, layer manufacturing adds a new dimension to product realization by making possible the fabrication of complicated and heterogeneous artifacts, which could not be made using conventional subtractive manufacturing methods.

AM spurs innovation through affording materialization of many complex geometries and compositions while eliminating many of the conventional constraints. This potential is the real cause for optimism about the role that AM can assume in advancing the state of global manufacturing in a manner that resolves some pressing societal issues. The role of AM is therefore envisioned based on the perceived capabilities of the technology in addressing the challenges that face maturation of a global smart industry. The potential contribution of AM in this respect is envisioned along three major focus areas within the "smart industry" paradigm.

Table 6.1 provides a brief summary and definition of the focus areas.

The topics listed in Table 6.1 are broad. They encompass the potential contribution of AM to the solution of a number of pressing problems on a global scale. Specific topics, agendas, and road maps can spring out of those headlines listed in Table 6.1. The size of the economy of a country may very well dictate what subtopics should be the focus of any of the road maps. As an example, Sweden defined three horizontal "grand societal challenges" that could be met by adopting, and subsequently advancing, AM. These challenges are digitalization, life sciences, and environmental-climate technology [222]. The three horizontal societal challenges were identified by the Swedish government as central for the country to transition to a more climate-friendly world.

The first step in devising a pathway to meet the challenges is to identify which aspect of the technology would be of interest to capitalize on. In the Swedish case, government-sponsored strategic innovation partnership programmers were initiated along five axes: next-generation travel and transport, smart cities, circular and biobased economy, life sciences, and connected industry-new materials.

In "A connected industry and new materials" AM was identified as one focus area to take advantage of its green implications. AM is considered a "green technology"

<table>
<tr><th>Focus Area</th><th>Definition</th></tr>
<tr><td>1. Industry 4.0</td><td>Industrial sector takes advantage of the digital transformation and exploits the potential of digitalization</td></tr>
<tr><td colspan="2">AM is an ideal technology on which to build fully digitized production systems. The production method is based on digital data as input, and because it is a relatively new production method, the distance to a fully digitized production is not as long as it is for traditional production systems. Traditional production systems already have (sometimes obsolete) data handling systems and will require great effort to change.</td></tr>
<tr><td>2. Sustainable production</td><td>Increased resource efficiency, environmental considerations, and a more sustainable production contribute to the industrial sector's value creation, job creation, and competitiveness.</td></tr>
<tr><td colspan="2">As material is added where needed, in contrast to subtractive manufacturing, AM will contribute to sustainable production.</td></tr>
<tr><td>3. Industrial skills boost</td><td>The system for supplying skills is to meet the industrial sector's needs and promote its long-term development.</td></tr>
<tr><td colspan="2">AM is a hot topic that attracts skilled students and multidisciplinary researchers.</td></tr>
</table>

Table 6.1 Potential Contribution of Additive Manufacturing in This Respect Is Envisioned Along Three Major Focus Areas Within the "Smart Industry" Paradigm

compared with most conventional metal manufacturing methods is because of waste reduction and energy consumption. Another attraction is efficiency, which manifests in AM as enabling the remanufacturing and repair of parts [223]. AM further provides a path to accelerate development of new and better materials, and it affords manufacturing currently difficult or impossible materials. This, again, advances sustainability of products.

Other benefits of AM include less waste, new design possibilities, increased functionality of the products, and flexible production. Many innovative examples that build on the capabilities of the technology are emerging from all around the world. These manifest considerable weight reduction, reduced lead times, competitive costs, and reduced waste compared with conventional manufacturing. However, a side effect of this global hype is that this can lead to inflated expectations of the technology without rational assessment of challenges.

Road Maps and Future Vision

The previous example illustrates the concept of a strategic road map. A road map is a document put forth by experts in the field. It describes the steps needed to exploit benefits of the new technology (AM in our case) to solve existing societal problems or advance the future of an economic sector. The goals and ambitions stated within each road map depend on the size of the problem, or goals, to be addressed and how they relate to the means available for resolution. The size of the economy of the country plays an important role in defining and pinpointing the goals set forth in a road map. Economy defines trade relationships, priorities, and in general directs the overall goals that a country aims to achieve by investing in a new technology. It also dictates the size of that investment in terms of financial commitment and targeted sectors. Economy, further, decides the stakeholders and the potential benefit for their organizations.

Topic	Example
Productivity	Increased build speeds, etc.
Materials	Tailored materials for AM, etc.
Process and stability	Develop "right-the-first-time" processing
Product quality	In situ sensors
Environment	Validation and standardization of recycling
Standards and certification	Certification processes
Training and education	Develop specific AM training
Others	Collaboration

TABLE 6.2 Recommendations for Research Topics Important to Europe to Achieve Full Benefit of AM Potential

It further defines the resources (current and future) available to overcome challenges that would arise along the path to achieve the vision of development. An example of a document of that nature is represented by the road map developed within the joint European project [223].

The document listed stakeholders, targeted markets, and viable economic and sectors poised to benefit from AM. It further identified specific challenges and opportunities. The report itemized the necessity to search solutions that are crucial to achieve the envisioned targeted societal benefits. The recommendations, listed in Table 6.2, emphasize the complexity of AM and show the intricate nature of the efforts needed to develop the technology further.

Other road maps and AM developmental agendas are also in existence and continue to evolve. This testifies to the global promise of AM. In particular, it is interesting to note the countries who seek to develop their own tailored road maps. The list extends from Australia to the European Union (EU) countries, to China, Japan, Germany, and through the United States (Fig. 6.2).

The road maps are customized to each country's needs and particular end goals. A common theme emerges, however, when the nature of economic competition on a global level is taken into account. This theme emphasizes the keen competition and race to establish dominance in global markets. This is highlighted by the conclusions of the Finish road map:

> *The disadvantages of field research and case research are that companies will not necessarily share their knowledge, successful applications and study cases will be seen as a commercial competitive advantage against competitors.*

Such a statement, however, does not imply that preserving the commercial value of the research finding would necessarily prevent cooperation on the road level, nor does it mean that progress in the field will be hampered by monopolizing resolutions of a certain roadblock (or a technical gap). In fact, to reach a level in which commercial viability is achieved many so-called technical gaps should be resolved, collaboratively, to provide the necessity foundation for feasible utilization of AM.

The technical competence of AM stems from its potential capability to materialize product without conforming to the additional constraints. This product, moreover, would

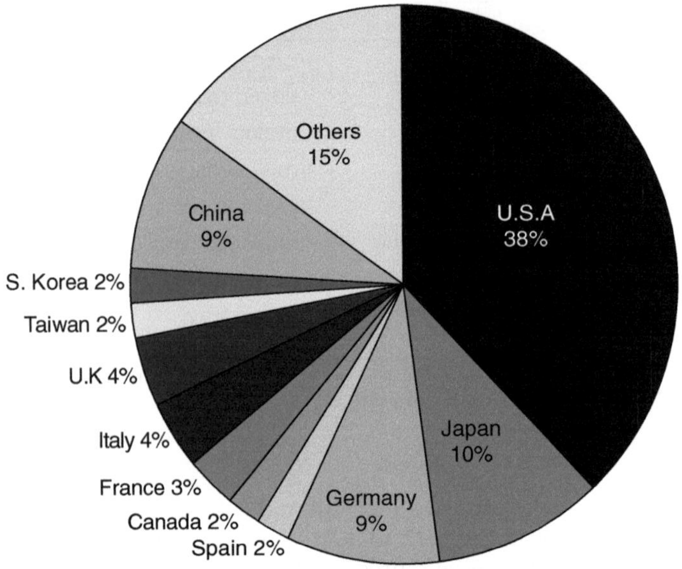

FIGURE 6.2 Share of the global market of AM in some countries around the world.

perform at the same level, or better, as the same product when manufactured by conventional methods. The economical completeness of AM-built objects, however, materializes when the complexity of design is the case. Implementing objects of complex design using conventional methods is costly compared with AM (such a paradigm is turned complexity for free). Universal adoption of AM methods, meanwhile, is hindered by the cost of production per part (or alternatively per unit volume processed raw material). Therefore, for AM methods to be universally adopted, an object produced by its advanced methods should prove to be economically feasible. That is, an object built by AM methods should stand to realize profit in the same amount, or higher, like that manufactured by conventional methods. As such, universal adoption of AM to produce parts only depends on resolution of technical difficulties, and hinges on resolving those difficulties in a manner that advances the economic completeness of the technology. Thus, a main goal in resolving technical difficulties within the field is to develop solutions that would cut cost and thereby realize profits that are at the same level or higher than those realized by conventional methods. In other words, universal adoption of AM, and taking advantage of the benefits it has to offer, would only take place if it is economically justified.

Economics of AM

A fundamental question when a new promising technology is considered concerns cost of operation. The ranking of the cost of adopting the new technology against the cost of the conventional technology decides to a great extent whether the new technology would be adopted. Operation costs, in this context, are not confined to the cost of building a factory or a facility; rather, the cost of operation that translates into the cost of the part to be produced, how many parts should be produced to break even at least with conventional methods, and the factors necessary to achieve profits that would justify replacing an older technology.

One model that estimates the cost of the part is given by [224]

$$C_p = \text{material cost} + \text{tooling cost} + \text{equipment cost} + \text{overhead cost}$$

$$C_p = \left(\frac{P_m \rho V}{1-f}\right) + \frac{C_T N_T}{n} + \frac{1}{n^o}\left(\frac{C_c}{L t_{wo}}\right) + \frac{C_{oh}^o}{n^o} \tag{6.1}$$

where P_m is material cost on a mass basis, ρ is material density, V is part volume, f is fraction of material that is scrapped during manufacturing, C_T is cost for (dedicated) tooling, N_T is the number of complete tool sets needed for the production run, n is the number of identical parts desired (the production run), n^o is the rate at which parts are manufactured (the production rate), C_c is the cost of (permanent, nondedicated) equipment, L is the time load (the fraction of the total time during which parts are being produced), t_{wo} is the write-off time (the lifetime of the equipment), and C_{oh} is the overhead cost rate normalized to part production time. As Eq. 6.1 shows, there are four components to the part cost.

Equation 6.1 is comprehensive in that it involves all possible elements of cost. It is also perceivable, within the provisions of the equation, that one or more elements may be trivial or nonexistent. For example, in an AM, the term tooling is nonexistent as production takes place within the printer. Thus, the term CT would not be counted toward the cost of the part. Another term that is important to the cost of a part is the rate of production (n^o). The production rate of parts in AM, thus far, is low. Thus, in case of the need to produce more parts in a timely manner, the alternative is, e.g., acquisition of more printers. This would add to the cost of equipment. Here one should note that the cost of metal printers is relatively high. In addition, depending on the size of the possible build, technique of building, and materials processed, the price can increase and the AM part cost, in general, would be overwhelmed by equipment costs. A unique feature of that cost element is illustrated in Fig. 6.3 [225].

The Fig. 6.3 compares the cost of producing the parts using two manufacturing approaches. The methods of choice in the figure are AM and injection molding. The part to be produced weighs 1 kg and is made of polyamide. The geometry is assumed to be of reasonable complexity. The part is to be produced by using laser sintering (AM technique) or conventional injection molding. Figure 6.3 shows that there is an inverse relationship (the dotted line in the figure) between the two in cost and number of parts produced (n). The intersection of the cost curves represents the break-even production run for the two manufacturing routes (over 100 parts in this case). AM, however, produces cheaper parts when the total number of parts needed is less than this break-even number. Injection molding, on the other hand, manifests the cheaper route for larger numbers. This implies, economically, that AM is the feasible choice production when numbers are low because the cost of producing a part in AM does not depend on the number of parts to be produced. As discussed, AM is fixed per part. As such, for production using injection molding initially an expensive mold has to be constructed. This requires a certain number of parts to be produced to cover the cost of the mold.

When the geometric complexity of the part increases, costs of tooling for injection molding would also increase. This increase results in shifting the injection molding curve. This, in turn, moves the breakeven number of parts to a higher threshold. This indicates that the increase of part geometry complexity increases the viability of using AM techniques for production. Then the question is how to expand the domain of

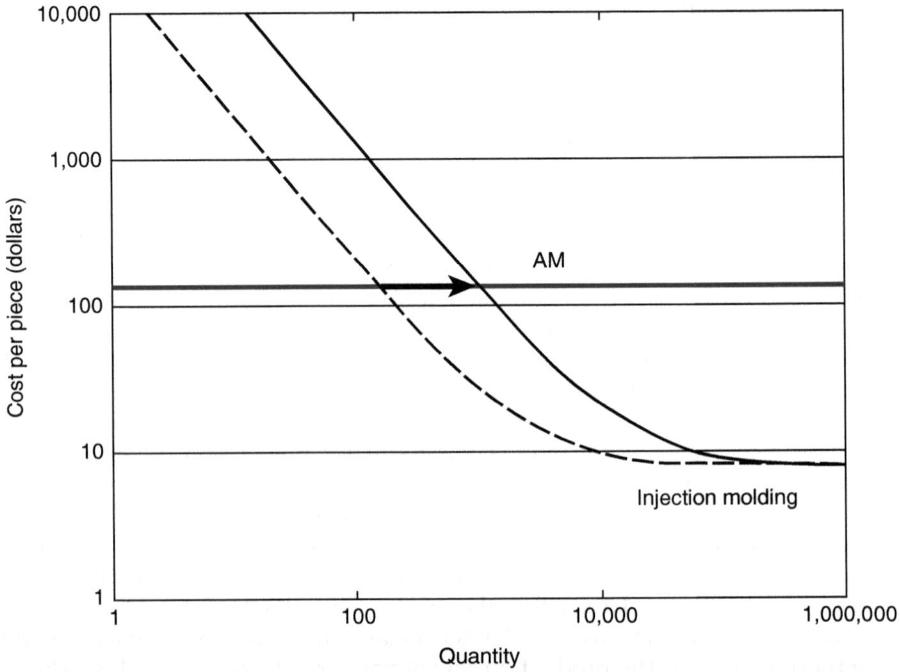

Figure 6.3 A plot based on Eq. 6.1 that shows the cost to produce a part as a function of the number of identical parts needed in the production run, using the case of a 1-kg polyamide part. Shown are typical curves for AM (solid line) and injection molding (dashed line). The shift of the injection molding curve to the right (denoted by the arrow) is associated with an increase in part geometric complexity. The intersection of the injection molding curve and the AM line marks a break-even production run below which using AM is more economical.

economic viability of AM production to compete with other conventional techniques. Again, considering Eq. 6.1, the routes available to enhance the viability of adopting AM becomes clearer. These routes include reducing the cost of the equipment, lowering the cost of the material, and reduction of waste and scrap items (Fig. 6.4).

The three highlighted factors within the figure manifest the core of the research efforts that aim to enhance the status of AM and to widen its adoption.

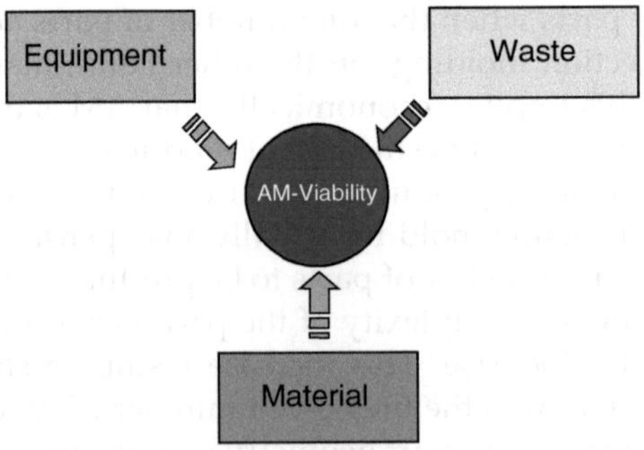

Figure 6.4 Elements of economic enhancement of metal AM.

Metal Printing and Closing the Cost Gap

AM Market and Predictions for Growth

Metal AM is currently at the brink of an industrialization stage. The market for 3D (and potentially 4D) printing is mobile and dynamic. Many techniques within the field are starting to reach the equalizing point against technology inherent cost boundaries [226]. As a consequence, several techniques have become affordable for many applications. The field also is experiencing growth in technologies that a few years ago were technically problematic (e.g., direct energy deposition, binder jetting, extrusion). These technologies are stimulating the market and are expected to drive down the cost of AM part production. The effect of advancement in the techniques reflects the size of the AM market (Fig. 6.5). Figure 6.5 [227] tracks the size of the AM activity (for both polymers and metals) and its growth starting at the beginning of the second decade of the 21st century. The data also include machine, powder, and service activity in billions of dollars. The data show the growth of the market in general is almost exponential. More interesting is the rate of growth of activity in metal AM. Although, in general, the market share in plastic-polymer AM is larger than the activity in metals, the rate of growth in metal activity is higher. This is reflected in the second plot (left side within Fig. 6.5).

Here the percentage occupied by nonmetal activity is compared with the percentage of activity in metals biannually. Noted is the growth in the market share in metal activity and the decline in the activity within nonmetals. A pivotal year is the year 2018. In that year, the market for all AM activities was worth \$8.5 billion. The metals share of the market was valued at almost \$2.6 billion. The predictions of growth in the field estimated rate of growth is 20 percent (compounded annually). This is roughly twice the rate of nonmetals, and faster than that of traditional manufacturing [227]. It is important to note that the predicted rates of growth are moderate as the technology is

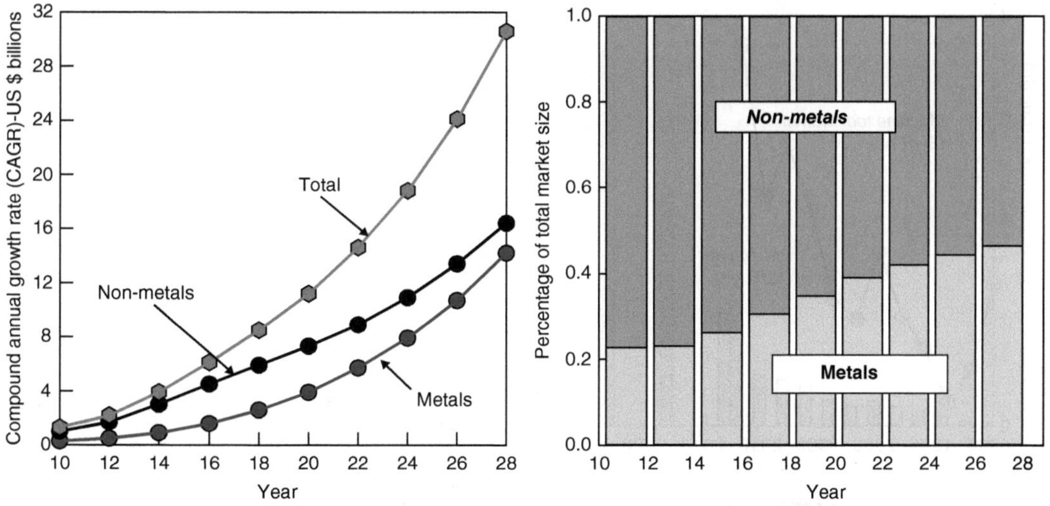

Figure 6.5 Size of the AM activity (for both polymers and metals) and its growth starting at the beginning of the second decade of the 21st century. CAGR = computed annual growth rate.

within its infancy; that is, the possibilities for broader adoption are just starting. Many industrial sectors manifest the potential of growth in market size. Thus, aerospace and defense, medical-dental, industrials, and automotive sectors are potential candidates to adopt AM as their main production technology. This provides a potential market size of $0.5 trillion (which is about one-fourth of the total value of the current production activities in those sectors within the United States).

In today's market (from 2019) three metal AM technologies, while still at various stages of maturation, continue to grow: powder bed technologies, deposition processes, and binder jetting technology. These technologies, along with their potential benefits, continue to grow in U.S. markets and within the global market. In fact, the predictions for growth in the global market for metal AM technology is expected to multiply by a factor of 2–4 until the year 2020 [228]. Figure 6.6a–c illustrates the trend of predicted

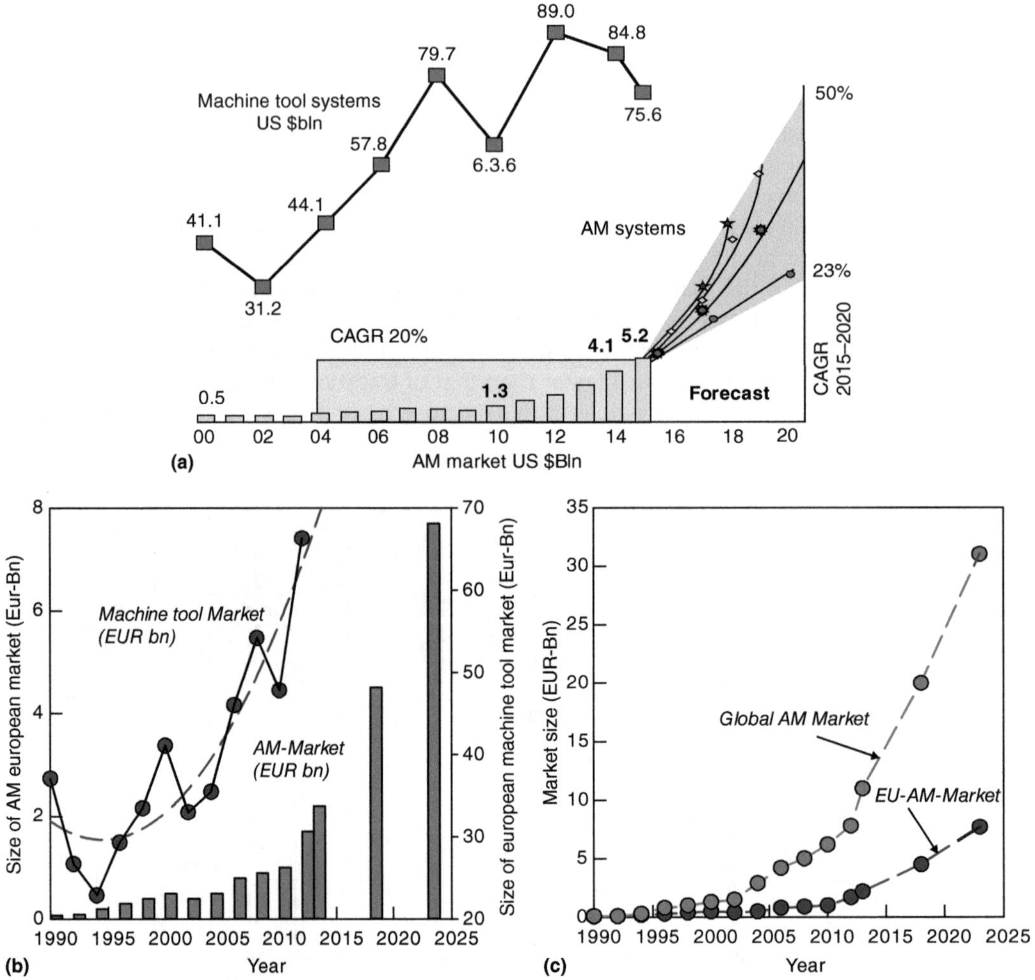

Figure 6.6 Predicted growth of the global metal AM market compared with the traditional machine tool market (a) United States market, (b) European market, and (c) Global market. CAGR = computed annual growth rate.

growth in the AM market. It traces that growth since the beginning of the 21st century and details predictions of various firms regarding growth in the size of the market, and these predictions vary between 23 and 50 percent compound annual growth (CAGR). The data also show that the growth in metal AM from 2010 to 2015 was almost one and half times the growth from 2004 to 2010. However, although each segment of the metal AM value chain is growing, the point of replacing conventional production techniques still has not been reached. The stakeholders within the compositional segments of the value chain still have to overcome many

As a result, despite the significant growth in metal AM, the size of the global market is still relatively small compared with the machine tools market. The plots in Fig. 6.6b and c show that the size of the AM market is minute (1 to 2 percent) compared with the machine tool market, enhancing that they should at least depend on devising an ecological road map that would reduce the cost of producing parts by a factor of 10 or more.

Comparative Cost Analysis

Currently the cost of metal AM is high compared with traditional manufacturing, and this cost goes even higher when the cost of redesigning conventional or the so-called "legacy" parts for AM suitability are considered. One of the propositions deduced from Eq. 6.1, concerns the number of reduced parts. It was suggested that with an increase in adopting metal AM techniques, material costs would decrease, thereby the competence of the technology would be advanced. An important question affects the adoption of metal AM technology: What is the time span before AM would affect a given market (or a particular sector of the market)? Although the simple methodology to precisely predict that time interval is nonexistent, an estimate will depend on the company, its business model, and the position of that company in the value chain. The value chain in metal AM (Fig. 6.7 and Table 6.3) comprises all the stakeholders (players) within the field.

The position of the company within that chain decides, to a great extent, the order of infiltration of the technology to the particular market. The technology will initially penetrate markets where short time lines are critical. Next, it will infiltrate production of small parts (<30 cm³), which 4500 conventionally are manufactured from expensive material. Metal AM, in this case, stands to reduce the amount of material needed. These two niches are at the forefront because of the immediate benefits that can materialize (time and raw material savings). Beyond these two niches, penetration of metal AM technology will depend on cost competitiveness with respect to alternative production techniques. An example is the relatively speedy penetration of AM methods within the aerospace and medical device industries. However, the greater benefits that AM stands to offer will not be harvested on a massive scale unless mass-market products are penetrated by the techniques. This, again, depends on economics and that the cost of production of low-value mass-market products are economically produced by AM. As such, there are four opportunities within the value chain to capitalize on metal AM. Stakeholders may focus on one, or more, of the building bricks of the technology:

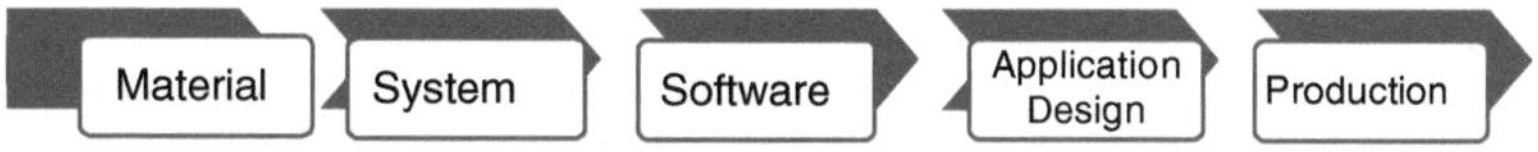

FIGURE 6.7 Elements of the AM value chain.

Material	• Mainly: Creation of metal powder • Powder with high purity and a very narrow distribution of the granular size (usually 30 μm) hard to get from large providers due to small orders • Usually sold by AM system providers
System	• Usually standalone powder bed fusion systems • System providers with low levels of vertical integration, standard components usually made by contract manufacturers • Providers integrate components, optical systems, and software
Software	• Differentiation between process control and enhancement software • Process control from system provider • Add-on software such as automatic support generation, design optimization by specialized companies
Application Design	• Support for end customers can be complex and demanding. • Done by system providers, software developers and/or service providers. • Not every service provider is able to design applications
Production	• Different production scenarios: • Large OEM • Contract manufacturer/service provider • Specialized part manufacturer • Production is normally not done by AM system providers

TABLE 6.3 Summary of the Metal AM Value Chain

powder production, printing and products, servicing printer setup, or development and sales of 3D printers. In other words, the variable routes to capitalize on the benefits of metal AM are through engaging in developing appropriate raw material or to engage in development of advanced hardware. This hardware has to be effectively capable of processing the advanced materials typically utilized in metal AM. Currently, both routes are being pursued aggressively by several industrial firms, although one has to realize that progress in these broad categories also requires supporting many efforts and activities. The size of efforts and activities needed are beyond the effort of only a single organization.

Economic justification for adopting the AM technology depends on weighing the technical benefits and the economic impacts. It is always the case that the advantages of a new technology are counterbalanced by disadvantages that may cause investment risks (or constraints in the best-case scenario). As mentioned earlier, cost is the main current drawback of metal AM. Marginal production costs in metal AM remain higher than those for conventional technology. A large portion of the cost remains to be related to materials and costs inflicted by the high energy intensity required for processing metal powders.

Materials cost, however, are predicted to decrease due to an increase in the number of suppliers entering the market. This is evidenced by tracing the evolution of feedstock prices starting in the year 2015, which are summarized in Table 6.4.

Material	Bench Mark Price	Price Decline (2015–2018)	Predicted Price (2019–2025)
Titanium (Ti-6Al-4V)	400–500	280–350	80–100
Scalmalloy	300–400	95–125	175–225
Inconel 718	100–200	75–150	45–90
SS 316 L	100–200	60–125	25–45
Aluminum (AlSi10Mg)	100–200	60–100	35–60

Table 6.4 Predictions of the Evolution in Benchmark Prices of Metal Powder Feedstock for Metal AM

Most common materials can be acquired well below $125 per kilogram (including aluminum-based alloys and stainless steels). More expensive materials (such as titanium-based materials) are anticipated to be slightly higher priced (in the range of $100 to 150). The declining prices of materials, however, will not necessarily lead to a dramatic drop in the cost of parts made by metal AM. Most of the price drop pertains to materials used in powder bed fusion (PBF), which currently occupies 5 to 20 percent of all parts costs. Thus, the price decline will have a minor impact on the overall price of metal AM parts. Importantly, most of the materials used in metal printing are not specifically developed for AM purposes. As metal AM is a relatively new technology, and so is its market, most commonly used materials originated within other applications (especially powder metallurgy). The materials were adopted because of the relative ease of adapting for printing, rather than being designed specifically for an application. An additional hurdle is the relatively low production throughput speed in metal AM compared with conventional production methods. In conventional manufacturing, product variety can be increased without cost penalties. However, in metal AM economy of scale cannot be exploited when increasing the production volume of the product variant [229]. Thus, mass production of standardized parts is likely to be confined to the domain of conventional manufacturing unless the build speeds are increased dramatically. An added difficulty concerns quality control and standardization in that area. The lack of globally adopted standards contributes to the lack of enthusiasm by potential customers to buy and apply products with metal AM technology. Metal AM, as a technology, poses considerable risk for intellectual property and challenges to its protection. Protection of patented designs is a potential risk with advances in 3D scanning, which can be used to convert an object into a printable file with relative ease. The same applies to data-design files, which can be transferred then manipulated or even dispersed on a wide scale. In summary, as shown in Table 6.5, from an economic perspective metal AM offers many opportunities. These are countered by several limitations, some of which represent hurdles that eventually may be surmountable through further research and eventual advances in technology.

Other limitations, however, are inherent to AM. They arise due to the nature of technology itself. This brings forth the ability to manage and accurately estimate the trade-off between advantages and challenges at the forefront of advancing the technology. A major contributor to managing the trade-offs is to understand the cost drivers of the technology. Such an understanding is not currently a straightforward matter because of the interference between gaps (the classification, resolution prediction) and the lack

Opportunities	Limitations
Technical Characteristics	
• Direct digital manufacturing of 3D product designs without the need for tools or molds • Change of product designs without cost penalty in manufacturing • Increase of design complexity (e.g., lightweight designs or integrated cooling chambers) without cost penalty in manufacturing • High manufacturing flexibility: objects can be produced in any random order without cost penalty • Production of functionally integrated designs in one-step • Less scrap and fewer raw materials required	• Solution space limited to "printable" materials (e.g., no combined materials) and by size of build space • Quality issues of produced parts: limited reproducibility of parts, missing resistance to environmental influences • Significant efforts are still needed for surface finishing • Lacking design tools and guidelines to fully exploit possibilities of AM • Low production throughput speed • Skilled labor and strong experience needed
Economical Characteristics	
• Acceleration and simplification of product innovation: iterations are not costly and end products are rapidly available	• High marginal cost of production (raw material costs and energy intensity) • No economies of scale • Missing quality standards
• Price premiums can be achieved through customization or functional improvement (e.g., lightweight) of products • Customer co-design of products without incurring cost penalty in manufacturing • Resolving "scale-scope dilemma": no cost penalties in manufacturing for higher product variety • Inventories can become obsolete when supported by make-to-order processes • Reduction of assembly work with one-step production of functional products • Lowering barriers to market entry • Local production enabled • Cost advantages of low-wage countries might diminish in the long run	• Product offering limited to technological feasibility (solution space, reproducibility, and quality, speed) • Intellectual property rights and warranty related limitations • Training efforts required • Skilled labor and strong experience needed

Table 6.5 Technical and Economic Characteristics of AM

of methodologies to judge feasibility. To a great extent, from the perspective of strategic production management, choosing an appropriate manufacturing system still remains an issue in an age of AM [230, 231]. Metal AM and conventional manufacturing technologies offer distinct advantages and suffer certain limitations. Therefore, detailed assessments of both manufacturing routes are warranted. Analysis for conventional methods, however, are available due to the long-time history of the technologies; this is not the case for metal AM due to its recent history. Detailed economic analysis of the technology is indeed scarce. Recent efforts [232] recognized this difficulty and proposed systematic analysis of metal AM based on terms of the so-called payoff function [233].

The payoff function of Milgrom and Roberts extensively captures key elements to assess the impact of manufacturing flexibility on a firm. Table 6.5 provides a summary of the elements considered in this function and illustrates the impact on AM technologies [232].

Other limitations, however, are inherent to AM. They arise due to the nature of technology itself. This brings forth the ability to manage and accurately estimate the trade-off between advantages and challenges at the forefront of advancing the technology. A major contributor to managing the trade-offs is to understand the cost drivers of the technology. Such an understanding is not currently a straightforward matter because of the interference between gaps (the classification, resolution prediction) and the lack of methodologies to judge feasibility. To a great extent, from the perspective of strategic production management, choosing an appropriate manufacturing system still remains an issue in an age of AM [230, 231]. Metal AM and conventional manufacturing technologies offer distinct advantages and suffer certain limitations. Therefore, detailed assessments of both manufacturing routes are warranted. Analysis for conventional methods, however, are available due to the long-time history of the technologies. This is not the case for metal AM due to its recent history. Detailed economic analysis of the technology is indeed scarce. Recent efforts [232] recognized this difficulty and proposed systematic analysis of metal AM based on terms of the so-called payoff function [233].

The pale function of Milgrom and Roberts extensively captures key elements to assess the impact of manufacturing flexibility on a firm. Table 6.6 provides a summary of the elements considered in this function and illustrates the impact on AM technologies [232]. Weller and coauthors created a set of seven prepositions that provide impetus for future research. Based on their findings, they propose that, in a monopoly, the adoption of metal AM allows the firm to increase profits by capturing consumer surplus when flexibly producing customized products. In contrast, in competitive markets, competition is spurred as metal AM may lower barriers to market entry and offer the ability to serve multiple markets at once. This ultimately should result in lower prices for consumers.

Thus far, it has been observed that defining the technical gaps or barriers has a strong foundation in economic features. The definition and identification of gaps is trusted by the need for lowering the cost-quality axis of an object produced by metal AM. In the last few years, several studies that investigate the possibility of price reduction of metal AM-built items have emerged. The studies also offered comparisons between metal printing methods and their economics.

Cost Comparison at High Production Volumes

In the previous section we emphasized the role of cost in both adopting and advancing the state-of-the-art of metal AM. We have made the case for the lack of well-established metal AM specific cost analysis methods. Metal AM technology, contrary to common assumptions, is not unique to that situation. Assessing the cost of new technologies for investment has been a long-standing challenge [234–237] because most traditional costing methods are based on historical data and statistical or parametric methods to calculate cost [238, 239]. Thus, in case of a new technology, these models are unable to capture systemic implications of design, material, and process decisions prior to large-scale

Elements of Payoff Function	AM's Key Principles and Effect on Elements				AM's Limitations and Effect on Elements	Details on AM's Effects
	Versatile mfg. Machine	Customization and Flexibility for Free	Complexity for Free	Reduction of Assembly Work		
Price of each product (p)		P	P		N	Buyer might be willing to pay more if products are customized or functionally optimized.
(Expected) number of improvements per product per period(q)	P	P	P		N	Design iterations are not costly, product designs could be continuously improved without cost penalties.
Order receipt and processing time(a)	P	P	P	P	N	Direct digital manufacturing with digitized information flow possible, reducing total order fulfillment time as long as low throughput speed does not erode processing time.
Delivery time (b)	P				N	Might be reduced if local production is implemented.
Direct marginal costs of production (c)					N	Increased due to higher cost of raw material and higher energy intensity
Design cost per product improvement (d)		P	P	P	N	Design changes easily adopted in digital 3D model without cost penalty in manufacturing.
Extra setup costs on newly changed products (e)		P	P		N	No extra setup costs incurred for changed products because no tools or molds are required and higher product variety without cost penalty.

Number of setups per period (m)	P	P			N	Can be increased without cost penalty because no extra changeover efforts occur, increase might be necessary if product variety is larger because of, for example, customization.
Probability of a defective batch (r)				P	N	Can be reduced due to lower manual work requirements, but currently still quality issues.
Direct cost of a setup (s)	P	P			N	Setup costs are very low (zero) because no tools or molds are required.
Wastage costs per setup (w)	P	P			N	Negligible scrap and rework requirements for changeovers
Marginal cost of reworking a defective unit ρ					N	Current quality issues might cause efforts for reworking
Cost of holding inventory per unit I					N	No impact (but ideally, less inventory is necessary with AM).
Expected wait for a processed order to be filled $w = w(-m, +r, n)$	P	P			N	Can be reduced because number of setups can be increased without additional wait time as long as quality issues are not predominant.
Total expected wait for an order to be received processed, filled and shipped $t = a + w + b$	P	P	P	P	N	May be reduced because setups can be increased without extra wait time and assembly steps can be eliminated as long as lower throughput speed does not erode processing time.

Table 6.6 Elements of the Payoff Function and the Effects of Metal AM's Key Principles on a Manufacturer-Payoff Function as Defined by Milgrom and Roberts [234]

Elements of Payoff Function	AM's Key Principles and Effect on Elements				AM's Limitations and Effect on Elements	Details on AM's Effects
	Versatile mfg. Machine	Customization and Flexibility for Free	Complexity for Free	Reduction of Assembly Work		
Demand Shrinkage with delay time $\delta = \delta(-t, \tau)$	P	P	P	P	N	shrinkage is reduced when total expected wait time is shortened
Base demand per product $\mu = \mu +$ $(-p, +q, n, \tau$	P	P	P	P	N	Might be higher if q can be increased and individual customer need is met without extensive increase of price.
Capital cost $\kappa = \kappa(-a, -b, -c, -d, -e, -r, -s, -w, \tau)$	P	P	P	P	N	Lowering of a, b, c, d, e, s, and w do not necessarily increase capital costs with AM technology; capital costs for AM investment are likely to increase with higher quality requirements (lowering of r).
Number of products		P	P		N	Increased if customization strategy is pursued without cost penalties in manufacturing but constrained by available materials and build space.

P = positive effect/improvement of parameter, N = negative effect/deterioration of parameter.

Table 6.6 Elements of the Payoff Function and the Effects of Metal AM's Key Principles on a Manufacturer-Payoff Function as Defined by Milgrom and Roberts [234] (*Continued*)

investments [240]. Several recent studies have sought to leverage a method that suits the challenges presented by new technologies such as metal AM. Typically, the approach is to first identify the value chain of technology in question then choose a simple item that can be manufactured by several methods (both conventional and nonconventional). This strategy, often invoked in the emerging studies, is based on understanding major cost drivers in light of the capabilities of each of the candidate technologies including comparing build rates, reject rates, scrap rates, material prices, and machine prices. Laureijs et al. [241] applied his methodology to compare the economics of manufacturing the simple bracket (Fig. 6.8).

They compared the cost for different manufacturing scenarios including a higher volume production of 2000 to 12,000 brackets per year. In that study, Laureijs and coauthors compared metal AM technologies such as direct metal laser sintering (DMLS), electron beam melting (EBM), and conventional forging. The results, seen in Fig. 6.9a and b and Table 6.7 pointed at deficiencies within the economic-technical space of metal AM.

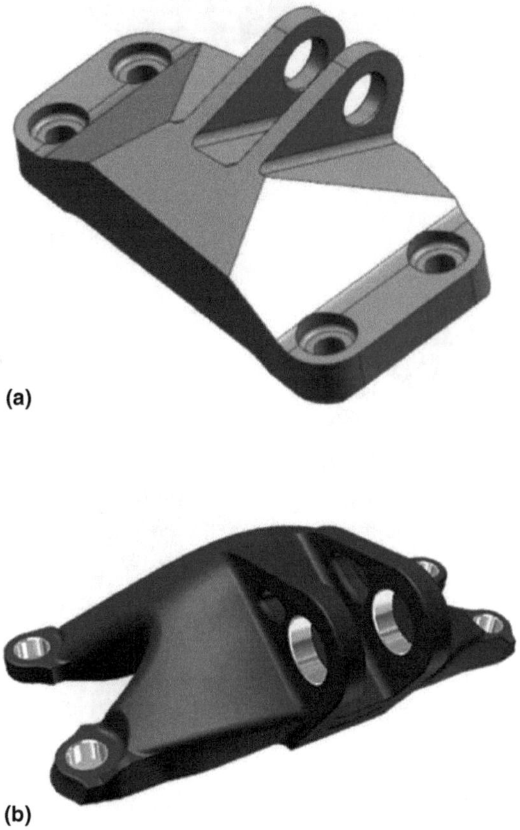

FIGURE 6.8 (a) Conventional engine bracket design and (b) additive manufacturing engine bracket design [241], which boasts an approximately 80 percent weight reduction from the conventional design [33]. (From General Electric, GrabCAD, 2013, GE Engine Bracket Challenge, GrabCAD, General Electric, Cambridge, MA.https://grabcad.com/challenges/ge-jet-engine-bracket-challenge (accessed June 30, 2016).

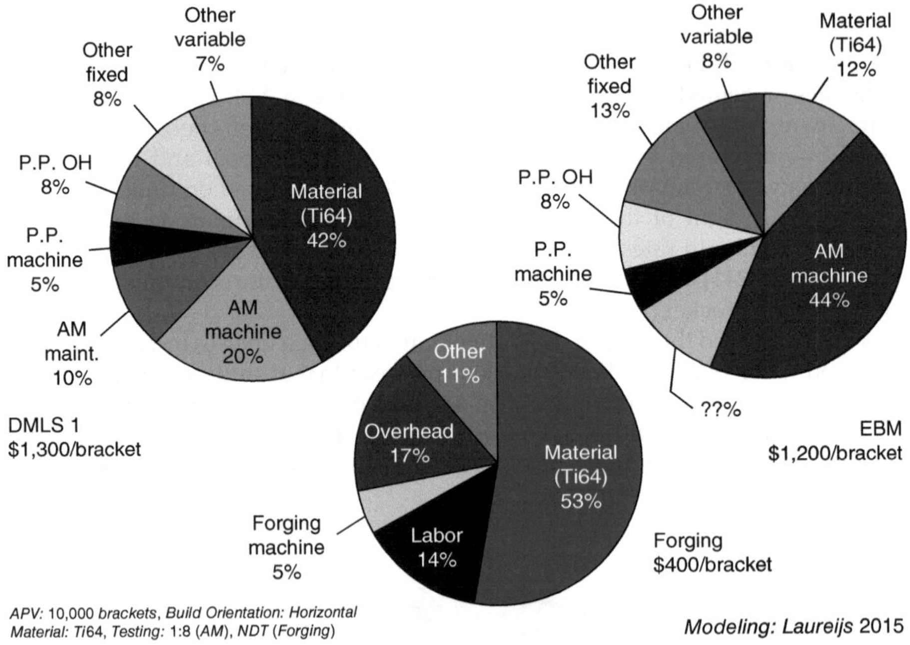

(a)

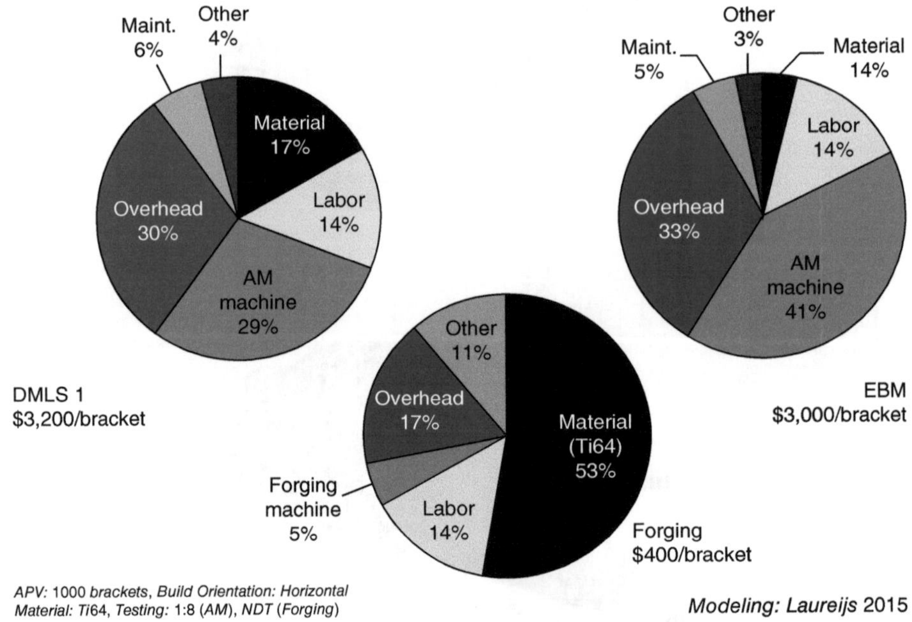

(b)

FIGURE 6.9 (a) Cross section of base case cost at APV of 10,000 brackets indicates that material and machine price both have strong impact on EBM; material is the primary driver of DMLS cost. (b) Unit cost breakdowns at low volumes (1000 APV) show an increase in the proportion of cost driven by equipment price for the AM manufactured bracket, a result of the nondedication in the AM manufacturing process [241].

Input	Units	DMLS1	DMLS2	EBM
Load/unload/setup time	Hours	1	1	2.1
Preheat time	Hours	0.2	0	0.5
Build time (AM)	Hours	19.5	37.3	15.7
Cooling time	Hours	0	2	5.5
Floorspace	m^2	13.2	12	16.8
Price	$	600000	650000	1100000
Auxiliary equipment price	$	30000	65000	(Included in main machine price)
Maintenance cost	$	60000	34540	50000
Overhead cost	$	30000	32500	55000
Electricity usage	kWh	8.6	1.4	0.8
Batch size	Brackets	2	4	2
Reject rate	%	7%	4%	4%
Scrap rate	%	5%	10%	10%
Unplanned downtime	Hr/day	0.8	0.75	0.75
Information only: assumptions that inform inputs				
Layer thickness	Microns	60	60	70
Build chamber size	mm	250 × 250 × 325	245 × 245 × 300	200 × 200 × 180
Particle size	Microns	35	27	70

TABLE 6.7 Elements of Cost Analysis Associated with Fig. 6.9 AM Inputs

It revealed the necessity of advancing specialized production of raw material for metal AM and not just adapting conventionally produced powder to the process. More importantly, the study revealed the lack of standardization when coupling powders and machines. Equipment systems suppliers validate equipment warranty only if their powder is used [242]. As represented by the study's best-case scenario, the necessary quality powder can be sourced at an economically competent price as claimed by material vendors outside the equipment-systems supplier chains. However, invalidation of system warranties prevents taking advantage of competitive powder prices.

EBM has faster base case build rates and slightly better base case yields then DMLS. Despite this performance the price of an EBM machine is almost twice that of the DMLS system. The faster the build and the slightly better yields of EBM systems do not outweigh its high price. At high production numbers (10,000 brackets/year), EBM comes out as slightly more economical than DMLS.

Given the conservative nature of the assumptions as well as the choice of the part, the results suggest that there may be broader economic viability in additively manufactured parts for commercial aviation, especially when systemic factors and use costs are incorporated. The study suggested that even in a simple engine bracket design without part consolidation, the cost per good bracket can be cheaper than forging once. Lifetime weight savings are taken into account when using relatively conservative assumptions with respect to processing capability. Interestingly, the additively manufactured parts are particularly competitive against forging at higher volumes of 2000 to 12,000 brackets per year. The Metal Additive Manufacturing (MAM) systems we compared had similar unit costs given uncertainties despite significant difference between the processing methods of DMLS and EBM. High-impact opportunities to further reduce the cost of MAM versus forging include reducing material price without foregoing reliability and part quality, and increasing the number of parts that can fit per chamber (through vertical builds) without compromising quality or reliability. The conclusions of Laureijs fall in line with other works that investigated cost factors in metal AM. Most studies, although based on different models, emphasized the interplay between material, machine, and postprocessing costs along with the effect of that interplay in driving the costs of the process.

The price of metal powder feedstock, per pound/kilogram, is typically 5- to 10-fold that of equivalent bar stock of the same material [242]. For competitive material costs the ratio of material that is purchased versus the amount of material that remains in the finished part has to be optimized. This quantity, termed as the buy-to-fly ratio, typically needs to be in the range of 5:1 (or 10:1) depending on the price of the powder feedstock to that of bar feedstock. That is, the buy-to-fly ratio always has to be the inverse of the powder-to-barstock price ratio. The price of the powder, however, is not anticipated to drop in that magnitude due to many factors. This makes it necessity to minimize waste in the AM-built parts. Such a requirement can be achieved through one of two routes. The first takes place if the subtractive method typically used for making the part has a high material scrap or waste ratio (80 to 90 percent in our case). The other alternative is to redesign the parts to achieve a lighter part suitable for metal AM manufacturing. Such an option, however, is not possible for all parts. Although material costs in metal AM are always emphasized, many estimates show that the cost of materials does not exceed 20 percent of total part cost. There are several reasons why emphasis is almost placed on the price of powder feedstock in metal AM including in random order of importance, cost of powder is a line item that is easy to measure or to estimate, powder price may be reduced by direct negotiations with vendors based on the amount of powder acquired, and visibility of powder as a system component.

The next major cost factor is equipment (which in some estimates can contribute approximately 60 percent of the cost of a metal AM part). Equipment cost affects the cost of the part in more than one way. First, it is part of the initial investment in the manufacturing facility. However, direct contribution to the cost of a part stems not only from the gross price but by how the machine is used. As an example, there are several options to purchase PBF systems. Many vendors offer the machines in the range of $300,000 to 600,000. Such a price is about one-third to one-half the cost of machines from 5 years ago (2015). Entry-level machines (single, later PBF) can be purchased for about $100,000. Apart from the initial cost, the time duration of machine operation, the machines useful life, and hourly operating costs are relevant factors in deciding the cost of a part. Discussed in today's market cost ranges about $10 to 30/hour for advanced PBF systems, and about $3 to 5/hour for entry-level single laser machines. Moreover, the life span of most PBF systems ranges between 4000 and 6000 hours/year.

In metal AM, the initial investment in equipment seems moderate, and it is compatible with a wide range of subtractive machine tools. By far, the major contribution to the cost of an AM-built metallic parts is the build rate. Currently this parameter is around 0.5 to 2 in.^{3}/hour for most single-laser PBF systems. It is possible to have a higher build rate by adding multiple laser systems in a machine. This increases the build rate, however, it dramatically raises the price of machines 3- or 4-fold to a range of $1 to 2 M for high-end systems. In turn, this raises the operation cost by eight falls on average (roughly around $75 to 100). The reported high build rates of high and multiple-laser PBF systems are estimated at certain optimal conditions. In reality, in upper large-scale application the build rate supported by manufacturers is in effect overestimated by approximately 20 to 25 percent. This, again, contributes to a higher part cost. The preceding points to potential standardization gaps in which metal AM system manufacturers do not evaluate and report build rates in a consistent manner across the field. Currently, there are no public studies that investigate appropriate conditions for evaluation of build rates. To complement cost analysis, there is a need to consider the cost of part postprocessing. In 2019, preprocessing and postprocessing costs of AM metal parts accounted for approximately 40 percent of part cost, whereas the cost of printing the part itself accounted for 60 percent of the cost [238]. These percentages were particular to PBF systems. The percentages will differ if other methods or materials are used to build the same part, and the cost will differ for different parts.

In all, PBF-L is still an expensive alternative to subtractive methods and major gap manifests in costs, especially in high-volume operations. Langefeld et al. [243] compared the itemized cost of manufacturing several parts by conventional (subtractive) and additive PBF laser (Fig. 6.10). In most of the compared cases metal AM cost was significantly higher. Moreover, in one instance (the case of the common rail) the cost was as high as 70 times the cost of the subtractive routes. Langefeld remarked that the productivity of PBF-L is a function of the number of lasers active at the same time; therefore, one way to remedy the situation is to increase the number of lasers in the machine. However, he concluded that this will double or even triple the price of the system. In return, doubling or tripling the number of lasers only enables approximately

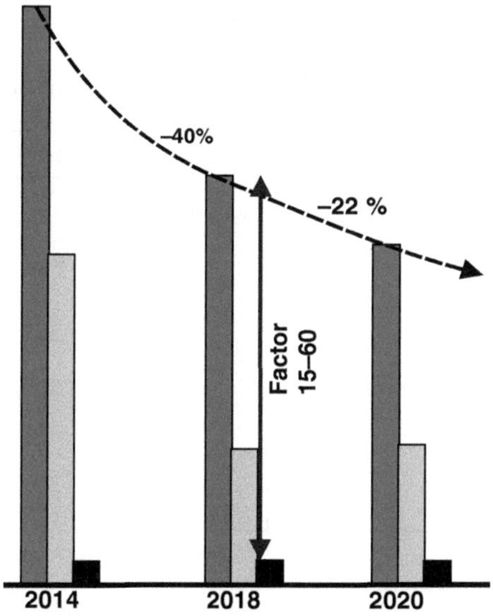

Figure 6.10 Comparison of the evolution of the cost per part for metal AM by PBF-L with the evolution of cost for conventional methods.

20 to 30 percent reduction in part cost. He concluded that for the true commercial breakthrough, radical cost reductions by "at least" an effect of 10 is required. Accomplishing this reduction would render PBF-L competitive with high-pressure die casting and investment casting. A question that arises at this junction concerns time frame predictions for achieving this required cost reduction. Figure 6.10 provides a comparison of the evolution of the cost per part for metal AM by PBF-L with the evolution of cost for conventional methods.

The plot shows that although the cost of PBF-L has been falling for the last 5 years, the rate of price drop does not meet the required threshold. The price drops are short of what is needed to reach the critical price for economic competence. The cost trajectory for PBF-L in Fig. 6.10 does not indicate that the major breakthrough in part costs would materialize in the foreseen short term.

Effect of Part Redesign

As mentioned in the previous sections, one way to bring the cost of an AM metal part to a competitive level is through redesign. Redesign, when possible, brings down the cost of processing and materials, but by what percentage. To answer this question, we consider the cases of simple aerospace parts shown in Fig. 6.11a and b [243].

Figure 6.11a compares the cost of the machined bracket moderate geometrical complexity. The target production is 1000 units. The overall cost of the AM route is higher by approximately 30 percent. Some savings are achieved at some stages of production when the AM route is adopted, especially in primary processing and the manufacturing stage. However, the material cost in the case of AM is higher than that in the case of the conventional route by approximately 11 percent. The main additional cost is sustained during postprocessing and conversion to adjust for AM. In all, these cost approximately

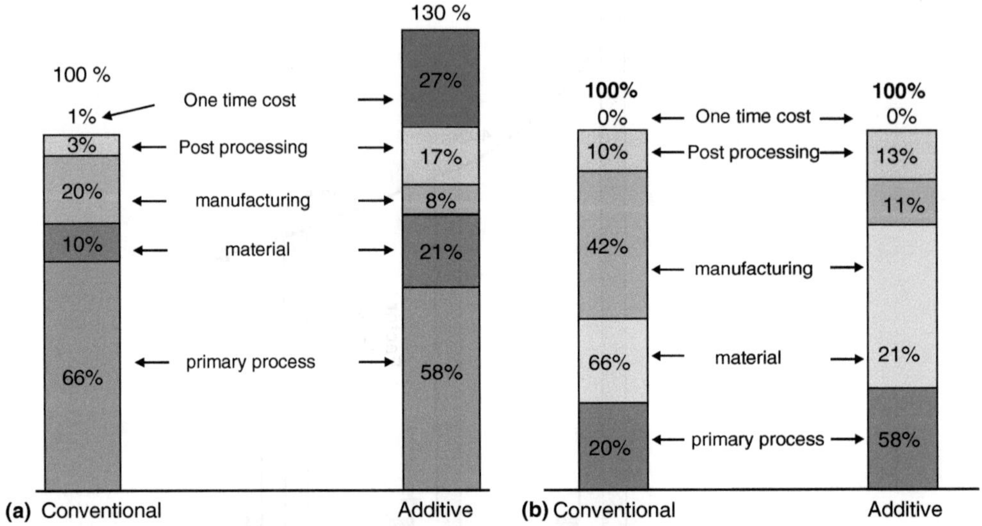

Figure 6.11 Comparison of cost of production of some simple parts for the aerospace industry. (a) comparison of the cost of a machined bracket of moderate geometrical complexity when manufactured by additive methods without redesign (target production 1000 units) and (b) comparison of cost when the bracket is fully redesigned for compatibility with AM manufacturing.

45 percent higher than the conventional route. Figure 6.11b illustrates the cost when an aluminum sheet metal bracket is fully redesigned for compatibility with AM manufacturing. In this case, the total cost remains the same as that of the previous case; however, the elements of cost are different. Material cost for AM is significantly higher (23 percent for the conventional route and 48 percent for the AM route). The increase in material cost for AM is absorbed in manufacturing cost through reduction in the cost of labor. The material cost in this case, in reality, is higher compared with the previous case because there is a reduction in the buy-two-fly ratio by about 15 percent. Regardless of distribution of the elements of cost, the total cost of the AM bracket has the same total as that of the conventionally made bracket. This is a consequence of redesign done to fit the AM environment. Not all parts, however, are amenable to simple redesign. Redesign of some parts may prove to be demanding both in labor and resources. In addition, some manufacturers anticipate a significant reduction in the cost of powders to a degree that justifies postponing convergence of production through AM. On the other hand, the redesign of parts sometimes proves to be more costly than conventional designs, which may be justified when the cost of operation of the system, as a whole, is considered. The case considered in Fig. 6.11b, for example, concerned an aircraft component part. In this case redesign did not improve the overall cost of manufacturing, yet redesign led to cutting the weight of the component by 40 to 50 percent. The weight savings of the component stand to yield $700 million in fuel savings over 5 years (Fig. 6.12) for one single-aisle aircraft produced in high volume. The same concept may be extended to large-scale aircraft and could result in about $10 to 20 billion over the life of a large-scale airliner.

The current cost disadvantage of AM is not confined to simple objects. It extends throughout the range of products. Figure 6.13 provides a summary comparison for the total cost of building several objects by conventional (subtractive) methods and by using metal AM technology (general characteristics of the objects are summarized in Table 6.8).

In four out of the five cases listed, AM is costlier and in some cases the cost is prohibitive. Compare, for example, the cost of the brake caliper, which is almost 72 folds for AM compared with the conventional method. One case out of five shows that AM is cost-effective. This is the case of the small serious turbine blades, where the cost is 0.8 X of the cost of conventional techniques. In all cases, the cost of the material in AM is in prohibitive (which is consistent with earlier conclusions). This situation raises questions, and perhaps doubts, about the future of universal adoption of metal AM. In previous sections we touched on this topic, and in the following sections we discuss the predictions for cost reduction in more detail.

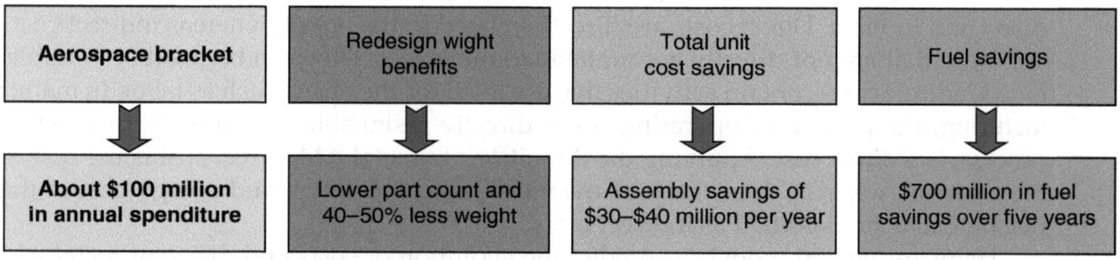

Figure 6.12 Alternative savings resulting from the redesign of parts for compatibility with metal AM production.

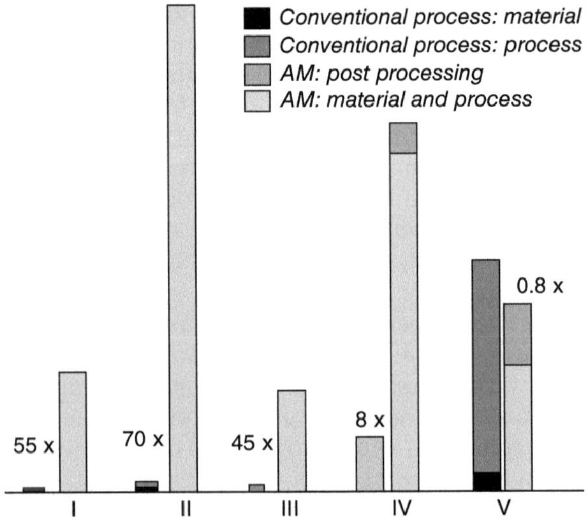

FIGURE 6.13 Cost comparison for production of different parts through subtractive powder metallurgy and metal AM (details are given in Table 6.8).

Part	I	II	III	IV	V
Production	Mass	Mass	Mass	Small series	Small series
	Common rail	Brake caliper	Sun gear	Fan impeller	Turbine blade
m (Kg)	1.1 kg	3.1	0.9	2.9	0.8
v (cm³)	140	1150	110	370	90
Cost (Eur)					
Conv	7	22	7	150	750
AM	400	1600	310	1200	600
AM/Conv	57 X	72 X	44 X	8 X	0.8 X

TABLE 6.8 General Characteristics of the Objects Compared in Fig. 6.13

Cost Prediction for Metal AM Technology

One way to look at the cost of any operation is to classify cost items into two groups: direct and indirect. Direct costs are directly related to the object, whereas indirect costs are those that are not directly accountable to the object. They can be fixed or variable. Fixed indirect costs contain activities that are fixed for the object such as labor. In manufacturing, the portion of operating costs, directly assignable to a specific product or process, is a direct cost. Applying the definitions to metal AM, direct cost is the cost of the material, whereas items such as overhead, machine, labor, and energy cost of the machine may be classified as indirect costs.

There are several models to predict the evolution of costs and different metal AM processes. One such model [243] was applied for stainless steel AM-built objects. The total cost per unit volume target was €3.14/cm³. This cost is comprised of 26 percent

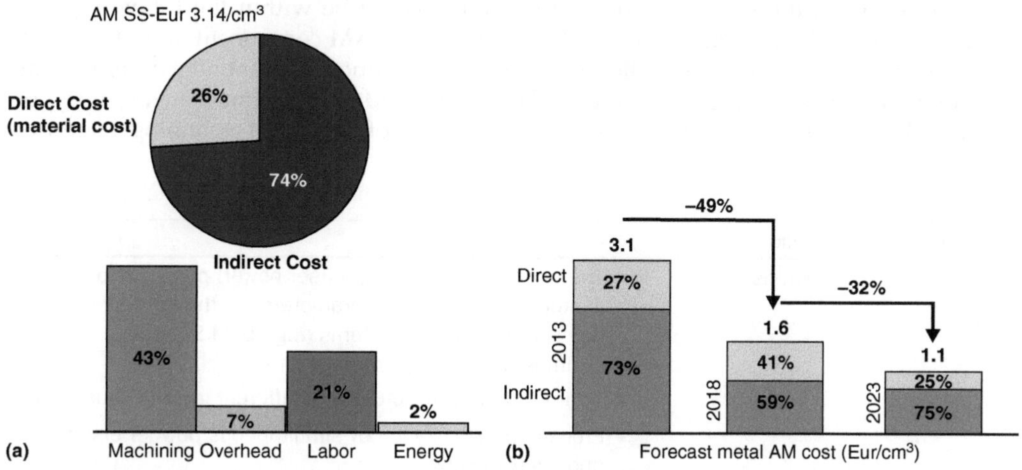

FIGURE 6.14 Cost distribution estimation for production of stainless steel object using metal AM. (a) total cost per unit volume and (b) target evolution of costs.

direct cost (due to powder cost) and approximately 74 percent indirect cost (Fig. 6.14a). Estimation of the cost considers the maximum utilization of capacity and only production design costs (e.g., computer-aided [CAD] files) and finishing steps. Table 6.9 details the items of cost used in the estimations.

The items of cost taken into consideration are limitation of laser focus by process parameters and acceptance of machines by customers. In addition, assuming that AM material consumption would increase by 10-fold, an estimate for the evolution of metal AM costs between 2013 and 2023 was predicted (Fig. 6.14b). The predicted numbers anticipated reduction of total costs by 49 percent in from 2013 to 2018, and about 32 percent between 2018 and 2023. In particular, the models emphasize progress and build speed (almost quadrupling by 2023. More important it was anticipated that increased demands for powder would increase competition between powder manufacturers.

This may lead to the reduction of price markups; however, the predictions emphasize that the build rate would be limited by the parts geometry (e.g., wall thickness). In all, the model predicted that by 2023 metal AM costs would outweigh gains from redesign (weight reduction and assembly cost reduction). In terms of itemized cost gains

Item	2013	2018	2023
Build speed	10 cm³/h	40 cm³/h	80 cm³/h
Machine costs (EUR)	500,000	700,000	800,000
Share of monitoring machine utilization	5–86%	2–84%	0–81%
Powder price	EUR 89/kg	EUR 70/kg	EUR 30/kg
Postprocessing effort	1.52 h/kg	1.05 h/kg	0.96 h/kg

TABLE 6.9 Details of Items of Cost of Fig. 6.14

and obstacles, the model predicted that gains would be within the following items: weight reduction, assembly costs, lifecycle cost, and AM component gain. In contrast, the costs will increase in the following aspects: conventional component costs and additional materials and production costs. Therefore, product performance would be a pivotal element that could support universal adoption of metal AM technology. Summary

Parameter	Trend	
Build rates	Increase	• The application of energy (laser power) per focus point is limited by the process parameters, so the introduction of two and more laser systems (e.g., SLM Solutions) seems the most promising alternative • Optimized layer structure with different layer thicknesses
		• Process parallelization by simultaneous powder dispensing and laser melting • Optimization of powder-dispensing process (e.g., powder dispensing from both directions) • Introduction of two or more chamber systems, continuous production • Increased process stability due to online monitoring systems
Machine prices	Slight increase	• Current machine prices seem to be accepted by customers • Increasing, or adding, process and quality control electronics as well as number of lasers will raise the machine price. This will be partly offset by economies of scales • machine price, partly offset by economies of scales
Powder prices	Drop	• Powder prices set by AM system providers do not reflect production costs • With increasing market volume, metal powder producers will sell to end customers directly • Furthermore, production costs for high-quality powder will fall with increasing volume • Total AM material consumption is expected to increase from 900 T to 9000 T by 2023
Labor costs	Decrease	• Reliable systems will reduce effort for monitoring and troubleshooting
		• Introduction of systems with automated removal of excess • powder
Chamber volume	Increase	• Chamber volumes are currently not perceived as the limiting factor • Problems with process reliability will keep chamber volume increase at a moderate rate

TABLE 6.10 Summary of Predicted Future Trends in Metal AM Up to 2025

predictions of future trends, up to 2025 [244] are collected in Table 6.10. The predicted future trends reflect the nature of the challenges faced by metal AM technology. Materializing these predictions depends on resolving many scientific, technological, policy, and educational challenges.

In summary, challenges for future growth of metal AM technology emanate from economics. The technological benefits of AM are recognized by potential stakeholders. However, universal adoption of the new technology, in line with any new technology, depends on economic feasibility. In this sense, we may consider that the economic needs are the main drivers for optimization of medical AM to enhance its market competence. The pathway to reach the target level of profitability comprises the resolution of many challenges within the full spectrum of the field. These challenges are termed as gaps that continue to dynamically involve in a challenging rate as the technology progresses.

Gaps Within Metal AM

Enhancing the economics of metal AM is a strong function of improving all aspects of the printing technology. Metal AM by its very nature is a product-tailored enabling technology. Process parameters in metal AM are functionally tailored to specific product needs in a lengthy development process. Achieving the desired level of economic feasibility, therefore, depends on optimizing the elements of the production parameters. Optimization in this context is not confined to operational parameters; rather, it entails almost every factor that contributes to the production process (theoretical, scientific, regulatory, etc.). To understand the level of complexity involved in the optimization process, we consider a generalized metal AM Procedure (Fig. 6.15). The figure plots the schematics of a genetic printing cycle. Table 6.11 meanwhile, lists the building blocks of each major component of the printing cycle. Those building blocks are functional parameters, i.e., they are the parameters to be adjusted by producing an object. Each of these building blocks need to be pre-investigated, individually optimized, collectively

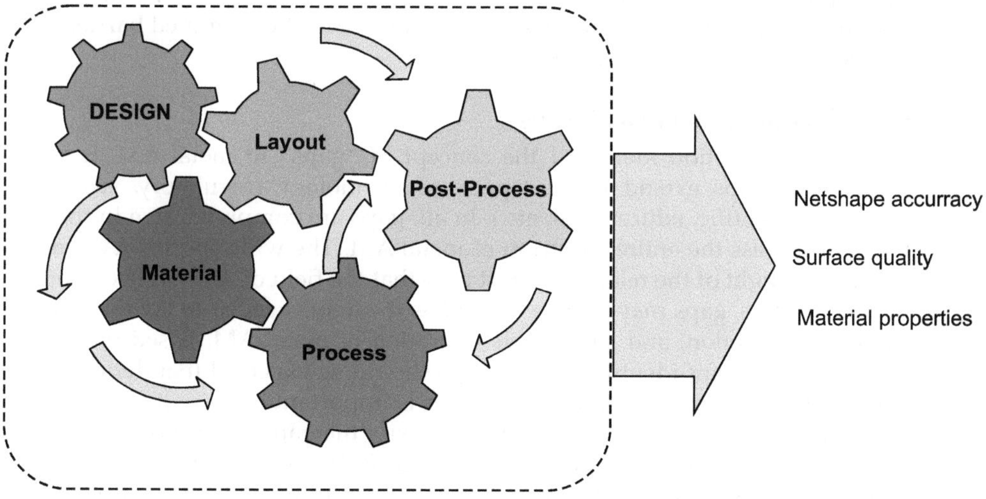

FIGURE 6.15 Building blocks of a printing cycle.

Design	Material	Layout	Process	Postprocessing
Geometry	Material type	Orientation	Laser intensity and speed	Heat treatment
Overhang	Powder size	Object proximity	Exposure pattern	Shot peening
Support structures	Powder purity	Chamber filling	Approximately 180 other parameters	Polishing

Table 6.11 Elements of Major Building Blocks Within a Printing Cycle

optimized, standardized, etc. That is, the building blocks, themselves need preparation, mapping, and a theoretical scientific platform that verifies their validity. Moreover, they require a prescribed methodology that sets the logic of choosing the values relative to each other. A comprehensive set of design, layout, material-machine-process rules does not exist. In addition, standardized procedures that are to be followed by practitioners to calibrate the end goals of production are also either insufficient in some cases or nonexistent in others.

Progress in any of the underlying elements defined earlier can advance the state of metal AM and vice versa. The elements comprising each of the category generally define the gaps within the fields. They define technical, administrative, and standardization barriers to be overcome to advance the state of the art of metal AM, and to achieve the goal of wide adoption of the technology. Starting the early 2000s efforts to articulate those barriers were initiated. Several workshops and studies took place in Japan, Europe, and the United States. The goal of these efforts was to accelerate the integration of AM in the marketplace. This effort resulted in creating a road map that identifies work items that should be resolved within a time span of 10 to 12 years. Although the items identified in Fig. 6.16 were at the core of the road maps, several other pressing needs were also identified. Thus, the core categories that aim to enhance the economics and technological competence of AM were amended by supplementary items to sustain development and to ensure that the next generation of AM technical staff and researchers emerge. Table 6.12 provides a summary outline of the identified barriers [88] along with suggested resolution routes.

Classification of Technical Gaps

The previous section identified the concept of "gaps" in metal AM. It was further shown that gaps extend to all aspects of technology (regulatory, standardization, technical, scientific, educational, etc.). In all, gaps are comprehensive in the sense that they encompass the entire spectrum of metal AM. The wide spectrum of gaps is to be expected in light of the relatively short time that the field of AM has been applied commercially. Thus, gaps may also be viewed as the items needed to lay the foundation of successful initiation, and sustainable operation of metal AM. Based on this view, an order of priority for identification of gaps should be expected that defines the general logic of the gap identification process. This is important because it affects the maturation of the technology. As such, we may classify the gaps in terms of their importance to the realization of the economic and goals as "primary" and "secondary." In this work, primary gaps represent those issues that contribute to the technical and scientific aspects of the technology. Meanwhile, secondary gaps are those items that support,

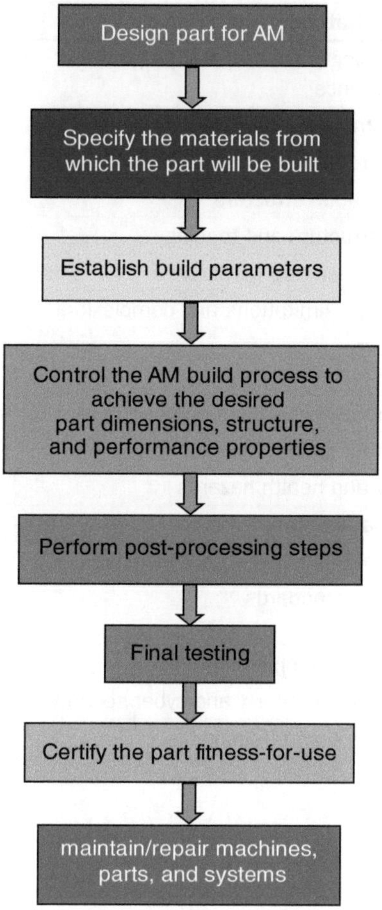

FIGURE 6.16 Schematic of the flow of steps used in producing a metal AM object.

regulate, or standardize the purely technical aspects of the technology. The clear distinction between what is primary and what is secondary, in some cases, is hard to identify. For some particular issues, there is interference between gaps of different classes. Table 6.12 provided a summary of the gaps and the broad categories. Applying that to the classification of primary and secondary categories identified in the table results in primary gap groups, namely scientific gaps and technical gaps. The remainder of the items in the table would feed into the secondary classification category. Again referring to Table 6.12, some elements pertaining to regulation and standardization are classified as primary gaps because they are specific to scientific-based items and not general to the field. For example, certification of tests and standardization of procedures are seemingly administrative, but they are actually scientific. The resolution requires testing an agreement on data-generation procedures and on reporting.

It is also possible to develop a gap road map based on benefits to be gained from the technology. One example is illustrated in Table 6.13. Here, again, both primary

Category		Solutions					
Scientific challenges	Processing-microstructure-properties-performance	1					6
	Microstructure control		2	3			6
	Defect formation	1	2	3			6
	Solidification structure	1	2	3			6
	Grain structure and topology	1	2	3			6
	Qualification and certification		2	3	4	5	
	Geometric limitations and complexities				4		
Technological challenges	Scale up					5	
	Process design and printing sequence		2	3	4		
	Postprocessing	1					
	Safety and health hazards						
	Low market share					5	
	High cost and cost competitiveness					5	
Economic challenges	Need for standards	1		3		5	
	Feedstock compatibility	1				5	6
	Intellectual property and cyber security				4	5	
	Experience and training				4		6
1. Printability database 2. Mechanistic models 3. Digital twin 4. Digital tools 5. New policies 6. Research collaboration							

TABLE 6.12 Different Suggested Solution Routes for Scientific, Technological, and Economic Challenges

and secondary categories are listed. In this table, the primary categories are directly related to the technology whereas a secondary (e.g., education and development and technology) category would either result from enhancing technology or are indirectly related to supplying a suitable workforce.

Regardless of the road maps and the lists of gaps, identification of items always starts from the flow of operations while processing a part. Such a sequence is illustrated schematically in Fig. 6.16. In the generic steps listed in the figure, each have different contributing building blocks. The building blocks vary in the same manner identified earlier. Thus, each of the steps in the figure represents a "category" that contains primary and secondary items. For example, the design of parts in the figure comprises engineering design concepts, tolerancing, data generation, standardization that depends on the field of application, data specifications, etc. In all, each of the steps in the flowchart may contain different items that require your research, regulation, and

Category	Suggested Items
Design	• Create conceptual design methods to aid designers in defining and exploring design spaces enabled by AM. • Produce a new foundation for CAD systems to overcome limitations of existing solid modeling in representing complex geometries and multiple materials. • Provide multiscale modeling and inverse design methodology to assist in navigating complex process-structure-property relationships. • Create methods to model and design with variability, such as shape, properties, process, etc.
Process modeling and control	• Develop predictive process-structure-property relationships integrated with CAD/E/M tools.
	• Create closed-loop and adaptive control systems with feed-forward and feedback capabilities. • Control system algorithms must be based on predictive models of system response to process changes. • Produce new sensors that can operate in build chamber environments and sensor fusion methods.
Materials, processes, and machines	• Develop a better understanding of the basic physics of AM processes to capture the complexity in the multiple interacting physical phenomena. • Create scalable, fast-line or area material processing methods to greatly increase machine throughput. • Create open-architecture controllers and reconfigurable machine modules. • Exploit unique AM characteristics to produce epitaxial metallic structures, fabricate parts with multiple and functionally gradient materials, and embed components during fabrication processes. • Develop screening methodologies to answer the question as to why some materials are processable by AM while others are not. • Develop tools for AM fabrication of structures and devices atom by atom and design for nanomanufacturing.
	• Develop and identify sustainable (green) materials including recyclable, reusable, and biodegradable materials.
Biomedical applications	• Create design and modeling methods for customized implants and medical devices. • Develop viable Bio-AM (BAM) processes for fabrication of "smart scaffolds" and for construction of 3D biological and tissue models using living biologics. • Create computer-aided BAM including modeling, analysis, and simulation of cell responses and cell-tissue growth behavior.

TABLE 6.13 An Example Gap Road Map Based on Benefits to Be Gained from the Technology

Category	Suggested Items
Energy and sustainability applications	• Design energy system components to take advantage of AM capabilities. • Pursue maintenance, repair, and overhaul (MRO) as a potential AM application. • Develop equitable indicators for measuring sustainability in AM processes and products. • Identify sustainable engineering materials for AM processes.
Education	• Develop university courses, education materials, and curricula at both the undergraduate and graduate levels, as well as at the technical college level. • Develop training programs for industry practitioners with certifications given by professional societies or organizations.
Development and community	• Reduce machine, material, and servicing costs to ensure the affordability of AM in relation to conventional manufacturing. • Develop and adopt internationally recognized standards, which are useful to product, process, and material certification.
National test bed center	• Establish a national test bed center with distributed AM machines and/or expert users to leverage equipment and human resources in future research and to exemplify the cyber-enabled manufacturing research concept.

Table 6.13 An Example Gap Road Map Based on Benefits to Be Gained from the Technology (*Continued*)

standardization. This makes it difficult to develop a single comprehensive road map for the entire field of metal AM. As such, it became customary for several stakeholders to collaborate in defining the challenging issues common to their practice, or niche, and to deliberate on ways to resolve the challenges. This often results in a basic reference for the particular section within the broad field of metal AM. This sectional road map details all items that are present the roadblocks to progress along with devising a pathway to resolve those issues. One of such documents is the AMSC road map [245].

The AMSC road map addresses the needs of the industrial metal AM market with a special focus on aerospace, defense, and medical sectors. Although those sectors are the clear focus of the document, other industrial sectors (e.g., energy, industrial gas turbines, automotive, and so forth) can also benefit from the listings within the document. To develop the road map, the standardization committee within America-Makes adopted the so-called lifecycle assessment approach.

This approach entails placing the steps of producing an AM-built object from inception to release to the consumer. Similar to the flowchart of Fig. 6.17, the traced lifecycle of the product comprised initial design, production, postproduction testing, qualification, and maintenance.

Ranking of Priority of Gaps

Again, taking the AMSC road map as an example, ranking the priority of gaps is important. Ranking provides a map of urgency for resolving challenges. Urgent items

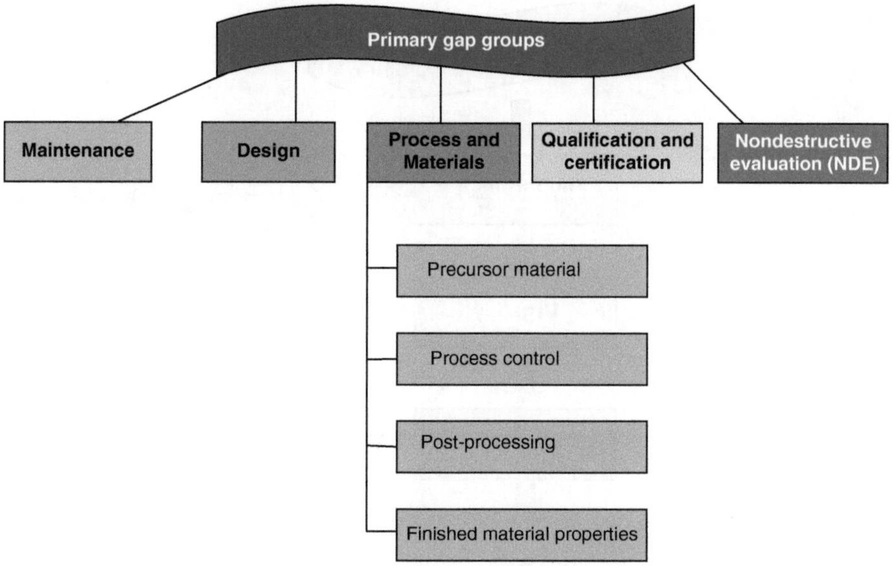

FIGURE 6.17 Primary gap identification groups invoked in the AMSC road map.

on the challenge list stand to affect progress in the field, whereas less urgent gaps, while important, in most cases cannot be resolved unless a solution of the high-priority challenges takes place. An important step in developing road maps is to rank the priority of addressing the challenges identified by the expert committees. Assessment of gaps in case of the AMSC road map was based on total scores assigned to each gap in four valuation categories: criticality, achievability, scope, and effect. Figure 6.18 illustrates the flow of a hypothetical proposed gap for assessment according to the first measure, criticality. Here, the candidate item is evaluated and then assigned a priority score based on three measures: importance, urgency, and consequence of not investigating the item. Similar criteria are invoked for full evaluation. Finally, an item is ranked in accordance with the total score. If an item scores in the range of 10 to 12 it is designated as a high priority item, a score of 7 to 9 ranks the gap as medium priority, and finally a score of 4 to 6 ranks the gap as a low priority item (Table 6.14). Items of high priority, i.e., of a pressing nature should be resolved within 0 to 2 years. Medium priority and low priority gaps, on the other hand, should be addressed in the span of 2 to 5 years for the former and more than 5 years for the latter.

Status of Gap Resolution

Metal AM, being a new, and evolving technology, is expected to face numerous technical challenges. These challenges emerge while working on current ones. Such has been the case since the first efforts to evaluate and then monitor progress in the field. Again, referring to the AMSC road map, items within the first version (published in 2017) represented the reference state for evaluation of future progress. This evaluation adopts a so-called traffic-light analogy in conjunction to the priority scoring listed in Table 6.15. Accordingly, depending on the state of advancement of resolution, a gap in which the

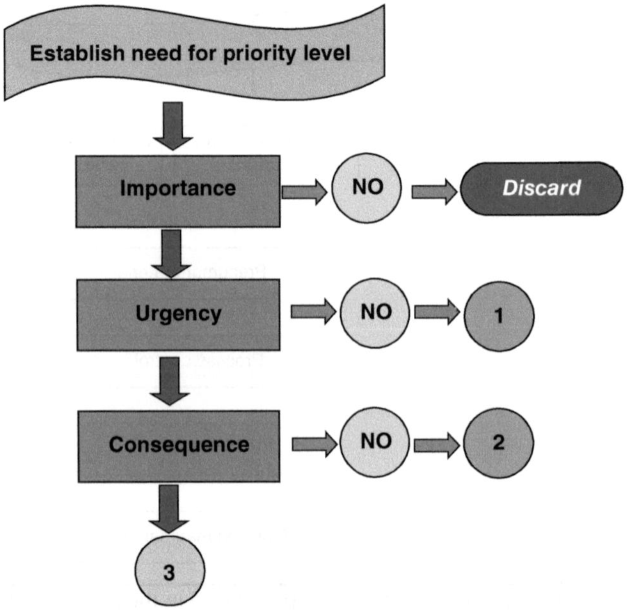

Figure 6.18 Priority ranking estimation scales for identified technical gaps.

Scoring Values	Factor to Be Considered	Score
Criticality (safety/ quality implications)	How important is the project? How urgently is a standard or guidance needed? What would be the consequences if the project were not completed or undertaken?	3: critical 2: somewhat critical 1: not critical
Achievability (time to complete)	Does it make sense to do this project now, especially when considered in relation to other projects? Is the project already underway or is it a new project?	3: project near completion 2: project underway 1: new project
Scope (investment of resources)	Will the project require a significant investment of time/work/money? Can it be completed with the information/tools/ resources currently available? Is pre-standardization research required?	3: low resource 2: medium resource 1: resource intensive
Effect (return on investment)	What impact will the completed project have on the AM industry?	3: high return 2: medium return 1: low return
Score rankings	High priority (a score of 10–12) Medium priority (a score of 7–9) Low priority (a score of 4–6)	

Table 6.14 Criteria (Make the C-A-S-E for the Priority Level)

	2017	2018
Total number of new gaps identified	89	11
Revised		42
Gap status		
Green (moving forward)	49	93
Green-yellow not started/unknown	2	
Yellow (delayed)	2	
Red (at a standstill)	10	
Closed	2	
Withdrawn	5	
Not started/unknown	29	

Table 6.15 Comparison of Gap Progress and Changes Between the Two Versions of the AMSC Road Map

solution is at a standstill is designated as red. Gaps of yellow designation indicate gaps in which the resolutions are stalled. Finally, gaps in which progress is continuing are designated as green. There are cases where gap items are partially started but are not resolved; these are marked as partial green-partially yellow. The first road map identified approximately 89 gaps in all aspects of the field. Changes in the status of gaps continues until the time of writing this chapter. Table 6.16 provides a summary comparison between the number of gaps identified in the first road map 2017 and the second version, which was published in 2018.

Taking a deeper look at the makeup of the gaps reveals the dominant issues within the field. Figure 6.19 shows a distribution of the gaps identified in the first road map. The distribution shows that only 16 percent of the identified gaps are regulatory (qualification and certification). On the other hand, the dominant category of gaps falls within the materials section. Approximately 40 percent of the technical gaps are rooted in material, their behavior during printing, and the response to the constraints of the printing process. The following dominant category, meanwhile, falls within design and customization, that is, adjusting the design paradigms to take advantage of the benefits that metal AM offers.

Material challenges originate from the diverse processing conditions pertaining to each of the available metal AM techniques. These complex thermal and metallurgical conditions influence the evolution of the microstructure of the metal powder. This also

Gap Priority	Version. 2.0-2018
High priority (should be addressed in 0–2 years)	16
Medium priority (should be addressed in 2–5 years)	51
Low priority (should be addressed in 5+ years)	24

Table 6.16 Priority of Gaps in AMSC Road Map V.2.0

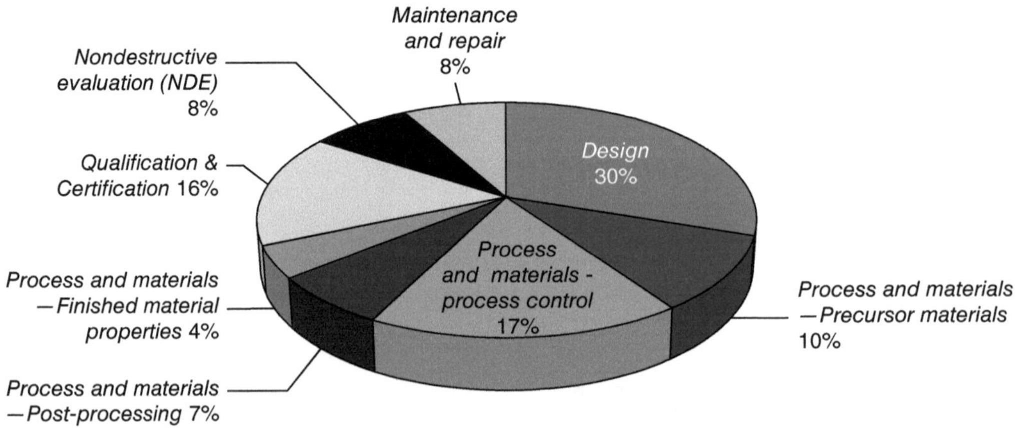

Figure 6.19 Distribution of technical gaps in the AMSC 2017 road map.

affects the rate of cooling and heating of the material so that the evolution of mechanical properties will differ from that of conventional powder metallurgy. Intense laser power affects the formation of defects and pores within the melt pool. This, in turn, affects the binding of layers, the structural integrity of the build, and performance of the parts as intended. Investigations in this area are currently slow due to the availability of several printing processes. These operate within a wide range of parameters and utilize diverse materials. Compared with conventional energy, where it took several decades to form reliable condition microstructure maps, that category of investigation is still within its infancy. However, critical to the progress within the field, most of the items within the materials category identified in the road maps are of high priority. This is shown in Fig. 6.20 in which the distribution of high-priority technical gaps is studied. The plot shows that almost 16 percent of the identified gaps are classified as high priority

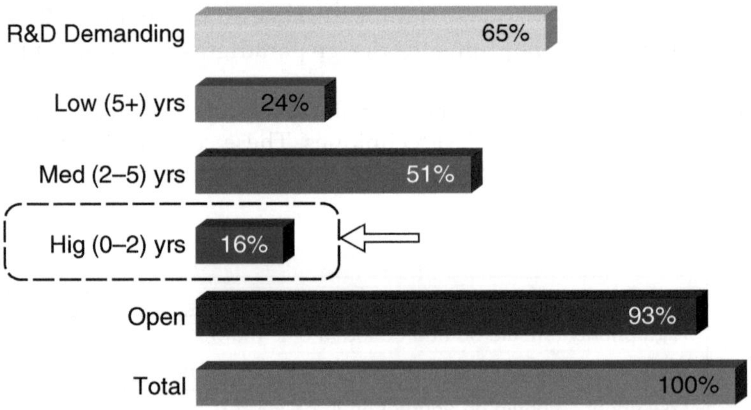

Figure 6.20 Comparison of gap progress and changes between the two versions of the AMSC road map.

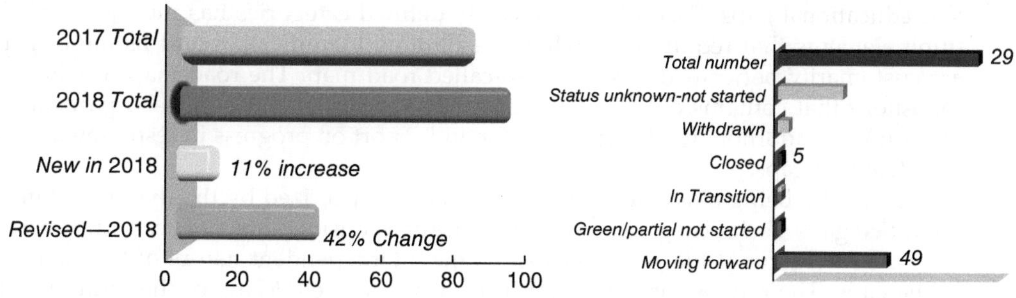

FIGURE 6.21 Analysis of the change in identifying, prioritizing, and resolving gaps identified in 2017 versus those identified in 2018.

because they are crucial to the evolution of metal AM. Most of the high-priority gaps pertain to material behavior.

The change in identifying, prioritizing, and the resolution of gaps is dynamic. More gaps are identified as work progresses. The left side of Fig. 6.21 shows that the total number of gaps identified in 2018 within the work in progress classification is approximately 11 percent higher than the number identified in 2017. Moreover, almost 42 percent of the gaps identified in 2017 have experienced some form of change in 2018 (either by revising the priority level or modifying the content). The right side of Fig. 6.21 illustrates the status of gaps identified in 2018 compared with those identified in 2017. Here, also, it is seen that 49 of 93 gaps are being actively investigated.

To summarize, AM spurs innovation because it can be used to manufacture many designs of complex geometries quickly and without difficulty. Thus, it is popularly touted as a technology that can make anything. By eliminating many constraints imposed by conventional manufacturing, AM may bring about a paradigm shift from design for manufacturing to manufacturing for design. This paradigm shift has been created and will lead to more market opportunities and increased applications for AM.

Metal AM is a promising technology that stands to transform manufacturing. Technology has its own place within the additive landscape. Although it cannot eliminate all subtractive manufacturing technologies, it can be a prominent niche within the metal manufacturing sector, especially in small to midsize objects. The benefits of adopting metal AM, however, are only gained if the building blocks of the technology will adopt economic competency. To adopt AM technology in metals, stakeholders levy considerable investments. Thus, unless the newly adopted technology is profitable in a manner that covers initial investment and the part production costs, there is no future for mass application. Economic competency, therefore, is the main driver for evolution and optimization in the field.

One of the issues faced in the field of metal AM is the existence of several enabling technologies that operate within a wide spectrum of conditions and environments. There are wide differences in the capabilities of each of these technologies. The differences lead to a wide variation in the ability of each technique to meet mass production demands. To bring the techniques, or the selected ones, to the required level of competency many challenges have to be identified, prioritized, and ultimately be resolved.

Challenges in metal AM, and AM in general, are known as gaps. These gaps exist in all aspects of the technology. There are technical, regulatory, standardization, scientific, and educational gaps. Each of these broadly defined categories has multiple contributing elements that require research for resolution. Identification and listing of gaps are customarily performed through a so-called road map. The road map resembles a repository that contains details of the gaps, their priority, and a devised pathway to resolution. In addition, road maps monitor and report on progress in resolving each of the identified gaps.

Metal AM, being a new technology, may be characterized by the dynamic state of identified gaps. Technical gaps in the field arise at a considerable rate year after year, as does the resolution of the gaps, because of the interdependent nature of the elements of the gaps. The rate of gap resolution is dynamic as well. Many of the high-priority gaps, i.e., those which are critical to advancing the state of the technology, are being addressed and resolved; thus, the overall picture is positive. This, however, does not mean that all challenges have been eliminated. There still remain considerable fundamental issues to be resolved within the field. The resolution, oddly enough, is delayed by the diversity of available metal AM technologies.

The principal challenges mainly concern mapping material behavior, illusion of material microstructure, and physical properties, as a function of possessing behavior. There are several metal printing techniques. These have diverse operation environments and physical constraints. The variation of the constraints covered a wide spectrum of mechanical, thermal, and chemical processing parameters. Moreover, the available technologies utilize a wide variety of metal feedstock (both elemental and alloyed). As a consequence of the enormity of processing parameters and potential feedstock materials, the time needed to develop reliable microstructure-processing parameter maps may be extensive. In summary, although the technology of metal AM is rapidly reaching a maturation threshold, there still remain many technical bumps to overcome.

References

221. *The Roadmap to Manufacturing: 1998 Industrial Roadmap for the Rapid Prototyping Industry*, NCMS Report 0199RE98, NCMS, Ann Arbor MI, 1998.
222. Ålgårdh J, Strondl A, Karlsson S, Farre S, Joshi S, Andersson J, Ågren J. *State-of-the-art for Additive Manufacturing of Metals*. 2016-03989, Version 2.1, 2017.
223. European Project AM-Platform. "Additive Manufacturing Strategic Research Agenda 2014.
224. Ashby MF. *Materials Selection in Mechanical Design*. 4th ed., Elsevier, Boston, 2011.
225. Bourell DL. "Perspectives on Additive Manufacturing." *Annual Review of Materials Research*, 1: 46, 2016.
226. Langefeld B, Moehrle M, Balzer C, Schildbach P. *Advancements in Metal 3D Printing*, Roland Berger, Munich, Germany, 2018.
227. Dustman E, Elwakil K, Smart M. Metals 3D Printing: Closing the Cost Gap and Getting to Value. https://www.strategyand.pwc.com (accessed June 6, 2019).
228. Langefeld B. Additive Manufacturing on the Brink of Industrialization, Ronald Burger Focus, 2018.
229. Gibson I, Rosen DW, Stucker B. *Additive Manufacturing Technologies*, Springer, New York, 2014.
230. Berman B. "3-D Printing: The New Industrial Revolution." *Business Horizons*, 55(2): 155–62, 2012.

231. Kakati M. Strategic Evaluation of Advanced Manufacturing Technology. *International Journal of Production Economics*, 53(2): 141–56, 1997.
232. Mellor S, Hao L, Zhang D. "Additive Manufacturing: A Framework for Implementation." *International Journal of Production Economics*, 49: 194–201, 2014.
233. Weller C, Kleer R, Piller FT. "Economic Implications of 3D Printing: Market Structure Models in Light of Additive Manufacturing Revisited." *International Journal of Production Economics*, 164: 43–56, 2015.
234. Milgrom P, Roberts J. "The Economics of Modern Manufacturing: Technology, Strategy, and Organization." *The American Economic Review*, Jun 1: 511–28, 1990.
235. Collier CA, Ledbetter WB. *Engineering Cost Analysis*, Harper & Row Limited, New York, 1982.
236. Ostwald PF, *Engineering Cost Estimating*, 3rd ed., Prentice-Hall, Upper Saddle River, NJ, 1991.
237. Ostwald P, McLaren T, *Cost Analysis and Estimating for Engineering and Management*, Pearson Education, Upper Saddle River, NJ, 2014.
238. Boothroyd G, Dewhurst P, Knight W, *Product Design for Manufacture and Assembly*, 3rd ed., Marcel Dekker, New York, 2010.
239. Layer A, Ten Brinke E, Van Houten F, Kals H, Haasis S. "Recent and Future Trends in Cost Estimation," *International Journal of Computer Integrated Manufacturing*, 15(6): 499–510, 2002.
240. Asiedu Y, Besant RW, Gu P. "Simulation-Based Cost Estimation Under Economic Uncertainty Using Kernel Estimators," *International Journal of Production Research*, 38(9): 2021–2035, 2000.
241. Laureijs RE, Roca JB, Narra SP, Montgomery C, Beuth JL, Fuchs ER. "Metal Additive Manufacturing: Cost Competitive Beyond Low Volumes." *Journal of Manufacturing Science and Engineering*, 139(8): 0801, 2017.
242. Bourell D, Coholich J, Chalancon A, Bhat A. "Evaluation of Energy Density Measures and Validation for Powder Bed Fusion of Polyamide," *CIRP Annals*, 66(1): 217–220, 2017.
243. Bernhard Langefeld, Markus Moehrle, Christoph Balzer, Peter Schildbach, Advancements In Metal 3d Printing Beyond Powder Bed – Additive Manufacturing On The Brink Of Industrialization, Roland Berger Focus, October 2018.
244. Mukherjee T, DebRoy T. "A Digital Twin for Rapid Qualification of 3D Printed Metallic Components." *Applied Materials Today*, 14:59–65, 2019.
245. Mukherjee T, DebRoy T. "Printability of 316 Stainless Steel." *Science and Technology of Welding and Joining*. 24(5):412–419, 2019.
246. Debroy T, Mukherjee T, Milewski JO, Elmer JW, Ribic B, Blecher JJ, Zhang W. "Scientific, Technological and Economic Issues in Metal Printing and Their Solutions," *Nature Materials*. 18(10): 1026–1032, 2019.
247. Köhnen P, Ewald S, Schleifenbaum JH, Belyakov A, Haase C. "Controlling Microstructure and Mechanical Properties of Additively Manufactured High-Strength Steels by Tailored Solidification." *Additive Manufacturing*, 35:101389, 2020.
248. America Makes & ANSI AMSC. *Standardization Roadmap for Additive Manufacturing*, New York, 2018.

CHAPTER 7

Powder Morphology

Introduction

The quality of printed metal objects depends on the efficiency of the operative powder consolidation mechanism. Depending on the processing technique (laser sintering or melting) applied for printing, a powder raw material-compatible conservation mechanism would be operative. Consolidation triggers bonding between powder particles to create a solid object. It follows that the efficiency of the conservation mechanism will depend on the powder makeup (i.e., it will depend on the properties of the particle makeup of the powder, the geometry, uniformity, etc.). In addition, the efficiency of the conservation process will depend on the parameters of the processing (e.g., power supply to the powder, temperature, etc.). In all, the efficient consolidation process that results in a successful build is one that is compatible with the morphological makeup of the powder particles and the physical parameters of the processing method.

There are several possible binding mechanisms (Fig. 7.1). However, not all mechanisms are suitable for a layer-by-layer manufacturing that constitutes additive manufacturing (AM). Sintering aims at binding the powder particles to form a cohesive layer and then binding this layer to the following one, therefore, constructing a coherent solid. A basic requirement of a sintering mechanism that suits the AM laser sintering process is fast diffusion of atoms relative to the scanning speed of the laser. Slow diffusion hinders process productivity and economic feasibility of the AM process itself. These conditions restrict the mechanisms applicable to metallic printing. Thus, of the four mechanisms shown in Fig. 7.1, only two categories apply to printing using metallic powders, liquid phase sintering and full melting. As indicated in the figure, each of these techniques comprises several mechanisms in which the powder material is either fully melted or partially melted.

Sintering Mechanisms

Liquid Phase Sintering (LPS)

Liquid phase sintering (LPS) and partial melting include a number of binding mechanisms in which part of the powder material is melted while other parts remain solid. The liquefied material will spread between the solid particles almost instantaneously as it is driven by intense capillary forces. This allows high laser scan velocities. The molten material, in this case, may be different from that which remains solid. The "low melting point" material is then often called the binder, whereas the "high melting point" material is often called the structural material. Different methods have been

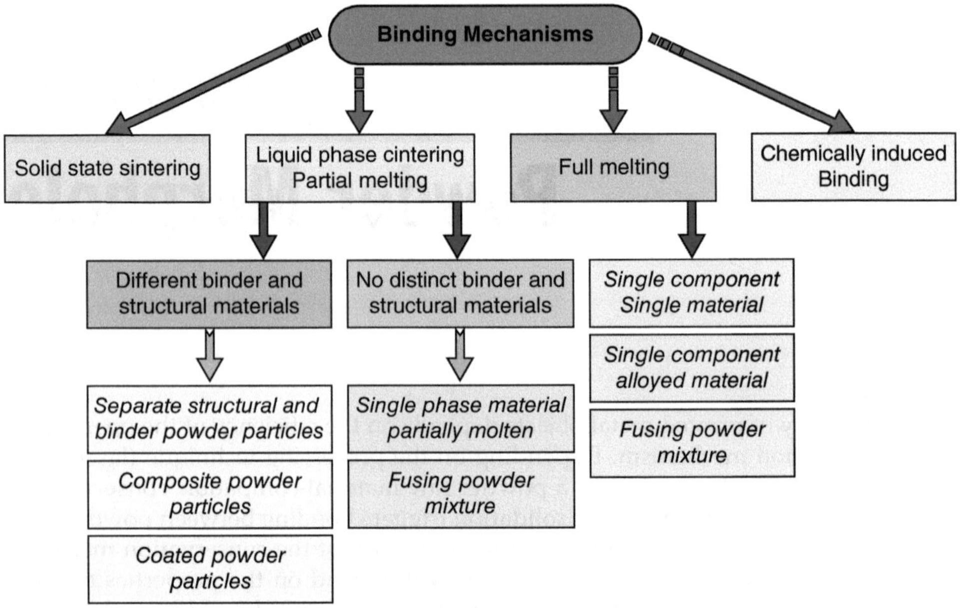

Figure 7.1 Possible powder binding mechanisms.

developed to consolidate the binder and the structural materials including *mixture of two-component powder* (i.e., separate binder and structural powder particles), using *composite powder particles* that have a microcomposite structure containing the structural and binder material, or using *coated particles* where the binder material is applied as a coating around the structural material. The binder material (coating) will preferentially absorb the incident laser radiation. This enforces the intended melting of the binder. When a different binder and structural material is applied, the two materials may differ substantially, e.g., polymer binder versus metallic structural material, metallic binder vs. ceramic structural material, and low-melting metal (e.g., Cu) vs. high melting metal (e.g., steel or Fe). In all cases, the binder may be permanent (i.e., it remains as part of the final product) or may be sacrificial (i.e., removed during a de-binding cycle).

Partial Melting

Partial melting is also possible, even in cases where there is no clearly distinct binder and structural materials are used. In this case, selective laser sintering (SLS) parameters are adjusted for partial melting of the powder particles. The powder in this case may be a single-phase material or a mixture of different powders; however, with no distinct particles of a powder binder material.

When the heat supplied to a powder particle is insufficient to melt the whole particle, only a shell at the grain border is melted. The core of the grain remains solid. Thus, the molten material will form "necks" between the powder particles. The necks will act as a binder between the cores of the non-molten particles. A partial melting binding mechanism can arise in processing the metal powder feedstock and with polymers. The mechanism may also occur when using a single material powder of which particles have a bimodal distribution. In this case small particles are melted, while larger ones remain in the solid phase. Partial melting may be advantageous over full melting, even when aiming at full dense parts as it allows considerable increase in the consolidation speed of the laser (scan speed, scan spacing, etc.).

Full Melting

Full melting is another major consolidation mechanism. It is often applied to achieve fully dense parts while eliminating the need for postprocess densification. The mechanism offers the advantage of allowing the materialization of fully dense builds in one step. However, the mechanism has the drawback of requiring precise process control. In addition, the high temperature gradients and densification ratio that result during the process cause high *internal stresses* or *part distortion* [249, 250]. Risk of *balling* and *dross formation* in the melt pool may also take place, which may result in a bad surface finish. The applicable type of consolidation basically depends on the material being processed. Table 7.1 gives an overview of the consolidation mechanisms in relation to feedstock material.

The type of laser used in the AM process also affects the possible consolidation mechanism. Different types of lasers are used for powder bed-based manufacturing. The type of laser has a large influence on the consolidation of powder particles, because laser absorption of various materials greatly depends on the laser wavelength [251, 252]. In addition, the possible consolidation mechanism highly depends on features like laser energy density and laser mode (continuous, pulsed, Q-switched, etc.) [253–255]. In all, printing with metallic powders is sensitive to both powder and power source applied.

Sensitivity to powder stems from the morphology of the powder particles and the behavior of the powder in bulk. Thus, to ensure a built object of high quality it is necessary to make sure that the powder makeup is suitable to the requirements of the specific AM technique used. This is achieved by characterizing the morphological and the behavioral properties of the powder. The first step in characterization concerns the morphology of the powder particles. This is the starting point in this chapter. Therefore, in what follows we embark on discussing methods of characterizing powder particles from a morphological perspective. We further discuss the impact of the morphology on the integrity of the building process. The focus of this chapter is to discuss the most commonly used powder characterization techniques used in the morphological characterization of powders in AM, and to highlight efforts to utilize these methods to quantify and predict powder performance characteristics in powder bed fusion processes.

	Solid State Sintering	Liquid Phase Sintering Partial Melting	Full Melting	Chemical
Polymers	No	Yes (e.g., PS)	Yes (e.g., PA)	Seldom (e.g., partial cross linking PMMA)
Metals	Seldom	Yes (many kinds)	Yes (steel, Ti)	Yes (e.g., Alu)
Cermets/HM 3	No	Yes (e.g., WC-CO)	No	Yes (e.g., $Al2O_3$ –Cu)
Ceramics	Yes (Phenix)	Yes (e.g., SiC)	Yes (e.g., ZrO_2)	Yes (e.g., SiC)
Other composites	No	Yes	No	Yes

TABLE 7.1 Consolidation Mechanisms Versus Materials

Particle Characterization

A "particle" is the basic building block of any powder feedstock. The physical appearance of the particle, along with its behavioral properties, would therefore determine the behavior of the powder, as a bulk, during the build process. This behavior may be classified under two categories: geometrical behavior (i.e., behavior that arises because of the physical dimensions, shape, and uniformity of the particle) and material behavior. Material behavior pertains to behavior of the powder from a mechanical, chemical, electrical, etc., point of view (i.e., it is the behavior that arises from the various intrinsic properties of the material of the powder).

A particle is essentially a three-dimensional (3D) geometrical entity. Depending on the scale of observation, or studying, geometry and different traits that pertain to morphology (form), granulometry (size), and topography (surface roughness) may be described. The interaction of all these traits at the various scales influence the collective behavior of the powder when it comes to fluidity of flow, packing density, and bulk behavior in general. These behavioral benchmarks govern powder bed characteristics in selective laser melting (SLM).

Morphology, granulometry, and surface chemistry, along with packing density, govern powder bed behavioral characteristics while building an object. High flowability and high packing density of powders are part of the desirable attributes in SLM to achieve successful deposition and part densification. Flowability and packing density are strong functions of particle shape and size distribution (in addition to other non-geometrical properties). Morphology of powders, even those of the same material, almost always show differences, which originate mainly from the powder production method. Powders produced from different atomization techniques vary in morphology and size. Figure 7.2 [256] illustrates some of the differences in both the shapes and sizes resulting from different production techniques. Note the differences in particle shapes and sizes in Ti-6AL-4V that result from gas atomization (Fig. 7.2c) and plasma optimization (Fig. 7.2d). Variations in size and properties of the powder reflect on behavior and thereby affect the final quality of the built object.

It is therefore fundamentally important to ensure that the powder feedstock is suitable for the process. The first step in validating the suitability of the powder is to characterize the morphology. Characterization of powder particles entails testing previously mentioned physical descriptors (morphology, granulometry, and topography). AM literature, however, seems to be non-discriminating when particles are considered. Many overlap the ingredients of each of the fundamental traits of the particle because of the inherent interference between the aforementioned traits and metrics used to quantify each of these traits. Morphology of the particle, for example, which indicates form or shape, is quantified using measurable dimensions that may also indicate size. Such a situation makes it difficult to define strict boundaries between each descriptor that defines the shape of a particle.

This results in consolidating the term morphology of a particle to comprise size shape and surface roughness (compare Figs. 7.3 and 7.4).

In the following sections we discuss the fundamentals of characterizing particles within a powder patch. The emphasis would be on those aspects of characterization that mainly apply to metallic powders (and hence to AM of metals). Because of the interconnection between elements of characterization, the reader may note that there exists some redundancy in presenting the material. This should not be considered a

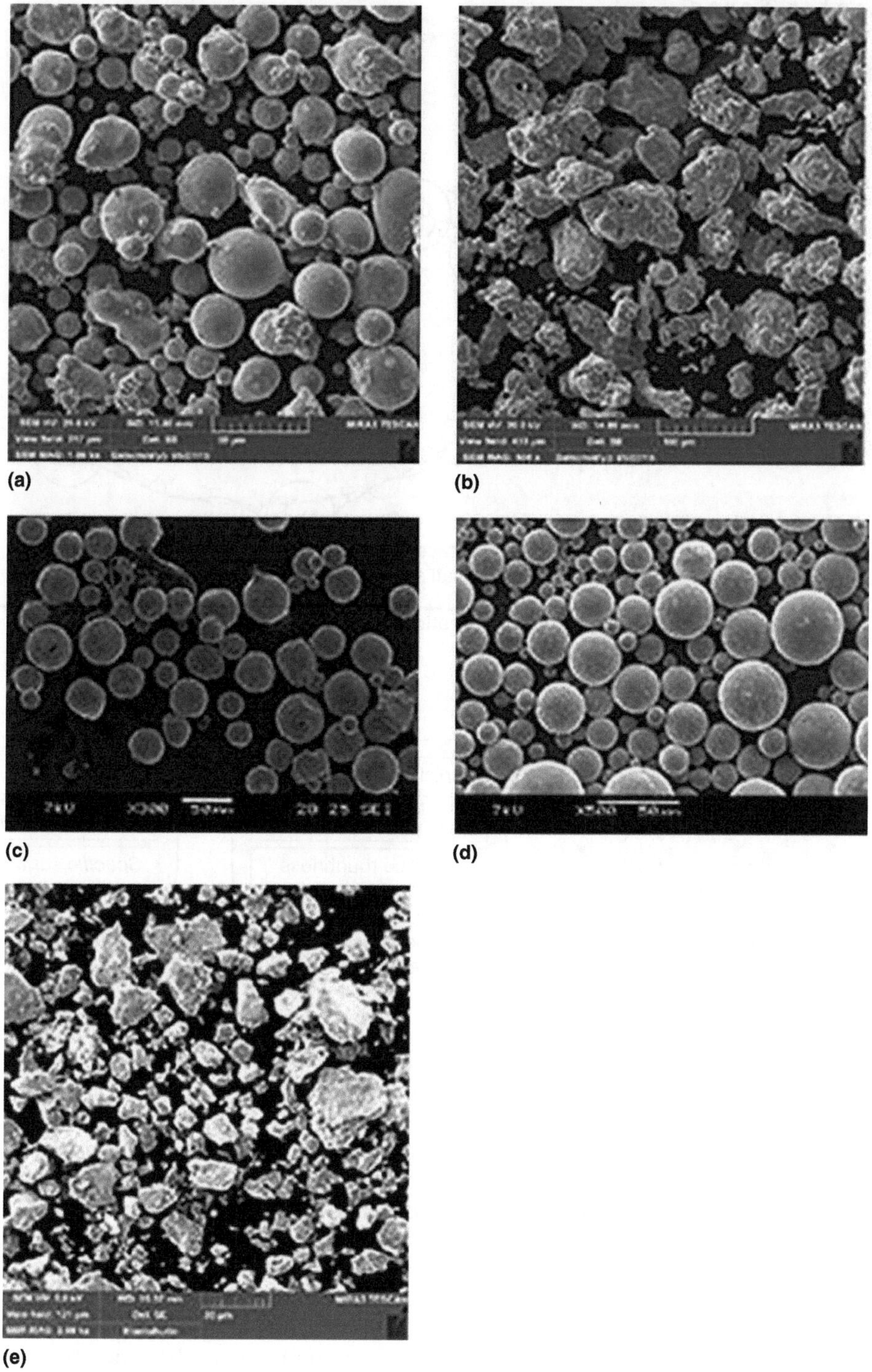

Figure 7.2 SEM images of powders obtained by different technologies. (*a*) gas atomized In718; (*b*) chemical reduction Fe; (*c*) gas atomized Ti–6Al–4V; (*d*) plasma atomized Ti–6Al–4V; and (*e*) mechanically alloyed Fe–18Cr–8Ni–12Mn. (From N. Popovich A, Sufiiarov V. Metal powder additive manufacturing. In New trends in 3D printing 2016 Jul 13.)

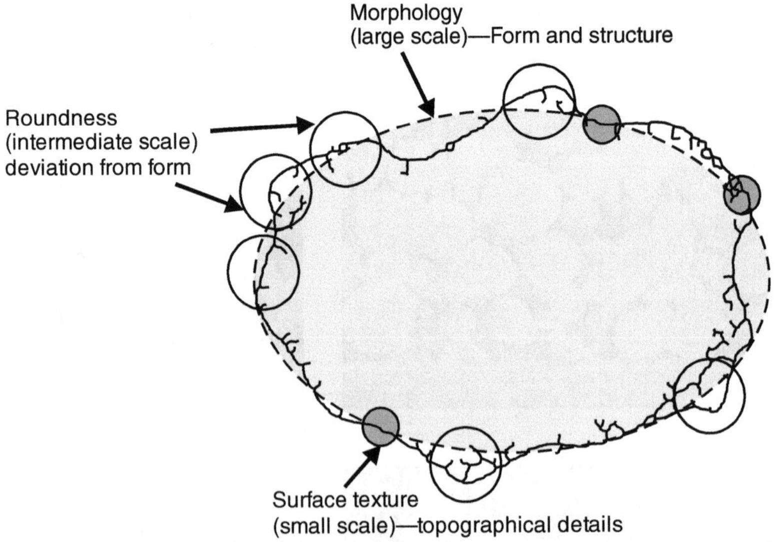

Figure 7.3 Aspects of shape characterization for powder particles.

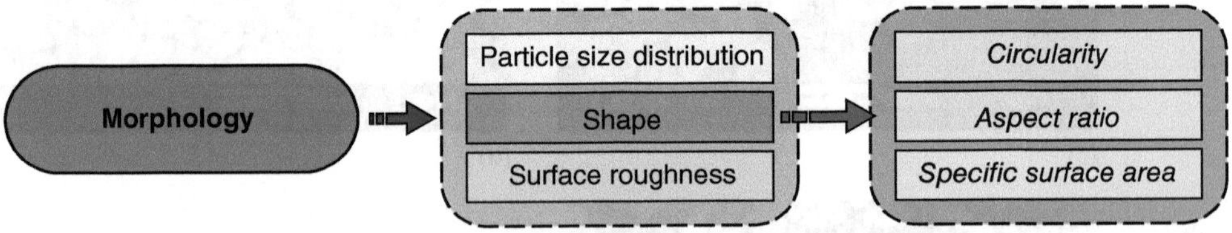

Figure 7.4 Common convention in AM shape characterization. Shape is confused with size and roughness because of the interference between shape, size, and descriptors.

drawback; rather, it should be understood within the context of the physical interpretation of the parameters involved and the manner by which they are utilized for particle characterization. Size and shape particles are intrinsic characteristics of a given mass of powder. Different approaches to describe these characteristics do exist. Approaches vary in sophistication and precision according to the historical time frame of the conception and the available technology at the time. Approaches to describe shape and size fall within four categories or classes: verbal description of shape, assessment of individual particle characteristics, shape generation, and bulk property characterization. Although bulk properties are not the subject of this chapter, it is worth noting that interpretation of bulk behavior relies the most on understanding the physical nature of particles (i.e., the shape, size, and topography). This is because, in general, bulk behavior results from the interaction of particles with each other, and the response of all the particles present within a powder volume, as a unit, to external influences (e.g., forces, gravity, shaping stresses etc.).

To develop behavioral models, and to discover compliance of bulk behavior with fundamental equations, there is a need to quantify both the shape and the size of particles through mathematical expressions. For example, if one is to describe the roundness of the particle, there has to be a quantitative measure that defines a degree of roundness and how close control of the examined particle conforms to a perfect circle. The fundamental dimensions used to develop measures of shape stem from measurements of the physical dimensions of the particle (which in turn are essential to develop the volume of that particle). As such, the measures of shape and size are inherently coupled. This is the origin of the vocational ambiguity that may be noticed in presenting the material.

Measures of Particle Shape

Shape of the particle manifests a single expression of its external morphology. Characterization of shape entails exploring for roundness and surface texture (Fig. 7.5). Each of these components manifests a scale of observation. Mathematically, shape denotes a recognized pattern of relationships among points that constitute an external surface. Adequate description of shape, therefore, requires first expressing the relationship between surface points using measurable quantities. These quantities have to be common among the wide spectrum of particles encountered so that their identification would be generalized (i.e., the descriptors have to be invariant).

Developing a methodology for characterizing particles shapes has its roots in geological techniques applied to determine form and roundness of particles. Many techniques were developed in the early decades of the 20th century [257]. Interest in geology arose because of the notion that the shape of a particle results from transport of rocks from its original place through deposits. In addition, particle shape in geology was viewed as an indicator of the origin of rocks (i.e., the structure, mineralogy, etc.).

For a complete description of shape, there is a need to specify the contour of the particle. Mathematically, this implies that description of shape entails defining a closed curve in space. Given that the particle is in essence a 3D object, defining the outline contour, which is a two-dimensional (2D) entity, is not straightforward. Certain provisions have to be observed to describe that contour. Implementation of these provisions

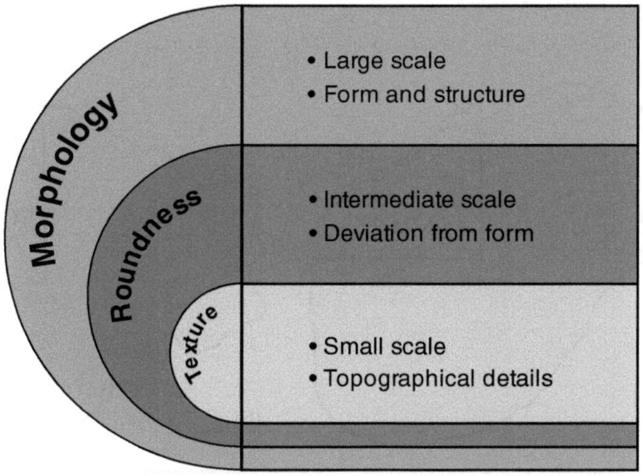

Figure 7.5 Essential elements of characterization of particle shape.

Scale	Parameter	Antonym
Large	Sphericity	Elongation
Intermediate	Roundness	Angularity
Small	Roughness	Smoothness

Table 7.2 Characteristic Terms Used to Define Shape of Particles and Associated Terminology

renders that process complex as it involves defining multiple descriptors of the projection of the particle. First, there is a requirement to define an optimal projection direction such that the contour of the projected particle yields true representation of shape. It follows that the resulting outline has to be unique, and sufficient, to describe the particle and to reflect its true physical dimensions. Within this context, describing this outline contour essentially describes the general form of the particle (see Fig. 7.5). The description of the particles through the sequence of form-roundness-topography stand for three levels of observation. The first form represents the general outline of the particle projection (and may be approximated by a regular curve, i.e., circle, ellipse, etc.). Roundness, meanwhile, would manifest as the intermediate scale that characterizes deviations from the ideal outline. Deviations from roundness, which are the smallest scale, would constitute the surface topography of the particle. The three scales of description shown in Fig. 7.5 lead to identifying two groups of "parameters" and "associated antonyms," which guide the process of particles shape description (Table 7.2). Accordingly, there are two groups (along with some relevant sub quantities), and each group of the characteristic quantities applies to a different scale of characterization.

There are two approaches to describe the shape of a particle. (Fig. 7.6a, b). Adopting either approach will depend on the characteristic shape of individual particles. Taking those characteristics into consideration is important as different powder production methods yield particles of different shapes (uniform and nonuniform). The first approach is analytic or holomorphic in the mathematical senses; whereas the second approach is not analytic or non-holomorphic [258].

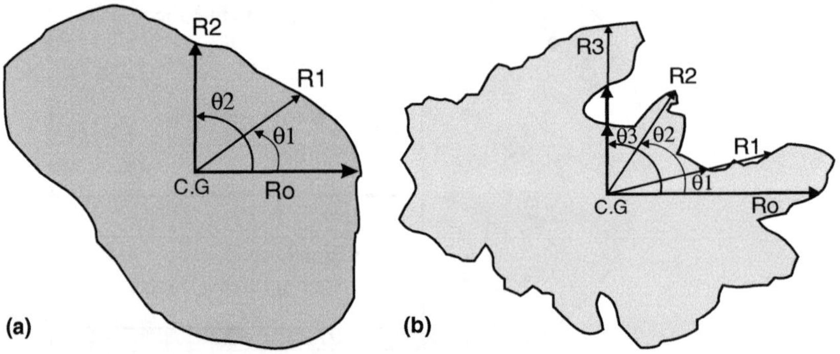

Figure 7.6 Concepts of the mathematical characterization of particle shape. (*a*) Analytic-holomorphic representation. (*b*) Non-holomorphic representation.

An analytic or holomorphic particle is defined such that a vector from the center of gravity of the particle to any point on the particle surface intersects the surface but once (Fig. 7.6a) (e.g., atomized copper powder and reduced copper powders). Non-analytic or non-holomorphic particle shapes are defined such that at least one radius vector from the center of gravity of the particle intersects the surface of the particle more than once (Fig. 7.6b) (e.g., electrolytic copper powder and carbon black aggregates).

Approaches to Describe Particle Shapes

One of the major obstacles in describing particle shapes has been traditionally the lack, rather than the absence, of a definition of shape. Early efforts in the field focused on measuring what was not agreed on by definition. Consequently, the field is frequently plagued with ambiguous, and sometimes redundant, perceptions of what the shape of a particle is or should be. This has prevented the introduction of rigorous mathematical tools to describe shape and its variation among powders and production methods. In the early 1970s, extensive foundation work was performed on the subject. This led to the introduction of calculus of variations as a viable tool for analysis of particles shapes. Efforts to that end also have intensified with the leap in image analysis and digital techniques.

Description of the shape of a particle in the current era stems from a seemingly simple, albeit eluding, definition of the profile of a particle. Accordingly, an acceptable definition of the particle shape is "the pattern of all the points of the surface or profile of the particle" [259].

Description of the pattern of the points can be achieved through different routes. These routes or "classes" may be divided into three categories [260]: verbal characterization, assessment of individual particle characteristics, and shape generation (silhouettes or digital shape generation and image analysis) (Fig. 7.7).

Verbal characterization entails describing the shape verbally, or an approximation of the familiar shape commonly observed in practice. Assessment of characteristics entails observation of particles, whereas shape generation entails transforming the profile to some mathematical form that allows drawing of the particle or reconstruction of the image obtained. Quantitative description, on the other hand, attempts to classify particle shapes in terms of measurable dimensions. These dimensions are defined in a pseudo general manner (i.e., the measures that serve as the basis for classification pertain to locations that are commonly identified on a particle).

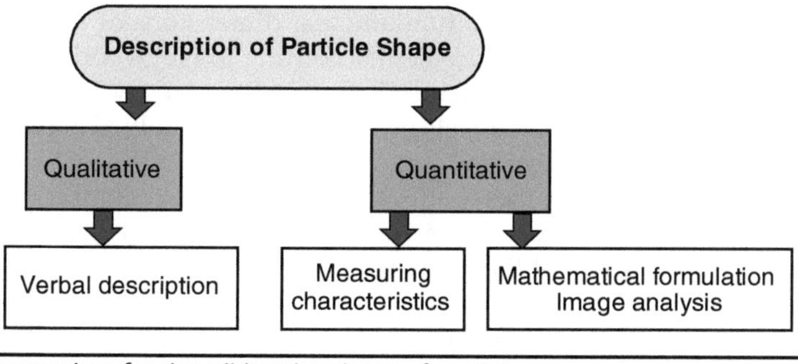

FIGURE 7.7 Approaches for describing the shape of particles.

Term	Definition
Acicular	Needle-shaped
Flake	Flat or scalelike, whose thickness is small compared with other dimensions
Granular	Approximately equidimensional, nonspherical shapes
Irregular	Lacking symmetry
Needles	Elongated and rodlike
Nodular	Irregular, having knotted, rounded, or similar shapes
Platelet	Composed of flat particles having considerable thickness
Plates	Flat particles of metal powder having considerable thickness
Spherical	Globular shaped

TABLE 7.3 Terms Describing Powder Shapes in ASTM B243-11

Qualitative (Verbal) Description of Shape

Qualitative description of shape is mostly verbal. Here the shape of the particle is associated with a descriptive adjective (e.g., elongated, flaky, spherical, etc.). Despite that qualitative descriptions are mostly verbal, they are regulated by several standards (e.g., ASTM-D 5821, EM 933-3, and BS 812). It is important to note that these standards attempt to develop a mathematical basis for verbal terms. Verbal description is based on two fundamental concepts, dimensionality of the particle and the surface contour of the particle. Table 7.3 presents the standardized terms used for verbal description of particles.

For some definitions there is no clear distinction factor (which implies ambiguity of definitions). This, in turn, reflects on clarity of shape determination. A better example of "standardized" particle shape is provided in Fig. 7.8, which shows shapes according to ISO designations.

Shapes may also be described based on dimensionality of the particle. A model system of shape characterization based on particle dimensions is presented for several types of loose powders described in ISO 3252. These are summarized in Table 7.4 and illustrated in Fig. 7.9.

Quantitative Description of Shape

The premise of quantitative characterization of shape is description by ranking the proportions of particle primitive dimensions. Heywood [263–265] defined thickness, breadth, and length as the three fundamental dimensions of a particle of an irregular shape. The orientation of measurement according to Heywood was the plane of greatest stability. Measurements are to be taken from the plane, which provides the greatest stability of the particle when it rests on a solid surface. Table 7.5 provides a description of the terms defined by Heywood.

Heywood defined a flatness ratio, u, and in an elongation ratio, v, using the primitive dimensions identified in Table 7.5. He further related flatness and elongation to the ratio of the diameter of the circle with the same area as a projection of the particle (or sieve aperture). These are summarized in Table 7.6.

Tabulation of the values of the ratios (u, v, and d/w) contribute to characterization of particle shapes. The previous sections introduced 2D metrics. Meanwhile, the

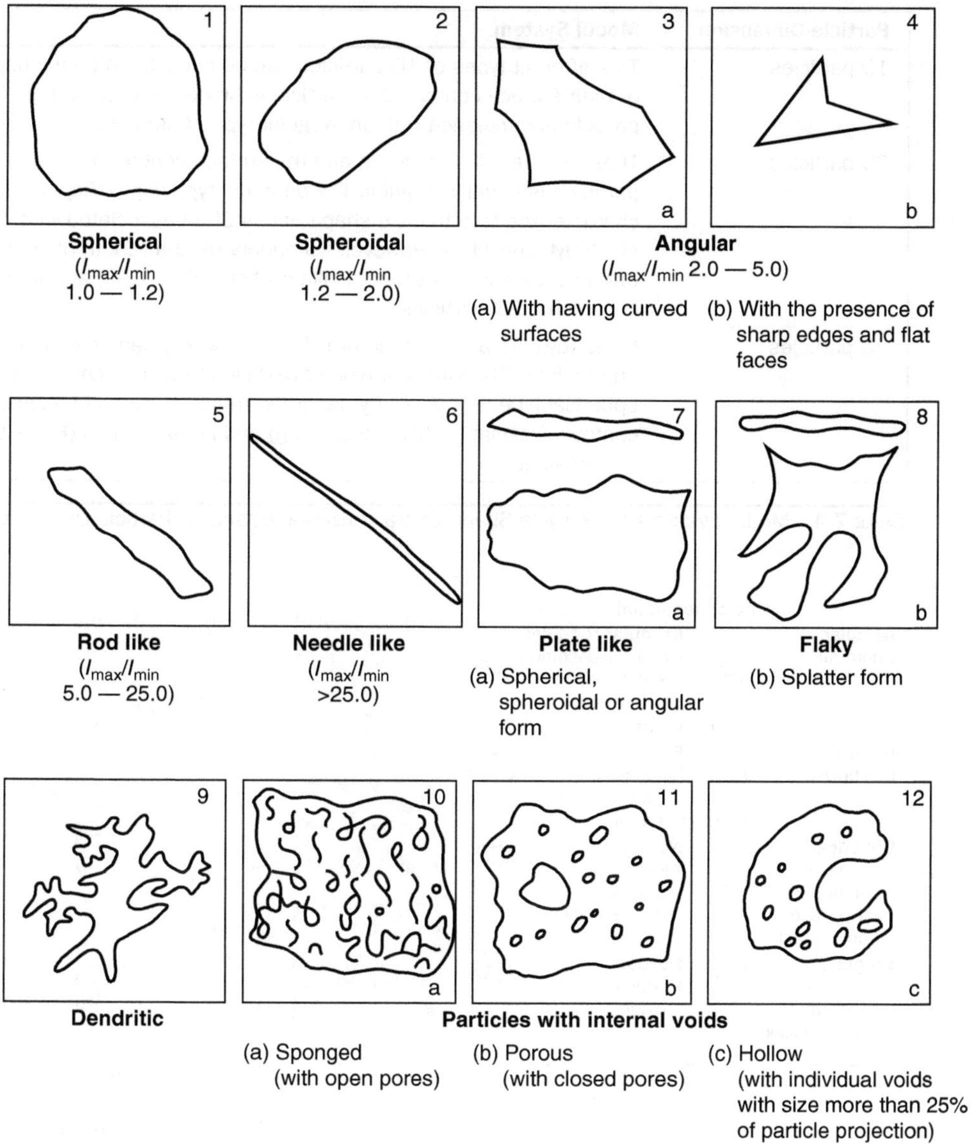

FIGURE 7.8 Some common standardized particle shapes. (From Popovich A, Sufiiarov V, "Metal Powder Additive Manufacturing," In: *New Trends in 3D Printing*, IntechOpen, 2016 [257].

particle is a 3D construct. The primary reason for the domination of 2D descriptors is relative ease of collecting accurate data and reducing the data to meaningful parameters (compared with obtaining 3D data). Thus, despite that 2D methods mostly fail to describe the entire shape attributes of the particle, they provide dependable information, which may be easier to handle, provided that particles are quasi-isometric, as viewed in the random orientation, and the properties of interest apply to a typical rather than a specific particle. Simplification of particle shape analysis by adopting

Particle Dimension	Model System
1D particles	Two different types of 1D particles can be considered on the basis of their surface contour. One particle is smooth and the other particle is roughened with an irregular type of surface.
2D particles	These are very flat in nature and the surface contour of such particles is usually irregular. The dendritic type (Fig. 7.9c) is characterized by a treelike shape and is often associated with electrolytic powders. However, secondary mechanical treatments often destroy such a shape. Flake particles (Fig. 7.9e) are also considered 2D particles.
3D particles	Most powders are 3D in nature. These powders can be equiaxed and nodular. The simplest type of particle in this category is the spherical type (Fig. 7.9j). By departing from this perfect shape and contour, irregular particles (Fig. 7.9g) and nodular types (Fig. 7.9h) are obtained.

TABLE 7.4 Model Systems for Particle Shape Characterization Based on Particle Dimensions

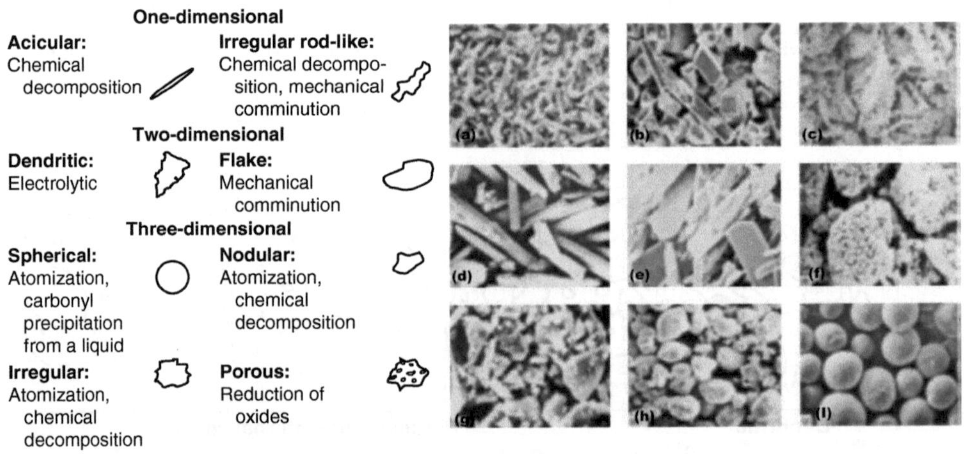

FIGURE 7.9 Various shapes of powder particles and their methods of manufacture. Common particle shapes as depicted in ISO 3252. (*a*) Acicular powder particles. (*b*) Angular powder particles. (*c*) Dendritic powder particles. (*d*) Fibrous powder particles. (*e*) Flaky powder particles. (*f*) Granular powder particles. (*g*) Irregular powder particles. (*h*) Nodular powder particles. (*i*) Spheroidal powder particles. (From American Society for Metals, *Metals Handbook* (9th ed.), Volume 7, Powder Metallurgy. American Society for Metals, Ohio, 1984 [263].)

2D-based parameters, given the almost infinite particles shapes that may be encountered, is not always sufficient. Many, have introduced additional metrics to compliment the initial parameters introduced by pioneers within the field. Progress in that area has been reviewed extensively [265–267] (summary of some of the introduced parameters is provided in Tables 7.7 and 7.8).

The use of the shape factors originally described by Heywood, are not universally adopted today. Some of the ratios have been modified (Fig. 7.10). For example, the

Dimension	Symbol	Definition
Thickness	T	Distance between two planes parallel to the planes of greatest stability and tangent to the surface of the particle
Breadth (width)	B (W)	The minimum distance between two parallel planes that are perpendicular to the planes defining thickness and are tangent to the opposite surfaces of the particles
Length	L	The distance between two parallel planes which are perpendicular both to those planes defining thickness and breadth and which are also tangential to the opposite surfaces of the particle

TABLE 7.5 Description of Primitive Shape Terms Defined by Heywood

Ratio	Definition
Flatness	$u = \frac{B}{T}$
Elongation	$v = \frac{L}{B}$
Equivalent circle diameter	$\frac{d}{w} = 0.98\sqrt{\left[\frac{2vu^2}{u^2+1}\right]}$

TABLE 7.6 Definitions of the Ratios Identified by Heywood

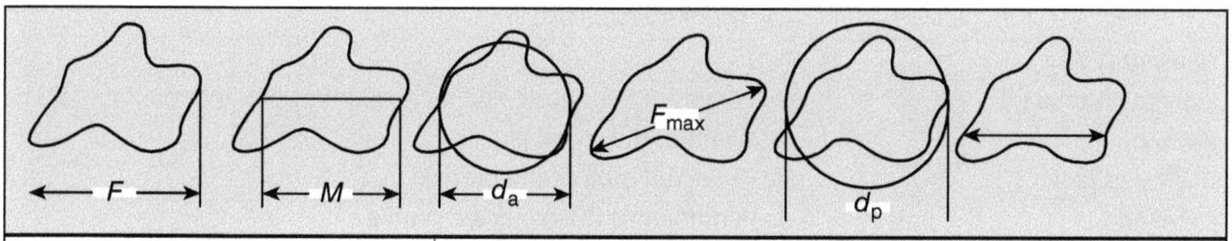

Feret diameter (F)	Maximum length of the particle measured in a fixed direction
Martin diameter (M)	Length of a line that bisects the area of the particle image; all particles measured in the same direction
Project area diameter (da)	Diameter of a circle with the same area as the 2D image of the particle
Longest dimension	Maximum Feret diameter for each particle with no set direction
Perimeter diameter (dp)	Diameter of a circle having the same circumference as the perimeter of the particle
Maximum horizontal intercept	Length of the longest line that can be drawn through the particle in a fixed direction

TABLE 7.7 Definition of Advanced Primitive Descriptive Metrics for Particle Shape

Volume Specific Surface (S_v)	
$S_v = S/V$	*V:* Particle volume
	S: Particle surface area
Heywood Ratios [265]	
Elongation ratio (n) $n = Lh/Bh$ Flakiness ratio (m) $m = Bh/Th$	*Bh*: Breadth–minimum distance between two parallel planes that are perpendicular to planes defining *Th* *Th*: Thickness–minimum distance between two parallel planes tangential to the particle maximum stability plane *Lh*: Length–distance between two parallel planes that are perpendicular to both *Th* and *Bh* planes
Heywood Shape Factor (h) [269]	
$\Phi_h = f/k$ where $f = S/d_a^3$ $k = V/d_a^3$	*da*: Diameter of a circle having the same projected area *S:* Particle surface area *V:* Particle volume For spheres: $n = m = 1$, $\Phi_h = 6$
Wadell [271]	
Sphericity (ψ_s) $\psi_s = (dv/ds)^2$ $\approx 4.84\ (k/f)^{2/3}$	*dv*: Diameter of the sphere that has the same volume of the particle *f, k:* Diameter of the sphere having the same surface area as the particle (defined in Heywood ratios)
Roundness (ψ_r) [270] $\Psi_r = \frac{\sum_{i=1}^{N} r_i}{NR}$	r_i: *i*th radius of curvature along the particle profile, which is smaller than the radius of the largest inscribed circle *N:* Total number of radii of curvature smaller than the inscribed circle *R:* Radius of the largest inscribed circle
Krumbein [271]	
Sphericity (ψ_s) $\Psi_s = (dv/ds)^2$ $\approx 4.84\ (k/f)^{2/3}$	L_k: Longest dimension of the particle B_k: Breadth–measured perpendicular to L T_k: Particle thickness
Hausner [272]	
Elongation ratio (x) $x = a/b$ Bulkiness factor (y) $y = A/ab$ Surface factor (z) $z = c^2/12.6\ A$	*a:* Length of the enveloping rectangle that has the minimum area *b:* Width of the rectangle *A:* Projected area of the particle *c:* Perimeter of the projected profile
Church Shape Factor (ϕ_c) [273]	
$\phi_c = E(d_M)/E(d_F)$	*dM*: Martin's diameter–length of the chord which divides the profile into two equal areas with respect to a fixed direction
	$E\ (d_M)$: Expectation of Martin's diameter *dF*: Feret diameter, the distance between a pair of parallel tangents of the particle profile with respect to a fixed direction $E(d_F)$: Expectation of Feret diameter
Centroid Aspect Ratio (CAR) [274]	
$\text{CAR} = d_m/d_p$	*dm*: Longest chord passing through the centroid *dp*: Length of the chord passing through the centroid and perpendicular to the one defining *dm*

TABLE 7.8 Summary of Commonly Used Shape Terms and Definitions

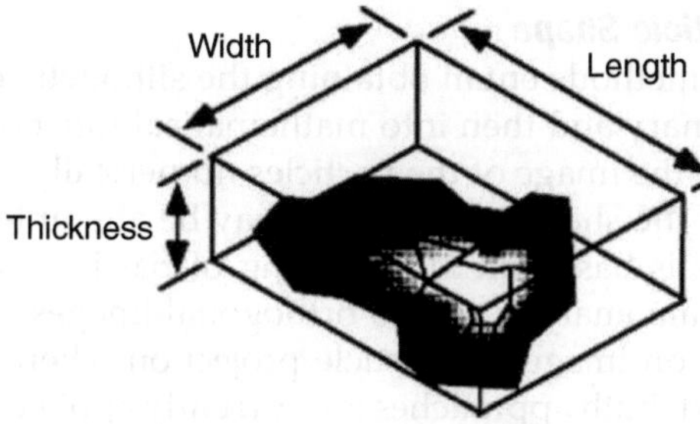

Figure 7.10 Geometric shape indices defined on the basis of the magnitude of measurements made, either directly on the powder grain, or on images of the powder grains.

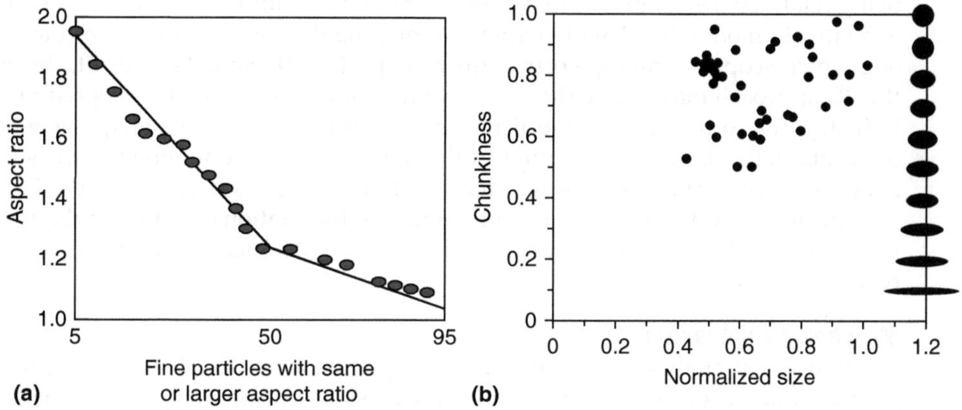

Figure 7.11 Shape of fine particles can be characterized by aspect ratio or its reciprocal, chunkiness. (*a*) Aspect ratio distribution of a larger set of a fine particles powder. (*b*) Chunkiness-sized domain for the profiles described in (*a*).

aspect ratio has been replaced by its reciprocal "chunkiness." The reason for this adaptation is to provide clarity of particle shape distribution. This is illustrated in Fig. 7.11a and b. Figure 7.11a plots the distribution of the aspect ratio of a particle population of one powder sample. Plotting the aspect ratio again as the percentage of particles gives the false impression that two "Gaussian populations" of shapes exist within the sample. This obscures the correlation between shape and size. especially when calculating the distribution of aspect ratio; that is, for a sample with a wide range of shapes, a correlation between shape and size may not be immediately established. Note also that, in theory, the aspect ratio varies from 1 to ∞. On the other hand, the chunkiness can only vary between 0 and 1.

This facilitates the display of data as a chunkiness-sized domain plot (Fig. 7.11b). The plot shown in the figure retains information on shape and size for each (which in the example plot indicates that shape increases with fineness of the powder). This notion is not, however, reflected in Fig. 7.11a.

Generation of Particle Shape

Shape generation methods entail obtaining the silhouette of particles, then converting the images into binary and then into mathematical functions. These functions are then used to regenerate the image of the particles numerically.

Description of the shape of a particle may be attempted in 2- or 3D space. The 3D analysis of shapes is based on 3D scanning of particles, alternatively it may be performed through data analysis of two orthogonal images. The 2D analysis of particles, however, is based on images of particle projection where the outline (contour) of the particle is extracted. Both approaches are currently applied in powder analysis practice. The techniques used, while offering advantages, have their own drawbacks, regardless of the level of sophistication in the equipment needed to perform the analysis. The 2D shape analysis is less complex but technically more demanding than the 3D analysis. This is especially valid when the 3D shape characterization is attempted through analyzing two orthogonal images. The 2D analysis may be implemented by using relatively less sophisticated equipment (whence initial investment in equipment is relatively moderate). A wide variety of imaging devices may be utilized in this case (e.g., microscopy, scanning electron microscopy [SEM], etc.). As a result, despite that the 2D approach may not be the most accurate option, it is widely accepted in the AM industry due to its relative simplicity and equipment versatility. Shape generation is conventionally classified according to the mathematical foundations of the silhouette analysis process. These may be divided into four categories (Fig. 7.12, Table 7.9).

Fourier analysis represents the mathematical foundation of a powerful class of particle shape analysis termed as *morphological analysis*. As such, it will be the focus of the rest of this section.

Morphological Analysis

Morphological analysis was initially developed as a means of measuring the shape of small particles [276]. However, with progress in texture analysis, the method was extended to the measurement of structural characteristics of small particles including internal structure and surface structures of particles and particulate assemblies.

There are three basic methods for Fourier analysis: (R, θ), (ϕ, l), and (R, s). The application of any one method depends on the information required to characterize a specific particle profile. The basic premise of all the methods is the ability to transfer the particle shape and topography, if applicable, to points of which orientation is referenced to the particle center of gravity. These points would be fitted to a function, using Fourier coefficients, then invented to be plotted to regenerate the digitized image of the particle. Digitalization allows evaluation and characterization of all required particle properties.

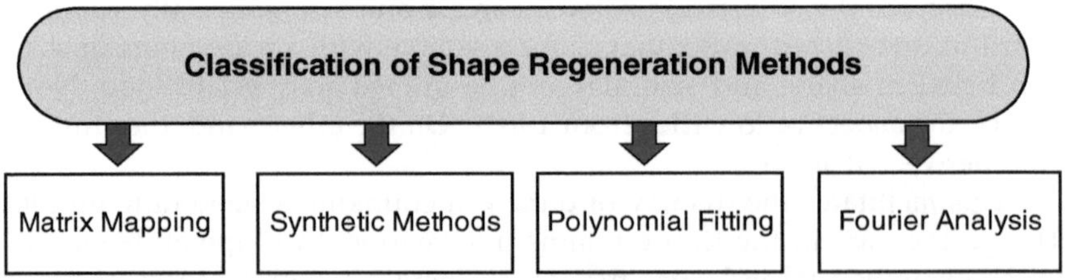

FIGURE 7.12 Classification of particle image regeneration according to mathematical principles.

Method	Description of Mathematical Principle
Polynomial fitting	Curve fitting task where the particle profile is curve fitted to the best fitting polynomial.
Matrix mapping	The silhouette of the particle is scanned by photo-imaging to yield a gray-level map of the particle. This converts the particle silhouette into a digital map that can be treated further by various numerical procedures.
Synthetic methods	A specific pattern is developed from a given set of pattern primitives by the grammar of a computer language (e.g., the original work of Underwood [275], which used picture descriptive language [PDL]).
Fourier analysis	The particle profile is analyzed to yield a large number of Fourier coefficients. These coefficients capture all the details of the profile. Reversing the process using synthesis techniques allows numerical regeneration of the profile to the nearest fit to the original shape.

TABLE 7.9 Provides a Summary of the Mathematical Foundation of Shape Regeneration Methods

The (R, θ) method [277] starts by obtaining a digitized particle profile as an intermediate set of coordinates (X', Y'). These are then transformed into a set of (x, y) coordinates referenced to the center of gravity of the particle. Referencing the (x, y) points to the particle center of gravity facilitates transforming the coordinates into polar coordinates (R, θ) with polar vector R as a truncated Fourier function of the angle (θ) (Fig. 7.8). This polar vector is expressed as

$$R(\theta) = a_o \sum_{n=1}^{N} (a_n \cos n\theta + b_n \sin n\theta) \tag{7.1}$$

where $R(\theta)$ is the radius at angle (θ), a_n and b_n are coefficients with n being the harmonic number, and a_o is the mean radius. The terms a_o, a_n, and b_n are zeroth and nth order Fourier coefficients containing size and shape information. These Fourier coefficients $\{a_n, b_n\}$ contain all the information about the particle profile needed to reconstruct the particle profile analytically using Eq. (7.1).

The Fourier coefficients and phase angle are not invariant to coordinate transformation and therefore the particle shape representation is not unique. To transfer the coefficients to a set of rotationally invariant features these coefficients are normalized by the mean of the functions of the radii (a_o) and the radius at 0 angle (R_o).

The (R, θ) procedure may serve as the basis for the description of the gray level of the particle surface and the surface of the solid. This is achieved through the so-called Luerkens equations [280]. Fourier decomposition of the particle profile [260, 263], however, requires relatively complex data processing to obtain the parameters of interest. A substantially simpler shape characterization technique is to combine two measures of particle size, x_i and x_j, as a ratio or the so-called conventional shape descriptors [263].

$$s_{ij} = \frac{x_i}{x_j}$$

Shape Factor	Most Sensitive to	Formula	Category
Aspect ratio, AR	Elongation	$AR = B/L$	1
Form factor, FF	Boundary irregularity	$FF = 4\pi A/P^2$	2
Roundness, *R*	Elongation	$R = 4A/\pi L^2$	2
Convexity, *Con*	Boundary irregularity	$Con = \pi D/P$	1

Note that category 1 descriptors represent a ratio of size measure with dimensions of length (explained in Table 7.11).

TABLE 7.10 Examples of Some Two-Dimensional Shape Factors Using Particle Size Measures Deduced from Image Analysis

For an irregularly shaped particle, a plethora of possible size measures can be defined based on a geometric property (volume, surface area, distance between boundary features) or a behavioral feature (sedimentation time, sieve aperture size, etc.) of the particle [262, 282–285]. Typically, particle size is quoted as an equivalent dimension or as the dimension of a regular shape (typically a sphere) that would yield the equivalent feature measurement [89].

Some examples of conventional shape descriptors are listed in Table 7.10. These descriptors have the advantage of being simple functions of image properties, with easily conceptualized physical interpretations. For example, decreasing values of the aspect ratio denote more elongate particles. However, conventional shape descriptors suffer three main disadvantages. The first disadvantage is deciding which size measures are most appropriate to use when defining certain descriptors. For instance, is an average Feret diameter or a maximum Feret diameter more appropriate in the definition of roundness? Although a case could conceivably be made for either, the resulting values obtained will depend on the choice.

The second problem is a practical issue relevant to characterization techniques incorporating particle perimeter. For many particles, the measured boundary length (perimeter) is dependent on the length scale at which it is investigated (image resolution), i.e., perimeter is not an absolute measurement [286–289]. Despite this, shape descriptors incorporating perimeters may still be useful as long as the particles compared are all of similar size and are imaged on the same scale (magnification), as comparative perimeter lengths will still be indicative of gross particle shape. However, perhaps the primary disadvantage of conventional shape descriptors is that the inverse problem is ill posed: description of particle shape (regeneration) based on the magnitude of a given conventional shape descriptor is generally not possible. Luerkens [280], and Russ [289] both provide examples of 2D shapes that are visually quite different, but yield identical values for a given conventional shape descriptor. Clearly, this lack of uniqueness is not a desirable circumstance, as a procedure utilizing such a descriptor to numerically specify shape effects may predict an identical response for substantially different particle shapes.

Podczeck [292] has addressed the problem of non-uniqueness by combining four conventional shape descriptors that each quantify the difference between the shape under investigation and a simple geometric shape. A fifth parameter, C_0, describing the number of characteristic corners of the shape was then added to this combination to obtain a new shape descriptor, *NS*.

$$H1 = \frac{A}{BB_{90}} : H2 = \frac{4A}{\pi B_{90}^2} : H3 = \frac{2A}{BB_{90}} : H4 = \frac{P}{L}$$

$$NS = C_0 + \begin{vmatrix} H4 & H1 \\ H2 & H3 \end{vmatrix}$$

$$NS = C_0 + \frac{2AP}{LBB_{90}} - \frac{4A^2}{BB_{90}^3} \tag{7.2}$$

H1–3 describe the difference between the studied shape and a square, circle, and triangle, respectively, whereas H4 quantifies elongation. Particle size measurements are as defined in Table 7.11.

Podczeck subsequently demonstrated *NS* was better able to differentiate between model shapes (circles, ellipses, parallelograms, trapezoids, etc.) than individual conventional shape descriptors. Although an encouraging result, two main disadvantages of *NS* can be identified. First, *NS* comprises six measures of particle size, which are all independent for a completely arbitrary shape. Although some correlation between size measures is expected in practice, this relatively large number of degrees of freedom increases the likelihood of quite different shapes having equivalent values of *NS*.

A potentially greater limitation on the use of *NS* though, is that a large part of the success at discriminating between model shapes can be attributed to C_0. Podczeck also proposed that C_0 is determined either by visual inspection of the particle outline or calculated from the number of turning points in the particle waveform. However, an objective definition as to what constitutes a particle corner for realistic rugged particle profiles is elusive: a choice must be made as to both the magnitude of deviation from the particle profile that constitutes a corner, and the sharpness of a corner [286, 290]. As *NS* is an additive function of C_0, the value obtained will strongly depend on the criteria used to define a corner, and as such, it is difficult to ensure the objectivity of *NS*. However, the approach of Podczeck does recognize that, even for the hypothetical cases illustrating non-uniqueness of a given conventional shape descriptor [276, 290], there is generally another shape descriptor formed from a combination of different size measurements that is able to discriminate between the shapes. Thus, if a sufficient variety of particle size measurements are available, it should still be possible to uniquely identify each different shape using more than one conventional shape descriptor. In the most general case of a completely arbitrary shape, this may require a large number of descriptors, as the size measurements can be completely independent. It is important to bear in mind, however, that the shape assumed by powder particles is governed by definable physical laws, depending on conditions and method of production. For a given process, variation in particle shape will depend on the uniformity of conditions and reproducibility that can be achieved. Thus, it is expected that relatively strong correlations will exist between at least some geometric and behavioral particle features, particularly under controlled conditions of commercial manufacturing processes. As such, many shape descriptors will provide

Measurement	Method of Measurement
Feret diameter	
Vertical, $d_{F,vert}$	Distance between bottom and top-most image pixels
Horizontal, $d_{F,horiz}$	Distance between right and left-most image pixels
Maximum, L ($d_{F,max}$)	Maximum Feret measured for all orientations
Orthogonal to maximum, L_{90}	Feret diameter 90° to maximum Feret
Minimum, B ($d_{F,min}$)	Minimum Feret measured for all particle orientations
Orthogonal to minimum	Feret diameter 90° to minimum Feret
B_{90} mean, D ($d_{F,mean}$)	Mean of Feret diameters for all orientations
Median, F_{med}($d_{F,median}$)	Median of Feret diameters for all orientations
Minimum area bounding rectangle	
Length, a	Longest Feret diameter of the pair (d_F, $d_{F,90\_}$) whose product is a minimum over all orientations
Breadth, b	Shortest Feret diameter of the pair (d_F, $d_{F,90\_}$) whose product is a minimum over all orientations
Chord length	
Vertical, $d_{C,vert}$	Distance between boundary pixels which intersect a vertical line passing through the particle centroid
Horizontal, $d_{C,horiz}$	Distance between boundary pixels which intersect a horizontal line passing through the particle centroid
Maximum, C_{max}($d_{C,max}$)	Maximum chord length for all particle orientations
Orthogonal to maximum, C_{max} 90 ($d_{C,max,90}$)	Length of chord 90° to the maximum
Minimum, C_{min}($d_{C,min}$)	Minimum chord length for all particle orientations
Orthogonal to minimum, $C_{min,90}$ ($d_{C,min,90}$)	Length of chord 90° to the minimum
Mean, C_{av} ($d_{C,mean}$)	Mean of chord length for all orientations
Median, C_{med}($d_{C,median}$)	Median of chord length for all orientations
Martin's diameter, MD	Length of the chord which most closely bisects the particle area
Perimeter, P	Sum of the distance between successive boundary pixels
Area, A	Total number of pixels in the particle image

Table 7.11 Image Measurements for Calculation of Two-Dimensional Shape Descriptors

similar information when applied to manufactured powders, potentially allowing for a substantial reduction in the number required to specify shape if redundancies can be identified. Elimination of redundancies then allows for parsimonious description of shape using a limited number of conventional shape descriptors with sensitivity to all major shape features present.

Determination of Particle Size

As discussed earlier the behavior of powder feedstock during sintering is the result of particle response to process physical constraints, both with respect to other particles, and collectively as a bulk unit. It is because it is necessary to first characterize, then to control and optimize, these responses (i.e., behavior) that fundamental characterization of particles is essential.

Metal powders, as already known, were not introduced with the advent of AM techniques. Metallic powders, and powders is in general, have been familiar and processed for centuries. As such the need for characterizing size and size distribution of particles is a relatively old research subject. Human handling of materials in powder form is quite ancient. Indeed, people have processed ground grains and building materials in powder form for many centuries. Our experience with powder, therefore, is deeply rooted in history, resulting in the evolution of several particle size distribution techniques. Some have faded, while others still apply in our modern times (albeit using modern means). One such technique is sieving, which continues to be popular in modern powder characterization efforts.

Sieves essentially are screens of different mesh openings used to measure particle size and to separate powders into different sieve fractions. Traditionally, because of the size range of produced powders for metallurgical applications (around 180 μm), sieving presented a viable and feasible means for sizing particles. Economic feasibility further boosted the dominance of the technique within the industry. In modern AM powder manufacturing, there is a fundamental demand to produce powders of considerable minute diameters compared with those traditionally produced for powder metallurgy. This requirement advanced application of other techniques for sizing and analysis of size distribution with powder patches. The need for alternative sizing methods, however, did not arise because of AM demands; rather, the development of alternative methods was advanced by the need for accuracy of sizing in light of powder production methods. Almost all powder production methods do not produce particles of uniform spherical shapes. This affects the accuracy of sieves and of other methods. Deviation from a perfect spherical shape causes discrepancies of analysis results of the same powder patch.

There are many methods already in application for measuring the size of particles. Indeed, combining different physical principles to numerous commercial suppliers have resulted in the production of a considerable number of particles size measuring instruments. Table 7.12 lists some of the widely used techniques and their foundation physical principles. The listings indicate that the various applied physical principles are of different sensitivities, therefore, all resulting techniques are feasible for application. Moreover, when any two techniques are applied to the same powder (assuming that the range of application is common) differences in the accuracy of the results are to be expected. A more detailed mapping of the range of application of several popular size measurement methods is provided in Table 7.13.

Differences in sensitivity and in the range of application also have economic implications for the end user. Generally, the capital required to set up an accurate, repeatable measurement system is directly proportional to the range of the various techniques and the size resolution. A comparison between the ranges and side of the solution of different techniques is provided in Fig. 7.13. Different methods have different sensitivities and resolutions. There is no one single technique that can cover the entire range of powder size in application currently.

Instrumental Technique	Principle	Volume Fraction Range (%)	Size Range (μm)
Acoustic attenuation spectroscopy (ultrasonic attenuation spectroscopy)	Ultrasonics	>1	0.05–10
Centrifugal sedimentation–optical	Sedimentation	1D	0.01–30
Centrifugal sedimentation–X-Ray	Sedimentation	1D	0.01–100
Electrical resistance zone sensing (particle counting, Coulter counter)	Particle counting	<0.1	0.4–1200
Electroacoustic spectroscopy (electrokinetic sonic amplitude)	Ultrasonics	>1	0.1–10
Gas absorption surface area analysis (BET absorption)	Surface area analysis	NA	NA
Laser light diffraction (Static light scattering, mie scattering, elastic light scattering]	Electromagnetic wave interaction and scattering	0.01–5	0.04–1000
Light microscopy	Particle counting	NA	>1.0
Quasi-elastic light scattering (dynamic light scattering, photon correlation spectroscopy, optical beating spectroscopy)		<0.005	0.003–6
Scanning electron microscopy	Particle counting	NA	>0.1
X-ray gravitational sedimentation	Sedimentation	1D	0.5–100
Colloid vibration current (single frequency)	Ultrasonics	>1	<10
Electrokinetic sonic amplitude (single frequency)	Ultrasonics	> 1	<10
Microelectrophoresis (laser light scattering, quasi-elastic light scattering)	Electromagnetic wave interaction and scattering	<0.001	0.1–1
Sieving	Sieving	NA	5–10^5

Table 7.12 Particle Size Analysis Instruments Based on Different Physical Principles

This implies that the cost of testing will vary based on instrument availability, sophistication, accuracy, and simplicity of the process. Thus, basically, it is up to the user to access the level of sophistication analysis needed depending on powder size and physical variables of the target printing process. In the following section we discuss selected particle size analysis techniques.

Sieving Analysis

Sieving is particularly useful because particles are sorted into categories solely on the basis of size, independently of other properties (density, surface, etc.). Sieving can be used to classify dry or wet powders and generates narrowly classified fractions. Generally speaking, however, size does not have to be the separation factor in powder

Method	Nominal Particle Size		Measurement Diameter
	μm	mm	
Sieving			
Dry	>10	>0.4	Geometrical
Wet	>2	>0.08	
Field Scanning			
Optical microscopy	0.5–1000	0.02–40	Image
Electron microscopy	0.01–10	4×10^{-4} to 0.4	
Stream Scanning			
Resistivity	0.05–500	2×10^{-3} to 20	Dynamic/stokes
Optical	1–500	0.04–20	
Ultrasonic attenuation	100–1000	4–40	
Column hydrodynamic chromatography	0.1–1.0	4×10^{-3} to 0.04	
Sedimentation field-flow fractionation	0.01–1.0	4×10^{-4} to 0.04	
Laser Doppler velocimetry	0.01–3.0	4×10^{-4} to 0.12	
Gravity Sedimentation			
Pipette	1–100	0.04–4	Stokes
Photoextinction	0.5–100	0.02–4	
X-ray absorption	0.1–130	4×10^{-3} to 52	
Centrifugal Sedimentation			
Photo-extinction	0.05–100	2×10^{-3} to 4	Dynamic/stokes
Mass accumulation	0.05–25	2×10^{-3} to 1	
X-ray absorption	0.1–5	4×10^{-3} to 0.2	
Other Methods			
Gas absorption	0. 005–50	2×10^{-4} to 2	Equivalent spherical
Mercury intrusion	0.01–200	4×10^{-4} to 8	
Gas permeability	0.1–40	4×10^{-3} to 16	
Cascade impaction	0.05–30	2×10^{-3} to 12	
Brownian motion	0.01–3	4×10^{-4} to 0.12	Geometrical

Table 7.13 Methods of Particle Size Analysis and Nominal Size Ranges

classification. Depending on the needs, a range of physical characteristics or dimensions may form the criterion for classification (e.g., length, thickness, etc.). In the context of powder size classification, sieving is one of the widely used techniques. The wide applicability of the technique is due to the simple nature of the process and the relatively low cost of performing a test (i.e., testing requires low initial capital equipment investment). The technique also yields highly reliable results and does not require a

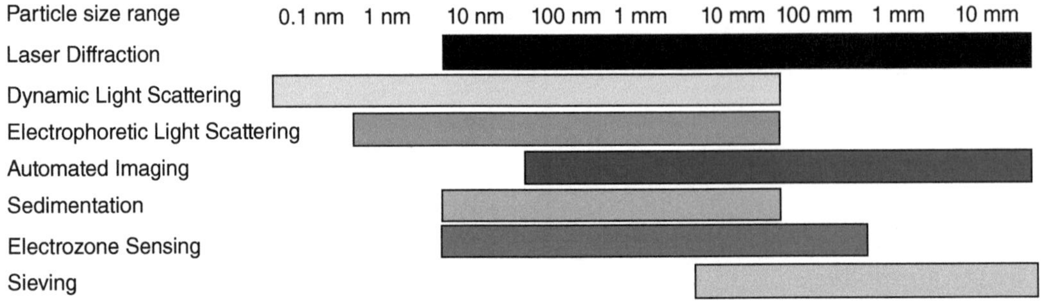

Figure 7.13 Comparison of size sensitivity and resolution of some dominant particle size characterization techniques.

sophisticated level of operator technical expertise for analysis. The technique applies to powders with particle sizes ranging from 5 μm to 100 mm (see Table 7.14).

A sieve is a device designed to retain particles larger than a designated size, while allowing smaller particles to pass through. Placing a series of test sieves of diminishing size designation in succession, therefore, allows for characterizing the particle size distribution within the powder sample. Figure 7.14 shows some typical test sieves applied to characterize powder samples for AM. Three ASTM standards (E 11-951, E161-964, and E 323-805) detail the specifications of various types of sieves. Size determination by sieving primarily applies to free-flowing dry powders, and some carefully prepared slurries. A sieving test comprises shaking the powder sample through a stack series of sieves with decreasing mesh size. The sieve with the largest mesh size is placed at the top (Fig. 7.15), whereas the mesh with the smallest size is placed at the bottom of the stack.

Sieve	Net Weight	Weight After Sieving	Difference	Percentage p3	Cumulative Distribution Q3
[μm]	[g]	[g]	[g]	[%]	[%]
Pan	501	505.5	4.5	3	3
45	253	259	6	4	7
63	268	283	15	10	17
125	298	328	30	20	37
250	325	373	48	32	69
500	362	384.5	22.5	15	84
1,000	386	401	15	10	94
2,000	406	412	6	4	98
4,000	425	428	3	2	100
			= 150 g	1	

Table 7.14 Sample Results of Characterization of Powder Particles

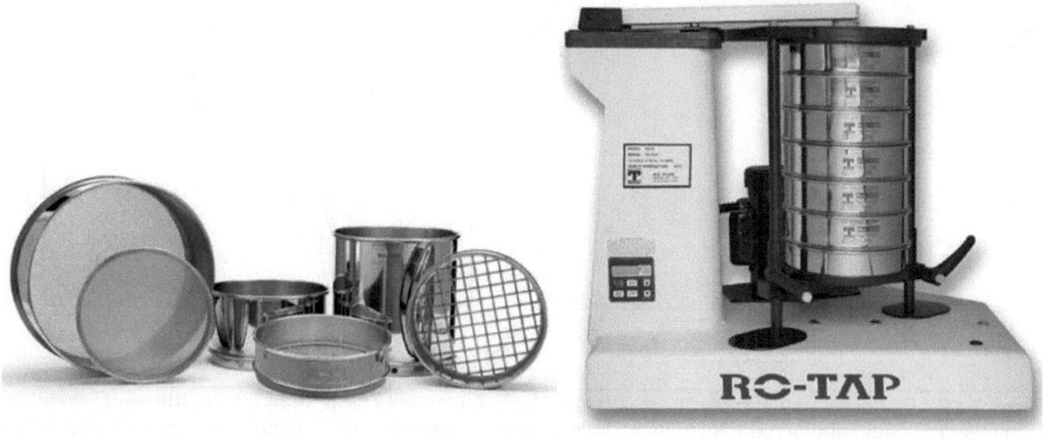

Figure 7.14 Typical powder particle size test sieves, and the arrangement of sieves according to mesh size. Sieves with the coarsest size are typically placed at the top and those with less size follow in descending order.

There are two ways to report results: report the mass of the material retained on a mesh of given size and to report the cumulative mass retained on all sieves above a mesh size (or the cumulative mass fraction of a given mesh size). Table 7.14 provides an illustrative example of powder particles size examination by sieve analysis. This sieve sequencing is used as shown in Fig. 7.15. Note that the largest mesh size (4 mm) is at the top, whereas the smallest mesh size (45 μm) is at the bottom of the sieve stack.

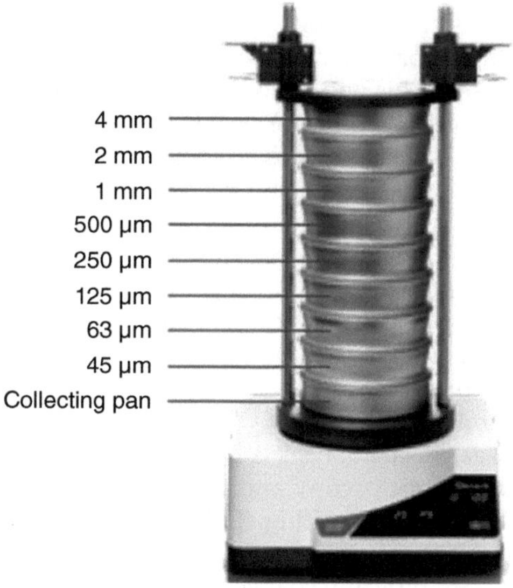

Figure 7.15 A typical sieve setup for particle size analysis.

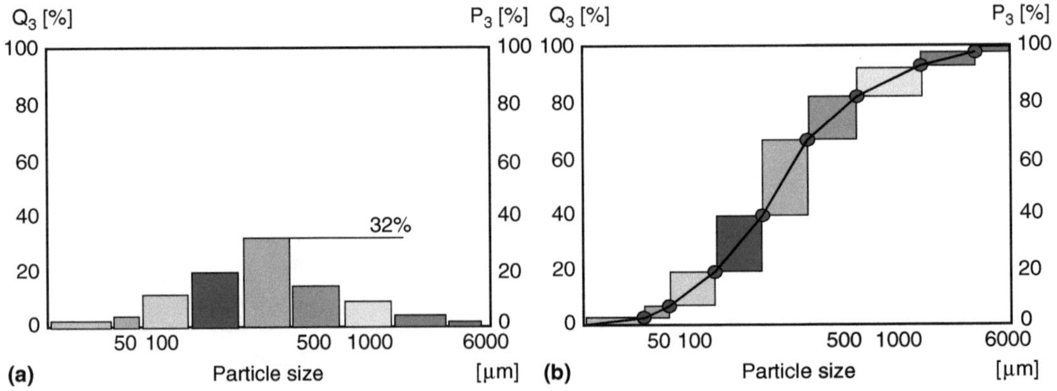

FIGURE 7.16 Plot of results of particle size distribution using sample sieve analysis, (*a*) the representation of the various sizes, and percentages, as an independent distribution, i.e., percentages of each size within the sample and (*b*) cumulative representation of particle size distribution (total equals 100%).

The data in Table 7.14 yield the complete weight of the powder sizes. This is obtained by weighing the relevant sieve before and after the test and obtaining the difference. That difference represents the mass of the powder as a designated size. For example, the mass of the powder fraction of sizes between 45 and 63 μm is 216 g. To represent the mass fractions in a nondimensional form, the mass fraction of the size of sieve is a reference to the mass of the entire sample. This process facilitates the representation of the various sizes and percentage form, either independently or cumulatively as shown in Figs. 7.16a and b.

Although sieving is a simple technique requiring minimal sample preparation, it is important to note that there are inherent drawbacks with the overall approach. First and foremost, the resolution of the particle size distribution curves generated is determined by the differences between adjacent mesh sizes. Therefore, if it is desired to increase the accuracy of particle size distribution data obtained through sieving, the bin size must be decreased. This will not only increase the cost of the measurement process, but also the time necessary to perform the size analysis. Exacerbation of this problem also occurs when particle size ranges are below 50 μm, which is when meshes become considerably more expensive and the propensity for particles to agglomerate drastically increases, yielding inaccurate results [295].

The problem of agglomeration can cause blinding of mesh apertures where particles smaller than a given mesh size are no longer able to pass through due to clogging of the mesh. If this problem persists unbeknownst to the operator, a large quantity of powder can be collected on a single mesh where its weight can potentially increase the size of the mesh openings, thereby causing erroneous results [295].

Due to these limitations coupled with the common use of fine powder in powder bed fusion processes, sieve analysis is not as commonly used as other size determination methods, such as microscopy and laser diffraction. However, it is more likely to be utilized in electron beam melting (EBM) and SLS with typical particle size ranges of 45 to 106 μm and 20 to 50 μm, respectively, rather than SLM (15–80 μm) because the particle size ranges are typically coarser.

Microscopy

As mentioned in the previous section, sieving analysis, although seemingly simple, has several limitations that render the technique relatively inadequate across all powder scales used in AM processes. In addition, sieving analysis does not yield information about the shape of the particles and how close that they are to a perfect sphere. The shape of the particles within the powder bulk determines the quality of packing, which in turn, is important in AM because it directly influences the thickness of desired deposited layers. Close packing is important to realize minimum layer thickness and required part density. To determine the shape of the particles, and how close to a perfect sphere they are, it is necessary to determine the silhouettes of individual particles within the powder patch. Observation of particle silhouettes, in turn, facilitates visualization of their geometry.

Examination of silhouettes has its origins in optical visualization by contrast between light and shade. Silhouette visualization was applied as early as 1927. Cooke [296] described a method for optical visualization of sand particles based on contrast. The method developed by Cox comprises sprinkling the grains of the sand sample over lantern slides covered with blue or cementing material. The slide is then inserted in a projection camera and images are obtained on the screen. Once the image is obtained, the silhouettes are determined by tracing. The method bears the same principle as that of microscopy (with all varieties of microscopy techniques). The method reported by Cox is applied in modern form through various microscopic techniques. Microscopy is more reliable than sieving because of the nature of the analysis performed in each technique. In sieving, the analysis is performed in mass analysis. This means that determination of size and its distribution takes place by sieve filtering of the mass of a powder. The mass portion filtered by each mesh size represents the percentage of the size reported. Microscopy on the other hand, or more precisely silhouette analysis, takes place through analysis by number. That is, the technique, in addition provide shape description, also yields the number of particles of a given size present within a powder patch. Size analysis by number is simpler to perform than an analysis by mass, and it also offers more statistical reliability because analysis by number is a function of the number of particles measured. This means that to maintain high accuracy, the area to be examined must decrease with the particle size and the results must be represented in terms of particle per area.

Dependence on the accuracy of results on the area examined, especially for smaller particle sizes, implies dependency on the optical resolution of the microscopic use. Therefore, each microscopic technique has an optimal range of particle size that it can analyze (Fig. 7.17). A severe limitation of optical microscopes is the small depth of field (about 10 μm at 100× and 0.5 μm at 1000×). To bypass this limitation special care should be practiced when mounting powder samples. This limitation also prevents using automatic counting devices on samples with wide particle size ranges. An additional limitation of the technique is the limit on the number of particles that could be counted. Only the field of view can be characterized, and not the entire patch from which the samples were obtained.

The use of transmission electron microscopic (TEM) could bypass the depth of field limitation in light (optical) microscopy as the device has a large depth of field. This allows all particles in the field of view to being focused regardless of size. However, within this technique, typically particles are usually not counted directly from the viewing screen. Images are obtained and counts are made by analyzing the images.

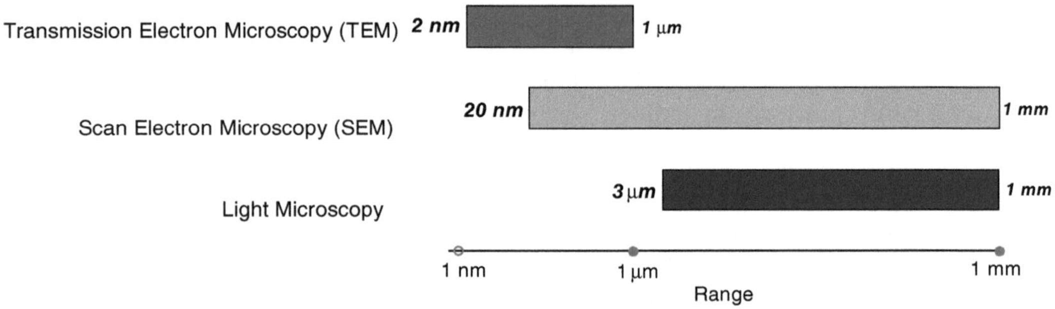

FIGURE 7.17 Comparison between range and sample size done using available microscopy techniques.

SEM is capable of a very wide range of magnification (10–50,000×). Thus, it can be used to count particles within a very wide range. An SEM has about 300× the depth of field of an optical microscope [297–299].

Microscopy is useful also for particle shape and particle texture evaluation (i.e., particle morphology), with a sensitivity far greater than other techniques. Microscopy may also be used to relate particle size to processing characteristics.

Laser Diffraction

Laser diffraction is a non-image-based technique that analyzes the diffraction pattern of laser light when shining through a dispersed medium of particles. Laser diffraction measures particle size distributions by measuring the angular variation in intensity of light scattered as a laser beam passes through a dispersed particulate sample (Fig. 7.18).

Laser diffraction uses the Mie theory of light scattering to calculate the particle size distribution, assuming a volume equivalent sphere model. Mie theory requires

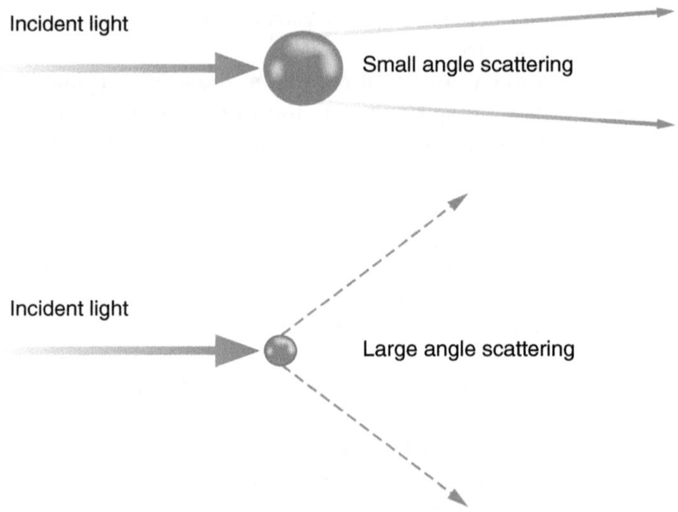

FIGURE 7.18 Principle of laser diffraction of particles.

knowledge of the optical properties (refractive index and imaginary component) of both the dispersant and the sample being measured. Usually the optical properties of the dispersant are relatively easy to find from published data, and many modern instruments will have in-built databases that include common dispersants. For samples where the optical properties are not known, the user can either measure them or make an educated guess and use an iterative approach based on the fit of the modeled data versus the actual data.

A simplified approach is to use the Fraunhofer approximation, which does not require the optical properties of the sample. However, it should be used with caution whenever working with samples that might have particles smaller than 50 μm or where the particles are relatively transparent. A typical laser diffraction system is made up of three main elements (Fig. 7.19):

Optical bench: A dispersed sample passes though the measurement area of the optical bench, where a laser beam illuminates the particles. A series of detectors then accurately measure the intensity of light scattered by the particles within the sample over a wide range of angles.

Sample dispersion units: Sample handling and dispersion are controlled by sample dispersion units designed to either measure the sample wet or dry. These ensure the particles are delivered to the measurement area of the optical bench at the correct concentration and in a suitable, stable state of dispersion. Wet sample dispersion units use a liquid dispersant, aqueous or solvent based, to disperse the sample. To keep the sample suspended and homogenized, it is recirculated continuously through the measurement zone. Dry powder sample dispersion units suspend the sample in a flowing gas stream, usually dry air. Normally the entire sample passes once only through the measuring zone, therefore it is desirable to capture data at rapid speeds, typically up to 10 kHz to ensure representative sample measurement.

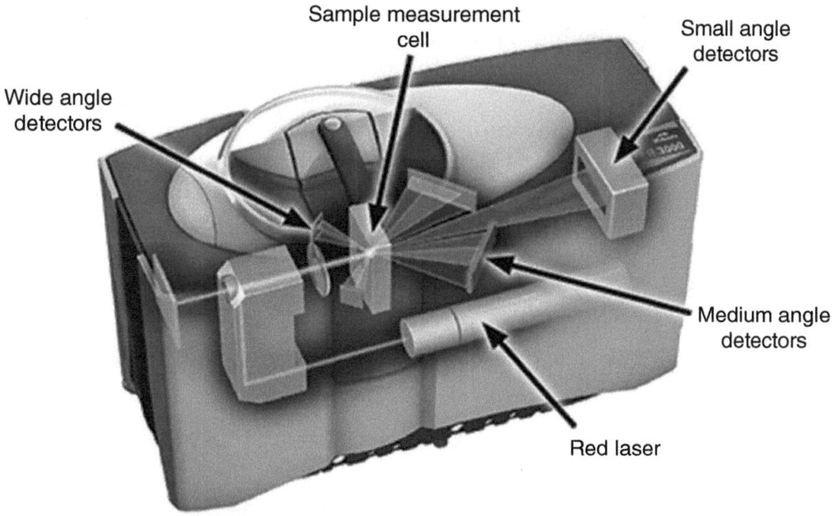

Figure 7.19 Major components of a laser diffraction system.

Trait	Description
Wide dynamic range	From submicron to the millimeter size range
Rapid measurements	Results generated in less than a minute
Repeatability	Large numbers of particles are sampled in each measurement
Instant feedback	Direct monitoring and control of particle dispersion
High sample throughput	Hundreds of measurements per day
Calibration not necessary	Easily verified using standard reference materials
Standardized technique	Covered by ISO13320 (2009).

Table 7.15 Summary Advantages of Size Characterization Using Laser Diffraction

Instrument software: The instrument software controls the system during the measurement process and analyzes the scattering data to calculate a particle size distribution. In more advanced instrumentation the software also provides both instant feedback during method development and expert advice on the quality of the results. The technique is widely used for materials ranging from hundreds of nanometers up to several millimeters in size. It offers several advantages (Table 7.15).

Dynamic Image Analysis

Automated imaging is a high-resolution direct technique for characterizing particles from around 1 micron up to several millimeters in size. Individual particle images are captured from dispersed samples and analyzed to determine their particle size, particle shape, and other physical properties. Statistically representative distributions can be constructed by measuring tens to hundreds of thousands of particles per measurement.

Static image analysis is basically a microscope that measures the sample placed on an object slide step by step. Although the quality of the images is very good and the optical resolution quite high, this method has some decisive drawbacks with regards to representing particle size distributions: the size range is limited, the procedure is rather time-consuming, and the quantity of analyzed particles is often not sufficient to obtain a statistically sound statement about the entire sample. Static imaging systems require a stationary dispersed sample, whereas in dynamic imaging systems the sample flows past the image capture optics. The technique is often used in conjunction with ensemble-based particle sizing methods such as laser diffraction, to gain a deeper understanding of the sample or to validate the ensemble-based measurements.

Typical applications include:

- Measurement of shape differences where particle size alone does not give differentiation
- Detection and/or enumeration of agglomerates, oversized particles, or contaminant particles
- Size measurement of non-spherical particles such as needle-shaped crystals
- Validation of ensemble-based particle size measurements such as laser diffraction.

A typical automated imaging system is composed of three main elements:

Sample presentation and dispersion: This step is critical to getting good results: spatial separation of individual particles and agglomerates in the field of view is the goal. A range of sample presentation methods is available depending on the type of sample and instrumentation employed. Dynamic imaging instrumentation uses a flow cell through which the sample passes during the measurement. Static imaging techniques use a flat surface such as a microscope slide, a glass plate, or a filter membrane. Automated dispersion methods are desirable to avoid potential operator variability.

Image capture optics: Images of individual particles are captured using a digital charge-coupled device (CCC) camera with appropriate magnification optics for the sample in question. In dynamic imaging systems the sample is typically illuminated from behind the sample, whereas static imaging systems offer more flexibility in terms of the sample illumination, e.g., episcopic, diascopic, dark-field, etc. Polarizing optics can also be used for birefringent materials such as crystals. The most advanced dynamic imaging systems use a hydrodynamic sheath flow mechanism to achieve consistent focus for even very fine particles.

Data Analysis Software

Typical instruments measure and record a range of morphological properties for each particle. In the most advanced instruments, graphing and data classification options in the software ensure that extracting the relevant data from your measurement is as straightforward as possible, via an intuitive visual interface. Individually stored gray scale images for each particle provide qualitative verification of the quantitative results.

Modern dynamic image analysis (DIA) systems analyze more than 300 images per second in real time, detecting millions of individual particles within only a few minutes. This performance is based on fast cameras, bright-light sources, short exposure times, and powerful software. Figure 7.20 shows the principal setup of the optics for DIA. As the particles pass through the field of view a light source illuminates the particles from one direction while a camera system takes pictures from the opposite side. Software evaluates the shadow projections of the particles to determine the size distribution of the sample with a high acquisition rate.

Figure 7.21 shows the results of the size analysis of 10 different metal powders that are typical for powder metallurgical applications. Irrespective of the difference in chemistry, density, size, and shape, all samples can be analyzed with using one instrument setup. An automatic feeding chute transports the sample to the analyzer where the particles are captured by an airflow. The air pressure in these systems are adjustable (in this case 50 kPa has been found sufficient to achieve thorough dispersion, i.e., separation of individual particles). The samples show a variety of mean particle sizes distribution (between 10 and 50 μm) with different widths of distribution. In this group, iron powder (Fe) is the coarsest, whereas steel powder (316) is the finest. Titanium powder, meanwhile, is characterized by a very narrow size distribution.

Shape diagram for the same samples (Fig. 7.22) implies that iron powder has the lowest aspect ratio (breadth/length), whereas the titanium has the largest aspect ratio.

For AM, a spherical shape and a narrow, uniform particle size distribution are required to create a smooth, homogenous layer of powder to ensure accurate sintering.

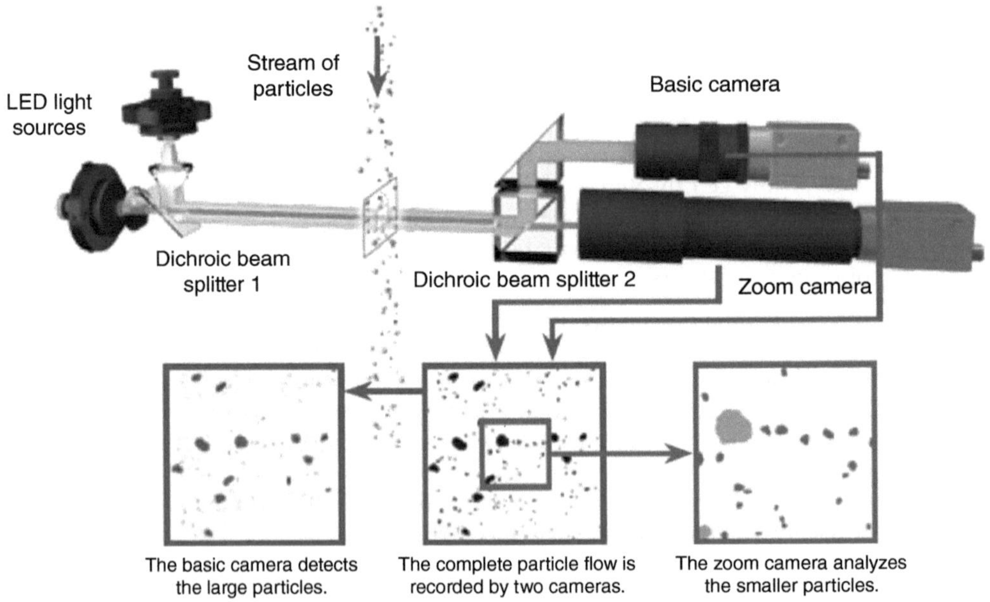

FIGURE 7.20 Principle setup of a dynamic image analysis system. This particular image analysis system, CAMSIZER® X2, uses dual camera technology with different resolutions to realize a considerably wide measuring range. The cameras capture the projections of the particles and then software performs digitization and subsequent analysis.

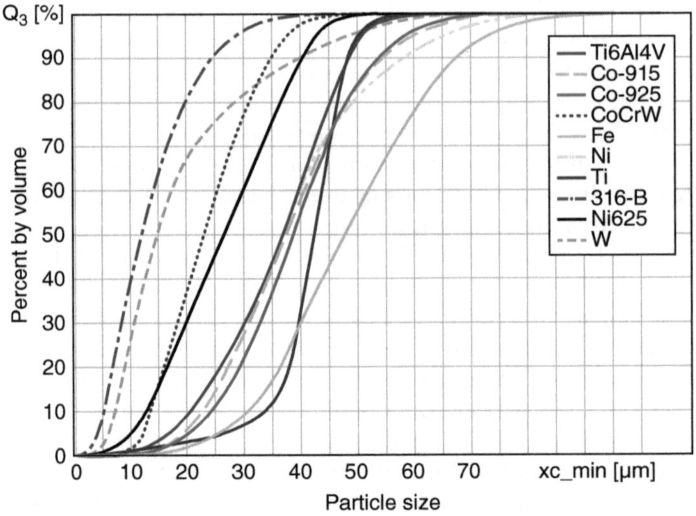

FIGURE 7.21 Particle size analysis of 10 different metal powders using the CAMSIZER X2.

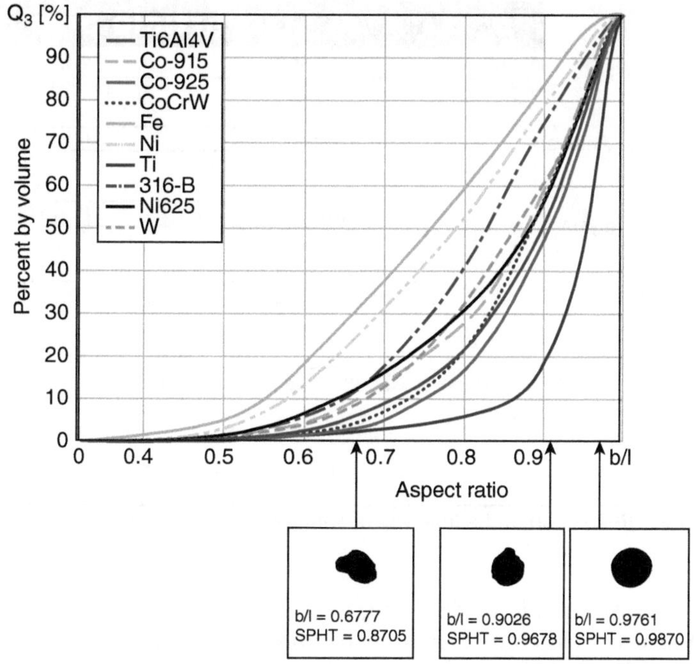

FIGURE 7.22 Analysis of particle shapes of 10 different metal powders using dynamic image analysis (CAMSIZER X2). Along with the quantitative results, the recorded images allow an intuitive understanding of morphology and size differences. Right: more spherical particles with a higher aspect ratio. Detecting smallest amounts of irregular particles in a large quantity of predominantly spherical particles is a great advantage of dynamic image analysis.

The average particle size is usually between 10 and 50 µm, hence, the titanium powder in the above example is suitable for AM. Oversized particles or very irregular particles need to be detected with great accuracy because these are likely to cause defects in the finished workpiece. DIA reliably detects even small amounts of these undesired particles as demonstrated in Fig. 7.23.

Comparison Between Techniques

DIA is capable of measuring particle size without the need of a particular orientation. Thus, it is not necessary to establish a stable plane projection. This is in contrast with the needs of sieve analysis, where the orientation of the part with respect to the opening of the mesh within the sieve may block the passage of the particle (or alternatively may allow the particle to pass). DIA also yields a group of particle size parameters at the same time. This is attributed to the dependence of the technique of analyzing the image on software capability. Typical size parameters are, for example, breadth, length, and diameter of an equivalent circle (Fig. 7.23).

Parameters to describe the particle shape include sphericity, symmetry, convexity, and aspect ratio. An essential characteristic of DIA is its extremely high detection sensitivity for oversized grains. Most equipment, currently in application, is designed to detect all particles within a sample. Resolution of DIA equipment is also very high as

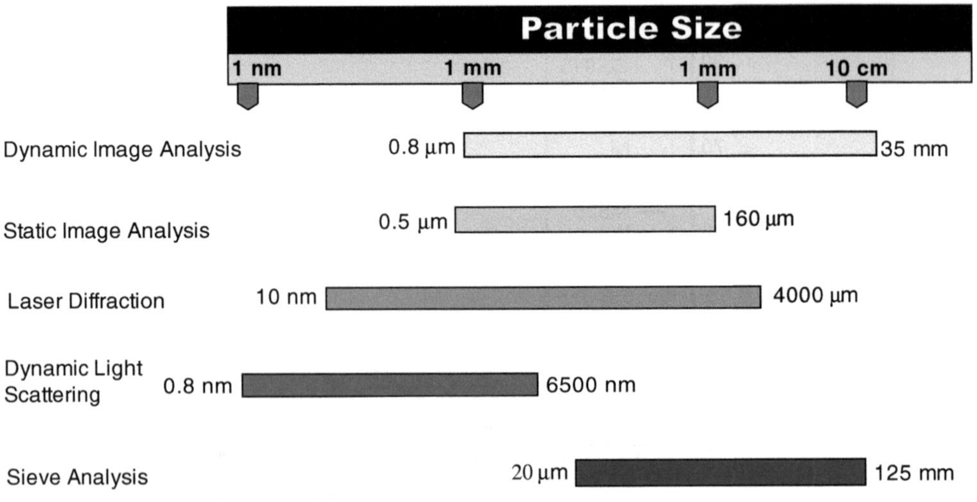

FIGURE 7.23 Resolution and sensitivity of various image analysis techniques.

equipment are capable of detecting particles through a wide spectrum of sizes. The technique also yields multimodal distribution of the higher rate of accuracy.

The resolution of DIA systems is advanced (Fig. 7.23). The smallest size differences within the micrometer range are reliably detected and multimodal distributions are typically resolved with success. Comparing DIA to sieve analysis, the particle "width" is the common comparison parameter. However, when measuring irregularly shaped particles there are still systematic differences due to the nature of each technique.

DIA measures particles in random orientation. This capability is not, however, always advantageous. Figures 7.24 and 7.25 depict and compare results obtained for

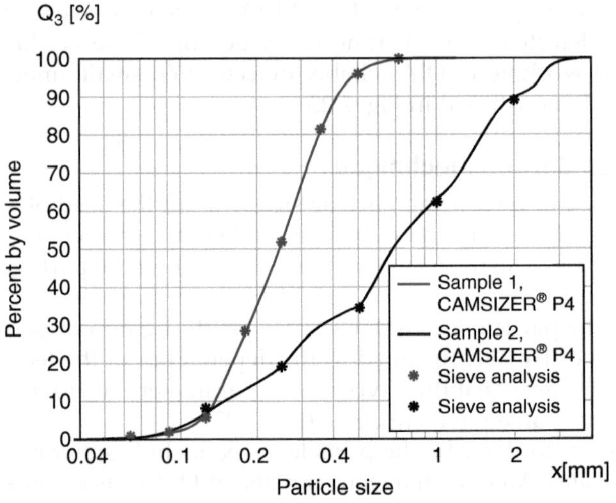

FIGURE 7.24 Example of the excellent agreement between measurement results of two sand samples obtained by DIA (solid line curves) and sieve analysis (*).

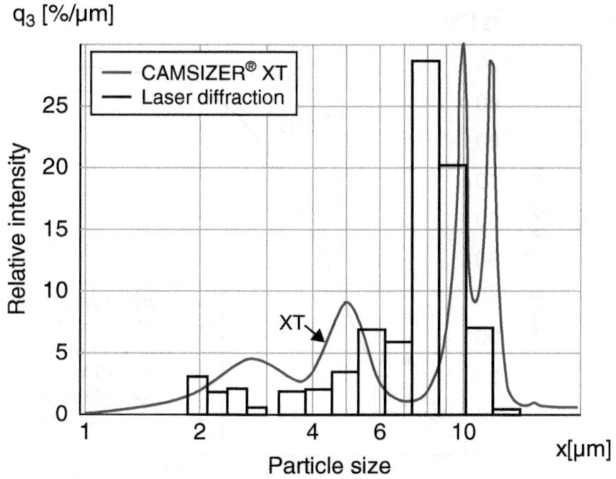

Figure 7.25 Measurement of a mixture of four particle standards (2.5 µm, 5 m, 10 µm, 12 µm). Although DIA is able to distinguish the four components (XT), laser diffraction identifies only three components.

particles of specific shapes. The plots show and trace the origin of differences in particle size measurements and point at possible interpretations of the results. The plots show that differences in particle size distributions are systematic for each defined particle shape. The CAMSIZER software features algorithms that allow correlation of DIA results to almost 100 percent of those obtained by sieve analysis (Fig. 7.24). This procedure is frequently applied in particle size analysis applications for quality control because many products are analyzed by different laboratories with different measuring techniques; hence, there is the need for advancing the gauging comparability.

A big advantage of SLS is the enormously wide measuring range; none of the other techniques presented in this chapter is able to reliably detect particles smaller than 1 micron. Analyses with SLS are relatively easy to perform and can be automated to a large extent. A drawback of this method is the relatively poor resolution. Even the state-of-the-art generation of analyzers cannot detect oversized fractions below 2 v/v%. To resolve multimodal distributions the size of the two components involved need to differ by a factor of at least three. More than three different components in a mixture are basically not detectable. Figure 7.25 is an example of a mixture of polystyrene latex standard particles. In contrast to SLS, DIA is capable of detecting exactly four different particle sizes, whereas the laser diffraction analyzer cannot accurately resolve the 10- and 12-µm particles.

Figure 7.26 illustrates the comparability between SLS, DIA, and sieve analysis using the example of ground coffee. Sieve analysis provides the finest results, but the measurement of particle breadth comes very close. There is no clear comparability between sieve analysis and laser diffraction. The result obtained with SLS corresponds roughly to the X-area parameter (diameter of equivalent circle). The various particle dimensions, which are measured, are all attributed to spherically shaped particles. Therefore, SLS always provides wider size distributions than image analysis. This becomes even more apparent in Fig. 7.27, which shows a measurement comparison of cellulose fibers. DIA distinguishes between the thickness and length of the fibers, but SLS is not able to do so.

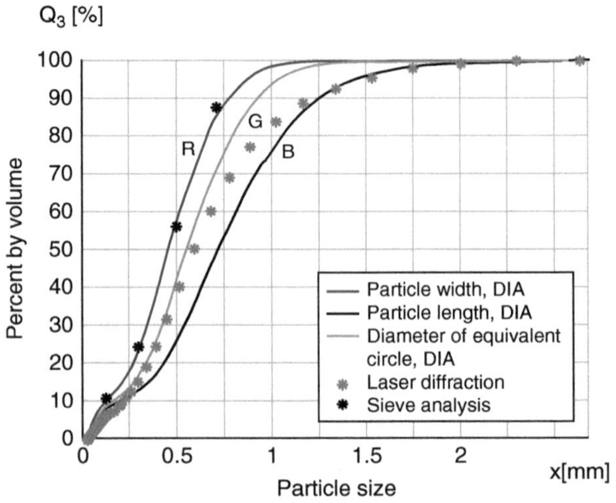

FIGURE 7.26 Measurement of ground coffee with different methods: DIA, particle width (R); DIA, particle length (B); DIA, diameter of the equivalent circle (G); laser diffraction (Grey asterisk); and sieve analyses (black asterisk).

The measurement curve of laser diffraction first runs parallel to the width measurement of DIA (R) and then approaches the "fiber length" (B). The result from laser scattering contains width and length information, all merged into one size distribution. Tables 7.16–7.18 provide comprehensive categorized comparison between the advantages and disadvantages of the most popular particle size analysis techniques.

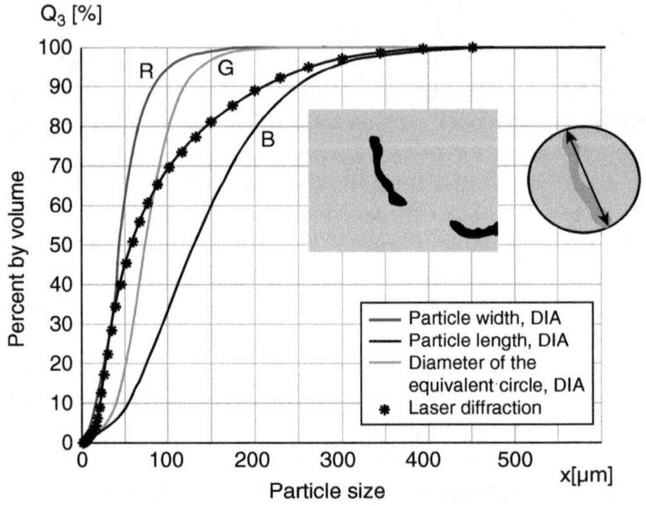

FIGURE 7.27 Measurement of cellulose fibers. The CAMSIZER XT (image analysis) measures particle breadth (R), particle length (B), and X-area (G). The SLS measurement (*) is a mixture of breadth and length and shows a continuous transition. DIA can distinguish between breadth and length.

	Sieve Analysis	Image Analysis
Measuring range	20 μm to 125 mm	0.8 μm to 8 mm
Particle shape analysis	No	Yes
Detection of oversized grains	Each particle	<0.1 Vol%
Resolution	Poor	Very high
Dissolution of multimodalities	Poor	Excellent
Repeatability and lab-to-lab comparison	Limited	Very good
Comparability of methods		Identical results possible
Handling	Simple, time-consuming, error-prone	Simple, objective, fast
	Laser Diffraction	**Image Analysis**
Measuring range	10 nm to 5 mm	>0.8 μm
Particle shape analysis	No, yes	
Detection of oversized grains	<0.1 Vol%	
Resolution	Good in the micron range, getting worse with increasing particle size	Excellent over the whole measuring range
Dissolution of multimodalities	Limited (starting with factor 3 for mixtures)	Significantly better size resolution
Comparability to sieve analysis	Poor	Identical results possible
Information content	Equivalent diameter, spherical model, indirect method	Real particle dimensions, direct length

Table 7.16 Summary Comparison of Frequently Used Techniques for Particle Size Analysis

Performance Feature	Dynamic Image Analysis	Sieve Analysis	Laser Diffraction
Wide dynamic measurement range	▲▲▲	▲▲	▲▲▲
Reproducibility and repeatability	▲▲▲	▲▲	▲▲▲
High resolution for narrow distributions	▲▲▲	▼	▼
Particle shape analysis	▲▲▲	▲▲▲	▼
Direct measurement technique	▲▲	▼	▼
Compatibility of results with other techniques	▲▲	▼	▼
Reliable detection of oversized grains	▲▲	▲▲▲	▼
Robust hardware, easy operation for routine analysis	▲▲▲	▲▲▲	▲▲▲
Analysis of individual particles	▲▲	▼	▼
High measurement speed, short measurement times	▲▲▲	▼	▲▲▲

Table 7.17 Advantages and Disadvantages of Frequently Used Image Analysis Techniques

Method	Particle Size Range	Advantages	Disadvantages
Optical particle counting	nm-mm	Extremely accurate Reproducible Direct measurement Inexpensive Can be automated	Time-consuming manually
Sieve analysis	44 μm-mm	Widely used	Lose accuracy over time
		Relatively inexpensive Easy to use	Sensitive to particle shape Particles can adhere to screen Process can become expensive
Permeability (Fisher Subsieve Analyzer)	0.25–25 μm	Widely used in certain industries Easy to use Inexpensive	Results not true to particle size
Laser diffraction	0.01 μm-mm	Fast, Reproducible Easy to use Many instruments commercially available	
Traditional sedimentation	1–5 μm	Widely used in certain industries Does not need to be calibrated Relatively easy to use	
Centrifugal sedimentation	10 nm to 300 μm	Ability to measure submicron particles	Expensive Problems with dispersion Must experiment to obtain optimal operating conditions
Analysis time is greatly reduced from nongravitational methods Does not need calibration Easy to use			
Photon correlation spectroscopy	5 nm to 5 μm	Easy to use Absolute method; does not require calibration Measures extremely small particles	Complicated algorithm used to calculate particle size distribution Agglomeration can be a real problem Hard to verify results

TABLE 7.18 Advantages and Disadvantages of Common Particle Size Measurement Methods

Influence of Particle Size and Size Distribution on Part Properties

In any powder-based manufacturing process, the determination of particle size and size distribution is essential because these powder characteristics have a large effect on the properties of the parts built including the mechanical strength, porosity, and surface finish. Although the chemistry and microstructure of powder can influence part quality as well, powder morphology is typically the most studied in AM when initial input material characteristics are correlated to the manufactured component properties.

Effect of Particle Size and Distribution on the Density of the Build

Selection of particle size for any given powder-based manufacturing process is rooted in the desired properties of the components to be produced. In powder bed fusion of metals, for example, some of the most sought after part properties are a near 100 percent relative density and a smooth surface finish. Both requirements directly depend on the size and size distribution of the particles of the powders used. Particle size determines the minimum layer thickness and the minimal size of the part features that can be built [1]. If the layer thickness is greater than the maximum particle size, all of the powder particles regardless of size will be deposited into the build volume. Conversely, when the layer thickness is smaller than the maximum particle size, a preferential deposition of a finer distribution of particles takes place. Therefore, in principle, the desired layer thickness serves as a limit to the maximum particle size that should be specified within a given powder [297].

Abd-Elghany et al. [298] studied the interaction between the wiper and powder particles and its potential effect on the solid density of 304L stainless steel parts produced by SLM. Their results showed that increasing the layer thickness leads to a decrease in the density of manufactured parts due to a reduction in density of each powder layer (Fig. 7.28).

They also found that an increased layer thickness led to rougher surfaces on parts because the larger particles that were located in the powder bed did not fully melt.

To resolve the issues of low density and high surface roughness, fine powders with a size range of 15–150 μm are often employed. In addition to the limit on the maximum particle size, constraints are also imposed on the minimum particle size. Decreasing particle size has advantages with respect to increased particle packing

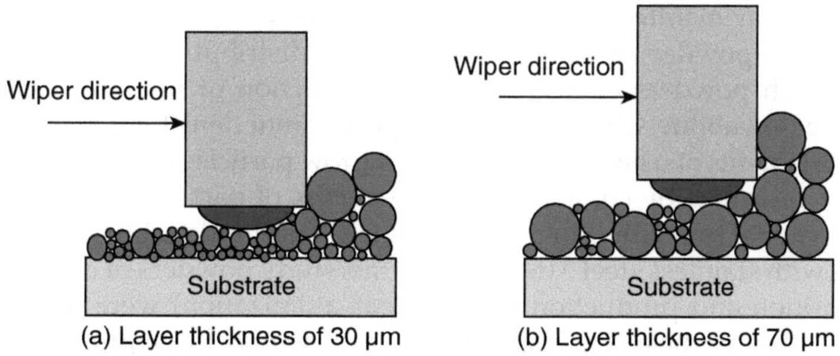

Figure 7.28 (*a*) Layer thickness of 30 μm corresponding to a high density of powder particles. (*b*) Layer thickness of 70 μm corresponding to a low density of powder particles. (Image reconstructed from Abd-Elghany et al. [299].)

[299, 300] and reduced surface roughness [301, 302]. However, one of the major drawbacks of fine powders is its tendency to agglomerate [303, 304]. Agglomeration can be detrimental in powder bed fusion processes because agglomerates can impede powder flow through increasing interparticle friction during the recoating process [305, 306]. Decreased density and inhomogeneity in any of the layers can result in uneven material deposition throughout the layer; i.e., regions within the layers would have more material depositions than others. Such an effect can cause balling with more powder leading to an increased probability of undesired porosity [307–310]. Because agglomerates can assume irregular shapes, laser or electron beam interaction in such a case would differ from that of spherical particles. Pore formation is a function of alteration of the shape of the particles due to their non-uniform interaction with the power source. Olakanmi [251] demonstrated this effect in studies on SLS processing of Al, Al-Mg, and Al-Si powders. The author noticed the increase of irregularly shaped particles within the density of the sintered parts and related such an observation to pore formation.

Differences in laser-material interaction were also observed by Simchi [248]. The author rationed that decreasing the particle size would lead to an increase in the reflectivity of the powder bed as an action to agglomeration and therefore will result in lower attainable density. Although small (fine) particles may degrade flowability, they may enhance the packing efficiency of the powder-based AM. Finer particles provide a larger surface area which, in turn, enhances the absorption of laser energy. This increases the effective temperature and therefore enhances sintering kinetics.

In powder-based AM, the density of each layer should be as high as possible to reduce the residual stresses within the parts. One way to optimize the density of the powder bed is to customize particle size distribution of the powder feedstock. The goal is to enhance the ability of smaller particles to fill the voids that form between larger particles. The benefits of such an approach, however, are not necessarily absolute. Optimization of particle size distribution to enhance packing characteristics, ex situ of the build, does not directly translate into maximum powder bed density [310]. This is due to the effect of the wiper during recoating (which is connected to flowability of the powder).

Most of the current recommendations in the nature of powder mixtures and their size distribution involved are from conventional powder metallurgy. In powder metallurgy, powders with wide particle size distribution are favored due to their increased ability to improve packing efficiency. In AM this cannot be generalized because such powders can manifest a decrease flowability [311]. Therefore, in contrast, for AM purposes a powder of narrow particle size distribution is generally recommended. Using such powders contributes to the reduction of interparticle friction and helps enhance flowability while retaining high apparent densities [312].

The benefits of using a powder with narrow particle size distribution were confirmed in SLM processes by comparing the properties of parts resulting from powders of the same material but with different particle size distribution. Liu et al [313] compared SLM builds with stainless steel 316L parts. In this study powders of almost identical chemical composition and production method (gas atomization) were used. The powders differed in their particle size distribution (as measured 15–16 μm and 1–70 μm). Densities of the final parts were evaluated as a percentage of the full density (i.e., the density achievable with zero porosity) against the laser scanning speed (which relates to energy input to the material). Comparison of the measurements in Fig. 7.29 shows an inverse

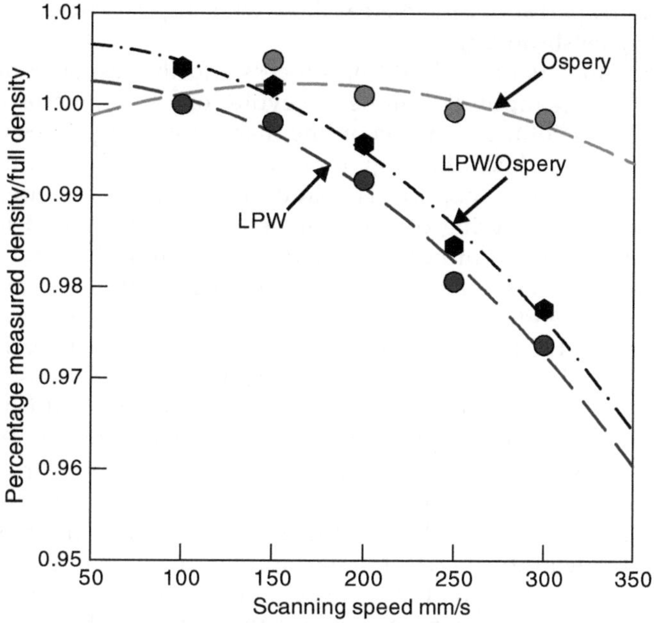

Figure 7.29 Average density of parts built using different scanning speeds in the work of Liu et al. [313].

relationship between the laser scanning speeds and average density, which is due to the reduced energy input to the powder as the speed increases. In addition, the LPW, which is a sample of lower density and narrow particle size distribution, showed a decline in part density with the increase in scanning speed. The sample also showed a lower part density than that of the Osprey sample (which is of a higher original density). The decline in part density for the Osprey sample with scanning speed is not as pronounced compared with the LPW sample. This suggests a correlation between the powder bed density, and thereby part size distribution, and final part density. Inspection of the built parts also implied that particle size distribution influences mechanical properties as well. In general powder with narrower range of particle size (LPW) resulted in parts with higher ultimate tensile strength and higher hardness than parts made of samples with a narrow particle size distribution. Mechanical properties are not mere function of the density and particle size variation within a powder. Mechanical properties of the build are first material specific, and second depend on both the energy input to the powder, the rate of energy input, and rate of cooling or heating of the melt pool. In fact, Li remarked that a unified trend in material property in his work was hard to formulate because of the lack of an identifiable trend with respect to energy density, for example.

It was found that parts made from the narrow size distribution have a higher ultimate tensile strength and hardness, whereas those with the wide size distribution have higher density and less surface roughness.

Similarly, Spierings et al. [315] found that the particle size distribution ultimately determines the density of the developed parts, and thus has a major impact on the mechanical properties. In particular, powders containing more fine particles correlated with smoother part surfaces, whereas those with larger particles showed higher elongations during tensile testing.

The parameters of the building process and the response of the powder material to the energy input determine the evolution of the microstructure of the build material. That evolution reflects on the mechanical properties of the build. Simchi [1] pointed to the effect of energy input in the study of dynamic laser scattering of iron-graphite powder mixture. The study investigated the effect of graphite addition on the laser sintering of iron powder, and it was found that the intensity of laser energy plays an influential role in determining the crack density within the build. Thus, if a very intense laser energy input is applied, large cracks will form leading to independence of the crack density from the graphite content. The intense energy leads to the formation of iron agglomerates, which leads to the elimination of the sintered layers. The addition of graphite increases the sintering kinetics of iron powder pending application of optimized direct metal laser sintering parameters. The presence of graphite changes the surface tension of the iron melt and decreases the oxygen content of the melt. This changes the structure of the internal pores from large and interconnected to spherical and closed. In all, the addition of graphite to iron powder enhances the densification and influences the microstructural development during laser sintering. The addition of graphite to iron powder suppresses the formation of iron clusters, decreasing the reflectivity. This phenomenon increases the working temperature and enhances the sintering kinetics, which results in higher attainable sintered density.

Currently, there exist notable discrepancies in the results of studies exploring the effect of particle size and particle size distribution on part properties. The outcome point at the complex relationship is between the characteristics of powder feedstock and those of printed parts. The results further imply that properties of the build are not a sole function of powder chemistry; rather, part properties are a complex function of particle morphology, size distribution, and the constraints of a given laser power bed fusion system.

Powder bed density is an important property because it affects process performances. It depends on powder characteristics and the spreading mechanism used while processing. Brika [316] examined the effect of powder size distribution on power bed density and compared the performance of two Ti-6AL-4V powders produced by two different production techniques, gas atomization and plasma atomization. Three powder lots were examined: powder 1 from the gas atomization production route, powder 2 from the plasma atomization production route with a Particle Size Distribution (PSD) close to that of Powder 1, and powder 3 from plasma atomization production route with a PSD slightly different from those of powders 1 and 2. Table 7.19 provides detailed particle size distributions of the tested powder lots.

Table 7.19 indicates differences between the two plasma-atomized powders. Powder 3 contains a smaller number of spherical particles and more irregularly shaped agglomerates of coarse and fine particles than powder 2. In terms of morphology, powders 2 and 3 are highly spherical, whereas powder 1 particles are less regularly shaped. The ratio in percentage between the total number of particles and the particles containing internal pores shows that powder 2 has the lowest number of porous particles. In terms of percentage of porosity, powder 3 shows lower porosity, which correlates with the smaller pore size of D50. The porosity of powder 1 was not calculated due to an extremely high number of open pores.

Powder Characteristics		Powder 1	Powder 2	Powder 3
	D10 (μm)	25.3	25.9	20.3
Particle size distribution	D50 (μm)	35.8	36.7	32.7
	D90 (μm)	46.4	50.3	43.9
	Span (6)	0.59	0.66	0.72
	D10	0.46	0.64	0.55
	D50	0.79	0.93	0.84
	D90	0.91	0.97	0.93
Sphericity	Mean	0.73	0.88	0.79
	Standard deviation	0.18	0.15	0.16
	Span (6)	0.57	0.35	0.45
	Ratio (%) (7)	3.5	1.07	3.15
	Porosity (%) (8)	—	1.88	0.12
Span = D90 – D10/D50				

TABLE 7.19 Particle Size Distribution and Sphericity Metrics Obtained Using μCT Analysis

Brika used capsule specimens to entrap powders during the build process. The powder bed density, obtained with the three powder lots using layers of two thicknesses (30 and 60 μm), were evaluated. The average powder bed densities and the corresponding standard deviations were calculated, normalized according to the alloy theoretical density (4.41 g/cm^3), and are reported in Fig. 7.30.

For a given layer thickness, the differences in powder bed densities between three powder lots were found to be statistically significant. However, the difference in powder bed densities obtained with two different layer thicknesses is statistically insignificant. The powder bed densities of different lots were close to 60 percent of the theoretical density of the Ti-6Al-4V alloy. For the 60-μm layer the highest density was obtained with powder 2, which is 5.1 and 4.7 percent higher than those with powder 1

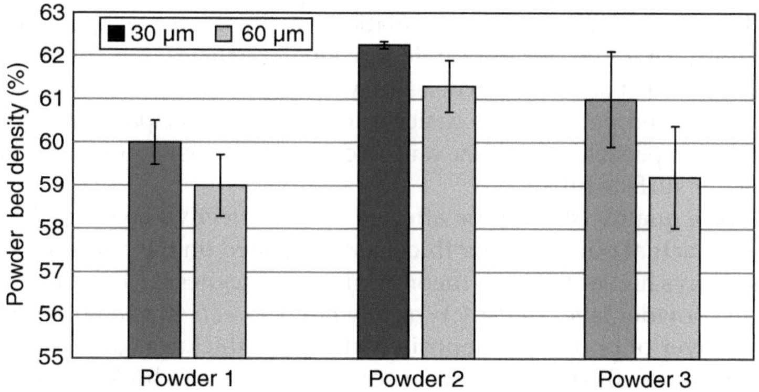

FIGURE 7.30 Powder bed densities of three powder lots for two layer thicknesses.

Layer Thickness (μm)	Printed Specimen Densities (%)			F-Test (*p*-value)
	Powder 1	Powder 2	Powder 3	
30	99.52 ± 0.05	99.81 ± 0.06	99.77 ± 0.03	0.0006
60	99.30 ± 0.15	99.50 ± 0.15	99.36 ± 0.05	0.2165
t-test (*p-value*)	0.0735	0.0293	0.0002	

TABLE 7.20 The Densities of Printed Specimens Obtained for the Different Configurations Tested

and powder 3, respectively. For the 30-μm layer thickness, the highest density was also obtained with powder 2, but the gain became less significant: the density of powder 2 is 2.1 and 0.5 percent higher than those with powder 1 and powder 3, respectively.

Brika explained the inverse relationship between layer thickness and powder bed in terms of the size of particles in the powder formed by layers of different thicknesses. For thinner layers, during spreading, a larger amount of higher size particles is dragged by the coater blade to the receiving container. This, in turn, leaves a larger number of finer particles remaining in the powder bed leading to tighter packing, leading to a higher powder bed density. In terms of sensitivity to the layer thickness variation, powder 2 showed the most stable behavior with a variation of 1.4 percent, whereas the highest sensitivity was obtained with Powder 3 with a variation of 2.9 percent. This was also explained in terms of variations in the dominant powder size within the powder bed. The presence of a larger number of fine particles that tend to agglomerate leads to less regular results, which was indicated by a larger scatter of results for powder 3. The averages and the standard deviations of densities of printed cylindrical specimens obtained for different testing configurations are normalized according to the theoretical density of the alloy (4.41 g/cm^3) and reported in Table 7.20.

Effect of Particle Shape and Size on Surface Quality

Size of the powder particles and their distribution can also crucially influence the quality of the surface of the as built-part. This is due to the nature of interaction of laser power with the particles during the build process. Energy supplied by the laser may be insufficient for complete melting of the large particles within the powder, which leads to the presence of unmelted particles and partially melted particles. Partially melted particles may result in surface undulation causing increase in roughness of the surface. In contrast, for a powder dominated by small particles, the small size may reduce the undulation effect as small particles may fill the voids between large particles. In addition, small-sized particles are easier to melt than larger particles. Therefore, a powder with a lower particle mean size and wider particle distribution tends to produce parts with better surface finish.

Surface quality can also be affected by the effective layer thickness (t_{eff}) [257–259]. This is the actual powder layer thickness deposited on the part after each scanned layer and is always higher than the theoretical layer thickness (t_0). For metal powders used in SLM, the powder layer density typically lies between 40 and 60 percent. Assuming that the first layer of powder is deposited at a layer thickness of 30 μm and has a powder layer density of 60 percent, the laser scans that layer to a bulk density of 99 percent. This leads to a shrinkage in bulk layer thickness to approximately 18.2 μm, a difference of 11.8 μm. The build platform then lowers by the theoretical layer thickness of 30 μm for

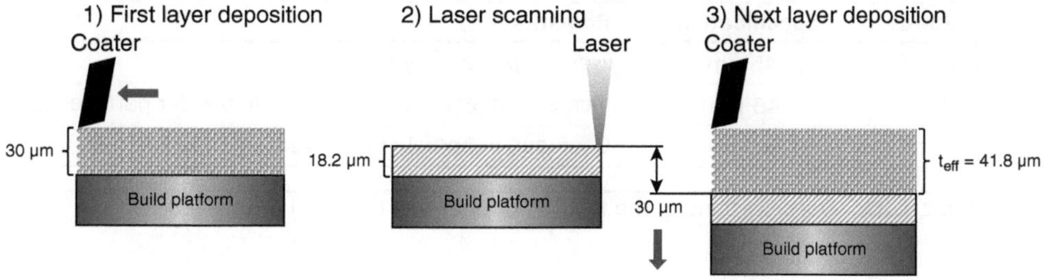

FIGURE 7.31 Development of effective layer thickness in SLM.

the next layer of powder to be deposited. This results in an effective layer thickness of 41.8 µm as illustrated in Fig. 7.31.

Assuming a constant mass before and after laser scanning and the shrinkage occurs in the Z-direction, t_{eff} can be calculated based on the powder layer density and part density using the following equations. Note that $t_{eff(0)} = t_0$ because it represents the first layer of powder deposition.

$$t_{part} = \frac{\text{Packing Density} \times t_{eff(i-1)}}{\text{Part Density}}$$

$$t_{eff(i)} = [t_{eff(i-1)} - t_{part(i)}] + t_0$$

where t_{part} = layer thickness of bulk layer, t_{eff} = effective layer thickness, t_0 = theoretical layer thickness, and i = layer number.

More importantly, t_{eff} has to be considered in relation to the particle size when investigating effects on surface quality. For instance, if $t_{eff} <$ D90 of the powder, particles that are larger than t_{eff} will not be deposited in the powder layer as they will be pushed across the build surface by the coater blade. In this case, the effect of large particles will be less significant and small particles will improve surface finish. In contrast, if $t_{eff} >$ D90, large particles can be deposited in the powder layer so surface roughness will be a function of the size and quantity of large particles present. In such a case, the effect of small particles becomes less significant on surface finish. This implies a directly proportional relationship between layer thickness and powder size dominance. The higher the effective layer thickness, the greater the influence of large particles and the lower the influence of small particles on surface finish.

Lim and Khan [317] studied these effects in SLM of IN625 powder. They used three different PSDs processed using a 40-µm layer thickness, standard processing, and post-processing parameters. Powder B had the widest particle size range, resulting in the highest powder layer density. Powder C had the smallest particle mean size, resulting in high cohesiveness and poor flowability, which was also evident from the irregularities, i.e., scratch lines seen in the first few layers of powder deposition (Table 7.21).

The change in PSD showed no significant effect on the final part density, hardness and static mechanical properties.

The t_{eff} for t_0 = 40 µm was shown to be greater than the particle size of all powders, suggesting that surface roughness would be attributed to the size and quantity of the large particles present and the effect of small particles would become

Powder	Specification	Remarks
A	15–45 μm	Typical size range for L-PBF
B	0–45 μm	Increase in amount of fine particles/wider particle size range
C	0–32 μm	Decrease in particle mean size

TABLE 7.21 Specifications of the IN625 Powder Used by Lim and Khan [317]

less significant. Results showed that powder C produced surfaces with the lowest average roughness values, suggesting that a lower particle mean size lead to small improvements in surface finish for both external and internal surfaces. From the surface topographies obtained, it can be seen that the roughness of internal surfaces was mainly attributed to the size and quantities of partially sintered particles. This means that particle mean size will have a direct influence on surface roughness as the larger the size of the partially sintered particles, the higher the roughness values. The t_{eff} also plays a part as it determines the number of large particles that can be deposited in the powder layer. In general, a smaller particle mean size and wider particle size range would be preferred for better surface finish, but a powder that is too fine may result in poor flowability affecting its processability in terms of layering and powder bed quality.

Using V-shaped specimens Brika [316] investigated the influence of powder size on surface roughness. The samples contained four planar faces oriented with respect to the build plate using 0, 45, 90, and 135° angles (average surface roughness R_a [μm)] and corresponding standard deviations are shown in Fig. 7.32 and in Table 7.22). For each configuration (build orientation and layer thickness), the surface roughness values are normalized according to their respective maxima, and the normalized average surface roughnesses are calculated. The sensitivity of the surface roughness to the layer thickness variations is also estimated for each powder lot.

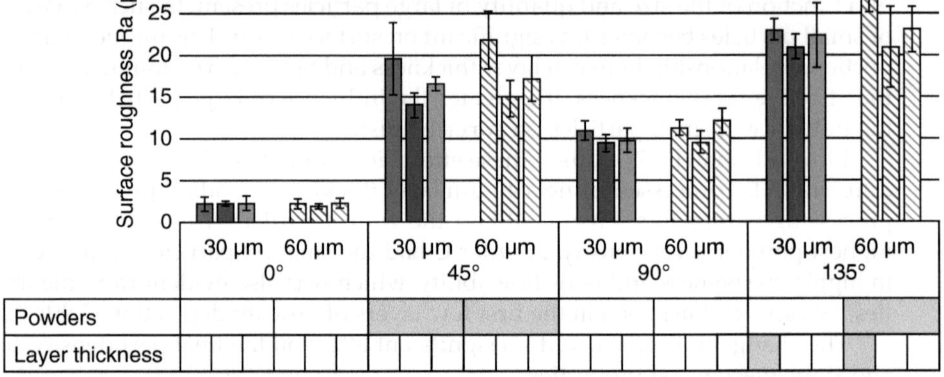

FIGURE 7.32 Average surface roughness R_a (μm) measured on V-shaped specimens with differently oriented surfaces printed from three powder lots; highlighted cells indicates values that differ significantly in terms of their statistical analysis.

Surface Angle (°)	Layer Thickness (μm)	Surface Roughness R_a (μm)			F-test (p-value)
		Powder 1	Powder 2	Powder 3	
0	30	2.22 ± 0.8	2.21 ± 0.3	2.26 ± 0.9	*0.9963*
	60	2.23 ± 0.6	1.93 ± 0.3	2.29 ± 0.5	*0.6539*
	t-test (p-value)	*0.9935*	*0.3055*	*0.9549*	
45	30	19.61 ± 1.9	14.00 ± 1.5	16.59 ± 0.9	*0.0103*
	60	21.84 ± 2.2	14.83 ± 2.2	17.25 ± 2.4	*0.0229*
	t-test (p-value)	*0.2544*	*0.6157*	*0.6702*	
90	30	10.97 ± 1.1	9.45 ± 1.0	9.79 ± 1.5	*0.3365*
	60	11.32 ± 0.9	9.56 ± 1.3	12.10 ± 1.5	*0.1097*
	t-test (p-value)	*0.6923*	*0.9135*	*0.1260*	
135	30	23.05 ± 1.3	21.00 ± 1.5	22.41 ± 2.1	*0.3666*
	60	27.45 ± 2.3	20.96 ± 2.1	23.08 ± 1.9	*0.0245*
	t-test (p-value)	*0.0455*	*0.9798*	*0.6992*	
Normalized average, Ra		0.99 ± 0.01	0.82 ± 0.02	0.92 ± 0.01	
Average variation 30–60 μm (%)		7.39	4.92	6.86	

TABLE 7.22 Average Surface Roughness R_a (μm) of the Powder Lots Studied by Brika et al. *Adapted from* Brika SE, Letenneur M, Dion CA, Brailovski V, "Influence of Particle Morphology and Size Distribution on the Powder Flowability and Laser Powder Bed Fusion Manufacturability of Ti-6Al-4V Alloy," Additive Manufacturing, 31, 100929, 2020

The horizontal surfaces (0°) manifest the smoothest finish because the measurements are made on a single layer of fused powder. Higher roughnesses of the up-face inclined surfaces (45 and 90°) are due to a so-called staircase effect. The down-faced inclined surfaces (135°) are not supported during printing, thus leading to poor heat dissipation and sintering of adjacent particles, which result in the lowest surface quality.

Statistical tests have been carried out to compare the results of these different testing configurations. The highlighted cells in the tables below the graphs in Fig. 7.33 indicate a significant difference at the 5 percent significance level. Highlighted cells in the first row mean that the results are significantly different between the three powders for the considered configuration. Highlighted cells in the second row mean that the results are significantly different between the two-layer thicknesses for the considered configuration (powder/surface orientation). The corresponding *P*-values are reported in Table 7.22. When considering each configuration separately, the differences are significant for most of the cases of the inclined surfaces (45 and 135°) but are less pronounced for the other building orientations. The layer thickness variation does not seem to significantly affect the R_a results. The differences in the surface roughness values obtained with different powder lots can be explained by the differences in their powder bed densities where the presence of voids between the particles negatively affect the surface finish. Laser power bed fusion with powder 2 results in a surface finish 17 percent smoother than with powder 1 and 10.8 percent with powder 3. Powder 2 also shows the smallest sensitivity to the layer thickness variation. To facilitate the comparison, box plots combining the surface roughness results of the differently oriented surfaces

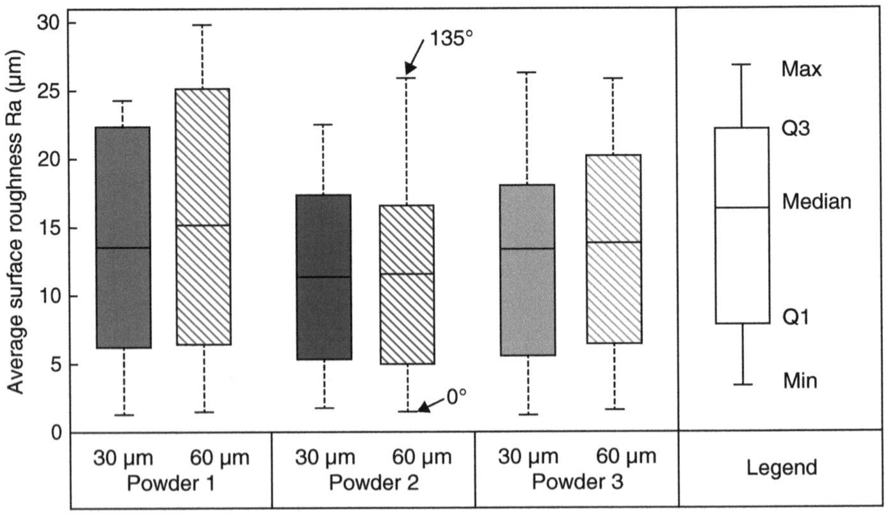

FIGURE 7.33 Box plots of average surface roughness R_a (μm) measured on V-shaped specimens with differently-oriented surfaces printed from three powder lots; arrows point to extreme surface roughness values corresponding to 0° and 135° build orientation angles.

for each configuration studied (powder/layer thickness) are presented in Fig. 7.33. The use of powder 2 resulted in the lowest surface roughness followed by powder 3 and, finally, powder 1. By comparing the values of the first and third quarters (Q1 and Q3 in Fig. 7.33), it can be seen that the surface finish obtained with the plasma-atomized powders (powders 2 and 3) with a layer thickness of 60 μm is better than the one obtained with the less spherical powder 1 with a layer thickness of 30 μm.

In general, powder of fine size expose larger surface area during laser irradiation. This facilitates complete melting and allows for the production of dense parts. On the other hand, using fine size powders can increase the risk of powder contamination compared with powders of coarser particle sizes. The powder of coarse particle size, however, introduces larger void sizes within the build. The voids act as crack initiators within the manufactured parts and therefore reduce mechanical strength. The higher laser absorptivity of fine particles may also increase under cooling, which accelerates solidification and produces refined microstructural features. Subsequently, steeper thermal gradients can lead to the formation of metastable phases within the build. Therefore, it may contribute to higher residual stresses. The influence of particle size and shape on surface quality follows the same logic. Powders of finer particles generate smoother part surfaces. This is because the small size leads to minimal variations in response to the power, Laser, source within the processed layer. This results in a more uniform thickness of the layer and therefore less deviation from the form of the processed layer. In all, further evaluation of particle size influence on part properties is needed. As it stands currently there are no generalized formulas to use process parameters that are customized to each powder and processing methods across the board.

The aforementioned results imply that powder bed-based AM processes can be very sensitive to the appearance of irregularly-shaped particles because they directly affect

Part Characteristic	Key Findings
Part density	Negatively skewed 316L powder that contained fine particles obtained higher part densities at a specific energy density range and lower layer thickness over finer Gaussian grade. Finest granulometry powder was observed with the best densification results [316].
	Wider distributed 316L powder produced higher part densities compared with the narrower grade [317].
Mechanical properties	Negatively skewed 316L grade showed higher ductility but lower tensile strength compared with Gaussian distributed powders [317]
	Narrower distributed 316L powder produced higher part mechanical strength but smaller elongation over wider distributed Grade [318]
	Comparable tensile strength observed between bimodal Ti6Al4V powder and monomodal grades [318].
Microstructure	Higher martensitic content observed in finer pH 17-4 powder (D90 < 16 μm) compared with coarser grade (D90 < 25 μm) [321].
	Finer dendritic structure observed in bimodal Al-Si powder compared with Gaussian and Tri-modal grades [322].
Surface quality	316L powder with finest granulometry (D90 = 24.17 μm) obtained the best surface quality [323].

Table 7.23 Summary Finding for Relation Between Particle Size and Part Properties

how the particles interact and flow together as a bulk solid. Therefore, highly spherical particles with smooth and dry surfaces [318] are desired as they minimize interparticle friction and enhance flowability [319, 320]. Consequently, the circularity and aspect ratio are by far the most commonly used shape factors in powder-based AM because most of the powder utilized is spherical. Although, it is important to note that the degree of sphericity depends on the powder manufacturing process. Table 7.23 provides some of the generalized recommendations for particle size in relation to part properties.

Wider distributed powder (0–45 μm) exhibited better side surface roughness compared with narrower grade (10–45 μm) [324].

References

249. A. Simchi, H. Pohl, Direct laser sintering of iron-graphite powder mixture, *Mater. Sci. Eng. A.* 383 (2004) 191–200. doi:10.1016/j.msea.2004.05.070.
250. Sun YY, Gulizia S, Oh CH, Doblin C, Yang YF, Qian M, "Manipulation and Characterization of a Novel Titanium Powder Precursor for Additive Manufacturing Applications," *JOM*, 67, 564–572, 2015. doi:10.1007/s11837-015-1301-3.
251. Bartkowiak K, Ullrich S, Frick T, Schmidt M, "New Developments of Laser Processing Aluminium Alloys Via Additive Manufacturing Technique," *Physics Procedia*, 12, 393–401, 2011. doi:10.1016/j.phpro.2011.03.050.
252. Olakanmi EO, "Selective Laser Sintering/Melting (SLS/SLM) of Pure Al, Al-Mg, and Al-Si Powders: Effect of Processing Conditions and Powder Properties," *Journal of Materials Processing Technology*, 213, 1387–1405, 2013. doi:10.1016/j.jmatprotec.2013.03.009.

253. Spierings AB, Herres N, Levy G, "Influence of the Particle Size Distribution on Surface Quality and Mechanical Properties in Additive Manufactured Stainless Steel Parts," *Rapid Prototyping Journal*, 17, 195–202, 2011.
254. Parteli EJR, Poschel T, "Particle-Based Simulation of Powder Application in Additive Manufacturing," *Powder Technology*, 288, 96–102, 2016. doi:10.1016/j.powtec.2015.10.035.
255. J.A. Slotwinski, E.J. Garboczi, Metrology Needs for Metal Additive Manufacturing Powders, *JOM*. 67 (2015) 538–543. doi:10.1007/s11837-014-1290-7.
256. Slotwinski JA, Garboczi EJ, "Metrology Needs for Metal Additive Manufacturing Powders," *JOM*. 67, 538–543, 2015. doi:10.1007/s11837-014-1290-7.
257. Slotwinski JA, Garboczi EJ, Stutzman PE, Ferraris CF, Watson SS, Peltz MA, "Characterization of Metal Powders Used for Additive Manufacturing," *Journal of Research of the National Institute of Standards and Technology*, 119, 460–493, 2014. doi:10.6028/jres.119.018.
258. Popovich A, Sufiiarov V, "Metal Powder Additive Manufacturing." In: *New Trends in 3D Printing*, IntechOpen, 2016.
259. Jain KJ, Senthilkumaran K, Pandey PM, Rao PVM, "Advances in Materials for Powder Based Rapid Prototyping," *Proceedings of the International Conference on Recent Advances in Materials and Processing*, PSG-Tech. Coimbatore, India, 2006.
260. Meloy TP, "A Hypothesis for Morphological Characterization of Particle Shape and Physiochemical Properties," *Powder Technology*, 16, 233–253.
261. Beddow JK, "Size, Shape, and Texture Analysis, Science on Form," In Provder T, editor. *Particle Size Distribution: Assessment and Characterization*, American Chemical Society, Washington, DC, 1987.
262. Luerkens DW, Beddow JK, Vetter AF, "Structure and Morphology—The Science of Form Applied to Particle Characterization," *Powder Technology*, 50(2), 93–101, 1987.
263. American Society for Metals, *Metals Handbook* (9th ed.), Volume 7, Powder Metallurgy. American Society for Metals, Ohio, 1984.
264. Heywood H, "Size and Shape Distribution of Lunar Fines Sample 12057," *Proceedings of the Second Lunar Science Conference*, Vol 13, 1971, pp. 1989–2001.
265. Heywood H, "Numerical Definitions of Particle Size and Shape," *Chemical Industry*, 15, 149–154, 1937.
266. Heywood H, "Particle Shape Coefficients," *Journal of the Imperial College of Engineering Society*, 8, 25–33, 1954.
267. Hausner HH, "Characterization of the Powder Particle Shape," *Proceedings of the Symposium on Particle Size Analysis*, The Society for Analytical Chemistry, Loughborough, England, 1967, pp. 20–77.
268. Phal MH, Schädel G, Rumpf H, "Zusammenstellung von Teilchenform Beschreilbungsmethoden," *Aufbereit.-Tech.*, 5, 7–11, 1973.
269. Loveland RP, ASTM Committee E29.02 on Fine Particle Shape, Report, ASTM, 1975.
270. Heywood H, "Symposium on Particle Size Analysis," *Transactions of the Institution of Chemical Engineers*, 25, 14, 1947.
271. Wadell H, "Volume, Shape, and Roundness of Rock Particles," *Journal of Geology*, 40(5): 443–451, 1932.

272. Wadell H, "Proper Names, Nomenclature, and Classification," *Journal of Geology*, 46(3): 546–568, 1938.
273. Krumbein WC, "Measurement and Geological Significance of Shape and Roundness of Sedimentary Particles," *Journal of Sedimentary Petrology*, 11(2): 64–72, 1941.
274. Ervin E. Underwood, *Stereological analysis of particle characteristics, Acta Stereologica [En ligne], Volume 2 (1983), Number 1—Apr. 1983, 7-16 URL : https://popups.uliege.be/0351-580x/index.php?id=4063.*
275 Church T. Problems associated with the use of the ratio of Martin's diameter to Feret's diameter as a profile shape factor. Powder Technology. 1968 Sep 1;2(1):27–31.
276. E.E. Underwood: Stereological Analysis of Particle Characteristics, Testing and Characterization of Powders and Fine Particles,in Quantitative Microscopy, R.T. DeHoff and F.N. Rhines, eds., McGraw-Hill, New York, NY, 1968, pp. 149–200.
277. Beddow JK, *Particulate Science and Technology*, New York: Chemical Publishers, 1980.
278. Meloy TP, "Particulate Characterization: Future Approaches," In Fayed ME, Otten L, eds., *Handbook of Powder Science and Technology*, Van Nostrand Reinhold, New York, 1984, pp. 69–98.
279. Luerkens DW, Beddow JK, Vetter AF. "Invariant Fourier Descriptors." *Powder Technology*, 31(2): 217–20, 1982.
280. Clark MW, "Quantitative Shape Analysis: A Review," *Journal of the International Association for Mathematical Geology*, 13, 303–320, 1981.
281. Luerkens DW, *Theory and Applications of Morphological Analysis: Fine Particles and Surfaces*, CRC Press, London, 1991.
282. Allen T, *Particle Size Measurement*, Chapman & Hall, London, 1990, pp. 125–191.
283. German RM, *Powder Metallurgy Science*, Metal Powder Industries Federation, New Jersey, 1984.
284. Ghadiri M, Farhadpour FA, Clift R, Seville JPK, "Particle Characterization: Size and Morphology." In Jenkins I, Wood JV, eds., *Powder Metallurgy: An Overview*, The Institute of Metals, London, 1991, pp. 56–75.
285. Scarlett B, "Characterization of Particles and Powders." In Brook RJ, Cahn RW, Haasen P, Kramer EJ, eds., *Materials Science and Technology: A Comprehensive Treatment*, 17A, Part 1, VCH Publishing, Weinheim, 1996, pp. 99–25.
286. Kaye BH, "Specification of the Ruggedness and/or Texture of a Fine Particle Profile by Its Fractal Dimension," *Powder Technology*, 21, 1–6, 1978.
287. Kaye BH, "The Description of Two-Dimensional Rugged Boundaries in Fine Particle Science by Means of Fractal Dimension," *Powder Technology*, 46, 245–254, 1986.
288. Chan LCY, Page NW, "Boundary Fractal Dimensions From Sections of a Particle Profile." *Particle and Particle Systems Characterization*, 14, 67–72, 1997.
289. Kaye BH, "Fractal and Shape Index Description of the Shape and Surface Structure of Metal Powders." In *Modern Developments in Powder Metallurgy*, Volume 12, Metal Powder Industries Federation, New Jersey, 1981, pp. 67–82.
290. Russ JC, *Computer Assisted Microscopy: The Measurement and Analysis of Images*, Plenum Press, New York, 1990.
291. Podczeck F, "A Shape Factor to Assess the Shape of Particles Using Image Analysis," *Powder Technology*, 93, 47–53, 1997.
292. Heywood, H. *Proceedings of the Second Particle Size Analysis Conference of the Society for Analytical Chemistry*, 156, 177, 1970.

293. von Rittinger PR, *Aeereit.*, 222 and 243,156, 1987.
294. Rudolph A, Peters C, Schuster M, *Aufbereit.-Tech.*, 3, 384-6. 389-91,156, 1992.
295. Mikli VE, Kerdi H, Kulu P, Besterci M, "Characterization of Powder Particle Morphology," *Proceedings of the Estonian Academy of Sciences*, 22–34, 2001.
296. Jillavenkatesa A, Dapkunas SJ, Lum LSH, NIST *Recommended Practice Guide—Particle Size Characterization*, National Institute of Standards and Technology, Gaithersburg, MD, 2001.
297. Cooke A, Slotwinski J, Properties of Metal Powders for Additive Manufacturing: A Review of the State of the Art of Metal Powder Property Testing, National Institute of Standards and Technology, Gaithersburg, MD, 2012.
298. Simchi A, "The Role of Particle Size on the Laser Sintering of Iron Powder," *Metallurgical and Materials Transactions B*, 35, 937–948, 2004.
299. Abd-Elghany K, Bourell DL, "Property Evaluation of 304L Stainless Steel Fabricated by Selective Laser Melting," *Rapid Prototyping Journal*, 18, 420–428, 2012.
300. Karapatis N, Egger G, "Optimization of Powder Layer Density in Selective Laser Sintering," *Proceedings of the 9th Solid Freeform Fabrication Symposium*, 255–264, 1999.
301. Hoffmann AC, Finkers HJ, "A Relation for the Void Fraction of Randomly Packed Particle Beds," *Powder Technology*, 82, 197–203, 1995.
302. Spierings AB, Levy G, "Comparison of Density of Stainless Steel 316L Parts Produced with Selective Laser Melting Using Different Powder Grades," *Solid Freeform Fabrication Symposium*, 2009, pp. 342–353.
303. Liu B, Wildman R, Tuck C, Ashcroft I, Hague R, "Investigation the Effect of Particle Size Distribution on Processing Parameters Optimisation in Selective Laser Melting Process," Sff: Annual International Solid Freeform Fabrication Symposium. (2011) 227–238.
304. Nichols G, Byard S, Bloxham MJ, Botterill J, Dawson NJ, Dennis A, Diart V, North NC, Sherwood JD, "A Review of the Terms Agglomerate and Aggregate With a Recommendation for Nomenclature Used in Powder and Particle Characterization," *Journal of Pharmaceutical Sciences*, 91, 2103–2109, 2002.
305. German RM, *Powder Metallurgy & Particulate Materials Processing*, Metal Powder Industries Foundation, Princeton, New Jersey, 2005.
306. Delancy M, Freeman T, Brockbank K, Millington-Smith D, "Accurately Quantifying Process-Relevant Powder Properties for AM Applications," *Proceedings of the AM/PM Conference*, 2014.
307. Krantz M, Zhang H, Zhu J, "Characterization of Powder Flow: Static and Dynamic Testing," *Powder Technology*, 194, 239–245, 2009.
308. Zhou X, Liu X, Zhang D, Shen Z, Liu W, "Balling Phenomena in Selective Laser Melted Tungsten," *Journal of Materials Processing Technology*, 222, 33–42, 2015. doi:10.1016/j.jmatprotec.2015.02.032.
309. Tolochko NK, Mozzharov SE, Yadroitsev IA, Laoui T, Froyen L, Titov VI, Ignatiev MB, "Balling Processes During Selective Laser Treatment of Powders," *Rapid Prototyping Journal*, 10, 78–87, 2004. doi:10.1108/13552540410526953.
310. Kruth JP, Froyen L, Van Vaerenbergh J, Mercelis P, Rombouts M, Lauwers B, "Selective Laser Melting of Iron-Based Powder," *Journal of Materials Processing Technoogy*, 616–622, 2004. doi:10.1016/j.jmatprotec.2003.11.051.
311. Vigneau E, Loisel C, Devaux MF, Cantoni P, "Number of Particles for the Determination of Size Distribution From Microscopic Images," *Powder Technology*, 107, 243–250, 2000. doi:10.1016/S0032-5910(99)00192-8.

312. Schade CT, Murphy TF, Walton C, "Development of Atomized Powders for Additive Manufacturing," *Proceedings of the 2014 World Congress on Powder Metallurgy and Particulate Materials*, 2014, pp. 215–225. http://www.gkn.com/hoeganaes/media/TechLibrary/Schade-Atomized Powders for Additive Manufacturing (1).pdf.
313. Bierwagen GP, Sanders TE, "Studies of the Effects of Particle Size Distribution on the Packing Efficiency of Particles," *Powder Technology*, 10, 111–119, 1974. doi:10.1016/0032-5910(74)80036-7.
314. Murphy TF, "Metallographic Testing of Powders Intended for Use in Additive Manufacturing," *International Journal of Powder Metallurgy*, 52, 25–35, 2016.
315. Liu B, Wildman R, Tuck C, Ashcroft I, Hague R, "Investigation the Effect of Particle Size Distribution on Processing Parameters Optimization in Selective Laser Melting Process," *22nd Annual International Solid Freeform Fabrication Symposium—An Additive Manufacturing Conference*, 2011.
316. Spierings AB, Herres N, Levy G, "Influence of the Particle Size Distribution on Surface Quality and Mechanical Properties in AM Steel Parts," *Rapid Prototyping Journal*, 17(3): 195–202, 2011.
317. Spierings AB, Levy G, "Comparison of Density Of Stainless Steel 316L Parts Produced With Selective Laser Melting Using Different Powder Grades," *20th Annual International Solid Freeform Fabrication Symposium*, 2009.
318. Brika SE, Letenneur M, Dion CA, Brailovski V, "Influence of Particle Morphology and Size Distribution on the Powder Flowability and Laser Powder Bed Fusion Manufacturability of Ti-6Al-4V Alloy," *Additive Manufacturing*, 31, 100929, 2020.
319. Lim JH, Khan NA, "Effects of Particle Size Distribution on Surface Finish of Selective Laser Melting Parts, Solid Freeform Fabrication 2019," *Proceedings of the 30th Annual International, Solid Freeform Fabrication Symposium—An Additive Manufacturing Conference*, 1990-2004.
320. Rehme O, "Cellular Design for Laser Freeform Fabrication," 2010. https://cuvillier.de/de/shop/publications/824.
321. van Elsen M, Al-Bender F, Kruth JP, "Application of Dimensional Analysis to Selective Laser Melting," *Rapid Prototyping Journal*, 14(1), 15–22, 2008.
322. Pupo Y, Monroy KP, Ciurana J, "Influence of Process Parameters on Surface Quality of CoCrMo Produced by Selective Laser Melting," *International Journal of Advanced Manufacturing Technology*, 985–995, 2015.
323. Kruth JP, Mercelis P, Van Vaerenbergh J, Froyen L, Rombouts M, "Binding Mechanisms in Selective Laser Sintering and Selective Laser Melting," *Rapid Prototyping Journal*, 11(1): 26–36, 2005.
324. Kruth JP, Levy G, Klocke F, Childs THC, "Consolidation Phenomena in Laser and Powder-Bed Based Layered Manufacturing," *CIRP Annals—Manufacturing Technology*, 56(2): 730–759, 2007.
325. Lowell S, Shields JE, Thomas MA, Thommes M, *Characterization of Porous Solids and Powders: Surface Area, Pore Size and Density*, Springer, Netherlands, 2004. http://dx.doi.org/10.1007/978-1-4020-2303-3.

CHAPTER 8

Powder Characterization and Measurement of Properties

Levels of Property Identification

Building an object in a layer-by-layer procedure entails several levels of interaction of the material. These are related to the state of the metallic powder at each level. At the beginning (i.e., at the initiation of the build), the material is in the feedstock state (bulk material powder). Once it is heated to facilitate the print a change in phase (proportional to the amount of energy transferred) takes place. An additional change of phase takes place once a layer of the material is actually deposited. That phase (or state) depends on the interaction of the deposited layer with each interfacing substrate and/or its surrounding environment. As the building process proceeds, different parts of the volume of the object would be at various states (mechanically, thermally, and chemically). Further, depending on the corresponding state of each part, mechanical and transport properties would also show variations. These variations will affect the state of internal and residual stresses, void and fault formation and propagation, and the response to mechanical and thermal loads (internal and external). The prediction of these changes is necessary to control the building process and, more importantly, for postprocessing to produce an application-ready part. That is, there is a need to manage the complexity that evolves along with the proceeding of the layer-by-layer building path. Accurate management of this complexity also entails several levels. However, the hierarchy of management starts at the very basic level of identifying the fundamental properties of the metallic powders.

Powder properties may be subdivided according to the hierarchy of their influence at different stages of the build process (Fig. 8.1). At the basic level, physical or chemical properties of individual particles provide the essence of behavior in response to the constraints imposed by the physics of the individual process. The second level describes the behavior of the powder in bulk when subject to actual building conditions. The third level, meanwhile, deals with the behavior of the powder on the process-specific conditions. The quality of the final part and its performance, within this scheme of classification, is a product of the cumulative sum of the effects reflected by the powder at each of the previous levels. It is clear from this scheme that achieving a targeted

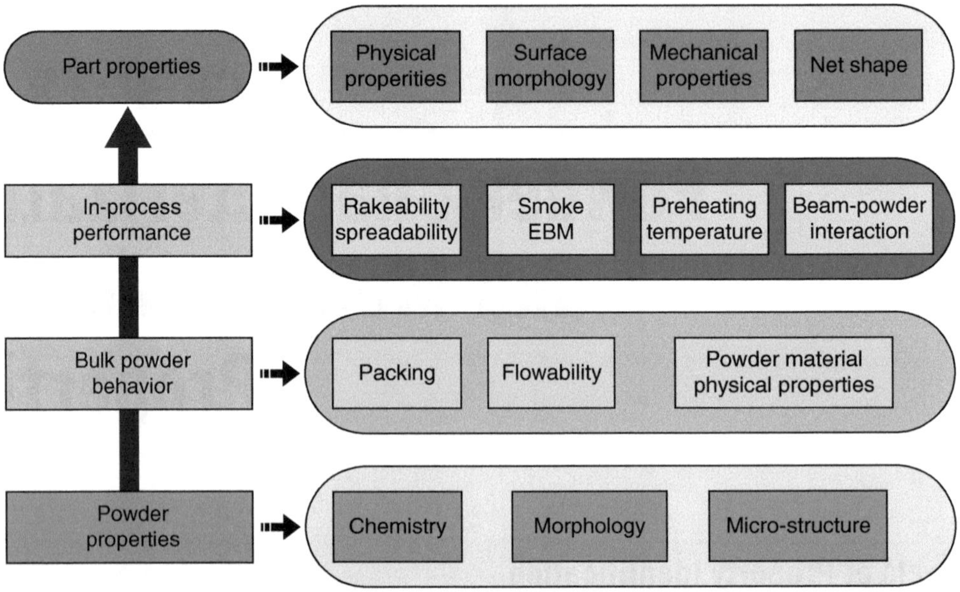

FIGURE 8.1 Levels of powder properties and their hierarchical ranking in terms of influence at different stages of the build process performance, and eventually part property and behavior in real conditions, is currently the challenge. EBM = electron beam melting.

performance of the built object depends on the clear and precise characterization of powder behavior to obtain meaningful correlations between various properties and final product performance. It is worth noting that despite the existence of powder testing methods for many applications, test methods for actual additive manufacturing (AM) processing conditions have yet to be developed [326]. Current practice is to use basic level physical properties to predict the behavior of higher-level dependency. As an example, for a measure of powder flowability, which is crucial for feeding the powder to printing heads, manufacturers use simple tests based on the single particle scale. These tests date back to the 1950s when powder manufacturing of steel parts was just introduced. Despite that these tests are standardized they are indicators at best [327]. They do not reflect real behavior under AM real process conditions, in which any models based on these indicators will not meet the desired level of accuracy at every basic level. It is also apparent that there is a need to test powders at actual conditions with empirical methods that involve trial and error, which are the current norm. In view of the lack of data that reflect actual behavior, connecting properties of the individual powder particles to in-process performance.

Key Powder Properties and Their Characterization

Powder Flowability

Flowability of bulk solids is a key parameter that influences the behavior of the powder in any application or manufacturing process. It also influences the design of the manufactured object and determines, to a great extent, the manufacturing operational parameters. Flowability of the bulk solid is not an intrinsic property of the material; rather it is a characteristic that incorporates a range of bulk solid intrinsic and imperial properties. These properties may entail internal strength, bulk density, particle size distribution, and tapped density. Because of its dependency on other properties, flowability has no standard definition. Moreover, the scope of the term depends on the manufacturing process and its final goals. That is, the definition and scope, will vary according to the target user. A basic definition for flowability may thus be stated as the ability of the powder to fail or flow under its own influence (i.e., its own weight).

The influencing parameters that determine the quality of the powder, and thereby the quality of any powder-based product, depend on the physics of the production process, the sequence of its steps, and how intense a response these steps will trigger in the powder. It follows that flowability of the powder is not a technique, or manufacturing process, blind. Depending on the nature of the manufacturing process, a given set of powder properties may be influential. The same parameters may not be as important for each different manufacturing process; thus, a powder deemed flowable for one application may not be the same for another application. This points to the importance of defining the scope and context of flowability and flow parameters within the context of a specific manufacturing process.

Characterization of AM feedstock metallic powders is targeted within two specific technologies because of the advantages they offer in fabricating complex shapes. These technologies include powder bed fusion (PBF) and directed energy deposition (DED). Each of these processes have their specific physics of process, and logistic details. The specifics of each process impose different demands on flowability of the feedstock powder (along with the manufacturing process of the powder itself). The PBF suite of techniques involves laser sintering or electron beam melting. Both techniques comprise highly localized melting of powders and the justification of a micro-weld fusion zone. Under these conditions, and depending on the depth of penetration of the heat source, scan pattern, and speed (both of which are process at material specific), most or all of the volumetric regions of the AM build may experience melting and modification cycles. Similarly, DED methods include laser net shaping and electron beam AM, which require single or multiple powder feeders, and, again, a highly localized heat source for melting a portion of the injected powders (approximately 20–30 percent [328]) to build a freeform object. The process of melting itself, for PBF or DED, entails melting and consolidation of powder particles and powder material up to 100 percent of material density [326–329].

In all, the physics of PBF and DED requires investigation of processing windows that are compatible with feedstock powder materials. Here, because of the physics of the process, the behavior of the powder material before, during, and after the building process is to be thoroughly characterized. Comprehensive knowledge of feedstock powder behavior in raw form, as a melt pool, and as a solidified material, therefore, becomes essential. The information obtained ensures that energy inputs, scan speeds, and spreading of the layers deposited are compatible with the behavior of the powder imposed by its properties. That is, characterizing the powder behavior at each stage of the build, beforehand, will ensure that the input parameters of the building process will not result in a defective build. Under these requirements, the scope of flowability of powder widens to practically describe "processability." Processability of the powder (Fig. 8.2) incorporates a host of intrinsic physical and chemical properties of the powder. In addition, within the realm of PBF or DED, processability extends

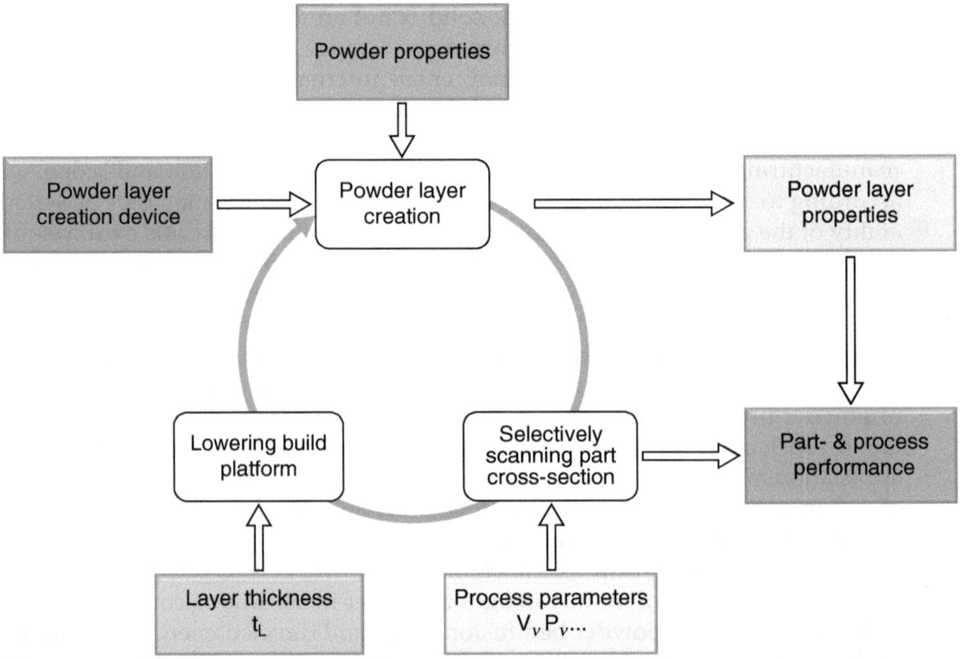

FIGURE 8.2 Hierarchy of the relationship between feedstock powder properties and properties of the build, their influence, and their context to the selective laser melting process. (From Spierings AB, Voegtlin M, Bauer T, Wegener K,. Powder flowability characterisation methodology for powder-bed-based metal additive manufacturing, *Progress in Additive Manufacturing,* 1(1–2): 9–20, 2016.)

the constituents affecting flowability of feedstock powder. Thus, not only feedstock powder properties are important, but the properties of the powder layering and those of the holding device also become a contributing factor. The physical and geometrical properties of the layer-dispensing device affect the response of the powder feedstock to melting energy input, stress evolution from widespread melt, thermal transport between freshly deposited layers and older spread layers, and melt pool dynamics. To that effect, processability in AM of metals incorporates more building blocks than those encountered in other powder processes. Flowability is not an inherent property; it is the result of the interaction between powder material properties both physical and morphological, the physics of the manufacturing process, and properties of the equipment used to process or utilize the powder in the build. In all, flowability of powder feedstock comprises inherent process-specific variabilities. These would prohibit developing a single measure to express that characteristic. Further, any index or measure used to express the flowability of powder would be important to the conditions of measurements and how close they are to the intended use of the powder. That is, a universal and absolute measure of flowability may not be possible. Flowability is also a function of the method used to produce the powder stock. Each powder production process has limits on the size, shape, and general morphology of the resulting powder. In addition, each powder production process has limitations regarding the materials to be processed for powder. The limitations of production processes, while appearing to mainly affect the morphological and geometry of powder particles, indirectly affect flowability. This is because several aspects of powder stock rheology are dependent on particle shape and geometry. Rheological behavior, in turn, potentially can influence the suitability of a given powder processed by a particular AM technique.

Characterization of powder flowability, therefore, stems from flow property data (i.e., from data pertaining to physical and chemical properties that affect the flow of the powder). These data are equipment blind. They do not refer to specific equipment used to handle or process the powder. Therefore, a distinction should be made between "flow property data" and "powder flowability." Flow property data exclusively refers to powder. Powder flow is an observation and refers to a description of how material flows over in a given piece of equipment [330].

The specific bulk characteristics and properties of the powder that influence flow, and rheological behavior of a powder that can be measured, are known as flow properties (Fig. 8.3). As shown in Fig. 8.3, these properties may include density, compressibility, cohesive strength, and wall friction. Those properties index the behavior of the bulk material and originate from the collective forces acting on individual particles [331]. Keeping the distinction between powder flowability, and powder flow properties in mind, it is also observed that the powder flow properties in AM yield additional information about whether using the particular powder is suitable for a given manufacturing process. Knowledge of powder flow properties under actual building conditions, therefore, complements knowledge of the metallurgical behavior of the material of the powder under actual process conditions. A combination of physical, chemical, and metallurgical properties of a metallic powder contributes toward predicting material performance in a printing process. That is, the property profile of the powder, and how this profile changes in response to the physics of the printing process, determine the

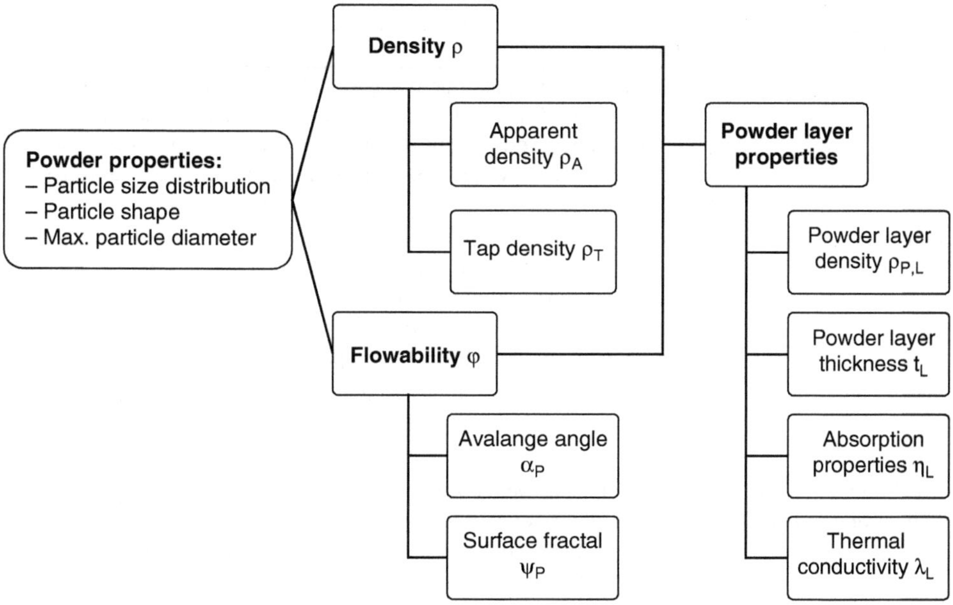

FIGURE 8.3 Powder layer properties dependent on powder density and flowability.

suitability of the metal powder to be processed by printing. This "suitability" defines the so-called "printability," which is a parameter that implies the probability of successful deposition of a powder feedstock as a bulk material that meets mechanical, metallurgical, and functional performance requirements of a specific application [332].

Characterization of Powder for Additive Manufacturing

Flowability, within its various contexts in AM technologies, is a key descriptor of the state of the powder and the potential of that powder to produce a successful object. This places the parameter as a suitable starter for characterization methods, making flow behavior multidimensional. It is a consequence of the combination of a material's physical properties, which influence material flow, environmental conditions, equipment used for handling, and storing and processing these materials [333]. Testing for flowability of feedstock, therefore, entails the evaluation of a host of properties related to the flow of the powder. The values of those properties, obtained mostly from standardized tests, are used in the calculation of several indexes of which value categorize powder flow. That is, depending on the values of the indexes, and whether they fall within a certain range, they subjectively indicate the quality of flow of the tested powder. The choice of which group of parameters is tested mainly relates to the target manufacturing process. Traditionally, prediction of powder behavior has been based on four properties seen in Table 8.1.

The choice of the properties shown in Table 8.1 is rooted in "conventional" metal powder processing. The premise for extending the validity to AM processes is that the behavior of powders is considered material and process blind. Accordingly, a particular group of properties should govern flow behavior of the powder regardless of

Bulk Property	Definition
Angle of repose	The angle of repose, or critical angle of repose, of a granular material is the steepest angle of descent or dip relative to the horizontal plane to which a material can be piled without slumping. At this angle, the material on the slope face is on the verge of sliding. The angle of repose can range from 0° to 90°.
Apparent density	Apparent density is the bulk density of the powder. It provides the mass per unit volume of loose packed powders. This value is a first, low-cost evaluation of a powder to determine consistency from lot to lot. A low apparent density can be an indication of fine particles and a high apparent density can be an indication of large particles.
Powder flow rate	The flow rate through an orifice is generally measured as the mass per time flowing from any of a number of types of containers (cylinders, funnels, and hoppers).
Non-free flowing vs free-flowing powder	A non-free flow is typically a powder that will hang up when put on a downward angle. A non-free flowing powder requires the use of compression to flow through an orifice. A free-flowing powder will absolutely flow when put on a downward angle.

TABLE 8.1 Definition of Some Main Flowability Related Properties of Powders

the original material. That is, whether the powder is that of a grain or ceramic, it is sufficient to evaluate the same group of parameters to indicate quality of flow. It is important to note, however, that such a concept might not hold for AM processes. As explained earlier, testing for AM processes requires extending the spectrum of test conditions to include the actual constraints prevailing within all processing steps. Some of those conditions are not encountered in conventional powder manufacturing. Extending the range of property evaluation and prediction of the evolution of powder behavior in relation to extended testing has not matured yet. Currently, there are no reliable extended range data, or computational models, that would confirm, complement, or even challenge, the dependency of powder behavior on the traditional group of properties.

Historically, the relationship between flowability and powder properties has been formulated within the context of mass storage and bulk processing of bulk solid (e.g., grains, flour, pharmaceutical, and metallurgical powders). Identification of controlling parameters has traditionally stemmed from studying flow patterns that take place in popular container shapes used for storage and processing of bulk solids. The goal was to facilitate the design of storage and processing facilities. Once the flow patterns of the bulk solids within these containers, during filling or discharging, were identified, the patterns were traced to properties of the stored bulk solid.

In principle, three flow patterns may take place in a storage bin including mass flow, funnel flow, and expanded flow (Fig. 8.4). Mass flow (Fig. 8.4a) is a regime in which the entire contents of the vessel are "live" (i.e., the entire powder content flows continuously). Continuous flow leads to a so-called first-in first-out discharge regime. This behavior does not encounter formation of stagnant powder zones (i.e., the so-called rat holes). Mass flow is characterized by a uniform velocity profile during operation. The material from the center as well as the periphery moves toward the outlet. To achieve mass flow, the hopper walls must be sufficiently steep and smooth. For a given wall material/converging angle, the powder wall friction must be below a critical value. Also, the product discharge must be controlled by a valve or feeder that allows powder to flow through the entire cross-sectional area of the outlet.

Rough walls and a large angle lead to funnel flow taking place. Funnel flow (Fig. 8.4b) can be considered the default flow pattern and is characterized by powder

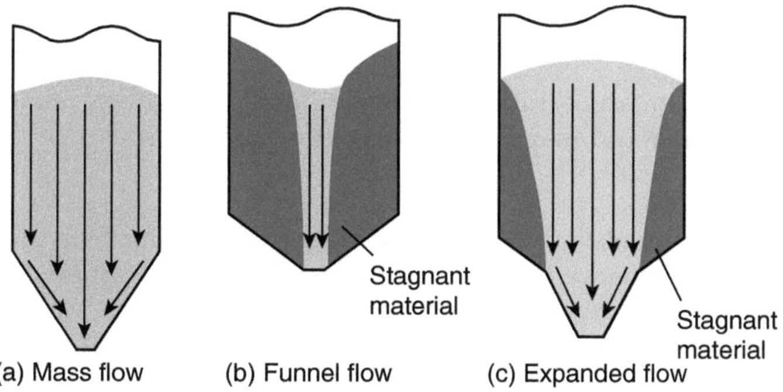

FIGURE 8.4 Major flow patterns that occur when powder flows in a bin. (*a*) Mass flow. (*b*) Funnel flow. (*c*) Expanded flow.

	Mass Flow	Funnel Flow
Characteristics	No stagnation zones Uses full cross section of vessel First-in first-out flow	Stagnant zone formation Flow occurs within a portion of vessel cross-section First-in last-out flow
Advantages	Minimizes segregation and agglomeration of materials during discharge	Small stresses on vessel walls during flow due to buffer effect of stagnant zones
		Low particle velocities close to vessel walls Reduced attrition and wall wear
Disadvantages	Large stresses on vessel walls during flow Attrition of particles and erosion and wear of vessel wall surface due to high particle velocities Small storage volume vessel height ratio	Promotes segregation and agglomeration during flow Discharge rate less predictable as flow region boundary can alter them

Table 8.2 Summary Comparison Between the Two Main Flows Taking Place in Powder Containers On Discharge

discharge through a preferential flow channel above the drawdown point of the outlet. This channel encompasses the actively flowing powder. Non-flowing (stagnant) material meanwhile accumulates at the periphery. As the level of the material in the bin decreases, layers of the non-flowing material can slide into the flowing channel. This gives a first-in last-out discharge regime and, if operated on a continuous (rather than batch) mode, the powder around the walls in the lower section will remain static in the vessel until the time it is drained down to empty. Funnel flow can cause a so-called product caking. It may also increase the effect of sitting segregation on the discharging material. An expanded flow (Fig. 8.4c) is a combination of both mass and funnel flows. The container will have a lower mass flow section and an upper flow section. Table 8.2 provides a brief comparison between the two main flows taking place in powder containers on discharge.

Two common issues, ratholing and bridging or arching, relate to the design of the powder container and may result in a no-flow condition.

Bridging Arching

In bridging, material that is being discharged, or fed, forms a bridge or arch over the feed auger or discharge point in a silo cone/hopper. A rathole, meanwhile is a stable pipe or impractical cavity that empties out over the outlet. Material is left stranded in stagnant zones that usually remain in place until an external force is applied to dislodge them. Both of these conditions result in the product not flowing as desired. Ratholes arise because of failure to accommodate the inherent differences in properties between different powders when designing containers.

Properties and Their Definitions

Supplying powder feedstock to printing heads in AM machines takes place in a manner similar to that practiced in powder manufacturing. Powder for a metal printer is supplied through a nozzle that draws from a storage "bin." The exact size, geometry, and shape of the nozzles and the bins are not standard; they vary by design, model, and machine manufacturer. However, common between bins, in powder manufacturing, and three-dimensional (3D) printing is the influence of geometry, physical and internal structure of the powder, on the flow of the feedstock.

The main properties that influence powder behavior in printing, and powder manufacturing in principle, follow the hierarchy of Fig. 8.2. Noted in the figure is that the first line of dependency constitutes the granulometry of the powder (particle size, shape of particles, and geometrical dimensions). The influence, and characterization of powder in the context of granulometry was discussed in Chap. 7. In this section we discuss characterization of flowability based on other factors. In its essence, flowability is a measure of the propensity of a powder to pack, regardless of the inner or interparticulate origins of the state of fluidity in the flow of powder from supply point to use point. Thus, similar to fluids, a more flowable powder would result in higher mass supply per unity times than a poor flowing powder. In this sense, flowability may be viewed as the discharge rate of the powder. It follows that defining the mass contained in a holding space is at the center of flowability and its characterization. As such, a suitable entry point to determining the flowability of a powder is an exploration of the role of density in flowability because density in principle entails the characterization of both mass and volume. The problem, however, in the context of powders, is to define which density is suitable for meaningful measurements of powder flow.

Porosity of a Packed Bed, Void Ratio

Porosity of a packed bed of powder is the volume of the voids within the bed (i.e., the volume occupied by air) divided by the total (overall) volume of the bed. The void volume includes the pores within the particles if they are porous. The pores in the particles can, however, be excluded from the definition, particularly if the application is in fluidized beds or flow through packed beds because the pores in the particles, in such cases, are not available to the flow. When porosity of a packed bed is quoted, it is important to define whether values were obtained inclusive or exclusive of open or closed pores. The value of the porosity is influenced by the degree of compaction of the powder. For a unit volume of the bulk powder, mass balance has to be maintained. Mass balance may be expressed as follows:

$$P_b = P_p(1-e) + P_a e \tag{8.1}$$

where P_b is the powder bulk density, P_p is the particle density, and P_a is air density. As the air density is small relative to the powder density, it can be neglected and the porosity e reduces to

$$\begin{aligned} e &= (P_p - P_b)/P_p \\ &= 1 - \frac{P_b}{P_p} \end{aligned} \tag{8.2}$$

Porosity (also termed voidage) should not be confused with the so-called void ratio, which is given by

$$\text{Void ratio}(VR) = \frac{\text{volume of the voids}}{\text{volume of the solids}} \tag{8.3}$$

which implies another form of the mass balance, for a unit volume of the solids written as

$$(VR + 1)P_b = P_b + P_a VR \tag{8.4}$$

if P_a is neglected, VR can be calculated from:

$$VR = (P_p - P_b)/P_b \tag{8.5}$$

Comparing Eq. (8.5) with Eq. (8.2), it is seen that the expression for the void ratio given by Eq. (8.5) has the bulk density in the denominator instead of the particle density as in the case of porosity (voidage). The comparison also yields the relationship between voidage, e, and void ratio VR as

$$VR/e = P_p/P_b \tag{8.6}$$

One fundamental difference between VR and e is that porosity e can never be greater than 1 while void ratio VR can be as high as 1.3 in some cases.

Porosity can be measured indirectly via the particle and bulk densities Eq. (8.2). This is the basis for measurements performed by many commercial instruments for surface area measurement by permeability. Here a known mass of powder is packed into a known volume (i.e., the bulk density is known) and porosity is evaluated from the knowledge of particle density. It is also possible to measure porosity by permeametry or directly by air or liquid displacement of the voids.

The Multiple Facets of Density

The common notion of density drives from the model of a solid body that is presumed homogenous and both defect and void free (both on microscopic and macroscopic scales). For this "ideal" solid the definition of density is straightforward: it is the result of dividing the mass of the solid by its volume. It is noted that this definition assumes the absence of voids, defects, and any space between the macroscopic building blocks of the object (e.g., grains, powder particles, internal cracks). All solids, however, contain some kind of defect that render the volume discontinuous. Therefore, the straightforward definition of density, in effect, entails disregarding the effects of defects and voids on the density. Neglecting these effects, in reality, raises serious questions about what the classic definition of density really calculates and whether the resulting values are widely applicable. In other words, the presence of voids suggests that the familiar definition of density may not be as general as one would think; rather, the definition of density should be customized to address the nature of the building blocks of an examined object.

Two ingredients are necessary to determine the density of an object. The first is the mass, which is a straightforward quantity to be determined within the continuum context. The second, meanwhile, is the volume. Volume in the context of powder density is an enigmatic concept for which it is difficult to coin a generalized, but unique, definition. This is because volume is directly related to the presence of voids within

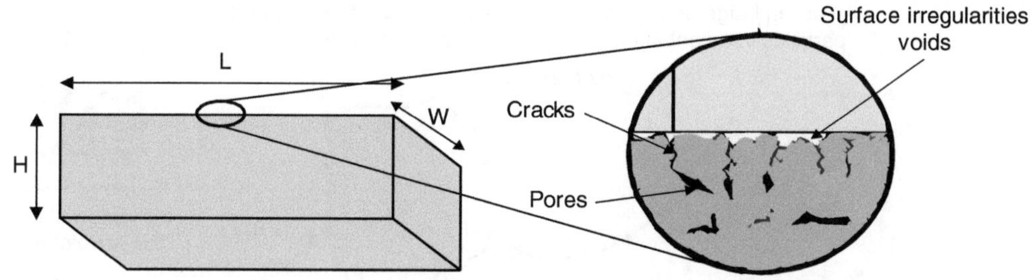

Figure 8.5 Schematic illustration of defects present within a solid material in granular or powder form. The figure shows voids, cracks, pores, in addition to interparticle voids and voids due to surface irregularities.

the examined mass, and whether they are negligible or not. To illustrate the difficulty encountered in specifying the volume consider a Masanori block of rectangular cross section. The block in this example is composed of solid material. Its volume can be calculated by multiplying the dimensions of the block, i.e.,

$$V = L \times W \times H \tag{8.7}$$

where L is the length, W is the width, and H is the height of the block (Fig. 8.5). The formula in Eq. (8.7) is straightforward; however, it yields the nominal volume of the block. The block will contain porous, fractures, and is not perfectly smooth. The surface of the block will contain irregularities that are considered as voids within the material. Thus, if a true density is to be determined, the actual volume of the material involved is to be determined. Determination of the true volume entails finding the volume occupied by the cracks, voids, etc., and adjusting the nominal volume accordingly (Fig. 8.6).

A solid material in granular or powder form will also contain voids, cracks, pores, and interparticle voids. The total volume of interparticle voids depends on the size and shape of the individual particles and the quality of their packing. Considering the various defects, or not, results in different volumes for the same object, consequently, leads to different definitions of density relative to which "discontinuities" within the volume have been considered

Figure 8.5 illustrates various volume types. At the top left is a container of individual particles illustrating the characteristics of bulk volume in which interparticle and "external" voids are included. At the top right is a single porous particle from the bulk. The particle cross section is shown surrounded by an enveloping band. In the illustrations at the bottom, the black areas are analogous to volume. The three illustrations (A–C) at the right represent the particle. Illustration A is the volume within the envelope, B is the same volume minus the "external" volume and volume of open pores, and C is the volume within the envelope minus both open and closed pores. Generally speaking, the definition of the apparent powder volume, bulk volume, and envelope volume, are vague and not precise. Meanwhile, the definition of the apparent powder volume is strict. In addition, bulk untapped volumes are apparent powder volumes obtained under specified conditions. Meanwhile, differences between envelope and bulk volumes are rather unclear. Interference of definitions affects standardization efforts, and thereby affects quality control. Different powder suppliers would have different numbers for properties and these numbers would be difficult to repeat

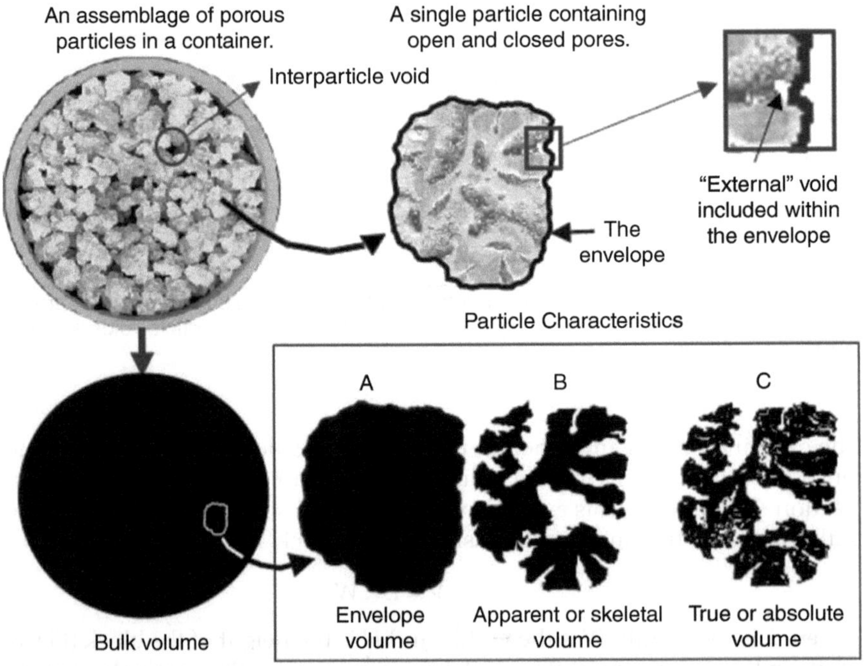

FIGURE 8.6 Illustration of various volume types. At the top left is a container of individual particles illustrating the characteristics of bulk volume in which interparticle and "external" voids are included. At the top right is a single porous particle from the bulk. The particle cross-section is shown surrounded by an enveloping band. In the illustrations at the bottom, black areas shown are analogous to volume. The three illustrations at the right represent the particle. Illustration A is the volume within the envelope, B is the same volume minus the "external" volume and volume of open pores, and C is the volume within the envelope minus both open and closed pores.

or confirm by an AM end user. In what follows, we adopt the most agreed on quantities. These form the basis for many of the currently prevailing property characterization techniques. However, the field is still evolving, so in effect current common agreement on a definition does not necessarily imply that it will not be discarded or modified as a base for characterization in the future.

Bulk Density

Bulk density, also called apparent density or volumetric density, is a property of powders as well as other "divided" solids. It is widely used for characterization of metallic powders. It represents the ratio of the mass of the untapped powder sample to the volume it occupies, where the total volume includes particle volume, interparticle void volume, and internal pore volume [334]. Bulk density is not an intrinsic property of the material. It can change depending on the way the material is handled. Powders poured in a cylindrical container will initially have a certain value of bulk density. If that container is disturbed and the particles moved then the total volume the powder occupies will change (mostly reduced), which can lead to a higher value of bulk density. Thus, bulk density within an AM setup will depend on both the powder particles and the spatial arrangements of the particles in the powder bed.

Bulk density is used to estimate flowability (although it is not the only index for this characteristic). This quantity is not generally a constant for a particular material (as in the case of solids or liquids, for example). However, the densities of the particles of the powder themselves may be taken as constants. As indicated earlier the differences for a powder arise from the amount of "space" that exists between the particles. Depending on the handling the powder before measurement, volume between particles may reach 50 percent compared with the completely compressed state. That is, the volume of the loose state may be double that of the totally compressed state, once there is variation in the value of the density.

A full expression of the bulk density is given by

$$\rho_b = \frac{\text{Mass}_{(\text{solid})} + \text{Mass}_{(\text{space})}}{\text{Volume}_{(\text{solid})} + \text{Volume}_{(\text{space})}}$$

$$= \frac{\text{Total Mass}}{\text{Total Volume}} \tag{8.8}$$

For dry bulk solids including metal powders, the void space usually contains air or some other gas. The density of the gases can be considered negligible compared with that of the solid particles.

As such Eq. (8.8) reduces to

$$\rho_b = \frac{\text{Mass}_{(\text{solid})}}{\text{Volume}_{(\text{solid})}} \tag{8.9}$$

The volume of the spaces within the powder yields another common characteristic, termed the void fraction. The void fraction, ε, is the percentage of the total volume marked occupied by

$$\varepsilon = \frac{\text{Volume}_{(\text{space})}}{\text{Volume}_{(\text{total})}} \tag{8.10}$$

The expression of Eq. (8.9) may be simplified when a gas occupies the voids. Denoting the density of the particles as ρ_b, Eq. (8.10) may be written as

$$\rho_b = \rho_p\,(1 - \varepsilon) \tag{8.11}$$

Bulk density of a metal powder is an effect of several granular factors including the density of the solid material, particle size, particle size distribution (PSD), particle shape, surface area, roughness of individual particles, and particle arrangement. It decreases with increasing particle size (Table 8.3).

The shape of powder particles and how close they are to a perfect sphere influences bulk density. Deviation from sphericity decreases bulk density (Fig. 8.6). Spherical powders may have more bulk density than powders with less spherical article shapes. In some cases, these powders may have 50 percent density of the wrought metal. Spheres are also more likely to evenly pack, which can minimize the probability of arching or bridging. Flake shape powder particles, on the other hand, may have significantly low bulk density compared with the wrought metal (almost 10 percent of the density of the wrought metal).

Material	Average Particle Diameter (μm)	Bulk/Apparent Density (g/cm³)
Aluminum		
Atomized	5.8	0.62
	6.8	0.75
	15.5	0.98
	17.0	1.04
Copper		
Electrolysis	90% min, –325 mesh	1.5–1.75
Hydrometallurgical	81.9%, –325 mesh	1.69
Oxide reduced	95% min, –325 mesh	2.10–2.50
Oxide reduced	50–65%, –325 mesh	2.65–2.85
Atomized	70% min, –325 mesh	4.9–5.1
Nickel		
Carbonyl	3.2	0.61
Carbonyl	3.8	1.87
Tungsten		
Oxide reduced	1.20	2.16
	2.47	2.52
	3.88	3.67
	6.85	4.40
Stainless Steel		
Atomized, spherical	–325 mesh	4.3
	–270 + 325 mesh	4.5
	–200 + 270 mesh	4.4
	–150 + 200 mesh	4.5
Iron		
Reduced	6	0.97
Reduced	51	2.19
Reduced	68	3.03
Electrolytic	78	3.32

TABLE 8.3 Effect of Particle Size on Apparent Density for Several Metal Powders (Particle Size Obtained from Subsieve Sizer and Screens for Size Fractions)

Tapped Density

Tapped density is an increased bulk density. The increase in bulk density is due to reducing the voids between individual particles through tapping the powder mechanically. The ratio of the tap density to the bulk density of the powder would always be greater than unity, i.e.,

$$\frac{\rho_T}{\rho_b} > 1 \tag{8.11}$$

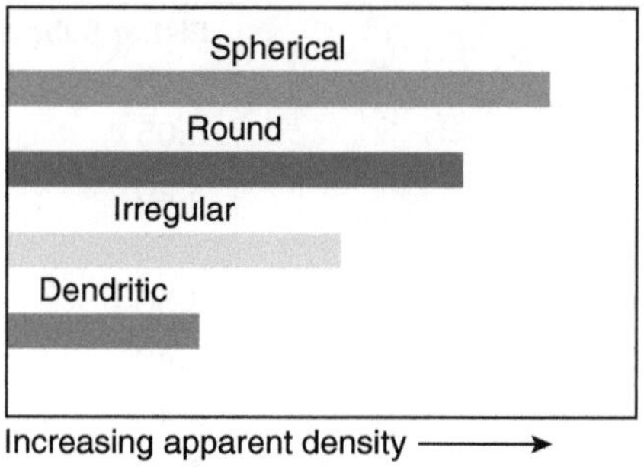

Figure 8.7 Influence of the shape of powder particles, in relation to a perfect sphere, on bulk (apparent) density. Note that deviation from sphericity decreases bulk density.

In practice, and for measurement purposes, the tap density is obtained by mechanically tapping a graduated measuring cylinder or vessel containing a powder sample. After observing the initial powder volume (mass) the measuring cylinder or vessel is mechanically tapped, and volume, or mass, readings are recorded until volume, or mass, changes are not observed. Thus, in theory at the beginning point of tapping the powder should have the same value of the bulk, or apparent density. Throughout the succession of tappings, that density would reduce until all the voids between particles vanish (or show negligible effect; Fig. 8.7). Table 8.4 lists some measured values of the tap density for several metallic powders in relation to their particle size.

Skeletal Density

The skeletal density (also termed the true, real, and, absolute density) is the density of the powder when using the volume occupied by the particles only, that is, the volume of the bulk sample excluding void spaces between the particles, pores, or spaces on their surfaces. The method of obtaining the skeletal density of metal powders by helium or nitrogen pycnometry is described in ASTM B923-10 [335]. This is a process during which a known mass of powder is placed into a chamber of known volume, the chamber is purged to create a vacuum, and then helium or nitrogen is added so that it occupies the entire chamber except what is occupied by the sample. The gas molecules are small enough to fill the nooks and crannies present in non-spherical powder particles. The volume of powder is the volume of the chamber less the volume of the added gas. To determine the skeletal density, the mass of the powder is divided by the calculated volume.

Angle of Repose

The angle of repose gives an indication of how a powder flows; thus, it is related to the behavior of a powder in the AM setting. Physically, the angle of repose can be defined as the angle that differentiates the transitions between phases of a granular material. One of the most commonly used definitions of that parameter is the steepest slope of the unconfined material, measured from the horizontal plane on which the material can be heaped without collapsing. At this angle, the material on the slope face is on the verge of sliding; thus, the angle of repose may relate to the friction conditions and cohesive behavior of particulate matter. The angle of repose can range from 0° to 90°. Two values of the angle of repose are frequently encountered. The first is the poured angle of repose and the second is the drained angle of repose. The poured angle of

Powder	Fisher Subsieve Size (μm)	Tap Density (g/cm³)
Aluminum	5.05	1.30
Chromium	3.20	3.10
Cobalt	1.50	1.60
Hafnium carbide (HfC)	3.50	5.95
Iron	5.40	3.55
Manganese	3.40	3.05
Molybdenum	4.30	3.75
Molybdenum carbide (MaC)	4.50	3.45
Nickel	3.00	1.90
Tin	2.45	3.15
Titanium carbide (TiC)	3.20	3.65
Tungsten		
Fine	1.15	4.45
Coarse	6.00	6.10
Tungsten carbide (WC)		
Fine	1.45	4.20
coarse	6.50	6.50
Tungsten-titanium carbide (WC-TiC)	3.90	4.30
Vanadium carbide (VC)	4.50	2.70
Zirconium	3.70	2.50

TABLE 8.4 Relation of Particle Size and Tapped Density for Several Metallic Powders

repose is the angle measured for a heap of powder formed by pouring onto a flat surface to the horizontal. The drained angle of repose, meanwhile, is the angle measured on the internal conical face of a material that has been formed when drained from an orifice of a flat-bottomed container to the horizontal. An additional angle of repose, defined as the angle to the horizontal of the free surface formed in a relatively slowly rotating drum, is also encountered in characterization of metallic powders.

Measuring Angle of Repose

There are different methods and guidelines available in the literature, the methods are neither standardized nor consistent [336]. The existing methods measure both the static and dynamic angle of repose, Fig. 8.8, will be discussed later in this section. However, for each method, instruments of different size and scale are used.

The following are the most common methods used to determine the angle of repose:

Tilting box method This method is appropriate for fine-grained, non-cohesive materials, with individual particle size less than 10 mm. The material is placed within a box with a transparent side to observe the granular test material. It should initially be level and parallel to the base of the box. The box is slowly tilted at a rate of approximately

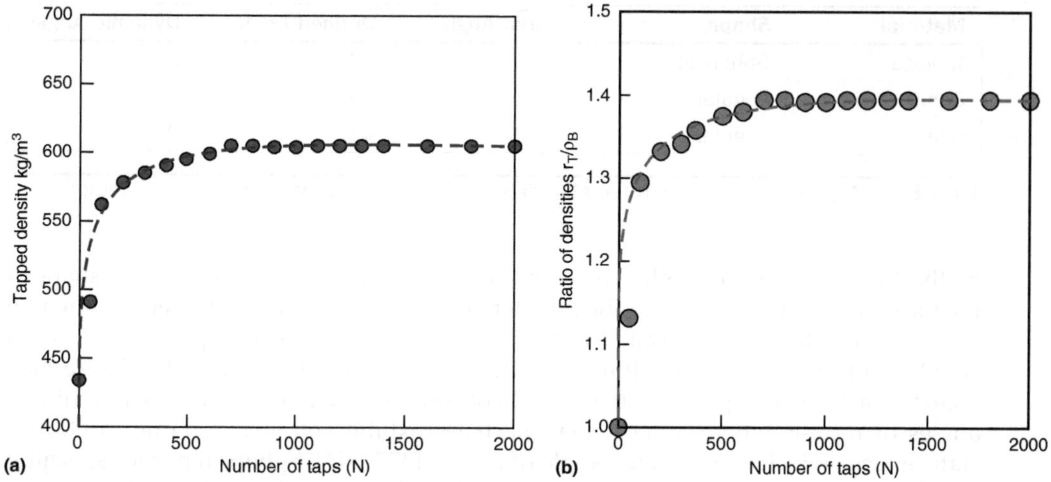

Figure 8.8 Typical increase of tap density with the number of strokes, starting from different initial filling arrangements. Monohydrate lactose at 45% Ratio of Humidity RH, (*a*) tapped density VS number of tapps, (*b*) evolution of the ratio of Tapped density r_T to the Bulk density ρ_B with number of tapps (Data extracted from Santomaso A, Lazzaro P, Canu P, Powder flowability and density ratios: the impact of granules packing, *Chemical Engineering Science*, 58(13): 2857–2874, 2003. © 2003. This manuscript version is made available under the CCBYNCN, D4.0 license http://creativecommons.org/licenses/byncnd/4.0/.)

0.3 degrees/second. Tilting is stopped when the material begins to slide in bulk, and the angle of the tilt is measured.

Fixed funnel method In this method, the material is poured through a funnel to form a cone. The tip of the funnel should be held close to the growing cone and slowly raised as the pile grows to minimize the impact of falling particles. Stop pouring the material when the pile reaches a predetermined height or the base is a predetermined width. Rather than attempt to measure the angle of the resulting cone directly, divide the height by half the width of the base of the cone. The inverse tangent of this ratio is the angle of repose.

Revolving cylinder method The material is placed within a cylinder with at least one transparent face. The cylinder is rotated at a fixed speed and the observer watches the material moving within the rotating cylinder. The effect is similar to watching clothes tumble over one another in a slowly rotating clothes dryer. The granular material will assume a certain angle as it flows within the rotating cylinder. This method is recommended for obtaining the dynamic angle of repose, and may vary from the static angle of repose measured by other methods.

Similar to the bulk density, the angle of repose is not an intrinsic property of the powder. It depends on the method of heap formation. Therefore, the reliability of this parameter as a true measure of flowability should be carefully examined case by case as is relevant to the method of measurement as the value changes in relation to the method of measurement (even for the same material; see Table 8.5).

The values of the angle of repose as shown in the table vary according to measurement method. This points to the effect of the physics of flow dominant within each

Material	Shape	Poured Angle	Drained Angle	Dynamic Angle
Tapioca	Spherical	30	37.5	32
Sand	Angular	37	39	36.5
Coal	Angular	37.5	41	34

Table 8.5 Angles of Repose of Three Materials as a Function of the Measurement Method

method, on the resulting angle. These, in turn, are related at least in part to the shape of the individual particles making the powder. In addition to physical and environmental influences on the powder itself. The factors affecting the angle of repose may be classified as internal or external. Internal factors are inherent to the powder. These may include particle size, particle shape, and cohesiveness. Larger particles show higher angles of repose, whereas very small particles exhibit cohesiveness due to electrostatic effects, which increases the angle of repose [337–341]. Spherical particles, exhibit smaller angles of repose compared with particles of irregular shape, due to their greater tendency to roll (see Table 8.6).

External factors are due to the interaction of the powder with the environment. These may include the measurement technique and the presence of moisture. The effects of the measurement technique as detailed in Table 8.7 indicate that increasing the momentum of the measuring method leads to a smaller angle of repose; therefore, the "drained" angle of repose increases compared with the heap formation method. The angle of repose measures the collective effect of all of the specific characteristics of that powder.

The applicability of some of the density-based flowability metrics to powder spreadability in AM processes have been criticized. For example, the flow time measurement has been shown to be an ineffective predictor of powder spreadability where powder that is unable to flow through the measuring orifice was still be spreadable in commercial PBF systems [342]. However, the angle of repose, although relatively simplistic, has not received such criticism and still provides a quantitative, measure of the overall quality of the powder.

Material	Average Size	Particle Shape	Particle Density (kg/m³)	Loose Bulk Density (kg/m³)	Dense Bulk Density (kg/m³)	Static Angle of Repose (Degrees)	Dynamic Angle of Repose (Degrees)
Gravel	3.0	Angular	2870	1560	1690	40.7	37.5
Iron oxide	11.6	Spherical				31.5	35.2
Limestone B	4.3	Irregular	2700	1450	1610	40.3	39.6
Limestone C	1.5	Irregular	2690	1520	1600	37.8	36.0
Limestone D	0.58	Irregular	2680	1490	1570	35.6	34.9
Limestone F	8.1	Angular	2690			42.8	41.5
Nickel oxide	4.9	Spherical		870	900	32.5	30.2
Sand B	0.50	Nodular	2660	1640	1740	33.4	33.6

Table 8.6 Upper and Lower Angles of Repose of Several Materials

Descriptive Class	Material	Circular Heap (±1.5°) α	On a Ledge (±1.5°) α	Crater (±2°) α	Dynamic[a] α
Smooth, spherical	Beads	17.5	25	27	25.5
	Beads	20	23	2.5	24
Rough, nearly spherical	Sand	32.5[b]	34	35–35.5	34.5
Angular	Sand	37	37	39	36.5
	Sand	35.5	37	38.5	38.5
	Sand	35.5	36	37.5	38.5
	Charcoal		42.5		
	Coal	37.5	37	41	34
	Coal	35.5	37.5		
	Coal	36	38		
	Coal	36.5	38.5		
	Coal	38.5	38.5		
Containing fine particles	Coal		52		
		Fine coal	67		
		Limestone	64		

[a]In a drum rotating at 6 rpm.
[b]On a 5.1 cm (2-in.)-diameter platform in a 12.7 cm (5-in.)-diameter cylinder.
Source: From Brown RL, Richards JC, *Principles of Powder Mechanics*, Pergamon Press, New York, 1970.

Table 8.7 Drained Angles of Repose (Degrees to the Horizontal)

Measures of Flowability

Flow Function

Flowability of a bulk solid depends on the adhesive forces between individual particles. As explained earlier, there are different mechanisms responsible for adhesive forces taking place. Which mechanism is operative? Will it depend mainly on the size of the particles making up the powder and the level of moisture? The strength of the forces causing adhesion will also depend on the distance between particles. The quality of flow of the bulk solid will depend on the balance between adhesive forces and other forces acting on the bulk solid. Influence of the adhesive forces on flow behavior increases with the decrees of the particle size. This leads to poor flow with the decrees and particle size (hence the term cohesive bulk solids for poor or moderate flowing fine- grained solids).

In a bulk solid, the particles, when acted on by a compressive external force, will contact each other. Because of the tiny size of the contact area between particles, the compressive stress resulting from the compressive force would be of considerable value. The large local compressive stresses at the contact points will lead to large plastic deformation of the particle contact area. This, in turn, increases adhesive forces. The

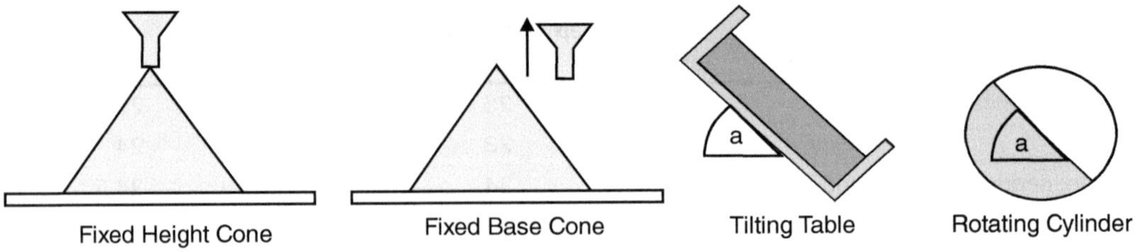

FIGURE 8.9 Concepts of measuring the angle of repose.

dependence of adhesive forces on external compression forces is a characteristic of bulk solids, especially cohesive bulk solids. The stress history of the bulk solid, since it is related to the state of adhesive forces, may therefore be used to characterize flow. A quantitative measure of flowability may, therefore, be composed by considering the physical characteristics of the bulk solid responsible for its flow behavior. Because flowing is initiated at the yield of the powder bulk, flowing would mechanically mean the degree of plastic deformation of a previously consolidated sample. In this sense, the force (or load) necessary to cause the flow would act as a measure of flowability. To illustrate this concept, consider a powder sample that is placed into a cylindrical container of cross-sectional area A (Fig. 8.9). The container is assumed to be frictionless. The bulk solid (powder) is loaded by a consolidation normal load that results in a normal compressive consideration stress, σ_1. This stress would lead to consideration of the powder and therefore to reducing of its volume. The increase in volume reduction will indicate an increase in the compression of the powder sample. It would also lead to an increase in the strength of the powder sample. Post consideration, the sample will be relieved of the compressive stress σ_1 and the container is removed. When the sample is loaded, post removal from the container, with the compressive stress, and that stress is increased, failure of the sample will take place eventually. The stress causing the failure is usually termed unconfined yield stress, σ_c. This is the stress that initiates the flow of the bulk solid. Flow here indicates the violation of the consolidated powder sample, and an increase in the distance between individual particles. The failure point, usually termed "point of flow inception," signifies the point at which plastic flow takes place causing the increase of the inner distance between particles. This point is also associated with a decrease in the bulk density of the powder.

The point of incipient flow signifies the yield of the consolidated powder sample, and the compressive stress causing incipient flow is defined as the yield stress. The yield limit for the powder sample, however, differs from the yield point of the material of the powder. The limit of the powder (bulk solid) also depends on the stress history (previous considerations). The greater the consolidation stress, σ_1, the greater is the bulk density, ρ_b, and the greater the unconfined yield strength, σ_c. Plotting the payers $\sigma_c - \sigma_1$ and $\sigma_1 - \rho_b$ provides an insight into the flowability of the bulk solid. Typically, the plot of $\sigma_c - \sigma_1$ yields a so-called flow function ff_c (Fig. 8.10). The flow function may be used to numerically classify flowability of the powder or bulk solid. The flow function ff_c is defined as the ratio of the consolidation stress, σ_1, to the unconfined yield strength, σ_c, i.e.,

$$ff_c = \frac{\sigma_1}{\sigma_c} \tag{8.12}$$

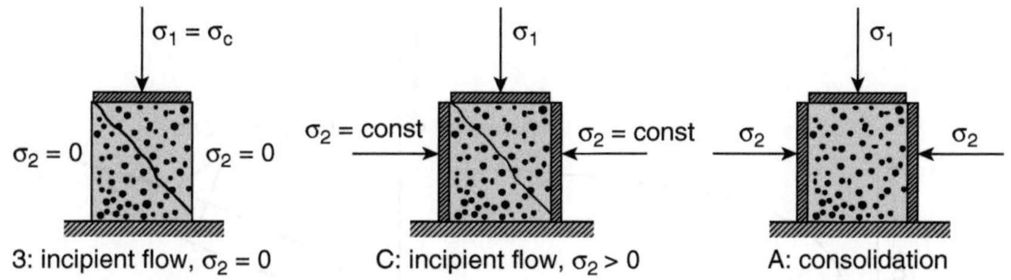

FIGURE 8.10 Uniaxial stress-model for a consolidated cylindrical powder sample.

Flow Index	Flowability
$ff_c < 1$	Hardened
$1 < ff_c < 2$	Very cohesive
$2 < ff_c < 4$	Cohesive
$4 < ff_c < 10$	Easy flowing
$ff_c > 10$	Free flowing

TABLE 8.8 Jenike Classification of Powder Flowability by Flow Index, ff_c

A larger value of the flow function implies a smaller value of the yield strength of the powder comparable to the consolidation stress. This, in turn, implies, better flowability. Jenike [340] recommended numerical values to characterize flowability of powders (Table 8.8).

Figure 8.10 implies that the flowability of the particular bulk solid depends on the value of the consolidation stress, σ_1. A higher value of consideration stress would lead to better flow for the same powder. This, in turn, implies that for each value of the consideration stress a different value of flowability may be obtained. The dependence of flowability on the value(s) of the consolidation stress renders the value of an ff_c for the powder not sufficient on its own to characterize flowability. One remedy for this deficiency is to complement the yield stress-consolidation stress behavior with a time-consolidation behavior. Time consolidation, in essence, documents whether the strength of the bulk solid increases if held under the compressive stress for a period of time. The relationship of the consolidation stress, yield stress, and time can be explored by measuring the yield-compressive stress at identical stress conditions but with varying the duration of the period of influence. Superposing the data obtained from time consolidation to the $\sigma_c - \sigma_1$ map identifies critical flowability ranges in the behavior of the tested powder (Fig. 8.11). The preceding analysis treated the bulk of the powder as a one-dimensional (1D) solid subject only to compressive consolidation stress. In practice, a powder bulk is affected by multidirectional stresses. In addition, the walls of the containers confining the powder bulk are not frictionless.

This affects the state of loading of the powder bulk, and thereby impacts its state of flowability. Further, the state of loading leads to developing a sheer force acting on the powder bulk layers (and therefore developing a shear stress). Analysis of mechanical behavior of the powder bulk in this case invokes two-dimensional (2D) analysis. Thus, in principle, the powder is considered a so-called Mohr-Coulomb solid. In such

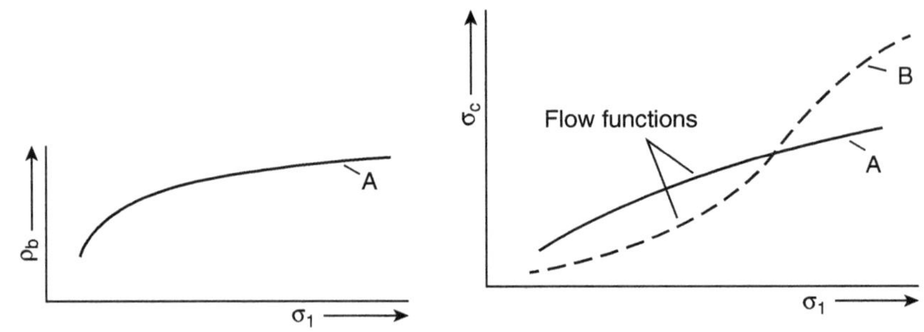

Figure 8.11 Bulk density, ρ_b, and unconfined yield strength, σ_c, versus consolidation stress, σ_1.

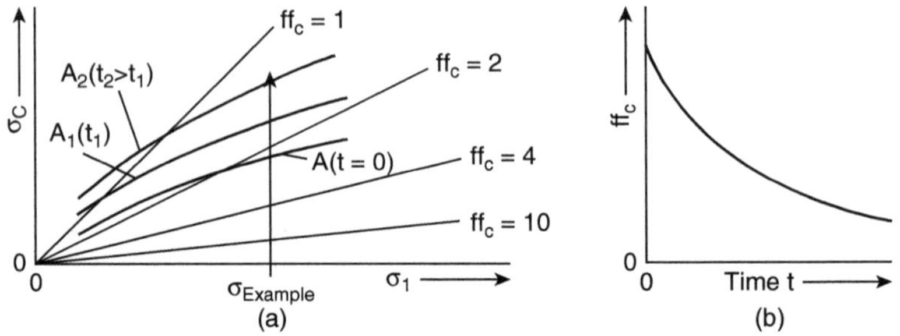

Figure 8.12 Schematic for the concept of superposing data obtained from time consolidation to the s_c-s_1 map to identify critical flowability ranges in the behavior of the tested powder; (*a*) superposing flowability function plots and (*b*) resulting flowability function curve with time.

a case, characterization of the rheological behavior of the powder bulk while flowing is facilitated through constructing the Mohr circle for the active stress state (Fig. 8.12). This approach permits characterization of the rheological behavior of the powder while flowing and further permits evaluation of the stress state developed in the powder bulk due to consolidation and flow forces. These include shear stresses, which affect the powder while flowing in or out of a holding container or bin. The main goal of the analysis is to define the relationship between consolidation stress, failure in compression (also termed yield stress), and how both quantities evolve with time.

Hausner Ratio

Henry Hausner observed that the ratio of the tapped density to the bulk density may be used as an index for the compressibility of a powder. Therefore, he used this ratio as a base for an index that characterizes flowability (known as the Hausner ratio [HR]). HR is defined as the ratio of the density of the freely settled powder to the density of the tapped powder, i.e.,

$$HR = \frac{\rho_T}{\rho_b} \tag{8.13}$$

The *HR* is one of the popular indexes currently used to characterize flowability. Flowability, in this case, is implied relevant to the amount of increase in the ratio of the densities above unity. Accordingly, the degree of powder flowability is classified

Compressibility Index (%)	Flow Character	Hausner Ratio
<10	Excellent	1.00–1.11
11–15	Good	1.12–1.18
16–20	Fair	1.19–1.25
21–25	Passable	1.26–1.34
26–31	Poor	1.35–1.45
32–37	Very poor	1.46–1.59
>38	Very, very poor	>1.60

Source: From Carr RL, "Evaluating Flow Properties of Solids," *Chemical Engineering*, 72, 163–168, 1965.

TABLE 8.9 Ranking of Powder Flowability in Terms of Carr Compressibility Index (CI) and the Hausner Ratio (HR)

in terms of the amount of increase in the ratio of the densities in Eq. (8.13). In general, an HR of 1.25 or higher is considered an indication of poor flowability. Meanwhile, a powder is considered none-flowing if the Hausner number is equal to or higher than 1.4 (i.e., HR >1.4).

The HR also defines the so-called Carr Compressibility Index (CI), which is frequently used in pharmaceuticals. CI is given by

$$\begin{aligned} CI\% &= \frac{\rho_T - \rho_b}{\rho_b} \times 100 \\ &= \left[\frac{\rho_T}{\rho_b} - 1\right] \times 100 \end{aligned} \tag{8.14}$$

The compression index may also be written in terms of the original volume, V_o, and the final compacted volume, V_f, as

$$CI(\%) = \frac{V_o - V_f}{V_f} \times 100 \tag{8.15}$$

From Eqs. (8.6) and (8.7) the CI may be written in terms of the HR as

$$CI\ (\%) = [HR - 1] \times 100 \tag{8.16}$$

Rankings of powder flowability in terms of the CI and the HR are summarized in Table 8.9.

Characterization of Powder Properties

Principles of Characterization Methods

The capacity of a powder or granular material to flow under a specified set of conditions is a complex characteristic, dependent on not only material properties but also the stress history the material has experienced. Because the flowability of a material is

Flow Property	Angle of Repose (Degrees)
Excellent	25–30
Good	31–35
Fair, aid not needed	36–40
Passable, may hang up	41–45
Poor, must agitate, vibrate	46–55
Very poor	56–65
Very, very poor	>66

TABLE 8.10 Scale of Flowability in Terms of Angle of Repose

a function of both physical properties and environmental and processing factors, the flowability cannot be described by any single parameter [343]. As a result, there now exists a plethora of characterization techniques: shear cell methods, density testers, fluidized beds, avalanching devices, and so forth [344]. These techniques analyze powder flow behavior in a variety of states ranging from a small amount of powder sample (on the order of grams) to a large sample (on the order of kilograms) and from a loosely packed state to a densely packed state. General knowledge of when to use which characterization technique remains to be developed.

Cohesion

The cohesion of a material is indicative of how well a material flows or how "sticky" it is. Particles tend to stick together when the interparticle forces exceed the gravitational force pulling them apart. This ratio is described for dense flows using the granular bond number [345].

$$Bo_g = \frac{n^c}{mg} \tag{8.17}$$

where n^c is the maximum attractive force and mg is the gravitational force exerted on a particle. Cohesion can be measured, among other methods, by using avalanche testers (such as the gravitational displacement rheometer [GDR] [346, 347]) or shear cells [348]. During avalanche testing, cohesion is determined based on the size of the avalanches that are formed during tumbling flow, that is, the scale of the self-assembled chunks formed within the powder bed. The shear cell measures the degree by which arches formed within the powder bed strengthen (more, stronger arches tend to form in cohesive powders) in response to increase applied normal stress. The shear cell also measures cohesion as the shear stress required to move particles against one another under zero normal stress. The resulting flow index or flow function metrics, in addition to the cohesion parameter, can be used to rank the flowability of materials and to predict the behavior of a new material in a manufacturing process based on prior experience with other materials.

Avalanche Testers

Commercially available avalanche testers, including the AeroFlow, Revolution Powder Analyzer, and the GDR, have been used for industrial applications in addition to academic studies [349–351]. The major difference between the three technologies is the length of the cylinder used; the cylinder used in the GDR is longer to reduce the effect of friction with the side walls. The GDR is comprised of a rotating cylinder placed on a table supported by a hinge and a load cell. To test the cohesive nature of a material, a characteristic known as the flow index is measured. An acrylic cylinder is given sufficient length to eliminate the wall effects on the powder flow. As the cylinder rotates, the powder flows in avalanches. As the avalanches fall, their force is measured by the load cell. Using these measurements, the sizes of the avalanches are determined. The sizes of the avalanches are correlated to the cohesiveness of the powder; a more cohesive powder will flow in large avalanches.

The load cell signal is recorded for rotation rates of 5, 10, 15, and 20 rpm. The load cell signal is filtered and normalized to account for the material density. The standard deviation of the signals is then calculated for each rotation rate. The average of the standard deviations at 5, 10, 15, and 20 rpm is then reported as the flow index. Because the variation in the load cell signal increases with larger avalanches, lower flow index values indicate better flow.

Shear Cell

The shear cell testing methodology is based on the principles of solid-state mechanics [352]. Shear cells are now commonly used to rank granular materials according to their flowability. From a series of shear tests, the angle of internal friction, the angle of wall friction, the slope of the hopper walls, and other design parameters can be extracted. This methodology has since been more generally applied in the field of powder characterization.

Mechanical Foundation of Shear Testing

Analysis of the stress distribution within the bulk solid (powder) combines Mohr's circle for the powder material and the yield locus concept. Mohr's circle determines the principal and the active normal stresses at the inception of flow, whereas the yield locus determines the shear stress, again, at the inception of flow. Accordingly, the local state of stresses can be represented in the normal shear stresses plane (σ–τ plane) by the Mohr's circle tangent to the yield locus.

The major principal stress (σ_1) is the stress occurring during consolidation. It is usually considered that Mohr's circle, representing the state of stress during the material consolidation in the critical shear state, closes the yield locus on the consolidation side. Therefore, σ_1 is estimated from the largest intercept on the σ axis of the Mohr's circle tangent to the yield locus and passing through the consolidation point (Fig. 8.13). The unconfined yield strength is the material strength under unconfined uniaxial compression and, therefore, corresponds to the finite intercept on the σ-axis of Mohr circles (which is tangent to the yield locus line and passes through the origin of σ–τ plane). The unconfined yield strength that represented a function of the major principal stress is the so-called "flow function," ff_c, defined earlier.

Tensile Strength

Tensile strength is an important powder flow property. This parameter, σ_t, manifests the resistance stress necessary to separate two layers of materials by means of an iso-static tensile strain. Tensile strength can be evaluated from experimental measurements using Mohr's circle and the yield locus of the powder material, again by using the Mohr-Coulomb model

$$\tau = \tan \Phi_i \sigma + C(C/\sigma_t)\sigma + C \quad (8.18)$$

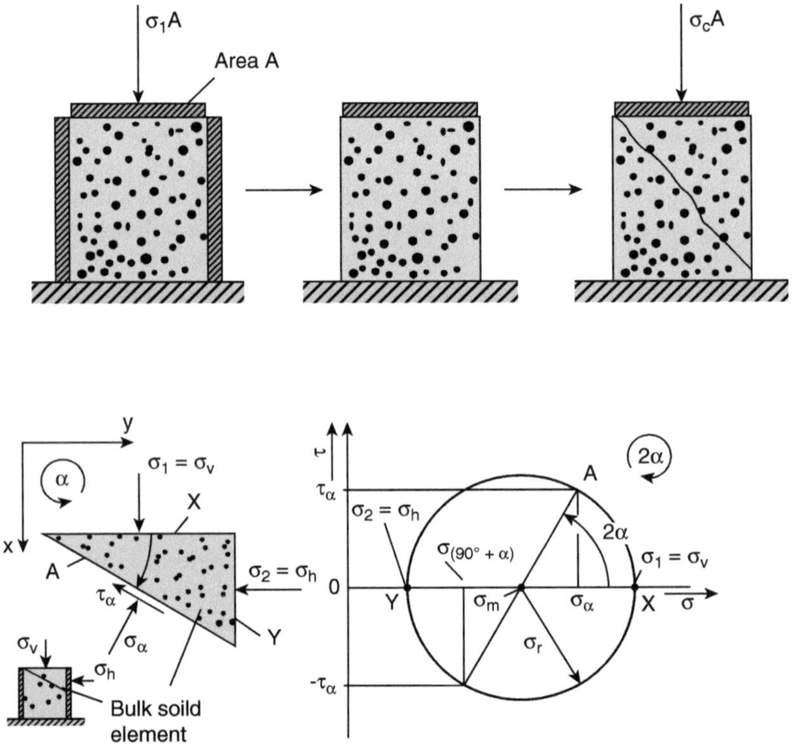

FIGURE 8.13 Mohr circle for a pre-consolidated element of a bulk solid under equilibrium.

where C is the cohesion and σ_t is the line that intercepts on the τ and the σ-axis, respectively (Fig. 8.14). Φ_i in Eq. (8.18) is the angle of friction determined by the slope of the yield line.

An alternative, nonlinear model, the so-called Warren-Spring model, may also be adopted to analyze the stress state in bulk solids and powders. The yield locus in the Warren-Spring model is described in terms of a convex curved line formulated in terms of a curvature index, n, viz

$$\tau = C(1+\sigma/\sigma_t)^{1/n} \tag{8.19}$$

where n is a non-dimensional index n $(1 \leq n \leq 2)$.

The Warren-Spring equation, being nonlinear, allows for a better match between the yield locus and the experimental data; however, regression in such a case is relatively computationally demanding.

Although original shear cells use translational motion to measure "incipient failure," more modern versions of the technique use rotational motion to impart a large strain and to achieve "steady-state" mechanical behavior. The standard procedure involves three steps: pre-compaction of the powder bed, pre-shearing of the powder bed until steady-state flow is achieved (powder stresses are equal in all directions and the bulk density is constant), and shearing until the powder yields. The pre-shearing/

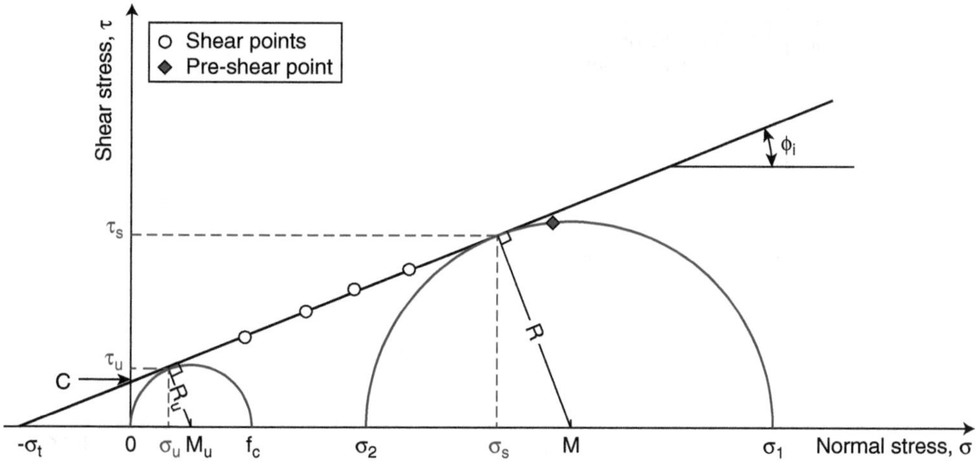

FIGURE 8.14 General linear Yield Locus and flow properties in terms of the Mohr-Coulomb model.

shearing process is repeated 4 to 5 times using normal stresses 20 to 80 percent of the consolidation stress. The result of the above process is a series of measurements of corresponding normal and shear stresses, which is called the "yield locus." The yield locus is fit with a best-fit line that is extrapolated to the y-axis. This corresponds to the shear stress at zero normal stress, or cohesion. In addition, Mohr's circle analysis is performed on the yield locus, which is a geometric representation of a coordinate transformation to identify the principal stresses. Two circles are used. The first goes through the origin and is tangent to the best-fit line through the yield locus. This circle represents the conditions present at the free surface of an arch (as is present in hopper flow). The second circle is tangent to the yield locus and passes through the pre-shear (steady-state flow) point. This circle represents the conditions for the critical state. The principal stresses extracted from this analysis are called the unconfined yield stress and the compacting stress (major principal stress), i.e., the yield stress of the powder in the free surface of the arch (as in hopper flow) and the compacting stress in the powder bed, respectively, as shown in Fig. 8.15. The yield locus is measured at several consolidation stresses and the unconfined yield stress and compacting stress are extracted from each yield locus. The unconfined yield stress-compacting stress pairs are plotted from each yield locus to give the "flow function." The slope of the flow function indicates how well a powder flows; the steeper the slope, the more cohesive (i.e., poorly flowing) the powder.

Four different experimental materials, namely a ceramic powder, a rutile powder, a calcium carbonate powder, and a dolomitic lime powder, were tested. In particular, five cuts of the ceramic powders were considered, each characterized by a different PSD.

The properties of these materials are listed including particle bulk densities, Sauter mean diameters (dsv), and PSDs by weight (Table 8.11). Bulk densities were calculated from data supplied from the Schulze shear tester. PSDs and dsv were measured by a laser scattering particle size analyzer (Mastersizer 2000, Malvern Panalytical Ltd., Malvern, UK), and the 10th, 50th, and 90th percentile sizes (d10, d50, and d90, respectively) are reported.

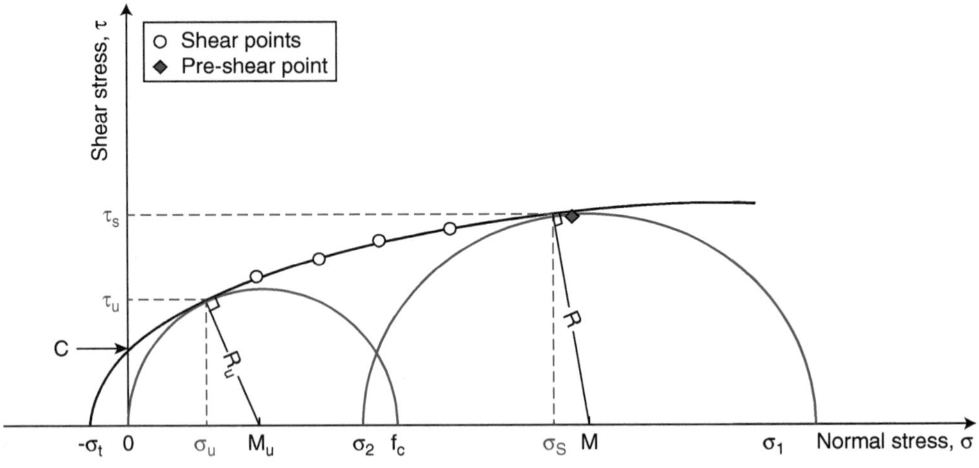

FIGURE 8.15 Non-linear representation of the yield locus and flow properties according to the Warren-Spring equation.

Sample	P_b (kg/m³)	d_{10} (μm)	d_{50} (μm)	d_{90} (μm)	d_{sv} (μm)
Ceramic Powder (CP1)	700	3	12	28	7
Ceramic powder (CP2)	1000	18	35	61	22
Ceramic powder (CP3)	1200	38	61	95	41
Ceramic powder (CP4)	1350	55	87	130	51
Ceramic powder (CP5)	1400	90	184	423	104
Rutile (RU)	2300	91	205	444	146
Calcium carbonate (CaC)	500	2	7	40	4
Dolomitic lime (DL)	1000	2	23	257	6

Source: From Macri D, Chirone R, Salehi H, Sofia D, Materazzi M, Barletta D, Lettieri P, Poletto M, "Characterization of the Bulk Flow Properties of Industrial Powders from Shear Tests," *Processes*. 8(5): 540. This article is an open access article distributed under the terms and conditions of the Creative Commons Attribution (CC BY) license.

TABLE 8.11 Samples' Main Properties

Figure 8.16 presents some examples of the results. The tables next to each plot report the experimental values of the pre-shear and shear points, averaged between all the repetitions of the experiments at the same conditions for all tested materials. The plots as well as the data indicate that the flow function of the material is significantly affected by the yield locus model chosen. In particular, the use of the Warren-Spring equation improves the ability of the yield locus model to fit the experimental data for all the materials. When the Warren-Spring equation is used, higher values of R-square and lower values of the root mean square error (RMSE) index are obtained.

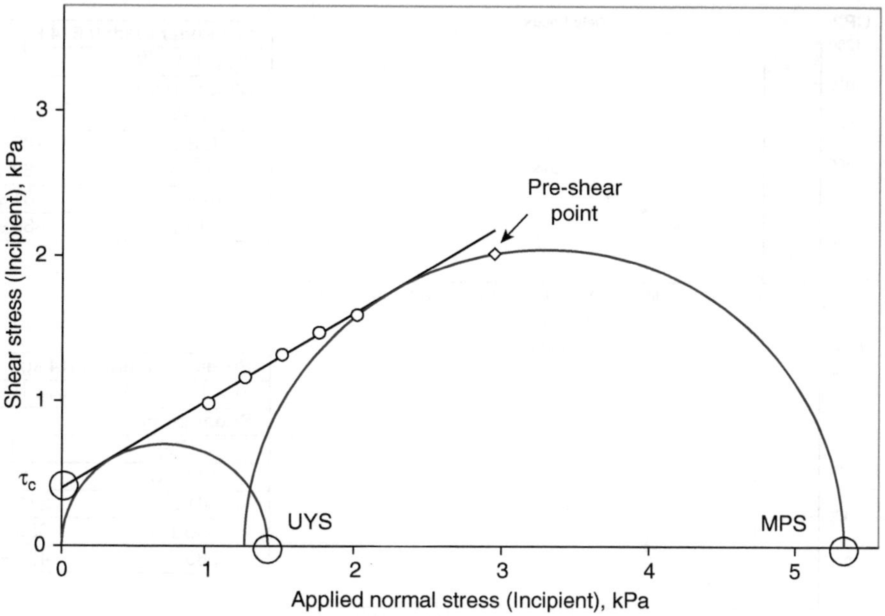

FIGURE 8.16 Yield locus with best-fit line and Mohr's circles is shown; τ_c is the cohesion. UYS = the unconfined yield stress; MPS = compacting stress.

Compressibility

The compressibility test is part of the Freeman Technology FT4 Powder Rheometer suite. This test measures bulk density over a range of packing states comparing the results to an initial, conditioned bulk density. A schematic of the test and sample raw data that can be obtained are shown in Fig. 8.17. The test begins by conditioning the powder by passing an up-pumping helical blade through the bed to erase the history of the powder and create a uniform, reproducible loose packing state.

A normal force is then slowly applied using a vented piston (allowing air to escape from the power bed). The normal force ranges from 0.5 to 15 kPa and is applied over 10 intervals, holding each load for 60 seconds. The change in volume due to the compression is measured at each interval. The compressibility index (CI), is calculated as a ratio of the initial and final densities, analogous to the HR. The compressibility (Comp%) is calculated as the percentage change in volume after compression, analogous to the CI.

GDR: Dilation

In this test, the powder is initially at or close to an asymptotic tapped density state, usually obtained by tapping the cylinder 500 times using a tap density tester. The dilation is a measure of the expansion of the powder bed on rotation of the cylinder [353, 354]. First, the material is loaded into the cylinder and the cylinder is tapped to consolidate the powder. The material is loaded into the cylinder such that after tapping the powder bed volume is about 40 percent of the cylinder volume. The cylinder is then placed on top of the load cell in front of an Infra-Red (IR) camera. The camera begins recording

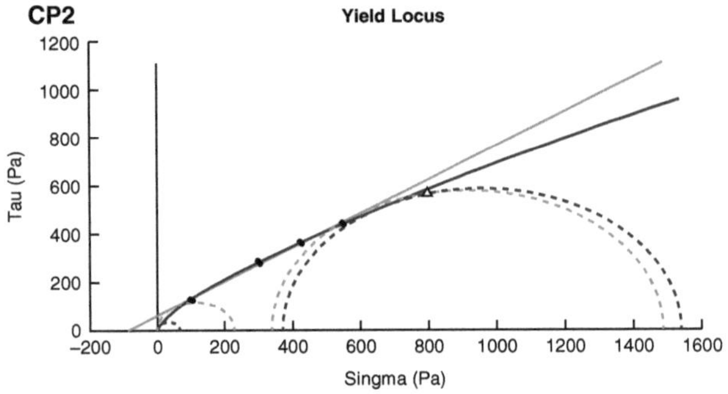

Pre-shear load: 0.614 kg	
σ_{pre} (Pa): 796	τ_{pre} (Pa): 562
Shear points	
σ (Pa)	τ (Pa)
103 ± 2	125 ± 2
301 ± 2	280 ± 2
426 ± 3	361 ± 3
548 ± 2	439 ± 3

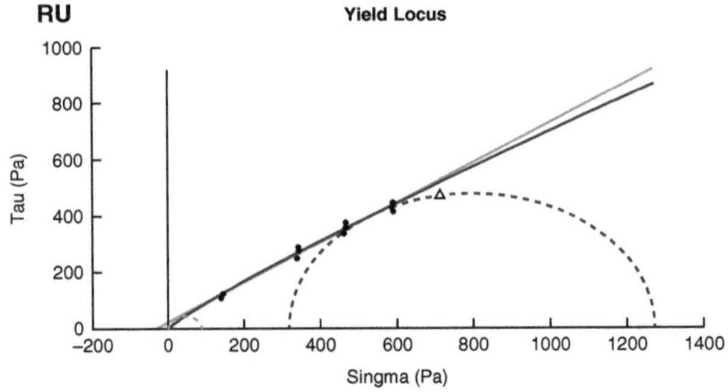

Pre-shear load: 0.514 kg	
σ_{pre} (Pa): 713	τ_{pre} (Pa): 470
Shear points	
σ (Pa)	τ (Pa)
144 ± 3	119 ± 7
341 ± 2	271 ± 18
456 ± 3	358 ± 18
589 ± 2	431 ± 13

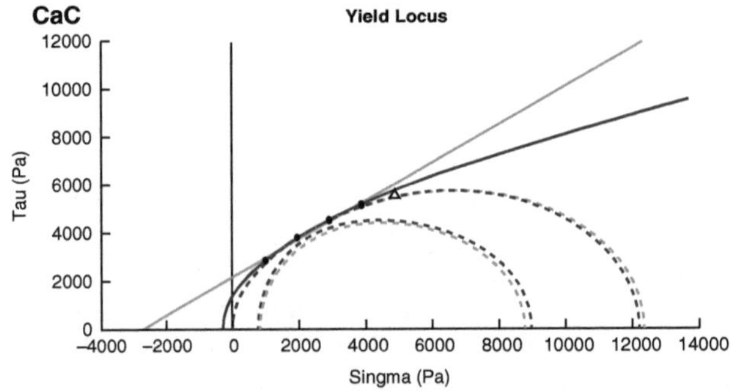

Pre-shear load: 11.1 kg	
σ_{pre} (Pa): 4842	τ_{pre} (Pa): 5479
Shear points	
σ (Pa)	τ (Pa)
986 ± 2	2813 ± 54
1949 ± 2	3761 ± 52
2914 ± 1	4478 ± 42
3878 ± 2	5124 ± 65

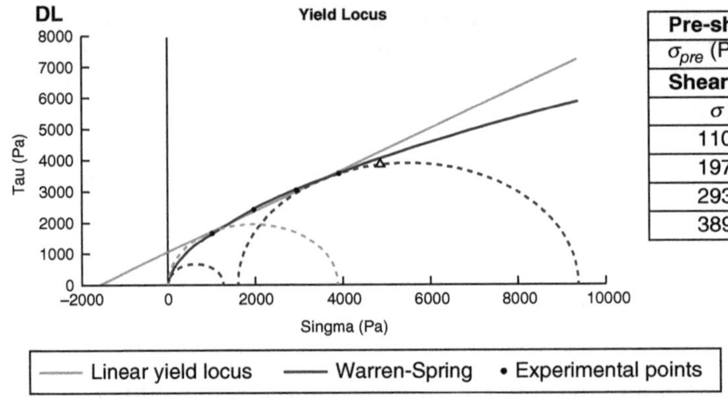

Pre-shear load: 11.1 kg	
σ_{pre} (Pa): 4863	τ_{pre} (Pa): 3834
Shear points	
σ (Pa)	τ (Pa)
1106 ± 1	1642 ± 29
1971 ± 2	2411 ± 6
2935 ± 1	3027 ± 11
3899 ± 1	3556 ± 28

Figure 8.17 Yield locus plots and experimental data for four samples. (From Macri D, Chirone R, Salehi H, Sofia D, Materazzi M, Barletta D, Lettieri P, Poletto M, "Characterization of the Bulk Flow Properties of Industrial Powders from Shear Tests," *Processes*, 8(5): 540. This article is an open access article distributed under the terms and conditions of the Creative Commons Attribution (CC BY) license.)

images of the tapped powder bed and continues as the cylinder rotates at 15 rpm. The change in volume of the powder bed on rotation is determined by image analysis. The change in volume is reported as the dilation (in percentage). The dilation is analogous to the CI, comparing the tapped bulk density to the dilated bulk density [355].

$$\text{Dilation}\% = \frac{V_{\text{new}} - V_{\text{init}}}{V_{\text{init}}} \tag{8.20}$$

where V_{new} and V_{init} are the dilated and tapped bulk densities, respectively.

One advantage of measurements such as the CI, the HR, or the dilation, which normalize the measurement using a ratio of densities (or volumes), is that they yield a measurement that is independent of the absolute density, thus facilitating comparisons between powders that are composed of intrinsically heavier or lighter materials.

FT4: Permeability

Permeability is a measure of how well air passes through a powder bed. For powder to flow smoothly, air must be able to travel upstream; otherwise a vacuum is created. This is particularly critical at points during a manufacturing process in which the powder is transitioning from a static (or nearly static) to a dynamic state, e.g., flow from a hopper, compaction in a tablet die, the initial aeration in a fluidized bed, or when the powder must fill a small cavity. The permeability of a granular material is influenced by particle properties such as size, shape, surface texture, and stiffness, as well as bulk properties such as cohesion and bulk density.

Permeability is typically measured as the pressure drop (PD) across a powder bed over a range of consolidation states, as achieved by the FT4 from Freeman Technology [356]. The powder sample is loaded into the test vessel and then is conditioned using the helical blade. The conditioning step creates a uniform, reproducible loose packing state. An upward air velocity of 2 mm/s is added to the bottom of the powder bed. A normal force is then applied to the powder bed with a vented piston (to allow the removal of air from the system) over a range of 0.5 to 15kPa. At each normal force, the PD across the bed is measured. A low, flat PD profile is indicative of a highly permeable material. A high, curved PD profile is indicative of a material with low permeability.

Friability

Friability is an indication of a material's propensity for attrition and sensitivity to shear. The ability to identify powders that are potentially sensitive to processing strain can lead to improvements in process design. For materials that are prone to attrition or sensitive to high levels of shear, certain unit operations can be detrimental to the final product quality. Therefore, unit operations that create high shear environments, such as milling, are not recommended for these materials. Instead, it is recommended that friable materials be diverted around such unit operations so that non-friable materials can still be processed in high shear environments. In addition, variability in the raw material properties of friable materials could be magnified during processing. The friability of a granular material can be measured directly by repeated measurements of the PSD, or indirectly by measuring changes in powder properties after exposure to a simulated processing environment. These changes can be in the mass of a sample [357] or in the amount of energy required to pass a blade through the powder bed [358].

Friability: Lost Mass

The attrition of granular materials with larger particle size, such as the product of a granulation process or a finished tablet, manifests as the breaking off of pieces of the particles [359]. The extent to which this occurs, known as the friability, is measured by tracking the change in mass of the particles as a result of exposure to stress. Instruments such as the Friabilator and the Friabimat [360] simulate the stresses particles experience during processing and handling. Each of these instruments follows the same basic procedure. The sample of material to be tested is initially weighed (mi). The sample is then loaded into the testing apparatus, the drum of the Friabilator, or bottle of the Friabimat. The sample is then agitated by the rotation of the drum or the oscillation of the bottle through an arc. After agitation, the sample is de-dusted and weighed, obtaining the remaining mass of the unbroken particle cores (mf). The friability is calculated as the percentage mass lost during testing.

$$\%\text{masslost} = 100 \times \left(\frac{m_i - m_f}{m_i} \right) \tag{8.21}$$

FT4: Dynamic Test

The friability of powders and granular materials, including those with smaller particle size, can be measured as a function of the energy required to move a helical blade through a powder bed, known as the flow energy (E), which can be considered to be the energy required to make powder flow around the blade.

The Freeman Technology FT4 dynamic test procedure measures this energy as a function of time and shear rate (variable blade tip speed) [361]. The powder sample is loaded into the test vessel and then is conditioned using a helical blade. The conditioning step creates a uniform, reproducible packing state. The helical blade is then used during the testing cycle where the flow energy, the energy consumed to induce the powder to flow, is measured on the downward and upward traverse. The conditioning step followed by a testing cycle is repeated seven times with identical conditions, and then four additional repetitions are executed with variable blade tip speed [363]. A friable material may exhibit a change in the flow energy over time and over a variable shear rate due to attrition, agglomeration, or segregation. In addition, some materials that are cohesive or highly compressible can become caked (i.e., consolidated) or agglomerated during flow. This behavior can also manifest as a change in the flow energy. Figure 8.18 shows a schematic of the helical blade pattern.

The stability index (SI) indicates the change in flow energy over time

$$\text{SI} = \frac{E_7}{E_1} \tag{8.22}$$

where E_1 is the flow energy required on the first downward traverse blade pass and E_7 is the flow energy required on the seventh downward traverse blade pass, also known as the basic flow energy (BFE). The BFE does not account for the density of the material, therefore the normalized basic flow energy (NBFE) is commonly used as follows:

$$\text{NBFE} = \frac{\text{BFE}}{\text{mass}} \tag{8.23}$$

where the mass is the amount of powder in the sampling cup. A stable, non-friable material has an SI of about 1; the energy consumed over the first blade pass is the same

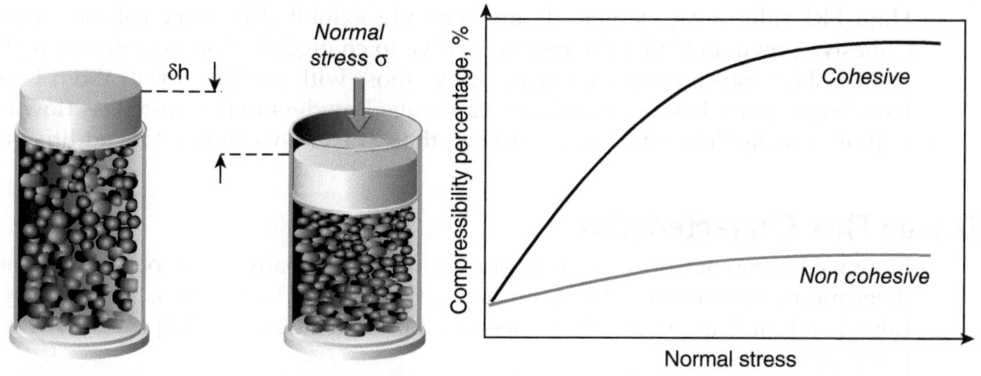

FIGURE 8.18 Schematic of compressibility test (left) and qualitative sample raw data obtained from compressibility test (right).

as the seventh pass. An SI value of greater than 1 indicates a material that requires more energy to flow over time, as well as sample data obtained from the dynamic test procedure. This increase in energy can be due to de-aeration, agglomeration, segregation, moisture uptake, or electrostatic charges. A decrease in the energy required over time, or an SI less than 1, can be caused by attrition, de-agglomeration, over blending of an additive, or the coating of the blade and vessel by an additive. In addition to the energy consumed on the downward traverse, the BFE (the energy consumed during the upward traverse) is also measured and is called the specific energy (SE). The SE is also normalized by the mass of the powder sample. Due to the geometry of the helical blade (Fig. 8.18) during the upward traverse, the powder is unconfined. This condition is representative of powder flow in a low-stress environment. Therefore, SE is more dependent on cohesive forces and less on compressibility.

Powders that are cohesive and compressible may be sensitive to shear and processing. For example, when forced to flow or exposed to stress, the material can become caked or agglomerated. The FT4 dynamic test also measures the sensitivity of a material's flow energy to a range of flow rates (via variable blade tip speed). The final four repetitions of the conditioning/testing cycle are performed with a tip speed ranging from 10 to 100 mm/s. The flow rate index (FRI) is the ratio between the required flow energy at 100 to 10 mm/s

$$\mathrm{FRI} = \frac{E_{11}}{E_8} \tag{8.24}$$

where E_{11} and E_8 are the BFEs at a blade tip speed of 10 and 100 mm/s, respectively. Most powders exhibit an FRI value between 1.5 and 3.0, showing a modest decrease in flow energy at higher flow rates. The displacement of the particles due to the blade movement occurs on a timescale dependent on the blade tip speed. At higher flow rates, this occurs much faster than the repacking of the particles resulting in the entrainment of air in the powder bed. This entrained air acts as a lubricant reducing the interparticle contacts and the required flow energy. Conversely, at low flow rates, the blade movement is slower than the repacking of the particles. As a result, the particles become more tightly packed, increasing the number of particle contacts and the required flow energy.

High FRI values, e.g., larger 3.0, are typically exhibited by very cohesive powders. Cohesive powders tend to be more sensitive to changes in flow rate due to higher air content. Flow rate insensitive powders, e.g., those with an FRI value of about 1, usually have larger particle size or surface treatments. Powders that require less flow energy with increasing flow rate (i.e., an FRI less than 1) usually contain flow additives.

Testing Flow Characteristics

How well a powder flows is an important factor for many AM processes. Methods of determining the flow rate of powders using two types of flowmeters, the Hall flowmeter funnel and the Carney funnel, are described in ASTM B213-11 [365] and ASTM B964-09 [365], respectively.

There are two types of methods for determining the flow rate: static flow and dynamic flow. The static flow method requires the user to cover the funnel opening with a dry finger and pour in a predetermined mass of powder. Then, when all the powder is loaded, the process starts timing the flow of powder through the opening on removal of the finger and stop timing as soon as the last of the powder has egressed. The dynamic flow method does not involve covering the orifice with a dry finger. The timing begins as soon as the powder begins flowing out of the funnel and stops when all powder has finished flowing through the funnel. The flow rate value, reported in units of seconds per gram, is determined by dividing the measured time taken for all of the powder to exit the funnel by the mass of the powder sample. The difference between the Hall flowmeter funnel and the Carney funnel is the size of their orifice; the Hall flowmeter has a 2.54-mm opening and the Carney flowmeter has a 5.08-mm opening. The Carney flowmeter is used only for powder that will not flow through the Hall flowmeter.

The process of timing powder as it flows through a Hall flowmeter is described in ASTM B855-11 [366]. However, this specifies measuring the flow-by volume instead of by mass, thereby eliminating the variable of powder density. The ability to flow and pack is a function of interparticle friction, so as the surface area increases, the friction increases, which gives less efficient flow and packing. The acquisition of the correct volume of powder to use requires the use of an Arnold meter, a process that will be described later in the Density section of this chapter. Once the volume to be tested is attained, the process follows that of ASTM B213-11. This flow rate value is determined by dividing the measured time taken for all of the powder to exit the funnel by the volume of the powder sample, and it is reported in units of seconds per centimeters.

Flow Rate

Hall Flow Test

The Hall flowmeter is the standard test method used in the powder metallurgy industry. The test determines the time taken to empty a known mass of powder from a standard funnel. The method is simple and is manually operated, hence, it is popular despite some reservations about its effectiveness and whether it provides the fundamental bulk flow property.

The Hall flowmeter (Fig. 8.19), consists of a funnel with a calibrated hole diameter of 2.5 mm. The walls of the funnel are smoothly finished to minimize wall friction effects. The flow rate is determined by timing the amount of powder coming out of the funnel. A sample weighing 50 g is transferred into the funnel. The exit orifice of the

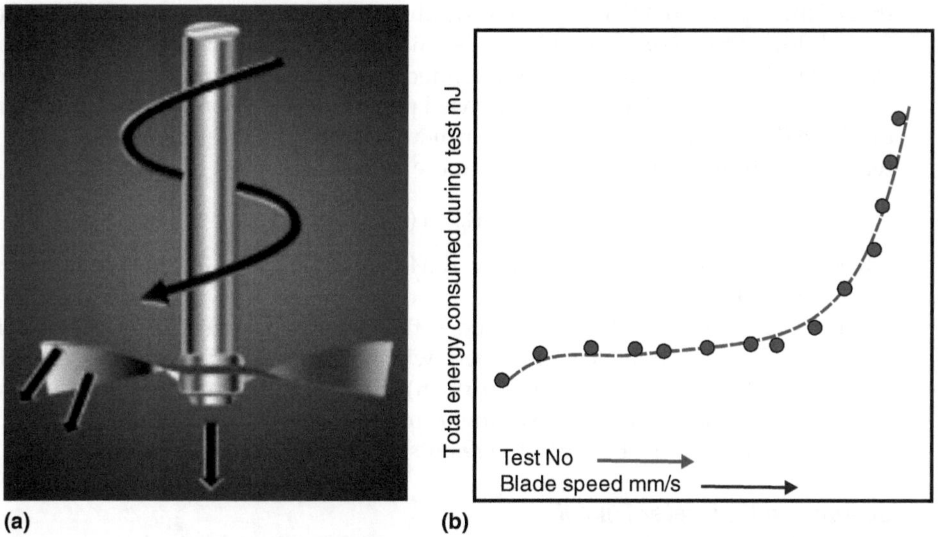

FIGURE 8.19 The geometry of the helical blade in a Freeman Technology FT4 test vessel; (*a*) Schematic of helical blade pattern and (*b*) sample data obtained from the FT4 dynamic test.

funnel is initially covered by the operator's fingertip and stops when the last quantity of the tested powder leaves the funnel. The funnel is made of an aluminum alloy (AL-6061-T6).

The flow rate of the sample is reported as the elapsed time in seconds for 50 g of powder to flow through the orifice. When a powder does not flow through the 2.5-mm artifice Hall funnel, with or without an external impulse, it is termed non-flowing powder. In such a case, the powder is tested using the Carney test.

Carney Test

The Carney test, similar to the Hall test, measures the flow time of the specific mass of powder out of an orifice opening of a funnel. The Carney funnel is similar in shape to the Hall funnel (Fig. 8.20). The opening of the exit orifice, however, is almost twice

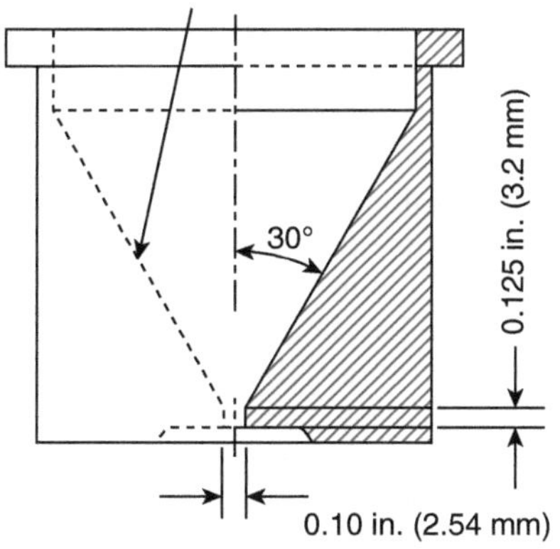

FIGURE 8.20 The hall Flow meter.

that of the Hall funnel (5 mm). The procedure for the test is the same as that of the Hall funnel flow. The recommended powder mass to perform a test varies by material. For example, 150 g of powder is recommended for ferrous on copper-based powders, and 200 g is recommended for Tungsten-based powders. For other powders, quantities to be used are determined by specific experimental needs. The results of the Carney test are reported as time per total mass used in the experiment, i.e.,

$$FR_C = t(s)/M(g) \tag{8.25}$$

where t is the flow time in seconds and M is the mass used in the testing grams (e.g., $FR_c = 8.3\ s/200\ g$ or $FR_c = 27\ s/150\ g$).

The Carney test is not standardized as the Hall test because the universal calibration procedure for the funnel is not adopted, which is in contrast to the Hall test, where the funnel is calibrated using Chinese (Turkish) emery grit. The results of the Carney funnel test are not correlated to those resulting from the Hall test. Therefore, the user-dependent empirical relationships between the results of the two tests may be formulated.

Gustavsson Flowmeter Funnel

Despite that the Hall and the Carney tests are well established in characterization of powder flow, there are many criticisms about the tests themselves. These criticisms also include the design of the funnels and the effect of that design on the flow patterns sustained during the powder flow. One of the main arguments against the Hall flow funnel is its relevance for characterization of the filling tool dies. Despite several attempts, it was not possible to develop a method to characterize die filling behavior that is universal for commonly used metal powders. In addition, the Hall flow method is not suitable for powder metal mixes that contain a lubricant, graphite, or any other fine particulate additives. Powder metals with such additives will not always flow freely in the funnel. A suggested proposed remedy for these defects entailed the construction of the funnel with a steeper cone angle. This new proposed cone angle would ensure that the powder would flow by mass flow at all times. That is, the powder would flow under the effects of gravity alone from the moment it fills the cone until last exit. This modification resulted in constructing a cone with an angle of 30° instead of the conventional 60°. This cone, known as the Gustavsson flowmeter, and it has been established as a tool to perform powder flow characterization according to an ISO standard procedure (ISO 13517).

The Gustavsson flowmeter (Fig. 8.21) is generally similar to the Hall flowmeter, but the main difference is the cone angle of the funnel, which is 30°. The Gustavsson funnel shares the same calibration procedure with the Hall funnel as both funnels are calibrated using Chinese (Turkish) emery. The advantages of having a steeper angle ensures that the entire powder contained within the funnel is continuously shearing. Therefore, bridging will not take place, and because the entire content is flowing by mass flow, "ratholing" will not take place [367]. This is in contrast to the Hall funnel where the powder flows only in the center of the funnel and on the upper powder surface.

This renders the rest of the powder within the Hall funnel stagnant and therefore increases the risk of powder bridge formation. As such, the Gustavsson meter is, at least in theory, well suited for non-flowing powders. In contrast, the Hall meter will be suited for free-flowing powders. Suitability for non-flowing powders is also shared with the Carney funnel. Table 8.12 compares the three funnels and their measurement capabilities.

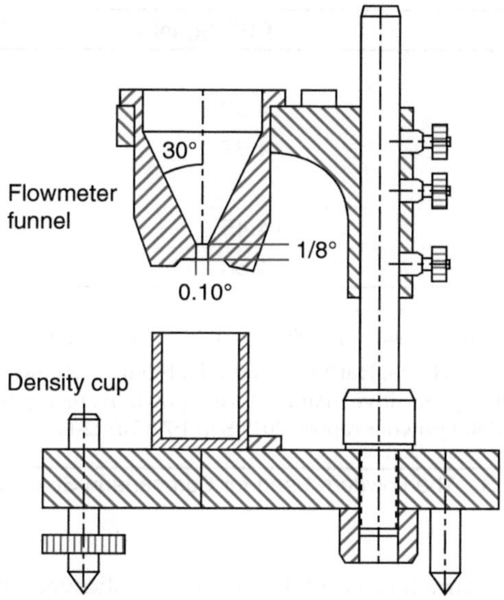

FIGURE 8.21 Carney funnel-flowmeter.

Funnel	Dimensions Opening (mm)	Angle Toward Center	Standards Flowability	App. Density
Hall	2.54	30	Yes[a]	Yes[b]
Gustavsson	2.5	15	Yes[c]	Yes
Carney	5	30	No	Yes[b]

[a]ISO 4490 or ASTM B213-11.
[b]AS-300.
[c]ISO 13517.
App = apparent.

TABLE 8.12 Funnel-Based Methods for Flow Measurements

One difficulty encountered with the Hall meter is the residual mass that may occur while performing a test. Depending on the powder specimen, a single tap (according to standards ISO 4490 and ASTM B213-11) may not be sufficient to force all the powder included in the funnel to flow. This renders the standards, in this case, inapplicable. Mellin et al. [368] investigated this problem. They compared the flow times of two powders (Table 8.13) in a Gustavsson and a Hall funnel.

The results are shown in Fig. 8.22, which depicts the flow time for the powder (both new and recycled). The data show a minimal difference between the duration registered for each funnel (method). However, the Gustavsson funnel seems more robust because of the minimal variation between times of successive flow runs.

A comparison between different flow-measuring devices for the same powder (HX-powder) is shown in Fig. 8.22. The figure indicates that in the case of the Freeman

Powder	CBD (g/mL)	BDtap50 (g/mL)
HX		
New	4.52	5.03
Used	4.67	5.13
IN939		
New	4.45	4.81
Used	4.56	4.92

BDtap50 = bulk density after 50 taps; CBD = conditioned bulk density.

Mellin P, Lyckfeldt O, Harlin P, Brodin H, Blom H, Strondl A. Evaluating flowability of additive manufacturing powders, using the Gustavsson flow meter. Metal powder report. 2017 Sep 1;72(5):322-6.

Table 8.13 The Powders Used for Comparison Study of Mellin et al. [368]

rheometer, flow characteristic of the powders showed the worst flow. The Hall and Gustavsson flowmeters indicated better flow characteristics for the same powder. A partial explanation offered by Mellin et al. was formulated in terms of the difference in the nature of the two tests.

The Freeman test is a constant volume method, whereas the Hall and Gustavsson methods are constant mass methods. This implies that the PSD would be a factor in

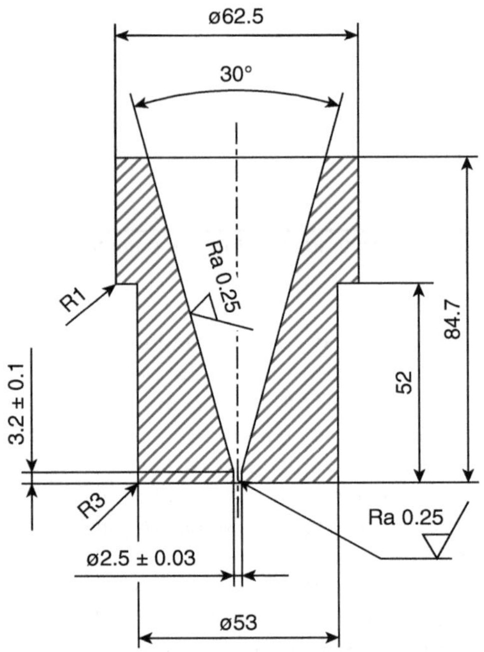

Figure 8.22 Design of calibrated funnel (Gustavsson flowmeter). The dimensions are in millimeters.

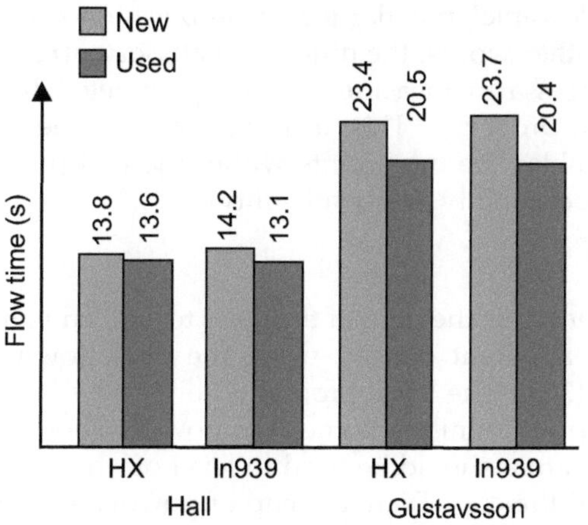

FIGURE 8.23 Results of Hall and Gustavsson flow time in case of analyzing non-dried powder.

the time recorded for the flow. A higher density powder would occupy less volume and would consume less time to pass through the funnel. In the Freeman rheometer, a higher density powder implies higher mass, and, consequently, more particles that should be sheared. This results in the opposite trend observed in Fig. 8.23. However, if one uses the conditioned bulk density (Table 8.13), the Hall and Gustavsson mass flow rate can be recalculated to a volume flow rate (shown in Fig. 8.24). The recalculation results in a better flowability for the two tests. This implies that flowability is in essence a subject of the particular definition.

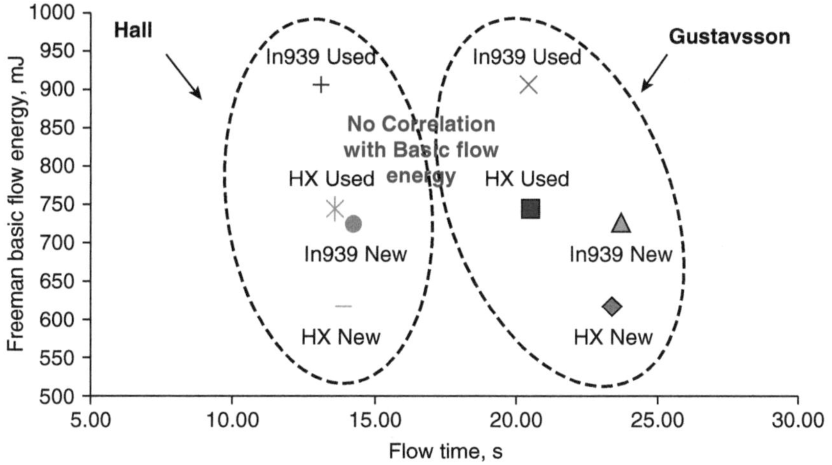

FIGURE 8.24 Results of Hall and Gustavsson flow meters, compared with Basic flow Energy measured by Freeman. A high basic flow energy means that the powder resists pushing and shearing.

That is, a "flowable" powder for one application may not be flowable for another application. In other words, the different methods currently applied to measure flowability do not necessarily measure the same parameters (let alone that flowability itself is not a physical property). This, in turn, points to the necessity of using a test that physically resembles the constraints within the AM process of choice and the focus therein (i.e., dispensability or spreadability).

Density

The apparent density is the ratio of the mass to a given volume of powder. The method of determining apparent density using the Hall flowmeter funnel is described in ASTM B212-09 [369]. The basic process is to let powder flow through the Hall flowmeter into a cup of definite volume. The powder should mound over the cup and a non-magnetic spatula should be used to level off the top surface of the powder flush with the sides of the cup. Then, the cup of powder should be placed on a balance to determine the mass. The apparent density is the measured mass divided by the volume. The process of determining the apparent density of metal powder through the use of a Carney funnel is outlined in ASTM B417-11 [370]. This process mirrors that of the apparent density determination process using the Hall flowmeter funnel, only the Carney flowmeter funnel is used instead.

The process of determining apparent density using the Scott volumeter (Fig. 8.25) is described in ASTM B329-06 [371]. In this process, powder that is poured into a series of funnels at the top of the apparatus travels through the funnels, then through a series of baffles, into another funnel under the baffle box, and into a collection cup on exiting the final funnel. The collection cup is located within an overflow tray, so after it is filled, the entire tray can be removed. The powder should form a heap over the collection cup so that a non-magnetic spatula can scrape the excess off into the overflow tray, making the powder flush with the sides of the container. Then the

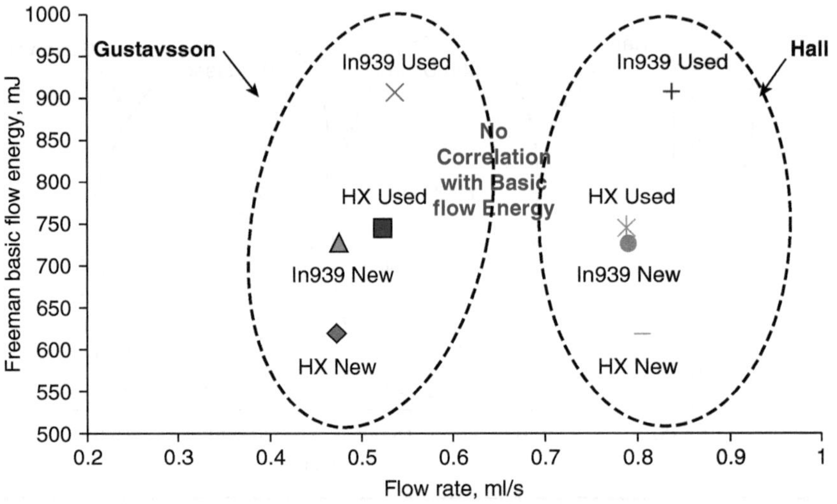

FIGURE 8.25 Results of Hall and Gustavsson flow meters (converted to volume flow rate) compared with basic flow energy measured by the Freeman powder rheometer.

collection cup is placed on a balance to determine the mass, which is divided by the volume to determine the density

The technique of determining the apparent density using the Arnold meter is described in ASTM B703-10 [372]. An Arnold meter is a steel block with a cavity in the middle and powder delivery sleeve. In this process, the powder delivery sleeve is placed on either side of the die cavity. Powder is poured into the sleeve, and it is slid across the cavity to allow powder to fall through and fill the die cavity. Then the sleeve is slid back across the cavity to level the amount of powder flush with the steel block. The amount of powder in the die cavity is then placed on a balance to acquire the mass. The apparent density is the mass divided by the volume of the die cavity.

The method for determining the tap density of metallic powders and compounds is described in ASTM B527-06 [373]. The tap density is the density of a powder that has been tapped to settle the contents in a container. The basic process is to pour a known mass of a powder specimen into a graduated cylinder. The cylinder must be loaded into a tapping apparatus that permits tapping against a firm base at a rate between 100 and 300 taps per minute. When there is no further decrease in volume due to tapping, that volume is used in the calculation of the tap density, which is the mass divided by the volume.

Surface Area and Porosity

Surface area, porosity, density, and particle size are important parameters. This is especially the case in the field of metal powders. Here, those characteristics are important in understanding controlling, and modeling material properties and processing behavior. Knowledge of the surface area of a powder, for example, contributes to understanding the sintering behavior because reduction of the surface area is the essential driving force for the sintering process. Porosity and density are closely related. They may influence the hardness of the material among other mechanical properties.

There are several techniques that are applied to determine these powder characteristics. The methods used are not specific to metal powders; many have been developed for testing other materials in powder form. Table 8.14 provides a summary of the most popular techniques used for characterizing these parameters.

Characterization Challenges

A common theme of "indefiniteness-interconnectedness" emerges after reviewing both the theoretical and experimental aspects of powder property definitions, and the common techniques for characterizations. All of the quantities identified, first have no unique definition. Definitions are multilevel and depend on the level of probing the powder structure. One example is that of density, where it is defined in multiple ways. Each definition depends on the level of probing of powder inner structure (i.e., whether the voids, particle geometry, and pores are considered singularly or collectively).

The entanglement of the inner structure of the powder feedstock and the properties and their evaluation methods, manifests a fundamental problem. This is because the levels of probing the inner structure differ by available techniques. The results meanwhile affect the number obtained for the properties. This leads to a considerable

Method	Description
Gas adsorption	Determines the surface area of a powder sample by measuring the amount of gas adsorbed on the sample surface at low temperatures. The data are then used to calculate the monolayer capacity from which the surface area is calculated using the "known" size of the adsorbed molecules. Nitrogen at liquid nitrogen temperature is the most common gas used; krypton at liquid nitrogen temperature is used for samples with an area of less than 1 m^2. Gas adsorption can also be used to determine pore volume and pore size. distribution ranging from one Angstrom to about 100 or 200 nm,
Permeametry	Measures the resistance to fluid flow through a compacted powder bed. This information is used to determine related properties of a powder, such as pore size distribution, specific surface area, or the average particle size for a packed powder sample.
Pycnometry	Determines density by measuring the difference between the specific and bulk volumes of a sample. This method is based on the displacement principle, using the powder as the solid body and helium, water, or mercury as the displaced medium. Pycnometry can be used to determine total pore volume or density. However, it does not provide quantification of the poresize or the pore size distribution.
Mercury porosimetry	Measures the volume of mercury intruded into the pores of a powder sample as a function of the pressure applied to the mercury. This method gives pore size and distribution over a wide range: 0.3–3 nm depending on the capability (pressure range) of the apparatus used. The method is based on the non-wetting behavior of mercury toward most materials. However, certain metals, for example, gold or copper, can react with mercury, and before those samples are to be analyzed specific precautions have to be taken.

Table 8.14 Summary of the Techniques Used in Characterizing Density, Porosity, and Surface Area for Metal Powders

variation between values of the same property, for the same powder, depending on the measurement technique. These properties are essential to any prediction or modelling of powder behavior during the building process. Therefore, different numbers will yield different predictions. The origin of differences between properties stems from the level of volume characterization. Volume of powders, as mentioned earlier, depends on the shape, size and spacing of powder feedstock. The inner granular structure of powders, on the other hand, depend on the method of powder production.

Powder feedstock is generally obtained using gas or plasma atomization techniques, and in some cases water-atomized powders for AM applications. Each production technique yields a certain set of specific powder characteristics in terms of morphology, size, porosity, and chemical composition of powder particles. These characteristics are the main factors that influence rheological behavior and packing efficiency of the powder. Several studies [374–377] identified relations between the characteristics of a powder and the rheological behavior. For example: a wider particle size distribution (PSD) increases the packing density, but decreases the powder flowability. Moreover, coarse particles manifest better flowability than powders with fine particles. Meanwhile, spherical particles simultaneously promote both powder packing efficiency and powder flowability. Discrepancies in results obtained indicate that the relationship between the characteristics of powder feedstock and those of printed parts is complex. It depends on a combination of powder chemistry, particle morphology and size distribution and also on the performances of a given AM system. The nature of interdependence of properties and powder morphology to adapt the existing powder characterization techniques to the particular AM process. It is also important to propose novel experimental procedures and numerical tools allowing the prediction of in-proces performance of powder feedstocks [378–380].

Brika et al [381] recognized the absence of efforts to characterize the relationship between powder characteristics and performance of feed stock in Laser powder bed fusion (LPBF). Absence of a well-defined relationship complicates the development, selection and quality control of LPBF powder feedstock. Therefore, they examined three Ti-6Al-4V powder lots produced by two different techniques: plasma atomization and gas atomization (Tables 8.15). They characterized. rheological properties of the powder lots using Hall and Gustavsson flowmeters and an FT4 powder rheometer are reported (Table 8.16). The ranking of flow rates was obtained using flowmeters. Therefore, Brika and coworkers calculated Hausner ratio (closer to unity, better flowability), and the Carr index (smaller value, better flowability) correlate with the results of the sphericity evaluation. More spherical powders were found to flow easier through the funnels.

Powder Characteristics		Powder 1	Powder 2	Powder 3
Particle size distribution	D10 (μm)	25.3	25.9	20.3
	D50 (μm)	35.8	36.7	32.7
	D90 (μm)	46.4	50.3	43.9
	Span[(a)]	0.59	0.66	0.72
Sphericity	D10	0.46	0.64	0.55
	D50	0.79	0.93	0.84
	D90	0.91	0.97	0.93
	Mean	0.73	0.88	0.79
	Std deviation	0.18	0.15	0.16
	Span[(a)]	0.57	0.35	0.45
Particles porosity	Ratio (%)[(b)]	3.50	1.07	3.15
	Porosity (%)[(c)]	—	1.88	0.12
	Pores mean sphericity	—	0.50	0.50
	Pores D50 (μm)	—	4.50	2.97

[(a)]Span = $D90 - D10/D50$.

[(b)]Ratio (%) = Number of porous particles/Total number of particles.

[(c)]Porosity (%) = Total volume of pores/Total number of particles.

TABLE 8.15 Particle Size Distribution, Sphericity, and Porosity Metrics Obtained Using μCT Analysis

Measurement Technique	Powder Characteristics	Powder 1	Powder 2	Powder 3
Hall flowmeter	Flow rate (s/50g)	35 ±0.416	25 ±0.07	26 ±0.05
Gustavson flowmeter	Flow rate (s/50g)	58.1 ±2.42	31.8 ±0.36	52.8 ±0.63
Bulk measurement	Apparent density (g/cm^3)	2.39 ±0.012	2.61 ±0.015	2.58 ±0.016
	Tapped density (g/cm^3)	2.55 ±0.022	2.72 ±0.017	2.70 ±0.00
	Hausner ratio	1.07	1.04	1.05
	Carr index (%)	6.27	4.21	4.44
FT4 powder rheometer	Basic flow energy (mJ)	293.5 ±13.8	265.4 ±3.8	280.4 ±14.3
	Specific energy (mJ/g)	2.85 ±0.03	1.61 ±0.01	1.73 ±0.06
	Bulk density (g/cm^3)	2.49 ±0.02	2.71 ±0.01	2.68 ±0.01
	Compressibility index (%)	2.42 ±0.05	1.69 ±0.01	1.88 ±0.05
	Pressure drop (mBar)	5.41 ±0.32	6.54 ±0.21	6.33 ±0.32
	Aeration energy (mJ)	23.79 ±6.15	6.86 ±0.4	8.48 ±2.04
	Cohesion coeff. (kPa)	0.39±0.082	0.25±0.007	0.28±0.01

TABLE 8.16 Summary of the Rheological Properties of Three Powder Lots. (From Brika, S, Letenneur, M, Dion, C, & Brailovski, V, "Influence of Particle Morphology and Size Distribution on the Powder Flowability and Laser Powder bed Fusion Manufacturability of Ti-6Al-4V Alloy," *Additive Manufacturing*, 31, 100929, 2020)

This was attributed to lower surface friction and hence lower mechanical interlocking. Lower flowability of Powder 3 as compared to that of Powder 2 could be explained by a higher portion of fine particles in the former, which increases inter-particles friction and cohesion forces.

Apparent and tapped densities results also correlate with the sphericity of powder particles, where the more spherical Powders 2 and 3 are able to achieve a more efficient packing. The same tendency is observed with a powder rheometer where the differences in particle sphericity can explain the results obtained.

The basic flow energy (BFE) represents the energy needed to cut through the powder bed, while the specific energy (SE) provides indications about the mechanical interlocking and the cohesive forces. The lowest BFE and SE values are obtained for Powder 2 and the highest, for Powder 1, pointing to a superior flowability of more spherical powders. The plasma-atomized powders also manifest a higher conditioned bulk density (ρ_c), a lower change in volume (compressibility CI) and a lower permeability (higher pressure drop PD), indicating a more efficient packing state of the particles.

The aeration energy (AE) indicates the energy needed to overcome the mechanical interlocking and cohesive forces, the highest value being obtained for the less spherical gas-atomized Powder 1. The cohesion coefficient (c) obtained during shear testing is the lowest for Powders 2 and 3, thus indicating that more spherical powders are ready to transition from a static consolidated state to a dynamic state of flow. It can finally be seen that the more spherical plasma-atomized Powders 2 and 3 manifest a globally superior flowability as compared to the less spherical gas-atomized Powder 1.

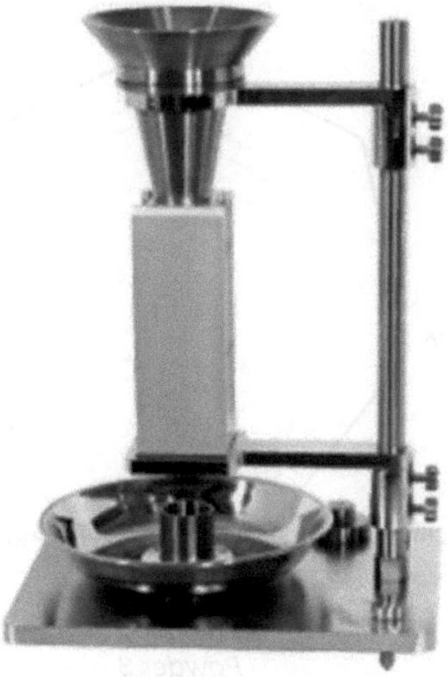

FIGURE 8.26 Scott volumeter.

The results of the study were summed in a radar diagram (Figure 8.26) that represents the normalized FT4-generated indices for three powder lots studied. The smaller the area covered by the diagram, the higher the powder suitability for the LPBF process. Accordingly, LPBF suitability of the examined powders rank from higher to lower as Powder 2, Powder 3 and Powder 1. Brika proposed to express suitability of a powder for an AM process through calculating a figure of merit termed "AMS" (AM Suitability). Therefore, each FT4-generated index is normalized according to the maximum value among all the powder lots studied, the normalized indexes are then combined to build an objective function (Eq. (8.11)), which needs to be minimized.

As a first approximation, all the importance weights of Eq. (8.11) are taken equal, and their sum corresponds to unity.

$$\mathrm{AMS} = \frac{1}{7}\left(\frac{1}{\rho_c} + CI + PD + SE + AE + BFE + C\right) \tag{8.11}$$

where ρ_c is the conditioned bulk density; CI, the compressibility index; PD, the pressure-drop; SE, the specific energy; AE, the aeration energy; BFE, the basic flow energy, and C, the cohesion coefficient. Table 8.17 shows the calculated AM suitability factors (AMS) of each powder lot and the corresponding normalized cumulative errors.

The smaller the AMS, the more suitable the powder is for the LPBF process, according to the criteria previously defined. Based on these assumptions, Powder 2 appears

	Powder 1	Powder 2	Powder 3
AMS	0.975 ± 0.09	0.717 ± 0.01	0.759 ± 0.04

TABLE 8.17 AM Suitability Factors (AMS) of Three Powder Lots of This Study

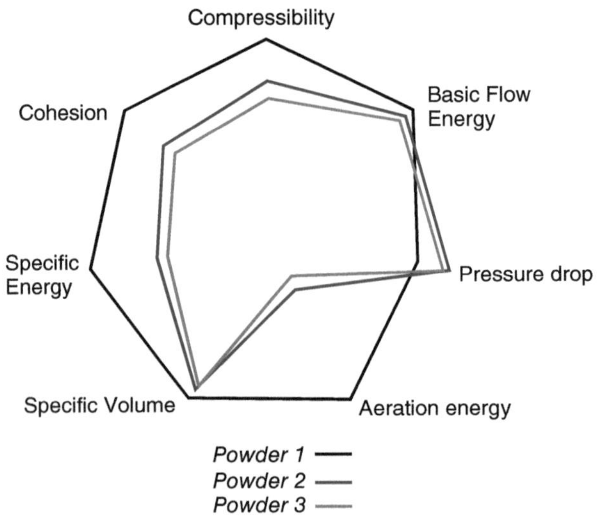

Figure 8.27 Radar diagram comparing the rheological properties of the three studied powder lots of Table 8.16 (From Brika SE, Letenneur M, Dion C A, Brailovski V, "Influence of Particle Morphology and Size Distribution on the Powder Flowability and Laser Powder Bed Fusion Manufacturability of Ti-6Al-4V alloy," *Additive Manufacturing*, 31: 100929, 2020.)

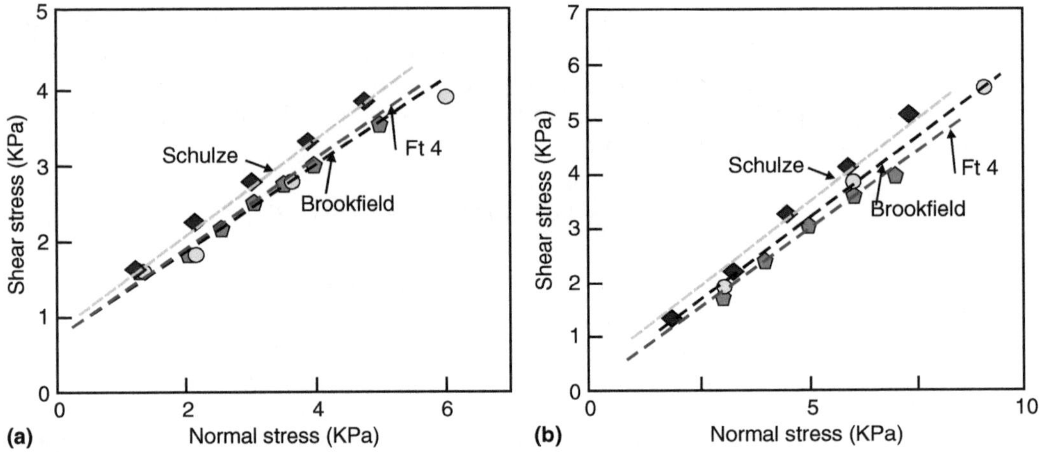

Figure 8.28 Yield loci of fine alumina measured at two consolidation stresses; (*a*) 6 kPa and (*b*) 9 kPa.

to be 5.5% more suitable for the LPBF process than Powder 3, and 26.5% more suitable for this process than Powder 1.

One of the challenges faced is the availability of many measuring devices, for which there are no specific standards. That is there are no standards for the design on or adoption of the machine, rather standards exist for how to use the particular machines while testing. This raises the question of comparison between machines. Koynov [382] and Koynov et al., [383] addressed this question with respect to shear testers. They studied three shear cells a-FT4 (Freeman Technology, Tewkesbury, Gloucestershire, UK), b-PFT (Brookfield Engineering Laboratories, Inc., Middleboro, MA, USA), and c-RST-XS (Dietmar Schulze, Wolffenbuttel, Germany). They also used the software related to each machine to derive the yield locus and flow properties of sample powders (Fig. 8.27 a, b). In these studies, a cohesive material, a fine grade of alumina powder, and a free-flowing material, a coarse grade of alumina powder, were examined. Eight responses: cohesion, unconfined yield stress, major principal stress, flow function coefficient, pre-shear/steady-state point, bulk density, effective angle of internal friction, and angle of internal friction, were studied. The results concluded that the shear cell is less suitable for free-flowing materials. This is because the intra-and inter-shear cell variability is larger for the free-flowing material than the cohesive material. Shear cells can be used to identify a material as free-flowing. However, care should be taken in ranking materials within the free-flowing regime.

For the cases studied, the material had the largest effect on the cohesion, unconfined yield stress, bulk density, flow function coefficient, and effective angle of internal friction responses. Therefore, the ranking, as opposed to the numerical values, of the flowability of powders established under the same initial consolidation stress should be independent of shear cell type. In addition, they found that initial consolidation stress is always statistically significant. Therefore, they recommended that when reporting shear cell results, the applied initial consolidation stress should be included. The flowability of a material is not a constant but is dependent upon several factors including the state of compaction of the powder bed. Further, the shear cell type is generally statistically significant as the distribution of the applied normal force throughout the powder bed is dependent on the shear cell geometry and/or the height of the powder bed. Therefore, care should be taken when comparing the numerical values of responses measured by different shear cells. However, since the size of the shear cell type effect is much smaller than the material effect, the results from different shear cells can potentially be used to rank the flowability of materials. The one exception was for the angle of internal friction response where the shear cell type had the largest effect magnitude.

Note that the flow function is constructed from the unconfined yield stress and major principal stress. Thus, for the cases studied by Koynov, the material had the largest effect on the unconfined yield stress and the initial consolidation stress has the largest effect on the major principal stress. The ratio of these two parameters is used to rank the flowability of the material tested. The flow function, and therefore the flowability, can be interpreted as the ratio of the consolidation state of the material to the material properties. In general, further work is needed to compare results from different shear cells for the same material and consolidations in order to develop a better understanding of powder flowability testing.

Table 8.18 provides a summary comparison of the currently available testing techniques. It can be seen that a single method that can be applied universally to quantify powder properties does not exist so far. All techniques and testing methods offer advantages and suffer shortcomings as well.

Principle of Measurement	Advantages	Disadvantages
Angle of repose		
Angle at which a pile of powder settles depends on the strength of the inter-particulate forces. By measuring the angle between the horizontal and the slope of the pile it is possible to infer how fluid a powder will flow. Powder flowability is classified on the basis of this angle. See Table 8.22	Timely results Concept is simple A USP method Equipment is economically feasible	Methodology is ill-defined Height of the vessel from which the powder is poured may be varied relative to the base or kept constant; the pile may be formed on a base of fixed diameter or allowed to spread Lack of precision—multiple angles may form in a single pile Poor repeatability and reproducibility, Absence of numerical results for non-free flowing powders Test protocols are not standardized. Method relies on the technique of the operator. Low sensitivity and relevance of results is not well defined (specially for processes involving consolidation, aeration or changes in flow rate). Very cohesive powders may not discharge thus preventing measurement.
Flow through an orifice		
The technique involves measuring the rate at which powder flows through a hole of closely defined dimensions. Measurement can be either continuous (a recording of flow rate over time) or discrete (the time taken for a known quantity of powder to discharge). Volumetric or mass-based methods are both routinely used.	Measurement is quick Equipment is typically low cost, although automated systems are considerably more expensive than manually operated alternatives Provides intuitive results	Poor repeatability—results are significantly influenced by quality of sample loading before testing Results depend on operator, method, and equipment, which may widely vary. Data reporting is not standardized which renders cross-comparison difficult Test may produce “null” results, especially for cohesive powders which do not flow easily Variability in packing density, container type, material of construction, and the volume of the powder bed may lead to significant variability in test results. Repeatability and reproducibility can both be relatively poor, The technique is mostly suitable for relatively free-flowing powders.

Tapped density—Carr's compressibility Index /Hausner Ratio		
Tapped density measurements is based on the premise that change in bulk density of a powder sample when it is tapped, relates to the cohesiveness of the material. As a sample is tapped, the particles within compact into a more densely-packed state. The ability of the particles to move within the powder bed is influenced by inter-particulate forces which also influence powder flowability. The increase in density caused by tapping can therefore be related to powder flowability.	Economically feasible A USP method	Poor repeatability because the difficulty of achieving uniform density within the initial volume and because of the variation resulting from different filling methods Sensitivity is limited by the accuracy to which the level can be measured on the cylinder, and because of the difficulty of initially achieving a leveled surface Many "standard" methods exist but there is no single-defined equipment set-up and methodology While tapping is usually automated, its frequency, amplitude, and any rotation vary from device to device Results can be counter-intuitive for very cohesive powders Measurement itself is noisy
Shear cell analysis		
Shear testing involves measuring the forces required to shear one consolidated powder plane relative to another. Analogous methods are applied to measure wall friction—the friction between a coupon of material from which the process equipment is made and the powder in question is consolidated by the weight of material above it and is forced to move either against itself or against the vessel wall, so the relevance of these tests is clear.	Enables more assessment of the iunfluence of processing variables- Generates data that directly apply to hopper design. Useful for assessing the behavior of consolidated powders when subjected to moderate to high stress levels The technique allows reasonable control of the experimental environment and so instruments can be used to assess how a powder behavior in a hopper whilst under consolidation with confidence.	Results do not predict behavior of powder in a low stress or dynamic environment. Measurements are less differentiating for free-flowing powders, Consolidation stress imposed in the test can cause changes to powder properties, such as particle attrition or de-agglomeration, which may result in misleading data. Depending on the device, testing can be manually intensive and time consuming.

Table 8.18 Summary Comparison of the Testing Techniques Available for Quantifying Powder Properties

Principle of Measurement	Advantages	Disadvantages
Shear cell analysis (*Continued*)		
	Shear testing is very useful for measuring how easily a consolidated powder transitions from the static to dynamic state.	
Uniaxial shear testing		
Uniaxial shear testing measures the stress required to break or fail a consolidated column of powder.	Intuitive and easy to use Offers high repeatability and reproducibility Relatively low cost for an automated tester Measures an intrinsic material property (uUYS) rather than a simple metric associated with performance in a test, as in angle of repose or flow through an orifice Measurement times are short Useful for ranking and comparing powder flowability particularly in a moderate to high stress environment	May not be suitable for more free-flowing powders as a certain level of cohesion is required to construct a free-standing powder column The results may be less relevant for understanding the performance of powders in low stress environments, (e.g. a mixer or fluidized bed)

Avalanche testing		
When rotated in a drum, powders roll, fall or avalanche in a way that can be related to their flow properties. Avalanche testers record images of the powder in motion and from these determine parameters such as avalanching frequency which can be used as an assessment of flowability. Short times between avalanches indicate good flowability. The speed of rotation of the drum has a major impact on avalanching behavior and is varied to create optimum conditions for testing a given powder. Beyond this, avalanche testing offers limited opportunity to vary the flow regime in order to more closely simulate processing conditions.	Like other dynamic techniques, avalanche testing enables the assessment of flow in a low stress regime, enhancing its value for certain industrial processes · Measurement times are relatively short—in the order of a few minutes	The sample cannot be subjected to controlled consolidation or aeration to simulate specific process conditions An absence of sample preparation can introduce variability associated with the operator or packing history Interactions between the surface of the drum, from the outset of test, or as a result of progressive powder coating, can significantly impact the results Repeatability can be an issue Avalanche testing can be a useful technique for the assessment of flow under low stress conditions. However, the sample is subjected to a single flow regime and, other than varying drum rotation speed, there is limited capacity to tailor test conditions to reflect in-process conditions. The repeatability of some avalanching devices can be relatively low, limiting their ability to differentiate samples that have subtle but important differences.
Dynamic powder testing		
Dynamic powder properties are evaluated by measuring the axial and rotational forces acting on a blade, or impeller, as it is precisely rotated through a powder sample. Measured properties include Basic	Provides intuitive results with direct relevance to process behaviour. Powders can be tested in the consolidated, moderate stress, aerated or fluidized state to simulate a range of process conditions High repeatability, reproducibility and sensitivity	Empirical method, meaning data can be difficult to interpret Testing equipment requires more investment than some other test methods.

TABLE 8.18 Summary Comparison of the Testing Techniques Available for Quantifying Powder Properties (*Continued*)

Principle of Measurement	Advantages	Disadvantages
Dynamic powder testing (*Continued*)		
Flowability Energy (BFE), which quantifies confined flow behavior (forced flow) in a low stress powder and is measured during a downward traverse of the blade, and Specific Energy (SE), the unconfined flow properties (gravity flow) of a powder in a low stress state.	Well-defined, substantially automated test methodologies Some dynamic powder testers also measure bulk powder properties, such as density, compressibility and permeability as well as providing shear cell capability Very low sample volume required	
Traditional rotational rheometry		
A powder vessel (or accessory) is installed on a rotational rheometer in analogy to the typical measurement systems used to investigate liquid rheology.	Measurement is relatively straight forward, particularly for those familiar with the use of rotational rheometry Powders can be measured in a low stress state to enhance the process relevance of the resulting data	Measuring torque at fixed height potentially causes localized compaction or cavitation of the powder sample—depending on powder compressibility—compromising the repeatability and relevance of the data Generates a single number descriptor of powder flow—a torque measurement—rather than comprehensively quantifying flow properties under a range of process-relevant conditions There is no single test configuration applicable to all types of powder, undermining the direct comparison of data Method of testing is still in its infancy and, as yet, little evidence exist that data generated can be correlated with product and process performance. Though rotational rheometers provide precise measurements of torque, their design and testing methodologies used are designed for powders and may fail to take account of behavior that directly affects testing. This results in data that may not be optimized for powder-to-powder comparison. Significant expenditure is required when a rotational rheometer is not in current use by the facility

Table 8.18 Summary Comparison of the Testing Techniques Available for Quantifying Powder Properties (*Continued*)

References

326. Vock S, Klöden B, Kirchner A, Weißgärber T, Kieback B. "Powders for Powder Bed Fusion: A Review." Progress in Additive Manufacturing. 4: 383–397, 2019.
327. Slotwinski J, Moylan S. NISTIR 8005: Applicability of Existing Materials Testing Standards for Additive Manufacturing Materials. National Institute of Standards and Technology, Gaithersburg, MD, 2014.
328. Medina F, "Metal Part Fabrication Using Additive Manufacturing Technologies," *Workshop Presented at RAPID + TCT*, Society of Manufacturing Engineers, 2017.
329. Spierings AB, Herres N, Levy G, "Influence of the Particle Size Distribution on Surface Quality and Mechanical Properties in Additive Manufactured Stainless-Steel Parts." *Rapid Prototyping Journal*, 17(3): 195–202, 2011. doi:10.1108/13552541111124770.
330. Yasa E, Deckers J, Kruth JP, "The Investigation of the Influence of Laser Re-Melting on Density, Surface Quality and Microstructure of Selective Laser Melting Parts." *Rapid Prototyping Journal*, 17(5): 312–327, 2011.
331. Mumtaz KA, Erasenthiran P, Hopkinson N, "High Density Selective Laser Melting of Waspaloy," *Journal of Materials Processing Technology*, 195(1–3): 77–87, 2008.
332. Vandenbroucke B, Kruth JP, "Selective Laser Melting of Biocompatible Metals for Rapid Manufacturing of Medical Parts," *Rapid Prototyping Journal*, 13(14): 196–203, 2007. doi:10.1108/13552540710776142.
333. Brandl E, Heckenberger U, Holzinger V, Buchbinder D, "Additive Manufactured AlSi10 Mg Samples Using Selective Laser Melting (SLM): Microstructure, High Cycle Fatigue, and Fracture Behavior," *Materials & Design*, 34: 159–169, 2012. doi:10.1016/j.matdes.2011.07.067.
334. Buchbinder D, Schleifenbaum H, Heidrich S, Meiners W, Bultmann J, "High Power Selective Laser Melting (HP SLM) of Aluminum Parts," *Physics Procedia*, 12: 271–278, 2011. doi:10.1016/j.phpro. 2011.03.035.
335. ASTM, B923-10, Standard Test Method for Metal Powder Skeletal Density by Helium or Nitrogen Pycnometry, West Conshohocken, PA, 2010.
336. Brown RL, Richards JC, *Principles of Powder Mechanics*, Pergamon Press, New York, 1970.
337. Brown RF, "Flow Properties, Powders in Industry," *Society of Chemical Industry*, Monograph No. 14, 150–166, 1960.
338. Henein H, Brirnacombe JK, Watkinson AP, "Experimental Study of Transverse Bed Motion in Rotary Kilns," *Metallurgical Transactions B*, 14: 191–205, 1983.
339. Henein H, Brirnacombe JK, Watkinson AP, "The Modeling of Transverse Solids Motion in Rotary Kilns," *Metallurgical Transactions B*, 14: 207–220, 1983.
340. Hausner HH, "Friction Conditions in a Mass of Metal Powder," *International Journal of Powder Metallurgy*, 3(4): 7–13, 1967.
341. Adler A, "Flow Properties of Metal Powders," *International Journal of Powder Metallurgy*, 5(1): 26, 1969.
342. Kostelnik MC, Kludt FH, Beddow JK, "The Initial Stage of Compaction of Metal Powders in a Die," *International Journal of Powder Metallurgy*, 4(4): 1968.
343. Roberts TA, Beddow JK, "Some Effects of Particle Shape and Size Upon Blinding During Sieving," *Powder Technology*, 2: 121–124, 1968.
344. Jenike AW, "Storage and Flow of Solids," *Bulletin no. 123[J]*, University of Utah, 53(26), 1964.

345. MiDi GDR, "On Dense Granular Flows," *European Physical Journal E,* 14(4): 341–365, 2004.
346. Prescott JK, Barnum RA, "On Powder Flowability," *Pharmaceutical Technology,* 60–84, 2000.
347. Schwedes J, "Review on Testers for Measuring Flow Properties of Bulk Solids." *Granular Matter,* 5(1): 1–43, 2003.
348. Alexander AW, et al., "Avalanching Flow of Cohesive Powders," *Powder Technology,* 164(1): 13–21, 2006.
349. Faqih A, et al., "An Experimental/Computational Approach for Examining Unconfined Cohesive Powder Flow," *International Journal of Pharmaceutics,* 324(2): 116–127. 2006.
350. Vasilenko A, Glasser BJ, Muzzio FJ, "Shear and Flow Behavior of Pharmaceutical Blends – Method Comparison Study," *Powder Technology,* 208(3): 628–636, 2011.
351. Davies CE, et al. "A New Approach to Monitoring the Movement of Particulate Material in Rotating Drums," *Developments in Chemical Engineering and Mineral Processing,* 12(3–4): 263–275, 2004.
352. Krantz M, Zhang H, Zhu J, "Characterization of Powder Flow: Static and Dynamic Testing," *Powder Technology,* 194: 239–245, 2009.
353. Carson JW, Wilms H, "Development of an International Standard for Shear Testing," *Powder Technology,* 167(1): 1–9, 2006.
354. Berry RJ, Bradley MSA, "Investigation of the Effect of Test Procedure Factors on the Failure Loci and Derived Failure Functions Obtained From Annular Shear Cells," *Powder Technology,* 174(1–2): 60–63, 2007.
355. Pillai JR, Bradley MSA, Berry RJ, "Comparison Between the Angles of Wall Friction Measured on an On-Line Wall Friction Tester and the Jenike Wall Friction Tester. *Powder Technology,* 174(1–2): 64–70, 2007.
356. Alexander AW, et al., "Avalanching Flow of Cohesive Powders." *Powder Technology,* 164(1): 13–21, 2006.
357. Faqih A, et al., "Flow-Induced Dilation of Cohesive Granular Materials," *AIChE Journal,* 52(12): 4124–4132, 2006.
358. Trivedi MR, Dave RH, "To Study Physical Compatibility Between Dibasic Calcium Phosphate and Cohesive Actives Using Powder Rheometer and Thermal Methods." *Drug Development and Industrial Pharmacy,* 40: 1585–1596, 2014.
359. Bemrose CR, Bridgwater J, "A Review of Attrition and Attrition Test Methods," *Powder Technology,* 49(2): 97–126, 1987.
360. Remon JP, Schwartz JB, "Effect of Raw Materials and Processing on the Quality of Granules Prepared from Microcrystalline Cellulose-Lactose Mixtures," *Drug Development and Industrial Pharmacy,* 13(1): 1–14, 1987.
361. Gohel MC, Jogani PD, "Exploration of Melt Granulation Technique for the Development of Coprocessed Directly Compressible Adjuvant Containing Lactose and Microcrystalline Cellulose," *Pharmaceutical Development and Technology,* 8(2): 175–185, 2003.
362. Lowell J, Rose-Innes AC, "Contact Electrification," *Advances in Physics,* 29(6): 947–1023, 1980.
363. Jones TB, *Electromechanics of Particles.* Cambridge University Press, Cambridge, UK, 1995.
364. Matsusaka S, Masuda H, "Electrostatics of Particles," *Advanced Powder Technology,* 14(2): 143–166, 2003.

365. Rowley G, "Quantifying Electrostatic Interactions in Pharmaceutical Solid Systems," *International Journal of Pharmaceutics*, 227(1–2): 47–55, 2001.
366. Jones TB, King JLK, Yablonsky JF, *Powder Handling and Electrostatics: Understanding and Preventing Hazards* Lewis Publishers, Chelsea, MI, 1991.
367. Pingali KC, et al., "An Observed Correlation Between Flow and Electrical Properties of Pharmaceutical Blends." *Powder Technology*, 192: 157–165, 2009.
368. Huang H, Wang K, Bodily DM, Hucka VJ, "Density measurements of Argonne Premium Coal Samples," *Energy & Fuels*, 9(1): 20–24, 1995.
369. TD4892-89. Standard Test Method for Density of Solid Pitch (Helium Pycnometer Method), American Society for Testing and Materials, West Conshohocken, PA, 1989.
370. D6093, Standard Test Method for Percent Volume Nonvolatile Matter in Clear or Pigmented Coatings Using a Helium Gas Pycnometer, American Society for Testing and Materials, West Conshohocken, PA, 1997.
371. D2638-91, Standard Test Method for Real Density of Calcined Petroleum Coke by Helium Pycnometer, American Society for Testing and Materials, West Conshohocken, PA, 1997.
372. Chang CS, "Measuring Density and Porosity of Grain Kernels Using a Gas Pycnometer," *Cereal Chemisty*, 65(1): 13–15, 1988.
373. Geddis AM, Guzman AG, Bassett RL, "Rapid Estimate of Solid Volume in Large Tuff Cores Using a Gas Pycnometer," NUREG/CR-6457, University of Arizona, Tucson, AZ, 1996.
374. Blake GR, Nelson WW, Allmaras RR, "Particle Density of Volcanic Soils as Measured With a Gas Pycnometer," *Soil Science Society America Journal*, 54: 822–826, 1976.
375. Webb, PA, Volume and Density Determinations for Particle Technologists, Micromeritics Instrument Corporation, Norcross, GA, 2001.
376. Merrick NC, Scobie DR, "Volume Measurement of Wool Samples," *Proceedings of the New Zealand Society of Animal Production*, 57: 57–60, 1997.
377. Baker SM, Richard TL, Zhang Z, Montiero da Rocha S. Determining the Free Air Space Inside Compost Mixtures Using a Gas Pycnometer, ASAE Paper No. 984094. ASAE, St. Joseph, MI, 1998.
378. Taylor GJ, Honeycombed Asteroids. http://www.psrd.hawaii.edu/Aug99/asteroidDensity.html (1999).
379. Guan-Sajonz H, Guiochon G, Davis E, Gulakowski K, "Study of the Physico-Chemical Properties of Some Packing Materials III. Pore Size and Surface Area Distribution," *Journal of Chromatography A*, 773: 33–51, 1997.
380. Kleinebudde P, Jumaa M, El Saleh F, "Influence of Degree of Polymerization on Behavior of Cellulose During Homogenization and Extrusion/Spheronization," *AAPS Pharmsci*, 2(3): article 21, 2000.
381. Chen G, Zhao SY, Tan P, Wang J, Xiang CS, Tang HP, "A Comparative Study of Ti-6Al-4V Powders for Additive Manufacturing by Gas Atomization, Plasma Rotating Electrode Process and Plasma Atomization," *Powder Technology*, 333: 38–46, 2018.
382. Karapatis NP, Egger G, Gygax PE, Glardon R, "Optimization of Powder Layer Density in Selective Laser Sintering," *Proceedings of the Solid Freeform Fabrication Symposium*, 1999, 255–263.

383. Spierings AB, Levy G, "Comparison of Density of Stainless Steel 316L Parts Produced with Selective Laser Melting Using Different Powder Grades," *Proceedings of the Annual International Solid Freeform Fabrication Symposium*, Austin, TX, 342–353, 2009.
384. Strondl A, Lyckfeldt O, Brodin H, Ackelid U, "Characterization and Control of Powder Properties for Additive Manufacturing," JOM, 67: 549–554, 2015.
385. Spierings AB, Herres N, Levy G, "Influence of the Particle Size Distribution on Surface Quality and Mechanical Properties in AM Steel Parts," *Rapid Prototyping Journal*, 17: 195–202, 2011.
386. Badrossamay M, Yasa E, Van Vaerenbergh J, Kruth JP, Improving Productivity Rate in SLM of Commercial Steel Powders, Technical Paper, Society of Manufacturing Engineers, *RAPID*, Schaumburg, IL, 2009.
387. Abd-Elghany K, Bourell DL, "Property Evaluation of 304L Stainless Steel Fabricated by Selective Laser Melting," *Rapid Prototyping Journal*, 18: 420–428, 2012.
388. Liu B, Wildman R, Tuck C, Ashcroft I, Hague R, "Investigation the Effect of Particle Size Distribution on Processing Parameters Optimisation in Selective Laser Melting Process," *Solid Freeform Fabrication Symposium*, 2009, Austin, TX, 2011.
389. Lutter-Günther M, Horn M, Seidel C, Reinhart G, "Influence of Particle Size Distribution on Powder Flowability and Part Properties in Laser Beam Melting: Einfluss der Korngrößenverteilung auf Fließfähigkeit und Bauteilqualität beim.
390. Laserstrahlschmelzen, in: Rapid. Tech—International Trade Show Conf. Addit. Manuf. Proc. 14th Rapid. Tech Conf. Erfurt, Ger., 2017: pp. 20–22.
391. Baitimerov R, Lykov P, Zherebtsov D, Radionova L, Shultc A, Prashanth K, "Influence of Powder Characteristics on Processability of AlSi12 Alloy Fabricated by Selective Laser Melting," *Materials*, 11: 742, 2018.
392. Mani M, Feng S, Lane B, Donmez A, Moylan S, Fesperman R, Measurement Science Needs for Real-Time Control of Additive Manufacturing Powder Bed Fusion Processes, US Department of Commerce, National Institute of Standards and Technology, Gaithersburg, MD, 2015.
393. Monzón MD, Ortega Z, Martínez A, Ortega F, "Standardization in Additive Manufacturing: Activities Carried Out by International Organizations and Projects," *International Journal of Advanced Manufacturing Technology*, 76: 1111–1121, 2015.
394. Vock S, Klöden B, Kirchner A, Weißgärber T, Kieback B, "Powders for Powder Bed Fusion: A Review," *Progress in Additive Manufacturing*, 4: 383–397, 2019.
395. Koynov, S "Using statistical Methods to Optimize Powder Flow Measurements and to Predict Powder Processing Performance," PhD thesis, Rutgers, New Brunswick, New Jersey, 2015.

CHAPTER 9

Defects Encountered in the Build

Introduction

Metal additive manufacturing (AM) is still at its early stage of development. The fundamental processing microstructure-property relationships are not fully understood. Comprehensive mapping of powder feedstock behavior within a full range of potential processing parameters is still evolving. The lack of this fundamental knowledge is impeding the transition in manufacturing of many objects from conventional domain to the new advanced manufacturing domain. In particular the absence of complete material behavior maps affects optimization of metal AM processes. The lack of well-defined methodology to optimize processing parameters defects hinders controlling the occurrence of defects in metal AM-built objects. Thus, defects that can potentially lead to failures of AM parts can often occur in parts built using metal AM. Characterization and classification of defects, along with tracing their processing origins, is central to quality control of built parts and thereby to their structural integrity.

One can view the quality of a build as a consequence of the response of the feedstock material (metallic powders in most metal AM processes) to processing parameters. If the processing parameters are optimized, then optimization will trigger a favorable response from the feedstock material, which will result in an object that meets preconceived quality conditions. If, on the other hand, the processing parameters were not optimized to the particular material needs, then feedstock material would respond in the manner that uses many undesirable defects within the build. In such a case the resulting object would not meet expectations.

Manufacturing of objects depends on inducing the target raw material to respond to processing conditions in the manner that facilitates shaping in a desired form. Material manipulation may be accomplished through different routes. The choice of the particular route depends on the material and the manufacturing process involved. In subtractive manufacturing manipulation of raw material may be in the form of cutting, deformation, melting, etc. Manipulation of the raw material is facilitated by changing the physical parameters within the immediate surroundings of the forming space so that the material of interest would respond in a manner that facilitates shaping. In metal cutting, for example, the cutting inserts apply a considerable stress that would overcome the bonds between the microstructure elements of the machined material. This, depending on the failure mode of the target material, would induce a crack or cause chip formation. Guiding the crack, or controlling the geometry of the chip, through controlling the cutting force, speed, and depth of cut (i.e., process parameters) results in allowing the removal of the necessity portion to produce the desired shape. The controlling parameter, i.e., that which allows shaping, may be a rise in processing temperature. The high temperature, in this case, would induce local ductility or melting. Ductility would help stamping, whereas melting would assist in welding two parts together.

Knowledge of which controlling parameters to manipulate follows from studying the behavior of the material under a wide range of fundamental forces (stress, temperature, strain, strain rate, etc.). Once the mapping of material behavior, and especially failure modes, at the range of these fundamental quantities is understood, inducing and controlling change may be facilitated. Metal AM does not differ from subtractive methods in that respect.

In AM the surrounding conditions of the material feedstock (powder) are altered by inducing high temperatures. These temperatures result from a power source (mostly laser). As a result of temperature elevation, the feedstock powder melts and layers are created, then deposited by manipulating the laser beam. The calibration of power intensity, and hence temperature elevation, depends on mapping the behavior of the powder feedstock under a wide variation of parameters. Lack of adequate information may, therefore, lead to a defective build. The definition of defective, in this context, is an object that encounters internal material faults due to the inadequate interaction of powder and beam. It follows that the occurrence of defects in a metal AM-built object is a consequence of undesirable response of the feedstock to the power source (and process parameters in general). Undesirable response may take place due to the irregularity in the powder feedstock (size, shape, and their distribution). It may also take place due to unsuitable power source conditions (i.e., nonsufficient power to melt powder, or higher speed, or unfavorable heat transfer and solidification conditions, etc.). In all, defects may be viewed as a response to processing parameters that do not meet the particular requirements for a desired raw material behavior. The focus of this chapter is the general review of defects that occur during building objects using metal AM processes. Although various defects during the powder bed fusion (PBF) process take place, the scope of this chapter is limited to those related to microstructural and processing defects. The scope of the material extends to link these defects to their contributing processing parameters. The material also reviews the classification of defects in powder-related processes and points the controllable contributing parameters and correlations, which can form the basis for in situ monitoring of the built objects.

Elements of Material Processing

The response of powder to the power source in metal AM is complex. It depends on the physical properties of the material, local power intensity within the building space, and on the dominant conditions in the building chamber. Defects that occur during object building are correlated to the interaction of the interaction between the feedstock material, the power source, and the characteristics of the hardware. Because hardware properties remain relatively unchanged during the build, the main influence stems from the reaction of the material to the power source and the associated variation in its effects due to changes in processing parameters. This does not imply that the powder itself does not change during the process; rather, the changes in powder material are due to its intrinsic characteristics and its predetermined physicochemical properties. As such, a suitable entry point to study the nature and causes of defects that occur in the course of building an AM metal object would be to discuss the interaction between the power source and powder feedstock in light of major processing factors.

Inherent Process Limitations

Actual final dimensions of a part and how close they are in reference to the original design dimensions are of concern in the three-dimensional (3D) printing of metals. Ideally, both, original design dimensions (i.e., those of the computed-aided design [CAD] file) and the dimensions of the as-printed object would be equal or at least within tolerance limits. In practice, however, such closeness is hardly achieved due to limitations of the hardware used in printing, e.g., minimum achievable heat source diameter and the size of the feedstock particles that can be processed. Different AM processes have different minimum size features, as shown in Table 9.1.

The data in Table 9.1 indicate that the best resolution falls within the abilities of the powder bed fusion (PBF) process. Powder-fed direct energy deposition (DED) offers better resolution than wire-fed DED due to differences in feedstock powder in the former and wire in the latter. In general, there is a wide variation between minimum size features afforded by the different processes. Therefore, an object built of the same powder feedstock, under the same AM conditions, will have different geometrical variations depending on the processing technique. A consequence of the variation in the solution and feature size reflects on the complexity of shapes that could be accomplished by each technique (and AM in general). For example, geometries of objects processed by DED systems tend to be simpler than those processed through SLM.

A smaller size of deposited features is, currently, achieved at the expense of the deposition rate (even within the same system; Table 9.2). The deposition rate, in turn, affects the inertia of the molten pool. As such, the combination of deposition rate and feature size decides to a greater extent, which type of object can be processed by a system. PBF systems, for example, can utilize the combination of a minimum feature size and the deposition inertia to print mesh or foam structures. The combination of the feature size and powder quality (i.e., the size of particles and variations in the distribution) strongly influences surface roughness and texture. This should be expected as this combination affects the minimum layer thickness that can be deposited. Because the capability of controlling their thickness is a system specific trait, then the choice of the process also will affect the quality of the resulting surface.

Process	Typical Layer Thickness (μm)	Minimum Feature Size (Beam Diameter) (μm)
PBF–LM [396]	10–50	75–100
PBF–EBM	50	100–200
DED–Powder fed [397]	250	380
DED–Wire fed [398]	3000	16,000

DED = direct energy deposition; EBM = electron beam melting; LM = laser melting; PBF, powder bed fusion.

Table 9.1 Typical Layer Thicknesses and Minimum Feature Sizes of PBF and DED Processes

Process	Machine	Deposition Rate (cc/hr)	Maximum Power (W)	Min. Heat Source Diameter (mm)	Max Power Input (kW/mm^2)
BJ	M-Flex [399]	1200–1800	N/A	N/A	N/A
DED–powder fed	LENS (2500–3000 W)	230	3000	1	3.8
EBM	A2 [400]	60	3500	0.2	110
DED–wire fed	EBFFF	47	408	0.38	3.6
LM	Renishaw AM 250 [401]	5–20	400	0.135	28
DED–powder fed	LENS (400–500 W)	16	500	1	0.64

EBFFF = electron beam freeform fabrication; LENS = laser-engineered net shaping.

TABLE 9.2 Sample Deposition Rates for Various Hardware-Processing Technologies

As will be seen in later chapters, surface texture is a multiscale quantity. On a large scale, one is concerned with the lay of the object that results from the layer position. On the final scale, at the micrometer level, surface roughness is a concern. Roughness, therefore, is considered a deviation from form (Fig. 9.1).

Deviations from form may be triggered by the minimum size features of the process and the particle size of the powder. The combined effects, feature size and powder quality, within the molten pool of material in addition to solidification dynamics. Reduction of the layer thickness implies longer melt time. The thickness of the deposited layer, meanwhile, is not merely a function of the process used; it also depends on the geometry of the object and its total thickness. In actual building procedures, the design (nominal)

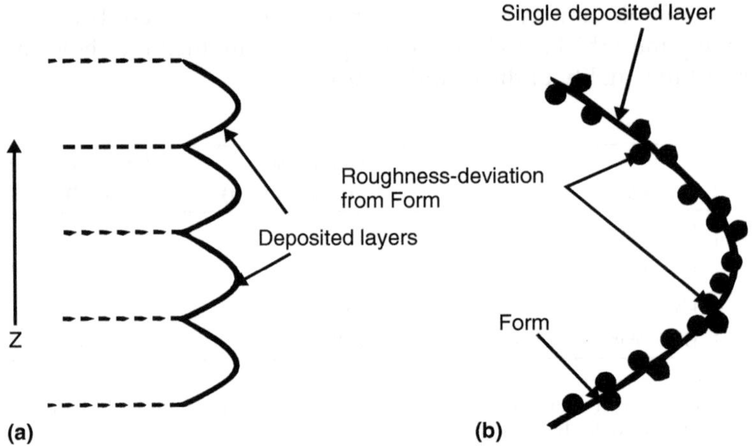

FIGURE 9.1 The contributions to surface finish by (*a*) layer roughness and (*b*) actual surface roughness.

thickness of the object is divided into several layers. Reducing the thickness of the deposited layers results in a longer time needed to complete the build. Increasing the thickness of layers affects roughness. In addition, it can potentially induce heat transfer problems within the melt pool and can cause warping in addition to other defects. In all, regardless of the process used to build a metal object by AM, the absolute net shape is not achievable just by printing. Each process has an accuracy limit that offers a marginal difference between design dimensions and actual dimensions. Therefore, regardless of the method used, print objects have to be treated by suitable subtractive methods in the postprocessing stage to achieve the desired net shape.

Build Chamber Atmosphere

The atmosphere under which metal is processed can affect chemistry, processability, and heat transfer. Inert gas and vacuum systems are typically used, and each has unique processing concerns. Metal powders have a tendency to oxidize and collect moisture when exposed to air. At higher temperatures, this oxidation can be accelerated. For this reason, welding machines use inert shield gases. Likewise, AM processes have the same need. As discussed previously, DED typically operates with a shield gas flowing over the melted surface and may also operate in an inert atmosphere. Laser melting (LM) processes are typically run in an inert environment, with an atmosphere of argon or nitrogen filling or flowing over the build surface. The flow rate of the fill gas and the pathway of the flow have been shown to be important in porosity reduction in LM Ti-6Al-4V [402]. Small features may lead to heat concentration in LM, which can cause localized oxidation. The electron beam melting (EBM) process uses a heated filament (usually made of tungsten) to generate electrons, which requires a vacuum-capable build chamber to operate the machine ($<5 \times 10^{-2}$ Pa chamber pressure, $<5 \times 10^{-4}$ Pa column pressure). During beam operation, a small quantity of helium is injected to reduce electrical charging of the build volume. This raises the pressure of the build chamber to approximately 0.3 Pa during beam operation. Operating in a near-vacuum environment leads to increased melt vaporization and has interesting heat transfer applications.

Feedstock Quality

Quality of powder feedstock is closely related to the manufacturing method of the powder. AM alloy powders have been discussed in Chap. 3, and the methods of the characterization have been detailed in Chaps. 6 and 7. AM alloy powders are produced by the following forming processes: atomization (GA), rotary atomization (RA), water atomization (WA), and plasma rotating electrode process (PREP). Each of these listed methods has a different route to convert solid feedstock into powder as detailed in Chap. 3. The conditions of processing within each production method are also different. This reflects on the morphology and granulometry of the powder particles. Thus, properties such as size, shape, and uniformity of the distribution of these properties within a given powder patch would differ in relation to the production method. Figure 9.2 [403] shows the variation in the shape of powder particles produced by different techniques. It is seen that the shapes of individual particles vary in reference to the production process. In particular, the sphericity of the particles in the uniformity of size are variable.

Production methods affect the porosity in the feedstock as well. Figure 9.3 [404] shows scanning electron microscopy (SEM) micrographs of alloy powders produced by different manufacturing processes. It is noted that PREP produced powders, Fig. 9.3-a, are almost perfectly spherical in shape. They also manifest some of surfaces. Surface

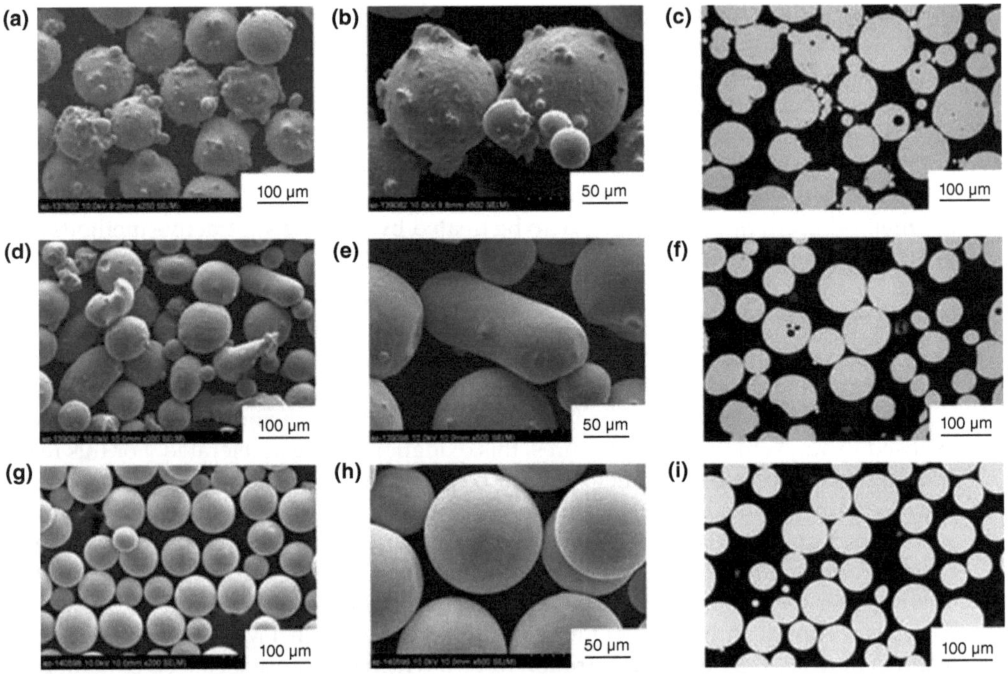

Figure 9.2 Comparison of powder quality before use: (*a*) Scanning electron microscopy (SEM) 250× GA, (*b*) SEM 500× GA, (*c*) LOM of GA, (*d*) SEM 200× of RA, (*e*) SEM 500× of RA, (*f*) LOM of RA, (*g*) SEM 200× PREP, (*h*) SEM 500× of PREP, and (*i*) LOM of PREP. (From Sames WJ, Medina F, Peter WH, Babu SS, Dehoff RR, "Effect of Process Control and Powder Quality on Inconel 718 Produced Using Electron Beam Melting," *Superalloy 718 and Derivatives*, Pittsburgh, PA, 2014.)

smoothness is also exhibited by RA-manufactured particles (Fig. 9.3-b) however the shape of individual particles is not spherical, it is rather elongated. WA-manufactured powders, Fig. 9.3-e, in contrast to the rest of the manufacturing methods are of highly irregular shapes. Further, their surfaces reflect considerably coarse surface texture. WA powders allowed the position of thinner layers compared to those possible through powders manufactured by the GA process (when depositing under the same AM conditions [405, 406]). However, the coarse texture of the particles lead to a final surface with high surface roughness. PREP and WA processed powders exhibit, in contrast to each other, exhibit the most an and least uniform size distribution, respectively. Size distribution powders reflects on the homogeneity of melting. Homogeneity promotes good interlayer bonding as well as mechanical properties and surface finish.

Given the resolution and power differences between available processes, a limit on the range of powder sizes that are optimal for each AM process is to be expected. Table 9.3 shows some of the recommended, optimal, powder size ranges for the different available AM processing techniques.

The ranges listed in the table reflect expected differences in the quality of the build. Fine particles improve the apparent density and flowability of the powder feedstock; therefore, they are cautiously favored. However, the drawback of the fine size is a higher probability of segregation from coarser particles during spreading. The data also imply a trade-off between the size of particles and layer thickness. Particles of fine size, which

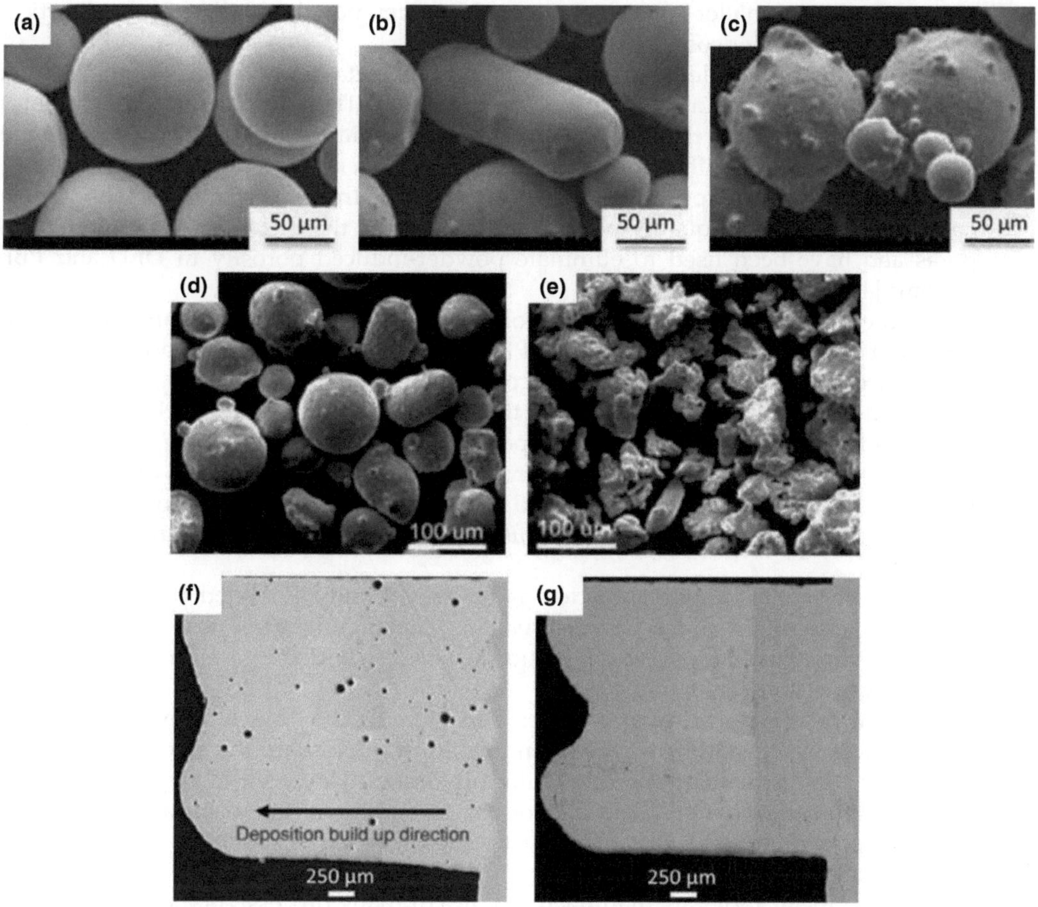

Figure 9.3 Scanning electron microscopy (SEM) image of the alloy powders manufactured by (*a*) PREP, (b) RA, and (*c*) GA process. Comparison of the shape of powders fabricated by the (*d*) GA and (*e*) WA processes. IN 718 component fabricated using (*f*) GA and (*g*) PREP powder. (From DebRoy T, Wei HL, Zuback JS, Mukherjee T, Elmer JW, Milewski JO, Beese AM, Wilson-Heid AD, De A, Zhang W. "Additive Manufacturing of Metallic Components–Process, Structure and Properties," *Progress in Materials Science,* 92:112–224, 2018.)

Process	Powder Size (λm)
LM	10–45
EBM	45–106
DED	20–200

Table 9.3 Optimal Powder Size Ranges for Different Metal AM Processes

are compatible is smaller layer thicknesses. However, powder batch with fine particle tends to be of a higher cost.

Porosity in the powder feedstock is common for certain production techniques. GA manufactured powders are prone to gas entrapment. The entrapment of gas bubbles induces porosity within the component [407]. This entrapped gas is transferred to the part, due to rapid solidification, and results in powder-induced porosity in the fabricated material. These pores are spherical, resulting from the vapor pressure of the entrapped gas. Higher quality powders produced via the PREP do not contain such pores and have been used to eliminate powder-induced porosity in DED and PBF systems [408–410].

Figure 9.3f and g compare the component manufactured with the same AM conditions, but with two different powders (PREP and GA). The PREP component exhibits lower porosity than that within the GA component.

An additional impact of powder on the built object stems from its chemical stability. For a final object with uniform property, the powder has to remain within alloy-specific specifications. That is, the pre-processing chemical composition of the powder feedstock has to remain within specified tolerance limits. Local variation in compositional ratios of alloy powders would cause local variation in mechanical and physical properties.

An important issue with powders is the recyclability. Recycled powder changes chemical composition as the powder sustains elemental losses. These losses are triggered by evaporative losses, contamination, or reaction with the gases or elements present in the processing surroundings.

DED wire feedstock is not conducive to the effects as much as powders. Wires are produced with welding as the main goal; thus, they share the same major drawback with powder, namely the size uniformity issues. However, in general, wires are less programmatic than powders. Although, depending on the material, they may be affected by the presence of structural defects such as cracks or scratches, which can trigger the formation of pores.

Wires of metal alloys are manufactured by a drawing process. As such, they are less expensive than comparable AM powders. From an expense perspective, the price of the raw feedstock is upset by the postprocessing machining of the built objects to achieve net shape. Machining results in the removal of a considerable amount of material (per kilogram of the deposited stock). An additional economic disadvantage of wires is that the material remaining from partially used spools may not be recycled (in contrast to powders where recycling is possible). On the other hand, because wires are produced for the welding industry, a wider variety of metals and alloys are readily available. Connection to the welding industry offers the additional benefit of availability of knowledge concerning material behavior under extreme thermal and vacuum environment. There is a considerable history of alloy development and characterization of weld metal deposit. This reflects on the potential optimization of the position parameters and thereby the quality of the resulting build.

Filler wires of diameters smaller than 0.8 mm are difficult to straighten and feed accurately using conventional welding systems. Therefore wire-fed AM processes requiring the use of commercially available weld wire result in a larger melt pool size relative to powder-based processes. This results in large weld beads and a relatively rougher surface finish of the final part [411, 412]. As a benefit, wire feedstock has significantly less surface area per kilogram than powder product and is less likely to oxidize

Alloys	Ti	Al	V	Fe	Ni	Cr	Mn	Mg	Si	Mo
SS 316	—	0.005	—	Bal.	8.26	17.2	1.56	—	0.33	—
Ti-6Al-4V	Bal.	6.28	3.97	0.052	—	—	—	—	—	—
IN 718	1.02	0.50	—	Bal.	53.4	18.8	0.07	—	0.12	2.99
800 H	0.35	0.25	—	Bal.	31.0	20.6	0.85	—	0.32	—
H 13	—	—	1.20	Bal.	—	5.50	0.60	—	1.25	1.75
AA 6061	0.15	Bal.	—	0.7	—	—	0.15	1.2	0.8	—

Table 9.4 Chemical Compositions by Weight (wt.%) of SS 316, Ti-6Al-4V, IN 718, 800 H, and H 13 Steel and AA 6061 Wire Feedstock

and absorb moisture or contaminants. Wire forms are easier to store and handle and pose fewer hazards associated with environment, safety, and health when compared with metal powders. Table 9.4 provides the chemical compositions of commonly used alloys in AM [414–418].

Table 9.4 points to a wide variation in the composition and thereby the differences in thermophysical properties. Differences in thermophysical properties induce considerable variation in the structure and the properties of products fabricated using different alloys under the same processing conditions. The variation in properties implies that all alloys are not equally printable. Therefore, a careful selection process has to be implemented for appropriate alloy selection for a defect-free built component. The selection of a feedstock material, its size, and shape directly influence the choice of the right AM technique and processing conditions for a target part and component.

Beam-Powder Interactions

The interaction between the heat source in the powder feedstock in metal AM is a multiscale phenomenon. The effects of that interaction occupy a wide spectrum of length and consequential effects. The response of the powder at the various stages of the power source induces transformations that take place on a meter scale to microns (which is the scale of the beam diameter and powder particles), and finally a sub microlevel work subsurface power penetration takes place. The time effects are multiscale as well. There are short-lived influences in the range of milliseconds (these are characteristic of the interaction between the beam and the material). On the other end of the time spectrum global heat treatment in postprocessing is on the scale of hours (Fig. 9.4). At each and every scale of the time-length spectrum physical a phenomenon takes place (either transport phenomenon or physiochemical). The final state of the build, meanwhile, is the result of the interference between all the phenomena taking place at any given moment of the building process at the various time-length scales. This complexity, when managed efficiently, can result in a successful build that is defect free. However, given the scale of interactions, and the state of the subject, many knowledge gaps have to be filled before feasible control of the interactions and thereby the process of the build would materialize on an industrial scale.

PBF technologies require a power beam to melt feedstock powder. This beam may be an electron beam, in the case of EBM, or a laser beam in selective laser melting (SLM). The initial step of the build starts with preheating of the initial layer of powder to be

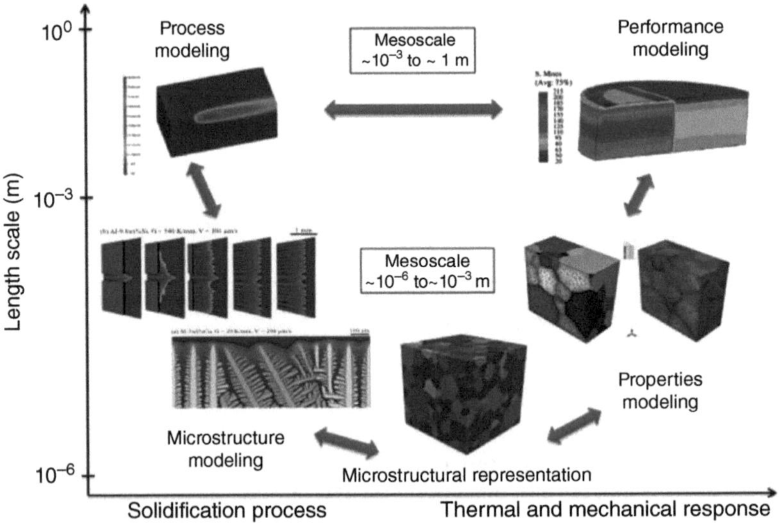

FIGURE 9.4 Illustration of the envisioned integrated process-structure-properties-performance modeling and simulation approach and associated length scales. (From Francois MM, Sun A, King WE, Henson NJ, Tourret D, Bronkhorst CA, Carlson NN, Newman CK, Haut TS, Bakosi J, Gibbs JW, "Modeling of additive manufacturing processes for Metals: Challenges and Opportunities," *Current Opinion in Solid State and Materials Science*, 21(LA-UR-16-24513; SAND-2017-6832J), 2017, Figure 1. With permission.)

processed (the one at the top of the powder heap). Heating is achieved through using a heater or an electron beam to bring the powder layers to the required temperature. In the following step, cross section of the powders are melted, per the instructions the design file, using an electron or a laser beam. Melting of the predesigned thickness, constitutes a single layer. Once this thickness is melted, the building platform is lowered, a fresh batch of powder is applied through the hopper or powder tank, and the process-cycle is repeated. Following the completion of the build, the resulting object is removed in an as-built condition, and then after post-processing takes place.

The process of pre-heating and melting has restrictions on the processed materials as well as regarding the processing environment. Using an electron beam for pre-heating restricts material usage to electric conductors, and requires a vacuum within the build chamber. Using a laser for melting, on the other hand, requires initial pre-heating; however, it requires a shielding (inert) gas. Those requirements trigger different behaviors within the powder particles, influence the ability of processing, and result in lasting effects on the product. Identifying the processes taking place while processing in different environments, therefore, deserves in-depth understanding.

During the heating stage, several heat transfer mechanisms take place simultaneously (Fig. 9.5). The powder bed is irradiated by a beam (laser or electron) and the photon or electron energy is converted into thermal energy by absorption. Photons are absorbed within the top nanometers of the surface of the powder material [419]. Due to the state of the powder, loose particles, as opposed to a continuum, within the powder bed would permit the penetration due to multiple reflections at the particle surface [420, 421]. The distribution of the absorbed thermal energy will vary with relative

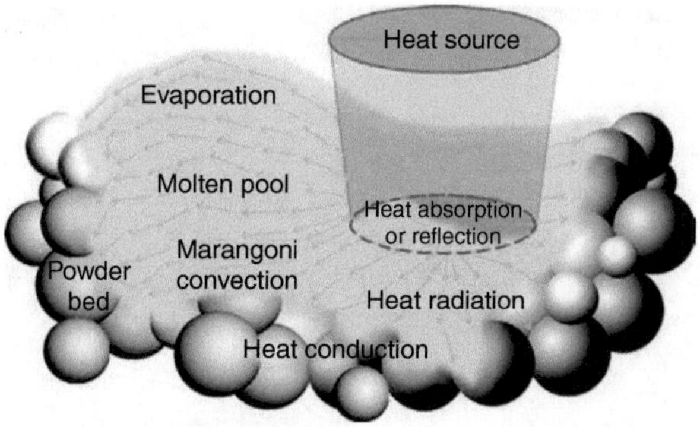

FIGURE 9.5 Heat transfer and the energetics of the molten pool during powder-based additive manufacturing. (From DebRoy T, Wei HL, Zuback JS, Mukherjee T, Elmer JW, Milewski JO, Beese AM, Wilson-Heid AD, De A, Zhang W, "Additive Manufacturing of Metallic Components–Process, Structure and Properties," *Progress in Materials Science*, 92: 112–224, 2018.)

density and effectivity of the powder particles within the top layers. The penetration depth of the electrons is directly proportional to the acceleration voltage of the electron beam gun [422]. Complex heat transfer mechanisms (conductivity, convection, and radiation, etc.) also take place simultaneously. Radiation and convection will cause a rise in temperature. The temperature rise, in turn, will induce proportional heat loss that depends nonlinearly on the building temperatures. During SLM, however, convection takes place between the material in the shielding gas. This is in contrast to selective electron beam melting (SEBM) during which convection between material and shielding gas is negligible due to the influence of the backing within the building chamber. Meanwhile, the distribution of the absorbed heat within the particles continues. The penetration of heat deeper into the material of the powder, by conduction, will reduce the peak temperatures. However, the penetration depth of that heat will depend on the so-called thermal diffusivity of the powder material (which represents the thermal inertia or the balance between the thermal conductivity and the thermal diffusivity of the powder material).

The interaction of the heat source with the feedstock (or melt pool) impacts energy consumption during processing. During the melting particle injection takes place through four modes, which mainly depend on the intensity of the processing power source. These modes are spatter ejection, electrostatic repulsion, kinetic powder recoil, and enhance convection of powder in gas streams (Fig. 9.6).

Heat source interaction affects the mass of the powder layer as well. In the EBM process electron interaction with the material primarily involves the transfer of energy. However, a side effect of this interaction is caused by the electrical charging powder particles, which may develop repulsive electrostatic forces that become greater than the force holding particles to the powder bed. This leads to ejection of particles outside the powder bed. This phenomenon, termed smoking, may be avoided by using a diffuse beam to pre-heat the melt surface prior to melting. Spatter, which is the ejection of liquid or vapor out of the melt pool, in PBF and DED, may also take place when the high energy beam is applied to the surface. The energy of the beam, in this case, may induce localized boiling in which the energy of the ejecta overcomes the surface tension forces.

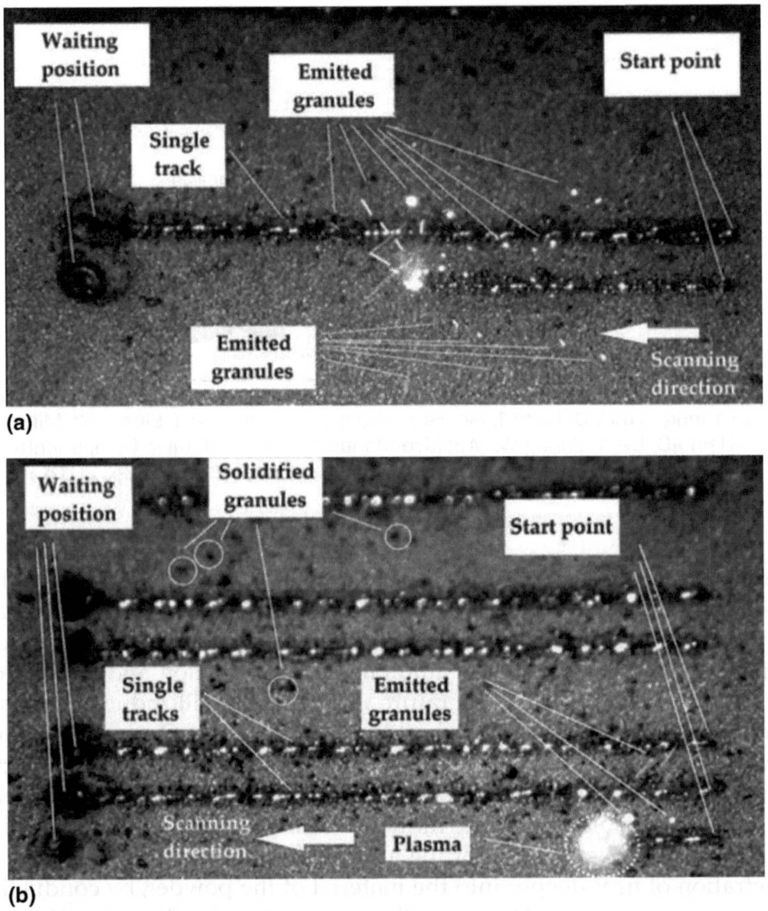

FIGURE 9.6 The result of video monitoring of SLM processing of CoCrMo powder (granule diameter *d* <50 m) by high-speed camera with an 810-nm filter: (*a*) SLM parameters: nominal laser power *P* = 32 W, scanning speed *V* = 15 mm/s, thickness of the layer *h* = approximately 80 m. (*b*) SLM parameters: nominal laser power *P* = 50 W, scanning speed *V* = 15 mm/s, thickness of powder layer *h* = approximately 80 m. (From Metel AS, Stebulyanin MM, Fedorov SV, Okunkova AA, "Power Density Distribution for Laser Additive Manufacturing (SLM): Potential, Fundamentals and Advanced Applications, *Technologies*, 7(1): 5, 2019.)

From the foregoing it is seen that the interaction of the power source with the powder material is complex. Depending on the type of the power source, the response of the powder may (or may not) be conducive to a defect-free object. The main instrument for controlling the material response is by regulating the power source, i.e., the intensity and power density distribution of the beam, and by adjusting the process parameters to ensure an optimized melt pool. To achieve these requirements, there is a need to quantify the effects of the power source on powder.

Quality of the Power Source

Energy absorption by feedstock powders in metal AM has a major influence on the quality of the build. It affects the temperature files, geometry of the deposited layers, melting and solidification, cooling rates, and ultimately the properties of the printed part. Energy absorption, on the other hand, is a function of the characteristics of the heat source, the physical properties of the powder particles, and the morphological characteristics of the particles. It is seen that the power source (laser or electron beam) is the source that induces all desirable changes in the material. The powder material reacts to the power input. This action is first and foremost triggered by a part of the heat source. For the quality of the built objects this part of the heat source has to be suitable to induce, then maintain steady transformation within the powder at all time intervals within the duration of the build.

The requirements of steady and uniform transformation within the material is directly related to the power level of the heating source. SLM or selective laser sintering (SLS) machines allow for producing parts with a maximum laser power of about 400 W [423]. Some machines are equipped with available power of 1 kW [424]; hence, more than 96 percent of the work is done with a maximum laser power in the range of 30 to 100 W to provide higher quality and resolution of the produced objects, while avoiding the issues triggered by higher laser power [425, 426]. The direct augmentation of the main SLM parameters leads to an unpredictable and decreased product quality, which is traditionally associated with an excess of energy in the molten pool. A direct increase in laser power, therefore, leads to transformations that are relatively difficult to control, which decreases the quality of the manufactured objects [427, 428].

A laser beam is a coherent source of photons. Measurement of the intensity of the beam is enabled by charged-coupled devices (CCDs). In AM, it is necessary to limit the intensity of the beam to ensure the integrity of the CCDs. Limiting the intensity of the beam entails refocusing the beam to control its spot diameter. In AM, the spot diameter varies in reference to the material feedstock used and the process applied to the build. Powder bed processes use beam diameters in the range of 50 to 100 μm for final resolution. In DED the diameters of the used beams are higher and not focused; they can reach several millimeters in thickness to provide for high deposition rates.

Adjusting the spot size usually is achieved through of specific configurations. The theoretical description of the optics-beam interaction is governed by the Fresnel-Kirchhoff diffraction theory. The equations used are rather complex and are not practical for technical design. As such, designers and practitioners resort to modeling. Most models adopt some approximation of the theory (e.g., Fresnel and Fraunhofer approximations). One of the widely applied approximations of the theory of diffraction is based on Fourier transformations, namely, it states that the amplitude of the light distribution field, in a given setup, in the focal plane of the lens, is proportional to the Fourier transformation of the input amplitude of the field distribution. Some of the practical cases that are usable in AM, and based on this approximation are shown in Fig. 9.7.

Focusing the beam creates changes in the intensity at the different planes. The distribution of the energy density of the beam will vary in the different planes along the propagation path of the laser radiation. The variation of density implies that the intensity profile along the path will also vary by position from the lens. This variation will depend on the initial distribution of the beam intensity profile at the lens input. An example is provided (Fig. 9.8b) in which the TEM_{00} (Gaussian) plane of the power distribution is depicted. The power distribution density is related to the initial distribution at the entrance of the length. In polar coordinates, this relationship follows an axisymmetric Gaussian formula expressed as

$$I_{in}(r) = I_{in0} \exp\left(-\frac{2r^2}{\omega^2}\right) \tag{9.1}$$

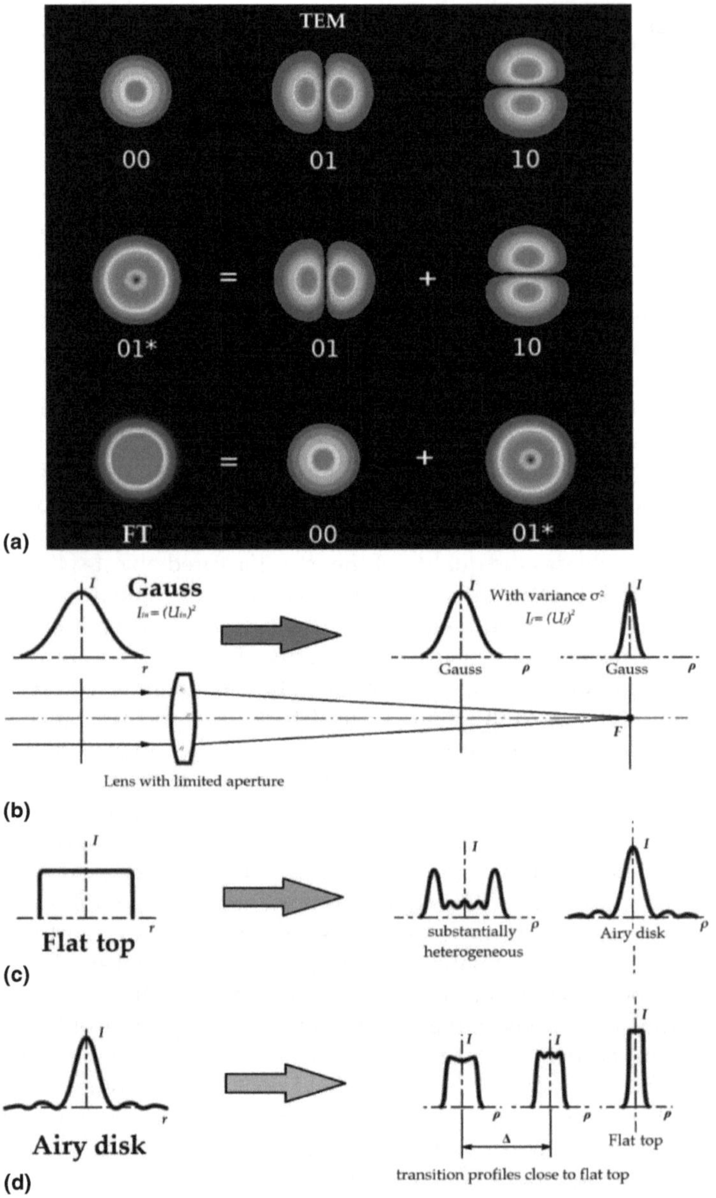

Figure 9.7 The change in the intensity of the radiation profile depending on the characteristics of an input laser beam; (*a*) simplified presentation of laser beam mode in plane; (*b*) Gaussian beam; (*c*) flat-top or top-hat beam; (*d*) Airy disk; I_{in} is intensity of input beam, W·m^{-2}; I_f is intensity of focused beam, W·m^{-2}; U_{in} is the complex amplitude of the electric field for input beam, V; U_f is the complex amplitude of the electric field for focused beam, V; r is an effective radius of input beam, μm; ρ is an effective radius of focused beam, μm; σ^2 is the variance or measure of the spread of random values, non-dimensional; F is focus, optical point of the system; Δ is the distance between intermediate planes. (From Metel, AS, Stebulyanin, MM, Fedorov, SV, Okunkova, AA. “Power Density Distribution for Laser Additive Manufacturing (SLM): Potential, Fundamentals and Advanced Applications.” *Technologies*, 2019, 7, 5).

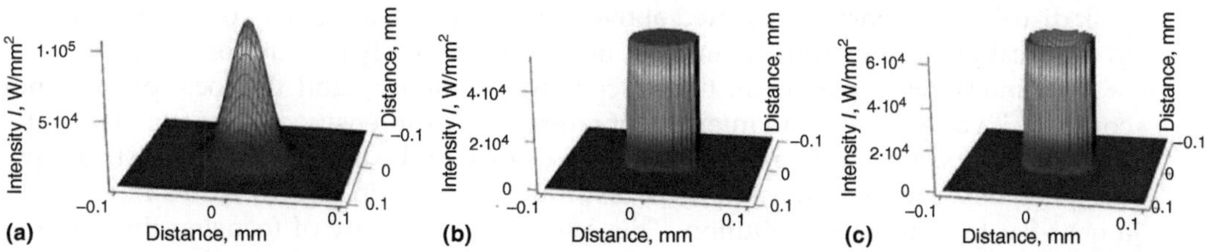

Figure 9.8 The power density distribution of laser radiation in different planes, near the focal plane of the lens: (*a*) Gauss, (*b*) flat top, and (*c*) donut. (From Metel AS; Stebulyanin MM; Fedorov SV, Okunkova AA, "Power Density Distribution for Laser Additive Manufacturing (SLM): Potential, Fundamentals and Advanced Applications," *Technologies*, 7: 5, 2019.)

where I_{in} is the intensity at the entrance of the lens, r is the radius of the Gaussian beam waist, and I_{in0} is a constant.

The focusing of such a beam leads to the creation of a spot in the focal plane, also with a Gaussian power density distribution and diameter d. This intensity is described in terms of the diameter as

$$d = \frac{4\lambda f M^2}{2\pi\omega} \tag{9.2}$$

where λ is the wavelength, f is the focal length of the lens, and M^2 is the quality factor of laser radiation, and for TEM_{00} (Gauss mode Fig. 9.8a) $M^2 = 1$.

An essential feature of focusing a beam with a Gaussian power density distribution is an unchanged intensity profile. Thus, throughout the beam propagation, only its geometric characteristics change. This feature is widely used in laser technology and its various applications. However, for all other profiles, the intensity of distribution varies. For example, in Fig. 9.8c an initial beam with a flat top, which initially exhibits uniform distribution of power density in the focal plane of the focusing lens, is described by the so-called Airy disk function, given by:

$$I_f(\rho) = I_{f0}\left[\frac{J_I(2\pi\rho)}{(\pi\rho)}\right]^2 \tag{9.3}$$

where J_I is the Bessel function of the first kind and the first order, and I_{f0} is a constant.

The interference pattern in space between the lens and the focal plane in Fig. 9.8c differs from that of the initial distribution (a uniform distribution with a flat top for the former and a distribution in the focal plane of the lens for the latter). Intermediate distributions are inherently non-uniform and useless for practical applications. Thus, it can be concluded that beam focusing with a flat top in the focal and intermediate planes does not create a spot with a uniform distribution of power density. Fig. 9.6d shows an example of creating a small laser spot with a uniform radiation intensity in the focal plane of the lens. In this case it is necessary to solve the inverse problem of finding the required power density of laser radiation at the entrance to the focusing lens to obtain the power density distribution with a flat top in the focal plane of the lens. The solution to this problem [430] concluded that to obtain the uniform distribution of laser radiation in the focal plane, the input beam should have a distribution similar to the Airy disk distribution density presented above. That is, to obtain a laser spot with a flat top in the focal plane, the input beam must have a substantially non-uniform profile.

The interference pattern in the space between the lens and the focal plane is not constant; it varies in size and intensity of radiation. The intensity distribution with a flat top is only a particular case of a continuous change in the intensity of the distribution. Focusing the beam with the Airy disk distribution results in a beam with a flat top and a near-flat top profile distribution. This offers the possibility of focusing the beam in intermediate planes (separated by a distance Δ in Fig. 9.7d).

Focusing the beam in intermediate planes allows for the controlled variation in the power density distributions (Fig. 9.8).

The energy of the laser beam interacts with the surface of the powder, which carries both radiation pressure and radiation heat. This radiation will be shared between the powder and the surroundings. In a Gaussian beam the power density is concentrated almost within the middle third of the beam profile. This causes the concentration of the heat within the center of the molten pool, where it will create the temperature gradient between the center of the pool and the periphery. Overheating the center would cause the temperature gradient toward the outside of the heat-affected zone and will result in thermal energy transferred to the outside edges of the molten pool.

Increasing the energy of a Gaussian beam increases the excess energy and leads to the formation of a plasma cloud. Meanwhile, the periphery of the heat-affected zone will not receive enough heat to initiate particle melting. This results in the presence of particles still in their solid (non-melted, but deformed) state that can carry with the molten material. Flowing with the molten material is triggered by several mechanisms (both thermal and fluid; Fig. 9.9). Depending on the temperatures, the particles may be emitted to the atmosphere as sparks (Fig. 9.9) or can get redeposited on the surface.

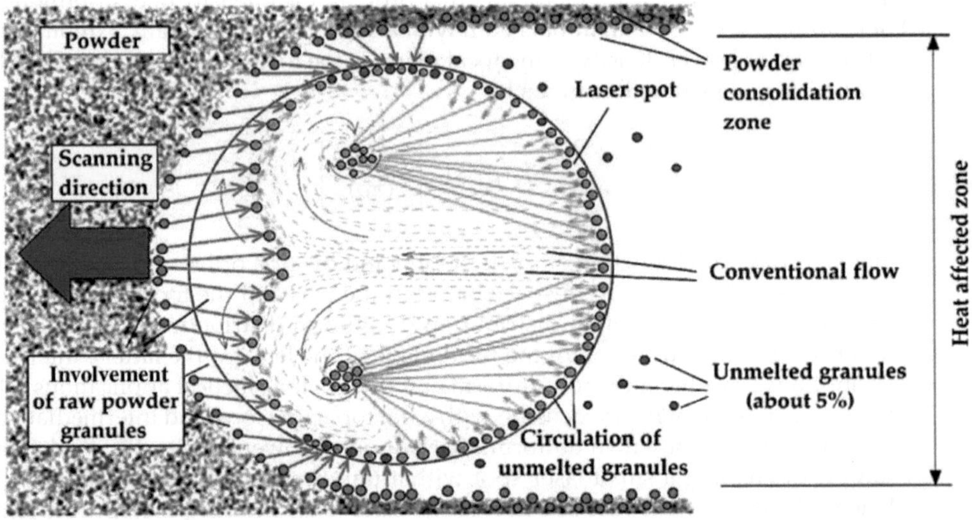

FIGURE 9.9 Analytical model of the convectional flows and involvement of the raw powder into the melting process of the molten pool during selective laser melting. (From Metel AS; Stebulyanin MM; Fedorov SV, Okunkova AA, "Power Density Distribution for Laser Additive Manufacturing (SLM): Potential, Fundamentals and Advanced Applications," *Technologies*, 7: 5, 2019.)

In the latter case, re-deposition on the surface is triggered by convective flow until solidification takes place where the particles will deposit on the surface. Controlling the profile of the laser beam alters the energy density profile and, in theory, offers the opportunity to optimize the density distribution so that a defect-free object may result. Controlling the profile of the beam has its effects on the quality of energy interaction between beam and powder material (Figs. 9.10 and 9.11).

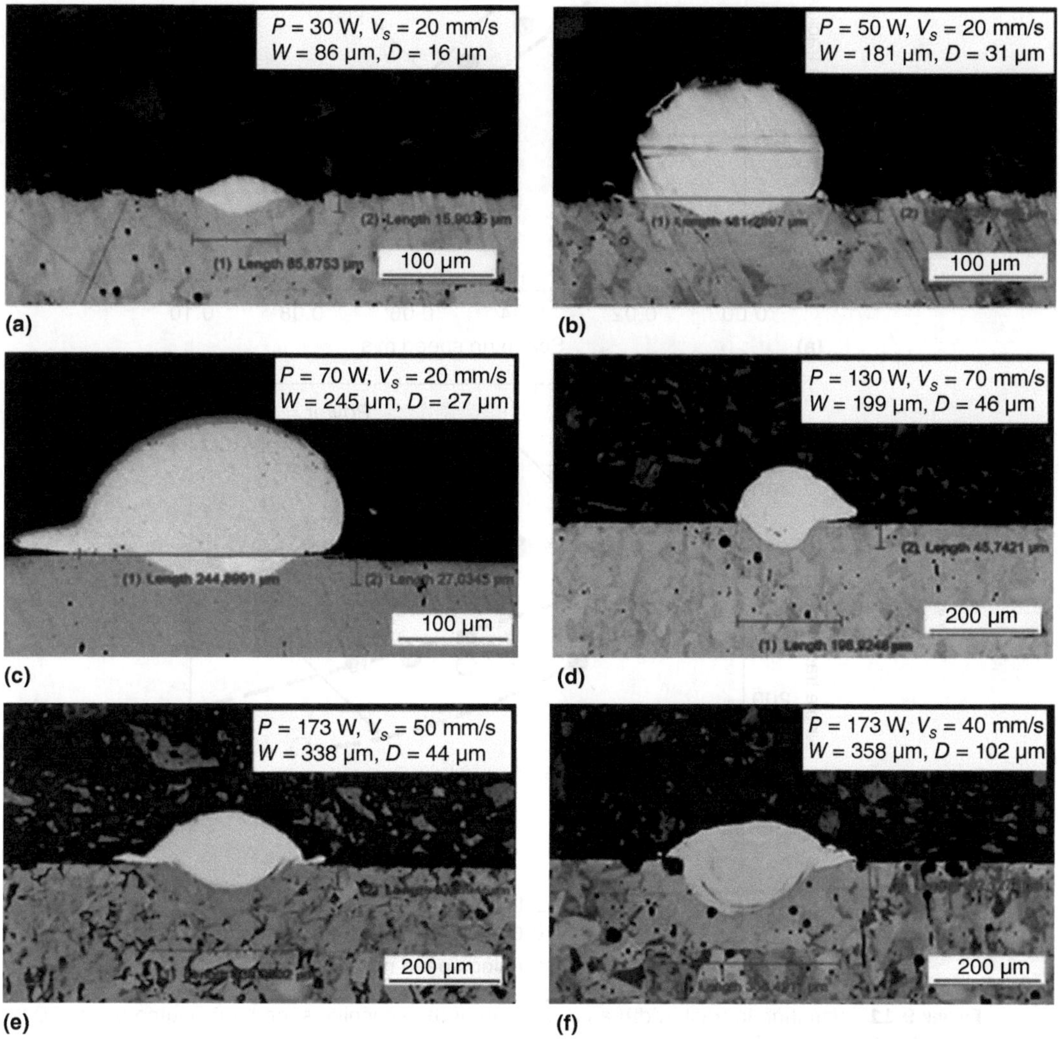

Figure 9.10 Optical microscopy of the single-track cross sections: (*a*) Gaussian in the first process gap, (*b*) flat top in the first process gap, (*c*) donut in the first process gap, (*d*) Gaussian in the second process gap, (*e*) flat top in the second process gap, and (*f*) donut in the second process gap. W = track width; D = depth. (From Metel AS; Stebulyanin MM; Fedorov SV, Okunkova AA, "Power Density Distribution for Laser Additive Manufacturing (SLM): Potential, Fundamentals and Advanced Applications," *Technologies*, 7: 5, 2019.)

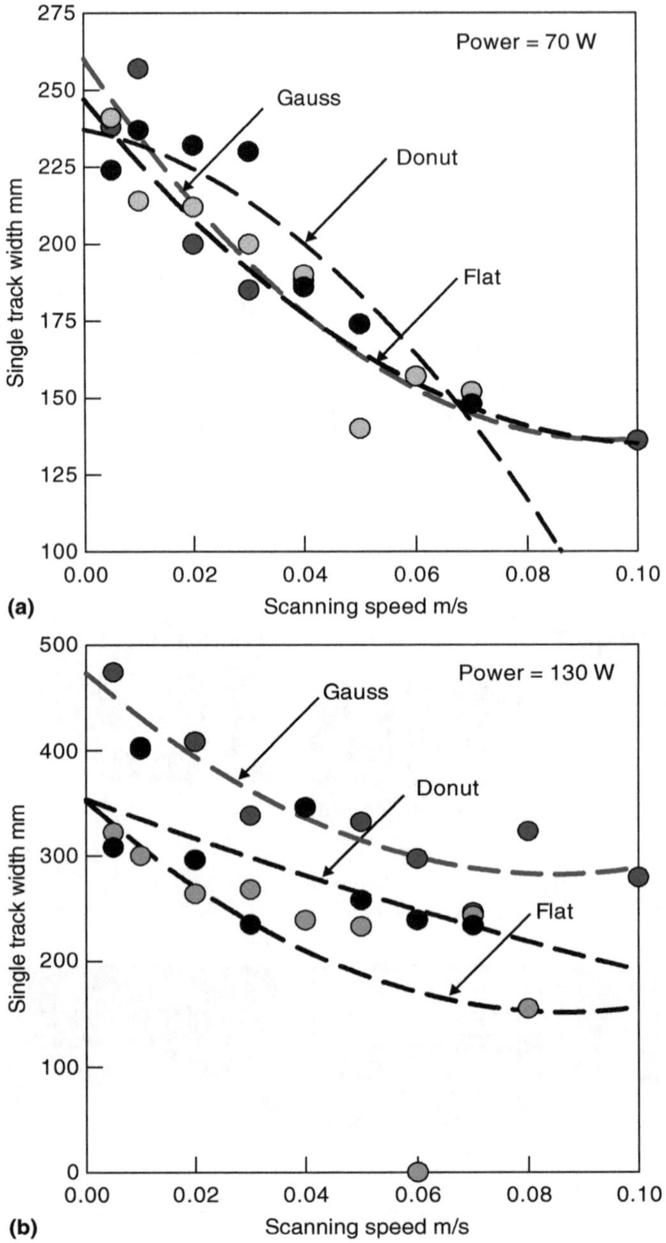

FIGURE 9.11 Variation in track width as a function of the scanning speed; (*a*) Source power 70 W and (*b*) Source power 130 W.

Figures 9.10 and 9.11 depict the resulting deposit tracks using the beam profiles introducing Fig. 9.8. The comparison of the effects was performed using SLM processing of CoCrMo powder with particle diameter $d < 50$ µm. All tracks were deposited within a narrow window of effective energy input, E, defined by

$$E = \left(\frac{P}{D_{\text{eff}} V_s} \right) \frac{\text{J}}{\text{m}^2} \tag{9.4}$$

where P is the laser power, V_S is the scanning speed, and D_{eff} is the effective beam diameter. Thus, all tracks were deposited using the power density window of $11.7\ \text{MJ/m}^2 \leq E \leq 17\ \text{MJ/m}^2$.

The general cross-sectional view of the tracks is shown in Fig. 9.10a–c, so the cross sections for the positions of a single track-single layer at the condition are shown on each figure. Fig. 9.11d–f shows the profile after depositing a track at higher power. The comparison of the profiles shows regular cross sections with almost consistent appearance at higher power. However, the donut-shaped laser profile exhibits a flatter track relative to the tracks deposited by the other two beam profiles.

Variation in track width as a function of the scanning speed implies fundamental differences in the behavior of each beam profile. At relatively medium power level (70 W), increasing the scanning speed leads to the decrease of the deposited material. However, for the Gaussian beam and the flat top beam the width decreases more moderately and almost reaches a steady state at some higher scanning speed at lower speeds; however, the width of the deposited tracks is higher for the donut beam profile (again relative to the other techniques). An inflection point exists, beyond which the rate of decrease in the width of the track increases at a higher power level (130 W; Fig. 9.11), where the Gaussian profile is able to deposit a wider track at all speeds. The thickness in the deposited tracks reaches a plateau as well.

The flat top beam displays a similar behavior. The donut beam, however, shows a linear decrease in the width of the tracks. The behavior reflected in Fig. 9.11 implies that a single beam profile is not optimal for all scan speeds and all power levels.

In an ideal situation, there is a need to adjust the profile of the laser to obtain optimal parameters. This, currently, is not possible. However, the main implication is that the geometry of the beam and its power density distribution are critical to avoid defects during the building process. In adjusting the beam characteristics, however, there is always a compromise between the effective diameter of the beam and the distribution of power intensity within the profile. This is not the concentration for all materials, nor for all scan speeds, which implies the need of considerable future investigations.

Classification of Defects

Defects in a metal AM-built object are important both to the structural integrity of the object and its quality of performance. Many object failure modes that take place in practice are triggered by defects that occur during the building process. Optimization of processing parameters for enhancing the quality of the object also depends on knowledge of defects and on avoiding processing parameters that induce their occurrence. Thus, if processing parameters are optimized, favorable feedstock response will follow, and ultimately an object that meets predesigned expectations would materialize.

To correlate processing parameters to the defects there is a need to classify faults taking place along the progression of the object building process. A helpful way to classify defects is to link them to the elements that describe an AM object.

In AM, building an object starts by designing the form and determination of the geometry and dimensions to be constructed. This is followed by the actual layer-by-layer deposition process used to finish the build. During this stage the feedstock material is subject to the influence of the power source. This influence will trigger response of the material, and it affects the microstructure of the resulting object and therefore its mechanical and physical properties. The response of the material to processing parameters will also determine the state of the surface of the object and the stages of post-processing needed meet standards. On inspecting the as-built object, the first check is to ensure meeting dimensional tolerances (both of form and geometry). Accordingly, one classification of defects would follow the sequence of building. Thus, we may broadly classify defects as dimensional, textural, microstructure-related, and mechanical property-related (Fig. 9.12).

Here it should be noted that classification of defects does not imply that defects are not interconnected. In fact, defects take place collectively, or at least in a fast succession. As detailed earlier, the origins of all defects are the interaction between the power source and the powder bed. This interaction, or rather the conditions that dominate during that interaction, dictate the path of the building process. Thus, depending on the parameters and dominant mode of laser-powder interaction, an environment that is conducive to defect formation may evolve. On the other hand, if the processing parameters are optimal, then the laser-powder interaction would be favorable for a process with minimal defects. The built object, in this case, may fall within acceptable standards. Categorizing defects does not mean that they influence only that aspect of performance. A given defect (e.g., pores), although categorized under microstructure defects, can influence mechanical properties and other performance aspects of the built object. As seen in Fig. 9.10, pores (and similar defects) also influence mechanical properties and thereby the structural integrity of the built object.

During processing, the materials are forced to melt to form a melt pool. As detailed in the previous sections, several sediment transport mechanisms become active in this environment. Thermal convection, for example, will manifest in different forms and at different locations within the molten pool. Convection depends on viscosity (which varies within the molten material and is a function of power distribution and location

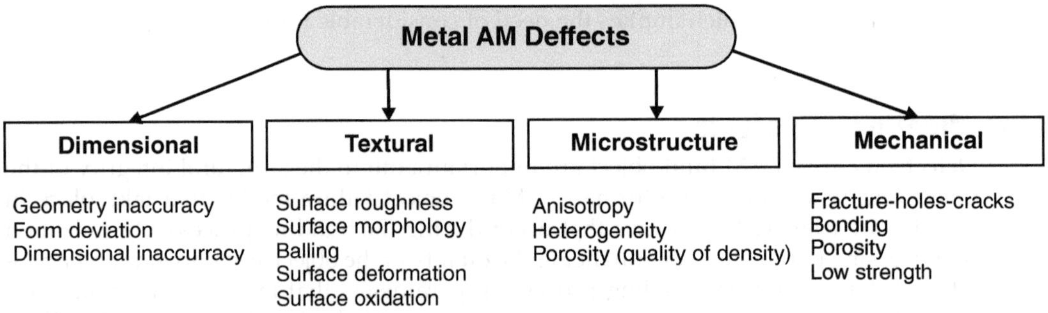

Figure 9.12 Classification of common defects in metal AM.

from the heat source). In addition, different external forces (e.g., gravity, buoyancy, surface tension, capillarity, Marangoni effects, evaporation pressure) will take place. The dominance of any, or a group, of these forces will depend on the local conditions. Because the time life span of the melt pool is short, the viscosity would be relatively low and gravitational effects will not dominate. However, the temperature difference within the melt pool and the surrounding area would lead to differences in thermal expansion (both for the liquid and the solid particles). Thermal expansion induces buoyancy and causes thermal stresses. The optimal combination of surface tension and wetting ability of the metal powder particles contribute toward more thickness of the surface of the melt pool. This enhances the stability of the molten material. In contrast, when the thermal stress-surface tension balance is not optimal and unstable a melt pool may emerge. This, in turn, provides suitable conditions for formation of single melt balls (i.e., the balling phenomenon) [431–433]. Marangoni forces, i.e., the transfer of mass along the interface of two fluids due to gradient in surface tension will induce fluid away from the zone of the highest temperature (approximately the center of the melt pool). This will increase their transport. Meanwhile, due to the high temperatures within the melt pool, some material will evaporate. This results in developing recoil pressures that assess driving with motion.

In the SLM process, recoil pressures cause a so-called keyhole (KH) formation. This is when the laser beam penetrates into the material up to a certain depth (estimated in layer thickness) and will form a vapor capillary. Convective effects, will also operate within the melt zone along with the selective evaporation of relevance to change local and global composition of the resulting material. After melting and material consolidation, the temperature will drop and the solidification stage will start. Solidification is associated with induced local stresses. Stresses can partially relax during successive layers [434] due to excessive heat treatment resulting from temperature differences between layers. Relaxation of residual stresses can lead to two-dimensional (2D) and geometrical distortions.

Depending on the temperature gradients and the processing temperature, a particular microstructure may fall [435–438]. However, due to the layer-by-layer deposition scheme, repeated heat treatment of the Heat Affected Zone (HAZ) takes place. Successive heat treatment, however, changes the microstructure and leads to solid-state phase transformations. This, again, has the potential to affect the properties of the built object and the gradients at different depths of the object.

At the final step of the current layer deposition, a new layer of powder is applied. This fresh powder layer acts as the foundation of another layer of the built object. However, the fresh powder will have different properties than the existing layer and the remaining powder from the previous step. Differences in properties will affect the properties of the new powder layer. Thus, properties such as flowability and density, which are essential to the final density of the product, also will be different. Depending on the range of property variation between fresh and reusable powder, the state of the surface texture, structural integrity, and mechanical properties of the final build may be compromised.

In PBF, the set of processing parameters, e.g., scan speed, preheating temperatures, and the intensity of the power source, are set before processing. Therefore, the state of the final build will depend on how optimal these preset conditions are with respect to the process-powder material combination used. When conditions are not optimized, many defects may take place in response. For example, insufficient heat input can cause only partial melting of the powder particles. This affects bulk material consolidation and entrapment of gases from the surroundings within the processing chamber. Gas entrapment, under favorable conditions, may lead to the formation of channels due to binding faults through many layers [438]. Lack of sufficient heat may also cause considerable shrinking during solidification and cooling. This affects dimensional accuracy (especially that of the first foundation layers or overhang areas). In particular, overhang areas that are loosely coupled to the powder will diminish.

Layer bonding defects occur due to an insufficient heat input. In this case the powder particles are not completely molten and consolidated with the bulk material and gas of the surrounding atmosphere is entrapped in the final material. Additionally, there may evolve connected channels of binding faults through many layers [440]. Another source for porosity is pores inside the powder particles, which are not able to escape out of the melt pool [441]. Due to shrinkage during cooling, particles that are loosely coupled to the powder, are diminished. In addition, stresses are induced during these phases as well as during the volume expansion at heating and melting [442].

When using high-energy beams, material transport is affected. The maximum temperatures and evaporation rates increase, which affects melt pool lifetime, surface tension, and evaporation pressure. These, in turn, cause material buildup in certain locations reaching a height equivalent to the thickness of several consecutive layers.

In extreme cases of delamination, balling, or material transport, the powder delivery system is disturbed providing further layers due to an uneven surface of the previously solidified layer. In the beginning, the resulting powder bed may show grooves or empty spaces in the near vicinity of defects. Once the defects increase, the powder delivery system may get damaged and is not able to distribute a new powder layer anymore, causing the process to terminate.

In the absence of the previously mentioned effects, PBF-processed components may acquire a flat surface with minimal roughness. SLM is often processed in the KH welding mode in contrast to conduction welding of SEBM, i.e., the beam drills into the material and droplets are able to leave the melt pool and splash onto the neighboring surface [443]. In contrast, side walls or inclined structures exhibit surface roughness on the scale of the powder particle size [444]. Therefore, SLM processes show smaller roughness values compared with SEBM due to smaller powder size distributions, layer thicknesses, and beam diameters. A highly investigated research area is the microstructure evolution during solidification and cooling, which affects most of the component's mechanical properties [445–447]. Due to high melting temperatures, selective amounts of a metal alloy can evaporate and change the local material composition and the resulting microstructure [448].

Porosity

Classification of Pores

In principle "pores" and "voids" are different entities with distinctively different regularity of shapes. Pores are empty spaces within the build with a spherical shape. Voids, on the other hand, again in principle, are empty spaces of an "irregular" shape. It follows that the term would strictly apply to an empty spherical enclosure that may form within a single layer between adjacent layers within the AM-built object. Current AM literature, however, does not observe the distinction between the two entities. Consequently, voids and pores tend to be mixed when reported.

The term pores in AM literature refers to three types of voids typically observed in metal AM practice. Three types of pores are frequently reported in AM processes (Table 9.5, Fig. 9.13): gas, KHs, and lack of fusion (LOF). Each type is a distinct shape and size and takes place due to a different mechanism [450–452]. Three types of pores may be observed in metal PBF processes (see Table 9.5, Fig. 9.13).

LOF pores are caused by insufficient energy input to the powder bed during the melting process. Low input energy does not provide the physical conditions necessary to achieve complete melting and as explained earlier induces spatter ejection, which results in voids within the structure. LOF pores tend to be large and similar in scale to the melt pool size. They are also a non-spherical shape and may assume a range of sizes (sub-micron to macroscopic scale; Fig. 9.14b) [408].

LOF regions manifest zones of non-melted powder particles within (or close to) the pore. Shrinkage porosity results from incomplete flow of metal into the desired

Pore Type	Definition
Microstructural pores	Residual voids and defects in the microstructure of the built part; they are formed unintentionally and must be avoided or minimized to limit their adverse effect on mechanical properties and to ensure the consistency of AM parts.
Functional pores	Open and connected pores that are caused by de-binding; they can be eliminated by hot isostatic pressing (HIP) or infiltration with polymers or with low-melting point metals to obtain fully dense composite parts.
Structural pores	Intentional pores that are arbitrarily introduced for a specific purpose, such as pores in biomedical scaffolds that improve tissue in-growth and nutrient delivery, or empty cells in lattice structures that reduce the total weight without affecting the loading capacity.

Table 9.5 Elementary Definition of Pores Observed in Metal AM Processes

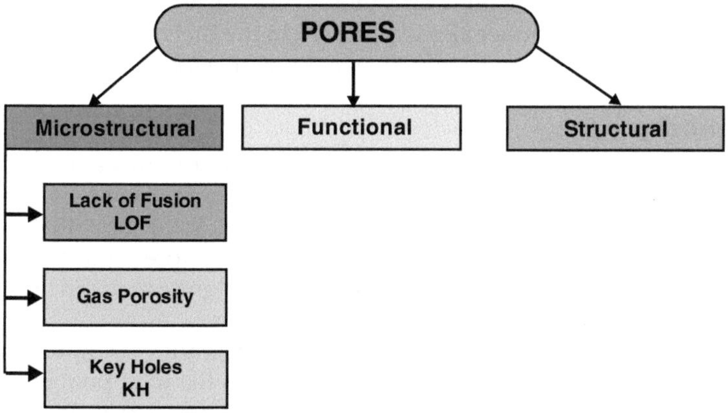

Figure 9.13 Classification of metal AM pores.

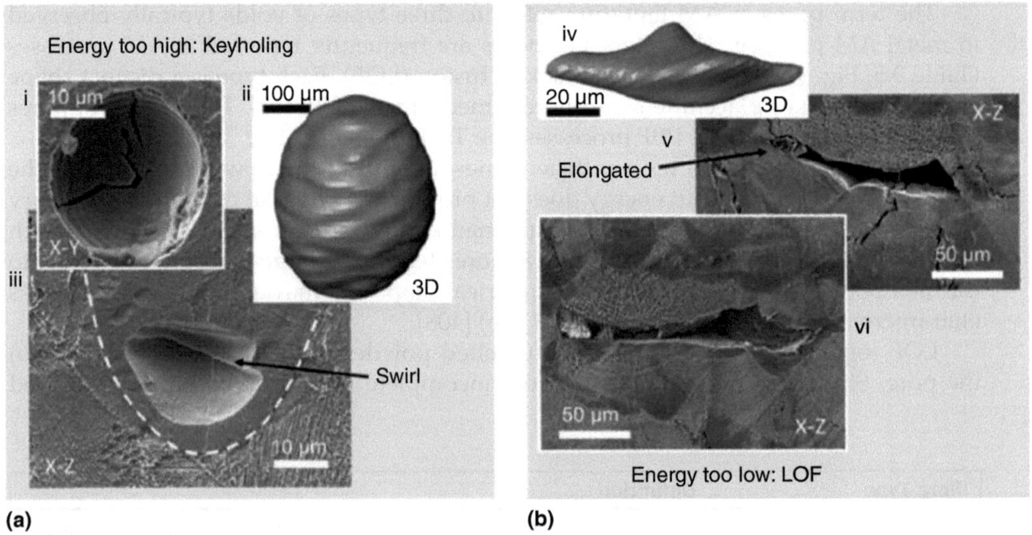

Figure 9.14 Taxonomy of KH and LF pores. These images are from samples of AM-produced IN713C. (*a*) Image i is an SEM of a KH pore in the XY-plane. Image ii shows an XCT reconstruction. Image iii shows an SEM image from the XZ-plane. (*b*) Image iv shows an XCT reconstruction of an LF pore. Image v and image vi show SEM image from the XZ-plane. (From Snell R, Tammas-Williams S, Chechik L, Lyle A, Hernández-Nava E, Boig C, Panoutsos G, Todd I, "Methods for Rapid Pore Classification in Metal Additive Manufacturing," *JOM*, 72(1): 101–9, 2020.)

melt region. KH pores are caused by an excess of input energy during the melting process. Excess beam power causes excessive penetration of the metal powder, which after solidification leaves a pore near the bottom of the melt pool. The result is a relatively large pore that is usually circular horizontally and elongated in the vertical direction as shown in Fig. 9.1a. KH pores can also be wider at the top than the bottom (resembling a KH) [450, 451].

Gas pores are the smallest and most spherical of all pores. These pores are connected to trapped gas either already present in the metal powder or trapped during the melting process. They are usually the most prevalent pore type in AM [449].

LOF Porosity

LOF porosity takes place as a response to the choice of processing parameters. Vandenrbroucke and Kruth [404] explored the relationship of scan speed, hatching space, and energy density on pore formation. The results (Fig. 9.15) show that for Ti-6Al-4V, these parameters affect the density of the parts and therefore would affect the presence of pores. Figure 9.15 shows that the combination of high scan speed, lower energy density, and higher hatching space favors pore formation.

The hatch distance does not have an absolute value. An optimum value is always related to the deposition parameters as well as to the melt pool dimensions. These, in turn, represent dimensions of the heat-affected zone, and are related to the power input of the beam and distribution of the power density within the beam profile, as explained

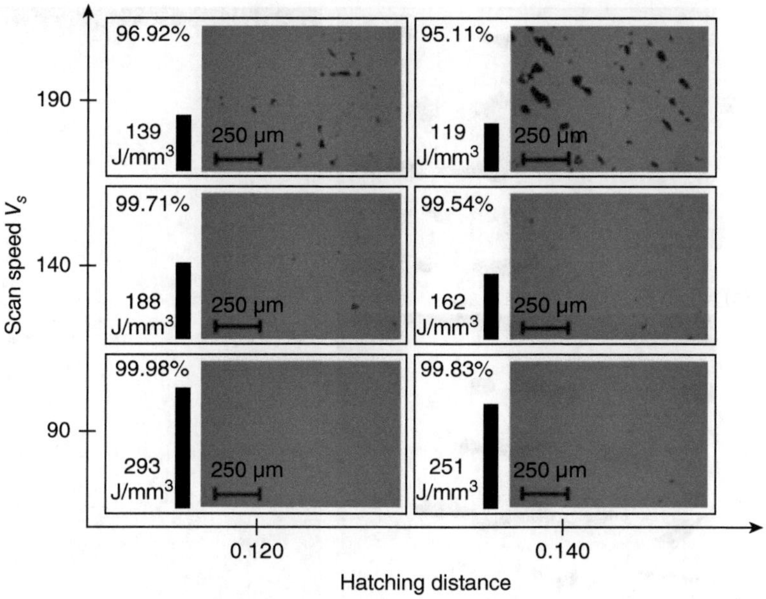

Figure 9.15 Results of parameter study for Ti-6Al-4V. Used energy density, measured part density, and one micrograph are shown for each case.

earlier. Tang and Pistorious [452] suggested that hatch spacing takes place due to lack of complete melting. Then they proposed a relationship between the position parameters of the layer, hatching distance, and dimensions of the melt pool, of the form

$$\left[\frac{h}{w}\right]^2 + \left[\frac{l}{D}\right]^2 \leq 1 \tag{9.5}$$

where h is the hatch spacing, l is the layer thickness, D is the melt pool depth, and W is the melt pool width. However, this relationship is not proven precise. The uncertainty within Eq. 9.5 does not imply that the hatch spacing is not an important factor that contributes to the formation of pores. One work [453] started the microstructural evolution of Ti-6Al-4V during SLM. They found that the angle of epitaxial grain growth depended on the hatch spacing. More importantly, they showed that LOF pores were aligned with that angle (Fig. 9.16c). One of their experiments incorporated a left-right laser scanning strategy. The finding confirms that although the grain growth direction was oriented toward the melt pool pores it was also visible along the hatches.

Attempts to link the frequency of pore formation and size distribution to power density during the AM building process are starting to emerge in metal AM literature [454]. Investigations adopt X-ray computed tomography and micrographs to assert power conditions suitable for formation of both LOF and KH defects. The premise is that power density will decrease the formation of pore types. Accordingly, there should exist correlation between energy density and pore formation frequency.

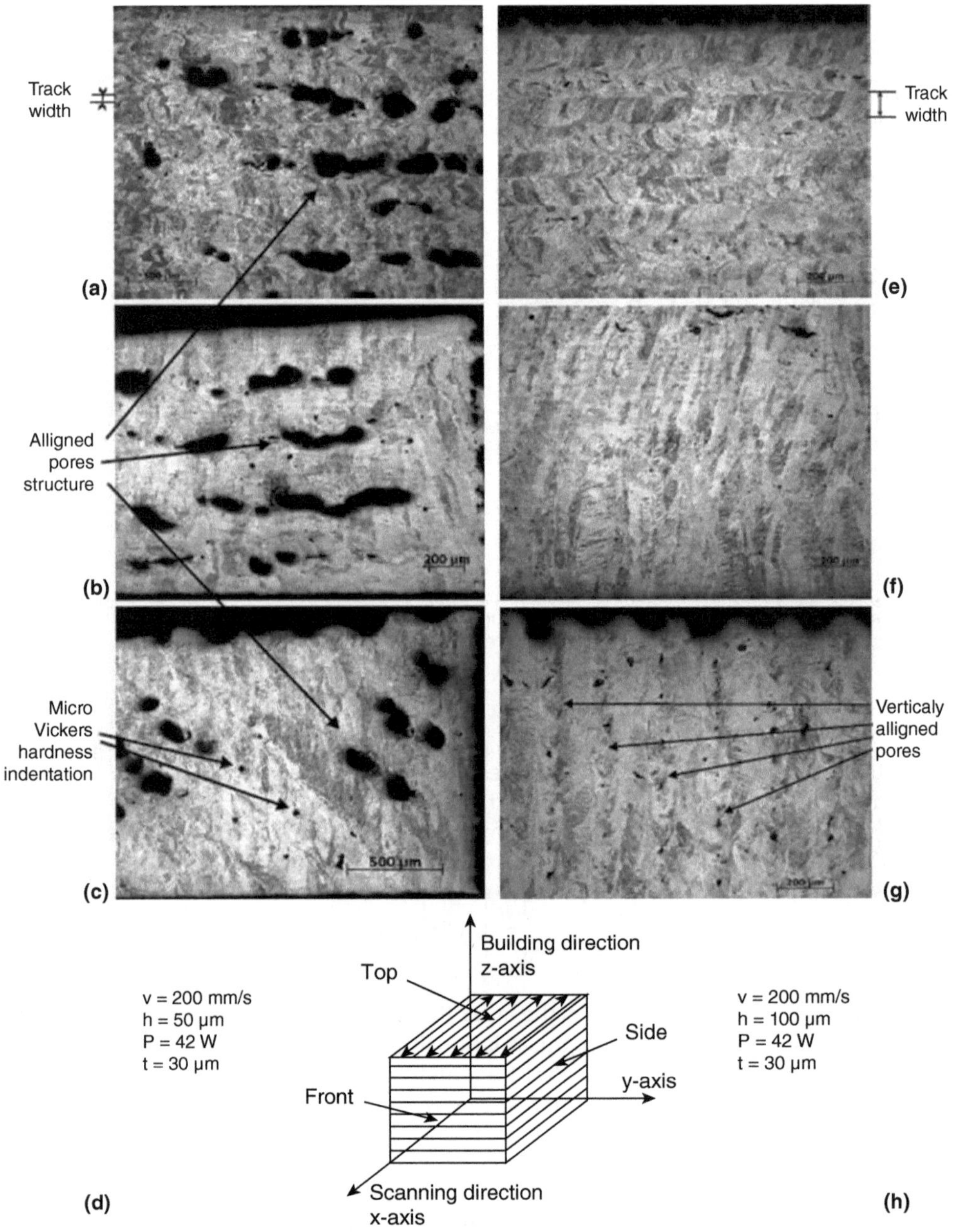

FIGURE 9.16 Influence of hatch spacing. Micrographs of a sample scanned with a hatch spacing of 50 µm: (*a*) top view, (*b*) side view, (c) front view, and (*d*) the scanning strategy and parameters applied. Micrographs of a sample scanned with a hatch spacing of 100 µm: (*e*) top view, (*f*) side view, (*g*) front view, and (*h*) the scanning strategy and parameters applied. (Reproduced from Thijs L, Verhaeghe F, Craeghs T, Humbeeck JV, Kruth J-P, "A Study of the Microstructural Evolution During Selective Laser Melting of Ti–6Al–4V," *Acta Materialia,* 58(9): 3303-3312, 2010. https://doi.org/http://dx.doi.org/10.1016/j.actamat.2010.02.004. With permission from Elsevier.)

Energy density in this context is defined based on the type of laser used (continuous or pulsed). As such, for continuous lasers, E (the power density) is defined as

$$E = \frac{P}{Vht} \tag{9.6a}$$

where P is the power of the laser beam, V the scanning velocity, h is the hatch spacing, and t is the thickness of the layer to be deposited.

Meanwhile when a pulsed laser is used, the energy density takes the form

$$E = \frac{P}{(R_p / \tau)ht} \tag{9.6b}$$

where R_p is the point distance and τ is the exposure time.

Comparison of the frequency pore formation in several cubes of which powder is manufactured by GA (Ti-6Al-4V, Ti553, Inconel 718, and Haynes 282) resulted in an energy density-pore amount map. An example of such a map is shown in Fig. 9.17 where two best-fit lines for LOF and KH pores are shown.

The results of this approach also identified the distinction between shapes and aspect ratios of the different pores that arise during the build. The complex interference between force is shown in Fig. 9.18a, b.

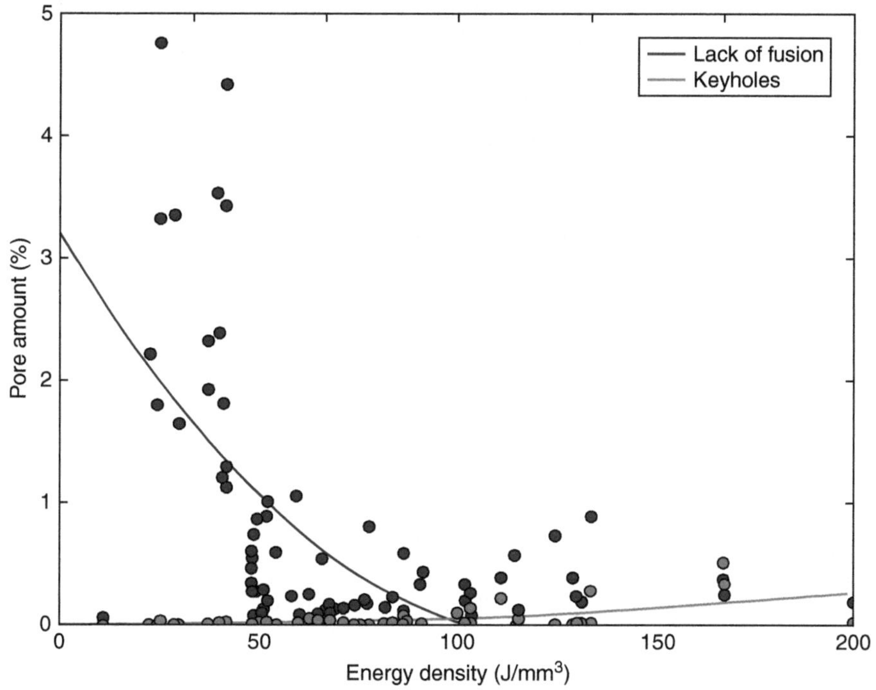

FIGURE 9.17 Percentage of pores plotted against the energy density of the data set. The pore percentages were calculated using limits of 70 μm for the pore length and 0.7 for the roundness for both types of pore. (From Snell R, Tammas-Williams S, Chechik L, Lyle A, Hernández-Nava E, Boig C, Panoutsos G, Todd I, "Methods for Rapid Pore Classification in Metal Additive Manufacturing," *JOM,* 72(1): 101-9, 2020. CC License.)

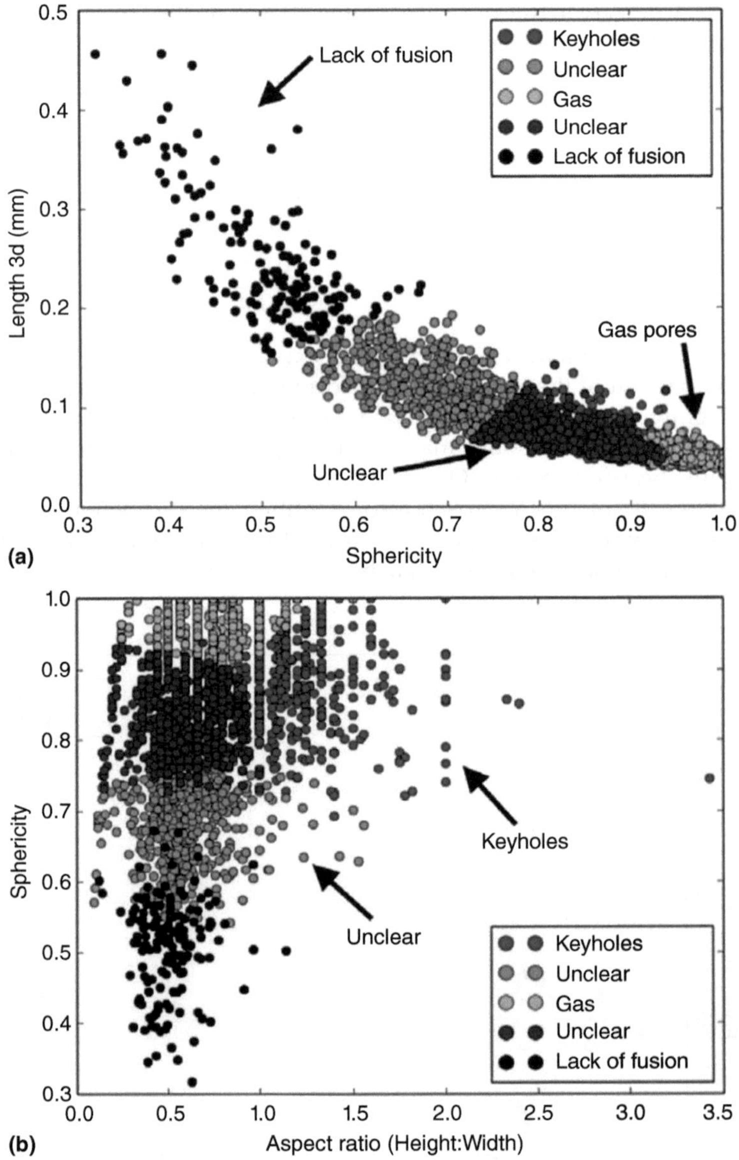

FIGURE 9.18 Clustered results for the 3D pore data. (*a*) Pore length and sphericity. (*b*) Sphericity and vertical aspect ratio. (From Snell R, Tammas-Williams S, Chechik L, Lyle A, Hernández-Nava E, Boig C, Panoutsos G, Todd I, "Methods for Rapid Pore Classification in Metal Additive Manufacturing," *JOM,* 72(1): 101-9, 2020. CC License.)

Figure 9.18 shows that the various types of pores differ in sphericity and gas pores show perfect sphericity (Fig. 9.18a). The aspect ratio of the different pores also shows significant interference (Fig. 9.18b) with gas pores again showing perfect isometry.

Melt Pool Dynamics

Studies of melt flow velocity in PBF show that pores exhibit different moving patterns in different regions of the melt pool (Fig. 9.19a–d).

In the region near the laser beam, the pores move toward the depression zone and escape from the melt pool (laser interaction domain) (Fig. 9.19d). In the region at a

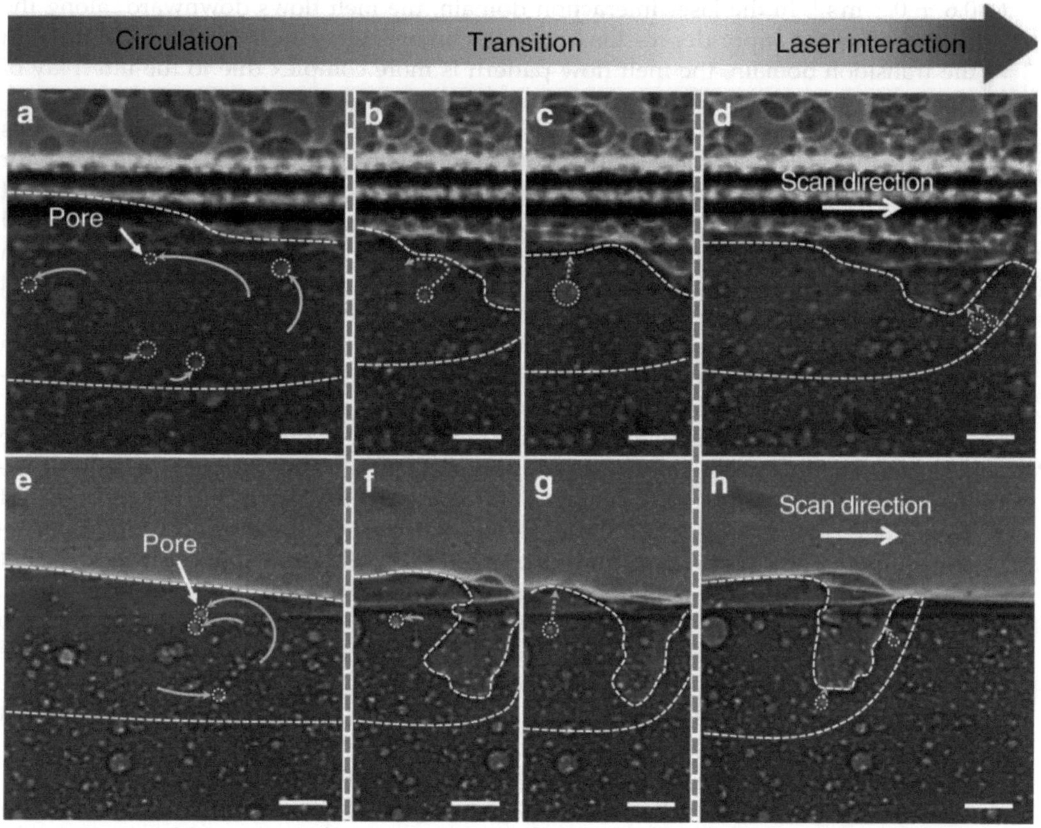

FIGURE 9.19 Dynamic pore motions within melt pool. (*a–d*) X-ray images showing pore dynamics during the LPBF process. The thickness of powder layer is 100 μm. (*e–h*) X-ray images showing pore dynamics during laser melting of a bare substrate. Dotted arrows indicate the future trajectories of the pores, whereas solid arrows mark the history of pore trajectories. Pores follow circular patterns at the circulation domain (*a and e*), whereas pores in the laser interaction domain move toward the depression zone and escape from the melt pool (*d and h*). In the transition domain (*b, c, f, and g*), pores exhibit irregular moving behavior, sometimes moving toward the melt pool surface and escaping (*c and g*), and sometimes circulating in the melt pool (*b and f*). The laser beam diameter (D4σ) is 100 μm, the laser power is 360 W, and the scan speed is 1 ms^{-1}. All scale bars are 50 μm. (From Hojjatzadeh SM, Parab ND, Yan W, Guo Q, Xiong L, Zhao C, Qu M, Escano LI, Xiao X, Fezzaa K, Everhart W, "Pore Elimination Mechanisms During 3D Printing of Metals," *Nature Communications,* 10(1): 1-8, 2019. CC license.)

certain distance away from the laser interaction domain, the pores circulate within the melt pool (circulation domain; Fig. 9.19a). Between these two regions, the pores move in irregular patterns, i.e., sometimes moving toward the surface of the melt pool and escaping (Fig. 19c), while sometimes circulating in the melt pool (Fig. 9.19b), (transition domain). Similar pore-moving behaviors were observed during the LM of AlSi10Mg bare substrates (Fig. 9.19e–h), as well as under other processing conditions. Pore motion is driven by buoyant force and melt flow-induced drag force [455, 456].

Using particle tungsten microparticles embedded in AlSi10Mg powders as tracing markers, the melt pool during LPBF was characterized. In addition, the melt flow behavior was quantified based on the velocity of tungsten microparticles in different domains. In the circulation domain, the melt was found to circulate with an average velocity of $0.6 \pm 0.2\ \mathrm{m\,s^{-1}}$. In the laser interaction domain, the melt flows downward, along the front wall of the vapor depression zone with an average velocity of $1.9 \pm 0.6\ \mathrm{m\,s^{-1}}$. In the transition domain, the melt flow pattern is more complex due to the interplay of circulation and backward flow, and exhibited an average velocity of $1.45 \pm 0.5\ \mathrm{m\,s^{-1}}$.

Based on the measured melt flow velocity, the drag force was calculated. The results indicated that the drag force is orders of magnitude higher than the buoyant force for the pore size range studied here (Fig. 9.20a, b). Thus, it is expected that pores in the melt pool will move with the melt flow and have very limited opportunity to float up and escape. This can explain pore-moving dynamics in the circulation domain. However, in the laser interaction domain, the pores move approximately perpendicular to the melt flow direction and manage to rapidly escape out from the melt pool, with a velocity of up to over $2\ \mathrm{m\,s^{-1}}$, even though the melt flow velocity is the highest in this domain among all locations in the melt pool. This is in contrast to predicted pore motion behavior based on buoyant forces and melt flow-induced drag force.

The ratio of thermocapillary force to drag force (Ft/Fd) for a 10-μm-dimeter pore was calculated using the local temperature gradient and the average velocity of the melt flow ($1.1 \pm 0.5\ \mathrm{m\,s^{-1}}$). The buoyant force may be neglected because its orders of magnitude compared with the thermocapillary force and the drag force for the considered pore size range. Accordingly, the ratio Ft/Fd will vary significantly at different locations within the melt pool due to significant variations in the temperature gradient. The ratio Ft/Fd ranges from the highest value, ≈47, in the laser interaction domain to ~0.004 near the tail of the melt pool. This shows that the thermocapillary force is the dominating force within the laser interaction domain, which drives the pores to move in the direction of the temperature gradient. Meanwhile, the drag force is the force that controls pore motion in the circulation domain. In the transition domain, Ft and Fd are very close, which results in the irregular and indeterminate pore movement.

The dynamics and mechanisms of pore motion and elimination in the melt pool is illustrated in Fig. 9.21. Pore motion behavior is governed by competition between the temperature gradient-induced thermocapillary force and melt flow-induced drag force. The buoyant force plays a more dominant role when the size of the pore becomes larger. However, for the buoyant force to become dominant under normally used LPBF conditions, the sizes of the pores need to reach the millimeter range (which is larger than the typical size of a melt pool in an LPBF process). Thus, the main driving force for pore elimination during the LPBF process is the thermocapillary force, instead of the commonly thought buoyant force. The thermocapillary force-driven pore elimination can serve as an effective approach to eliminating pores during the LPBF process.

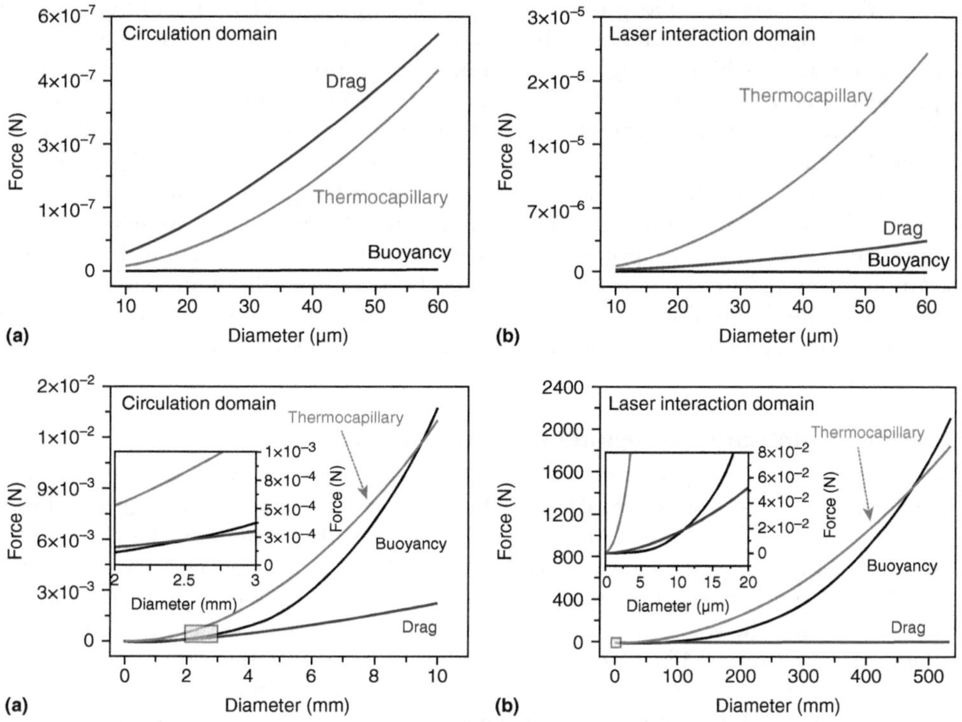

FIGURE 9.20 Force analysis. (*a and b*) Comparison of drag force, buoyant force, and thermocapillary force at the circulation domain (*a*) and the laser interaction domain (*b*) for the pore size range studied in this work. (*c and d*) Forces as a function of pore diameter. The critical pore size for buoyant force to overcome drag force is 2.5 mm at the circulation domain (*c*) and 11 mm at the laser interaction domain (*d*), which are even larger than the size of a typical melt pool in the LPBF process. The critical pore size necessary for the buoyant force to exceed the thermocapillary force is even larger (around 9.5 mm at the circulation domain) at the circulation domain (*c*) and 470 mm at the laser interaction domain (*d*). The inset (in c and d) corresponds to the area marked by the yellow rectangle. (From Hojjatzadeh SM, Parab ND, Yan W, Guo Q, Xiong L, Zhao C, Qu M, Escano LI, Xiao X, Fezzaa K, Everhart W, "Pore Elimination Mechanisms During 3D Printing of Metals," *Nature Communications,* 10(1): 1–8, 2019. CC license.)

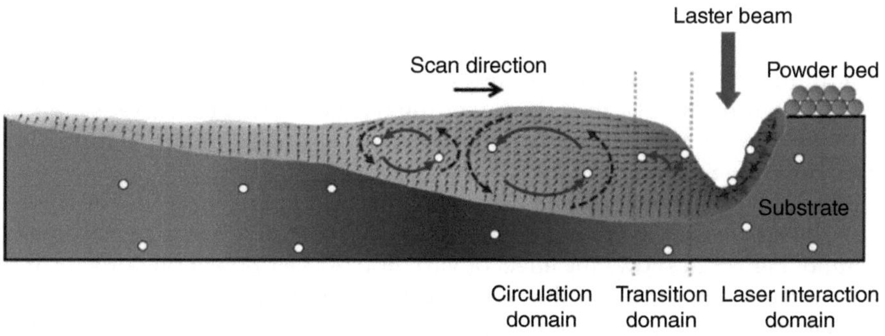

FIGURE 9.21 Mechanisms of pore dynamics and elimination. Schematic illustration showing the dynamics of pore motion and mechanisms of pore elimination during the LPBF process. (From Hojjatzadeh SM, Parab ND, Yan W, Guo Q, Xiong L, Zhao C, Qu M, Escano LI, Xiao X, Fezzaa K, Everhart W, "Pore Elimination Mechanisms During 3D Printing of Metals, *Nature Communications,* 10(1): 1–8, 2019. CC license.)

This suggests that the proper laser processing parameters are to be determined based on two general guidelines. First, the temperature gradient in the laser interaction domain should be high enough to overcome the melt flow-induced drag force. The temperature gradient around the laser interaction domain can be estimated by the difference between the boiling temperature (T_b) and melting temperature (T_m) of the material over the thickness (t) of the liquid layer around the depression zone, $(T_b - T_m)/t$. For a given material, a smaller thickness indicates a higher temperature gradient. Second, the area of the high temperature gradient region should be reasonably large to have a good opportunity to encounter pores. This means a larger laser interaction domain, which can be estimated by the width (w) over depth (d) ratio of the depression zone (w/d). However, the depression zone depth, d, cannot be a considerably small value. A small value of the depression depth leads to a shallow melt pool depth. This may cause lack of fusion.

Effect of Hardware Configuration on LOF Porosity

It is typical to investigate porosity, and other defects from a process-material response perspective. Few studies attempt to investigate the role of the printer design, i.e., the hardware, on defects. There are many reasons for this state, but mainly the lack of standards, thus far, regulate design and construction of machines and associated classification.

Recent work [457], however, attempted to investigate this problem within the LPBF domain. The work was motivated by the lack of studies about hardware-induced anomalies within AM-built objects, namely, when using the same combination of parameters (power, scan velocity, hatch depth, and layer thickness) to produce parts on different LPBF machines, the mechanical properties show significant variation by machine. This stands as an obstacle to unified recommendation of a precise range of processing parameters within the process-material domain. Although the objective of the study was to investigate the effect of shielding gas on the melt pool geometry in single scan tracks, it revealed detailed information about the influence of gas shielding on part-level porosity.

No definitive explanation has been provided for the mechanism through which the gas flow has an effect on the porosity in LPBF. Ladewig et al. [458] attribute the decrease in part quality to two different phenomena: (1) increased laser beam attenuation and/or scattering by the small condensate particles in the vapor plume ejected from the KH and (2) large spatters and/or denudated powder particles landing on the unprocessed powder bed when the gas flow is insufficient to remove the vapor plume and/or the spatters. The interaction between a laser beam and the vapor plume has been studied in the laser welding community. Laser attenuation by the vapor plume during fiber laser welding has been attributed to absorption, rather than scattering, by the metallic nanoparticles that form as condensates inside the vapor plume [459, 460].

The effect of gas flow on porosity is summarized in Fig. 9.22a–d. The figures examine the effect of laser power and gas flow velocity on the percentage of porosity within the build. Fig. 9.22a shows the effect of variation of laser power on porosity at the same gas velocity. The plot shows that the percentage of porosity is inversely proportional to variation in power. The percentage of porosity increases when the power supplied decreases and vice versa. This behavior, however, is violated at very high energy densities. Laser penetration within the powder layer, however, is directly proportional to the power input. The amount of penetration increases with the increase of laser power

(Fig. 9.22b). When this behavior is combined to a high energy density it results in reduced penetration. However, the reduction penetration remains sufficient to avoid excessive LOF defects relative to the layer thickness. The weld width further increases, avoiding formation of LOF between subsequent melt pools. At the same power level, increasing the gas speed slightly decreases the percentage of porosity. However, at lower power levels (30 W plot in Fig. 9.22c), the rate of decline of porosity becomes steeper with the increase in gas speed. The penetration depth (Fig. 9.22d), shows mixed behavior.

In general, for lower power (30 and 50 W) the penetration depth initially increases linearly until the peak point. At the peak point the penetration depth shows a gradual decrease. With an increase in power (see the 70 W plot), the behavior is reversed. Initially, the penetration depth decreases up the critical speed (3 m/s in that particular plot). The penetration depth, however, increases sharply with the increase of gas speed past this point.

In high gas flow conditions, when the gas is effectively removing the vapor plume and the KH is maintained, gas porosity is observed. Once the KH is lost, on reduction of gas flow velocity, KH-induced porosity is eliminated in response.

Gas Pores

Gas pores are spherical pores that take place due to the gas entrapped in the row powder particles during the manufacturing stage of the metal powder. Alternatively, they may take place due to the entrapment of inert gases from the surroundings within the processing chamber during the melting phase. The exact origin of gas pore formation is still the subject of investigation within metal AM. Many researchers, however, tend to propose the presence of pores within GA metal powder particles as the cause of gas pores. Gas porosity is generally more difficult to eliminate as they can occupy a

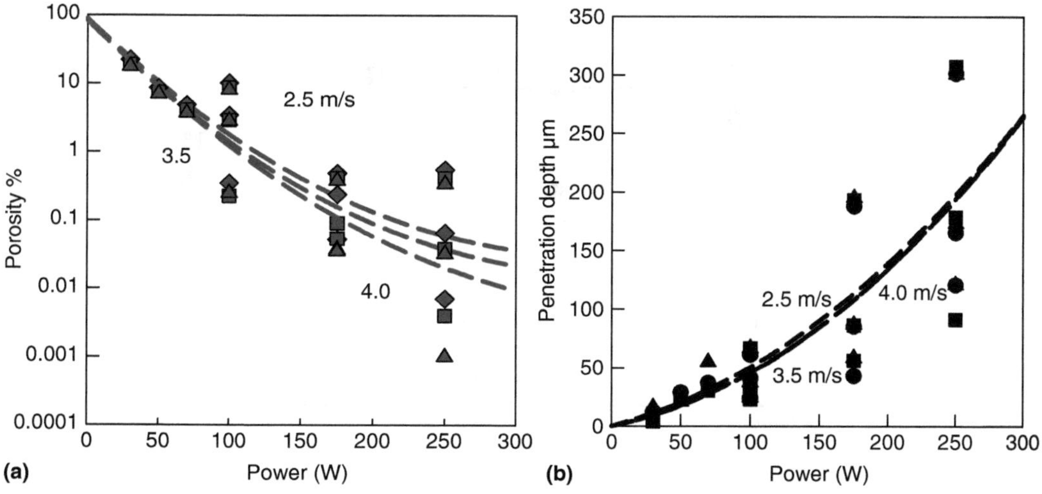

Figure 9.22 *(a–d)* Effect of laser power and gas flow velocity on the percentage of porosity within the build. Extracted from Table 2 of Reijonen J, Revuelta A, Riipinen T, Ruusuvuori K, Puukko P, "On the Effect of Shielding Gas Flow on Porosity and Melt Pool Geometry in Laser Powder Bed Fusion Additive Manufacturing," *Additive Manufacturing.* 32: 101030, 2020. CC License.)

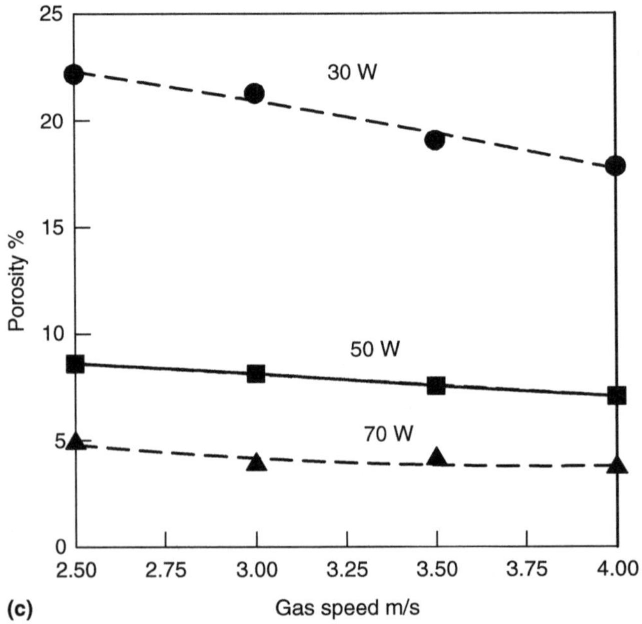

(c)

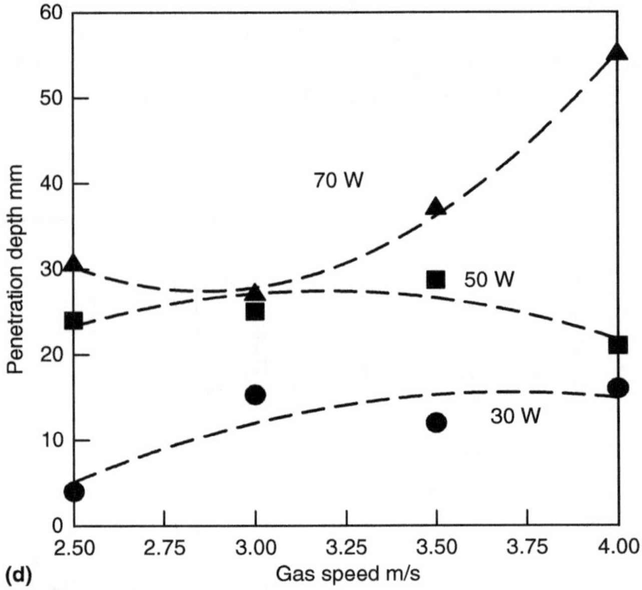

(d)

Figure 9.22 *(Continued)*

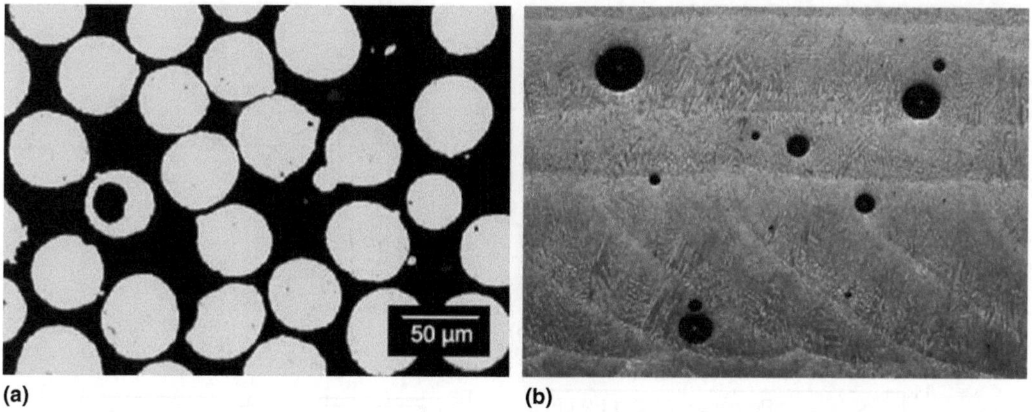

Figure 9.23 Optical micrographs of (*a*) GA powders showing pores within the powders and (*b*) cross section of a laser deposit showing a high level of gas porosity. (From Ng GKL, Jarfors AEW, Bi G, Zheng HY, "Porosity Formation and Gas Bubble Retention in Laser Metal Deposition," *Applied Physics A*, 97(3): 641–649, 2009. https://doi.org/10.1007/s00339-009-5266-3. Reproduced with permission from Springer.)

considerable ratio of the volume of the final build (up to 0.7 percent). Figure 9.23 depicts the cross-sectional image of a laser deposited object. The figure manifests the regularity and sphericity of gas pores. Noted also is the variations in the sizes of the pores.

The mechanism of gas pore formation proposed originates from experience with casting and powder metallurgy. It centers around the effects of Marangoni-driven flow. Accordingly, as mentioned in the previous sections, within the melt pool the stronger effect of the Marangoni-driven flow causes gas bubble entrapment and the entrapped bubbles tend to coalesce to form a larger pore. The size of this pore is bigger than that of a single bubble. Gas pores can take place independently, and they can take place in association of other pores (e.g., in association with LOF pores), and both were found to be affected by scan speed and power levels. The increase of scan speed and power levels leads to a decrease in LOF and gas porosity.

To summarize, there are three main mechanisms by which pore-related defects are produced that are dominant in literature (Fig. 9.24). The first relates to the energy density. When AM processes are operated at very high power density, deposition or melting may be performed in KH mode. Without careful control of KH mode melting, KHs can become unstable. They repeatedly form then collapse, leaving voids inside the deposit that consist of entrapped vapor. Therefore, those porosities are almost spherical in shape. The size of KH porosity can vary depending on the shape and size of the KY (Fig. 9.24a). Second, gas can be entrapped inside the powder particles during the powder atomization process. These entrapped gases result in microscopic spherical gas pores (Fig. 9.24b). In addition, gas pores may also be formed due to the entrapment of the shielding gas or alloy vapors inside the molten pool. Third, LOF defects can be caused by inadequate penetration of the molten pool of an upper layer into either the substrate or the previously deposited layer.

Laser AM methods often employ an inert shielding gas such as argon to prevent contamination of the molten pool or hot solidified metal, whereas electron beam AM is performed in a vacuum or under an inert gas such as He. It is known that inert gases

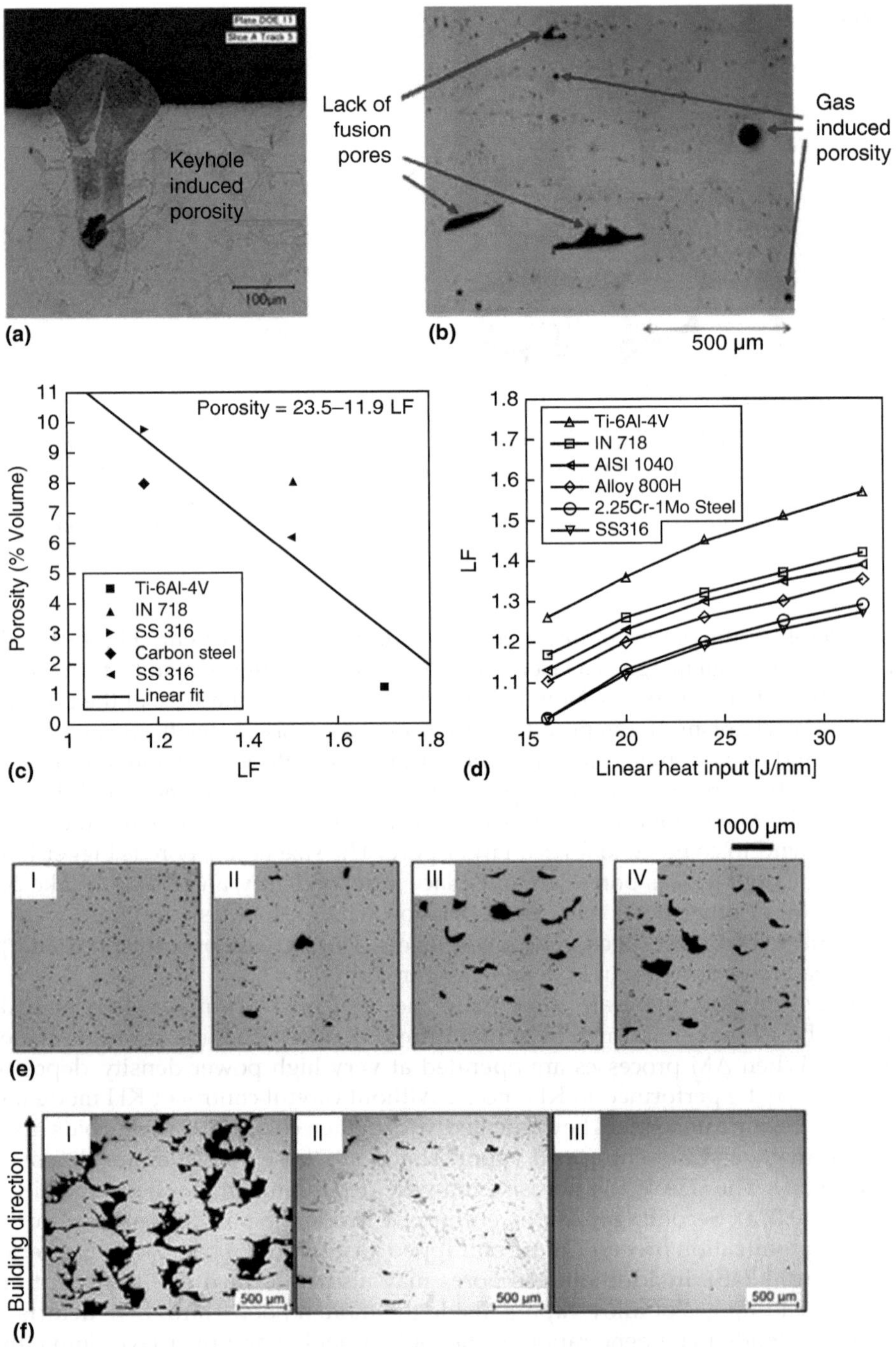

Figure 9.24 (*a*) Keyhole porosity; (*b*) Lack of fusion pores and gas-induced porosity; (*c*) Relation between volume% of porosity and lack of fusion index; (*d*) Relation between lack of fusion index and heat input; (*e*) Effect of scanning speed on porosity: (I) 250, (II) 500, (III) 750, and (IV) 1000 mm/s; and (*f*) effect of laser power on porosity: (I) 90, (II) 120, and (III) 180W. (From DebRoy T, Wei HL, Zuback JS, Mukherjee T, Elmer JW, Milewski JO, Beese AM, Wilson-Heid AD, De A, Zhang W, "Additive Manufacturing of Metallic Components–Process, Structure and Properties," *Progress in Materials Science,* 92: 112–224, 2018.)

are insoluble in liquid metals, so that any pores that are created will remain in the solidified pool unless they can escape by floating out of the molten pool. Non-inert shielding gases such as nitrogen have been shown to reduce and/or eliminate porosity in stainless steel welds by dissolving into the liquid melt pool before it solidifies, but it cannot be used on all metals due to adverse reactivity with some metals. Eliminating the shielding gas and performing laser welding under a vacuum has also been shown to reduce or eliminate porosity in porosity-prone metals; however, this practice has not yet been attempted for laser AM. Inadequate penetration can cause elongated voids to form in the final product, which are typically larger than 10 μm in equivalent diameter. These macro-pores are much larger than the gas pores and can be distinguished by sharp edges that act as stress concentrators under applied loads.

Classification in Relation to Processing Conditions

It is more practical, however, to classify pores based on processing conditions (process and material). Accordingly, three categories of pore defects may be identified: equipment related, power related, and process related. Table 9.6 provides a comprehensive listing of the types of defects and their causes. While the compilation helps in linking processing parameters to possible defects, additional approaches are needed to pre-estimate process parameters. There have been many attempts in the literature to develop non-dimensional indices to guide pre-determination of actual values of the deposition process.

Most of these attempts build on the considerable work available from the study of welding technologies. Accordingly, the analysis focuses on the influence of power sources

Source of Porosity	Detected Pores	(Technique) Feedstock Material
Feedstock-related pores		
Pores entrapped in Feedstock powder	Spherical or almost spherical pores (few microns); likely to grow larger during processing	SLM: AlSi10Mg,Ti-Al-4V 304LL, 316LL PBF H13tool SLM steel CoCrDMLS EBM
Pores resulting from reaction between surface moisture and metal, typically Al	Spherical pores, typically smaller than 5 to 6 μm	SLM: AlSi10Mg, A357
Pore entrapment and coalescence due to inversion of Marangoni flow as a consequence of	Pores initially smaller than 250 μm, but prone to coalescence	PBF: 304LL, 316LL
Feedstock oxidization		
Poor wetting of melted Al-Si alloy to aluminum Oxide particles, which Are partly originated from native oxide film on feedstock powder	Pores in contact with oxide particles	SLM: AlSi10Mg

Table 9.6 Classification of Pores in Relation to Processing Conditions

Source of Porosity	Detected Pores	(Technique) Feedstock Material
Pores from powder compaction		
Void pockets between powder particles that remain entrapped in highly dynamic melt pools	Spherical pores, typically *smaller than 5–6* μm	SLM: AlSi10Mg, Ti-6Al-4V
Metallurgical pores		
Defects that are caused by local stochastic fluctuations and are not filled by liquid metal due to the prevalence of capillarity and tension forces on gravity	Small pores that are likely to grow progressively through several layers	EBM: Ti-6Al-4V
Processing-induced pores		
Lack of fusion and incomplete melting	Large pores with irregular Shape and un-melted particles inside	SLM: AlSi10Mg, H13tool, A357, Ti-6Al-4V PBF: 316LL EBM: steel MLS: CoCrD
High hatch spacing and Consequent insufficient overlap between adjacent tracks	Aligned pores in the scan track direction	SLM: AlSi10Mg, A357, Ti-6Al-4V PBF: 316LL EBM: Ti-6Al-4V
Pores associated to keyhole		
Mode of melting, which derives from excessive energy density due to: energy input exceeding A threshold value or heat accumulation at the start/end points of scan track	Spherical pores, larger than 10–20 μm, at the bottom of the scan track	SLM: AlSi10Mg, A357, 316LL steel Ti-6Al-4V H13tool
Powder denudation	Large elongated pores Preferentially oriented along the scanning direction	SLM: Ti-6Al-4V
Pores associated to balling at high scan speed Cavities from ejected particles, caused by Excessive energy input and removed by re-coater	Large and elongated pores, preferentially at the interlayer zone Large pits	SLM: Ti-6Al-4V, cp-Ti EBM Ti-6Al-4V
Thermal gradients and cracking	Large and typically elongated pores, preferentially at the interlayer zone	SLM: Ti-6Al-4V, cp-Ti EBM Ti-6Al-4V, Cp-Ti

Table 9.6 Classification of Pores in Relation to Processing Conditions (*Continued*)

on the development and behavior of the melt pool. The ultimate goal is to determine conditions that promote formation of defects and pores of all kinds based on properties of the materials and power sources involved in processing. The parameters considered in developing the non-dimensional indexes are predetermined with a high level of confidence; that is, the nature of these parameters is not likely to be affected by changes in the course of processing. As such, the derivation seeks to find generalized relationships between the power absorbed by the material and its thermophysical properties. Both of these factors depend mainly on material properties and to a lesser extent on the power of the heat source. In other words, developing non-dimensional indexes seeks to find a generalized relationship between the intrinsic factors contributing to layer the position. Following the identification of such a relationship, the analysis seeks an estimate of the critical value of that relationship, such as that of the present a threshold of defect formation.

In the following section, we will consider two approaches to develop the non-dimensional critical indexes. The first approach is based on thermodynamic considerations, whereas the second is based on melt pool and penetration depth.

Non-Dimensional Defect Prediction Indexes

Non-Dimensional Enthalpy

Conditions for KH formation have been extensively studied in laser welding applications. Formation of KHs in welding depend on the heating of the melt pool. If the melt pool is heated to a sufficiently high temperature, a recoil momentum produced by the vaporized material will exert a force on the molten material and that indicates cavity formation. The recoil momentum pressure, P_r, produced by the vaporization, can be calculated within kinetic theory and is simply related to the saturated vapor pressure, P_s, by $P_r = 0.56\ P_s$. The saturated vapor pressure over the surface of temperature T_s is given by the expression [460]

$$P_s = P^* \exp\left[\lambda\left(\frac{1}{T_b} - \frac{1}{T_s}\right)\right] \tag{9.7}$$

where P^* is the atmospheric pressure, λ is evaporation energy per atom, and T_b is material boiling temperature. For steel $\lambda = 4.3$ eV and $T_b = 3273$ K.

To push the molten material out of the cavity, the pressure, P_r, must exceed the pressure produced by surface tension, $P_r > \alpha\sigma$, where α is the surface tension and $\alpha =$ 2.5 N/m at boiling temperature, and σ is the spot size of the laser beam. Using Eq. 9.7 for a spot size of tens of microns, ejection of the molten material takes place at a temperature of approximately 5 to 10 percent smaller than the boiling temperature and is practically independent of the spot size. Hence, the condition $T = T_b$ can be considered as the threshold for KH mode melting.

The moment that the material is susceptible to KH formation, the powder is already melted and wetted to the surface. The surface of the molten pool can be treated as flat, at least on the scale of the beam size. For a stationary Gaussian beam with size σ heating the metal surface, the temperature in the center of the beam is given by [460]

$$T = \sqrt{\frac{2}{\pi}}\frac{AI\sigma}{\kappa}\tan^{-1}\frac{\sqrt{2Dt}}{\sigma} \tag{9.8}$$

where A is absorptivity, t is time, D is the thermal diffusivity of the molten material, and κ is thermal conductivity. The laser intensity, I, is related to the laser power, P, as $I = P$ $2\pi\sigma$ 2. For a beam moving with speed u the dwell time is approximately equal to σ/u, and the peak temperature is given by,

$$T = \sqrt{\frac{2}{\pi}} \frac{AI\sigma}{\kappa} \tan^{-1} \frac{\sqrt{2Dt}}{u\sigma} \tag{9.9}$$

From Eq. 9.8 the KH threshold scan velocity u_t is deduced as

$$\frac{D}{\sigma u_t} = \frac{1}{2}\tan^2\left[\sqrt{\frac{\pi}{2}}\frac{\kappa T_b}{AI\sigma}\right] \tag{9.10}$$

when the argument in tan is small, the threshold speed reduces to

$$u_t = \frac{4D}{\sigma}\left[\frac{\sqrt{\pi}\kappa T_b}{AI\sigma}\right] \tag{9.11}$$

Within the simple thermal model, the parameters of melt pool width and depth are functions of two dimensionless parameters: the ratio of the dwell time, σ/u, to the thermal diffusion time, σ^2/D, is $D/(u\sigma)$ and the dimensionless intensity, $AI/(uh_s)$, where h_s is the enthalpy at melting. Hann et al. [460] demonstrated that welding data from experiments with a variety of materials and parameters collapsed to one curve if one assumes that the melt depth normalized by the beam radius is a function only of the ratio of the deposited energy density to the enthalpy at melting. The laser energy absorbed during the dwell time $\tau \approx \sigma/u$ is $AP\tau$. This energy is distributed in the volume $\pi\sigma^2 (D\tau)^{1/2}$. The absorbed energy density, meanwhile, is $AP\tau/(\pi\sigma^2 (D\tau)^{1/2})$. Dividing this expression by the enthalpy at melting, $h_s = \rho c T_m$, where ρ is density, c is the specific heat capacity, and T_m is the melting temperature, the normalized enthalpy may be written as

$$\frac{\Delta H}{h_s} = \left[\frac{AP}{\pi h_s \sqrt{Du\sigma^3}}\right] \tag{9.12}$$

where ΔH is the specific enthalpy. Rewriting h_s as $h_s = kT_m/D$, and using Eq. 9.11, an estimate for the criteria for the KH threshold in terms of normalized enthalpy is obtained as

$$\frac{\Delta H}{h_s} = \frac{\pi T_b}{T_m} \approx 6 \tag{9.13}$$

The derivation shows that the threshold for KH mode melting is determined by the normalized enthalpy from Eq. 9.13, which can be used to combine the effects of power, speed, and beam size. Table 9.7 lists some of the properties used in calculating the non-dimensional enthalpy for several powder materials. The value of the enthalpy index varies for some materials. Thus, while 6 is a reasonable estimate for steel-based powders, other materials (e.g., titanium and aluminum) show a much higher enthalpy index.

Parameter	Symbol	Ti-6Al-4V	304 SS	316 L	AlSi10Mg	Inconel 718
Specific energy (J/kg)	ΔH	Variable				
Melting temperature C	T_m	1670	1510	1510	577	1455
Boiling temperature C	T_B	5365	2870	2870	2470	2800
Enthalpy at melting (J/kg)	h_s	1.2×10^6	1.26×10^6	1.2×10^6	4.68×10^6	9.67×10^5
Surface absorptivity (nd)	η	0.3	0.3	0.4	0.1	0.4
Enthalpy index		10	6	6	14	6
Power (J/s)	P	Variable				
Density at melting (kg/m^3)	ρ	4520	7000	7978	2658	7579
Thermal diffusivity (m^2/s)	a	2.15×10^{-6}	5.18×10^{-6}	5.38×10^{-6}	4.40×10^{-5}	4.58×10^{-6}
Half width of beam (m)	σ	Variable				
Speed (m/s)	U	variable				

Table 9.7 Thermodynamic Properties of Some Popular AM Alloys

Lack of Fusion Index

LOF porosity is caused by insufficient penetration of the molten pool of an upper layer into either the substrate or the previously deposited layer. Insufficient penetration may induce voids within the final built object. As mentioned earlier, these voids may be generated by gas entrapment during the optimization of the powder particles in the shape of the deposit. These macro-pores are considerably larger than the micro-pores caused by the absorption of surface moisture, oxidation, and dissolved gases. In metal AM processing different alloys exhibit different values of depth of penetration. These values also depend on the processing conditions and the thermophysical properties of the processed powders. Therefore, different materials and alloys vary in their susceptibility to the formation of LOF defects. Therefore, the ratio between the nominal layer depth and actual penetration depth molten pool may represent a reasonable index that may predict formation of LOF pores. This ratio represents the so-called LOF index (LF). Thus, the LF is defined as

$$\mathrm{LF} = \frac{d}{h} \tag{9.14}$$

The rationale of choosing these two particular parameters is based on experimental observations. For the deposited layer to bond properly with the previous layer, the penetration depth of the molten pool, d, should exceed the layer thickness, h, and adequately re-melt the previously deposited layer. As such, the minimum value for the LF index is unity. At the value of 1, the penetration depth, d, would be equal to the layer thickness. However, at this value, the contact is adequate for good bonding as the layer will just touch the molten pool. Based on experiments on AM deposition of Ti-6Al-4V, 99.99 percent part density at an LF value of 1.15 was achieved. This value implies penetration of 15 percent of the layer thickness into the previous layer.

References

396. Amato KN, Gaytan SM, Murr LE, Martinez E, Shindo PW, Hernandez J, et al., "Microstructures and Mechanical Behavior of Inconel 718 Fabricated by Selective Laser Melting," *Acta Materiala,* 60: 2229–2239, 2012.
397. Kobryn PA, Moore EH, and Semiatin SL, "The Effect of Laser Power and Traverse Speed on Microstructure, Porosity, and Build Height in Laser-Deposited Ti-6Al-4V," *Scripta Materialia,* 43: 299–305, 2000.
398. Stecker S, Lachenberg KW, Wang H, Salo RC, "Advanced Electron Beam Free Form Fabrication Methods & Technology," *AWS Welding Show,* Atlanta, GA, 35–46, 2006.
399. ExOne. ExOne-Rapid Growth of Additive Manufacturing (AM) Disrupts Traditional Manufacturing Process. http://additivemanufacturing.com/2013/06/06/exone-rapid-growth-of-additive-manufacturing-am-disrupts-traditional-manufacturing-process/
400. Mudge RP, Wald NR, "Laser Engineered Net Shaping Advances Additive Manufacturing and Repair," *Welding Journal,* 86: 44–48, 2007.
401. Rengers S. Electron Beam Melting [EBM] vs. Direct Metal Laser Sintering [DMLS], presented at *SAMPE Midwest Chapter, Direct Part Manufacturing Workshop,* Wright State University, 2012. http://www.midwestsampe.org/content/files/events/dpmworkshop2012/Rengers %20EBM%20vs%20DMLS.pdf
402. Matz JE, Eagar TW, "Carbide Formation in Alloy 718 during Electron-Beam Solid Freeform Fabrication," *Metallurgical and Materials Transactions A,* 33A: 2559– 2567, 2002.
403. Renishaw. (2015). About AM250. Available: http://www.renishaw.com/en/am250-laser-melting-metal-3dprinting-machine--15253
404. B. Ferrar, L. Mullen, E. Jones, R. Stamp, and C. J. Sutcliffe, "Gas flow effects on selective laser melting (SLM) manufacturing performance," *Journal of Materials Processing Technology*, vol. 212, pp. 355-364, 2// 2012.
405. W. J. Sames, F. Medina, W. H. Peter, S. S. Babu, and R. R. Dehoff, "Effect of Process Control and Powder Quality on Inconel 718 Produced Using Electron Beam Melting," in *Superalloy 718 and Derivatives,* Pittsburgh, PA, 2014.
406. W. J. Sames, F. Medina, W. H. Peter, S. S. Babu, and R. R. Dehoff, "Effect of Process Control and Powder Quality on Inconel 718 Produced Using Electron Beam Melting," in *Superalloy 718 and Derivatives,* Pittsburgh, PA, 2014.
407. Zhao X, Chen J, Lin X, Huang W, "Study on Microstructure and Mechanical Properties of Laser Rapid Forming Inconel 718," *Materials Science and Engineering A,* 478: 119–124, 2008.
408. Qi H, Azer M, Ritter A, "Studies of Standard Heat Treatment Effects on Microstructure and Mechanical Properties of Laser Net Shape Manufactured INCONEL 718," *Metallurgical and Materials Transactions A,* 40A: 2410–2422, 2009.
409. DebRoy T, Wei HL, Zuback JS, Mukherjee T, Elmer JW, Milewski JO, Beese AM, Wilson-Heid AD, Zhang W. "Additive Manufacturing of Metallic Components–Process, Structure and Properties," *Progress in Materials Science,* 92: 112–224, 2008.
410. Pinkerton AJ, Li L, "Direct Additive Laser Manufacturing Using Gas-and Water-Atomized H13 Tool Steel Powders," *International Journal of Advanced Manufacturing Technology,* 25(5–6): 471–9, 2005.

411. Schade CT, Murphy TF, Walton C, "Development of Atomized Powders for Additive Manufacturing, *Powder Metallurgy Word Congress*, 2014.
412. Stecker S, Lachenberg K, Wang H, Salo R, "Advanced Electron Beam Free Form Fabrication Methods & Technology, *AWS Welding Show*, Atlanta, 35–46, 2006.
413. Syed WUH, Pinkerton AJ, Li L, "Combining Wire and Coaxial Powder Feeding in Laser Direct Metal Deposition for Rapid Prototyping," *Applied Surface Science*, 252(13): 4803–8, 2006.
414. DebRoy T, Beving DE, McDonnell AMP, Yang WS, Yan YS. "Corrosion Resistant High-Silica-Zeolite MFI Coating-One General Solution Formulation for Aluminum Alloy AA-2024-T3, AA-5052-H32, AA-6061-T4, and AA-7075-T6, *Journal of the Electrochemical Society*, 153(8): B325–9, 2006.
415. Cormier D, Harrysson A, West H. "Characterization of H13 Steel Produced Via Electron Beam Melting," *Rapid Prototyping Journal*, 10(1): 35–41, 2004.
416. Rahman M, Seah WKH, Teo TT. "The Machinability of Inconel 718," *Journal of Materials Processing Technology*, 63(1–3): 199–204, 1997.
417. Seshacharyulu T, Medeiros SC, Frazier WG, Prasad YVRK. "Microstructural Mechanisms During Hot Working of Commercial Grade Ti-6Al-4V with Lamellar Starting Structure," *Materials Science and Engineering A*, 325(1–2): 112–25, 2002.
418. Wendt J, Chin D. "The AC Corrosion of Stainless Steel—II. The polarization of ss304 and ss316 in Acid Sulfate Solutions," Corrosion Science, 25(10): 901–15, 1985.
419. Yun HM, Ennis PJ, Nickel H, Schuster H. "The Effect of High-Temperature Reactor Primary Circuit Helium on the Formation and Propagation of Surface Cracks in Alloy 800-H and Inconel-617," *Journal of Nuclear Materials*, 125(3): 258–72, 1984.
420. Francois MM, Sun A, King WE, Henson NJ, Tourret D, Bronkhorst CA, Carlson NN, Newman CK, Haut TS, Bakosi J, Gibbs JW, "Modeling of Additive Manufacturing Processes For Metals: Challenges and Opportunities," *Current Opinion in Solid State and Materials Science*, 21(LA-UR-16-24513; SAND-2017-6832J)-with permission figure 1, 2017.
421. Tolochko N, Laoui T, Khlopkov Y, Mozzharov S, Titov V, Ignatiev M, "Absorptance of Powder Materials Suitable for Laser Sintering," *Rapid Prototyping Journal*, 6: 155–160, 2000.
422. Gusarov A, Kruth JP. "Modelling of Radiation Transfer in Metallic Powders at Laser Treatment," *International Journal of Heat and Mass Transfer*, 48: 3423–3434, 2005.
423. Klassen A, Bauereiß A, Körner C, "Modelling of Electron Beam Absorption in Complex Geometries," *Journal of Physics D: Applied Physics*, 47: 2014.
424. Metel AS, Stebulyanin MM, Fedorov SV, Okunkova AA. "Power Density Distribution for Laser Additive Manufacturing (SLM): Potential, Fundamentals and Advanced Applications," *Technologies*, 7(1): 5, 2019.
425. Wessels H, Weissenfels C, Wriggers P, "Metal Particle Fusion Analysis for Additive Manufacturing Using the Stabilized Optimal Transportation Meshfree Method," *Computer Methods in Applied Mechanics and Engineering*, 339: 91–114, 2018.
426. Anilli M, Demir AG, Previtali B, "Additive Manufacturing of Laser Cutting Nozzles by SLM: Processing, Finishing and Functional Characterization," *Rapid Prototyping Journal*, 24: 562–583, 2018.
427. Buchbinder D, Schleifenbaum H, Heidrich S, Meiners W, Bültmann J, "High Power Selective Laser Melting (HP SLM) of Aluminum Parts," *Physics Procedia*, 12: 271–278, 2011.

428. Kumar S, Czekanski A, "Optimization of Parameters for SLS of WC-Co," *Rapid Prototyping Journal,* 23: 1202–1211, 2017. [CrossRef] 26. Kimura T, Nakamoto T, "Thermal and Mechanical Properties of Commercial-Purity Aluminum Fabricated Using Selective Laser Melting," *Materials Transactions,* 58: 799–805, 2017.
429. Alfaify AY, Hughes J, Ridgway K, "Critical Evaluation of the Pulsed Selective Laser Melting Process When Fabricating Ti64 Parts Using a Range of Particle Size Distributions," *Additive Manufacturing,* 19: 197–204, 2018.
430. Raus AA, Wahab MS, Ibrahim M, Kamarudin K, Aqeel A, Shamsudin S, "Mechanical and Physical Properties of AlSi10Mg Processed through Selective Laser Melting," *AIP Conference Proceedings,* 1831: 020027, 2017.
431. Kanzler KJ, "Transformation of a Gaussian Laser Beam to an Airy Pattern for Use in Focal Plane Intensity Shaping Using Diffractive Optics," *Proceedings of SPIE,* 4443: 58–66, 2001.
432. Scharowsky T, Osmanlic F, Singer R, Körner C, "Melt Pool Dynamics During Selective Electron Beam Melting, *Applied Physics A: Materials Science and Processing,* 114: 1303–1307, 2014.
433. Tolochko N, Mozzharov S, Yadroitsev I, Laoui T, Froyen L, et al. "Balling Processes During Selective Laser Treatment of Powders," *Rapid Prototyping Journal,* 10: 78–87, 2004.
434. Yadroitsev I, Bertrand P, Smurov I, "Parametric Analysis of the Selective Laser Melting Process," *Applied Surface Science,* 253: 8064–8069, 2007.
435. Yadroitsev I, Gusarov A, Yadroitsava I, Smurov I, "Single Track Formation in Selective Laser Melting of Metal Powders," *Journal of Materials Processing Technology,* 210: 1624–1631, 2010.
436. Louvis E, Fox P, Sutcliffe C, "Selective Laser Melting of Aluminium Components," *Journal of Materials Processing Technology,* 211: 275–284, 2011.
437. Das, S, "Physical Aspects of Process Control in Selective Laser Sintering of Metals," *Advanced Engineering Materials,* 5: 701–711, 2003.
438. Mercelis P, Kruth JP, "Residual Stresses in Selective Laser Sintering and Selective Laser Melting," *Rapid Prototyping Journal,* 12: 254–265, 2004.
439. Zäh M, Branner G, "Investigations on Residual Stresses and Deformations in Selective Laser Melting," *Production Engineering,* 4: 35–45, 2010.
440. Murr L, Quinones S, Gaytan S, Lopez M, Rodela A, et al. "Microstructure and Mechanical Behavior of Ti-6Al-4V Produced by Rapid-Layer Manufacturing, for Biomedical Applications," *Journal of the Mechanical Behavior of Biomedical Materials,* 2: 20–32, 2009.
441. Bauereiß A, Scharowsky T, Körner C, "Defect Generation and Propagation Mechanism During Additive Manufacturing by Selective Beam Melting," *Journal of Materials Processing Technology,* 214: 2522–2528, 2014.
442. Vandenbroucke B, Kruth JP. "Selective Laser Melting of Biocompatible Metals for Rapid Manufacturing of Medical Parts," *Rapid Prototyping Journal,* 2007.
443. Zäh M, Kahnert M, "The Effect of Scanning Strategies on Electron Beam Sintering," *Production Engineering,* 3: 217–224, 2009.
444. Analysis of Selective Laser Melting," *Applied Surface Science,* 254: 975–979, 2007.
445. Kim FH, Garboczi E, Moylan, SP, Slotwinski J, "Investigation of Pore Structure and Defects of Metal Additive Manufacturing Components Using X-ray Computed Tomography." *Additive Manufacturing,* 17: 23–38, 2017.

446. Gong H, Gu H, Zeng K, Dilip J, Pal D, Stucker B, Christiansen D, Beuth J, Lewandowski J, Melt Pool Characterization for Selective Laser Melting of Ti-6Al-4V Prealloyed Powder, 25th Annual International Solid Freeform Fabrication Symposium, 2014.
447. King WE, Barth HD, Castillo VM, Gallegos GF, Gibbs JW, Hahn DE, Kamath C, Rubenchik AM, "Observation of Keyhole-Mode Laser Melting in Laser Powder-Bed Fusion Additive Manufacturing," *Journal of Materials Processing Technology,* 214: 2915, 2014.
448. Vandenbroucke B, Kruth JP, "Selective Laser Melting of Biocompatible Metals for Rapid Manufacturing of Medical Parts." *Rapid Prototyping Journal,* 13(4): 196–203, 2007. https://doi.org/doi:10.1108/13552540710776142
449. Thijs L, Verhaeghe F, Craeghs T, Humbeeck JV, Kruth J-P, "A Study of the Microstructural Evolution During Selective Laser Melting of Ti–6Al–4V," *Acta Materialia,* 58(9): 3303-3312, 2010. https://doi.org/http://dx.doi.org/10.1016/j.actamat.2010.02.004
450. Snell R, Tammas-Williams S, Chechik L, Lyle A, Hernández-Nava E, Boig C, Panoutsos G, Todd I, "Methods for Rapid Pore Classification in Metal Additive Manufacturing," *JOM,* 72(1): 101-9, 2020.
451. Weingarten, C., et al. "Formation and Reduction of Hydrogen Porosity During Selective Laser Melting of AlSi10Mg," *Journal of Materials Processing Technology,* 221: 112–120, 2015.
452. Weingarten, C., et al. "Formation and Reduction of Hydrogen Porosity During Selective Laser Melting of AlSi10Mg," *Journal of Materials. Processing Technology,* 221: 112–120, 2015.
453. Reijonen J, Revuelta A, Riipinen T, Ruusuvuori K, Puukko P. "On the Effect of Shielding Gas Flow on Porosity and Melt Pool Geometry in Laser Powder Bed Fusion Additive Manufacturing," *Additive Manufacturing,* 32:101030, 2020.
454. Brown CU, Jacob G, Stoudt M, Moylan S, Slotwinski J, Donmez A, "Interlaboratory Study for Nickel Alloy 625 Made by Laser Powder Bed Fusion to Quantify Mechanical Property Variability," *Journal of Materials Engineering and Performance,* 25(8): 3390–3397, 2016.
455. Prater T, Tilson W, Jones Z, Characterization of Machine Variability and Progressive Heat Treatment in Selective Laser Melting of Inconel 718, NASA Technical Report Server (NTRS) 20150016246, 2015.
456. Ladewig A, Schlick G, Fisser M, Schulze V, Glatze U, "Influence of the Shielding Gas Flow on the Removal of Process By-Products in the Selective Laser Melting Process," *Additive Manufacturing,* 10: 1–9, 2016.
457. Shcheglov P, et al. "Plume Attenuation of Laser Radiation During High Power Fiber Laser Welding," *Laser Physics Letters,* 8(6): 475–480, 2011. https://doi.org/10.1002/lapl. 201110010
458. Zou J, Yang W, Wu S, He Y, Xiao R, "Effect of Plume on Weld Penetration During High-Power Fiber Laser Welding," *Journal of Laser Applications,* 28 (2): 022003, 2016.
459. Bäuerle D. *Laser Processing and Chemistry,* Springer, Berlin, 2011.
460. Han Q, Viswanathan S, "Hydrogen Evolution During Directional Solidification and Its Effect on Porosity Formation in Aluminum Alloys," *Metallurgical and Materials Transactions A,* 33(7): 2067–2072, 2002.

CHAPTER 10
Mechanical Behavior of Printed Parts

10.1 Introduction

All metal additive manufacturing (AM) processes involve the consolidation of raw feedstock material into a solid three-dimensional (3D) structure, either fully dense or with a certain level of porosity depending on the desired applications. The solidification is achieved via sintering or complete melting of feedstock materials and then joining of the solidified layers. Processing parameters and scan strategy play major roles in influencing solidification levels and the type of metallurgical mechanisms. Thus, metal AM has some unique processing characteristics. Those characteristics in general follow the same sequence familiar to conventional manufacturing. Therefore, it is possible to compare the steps followed in any particular conventional infection process to those that comprise an AM process. A powder casting process, for example, initially, starts with packing the raw material (e.g., metal powder), into a mold, and then the powder is then compacted. Following compaction, the material is heated to a predetermined temperature that allows a binder to activate. The material is then heated to the melting point and thereafter left to cure. In principle, the same steps are followed within an AM process. The powder is introduced, compacted, preheated, melted, and then finally cured, and then the process is repeated to deposit a new layer. Despite the nominal similarities between steps, details are different. One obvious difference is the mechanics of the layer-by-layer deposition. However, a more fundamental difference lies in the timescale of the changes involved.

In powder metallurgy, although processes are similar to the steps within AM, the rate of change in the state of the material is considerably different. In AM, heating, cooling, solidification, and melting take place at a considerably higher rate. This triggers different physical and chemical responses within the powder material. A major distinction is the rate of events of the various steps involved (starting from consolidation and ending with melt pool dynamics). Interaction between power source and powder feedstock, as explained in previous chapters, takes place within a short timescale (nanoseconds in some cases) and at a wide range of physical scales (nanometers to millimeters). The combination of fast timescale and minute length scale gives rise to different thermophysical phenomena generally not encountered in conventional settings. This renders the melt pool and, therefore, solidification-microstructure formation path very sensitive. The changes that take place at this level imprint the structural map of the object and determine the evolution of its physical and mechanical properties. Microstructure of an AM part directly influences its properties and manifests a permanent record, resembling a DNA map, of all the changes and anomalies that evolve while processing.

As discussed in the previous chapter, material defects are common to AM processes. Depending on the process parameters, different classes of defects may arise. Each of the defect classes influence a certain aspect of the behavior of the built object. The resulting defects, in turn, depend on the specifics of the AM process, the part geometry, the type of machine used (even when adopting the same AM process), and the multi-aspect multiscale dependence of defect formation make property characterization a demanding task. In addition, given the wide variety of available feedstock material currently in use in metal AM, evaluation of performance-related properties becomes tedious.

The behavior of many materials undergoing changes at a high rate, such as those dominant in AM, are still not extensively investigated. Although there are some existing studies about the behavior of materials under ultrafast time rates of processing, the data available are not enough for prediction of behavior in AM. The lack of comprehensive knowledge about the behavior of materials, therefore, affects our ability to model properties and behavioral traits of the objects produced. This chapter, therefore, attempts to sort the issues involved in property characterization of metal AM objects. The focus of this chapter is mechanical properties, and selected performance states that stem from mechanical characterization (e.g., fatigue and tribological performance). The point of entry to the material is the study of defects, as they represent the foundation of property quality. The study of defects was also the subject of the Chap. 9. However, the emphasis was on porosity. Although porosity and defects in general contribute to the mechanical properties of the resulting objects, other metallurgical defects may take place. These metallurgical defects are the starting point of this chapter. Thereafter, methods of property characterization and associated topics will be discussed.

Metallurgical Mechanisms and Metallurgical Defects

The resulting structure of many AM processes bears some similarities to the structures observed in welding. This resemblance originates from common application of heat sources. Heat sources applied in traditional welding processes (e.g., arcs, lasers, electron beams) are also utilized in AM processes. This results in AM structures that are closely similar to structures observed in multi pass welds, such as the availability of process-structure-property relationships for welding of many metals and alloys [461, 501, 534, 535, 462], which can serve as a foundation for characterization of property-structure relationships in metal AM. However, one has to be cautioned against generalizing microstructural observations in welding. There are many cases in which AM structures differ from those observed in welding (even using the same heat). A major distinction that should be recognized is the flexibility of the toolpath and the high speed of scanning, which are characteristic of some AM processes. Flexibility of path and speed of scanning affect the energy density (Fig. 10.1) of the beam and therefore can affect the evolutionary path of the microstructure in an AM part. This, in turn, often leads to recognizable differences in the microstructure of metal AM objects.

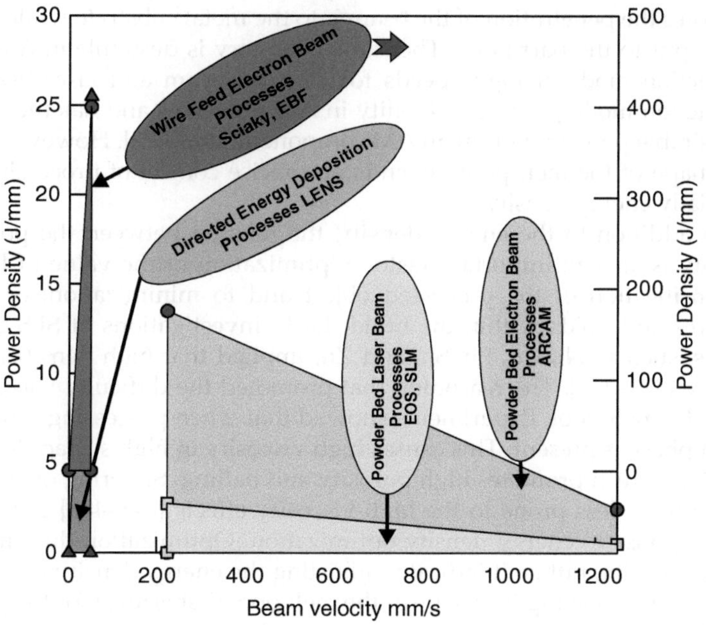

Figure 10.1 Bounds of linear energy density, $E = P/v$, for major AM processes. EBF = Electron-Beam Fabrication; LENS = laser-engineered net shaping; SLM = selective laser melting.

Solidification Structures

In AM processing of metals there are two major parallels that help explain the microstructural changes taking place during melting: welding and powder metallurgy. Here the major resemblance draws from the sintering-melting processes encountered. In AM, sintering solidification is used in selective laser sintering (SLS) processes, whereas complete melting solidification is common to powder bed fusion (PBF) and directed energy deposition (DED) processes. Three main sensing mechanisms whose origins are rooted in observations within powder metallurgy can be identified: state sintering [463], liquid phase sintering (LPS), [464, 465] and supersolidus liquid phase sintering (SLPS) [466, 467]. Solidification in solid-state sintering is facilitated through the fusion of sintering necks formed after heating the feedstock to a near melting temperature. Such a process is relatively slow and overall not suitable for AM because of the very short timescale involved. Short interaction time reflects on the power density-absorption requirements. As such, mechanisms that induce rapid solidification of the sintered powder particles are favored. In these mechanisms, the presence of a liquid phase that is driven by capillary forces promotes relatively rapid particle rearrangement and solution re-precipitation. These traits comprise the main stages of LPS and SLPS (common to PBF).

The dependence of particle rearrangement in LPS and SLPS on the balance of capillary forces to other active forces acting in the liquid phase represents the dependence of a successful build on the quality of the melt pool. In general, the geometry of the melt pool plays an important role in shaping the grains that form in the fusion zone and in local solidification. For example, a keyhole mode is desirable in welding because it promotes the penetration of the beam into the metal substrate while requiring minimal heat input to the part [468]. The same geometry is desirable in AM as it changes the conduction mode at high speeds for electron beam and laser beam processes. The conduction mode promotes stability in AM processes and has the potential to reduce undesirable porosity within an AM component [469–472]. However, ensuring the optimal shape of the melt pool depends on precise control of processing parameters and especially energy density.

In addition to the energy density, the relation between the power and scanning velocity is also an important factor. Optimization of the value of P and v contribute to densification of the processed object and to minimization, or even elimination, of pores and voids within the build. Early investigations of SLS processing of pure metals, such as Ni, Cu, Pb, Sn, and Zn, implied that high densification is difficult to achieve [473–477]. The reasoning that promoted the difficulty was based on the quality of the melt pool. Experiments showed that when processing pure metals, a limited liquid phase is present. This causes high viscosity in high surface tension to dominate, and this in turn promotes high porosity and balling. Sintering of alloys, however, was shown to be less prone to the high-viscosity effects [478–480] because of their favorable response to energy density optimization. Optimization does not imply reducing energy density; rather, it indicates adjusting the energy density to an appropriate level suitable for achieving the shape of the melt pool that is ideal for the processed material. As discussed in Chap. 9, energy density is but one parameter among many that can be altered (including the geometry of the laser beam when applicable). Consequently, there are various recommendations in the AM literature regarding the ideal combination of power levels and scanning velocity as relevant to the particular feedstock material. Laser power, however, manifests a more pronounced influence on porosity development (Fig. 10.2). This figure shows porosity levels as a function of power supplied for 316L samples processed by SLM [481]. The plots show that the porosity level of samples made with two different scanning strategies (meander and chessboard) decreases exponentially with increased laser power. The size of the pores, however, increases continuously from spherical to more elongated or polygonal shape. This suggests that laser power is a more influential factor in porosity development than laser scanning strategy during SLM.

Nucleation and Growth

One advantage of the layer-by-layer deposition scheme in AM is the elimination of the need for new phase nucleation by the material. This is because when depositing the same material, layers will essentially share the same chemical composition. Thus, the nucleation of the new phase is not required for epitaxial growth of the material from the existence substrate because both have the same crystal structure [482]. A consequence of sharing the crystal structure is the elimination of the need of an activation energy barrier as long as the temperature falls below the liquidus temperature. Note that this condition is violated in building functionally graded materials where nucleation at the melt pool is required. Nucleation may also be required when depositing the very first layer of the build on the support structure made of dissimilar metal. Here nucleation of a new phase may be required within the melt pool before growing a new phase takes place.

The growth of structure takes place during solidification. It is motivated by the presence of the previously deposited layer, which ultimately determines the crystallographic nature of the AM structure through partial or complete melt back of the

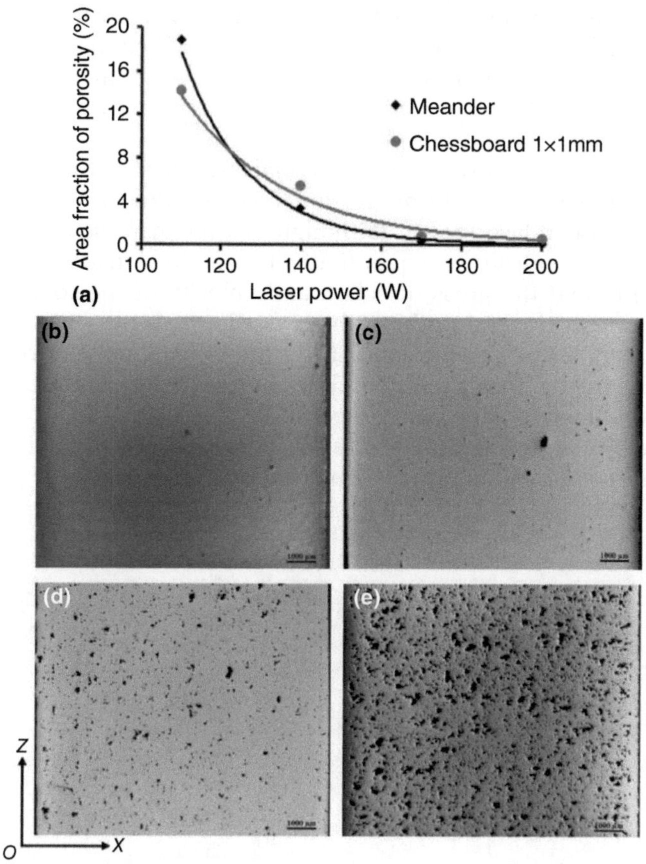

Figure 10.2 Effect of laser power in SLM processing of 316L: (*a*) variation of porosity level with laser power; (*b*) 200 W, A_f = 0.14%; (*c*) 170 W, A_f = 0.35%; (*d*) 140 W, A_f=3.3%; (*e*) 110 W, A_f = 18.9%. The samples shown in (*b–e*) were made with the meander scanning strategy. The scatter of porosity level is within±0.2%. (From Qiu C, Al Kindi M, Aladawi AS, Al Hatmi I, "A Comprehensive Study on Microstructure and Tensile Behaviour of a Selectively Laser Melted Stainless Steel," *Scientific Reports*, 8(1) :1–6, 2018.)

previously formed underlying layer [483]. During the deposition of the new layer heat is added to melt the new powder. However, because the previously deposited layer is still curing, the heat added for melting the new layer adds to the intensity of heat within the track. The increase of heat intensity causes deeper penetration into the substrate, and can cause re-melting. Re-melting removes surface contaminants and breaks down oxide films. It further provides a clean solid-liquid interface at the atomic level.

The factors that control structural evolution during the solidification process depend on location within the melt pool. Material close to the melt pool boundary is dominated by the base metal.

Further away from the melt boundary, the microstructure is dominated by competitive growth, that is, competition among the dendritic growth with various crystallographic orientations in polycrystalline materials [482, 484]. Growth in polycrystalline materials, which contain randomly oriented grains, favors the direction along the maximum heat flow. This direction, in turn, depends on the geometry of the melt pool (especially the local curvature of the boundary). Columnar structures are developed when dendrites that are more aligned with the temperature gradients outgrow slower growing misaligned dendrites [485–487].

Laser power seems to be more influential on grain structure development (Fig. 10.3). Size of the grains is directly proportional to laser power and continuously increases with an increase in laser power (although that the increase is nonlinear). Competitive growth among dendrites was quantitatively examined in several works [488–491]. The results imply that the gross direction and velocity of the solidification structures in AM components depend on both the crystallographic orientation and the local heat flow direction. Moreover, the competitive growth among dendrites with various crystallographic orientations plays an important role in determining the final solidification structure and therefore the final properties of the object.

Figure 10.4 shows schematically the orientation of the various competing influences in the solidification process. The relationship between the growth velocity of the

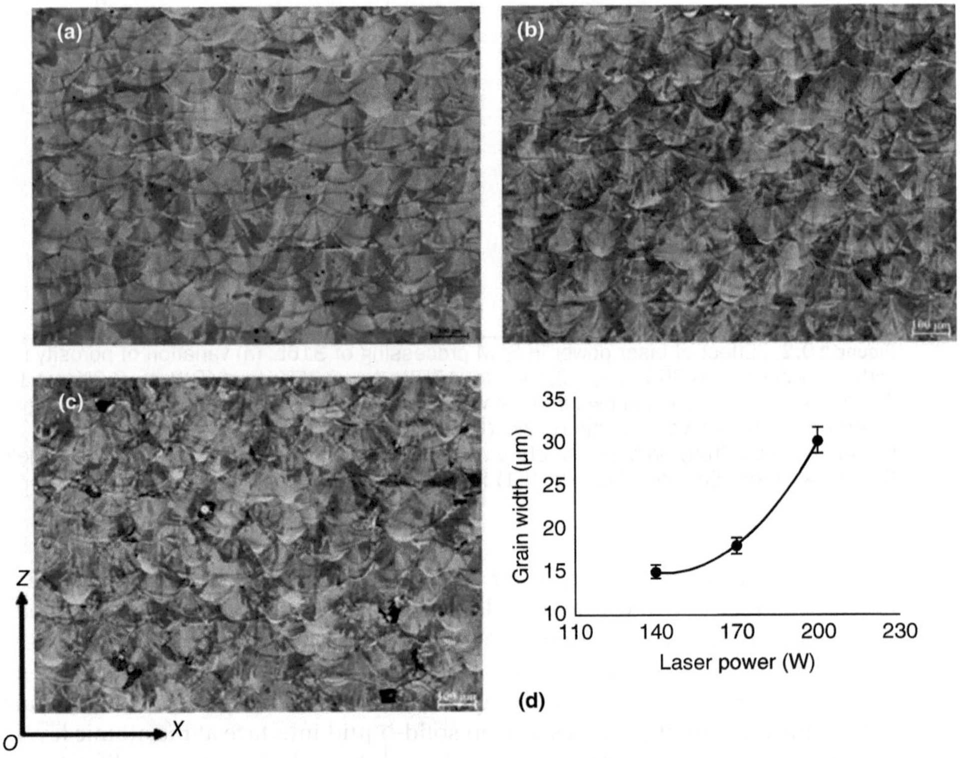

Figure 10.3 Optimal microscope (OM) micrographs showing the microstructure of 316L samples fabricated with the meander scanning strategy but at different laser powers: (*a*) 200 W, (*b*) 170 W, (*c*) 140 W, and (*d*) a plot showing the dependence of grain width on laser power. (From Qiu C, Al Kindi M, Aladawi AS, Al Hatmi I, "A Comprehensive Study on Microstructure and Tensile Behaviour of a Selectively Laser Melted Stainless Steel," *Scientific Reports*, 8(1): 1–6, 2018. Creative Commons license.)

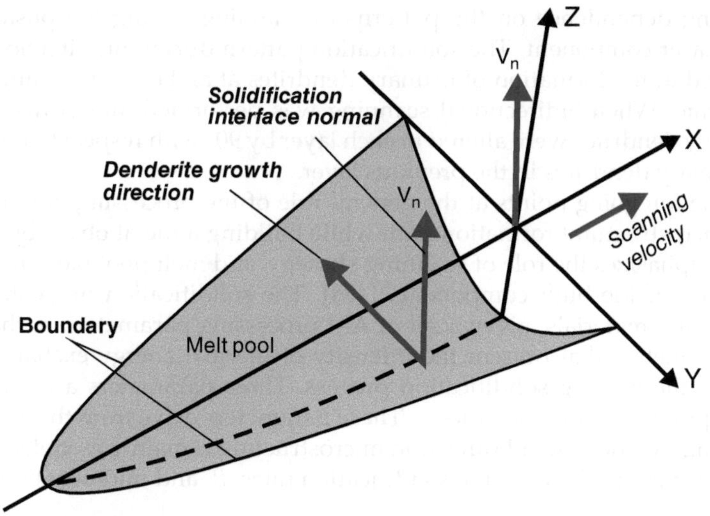

FIGURE 10.4 Schematic orientation of the various competing influences in the solidification process.

dendrite, V_n, in the figure along a specific crystallographic direction (hkl), and the normal solidification velocity, V_n, is given by [488–490]

$$|V_{hkl}| = \frac{|V_n|}{\cos\psi} = |V_b| \cdot \frac{\cos\theta}{\cos\psi} \tag{10.1}$$

where ψ is the angle between the normal to the solidification interface and the preferred (*hkl*) crystallographic direction. The equation indicates that dendrites may have a "misorientation" ψ between the crystallographic direction and the maximum heat flow direction given by V_n. To keep with the solidification interface, the misorientation dendrite trunk must have a velocity, V_{hkl}, higher than V_n. Therefore, they are characterized by slightly larger undercoolings and thus lie behind the better oriented dendrites.

Local temperature gradients and solidification growth rates at solid-liquid interfaces are influenced by processing parameters. High power density, low laser power, and high scanning speed can benefit columnar grain growth epitaxial to the surface. This offers an opportunity to control the structures resulting in the solidification from the medical modeling that aims to find optimal values and scanning strategies. Dependence on scanning speed and scanning patterns, however, may lead to differences in solidification textures.

Solidification textures depend on local heat flow direction in one of the six <100> orientations preferred in face-centered cubic alloys. In these alloys, the heat flow direction associated with scanning in AM processing is expected to strongly influence the evolution of solidification texture (which in turn affect mechanical properties). Several works [482, 492] reported that components having the exact same shape and size, if processed by different laser scanning patterns, may result in strikingly different solidification patterns because of the effect of the path of the laser beam on solidification structures and textures. In processing Inconel 718 [493] solidification morphology showed a strong dependence on the patterns of scanning during the position of a multiple layer laser component. The solidification pattern during unidirectional laser scanning resulted in the formation of primary dendrites at all layers at an angle of 60° with the substrate. When bidirectional scanning was performed, the growth directions of the primary dendrites were altered in each layer by 90° with respect to the growth direction of primary dendrites in the previous layer.

The foregoing points at the general role of the processing parameters in directing the microstructural formation path while building a metal object by an AM process. It also emphasizes the role of scanning strategy, and melt pool path, in deciding the final integrity of the built components [494]. The solidification microstructure of various depositing materials, given a set of AM processing parameters, is therefore controlled by parameters that present the intensity of thermal energy exchange and absorption during the melting solidification process. Three parameters are often invoked when attempting to model the process. These parameters drive from the experience gained in welding. As such the solidification microstructure is mainly modeled through using the temperature gradient, G, the solidification rates, R, and undercoating, ΔT [495].

Factors Influencing Solidification Structures

The direction of heat flow at any point on the solidification surface is normal to the surface. The predominant direction of heat flow is given by

$$\nabla T = \frac{\partial T}{\partial x} i + \frac{\partial T}{\partial y} j + \frac{\partial T}{\partial z} k \tag{10.2}$$

where T is temperature and i, j, and k are unit vectors in the scanning (x), width (y), and vertical (z) directions, respectively. The temperature gradient, G, is

$$G = \|\nabla T\| = \sqrt{\left[\frac{\partial T}{\partial x}\right]^2 + \left[\frac{\partial T}{\partial y}\right]^2 + \left[\frac{\partial T}{\partial z}\right]^2} \tag{10.3}$$

which is the magnitude of ∇T. Note that there is no temperature gradient along the y-direction at any point on the longitudinal mid-section symmetry plane at $y = 0$. The solidification rate, R, at any location of the solid-liquid interface is

$$R = U\cos\theta \tag{10.4}$$

The angle, θ, between the heat flow direction and the horizontal line on this plane can be calculated from the following relation

$$\cos\theta = \frac{\frac{\partial T}{\partial x}}{\sqrt{\left[\frac{\partial T}{\partial x}\right]^2 + \left[\frac{\partial T}{\partial z}\right]^2}} \tag{10.5}$$

The normal solidification velocity V_n at the solid-liquid interface may be written in terms of the laser scanning speed V_b as

$$\left|\vec{V}_n\right| = \left|\vec{V}_b\right| . \cos\theta \tag{10.6}$$

where θ is also the angle between the scanning and solidification directions. The relationship between the growth velocity V_{hkl} of the dendrite tip along a specific crystallographic direction (*hkl*) and the normal solidification velocity V_n is given by [488]

$$\left|\vec{V}_{hkl}\right| = \frac{\left|\vec{V}_n\right|}{\cos \psi_{hkl}} \tag{10.7}$$

where ψ_{hkl} is the angle between the normal to the solidification front and the preferred (*hkl*) crystallographic direction.

The solidification morphology of nickel-based alloy is dependent on G/R, which is the ratio of the temperature gradient G and the solidification rate R at the solid-liquid interface. The solidification structures can be planar, cellular, columnar dendritic, or equiaxed dendritic, depending on the cooling rate and the G/R values [482]. Values of G and R can be computed by Eqs. 10.3 and 10.4 from the heat transfer and fluid flow model of AM.

Figure 10.5a shows the calculated temperature fields in a longitudinal mid-section of Inconel 718 deposition by unidirectional left-to-right laser scanning in all layers [489]. Melt pool boundaries at different laser scanning positions of each layer are shown to demonstrate the evolution of the deposited track. It is a 5-mm part of the entire

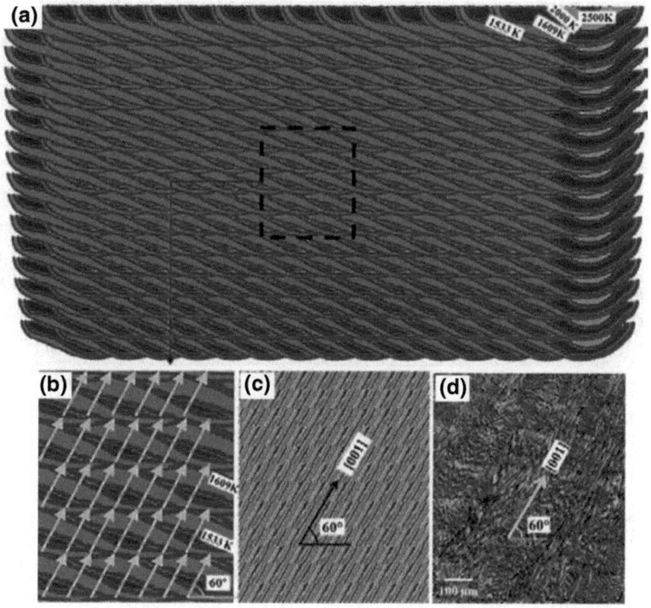

Figure 10.5 Maximum heat flow directions and solidification textures for unidirectional laser scanning. (*a*) Calculated longitudinal sections at various locations for multiple layer single track Inconel 718 deposition. (*b*) Magnification of calculated temperature field with maximum heat flow directions indicated by yellow vectors. (*c*) Calculated solidification pattern of primary dendrites. (*d*) Optical micrograph of the as-deposited Inconel 718 sample. (From Wei HL, Mazumder J, DebRoy T, "Evolution of Solidification Texture During Additive Manufacturing, *Scientific Reports*, 5: 16446, 2015. Creative Commons License.)

deposition length, which centers at the longitudinal mid-point of the track. The solidus and liquidus temperatures are 1533 and 1609 K, respectively. The cross section grows slightly in size from left to right and from lower to upper layers because of accumulation of heat. Figure 10.5b shows the heat flow directions indicated in yellow vectors for various locations calculated using Eq. 10.5. The main heat flow directions at the solidification front are at an angle of about 60° with the horizontal substrate surface. This direction is perpendicular to the trailing edge of the melt pool, which is oriented at about a 30° angle with the horizontal line.

Figure 10.5c and d show the calculated solidification pattern of primary dendrites and the optical micrograph of the as-deposited Inconel 718 sample, respectively. The optical micrograph shows that the growth direction of the primary dendrites was at an angle of about 60° with the horizontal line, which coincides with the maximum heat flow direction at the solidification front. Note that the grains were randomly oriented in the polycrystalline substrate. During the solidification process of the first layer, grains may grow with a range of orientations at the solid-liquid interface. The optimal grain orientation is given by the minimum value of ψ_{hkl}, which is 0. However, grains with other orientations, i.e., ψ_{hkl} greater than 0, can also grow, although to a lesser extent. A selection process occurs during the initial several layers, where the maximum heat flow direction is at about 60° with the horizontal plane in all the deposited layers. The primary dendrites obtain competitive growth along one of the six <100> preferred growth directions that is closely aligned to the maximum heat flow direction. Note that near the top surface, the solidification direction is nearly horizontal, i.e., almost parallel to the laser scanning direction. However, the top part of the deposit is re-melted when a layer is deposited above. This region is not preserved in the deposited part except at the topmost layer.

In summary, despite the complexities of AM, the solidification structure is mainly determined by a few key parameters: the temperature gradient G, solidification rate R, and undercooling ΔT_{tot}. Efforts to correlate the processing parameters with these key solidification parameters can efficiently promote the understanding of the relationship between process and structure. In addition to the dendritic microstructure discussed above, the solidification microstructure can consist of a substantial amount of precipitates, especially for those precipitation-strengthened alloys (e.g., Ni-base superalloys). This is largely due to the rapid cooling in the highly localized melt pool, resulting in a non-equilibrium solidification condition during AM. Unlike equilibrium solidification conditions, diffusion in the solid is rather limited under non-equilibrium solidification conditions. In other words, there is insufficient time for solute alloying elements such as Nb and C, partitioned into the liquid, to re-diffuse back into the solid.

Mechanical Properties

Mechanical properties of the metal AM processed element, or alloy, as mentioned earlier, are the result of all the ingredients involved in the particular production process. Broadly speaking, these are the material feedstock, processing parameters, intensity and quality of heat source, curing, and postprocessing. Each of these listed factors is a heading for a group of factors that contribute to the process, for example, the material feedstock, which has some intrinsic properties that would translate to the processed material. However, the value of the properties that transfer need not be the same as those of the original material because of the state of the material being processed.

The powder feedstock, as discussed in previous chapters, has both morphological and granulometric properties. These partially influence the state of the effects within the resulting object and the quality of energy transferred from and to the molten pool. Consequently, the resulting microstructure may not be of a quality that warrants meeting original design expectations and anticipated properties. The quality of the microstructure, meanwhile, is also a function of the heat transfer within the building process. This process, as detailed in earlier, is affected by the feedstock properties, the scanning speed, the build surrounding conditions, etc. In all, mechanical properties of the resulting AM-processed element or alloy are a consequence of the complex interaction between all contributors to the build process. Therefore, it is to be expected that properties, mechanical and other, would manifest differences compared with conventionally processed materials. Moreover, AM materials are expected to show differences in mechanical properties based on the nature of the AM processing precedent itself and the system used. Thus, it should be of no surprise to have two different values for the same property, such as yield strength (YS), for the same powder feedstock when processed by two different AM processes. Moreover, for the same material, same process, but different hardware system, differences within the same property should not be surprising. This latter remark is a product of the current status of standardization within the field as discussed in Chap. 6.

An important question in mechanical characterization of AM-processed metals is that of data sufficiency: Namely, would the data resulting from characterizing a given property at any principal direction be sufficient to inform about the state of the material? Or, on the other hand, there would be a need for multi-axis characterizations. The answer to this question is important in light of the layer-by-layer scheme of building objects in AM. By its very nature, the building process is anisotropic. The position of layers also is directional and there is no guarantee of the homogeneity of properties within the powder bed. This translates in a high probability of anisotropic properties of the processed object. Which step of processing is optimal for the evaluation of mechanical properties? Would the properties of the material at the end of the build be sufficient, or should the measurements commence after the object has been post-processed and is ready for use? Answers to those questions shape the characterization of metal AM objects for properties in general and mechanical properties in particular. To address the effect of the build orientation, mechanical properties have to be evaluated with directions of layer deposition in mind. This motion is the essence of specimen designation and data reporting for mechanical properties.

Standard Tension Test Samples

The initial step in evaluating the mechanical properties of the material is to examine the standardized sample. In metal AM, a standardized sample has to consider the orientation of the build to fully evaluate the behavior of the material. Test samples in AM may be rectangular or cylindrical or unsymmetrical; therefore, they have to be designated according to the orientation of the tested grains (Fig. 10.6). Typically, the orientation of the sample follows the orientation of the machine. As such, the designation (XYZ) system considers Z as the build direction, and the X-axis denotes a direction parallel to the front of the machine and is perpendicular to the Z-axis. The Y-axis is perpendicular to both the Z- and the X-axis with a positive direction to find a right-hand set of coordinates. The order of the letters of the test sample define the orientation of the longest overall dimension; thus, the first letter designates the axis parallel to the longest

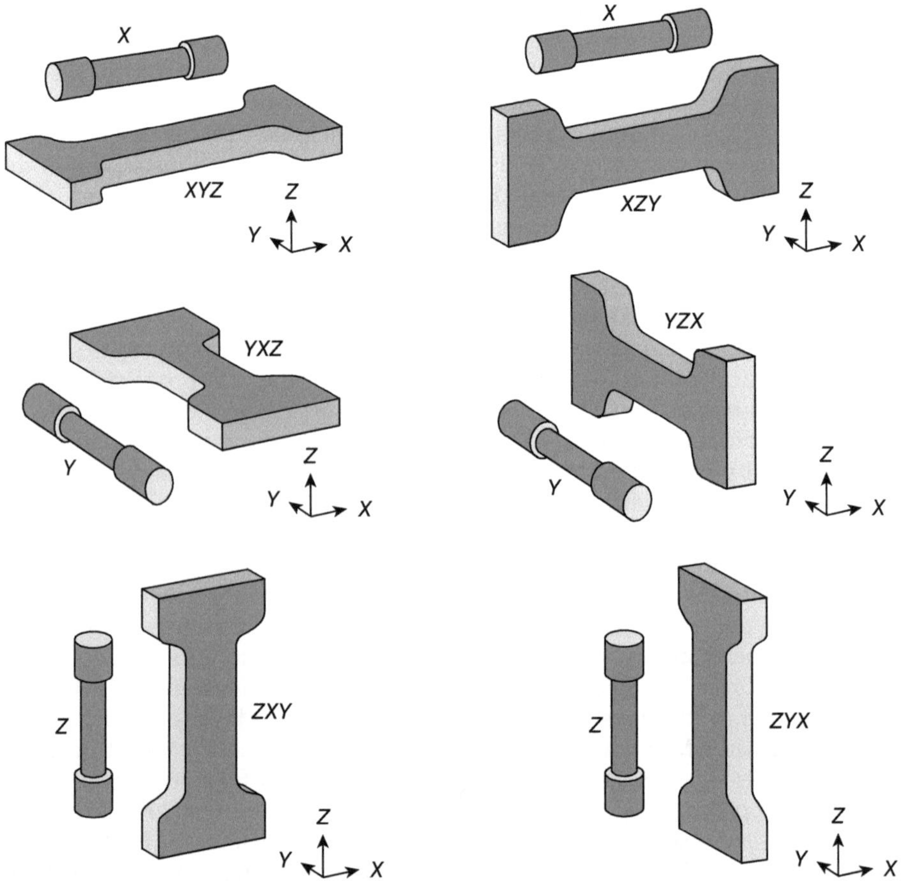

FIGURE 10.6 Orientation designations for mechanical testing of AM materials.

overall dimension. The second letter designates the second longest overall dimension, and the third letter designates the third longest overall dimension of the test sample. A test sample with the designation XYZ, therefore, has its longest dimension parallel to the X-axis, its second largest dimension is parallel to the Y-axis, and its shortest overall dimension is parallel to the Z-axis (see Fig. 10.6). Samples of cylindrical shape, meanwhile, are designated by a single letter that indicates the orientation of the longest axis of the sample.

Reporting data, in addition to considering the directional effects of the build, consider the state of the build. Thus, data specifying whether testing took place on an "as-built" object prior to postprocessing, or for a post-processed object, specifies the postprocessing treatment.

In summary, mechanical properties and properties in general are sensitive to processing parameters, feedstock, and post-treatment; therefore, differences in properties are to be expected. The complex relationship between the process ingredients and the resulting properties is summarized in Fig. 10.7. The figure provides a genetic map for dependencies within the build process.

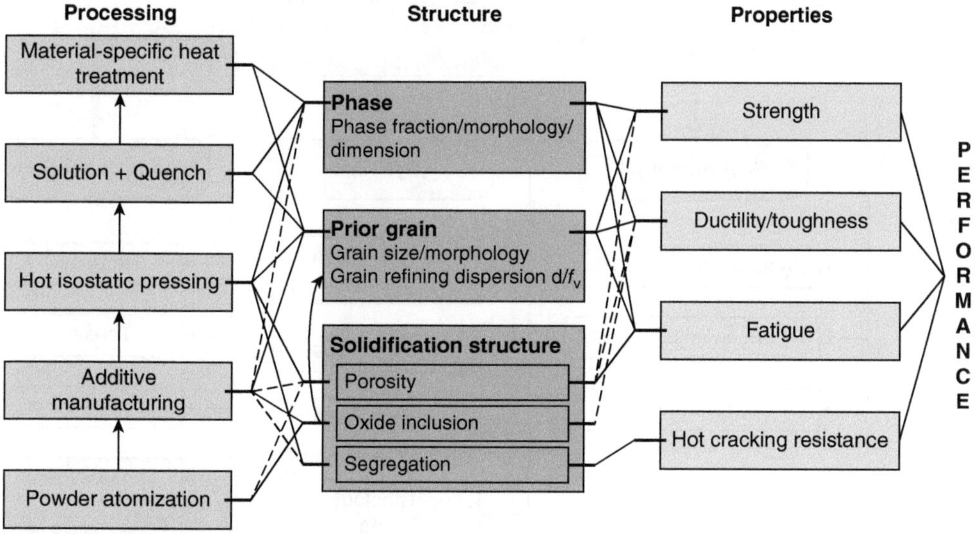

FIGURE 10.7 Material design chart that showcases the process-structure-properties-performance relationship for AM metal alloy. (From Yong CK, Gibbons GJ, Wong CC, West G, "A Critical Review of the Material Characteristics of Additive Manufactured IN718 for High-Temperature Application. Metals," 10(12): 1576, 2020, Figure 1. Creative Commons License.)

The main influence of processing ingredients is the microstructure of the resulting material. The structure, therefore, determines the quality of the AM-processed metal and whether it meets performance goals. The figure additionally implies that there exist many combinations of processing parameters that can improve, or in contrast to the grade, the quality of the resulting microstructures (and thereby the great properties). That is, the map reflects sensitivity of properties, even to minor changes in process parameters and postprocessing schemes.

In earlier chapters we have discussed the status of material availability for AM metal processing and that few elements and alloys are available for metal AM (regardless of the shape of the material). This situation mainly shapes the data availability landscape in AM today. Property characterization is, by default, limited to available materials; however, more important is that the available data, in the public axis domain, vary by material. This, in turn, follows the industrial application of the parts. Each of the industrial sectors, e.g., automotive and aerospace, has an interest in different groups of metallic materials. In most cases, because the application of the process parts is different, the properties of interest would also be different. Typical mechanical properties available for metallic materials fall under three categories (Fig. 10.8): static properties, dynamic properties, and the response to environmental effects.

However, no all data groups are available for each metal processed in AM. Some materials are fully characterized others are under characterized. As such, with the current level of data availability, definite conclusions about the nature of change, if any, that result due to material response to the AM processing environment cannot be conclusively drawn.

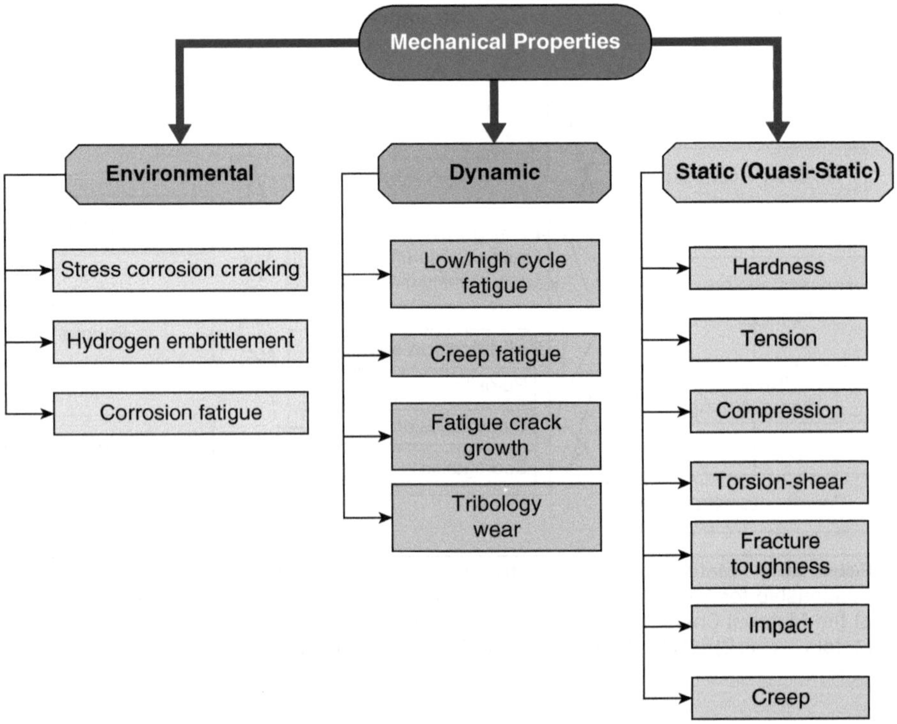

Figure 10.8 The range of mechanical properties typically generated for structural materials. The specific properties of interest depend on the intended application.

Tensile Properties

Ferrous Alloys

Austenitic Stainless Steels Austenitic stainless steels are some of the most studied materials in AM. They include familiar AISI type alloys such as AISI304-304L-316-316 L. Those alloys when processed by AM are distinct from their conventionally processed counterparts. AM processed alloys consist of γ-austenite and δ-ferrite, whereas they are fully austenitic when conventionally processed [497–500].

Table 10.1 [497] provides a summary of the data for the stainless alloys. The data compare the ultimate strength, YS, elongation, and hardness of the alloys. The first glance at the data indicates a scatter in the values and in some cases higher standard deviations. This was attributed by DebRoy et al. [497] to the variation in lasers used in the studies (Nd: YAG and CO_2) for which the absorptivity of the materials is different. The absorptivity of Fe in the case of the CO_2 laser ($\lambda = 10.6$ μm) is 0.2, which is lower than that of Fe in the case of the YAG laser ($\lambda = 10.6$ μm) with an absorptivity of 0.25–0.32. This indicates that for the same linear heat input delivered by the system, the effect of energy (that which is absorbed by the material) would be low in the case of a CO_2 laser compared with that when using the YAG laser.

Trends for the yield and ultimate strength for stainless steels, as indicated by comparing data, depend on the processing method. Austenitic stainless steel (316L)

SS Alloy	P (W)	V mm/s	H (J/mm)	θ (%)	Orientation	E (GPa)	σ_y (MPa)	σ_{uts} (MPa)	Elongation (%)	HV
Directed energy deposition powder feedstock										
304 —		—	—	100	Long.	—	448	710	59	—
					Tran.	—	324	655	70	—
304L	2300	8.5	271	>99.9	Long.	—	337	609	48.2	—
					Tran.	—	314	606	56.4	—
	4000	10.6	371		Long.	—	277	581	41.8	—
					Tran.	—	274	560	50.5	—
316 —		—	—	100	Long.	—	593	807	33	—
					Tran.	—	448	793	36–66	—
316 —		—	—	93.2–97.4	Long.	192–199	363–487	648–970	20–44	
316	600–1400	2–10	76–500	—	Long.	—	558	639	21	310–50
					Tran.	—	352	536	46	
316L	570	13	45	99.6	Long.	—	490	685	51	164–215
					Tran.	—	280	580	62	—
316L	1000	6	167	—	Long.	—	—	812–901	9-15	305
316L	400	15	27	100	Long.	—	576	776	33	272
					Tran.	—	479	703	46	289
316L	1650	23.3	71	97.6	Tran.	—	450	510	20	270
	1450	20	73	96.7	Tran.	—	440	470	18	240
	1150	16.7	69	96.8	Tran.	—	410	460	22	215
	1000	13.3	75	96.3	Tran.	—	420	440	15	220
	800	10	80	96.2	Tran.	—	405	430	14	220

Table 10.1 Mechanical Properties of Austenitic Stainless Steels Parts Fabricated by AM Compared with Those of Their Traditionally Processed Counterparts

SS Alloy	P (W)	V mm/s	H (J/mm)	θ (%)	Orientation	E (GPa)	σ_y (MPa)	σ_{uts} (MPa)	Elongation (%)	HV
Powder bed fusion										
304	200	25	8	100	Long.	—	520	710	38	—
					Transv.	—	450	580	58	—
304L	95	70	1.36	—	Long.	—	182	393	25.9	217
		90	1.06	—		—	156	389	22.1	209
316L	200	Up to 1000	>0.2	99.9	Long.	—	602	664	30	235
					Transv.	—	557	591	42	—
316L	100	400	0.25	97.2 ±1.2	Long.	165	438	528	10	—
					Transv.	—	435	504	16	—
		591	0.17	98.5 ±1.4	Long.	166	379	489	23	—
					Transv.	—	287	317	7	—
		600	0.17	98 ±1.0	Long.	164	399	486	9	—
					Transv.	—	316	367	7	—
316L	175	700	0.25	97.5 ±1	Long.	—	534	653	16.2	—
				93.8 ±2.6	Transv.	—	444	567	8	—
316L	380	635–3000	0.13–0.60	>99	—	—	—	—	—	220–213
316L	100	300	0.33	98.6	—	151.5	—	501.1	—	—
316L	103	425	0.24	—	Transv.	—	640	760	30	—

Traditionally processed										
304L Annealed						—	168	556	61	136
304L Annealed						—	265	722	62.3	—
316L Cast						200	365	596	69	—
316L Annealed						—	241	586	50	215–225

Source: Adapted with permission from DebRoy T, Wei HL, Zuback JS, Mukherjee T, Elmer JW, Milewski JO, Beese AM, Wilson-Heid AD, De A, Zhang W, "Additive Manufacturing of Metallic Components–Process, Structure and Properties," *Progress in Materials Science*, 92:112–224, 2018.

TABLE 10.1 Mechanical Properties of Austenitic Stainless Steels Parts Fabricated by AM Compared with Those of Their Traditionally Processed Counterparts (*Continued*)

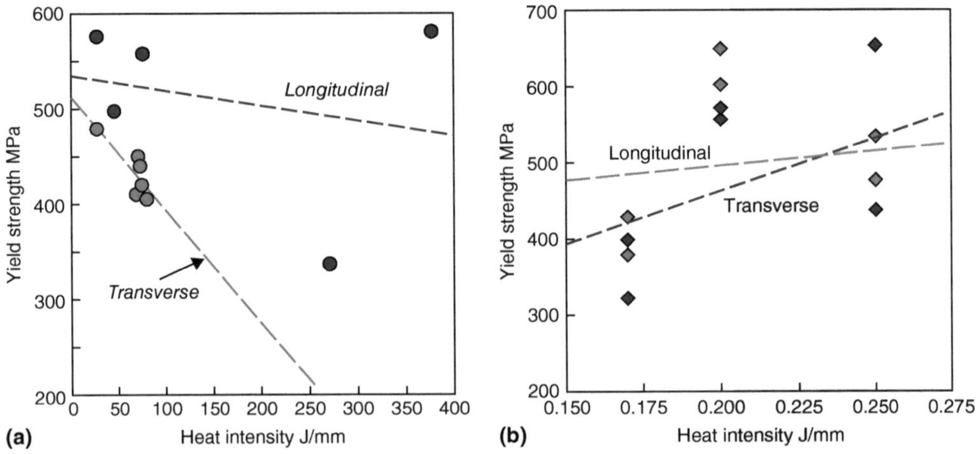

FIGURE 10.9 Variation in the tensile strength for SS 316 L processed by DED with linear heat intensity (H). (*a*) Variation in yield strength. (*b*) Variation in ultimate tensile strength.

manifests to opposite trends that may be identified on analyzing the reported values of the YS. This is shown in Fig 10.9. Figure 10.9a depicts the variation in the YS for SS 316L processed by DED with respect to the linear heat intensity (H in Table 10.1); whereas Fig. 10.9b plots the ultimate tensile strength (UTS).

The YS, both in the longitudinal and transverse direction, are inversely proportional to the heat intensity. Thus, the YS in DED processing decreases with the increase in heat intensity. On the other hand, YS for PBF-processed 316L shows the opposite trend. The strength in both directions manifests a slight increase with the increase in linear heat intensity. In both DED and PBF there is a significant difference in the slope of the YS of the longitudinal and transverse directions. This points to the anisotropy in the mechanical properties of the alloys.

A definite trend for the ultimate strength, however, is not well defined, as shown in Fig. 10.10. One of the main reasons for this situation is the lack of data. In DED, however, the ultimate strength follows the same trend as the YS, i.e., it decreases with the increase in linear heat input. This may be attributed to the minute size of the melt pool associated with small linear heat input. Smaller melt pools lead to fast cooling rates, which result in fine microstructure that enhances both yield and UTSs compared with components processing with higher heat inputs.

Figure 10.11 plots the variation in the anisotropy for the properties reported in Table 10.2 (percentage elongation, ultimate strength, and yield strength). The ratio of anisotropy was calculated by dividing the particular property in the transverse direction by the value in the longitudinal direction.

The data in Fig. 10.11 show that the ratio of anisotropy differs for each of the properties reported. The anisotropy for the ultimate strength shows a rather slight change with respect to the heat intensity. This is in contrast to the behavior of the YS, which increases with increasing heat intensity. Rapid solidification of a small melt pool defines selective laser melting (SLM). Heat removal in this case is anisotropic which gives rise to a relatively fine-grained structure. An example is shown in Fig. 10.12a and b [502]. This figure shows an electron backscatter diffraction (EBSD) map for SLM-processed SS 316L alloy.

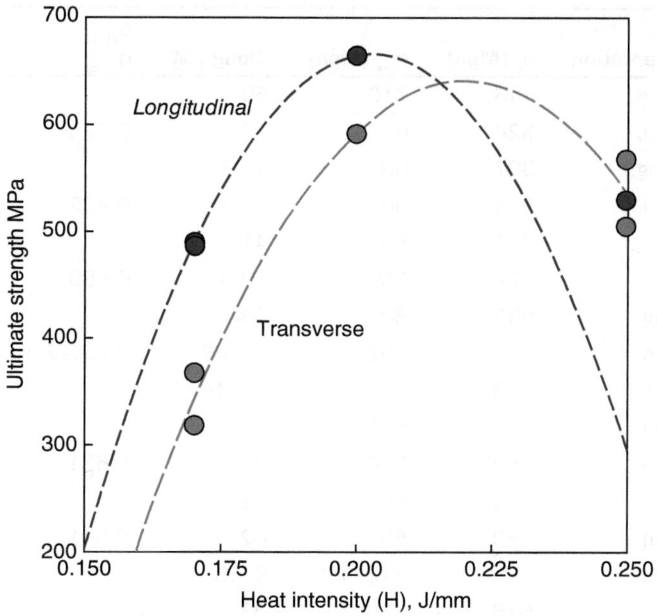

Figure 10.10 Variation in the ultimate strength for SLM processed SS316L.

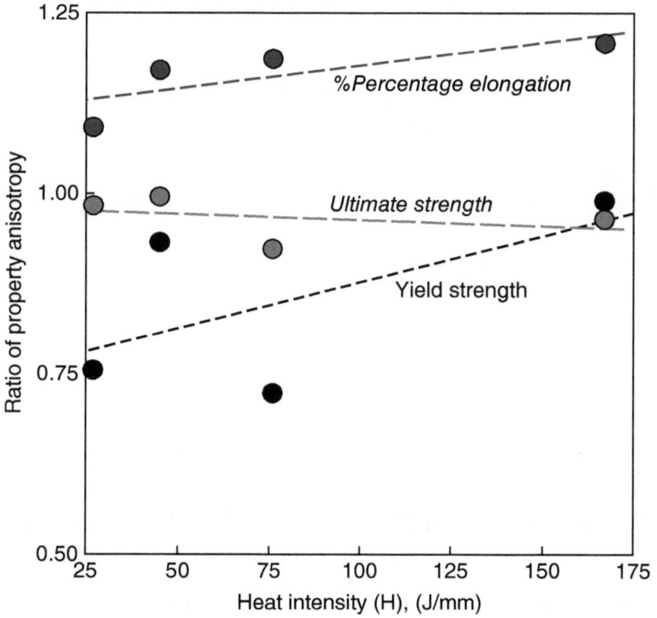

Figure 10.11 Variation in the ratio of anisotropy of the ultimate, yield, and percentage elongation of SLM SS-316L alloy (data are given in Table 10.2).

Alloy	Orientation	σ_y (Mpa)	σ_{uts} (Mpa)	Elong (%)	$\sigma_{ytran}/\sigma_{ylong}$	$\sigma_{utstran}/\sigma_{utslon}$	El_{tran}/El_{lon}
304–	Long.	448	710	59			
	Tran.	324	655	70	0.723	0.923	1.186
304L	Long.	337	609	48.2			
	Tran.	314	606	56.4	0.932	0.995	1.170
	Long.	277	581	41.8			
	Tran.	274	560	50.5	0.989	0.964	1.208
316–	Long.	593	807	33			
	Tran.	448	793	36–66	0.755–2.0	0.983	1.091
316 –	Long.	363–487	648–970	20–44			
316	Long.	558	639	21			
	Tran.	352	536	46	0.631	0.839	2.190
316L	Long.	490	685	51			
	Tran.	280	580	62	0.571	0.847	1.216
316L	Long.	—	812–901	9–15			
316L	Long.	576	776	33			
	Tran.	479	703	46	0.832	0.906	1.394

Table 10.2 Calculated Anisotropy of Mechanical Properties for Stainless Steels

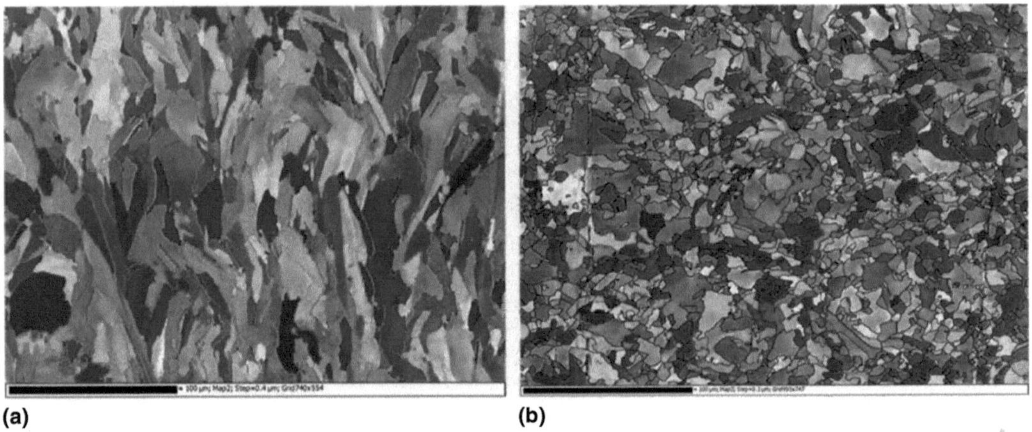

Figure 10.12 EBSD maps (inverse pole figure: blue is 111, green is 101, and red is 001) taken from as-built 316L prepared using SLM on an EOS280 using factory-recommended print settings: (*a*) the build direction is vertical, and (*b*) the plane of the image is perpendicular to the build direction. (From Gorsse S, Hutchinson C, Gouné M, Banerjee R, "Additive Manufacturing of Metals: A Brief Review of the Characteristic Microstructures and Properties of Steels, Ti-6Al-4V and High-Entropy Alloys," *Science and Technology of Advanced Materials,* 18(1): 584–610, 2017, Figure 9. This is an open access article distributed under the terms of the Creative Commons CC BY license 069.)

Figure 10.12a depicts the vertical build direction (Z), whereas Fig. 10.12b depicts the XY plane (perpendicular to the build direction). The microstructure shown is 100 percent austenitic. The grains are fully dense and elongated in the build direction (which is a consequence of conductive heat removal through the build plate during solidification). Figure 10.12b reveals the order of magnitude of the grain width (approximately 10 μm). This is finer than what is typically observed in the wrought 316L or the alloy processed by casting (30–60 μm). Despite the considerable differences in the size of the grains, the differences between the YS for the processed alloys with respect to the rough alloys need further explanation. Note that the YS for the PBF 316L alloys is, on average, twice that of wrought alloys (see Table 10.2). The 0.2 percent proof stress of the as-built vertically oriented 316L tensile sample is ~510 MPa compared with 290 MPa for the wrought 316L. The cast equivalent of wrought 316L (CF3 M) has basically the same monotonic mechanical properties as annealed wrought 316L. The difference is 220 MPa, of which approximately (110–175 MPa)/220 MPa = 50–80 percent may be attributed to the increased dislocation density present in the SLM 316L. Although the refined grain size generated in SLM metals contributes to increased strength, compared with the wrought metal, significant contribution arises from the high dislocation densities present in the as-built structures after SLM.

The Effect of grain refinement in SLM may be inferred from the orientation dependence of the stress/strain curves (Fig. 10.13).

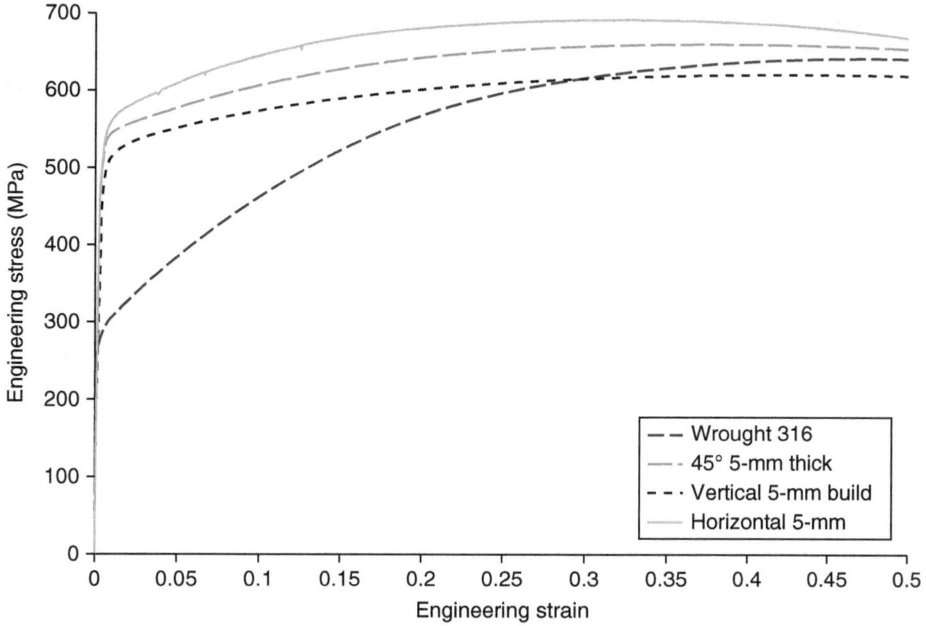

FIGURE 10.13 Engineering stress/strain curves for wrought 316L compared with as-built 316L fabricated on an EOS280 using factory default settings. The tensile sample was built directly and tested without any machining or surface treatments. The gauge length was 20 mm, and width and thickness 5 mm each. (Reprinted from Gorsse S, Hutchinson C, Gouné M, Banerjee R, "Additive Manufacturing of Metals: A Brief Review of the Characteristic Microstructures and Properties of Steels, Ti-6Al-4V and High-Entropy Alloys," *Science and Technology of Advanced Materials,* 18(1): 584–610, 2017, Figure 11. This is an open access article distributed under the terms of the Creative Commons CC BY license 069.)

The Fig. 10.13 shows stress/strain curves for a vertically oriented tensile sample build, as well as samples built horizontally and at 45 percent to the build plate. Anisotropy is observed, and the horizontally oriented tensile sample has the largest YS because the finest dimension of the elongated grain structure will be oriented normal to the tensile axis. However, the difference in YS between the vertically built and horizontally built samples is only ~50 MPa, which is a small fraction of the typical difference between the strengths of wrought or SLM 316L. This highlights the key role of the dislocation density in the as-built SLM structures.

Ni-Based Alloys The most popular Ni-based alloys used in AM applications include Inconel (625, 718, and 918) and Invar. Most of the applications originate from the aerospace industry where high strength at elevated temperatures is in high demand. Table 10.3 provides a summary of the mechanical properties reported in the literature.

There are recent detailed studies of mechanical behavior of the as-built Inconel 718. Figures 14 and 15 plot the engineering stress-strain curves for Inconel 718. Data were obtained from split Hopkinson tensile bar testing [503–505] (Table 10.4). These data show that both the as-cast and the as-built materials exhibit strain-sensitive behavior. They manifest a capacity for strain hardening at all the evaluated strain rates (see Figure 10.14 and Table 10.4). Specifically, the strain rate increases from 0.001/s (i.e., quasi-static) to 800/s (i.e., high strain rates), and the YS and UTS of the as-cast samples move from 582 and 895 MPa to 772 and 1031 MPa, respectively, whereas for the as-built samples realized at 400 W the YS and UTS move from 554 and 869 MPa to 703 and 958 MPa, respectively. Both of the as-built samples manifest less sensitivity to strain rate compared with the as-cast samples. When increasing the strain rate conditions from quasi-static to 800/s, the increment of the YS and the ultimate strength is, respectively, 20 and 7 percent for a laser power of 300 W and of 27 and 10 percent for a laser power of 400 W. In contrast, the as-cast samples increase their YS and ultimate strength of 33 and 15 percent, respectively, when the strain rate is increased from 0.00 to 800/s.

The different sensitivities to strain rate of the as-built and as-cast samples may be explained by the microstructures resulting from the manufacturing processes of each specimen. Both processes have different cooling rates, which affects the type and size of the resulting microstructure. Grain boundary sliding is recognized as one of the main mechanisms driving the strain rate sensitivity behavior of Inconel 718 [506]. The resulting microstructure within the as-cast samples is expected to be more homogeneous than that within the as-built samples due to the lower cooling rate that encourages equiaxed grain formation with no preferred growth direction [507, 508]. However, the higher cooling rates in the as-built samples, along with unidirectional deposition, result in anisotropic microstructures that primarily comprise columnar dendrites along the building direction [509]. The presence of dendrite arms affects the mechanical response of the as-built material at high strain rate. It reduces the flow stress and the hardening of the alloy for external loads acting along the build direction [510–512]. This promotes sliding between neighboring grains and decreases the strain rate sensitivity of the as-built samples compared with the as-cast ones.

The results imply repeatability and enhanced ductile behavior of the as-built laser melt deposited (LMD) material compared with the as-cast specimens. The LMD specimens exhibit higher elongations at break (see Table 10.4). Moreover, the mechanical behavior of the as-built material reflects a dependence on process parameters, Namely the values of the UTS increase by increasing the input power (see Table 10.4). In contrast,

Alloy	P (W)	V (mm/s)	H J/mm		Orient.	E(GPa)	σ_y (MPa)	σ_{uts} (MPa)	Elong (%)	HV
Powder bed fusion laser heat source										
Invar 36	400	1800–4300	0.22	As-deposited	Long.		400	535	14	
					Transv.		340	455	30	
				HT	Long.		311	447	32	
Inconel 625	200	800–1200	0.25	HIP	Long.		380	900	58	347
					Transv.		360	880	58	296
Inconel 625	50	130	0.38	As-deposited	Long.	202.24 ± 4.12	800 ± 20	1030 ± 50	8–10	
					Transv.	140.66 ± 8.67	1070 ± 60	720 ± 30	8–10	
Haynes 230	200	450–1200	0.44	As-deposited	Long.	205 ± 4	798 ± 5	1102 ± 6	28 ± 1	
					Transv.	152 ±1	656 ±4	941 ± 2	32 ± 3	
Powder bed fusion electron beam heat source										
Inconel 625	1800	104	0.18	As-deposited	Transv.		410	750	44	224
				HIP	Transv.		330	770	69	
Directed energy deposition powder feedstock										
Inconel 718			—	As-deposited	Long.		650	1000	38% area Reduction	
				HT	Long.		1257	1436	13% area Reduction	
				HT+HIP	Long.		1155	1380	20.4% area Reduction	
Inconel 718	2350	8	294	As-deposited	Long.		590	845	11	
				HT	Long.		1133	1240	9	
					Long.		1170	1360	18	

Table 10.3 Summary of Mechanical Properties of Ni-Based Alloys Fabricated by AM in the Literature Compared with Traditionally Processed Counterparts

Alloy	P (W)	V (mm/s)	H J/mm		Orient.	E(GPa)	σ_y (MPa)	σ_{uts} (MPa)	Elong (%)	HV
Directed energy deposition wire feedstock										
Inconel 625		5		As-deposited	Long.	180		722±17	42.27 ± 2.4	240–270
					Transv.			684±23	40.13±3.7	
Inconel 718		5		As-deposited	Long.	154 ±1	473 ±6	828 ±8	28 ± 2	
Inconel 718				As-deposited	Long.	163	666	1022	26.1	
				HT	Long.	24.1	947	1242	23.5	
				HT	Long.	25.8	932	942	22.2	
Traditionally processed										
Inconel 718 Cast-typical							915	1090	11	266 (max)
Annealed and Aged-minimum							862	1034	20	318
Inconel 625 Cast-typical							350	710	48	266 max
Annealed-typical							430	940	51.5	145-min
Invar 36 Cast-typical							265	483	44	–
Annealed-typical							260	470	37	131

HT = heat treated.

Source: Adapted with permission from DebRoy T, Wei HL, Zuback JS, Mukherjee T, Elmer JW, Milewski JO, Beese AM, Wilson-Heid AD, De A, Zhang W, "Additive Manufacturing of Metallic Components–Process, Structure and Properties," *Progress in Materials Science*, 92: 112–224, 2018.

Table 10.3 Summary of Mechanical Properties of Ni-Based Alloys Fabricated by AM in the Literature Compared with Traditionally Processed Counterparts (*Continued*)

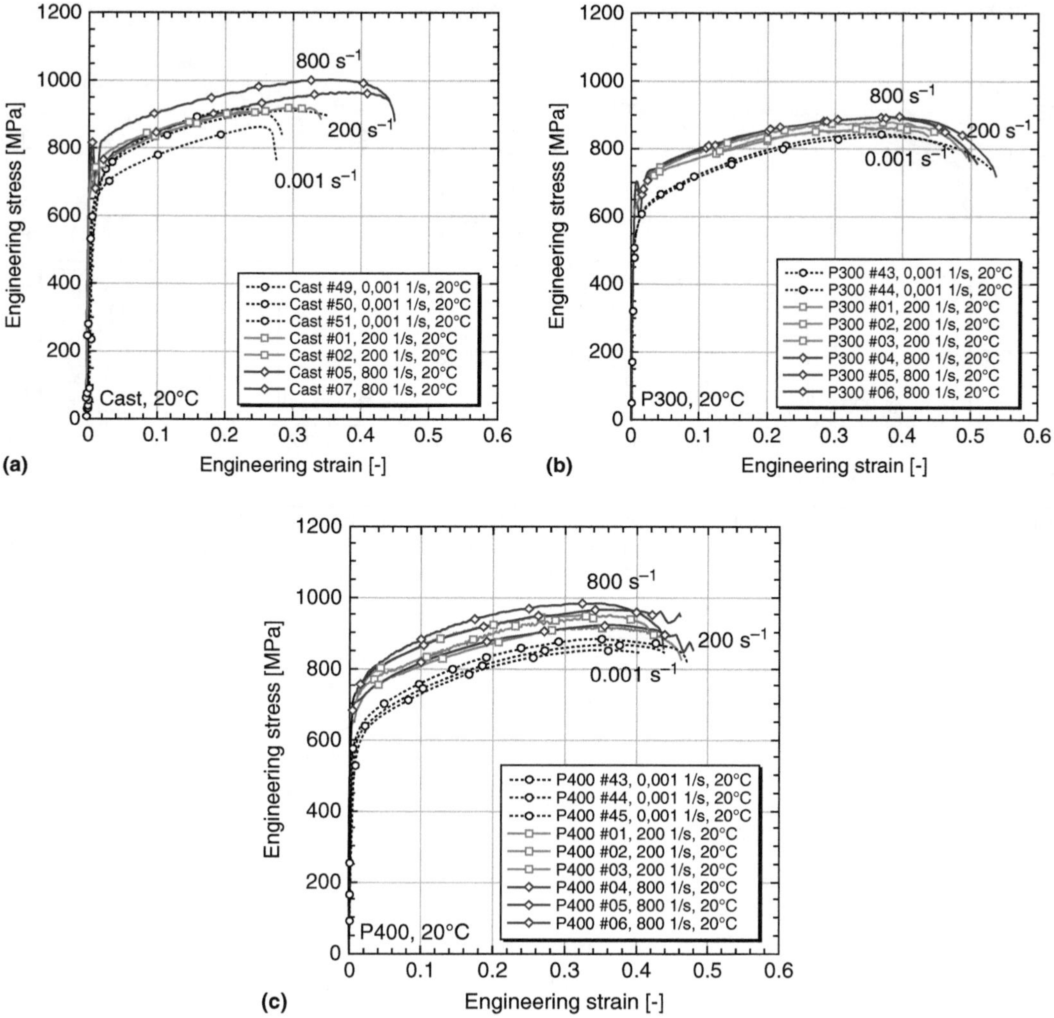

FIGURE 10.14 Mechanical tensile properties of the realized specimens: (*a*) at 200/s; (*b*) at 800/s; and (*c*) as built at 400 W. (From Mazzucato F, Forni D, Valente A, Cadoni E, "Laser Metal Deposition of Inconel 718 Alloy and As-Built Mechanical Properties Compared to Casting," *Materials*, 14(2): 437, 2021, Figure 13. Creative Commons license.)

the as-built specimens realized at 400 W and 750 mm/min show a very similar behavior in terms of both UTS and uniform elongation compared with the as-cast material, as depicted in Fig. 10.15 and Table 10.4.

Titanium and Alloys Titanium alloys are, perhaps, the most studied material in the realm of metal AM. The attention they continue to receive is due to the interest of two major industries, aerospace and automotive. Titanium and alloys offered a major advantage, which falls at the core requirements of those two industries. The metal offers a high strength-to-weight ratio and high strength at elevated temperatures. This makes it

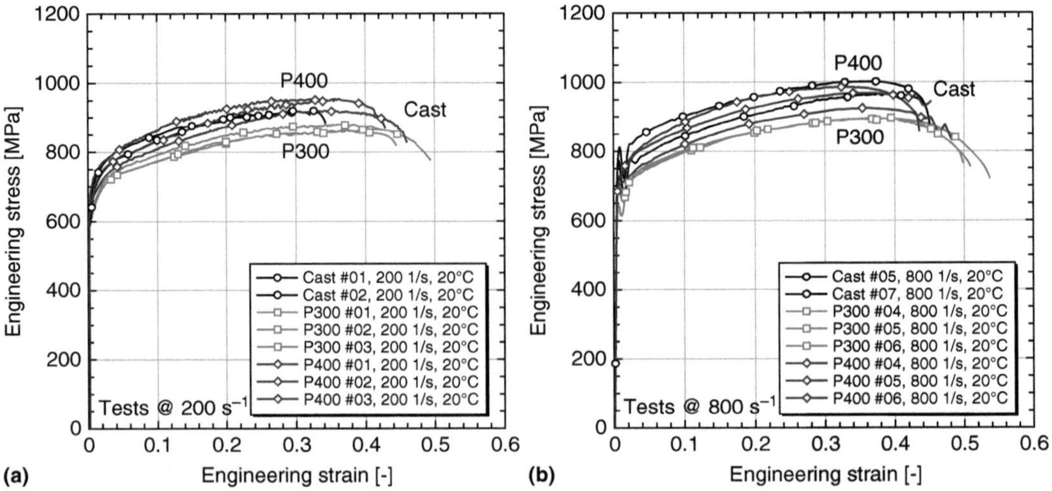

FIGURE 10.15 Mechanical tensile properties of the realized specimens: (*a*) at 200/s and (*b*) at 800/s. (From Mazzucato F, Forni D, Valente A, Cadoni E, "Laser Metal Deposition of Inconel 718 Alloy and As-Built Mechanical Properties Compared to Casting," *Materials*, 14(2): 437, 2021. Creative Commons license.)

0.001 (/s)	**As-Cast**	**As-Built P = 300 W**	**As-Built P = 400 W**
Proof Stress (R0,2%) (MPa)	582 ± 53	557 ± 33	554 ± 42
UTS (MPa)	895 ± 29	838 ± 6	869 ± 15
Uniform strain (%)	26.2 ± 3.3	36.3 ± 0.5	35.7 ± 0.5
Fracture stress ENG (MPa)	769 ± 85	759 ± 31	801 ± 31
Fracture strain ENG (%)	32.0 ± 6.2	50.4 ± 3.9	44.7 ± 2.2
200 (/s)			
Proof stress (R0,2%) (MPa)	685 ± 55	623 ± 3	669 ± 18
UTS (MPa)	909 ± 102	869 ± 9	941 ± 19
Uniform strain (%)	27.4 ± 4.8	38.3 ± 2.1	33.3 ± 1.1
Fracture stress ENG (MPa)	855 ± 103	816 ± 43	880 ± 63
Fracture strain ENG (%)	29.4 ± 4.8	45.7 ± 3.4	41.7 ± 5.1
800 (/s)			
Proof stress (R0,2%) (MPa)	772 ± 19	671 ± 28	703 ± 8
UTS (MPa)	1031 ± 87	895 ± 2	958 ± 32
Uniform strain (%)	27.5 ± 4.8	36.3 ± 0.6	34.8 ± 1.6
Fracture stress ENG (MPa)	942 ± 73	745 ± 24	879 ± 60
Fracture strain ENG (%)	41.6 ± 5.5	51.6 ± 2 .0	45.9 ± 2.3

Source: From Mazzucato F, Forni D, Valente A, Cadoni E, "Laser Metal Deposition of Inconel 718 Alloy and As-Built Mechanical Properties Compared to Casting," *Materials*, 14(2):437, 2021. Creative commons license.

TABLE 10.4 Mechanical Performance of the As-Cast and As-Built Specimens (Standard Deviation

attractive to lightweight, high-strength applications and applications in which styled thermal environments are dominant (both are within the domain of aerospace and automotive applications). Table 10.5 depicts the properties of titanium alloy Ti- 6AL-4V. By far, this alloy has received the most attention in AM because of the abundance of experience with this alloy in conventional manufacturing within the fields of interest. Few studies, however, report on other titanium alloys (e.g., Ti-Nb and Ti-Zr-Sn-Nb) in addition to commercially pure titanium CpTi (see Table 10.5).

Titanium is sensitive to the thermal history of processing. The evolution of the microstructure of the material is mainly affected by the thermal history and the cooling rates. It follows that most of the studies of AM-processed Ti6AL4V focus on mapping the microstructure-thermal history-sensitivity landscape. The alloy, however, is also sensitive to additional AM parameters. These include operation processing parameters, bill geometry, size of the build, and surrounding conditions. This renders processing the alloy also sensitive to the processing method and the hardware used.

It was shown [513] in the resulting mechanical properties in the PBF-EB of the alloy that component size significantly affects the mechanical properties of the resulting material. Small samples showed higher strength than larger samples. In addition, they showed significantly lower ductility (around 80 percent lower). This behavior was attributed to the nature of the resulting microstructure of the α-ductile laths within the alloy. These α-laths were 0.4 μm in small components compared with 1.4 μm in the larger components. The difference in size was linked to cooling rates, which were faster in small-sized objects. In addition, the pore sizes-cross-sectional area comparison (which was larger in small samples compared with larger samples) was proposed as another trigger to the mechanical property differences. The differences in α-lath sizes between objects was also linked to the size of the melt pool and the heat input [514]. Increased energy input leads to a larger melt pool. This lowers the temperature gradient, increasing the α-lath thickness and prior β-grain size. Such an increase leads to decreasing the YS and UTS as well.

Consistent with other materials, defects, bid location, and scanning strategy also impact the resulting properties. For example, the density and location of porosity within the test sample may affect the resulting mechanical properties. Metallurgical defects play quite an important role in determining the mechanical properties in Ti-6AL-4V. For example, both the volume fraction of porosity and the average size of pores influence hardness. In some cases, significant decrease of hardness was observed in case of high-volume fractions of porosity (5 percent) and larger pores. The types of defects also influence tensile properties.

The improvement of mechanical properties and especially the total tensile elongation to failure requires the transformation of the α'-martensite into equilibrium ($\alpha + \beta$) phase. This generally requires some specific post-SLM heat treatments. However, it was recently shown that in situ α'-martensite decomposition can be realized during SLM to produce an ultrafine ($\alpha + \beta$) lamellar structure [515]. The total elongation to failure is about 11.4 percent while maintaining high YS above 1100 MPa, which is superior to both conventional SLM-fabricated Ti-6Al-4V and conventional mill-annealed Ti-6Al-4V containing a globular ($\alpha + \beta$) structure. The formation of the acicular α'-martensite or ultrafine lamellar ($\alpha + \beta$) was found to depend on the energy density E; reducing E from 50.6 to 33.7 J/mm^3 leads to a change from ultrafine lamellar ($\alpha + \beta$) to acicular α'-martensite. As a consequence, a decrease of E favors the formation of α'-martensite structure. This clearly shows a promising pathway to develop high-strength and ductile titanium alloys.

AM System	P (W)	V (mm/s)	H (J/mm)	Orientation	E (GPa)	σ_y (MPa)	σ_{uts} (MPa)	Ductility (%)	HV
Powder bed fusion–laser heat source				Long.		1220	1150	6	
Realizer PBF-L	200	1000	0.20	Transv.		1200	1300	6 ± 1	
				Long.	115 ± 6	978 ± 5	1143 ± 6	11.8 ± 0.5	
Renishaw AM250	157	225	0.70	Transv.	119 ± 7	967 ± 10	1117 ± 3	8.9 ± 0.4	
Powder bed fusion–electron beam heat source				Long.		783 ± 15	833 ± 22	2.7 ± 0.4	
Arcam A1–	50	3000	0.02	Transv.		812 ± 12	851 ±19	3.6 ± 0.9	
3500				Long.		890 ± 5	970	12 ± 1.2	
Arcam A2	7000	1000	7.0	Transv.		880 ± 10	950 ± 5	14 ± 1.2	
				Long.	—	982.9 ± 5.7	1029.7 ± 7.0	12.2 ± 0.8	372.0 ± 7.2
Arcam S12									
				Transv.	—	984.1 ± 8.5	1032.9 ± 12.9	9.0 ± 0.26	367.6 ± 8.3
				Long.		1006	1066	15	
Arcam A2				Transv.		1001	1073	11	
				Long.		973	1032	15	
Arcam Q10				Transv.		1051	1116	12	
Directed energy deposition–powder feedstock				Long.	115 ± 5	961 ± 40	1072 ± 33	17 ± 4	
Custom	2000	10.6	189	Transv.	113 ± 5	916 ± 34	1032 ± 31	19 ± 4	

Directed energy deposition–wire feedstock				Long.		980 ± 70	1060 ± 70	4 ± 0.8	
Custom	3500			Transv.		860 ± 10	935 ± 15	9.6 ± 1.2	
				Long.		818 ± 30	895 ± 40	4 ± 1	355 ± 28
Custom	2625	7.5	350	Transv.		792 ± 15	870 ± 20	11 ± 3.5	
				Long.		890 ± 30	965 ± 15	8 ± 2	341 ± 15
Custom	2192.3	10	438	Transv.		860 ± 10	935 ± 20	17 ± 3.5	
				Long.		1099	1186	8.47	
EOS DMLS	170	1250	0.14	Transv.		1162	1260	8.07	
Traditionally fabricated						896	1000	8	200
Cast-typical						855	930	12	202
Annealed–typical									

Source: Adapted with permission from DebRoy T, Wei HL, Zuback JS, Mukherjee T, Elmer JW, Milewski JO, Beese AM, Wilson-Heid AD, De A, Zhang W, "Additive Manufacturing of Metallic Components–Process, Structure and Properties," *Progress in Materials Science*, 92: 112–224, 2018.

TABLE 10.5 Mechanical Properties of As-Deposited Ti-6Al-4V Parts Fabricated by AM Compared with Cast and Annealed Ti-6Al-4V

For both horizontal and vertically built Ti-6Al-4V samples, tensile failure is a mix of ductile and brittle modes [516, 517]. The fracture surfaces after tensile tests of as-built specimens (Fig. 10.16).

Defects caused by insufficient energy input have strongly influenced tensile behavior starting from 1 percent porosity [518]. When the porosity level reaches around 5 percent, the mechanical properties, including the UTS, elongation, and Young's modulus, start to decline (see Fig. 10.16). The fracture surface of samples with high levels of porosity (see Fig. 10.16b) manifests several unmelted powder particles. Meanwhile, few discernible voids are observed for very low levels of porosity (see Fig. 10.16a).

The fracture surface of samples with high levels of porosity exhibits numerous unmelted powder particles, while few discernible voids were observed for very low levels of porosity. They show a cup-and-cone shape of the necking region and a dimple rupture associated with pore coalescence and a ductile mode (Fig. 10.17a and b). In some cases, quasi-cleavage facets, representative of brittle and ductile modes, can be observed. Martensite needles (laths) are often visible on the quasi-cleavage surfaces and the cracks are often deviated by the prior β grain boundary [516]. This suggests that the grain boundaries act to deflect cracks, preventing catastrophic failure.

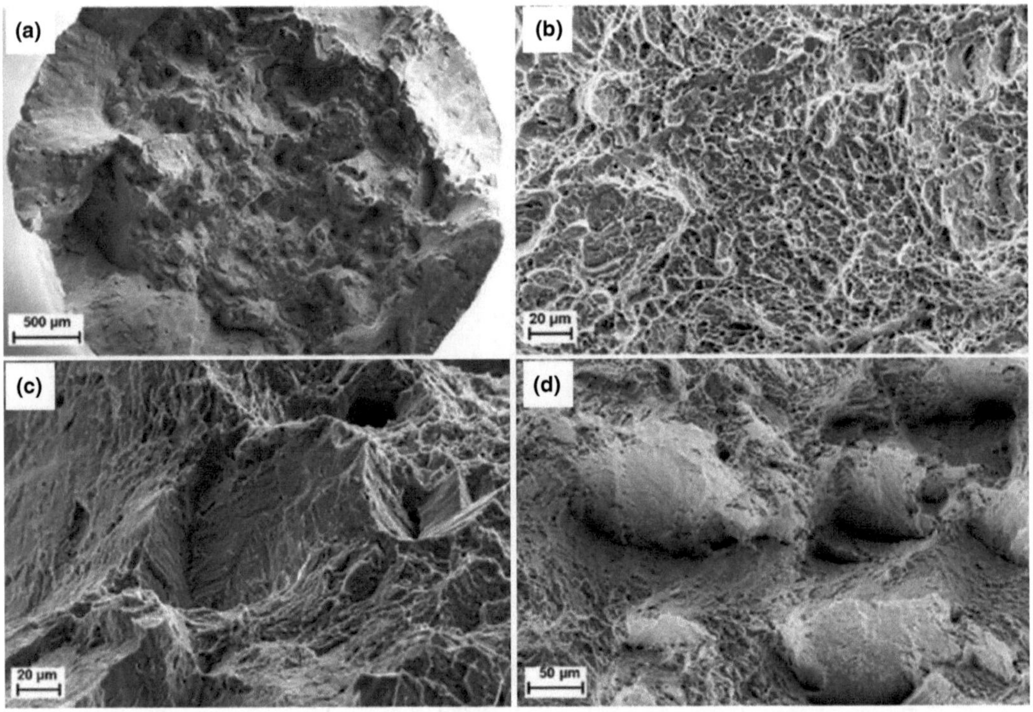

FIGURE 10.16 Fracture surfaces after tensile tests of as-built SLM Ti-6Al-4V specimens: (*a*) cup-and-cone, (*b*) dimples, (*c and d*) quasi-cleavage facets). (From Gorsse S, Hutchinson C, Gouné M, Banerjee R, "Additive Manufacturing of Metals: A Brief Review of the Characteristic Microstructures and Properties of Steels, Ti-6Al-4V and High-Entropy Alloys," *Science and Technology of Advanced Materials*, 18(1): 584–610, 2017, Figure 7. This is an open access article distributed under the terms of the Creative Commons CC BY license 069.)

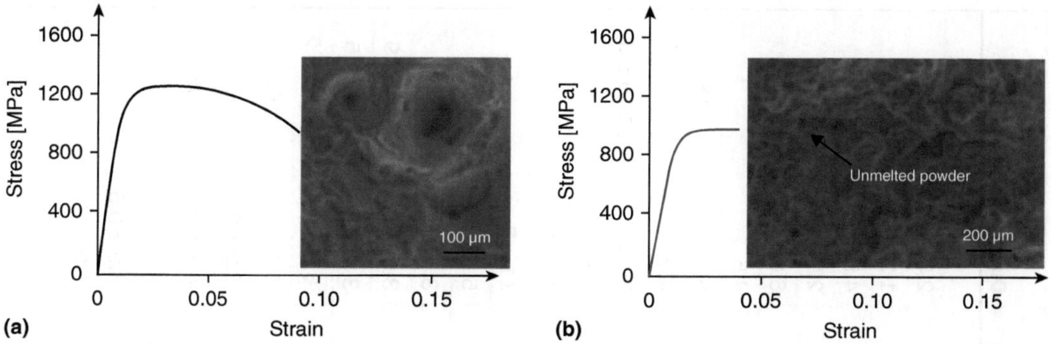

FIGURE 10.17 Tensile curves and fracture surfaces of SLM Ti-6Al-4V specimens: (*a*) with very low volume fraction of porosity (0%) and (*b*) with volume fraction of porosity of about 5%. (From Gorsse S, Hutchinson C, Gouné M, Banerjee R, "Additive Manufacturing of Metals: A Brief Review of the Characteristic Microstructures and Properties of Steels, Ti-6Al-4V and High-Entropy Alloys," *Science and Technology of Advanced Materials*, 18(1):584–610, 2017, Figure 8. This is an open access article distributed under the terms of the Creative Commons CC BY license 069.)

Effects of build direction and orientation on mechanical properties, however, remain inconclusive. Some investigations [520] imply that orientation has no visible influence on tensile properties except elongation. The vertically built samples were tested with the columnar grains parallel to the stress axis, and the horizontally built samples were tested with the stress axis perpendicular to the length of the columnar grains. The difference in elongation was thus mainly attributed to columnar grains being oriented along the length of the tensile samples for vertically built samples. This is consistent with scanning electron microscope (SEM) observations on fracture surfaces that revealed that horizontally built samples exhibit more planar and faceted fracture morphology than the vertically built samples. Other works, however, conclude that UTS, for horizontally built samples, is higher than that for the vertically built samples [519]. This anisotropy in tensile properties was attributed to the orientation of the defects with respect to the loading direction [521, 522]. If the defects are perpendicular to the loading direction, the defects are expected to open at relatively low stress levels. When defects are parallel to the tensile loading axis, opening of defects becomes more difficult (note that size, morphology, and nature of porosities also influence the mechanical properties [480]). For instance, defects caused by insufficient energy input have a strong influence on mechanical properties even when present in low amounts. In contrast, defects caused by excessive energy input are less detrimental to mechanical properties.

Aluminum and Alloys In general, the most studied alloy within the aluminum family is aluminum-silicon AlSi10Mg. Table 10.6 provides a summary of the properties of this alloy (and other alloys that are not as popular in AM literature).

The data imply that for AlSi10Mg the UTS and ductility values in AM-processed alloys are higher than those processed through high-pressure die casting. One cause of the higher values is the fine microstructures that developed in AM samples. In aluminum alloys AM-induced defects impact the mechanical properties. Scanning speed may affect the shape of pores. Study of the link between pore shape and scanning speed in AlSi10Mg deposited using PBF-L showed that at speeds higher than 500 mm/s, with laser power of 100 W, lack of fusion (LOF) porosity was present, whereas spherical porosity was more prominent below that speed. The data in

Alloy	P (W)	V (mm/s)	H (J/mm)	Post-treat.	Orient.	E (GPa)	σ_y (MPa)	σ_{uts} (MPa)	Ductility (%)	HV
Powder Bed Fusion										
AlSi10Mg	250	500	0.5	As-built	Long.		250	350	2.5	145
					Transv.		240	280	1.2	
				T6a	Long.		285	340	4.5	116
					Transv.		290	330	2.2	
AlSi10Mg	250	500	0.5	As-built	Long.		125	250	6.6	75
					Transv.		140	270	4.6	
				T6a	Long.		295	350	6.5	118
					Transv.		285	340	4.9	
AlSi10Mg				As-built	Long.	75 ± 10	270 ± 10	460 ± 20	9 ± 2	119 ± 5
					Transv.	70 ± 10	240 ± 10	460 ± 20	6 ± 2	
				2h/300 C	Long.	70 ± 10	230 ± 15	345 ±10	12 ± 2	
					Transv.	60 ± 10	230 ± 15	350 ± 10	11 ± 2	
AlSi10Mg	200	1400	0.14	As-built	Long.	68 ± 3		391 ± 6	5.55 ± 0.4	127
					Transv.			396 ± 8	3.47 ± 0.6	
AlSi10Mg	200	1400	0.14	As-built	Long.	68 ± 3		396 ±8	3.5 ± 0.6	136 ± 9
				6h/175 C	Long.	66 ± 5		399 ± 7	3.3 ± 0.4	152 ± 5
AlSi10Mg	195	800	0.24	2h/300 C	Long.		252 ± 11	348 ± 5	6.6 ± 0.3	105 ± 2
					Transv.		240 ± 5	347 ± 6	5.1 ± 0.3	108 ± 1
AlSi10Mg	195	800	0.24	2h/300 C	Long.	73 ± 1	243 ± 7	330 ± 3	6.2 ± 0.3	105 ± 2
					Transv.	72 ± 1	231 ± 3	329 ± 2	4.1 ± 0.2	108 ± 3
AlSi10Mg	200	571	0.35	As-built	Transv.			330 ± 10	1.4 ± 0.3	
				6h/160 C	Transv.			292 ± 4	3.9 ± 0.5	
AlSi10Mg	175	1025	0.17	As-built	Long.		250	340	1.2	
					Transv		225	320	1	

AlSi10Mg	400	1000	0.4	2h/300 C	Long.		182 ± 5	282 ± 5	25.2 ± 1	
					Transv.		184 ± 5	288 ± 5	18.3 ± 1	
AlSi10Mg		1000		2h/300 C	Long.	70.2	169	267	9.1	94 ± 5
					Transv.	70.7	169	273	8.2	
AlSi10Mg	370	1300	0.28	2h/300 C	Long.		181	284	18	
					Transv.		177	285	15	
AlSi10Mg	370	1300	0.28	2h/300 C	Long.		182	285	18	
					Transv.		180	287	14	
AlSi10Mg	370	1300	0.28	2h/300 C	Long.		182	284	16	
					Transv.		180	287	14	
AlSi12	320	1455	0.22	As-built	Transv.		260	375	2.8	
				6h/200 C	Transv.		260	340	2.4	
				6h/300 C	Transv.		170	275	5	
				6h/350 C	Transv.		120	190	9.2	
				6h/400 C	Transv.		100	155	15	
				6h/500 C	Transv.		95	140	13	
AlSi12	350	930	0.38	As-built	Transv.		369 ± 3.4	202 ± 4.3	4.38 ± 0.16	
				240 C	Transv.		361 ± 4.5	201 ± 3.7	4.05 ± 0.15	
AlSi12	350	930	0.38	As-built	Transv.		418.9 ± 9.6	220.5 ± 9.4	3.91 ± 0.27	
				240 C	Transv.		372.3 ± 7.2	218.0 ± 6.9	3.41 ± 0.29	
AlSi12	350	930	0.38	As-built	Transv.	78.7 ± 2.3	220.5 ± 9.5	418.9 ± 9.6	3.91 ± 0.27	
				200 C	Transv.	76.5 ± 1.8	218.0 ± 3.9	372.3 ± 2.8	3.41 ± 0.16	
Al-Sc-Mg		195		4h/325 C	Long.		515	530	15	177
					Transv.		500	525	13	

Table 10.6 Processing Parameters and Mechanical Properties of Al Alloys Fabricated by AM Compared with Their Traditionally Processed Counterparts

Alloy	P (W)	V (mm/s)	H (J/mm)	Post-treat.	Orient.	E (GPa)	σ_y (MPa)	σ_{uts} (MPa)	Ductility (%)	HV
Al-Cu-Mg	200	83.3	2.4		Transv.		276.2 ± 41	402.4 ± 9.5	6 ± 1.4	111
Wire-fed										
ER2319					Long.		114	263	18.3	68.3
					Transv.		106	258	15.6	
Traditionally Processed										
AlSi10Mg				HPDC		71	160–185	300–350	3-5	95–105
				HPDC-T6		71	285–330	330–365	3.5	130–133
AlSi12				Die Cast		71	131	290	3.5	

σ_{uts} = ultimate tensile strength; σ_y = yield strength; E = elastic modulus; H = linear heat input; HV = Vickers hardness; P = laser power; q = density; V = scanning speed

Source: Adapted with permission from DebRoy T, Wei HL, Zuback JS, Mukherjee T, Elmer JW, Milewski JO, Beese AM, Wilson-Heid AD, De A, Zhang W, "Additive Manufacturing of Metallic Components–Process, Structure and Properties," *Progress in Materials Science*, 92:112–224, 2018.

Table 10.6 Processing Parameters and Mechanical Properties of Al Alloys Fabricated by AM Compared with Their Traditionally Processed Counterparts (*Continued*)

Alloy		Process	Phases	HV
Iron Alloys	H13	EBM	Martensite	498.5 ± 14.5
	4340	DMD	Ferrite, Martensite, Cementite	580.5 ± 100.5
	H13	DMD	Fine martensite, retained austenite, fine carbides	615 ± 35
	ER70S-6	3D-GMAW	Polygonal ferrite, acicular ferrite	184 ± 15
	M2 steel	DMLS	Martensite, austenite, fine carbides	800 ± 100
	FeCrMoVC tool steel	SLM	Fine martensite, austenite, carbides	900 ± 12
	420 SS	DMLS	Martensite, little retained austenite	478 ± 20
Aluminum Alloys	Al 2139	EBF3	Not reported	81–103
	AlSi10Mg	SLM	FCC dendrites, interdendritic eutectic	131–141
	Al-12Si	Pulsed SLM	FCC dendrites, small eutectic phases	130–140
	AlSi10Mg	SLM	FCC	114
	AlSi10Mg	SLM	FCC, fine Si precipitates	127
	AlSi10Mg	DMLS	FCC	103–111
	Al-12Si	SLS	FCC Al-Si matrix	99–113
	Al 2024	SLM	FCC	104–118
Nickel Alloys	IN718	SLM	FCC-γ, ellipsoidal Ni3Nb precipitates	387–398
	IN718	SLM	FCC-γ, fine γ' precipitates	331.9–395.8
	Rene 142	EBM	FCC-γ, cuboidal γ' precipitates	428.1
	Colmonoy 6	LRM	FCC-γ, inter-dendritic eutectic	700–800
	IN625	LRM	FCC-γ	474.9–574.1
	Rene 142	LC	Not reported	410–460
	Nimonic 263	SLM	γ, carbides in inter-dendritic regions	300
	IN718	SLM	FCC-γ	340–380
	IN939	SLM	FCC-γ	450
	IN718	SMD	FCC-γ, inter-dendritic carbides/Laves	245–287
	Rene 41	LMD	FCC-γ, MC carbides	418.1–435.1
	Rene 80	SLE	FCC-γ, fine carbides/γ' particles	489.8
	Hastelloy X	SLM	FCC-γ	273.2–281.0
	IN718	SLM	FCC-γ	410.8–430.2
	Ni60A	LMDS	FCC-γ	631.1–762.9

TABLE 10.7 Process and Resulting As-Deposited Microstructures for Iron, Aluminum and Nickel Alloys. Extracted from Table 2. Zuback JS, DebRoy T. The Hardness of Additively Manufactured Alloys. Materials. 2018 Nov;11(11):2070. (Creative Commons License)

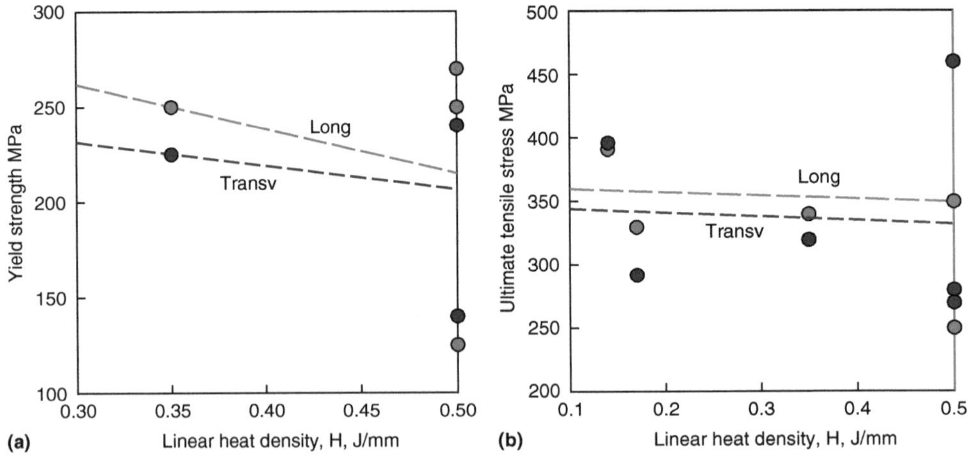

FIGURE 10.18 Variation in yield and ultimate tensile stress for as-built PBF AlSi10Mg with linear heat intensity (H). (Data from Table 10.6).

Table 10.7 shows that heat input and linear density (H) affect the tensile properties. Figure 10.18a and b shows the dependency of both the yield and ultimate strength on linear heat density. Figure 10.18a shows the relation between the heat density and the YS for the as-built alloy. The data show that the YS, both in the longitudinal and transverse directions, dropped slightly with the increase in linear heat input. The same trend is observed in the case of the ultimate strength (see Fig. 10.18b). However, the rate of change and ultimate strength is not as pronounced as that of the YS. It is also noted that the YS changes manifest different slopes for the different directions, with the yield stress for the transverse samples declining at the higher rate. This points at the anisotropy of the tensile properties.

A comparison between the anisotropy for the yield and ultimate tensile stresses is depicted in Fig. 10.19. It is seen that the anisotropy (defined as the stress in the transverse direction divided by that in the longitudinal direction) manifests a different trend for each property. The anisotropy and ultimate strength is almost uniform. Meanwhile, the anisotropy for the YS increases as a function of increase in divinity density. An interesting observation within Fig. 10.19 is that at 0.5 J/mm three widely spread values are obtained. This points to one of two causes: the nature of the laser used or other processing parameters (not supported in the study). Another factor that can close the spread in the results is processing the material in different surrounding environments. The temperature of postprocessing heating also influences the mechanical properties.

Figure 10.20 plots the variation in the transverse strength (yield and ultimate), which is the increase in solution temperature. The duration of the solution treatment was 6 hours for all samples.

The trends show that both parameters are inversely proportional to the change in temperature. More parameters drop, at almost the same rate, with an increase in temperature. Most of the parameters studied have a direct effect on the microstructure of the processed material. However, different conclusions cannot be made currently because of the lack of comprehensive data sets in open literature.

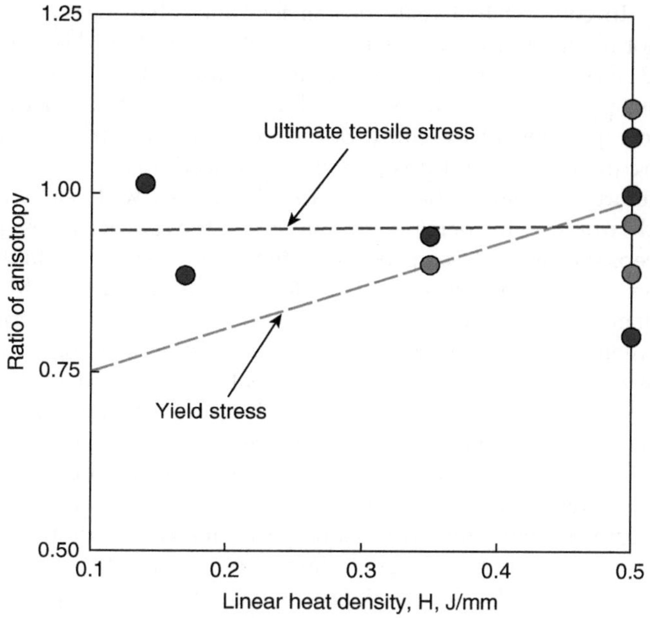

FIGURE 10.19 Effect of linear heat density on the ratio of anisotropy of AlSi10Mg.

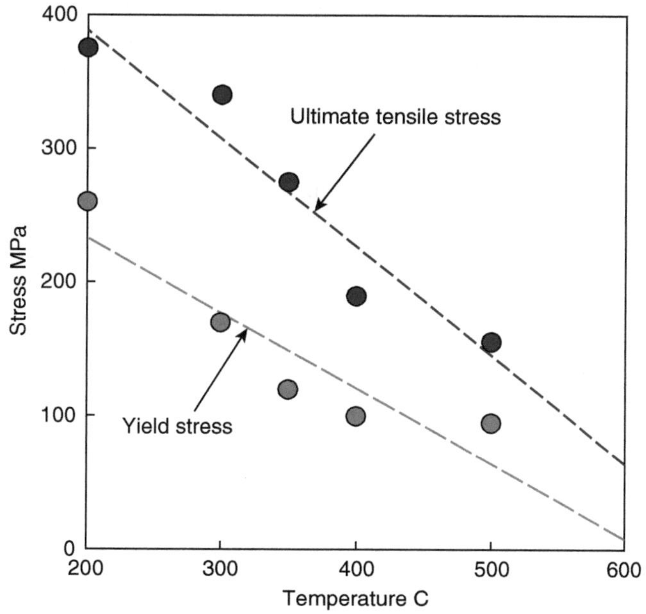

FIGURE 10.20 Effect of Temperature of Solution Heat Treatment on Ultimate and Yield Strength of AlSi10Mg.

Hardness In contrast to tensile properties, micro-hardness and macro-hardness are largely not a function of internal defects. As such, harmless measurements of AM-processed alloys are a direct consequence of microstructural features present within the various phases of the alloys as well as of precipitate particles, average grain size, and the composition of the alloy. So, in effect, the hardness data relate more to the processing parameters and postprocessing procedures. However, most data reported in the literature consider the as fabricated samples with virtually no data for post-processed samples. This permits the analysis of the role of process parameters, which is why it keeps the effect of postprocessing temporarily obscure. Table 10.8 provides comprehensive listing of hardness data available for as fabricated AM processed samples.

The dependence of hardness on microstructure indicates the important role that process parameters, within an AM process, assume in controlling its values. Thus, cooling rates, power of heat source, the relation of heat intensity to the size, and dynamics of the melting pool collectively affect the value of hardness in an AM-processed metal artifact. The nature of the influence of the process parameters is not as easy to identify due to the interaction of the effects and the complexity of the induced influence. However, despite the convolution, the analysis of available data shows that the as-built structures, prior to postprocessing, fall within a narrow band of variation (for ferrous, aluminum, and nickel-based alloys). However, data also indicate that controlling microstructure through various combinations of process parameters and postprocessing may have benefits as well. An example is shown in Fig. 10.21, which depicts a box and whisker plot of the variation in Vickers hardness of Inconel 718 artifacts processed by different PBF processes.

Figure 10.21 compares data for the raw structure (i.e., the as-fabricated artifact) to several post processing operations. Keeping in mind the structural complexity of Ni-based alloys, the plot reveals some interesting trends. Initially, comparing the as-deposited hardness values with solutionized samples indicates a drop of hardness after postprocessing. Hot isostatic pressing (HIP), on the other hand, causes a drop as well. However, the magnitude of the decrease of hardness is smaller than that caused by the solution treatment. Combining several post-treatment methods leads to a significant increase in hardness. However, a high value of hardness is not necessarily an advantage in all applications. Some customization, and control, of hardness values is often required before using a part. However, the effect of postprocessing offers a pathway for controlling hardness to suit intended applications. The exact combination of these processes is not currently clear due to the state of comprehensive data availability.

The range of hardness variation of AM alloys in the as-fabricated state attainable by varying AM process parameters is much lower than the hardness enhancement attainable by subsequent heat treatment or aging. The extent of hardness variation by varying AM process variables is roughly the same as the reported variations of hardness of iron and aluminum alloy weld metals when welding parameters are varied. The reported hardness data show approximate linear trends with appropriate compositional variables for iron, aluminum, and nickel alloys over a wide range of AM variables and processes. The scatter in the hardness data for all alloy systems fall within a small band of values that correlates well with the concentration of alloying elements. The correlations developed are approximate and valid for the range of composition indicated but the findings are consistent over a wide range of processes and process parameters. Although AM offers many advantages in fabricating metallic components, a target hardness of components in an as-fabricated condition is much more easily obtained by alloy selection

Alloy	Process	Phases	HV
Iron Alloys			
H13	EBM	Martensite	498.5 ± 14.5
4340	DMD	Ferrite, martensite, cementite	580.5 ± 100.5
H13	DMD	Fine martensite, retained austenite, fine carbides	615 ± 35
ER70S-6	3D-GMAW	Polygonal ferrite, acicular ferrite	184 ± 15
M2 steel	DMLS	Martensite, austenite, fine carbides	800 ± 100
FeCrMoVC tool steel	SLM	Fine martensite, austenite, carbides	900 ± 12
420 SS	DMLS	Martensite, little retained austenite	478 ± 20
Aluminum Alloys			
Al 2139	EBF3	Not reported	81–103
AlSi10Mg	SLM	FCC dendrites, interdendritic eutectic	131–141
Al-12Si	Pulsed SLM	FCC dendrites, small eutectic phases	130–140
AlSi10Mg	SLM	FCC	114
AlSi10Mg	SLM	FCC, fine Si precipitates	127
AlSi10Mg	DMLS	FCC	103–111
Al-12Si	SLS	FCC Al-Si matrix	99–113
Al 2024	SLM	FCC	104–118
IN718	SLM	FCC-γ, ellipsoidal Ni3Nb precipitates	387–398
Nickel Alloys			
IN718	SLM	FCC-γ, fine γ' precipitates	331.9–395.8
Rene 142	EBM	FCC-γ, cuboidal γ' precipitates	428.1
Colmonoy 6	LRM	FCC-γ, interdendritic eutectic	700–800
IN625	LRM	FCC-γ	474.9–574.1
Rene 142	LC	Not reported	410–460
Nimonic 263	SLM	γ, carbides in interdendritic regions	300
IN718	SLM	FCC-γ	340–380
IN939	SLM	FCC-γ	450
IN718	SMD	FCC-γ, interdendritic carbides/Laves	245–287
Rene 41	LMD	FCC-γ, MC carbides	418.1–435.1
Rene 80	SLE	FCC-γ, fine carbides/γ' particles	489.8
Hastelloy X	SLM	FCC-γ	273.2–281.0
IN718	SLM	FCC-γ	410.8–430.2
Ni60A	LMDS	FCC-γ	631.1–762.9

Source: From Zuback JS, DebRoy T, "The Hardness of Additively Manufactured Alloys," *Materials*, 11(11): 2070, 2018, Table 2. Creative Commons license.

Table 10.8 Process and Resulting As-Deposited Microstructures for Iron, Aluminum, and Nickel Alloys Extracted

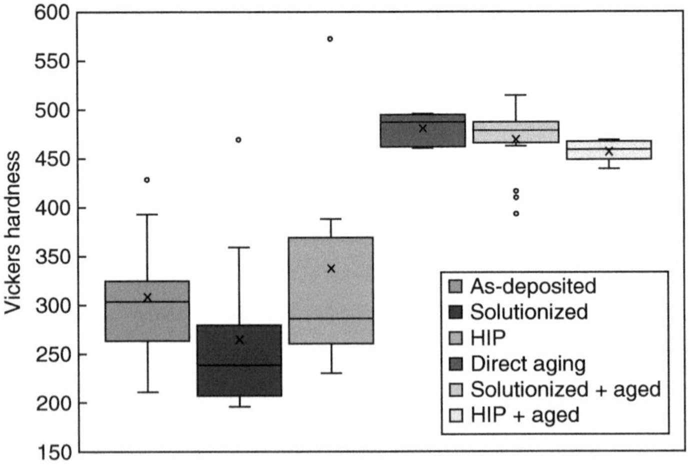

Figure 10.21 Box and whisker plot showing the variation in Vickers hardness of IN718 parts fabricated by DED-L, PBF-L, and PBF-EB AM and subjected to various post process heat treatments.

than by changing AM processing variables. In this sense, the AM-produced materials behave in a manner similar to other conventional metal-processing technologies.

Testing for Fatigue

Fatigue behavior is important to many applications within the major industry-stakeholder of metal AM. Fatigue failure is the cause of disruption of active service in many aerospace and automotive systems. Moreover, fatigue behavior is important in many medical applications. Fatigue behavior is concerned with the mechanical behavior of materials subject to cyclic loading. In this case the material is either loaded in tension with the loads alternating between two or more values in a repetitive want, or the loads may be alternating in a tension-compression cycle. The behavior of metal AM parts acquires special importance in light of the current push for replacing many legacy parts and aircraft engines and turbines by metal AM-processed parts. Thus, before these parts are accepted as replacements they have to be proven to perform at the same quality of the legacy parts. This is especially the case when fatigue is known to be the major cause of failure of the legacy component. Testing of AM components for fatigue follows the same procedures as that applied in the case of conventionally manufactured parts.

Fatigue in conventional terms indicates progressive localized and permanent damage to the structure of the material on exposure to cyclic loading. The failure of the material may also be triggered by cyclic strains that apply stress that is considerably less than the yield limit of the material. As such, the phenomenon is a dynamic occurrence that is triggered by the densification of energy (i.e., increasing the energy density at the local spot). Increasing the energy density triggers a dissipation response by the material to rid that energy concentration. The accumulation of energy is dynamic and takes place at an incremental pace; that is, the energy is added in a certain spot (or spots) within the structure in successive increments, the pace of which is proportional to the frequency of the cyclic loading on the material.

Fatigue failure takes place in stages, crack initiation at high stress points (so-called stress raisers), cumulative propagation of cracks (incremental in each cycle), and finally there is failure by fracture. These steps are common to any material subject to cyclic loading. The difference between the limits of material resistance to fatigue failure is the quality of microstructure (i.e., density of voids and manufacturing-induced microcracks) and the level or intensity of cyclic loading. Naturally, there are more in-depth factors, but those are beyond the scope of this work. More important is to form a generalized view of the origins of fatigue failure and the symptoms of that failure before delving into the analysis of available data.

The initiation of fatigue failure manifests through crack initiation. Initiation of cracks is triggered by seeming factors: the cyclic loading pattern that has minimum-maximum peaks, peak stress values at high magnitude, and the material must be subject to a sufficiently large number of cycles of the applied stress. These factors represent the functional environment of the metal. The response of the metal to the loading factors is determined by factors that are intrinsic to the internal structure-mechanical property domain of the metal, which include stress concentration, corrosion, temperature, metallurgical structure, and residual stresses. These factors may reduce or amplify local stress concentration and can enhance or degrade the material resistance to fatigue failure. The state of the surface roughness of a structure is also an important factor in propagating fatigue failure through stress concentration. In summary, the state of loading, and its cyclic fluctuation, is the main trigger of fatigue failure. On the other hand, the resistance to fatigue failure is determined by the state of the material microstructure and the structural-geometrical state of its surface. This, in effect, highlights the essence of the potential failure routes in metal AM structures.

In previous chapters, we have discussed the potential relationship between processing variables, raw material properties, and the manufacturing process in developing a "healthy" AM metallic object. From a fatigue inspection point of view the routes to improve fatigue resistance of AM- processed parts reduces to enhancing the fundamental building blocks of AM processing. Advancing this aspect depends on understanding the impact of these factors on cracks, crack initiation, and promoting stress concentration. To this end, and given the potentially enormous scope of parameters-material landscape to be covered, the state of knowledge in that element of performance is rather limited. The critical amount of necessary data, along with the depth of information, have not matured yet. In what follows, therefore, we will highlight some of the most informative investigation examples in AM fatigue literature. The study of AM fatigue failures is still conducted along the same path of conventionally manufactured objects. There are no "current" procedures that consider the fundamental differences between AM and conventional manufacturing routes. This is a consequence of slow progress in other aspects in AM, namely progress is slow in concurrent surface-subsurface characterization. Fatigue behavior, as discussed earlier, is triggered by both surface and subsurface effects. The state of knowledge of defects, such as built defects, regardless of the cause, is relatively advanced. Maintaining a surface of acceptable quality and AM, meanwhile, is still an unadvanced art. Optimizing roughness to meet the micron-level state that most specifications list depends on postprocessing. Postprocessing is in essence the conventional technology procedure. As such, evaluating its relative effects on fatigue, logically, follows conventional fatigue testing procedures.

In AM, fatigue testing encompasses materials that are popular in processing. These, as mentioned in previous sections, follow from the interests of industry stakeholders. As such, ferrous alloys, titanium alloys, nickel-based alloys, and aluminum alloys constitute the bulk majority of characterization interests. However, because of the universal triggers of fatigue failure, it is more efficient to discuss data by fatigue-causing factors rather than by groups of materials. Surface roughness, as stated earlier, may trigger fatigue failure through several routes. It can encourage stress concentrations that nucleate cracks, and it can house defects that, on their own, start to propagate. Quality of surface roughness in AM parts stems from the so-called stair-stepping effect. This entails temperature of the surface and non-uniform deposited layer thickness. It also encompasses partially melted particles and the presence of subsurface material defects.

A survey of available surface roughness data shows electron beam melting (EBM) Ti-6Al-4V has higher surface roughness than SLM Ti-6Al-4V and is summarized in Table 10.9. The use of coarser powder, thicker deposition layer, faster scan speed, and larger beam size for the present machines are the reasons for the higher surface roughness of EBM Ti-6Al-4V. It is relevant to note that the maximum surface roughness value in the EBM and SLM materials is comparable to the layer thickness used to build the materials [525] Lower surface roughness in the SLM Ti-6Al-4V (see Table 10.9) is the primary reason for the higher fatigue limit (approximately 200 MPa) compared with <150 MPa for the EBM materials in the as-fabricated condition.

Most of the work reported in current AM literature emphasizes the importance of quality surface finish [526–533]. The common convention is that the rough surface would encourage fatigue failure as it reduces the ductility. The relationship between roughness and ductility is illustrated in Fig. 10.22.

Figure 10.22 compares the shear stress-strain curves and reversal to failure for AM-processed Ti-6AL-4V artifacts. The specimens compared were identically processed except a group of samples that were post-processed by machining to improve surface finish. Comparison of the shear stress- strain in Fig.10.22a shows that reducing the roughness through machining, polishing in this case, improves the shear ductility. The improvement in shear ductility, however, is not pronounced in value. However, it can be seen in the figure that there is noticeable extension in the ductile failure shear strain (0.01 mm/mm). Production of roughness and annealing improves the fatigue life of the machined sample by a factor of 3 (see Fig. 10.22b). The improvement of fatigue life was attributed to reduction of stress concentration levels through machining. The behavior of the fatigue-life curves, however, are linear and not as current (as observed in conventional manufacturing). Thus, they do not show the convergence to an upper limit (i.e., higher stress levels). The enhancement effect of machining, i.e., removal stress concentrations, may be overcome by the effect of internal defects, especially if presently of the surface zone as reported in some cases. This led to proposing an order of operations when applying an HIP. Accordingly, HIP should precede machining to reduce the level of defect size on fatigue [525]. This brings the discussion back to the importance of defects in reducing fatigue life. The discussion also implies that the roughness state of the as-built artifacts has considerable negative effect on fatigue life. As-fabricated specimens were shown to exclusively fail due to surface defects of high surface roughness. The measurements showed that failure in rough specimens took place in the fatigue strength that is about 20 percent of the value of the material's tensile strength. Cracks, in this case, were initiated from the root of the group surface between the layers. Although HIP eliminated a high percentage of internal porosity, the effects of reduced defects

	Surface Condition	Density	R_a/R_t (μm)	Fatigue Strength (MPa)	Crack Initiation Location	Crack Initiation Feature	Largest Pore Size (μm)	Life Scatter
EBM	Inherent	99.88	20–130/90–210	120–150	Surface	Layer groove	320–371	Low
	Smooth			300–400	Surface/internal	Pore/grains		High
	HIPed/smooth			500–600	Surface/internal	Grains		Low
SLM	Inherent	99.77	6–40/150–337	200	Surface	Layer groove	50–300	Low
	Smooth			350–500	Surface/internal	Pore/grains		High
	HIPed			550–650	Surface/internal	Grains		Low
LENS	Smooth		30–64/276–574	300	Surface/internal	Pore/grains		High
	HIPed			600	Surface/internal	Grains		Low
Wire-feed	Smooth			550–750	Surface/internal	Grains		Low
	HIPed/smooth			600–750	Surface/internal	Grains		Low
Fatigue strength @ 10^7 cycles								

Table 10.9 Summary of Fatigue Performance and Behavior of am Ti-6Al-4V Published with Permission from Table 1-Cao F, Zhang T, Ryder Ma, Lados Da. A Review of the Fatigue Properties of Additively Manufactured Ti-6Al-4V. Jom. 2018 Mar;70(3):349-57

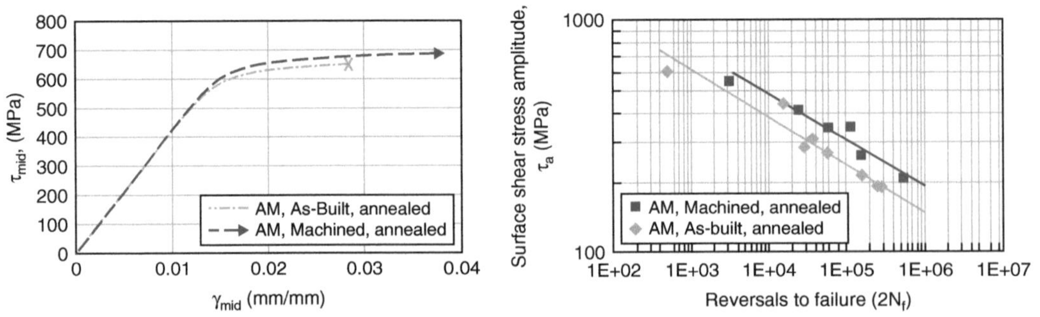

FIGURE 10.22 Monotonic shear stress-strain curves (*a*) and shear stress amplitude versus reversals to failure for fully reversed torsional fatigue tests (*b*) of AM Ti-6Al-4V with machined and as-built surface finish conditions. (From Molaei R, Fatemi A, "Fatigue Design With Additive Manufactured Metals: Issues to Consider and Perspective for Future Research," *Procedia Engineering*, 213:5–16, 2018. Creative Commons license.)

were negligible compared with the process inherent surface roughness. Such a finding highlights potential influence of the characteristic surface roughness of metrological parameters intrinsic to each metal AM process. These limits are roughly around 45.2 μm < R_a < 20–27 μm for EBM and 12 μm < R_a < 40 μm for SLM; whereas the peak-to-valley height ranges are 150–337 μm for the former and 210 μm for the latter. Some work, however, reports an R_a less than 9 μm for Ti-6AL-4V. However, there is a critical depth of surface roughness above which the fatigue strength starts to decrease linearly. This limit on the surface roughness was proposed based on statistical analysis of fatigue life data in Ti6AL4VAM-processed dental implants [524].

Figure 10.23 shows the comparison of the main fatigue life of the various titanium alloys used as a function of the maximum surface roughness R_a. The failure trend indicates inverse proportionality between R_a and fatigue life. Mean fatigue life decreases with the increase of surface roughness values. The lowest mean fatigue life is observed in EBM samples (which exhibit the largest R_a values). Note that the ranking of failure life in the figure follows the solution of the surface roughness of each process.

The lean beam melting (LBM) material exhibits the second largest R_a value. The corresponding mean fatigue life is, however, higher than those of the cast material or the EBM material with the electrical discharge machining (EDM) surfaces. The highest mean fatigue life is observed in the two rolled materials with the lowest R_a values. A similar trend is observed when the mean surface roughness is used as the correlating parameter. These observations can be understood on the basis that the surface irregularities can be considered as surface micro-notches with a depth of R_a. The elastic stress concentration factor, K_t, for an elliptical notch of depth, d, and a root radius, r, is given by [522]

$$K_t = 1 + 2\sqrt{\frac{d}{r}} \tag{10.8}$$

which is applicable in the continuum scale.

The notch depth of the EBM and LBM materials can be taken as the maximum R_a values shown in Table 10.10. The notch radii of both the EBM and LBM materials were smaller than the sizes (diameters) of the powder particles (20 μm for LBM material and 40 μm for the EBM material) because the micro-notches were usually formed by partial

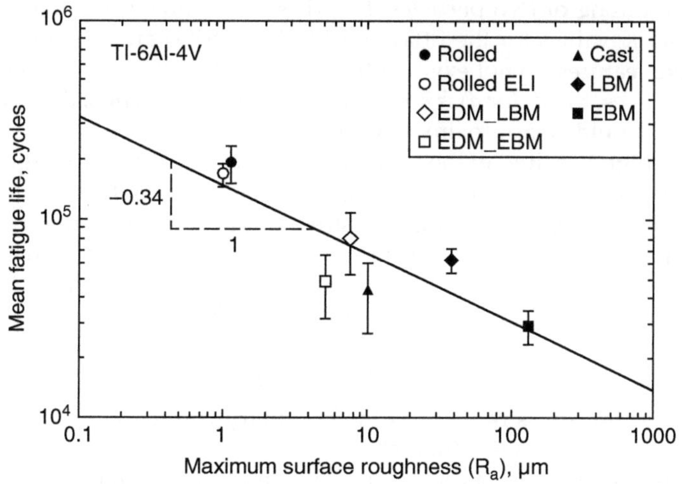

FIGURE 10.23 Mean fatigue life as a function of the maximum surface roughness, R_a. (From Chan KS, Koike M, Mason RL, Okabe T," "Fatigue Life of Titanium Alloys Fabricated by Additive Layer Manufacturing Techniques for Dental Implants," *Metallurgical and Materials Transactions A,* 44(2): 1010–22, 2013.)

Material	Maximum Roughness (R_a), λm (SD)	ΔK at Micro Notch (MPa.m$^{1/2}$)	Mean Fatigue Life, Cycles (SD)
Rolled Ti-6Al-4V ELI	1.16 (0.36)	0.77	167,336 (22,009)
EBM Ti-6Al-4V ELI, as fabricated	131.43 (45.48)	8.22	28,961 (5557)
EBM Ti-6Al-4V ELI, EDM	5.12 (1.22)	1.62	48,926 (17,345)
LBM Ti-6Al-4V ELI, as fabricated	38.5 (1.78)	4.45	62,113 (8323)
LBM Ti-6Al-4V ELI, EDM	7.67 (0.69)	1.99	79,889 (27,348)
Rolled Ti-6Al-4V	1.03 (0.15)	0.73	190,980 (39,827)
Rolled CP Ti	1.72 (0.33)	0.94	33,897 (13,703)
Cast Ti-6Al-4V ELI	10.16 (1.15)	2.28	43,324 (16,792)

Source: Published with permission from Chan KS, Koike M, Mason RL, Okabe T, "Fatigue Life of Titanium Alloys Fabricated by Additive Layer Manufacturing Techniques for Dental Implants," *Metallurgical and Materials Transactions A,* 44(2): 1010–22, 2013, Table II.

TABLE 10.10 Summary of the Maximum Surface Roughness (R_a), Stress Intensity Factor at Micro-Notch Due to R_a, and Mean Fatigue Life for the Eight Materials with Different Surface Conditions

fusion or joining of two particles. Based on these notch depth and radius values, the completed K_t values for the EBM and LBM materials are 9.1 and 5.4, respectively. The notch-like features do not exist on the EDM, cast, or rolled surfaces. For EDM, cast, or rolled surfaces, the R_a (or d) is small and r is very large. Thus, the K_t of any micro-notch, if present, would be approximately 1.0.

These high K_t values of the EBM and LBM surface features suggest that fatigue crack initiation can occur fairly easily and the fatigue life is controlled primarily by the crack growth under a rapidly diminishing stress gradient [524]. Under this circumstance, it is more appropriate to treat the surface micro-notch as a surface crack with a total crack depth, $d + a$, which becomes $R_a + a$ when d is taken to be R_a. The stress intensity factor associated with such a microcrack is given by [524]

$$\Delta K = F\Delta\sigma\sqrt{(R_a + a)} \tag{10.9}$$

where $\Delta\sigma$ is the stress range, F is the boundary-correction factor, a is the crack depth, and R_a serves as the initial "notch" depth, d.

The boundary-correction factor, F, is a function of crack geometry. For simplicity, a semicircular crack with equal crack depth and crack half-length was assumed. This assumption led to $F = 0.674$ for a semicircular surface crack. Setting $a = 0$ prior to crack initiation reduces Eq. 10.9 to

$$\Delta K = 0.674\Delta\sigma\sqrt{\pi R_a} \tag{10.10}$$

where ΔK = 600 MPa for the three-point bend fatigue tests. Accordingly, the surface micro-notch still exhibits a driving ΔK = 600 MPa, and the maximum R_a values listed in Table 10.10. Using the maximum R_a value (as it represents the worst-case scenario for initial crack depth), the results indicate that the ΔK value is larger for the EBM and LBM materials by virtue of their larger R_a values compared with rolled surfaces. A higher ΔK at a notch root is expected to lead to a higher local stress range and a lower fatigue crack initiation life. Furthermore, a higher ΔK is expected to lead to a higher fatigue crack growth rate and a lower fatigue crack growth life. Therefore, fatigue life of the various Ti-6Al-4V materials is expected to decrease with increasing maximum R_a values.

The analysis of surface roughness effects again points to the importance of recognizing the limits of each AM-process. It further consolidates the importance of "smoother" surfaces, which is currently achieved only through postprocessing. Thus, it may be concluded that one route to fatigue life extension is optimizing surface postprocessing.

Cracks and LOF pores are common defects in SLM. These spherical pores as mentioned earlier result from unoptimized process parameters especially scanning strategies. Pores are typically concentrated near the surface of a build. However, they may also manifest a distribution along the build height of the object. Figure 10.24 illustrates pores within an SLM IN718 specimen. Pores are present, with different densities, at different heights. Associated spherical porosity is also shown in the figure. The pore density in the outside region toward the boundary of the specimen is from 3 to 20 times greater than the interior regions. The LOF defects, also known as keyholes, are of usually varying sizes caused by inadequate laser power supplied to the melt pool. LOF defects usually occur between scan tracks or between layers in SLM components. LOF defects in SLM IN718 can be classified as oxide filled or empty and these defects persist after HIP or a combination of HIP and heat treatment.

Both gas-filled and LOF pores contribute to the deterioration of fatigue life in IN718 as they act to concentrate stress in SLM components. In so doing, they act as sites of

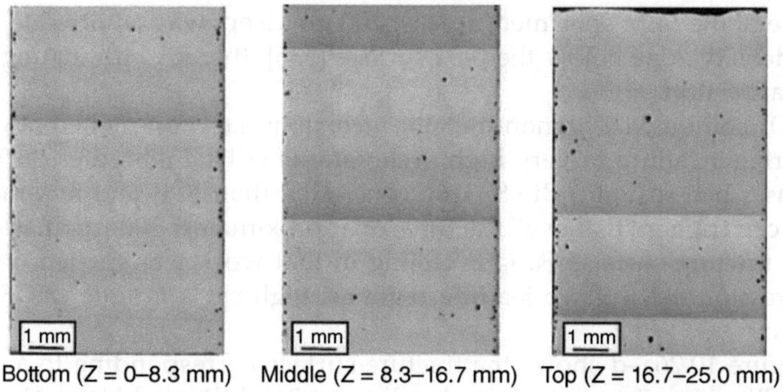

FIGURE 10.24 Composite image of SLM IN718 specimens sectioned at different heights. High pore density is seen at the part boundaries. (From Balasubramanian SS, Philpott C, Hyder J, Corliss M, Tai B, Hung WN, "Testing Techniques and Fatigue of Additively Manufactured Inconel 718–A Review," *International Journal of Engineering Materials and Manufacture*, 5(4): 156–94, 2020, Figure 37. Creative Commons license.)

crack initiation. Distribution of defects throughout the structure of SLM components increases the scatter of fatigue life (Fig. 10.25).

Defect distribution is seen to be directly linked to fatigue life. Location of pores, their density, and proximity to the surface are also shown to be effective in determining fatigue life. Most degradation in fatigue life takes place in samples where the concentration of pores is within the surface layer. In this case, removal of material from the

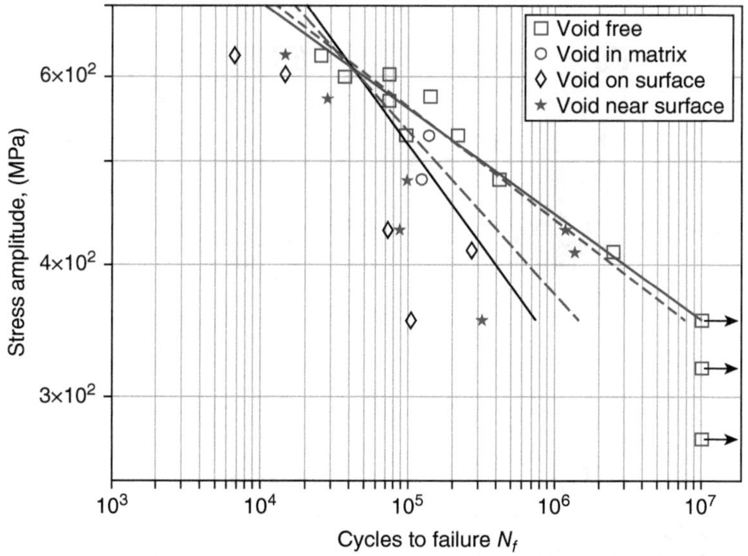

FIGURE 10.25 Effect of position of void on fatigue life of SLM IN718 component. (From Balasubramanian SS, Philpott C, Hyder J, Corliss M, Tai B, Hung WN, "Testing Techniques and Fatigue of Additively Manufactured Inconel 718–A Review," *International Journal of Engineering Materials and Manufacture*, 5(4): 156–94, 2020, Figure 38. Creative Commons license.)

surface of the SLM specimen, at least 200 μm deep, was reported to eliminate the high pore density zone below the part surface [536], thereby eliminating the probability of crack attraction.

LOF combined with non-metallic inclusions, i.e., non-melted raw powder particles, may trigger failure in very high cycle fatigue (VHCF). Studies on VHCF behavior of AM-laser bed fusion (LBF) SS316L concluded that LOF, and non-melted powder particles, can trigger "fish-eye" fractures of approximately 500-μm diameter in the vicinity of the fracture surface. Fatigue testing in that work was carried out in axial tension-compression mode. Two loading regimes, high cycle fatigue (HCF) and VHCF were applied.

Figure 10.26a–d shows the fracture surface corresponding to a specimen tested in the HCF regime (average stress level σ_{max} = 310 MPa and N = 1.41 × 10^6 cycles) before rupture. The fracture surface (see Fig. 10.26a) comprises a fatigue crack propagation zone (denoted as A in the figure) and a final rupture zone (denoted as B in the figure). The direction of the crack propagation, indicated by arrows in Fig. 10.26b is very close to the outer surface of the specimen at the location where the fatigue crack nucleated (see Fig. 10.26c). The fatigue crack nucleation site (see Fig. 10.26c) and its propagation path (see Fig. 10.26d) manifest complex viscous relief of the fracture surface. This relief is caused by a combination of shear and detachment. Fatigue striations (see Fig. 10.26d) are visible combined with elongated comb formations. These correspond to intermittent propagation of the fatigue crack (typical for ductile metallic materials). The separation distance between individual striations is narrow (approximately 2 μm at this stage).

Figure 10.27a–d shows SEM images of the fracture surface obtained in the HCF regime with the highest stress level (σ_{max} = 450 MPa and N = 2.23 × 10^5 cycles before rupture). Here, two separate fatigue cracks are seen to have originated from the outer

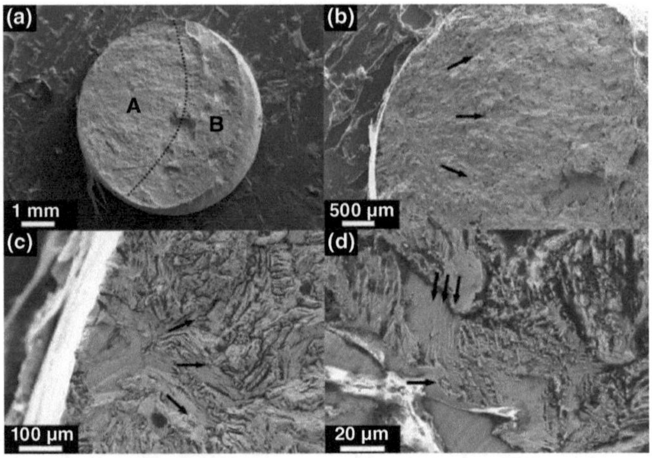

FIGURE 10.26 SEM micrographs of the fracture surface of the L-PBF specimen after loading in the HCF regime (σ_{max} = 310 MPa and N = 1.41 × 106 cycles). (*a*) Characteristic failure zones. (*b*) Direction of the fatigue crack propagation (zone A). (*c*) Crack nucleation site. (*d*) Fatigue striations. (From Voloskov B, Evlashin S, Dagesyan S, Abaimov S, Akhatov I, Sergeichev I, "Very High Cycle Fatigue Behavior of Additively Manufactured 316L Stainless Steel," *Materials*, 13(15): 3293, 2020, Figure 4. Creative Commons license.)

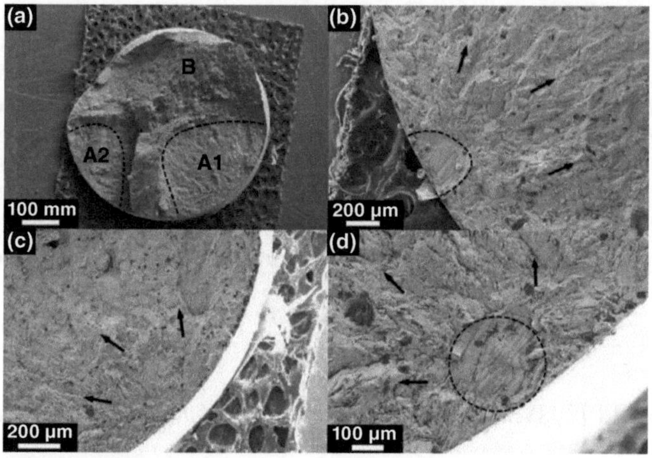

Figure 10.27 SEM micrographs of the fracture surface of the LPBF specimen after loading in the HCF regime (σ_{max} = 450 MPa and N = 2.23 × 105 cycles). (*a*) Zones of failure. (*b*) Direction of crack propagation (zone A2). (*c*) Direction of crack propagation (zone A1). (*d*) Site of crack initiation (zone A1). (From Voloskov B, Evlashin S, Dagesyan S, Abaimov S, Akhatov I, Sergeichev I, "Very High Cycle Fatigue Behavior of Additively Manufactured 316L Stainless Steel," *Materials*, 13(15): 3293, 2020, Figure 5. Creative Commons license.)

surface of the specimen (see Fig. 10.27b and d). Two crack propagation zones, A1 and A2, are therefore identified. These zones appear to have grown until final rupture took place at zone B (see Fig. 10.27a). The propagation, within the rupture zone, seems to have increased in response to the applied stress. Its size appears to be larger than the corresponding rupture zone observed in Fig. 10.26a. The sizes of zones A1 and A2 are smaller than the size of zone A produced under the conditions of Fig. 10.26a. Note that the specimen shown in Fig. 10.26 ruptured at lower stresses. This implies that the ratio of the crack initiation, and propagation zones, to the final fracture zone decreased and are inversely proportional to the stress level. Their size decreased with the increase in the stress level, which is consistent with previous observations [537, 538].

Unlike the HCF regime at the average stress level, typical fatigue striations (see Fig. 10.27d) were not observed on the fracture surface at the highest stress level. This may be attributed to a higher rate of fatigue crack propagation [539]. Few unmelted particles approximately 30 μm in size were detected at the nucleation area where the size of the crack propagation zone (zone A in Fig. 10.27b) increased. At the same time, zone A1 propagated from the outer surface as well, where the AM process defects were not observed.

In general, the analysis of fracture surfaces in the VHCF regime show that the crack initiation does not occur on the surface of the material, unlike in the HCF regime. Such behavior is typical for conventionally manufactured metals. However, the imperfections of material caused by the AM process can affect the fatigue behavior of the manufactured part.

The analysis of fatigue behavior, discussed so far, indicates that most of the discrepancies in behavior between AM-processed samples and conventionally processed samples arises from discrepancies in the quality of microstructure. This follows from findings that fatigue failures in AM-processed samples are induced by processing triggered defects. Processing related defects, or precisely the inability to avoid them, limits universal adoption of AM for producing fatigue critical parts. Lack of progress with respect to fatigue in metal AM has its roots in the lack of fundamental understanding of the process-structure-property complex domain. This is because the focus of studies has traditionally centered on establishing these relationships as they relate to process-induced defects and not on performance of materials that are less sensitive to the presence of defects. It is argued that focusing on such materials would yield an insight into the true potential of metal AM in producing targeted microstructures for application-specific customized properties.

References

461. Lippold JC, *Welding Metallurgy and Weldability,* John Wiley and Sons, Hoboken, NJ, 2014.
462. ASM International Handbook Committee, *Welding Fundamentals and Processes,* ASM International, Materials Park, OH; 2011.
463. Kruth JP, Mercelis P, Froyen L, Rombouts M, "Binding Mechanisms in Selective Laser Sintering and Selective Laser Melting," *Rapid Prototyping Journal,* 11: 44–59, 2005.
464. Kruth JP, Van der Schueren B, Bonsem JE, Morren B, "Basic Powder Metallurgical Aspects in Selective Metal Powder Sintering," *CIRP Annals,* 45(1): 183–186, 1996.
465. Kruth JP, Levy G, Klocke F, Childs THC, "Consolidation Phenomena in Laser and Powder-Bed Based Layered Manufacturing," *CIRP Annals,* 56, 730–759, 2007.
466. Gu DD, Meiners W, Wissenbach K, Poprawe R, "Laser Additive Manufacturing of Metallic Components: Materials, Processes and Mechanisms," *International Materials Review,* 57: 133–164, 2012.
467. Momeni H, Razavi H, Shabestari SG, "Effect of Supersolidus Liquid Phase Sintering on the Microstructure and Densification of the Al-Cu-Mg Pre-Alloyed Powder," *Iranian Journals of Materials Science & Engineering,* 8: 10–17, 2011.
468. Rai R, Elmer JW, Palmer TA, DebRoy T, "Heat Transfer and Fluid Flow During Keyhole Mode Laser Welding of Tantalum, Ti–6Al–4V, 304L Stainless Steel and Vanadium," *Journal of Physics D, Applied Physics,* 40(18): 5753–66, 2007.
469. Carlton HD, Haboub A, Gallegos GF, Parkinson DY, MacDowell AA, "Damage Evolution and Failure Mechanisms in Additively Manufactured Stainless Steel," *Materials Science and Engineering A,* 651:406–14, 2016.
470. King WE, Barth HD, Castillo VM, Gallegos GF, Gibbs JW, Hahn DE, et al. "Observation of Keyhole-Mode Laser Melting in Laser Powder-Bed Fusion Additive Manufacturing," *Journal of Materials Processing and Technology,* 214(12): 2915–25, 2014.
471. Elmer JW, Hochanadel P, Lachenberg K, Webber T. *Introduction to High Energy Density Electron and Laser Beam Welding,* U.S. Department of Energy, Washington, DC, 2009.
472. Elmer JW, Ellsworth GF, Florando JN, Golosker IV, Mulay RP, "Microstructure and Mechanical Properties of 21-6-9 Stainless Steel Electron Beam Welds," *Metallurgical and Materials Transactions A,* 48(4): 1771–87, 2017.
473. Tolochko N, Mozzharov S, Laoui T, Froyen L, "Selective Laser Sintering of Single- and Two-Component Metal Powders," *Rapid Prototyping Journal,* 9: 68–78, 2003.

474. Agarwala M, Bourell D, Beaman J, Marcus H, Barlow J, "Direct Selective Laser Sintering of Metals," *Rapid Prototyping Journal*, 1(1): 26–36, 1995.
475. Song Y, "Experimental Study of the Basic Process Mechanism for Direct Selective Laser Sintering of Low-Melting Metallic Powder," *Annals CIRP* 46(1): 127–130, 1997.
476. Abe F, Osakada K, "A Study of Laser Prototyping for Direct Manufacturing of Dies From Metallic Powders," *Proceedings of the Fifth ICTP on Advanced Technology of Plasticity*, Columbus, Ohio, Vol. II, 923–926, 1996.
477. Van der Schueren B, Kruth JP, "Powder Deposition in Selective Metal Powder Sintering," *Rapid Prototyping Journal*, 1: 23–31, 1995.
478. Gu D, Shen Y, "Effects of Processing Parameters on Consolidation and Microstructure of W–Cu Components by DMLS," *Journal of Alloys and Compounds*, 473(1–2): 107–115, 2009.
479. Schmidtke K, Palm F, Hawkins A, Emmelmann C, "Process and Mechanical Properties: Applicability of a Scandium Modified Al-alloy for Laser Additive Manufacturing," *Physics Procedia*, 12: 369–374, 2011.
480. Verlee B, Dormal T, Lecomte-Beckers, J, "Density and Porosity Control of Sintered 316L Stainless Steel Parts Produced by Additive Manufacturing," *Powder Metallurgy*, 5: 260–267, 2012.
481. Qiu C, Al Kindi M, Aladawi AS, Al Hatmi I, "A Comprehensive Study on Microstructure and Tensile Behaviour of a Selectively Laser Melted Stainless Steel," *Scientific Reports*, 8(1): 1–6, 2018.
482. Kou S, *Welding Metallurgy*, 2nd ed., John Wiley & Sons, Hoboken, NJ, 2003.
483. Basak A, Das S, "Epitaxy and Microstructure Evolution in Metal Additive Manufacturing," *Annual Review of Materials Research*, 46(1): 125–49, 2016.
484. Rappaz M, Gandin CA, "Probabilistic Modeling of Microstructure Formation in Solidification Processes," *Acta Metallurigca et Materialia*, 41(2): 345–60, 1993.
485. David SA, DebRoy T, "Current Issues and Problems in Welding Science," *Science*, 257(5069): 497–502, 1992.
486. DebRoy T, David SA, "Physical Processes in Fusion Welding," *Reviews of Modern Physics*, 67(1): 85–112, 1995.
487. Wei HL, Elmer JW, DebRoy T, "Origin of Grain Orientation During Solidification of an Aluminum Alloy," *Acta Materialia*, 115: 123–31, 2016.
488. Liu Z, Qi H. "Effects of Processing Parameters on Crystal Growth and Microstructure Formation in Laser Powder Deposition of Single-Crystal Superalloy," *Journal of Materials Processing Technology*, 216: 19–27, 2015.
489. Wei HL, Mazumder J, DebRoy T, "Evolution of Solidification Texture During Additive Manufacturing," *Science Reports*, 5: 16446, 2015.
490. Liu Z, Qi H. "Effects of Substrate Crystallographic Orientations on Crystal Growth and Microstructure Formation in Laser Powder Deposition of Nickel Based Superalloy," *Acta Materialia*, 87: 248–58, 2015.
491. Liu W, DuPont JN. "Effects of Melt-Pool Geometry on Crystal Growth and Microstructure Development in Laser Surface-Melted Superalloy Single Crystals," *Acta Materialia* 52(16): 4833–47, 2004.
492. Blecher JJ, Palmer TA, DebRoy T, "Solidification Map of a Nickel-Base Alloy," *Metallurgical and Materials Transactions A*, 45: 2142–2151, 2013.
493. Dinda GP, Dasgupta AK, Mazumder J, "Texture Control During Laser Deposition of Nickel-Based Superalloy," *Scripta Materialia*, 67: 503–506, 2012.

494. Carter LN, Martin C, Withers PJ, Attallah MM, "The Influence of the Laser Scan Strategy on Grain Structure and Cracking Behaviour in SLM Powder-Bed Fabricated Nickel Superalloy," *Journal of Alloy Compounds,* 615: 338–47, 2014.
495. Kurz W, Giovanola B, Trivedi R, "Theory of Microstructural Development During Rapid Solidification, *Acta Metallurgica,* 34(5): 823–30, 1986.
496. Hill C. "Macrostructure and Mechanical Behavior of Inconel 718 Superalloy Fabricated by a Blown Powder Laser Deposition Additive Manufacturing Process," The University of Alabama, Huntsville, AL, 2018.
497. DebRoy T, Wei HL, Zuback JS, Mukherjee T, Elmer JW, Milewski JO, Beese AM, Wilson-Heid AD, De A, Zhang W, "Additive Manufacturing of Metallic Components–Process, Structure and Properties," *Progress in Materials Science,* 92: 112–224, 2018.
498. Wang Z, Palmer TA, Beese AM, "Effect of Processing Parameters on Microstructure and Tensile Properties of Austenitic Stainless Steel 304L Made by Directed Energy Deposition Additive Manufacturing," *Acta Materialia,* 110: 226–35, 2016.
499. Sun Z, Tan X, Tor SB, Yeong WY, "Selective Laser Melting of Stainless Steel 316L With Low Porosity and High Build Rates," *Materials & Design,* 104: 197–204, 2016.
500. AKSteel, 304/304L Stainless Steel Product Data Bulletin, AK Steel Corporation, West Chester, OH, 2013. Accessed 13 July 2021, http://www.aksteel.com/pdf/markets_products/stainless/austenitic/304_304L_data_bulletin.pdf
501. AKSteel, Stainless Steel 316/316L Product Data Bulletin, AK Steel Corporation, West Chester, OH, 2013. Accessed 14 July 2021, http://www.aksteel.com/pdf/markets_products/stainless/austenitic/316_316L_Stainless_Steel_PDB_201512.pdf
502. Gorsse S, Hutchinson C, Gouné M, Banerjee R. "Additive Manufacturing of Metals: A Brief Review of the Characteristic Microstructures and Properties of Steels, Ti-6Al-4V and High-EntropyAlloys," *Science and Technology of Advanced Materials,* 18(1): 584–610, 2017.
503. Cadoni E, Dotta M, Forni D, Spätig P, "Strain-Rate Behavior in Tension of the Tempered Martensitic Reduced Activation Steel Eurofer97," *Journal of Nuclear Materials,* 414: 360–366, 2011.
504. Cadoni E, Dotta M, Forni D, Tesio N, "High Strain Rate Behaviour in Tension of Steel B500A Reinforcing Bar," *Materials and Structure,* 48: 1803–1813, 2015.
505. Cadoni E, Singh NK, Forni D, Singha MK, Gupta NK, "Strain Rate Effects on the Mechanical Behavior of Two Dual Phase Steels in Tension," *European Physical Journal Special Topics,* 225: 409–421, 2016.
506. Urdanpilleta M, Martínez-Esnaola JM, Sevillano JG, "Strain Rate Sensitivity of Superplastic Inconel 718," *Materials Transactions,* 46: 1711–1719, 2005.
507. Vieille B, Keller C, Mokhtari M, Briatta H, Breteau T, Nguejio J, Barbe F, Ben Azzouna M, Baustert E, "Investigations on the Fracture Behavior of Inconel 718 Superalloys Obtained from Cast and Additive Manufacturing Processes," *Materials Science and Engineering A,* 790: 139666, 2020.
508. Zhang D, "Comparison of Microstructures and Mechanical Properties of Inconel 718 Alloy Processed by Selective Laser Melting and Casting," *Materials Science,* 724: 357–367, 2018.
509. Parimi LL, Ravi RA, Clark D, Attallah MM, "Microstructural and Texture Development in Direct Laser Fabricated IN718," *Materials Characterization,* 89: 102–111, 2014.

510. Yuan K, Guo W, Li P, Wang J, Su Y, Lin X, Li Y, "Influence of Process Parameters and Heat Treatments on the Microstructures and Dynamic Mechanical Behaviors of Inconel 718 Superalloy Manufactured by Laser Metal Deposition," *Materials Science and Engineering A*, 721: 215–225, 2018.
511. Hosseini E, Popovich VA, "A Review of Mechanical Properties of Additively Manufactured Inconel 718," *Additive Manufacturing*, 30: 100877, 2019.
512. Mazzucato F, Forni D, Valente A, Cadoni E, "Laser Metal Deposition of Inconel 718 Alloy and As-Built Mechanical Properties Compared to Casting," *Materials*, 14(2): 437, 2021.
513. Zhao XL, Li SJ, Zhang M, Liu YD, Sercombe TB, Wang SG, et al. "Comparison of the Microstructures and Mechanical Properties of Ti-6Al-4V Fabricated by Selective Laser Melting and Electron Beam Melting, *Materials & Design*, 95: 21–31, 2016.
514. Hrabe N, Quinn T, "Effects of Processing on Microstructure and Mechanical Properties of a Titanium Alloy (Ti-6Al-4V) Fabricated Using Electron Beam Melting (EBM), Part 2: Energy Input, Orientation, and Location," *Materials Science and Engineering A*, 573: 271–7, 2013.
515. [40] Xu W, Brandt M, Sun S, et al. "Additive Manufacturing of Strong and Ductile Ti-6Al-4V by Selective Laser Melting Via In Situ Martensite Decomposition," *Acta Materialia*, 85: 74–84, 2015.
516. Krakhmalev P, Fredriksson G, Yadroitsava I, et al. "Deformation Behavior and Microstructure of Ti6Al4V Manufactured by SLM," *Physics Procedia*, 83: 778–788, 2016.
517. Rafi K, Kharthik HNV, Gong H, et al. "Microstructures and Mechanical Properties of Ti6Al4V Parts Fabricated by Selective Laser Melting and Electron Beam Melting," *Journal of Materials Engineering and Performance*," 22: 3873–3883, 2013.
518. Gong H, Rafi K, Gu H, et al. "Influence of Defects on Mechanical Properties of Ti–6Al–4V Components Produced by Selective Laser Melting and Electron Beam Melting," *Materials* and *Design*, 86: 545–554, 2015.
519. Khalid Rafi H, Starr TL, Stucker BE. "A Comparison of the Tensile, Fatigue, and Fracture Behavior of Ti–6Al–4V and 15-5 PH Stainless Steel Parts Made by Selective Laser Melting," *International Journal of Advanced Manufacturing Technology*, 69: 1299–1309, 2013.
520. Qiu C, Adkins NJE, Attallah MM, "Microstructure and Tensile Properties of Selectively Laser-Melted and of HIPed Laser-Melted Ti-6Al-4V," *Materials Science and Engineering A*, 578: 230–239, 2013.
521. Vilaro T, Colin C, Bartout JD, "As-Fabricated and Heat Treated Microstructures of the Ti–6Al–4V Alloy Processed by Selective Laser Melting," *Metallurgical and Materials Transactions A*, 42(2011): 3190–3199, 2011.
522. Peterson RE, *Stress Concentration Factors*, John Wiley and Sons, New York, 1974.
523. Chen N, Lawrence FV, *Advances in Fatigue Crack Closure Measurements and Analysis: Second Volume*, ASTM STP 1343, ASTM, West Conshohocken, PA, 1999.
524. Chan KS, Koike M, Mason RL, Okabe T, "Fatigue Life of Titanium Alloys Fabricated by Additive Layer Manufacturing Techniques for Dental Implants, *Metallurgical and Materials Transactions A*, 44(2): 1010–22, 2013.
525. Fatemi A, Molaei R, Sharifimehr S, Phan N, Shamsaei N, "Multiaxial Fatigue Behavior of Wrought and Additive Manufactured Ti-6Al-4V Including Surface Finish Effect," *International Journal of Fatigue*, 100:347–66, 2017.

526. Edwards P, Ramulu M, "Fatigue Performance Evaluation of Selective Laser Melted Ti–6Al–4V, *Materials Science and Engineering: A*, 598: 327–37, 2014.
527. Wycisk E, Solbach A, Siddique S, Herzog D, Walther F, Emmelmann C, "Effects of Defects in Laser Additive Manufactured Ti-6Al-4V on Fatigue Properties," *Physics Procedia*, 56: 371-8, 2014.
528. Sun Y, Gulizia S, Oh C, Fraser D, Leary M, Yang Y, et al. "The Influence of As-Built Surface Conditions on Mechanical Properties of Ti-6Al-4V Additively Manufactured by Selective Electron Beam Melting," *Journal of the Minerals, Metals & Materials Society*, 68: 791–798, 2016.
529. Aboulkhair NT, Maskery I, Tuck C, Ashcroft I, Everitt NM, "Improving the Fatigue Behaviour of a Selectively Laser Melted Aluminium Alloy: Influence of Heat Treatment and Surface Quality," *Materials & Design*, 104: 174–182, 2016.
530. Fatemi A, Molaei R, Sharifimehr S, Shamsaei N, Phan N, "Torsional Fatigue Behavior of Wrought and Additive Manufactured Ti-6Al-4V by Powder Bed Fusion Including Surface Finish Effect," *International Journal of Fatigue*, 99: 187–201, 2017.
531. Greitemeier D, Dalle Donne C, Syassen F, Eufinger J, Melz T, "Effect of Surface Roughness on Fatigue Performance of Additive Manufactured Ti-6Al-4V," *Materials Science and Technology*, 32: 629–634, 2015.
532. Bagehorn S, Wehr J, Maier H, "Application of Mechanical Surface Finishing Processes for Roughness Reduction and Fatigue Improvement of Additively Manufactured Ti-6Al-4V Parts, *International Journal of Fatigue*, 102: 135–142, 2017.
533. Hudak SJ, Jr, Chan KS, Chell GG, Lee YD, McClung RC, *Proceedings of David L. Davidson Symposium on Fatigue*, TMS, Warrendale, PA, 2002.
534. Broek D, *Elementary Engineering Fracture Mechanics*, Sijthoff & Noordhoff, The Netherlands, 1978.
535. Wang F, Del Bosque H, Hyder J, Corliss M, Hung WN, "Experimental Investigation of Porosity Distribution in Selective Laser Melted Inconel 718," *Procedia Manufacturing*, 48: 807–813, 2020.
536. Elangeswaran C, Cutolo A, Muralidharan GK, de Formanoir C, Berto F, Vanmeensel K, Van Hooreweder B, "Effect of Post-Treatments on the Fatigue Behaviour of 316L Stainless Steel Manufactured by Laser Powder Bed Fusion," *International Journal of Fatigue*, 123: 31–39, 2019. doi:10.1016/j.ijfatigue.2019.01.013
537. Kocanda S, *Fatigue Failure of Metals; Series on Fatigue and Fracture*, Sijthoff & Noordhoff International Publishers: Alphen aan den Rijn, Netherlands, 1978.
538. Jeddi D, Palin-Luc, T, "A Review About the Effects of Structural and Operational Factors on the Gigacycle Fatigue of Steels," *Fatigue & Fracture of Engineering Materials & Structures*, 41, 969–990, 2018. doi:10.1111/ffe.12779
539. Pegues JW, Roach MD, Shamsaei N, "Additive Manufacturing of Fatigue Resistant Austenitic Stainless Steels by Understanding Process-Structure–Property Relationships," *MaterialsResearch Letters*, 8(1): 8–15, 2021.

CHAPTER 11

Metrology and Surface Roughness Issues in Metal Printing

Introduction

Texture is a native feature of surfaces. Any object, regardless of the method of production, manifests microfeatures that characterize the feel and appearance of its surface. Surface texture is intrinsic to the boundaries of an object. As such, by default elements of texture are at the forefront of the information exchange between the host object and its environment. This exchange may be mechanical (i.e., forces), thermal, electrical, or chemical. As a result, any positive or negative influence that affects the object, by default, would initiate at the level of texture. This renders the elements of texture crucial to the structural integrity of the surface that houses them, and to the object that such a surface encloses.

Many phenomena that affect the strength and order integrity of an object initiates at the level of the texture. In sliding friction, for example, wear and the addition of material initiates at the texture level. Elements of surface roughness in this case are the gateway to the dissipation of friction energy into the contacting layers of the rubbing pair [540]. Elements of texture are also crucial to fatigue performance of materials. Fatigue failures nucleate at the free surface of the material; therefore, the condition of the surface becomes extremely important for enhancing fatigue strength. The exact surface condition of the component is a function of its method of production. In subtractive manufacturing, production methods may alter the chemical composition of surfaces and subsurface layers. They may also introduce residual stresses within the surface layers, or may introduce irregularities to the surface. Irregularities (which define texture and roughness) may introduce stresses. Effect of subtractive manufacturing on fatigue behavior is complex. It may be beneficial or detrimental depending on the nature of surface modification. For example, the principal effects of shot-peening, a well-known process involving the hammering of a metal surface with a relatively high velocity stream of hard particles, are used to cold-work the surface layer of the material and to induce in it residual compressive stresses. But the surface finish produced by shot-peening is much rougher than machining or grinding, so the fatigue strength of a shot-peened surface improves only if the beneficial effect of the induced compressive residual stress is greater than the adverse effect of increased surface roughness. A number of studies on the effect of surface roughness generated by manufacturing methods, such as machining [541], rolling [542], forging [542, 543], and casting [544], have shown that typical production surface roughness can reduce fatigue strength up to 50% compared with the polished surface laboratory specimens.

Although this reduction could be caused by the fact that the stress concentrations due to surface irregularities can lead to shorter crack initiation lifetimes and/or faster microcrack propagation compared with smooth surfaces, no significant investigation has been performed on the initiation and subsequent propagation of microcracks from surface irregularities.

Objects built using additive manufacturing (AM) techniques share the same dependence on surface roughness. Fatigue strength of as-built additively manufactured metallic parts is a strong function of surface roughness. To reduce the detrimental effects of surface roughness an AM-built object has to undergo post-processing procedures because metal AM processes are, thus far, limited with respect to the scale required for optimizing, or eliminating, detrimental stress concentration effects for enhanced fatigue strength. To produce the required post-processing, therefore, it is necessary to understand surface roughness capabilities of metal AM, as well as the methods of characterizing that roughness.

As explained in previous chapters, AM technology depends on melting the raw material a power source. Then the molten pool is deposited through a nozzle that traces the outline of the object to be built. The molten material in this case is deposited in a layer-by-layer fashion. This methodology of constructing an object, although beneficial for the flexibility of design and told orientation pass perspective, is fairly limited from the surface roughness point of view. This is because of the nature of complex interaction between material, power source, molten pool dynamics, and scanning path of the printing nozzle or the powder bed. Such an interaction limits the resolution of each of the methods in metal AM. It further affects the uniformity of each of the deposited layers at the macroscale and microscale. This, in turn, affects the overall resolution of the scale of roughness and texture of the built object. As a result, almost, all metal AM technologies failed to meet surface roughness requirements for the built object. Therefore, it is necessity to post-process this object to meet surface roughness requirements and standards.

This chapter details the issues involved in determining the surface roughness and texture in metal AM. We introduce the subject of surface roughness characterization and classification, and discuss the origins of the link between surface roughness and functional performance of surfaces. This is followed by application of these concepts to metal AM. Thus, we discuss the influence of the build process on the state of surfaces, all factors that determine the roughness in printing, and progress in monitoring and measuring the evolution of texture both during the layering process and prior to post-processing.

Generic Classifications of Surfaces

The question of surface classification has been entertained perhaps since the dawn of age. Current definitions, classifications, and associated terminology, however, are a product of the early twentieth century. That is, when more thorough understanding of the makeup of surfaces was reached. Stout and Blunt [545] estimate that the word "texture" may have started to appear in the context of surface classification in the 1930s. Stout et al., [545, 547–551] developed a comprehensive classification of surfaces

(Fig. 11.1). They distinguished between classical surfaces (i.e., surfaces that result from a traditional manufacturing process) and engineered surfaces. The main difference lies in the complexity of the functional goal of the surface. In case of classical surfaces, the main function of the surface is to provide a predetermined geometry of a workpiece (e.g., to define boundaries of a box or a casting). Engineered surfaces, meanwhile, according to Stout and Blunt, [550], are customized to perform a predetermined task (e.g., hydrophobic, hydrophilic, etc.). Engineered surfaces may further be classified into several subcategories. They can be random or structured and their topography can result from a manufacturing process that yields random roughness (e.g., turning or milling).

Structured surfaces, meanwhile, are those surfaces for which topography is prearranged deliberately to meet the specified function requirement (i.e., the texture is arranged in a deterministic pattern that meets the functional requirements). Advances in instrumentation, demand by applications, and advances in production technologies always drove revisions to existing surface classifications. One major motivation for seeking new classification is the maturity of enabling technologies. Introduction of designer surfaces, for example, rendered old classifications less meaningful or impractical [550]. Introduction of designer surfaces triggered an interesting debate concerning what was meaningful and practical within surface classifications of the day. Stout [548] revised the classification of some manufactured surfaces, as follows: "Structured surfaces" are those where the surface structure is a designer feature intended to give specific functional performance. Whereas "Engineered Surfaces" are those produced in a specific way that alter the surface and subsurface layers to give a required performance. Thus, according to this definition, the distinction factor of whether a surface is "engineered" or "structured" is the inclusion of the sub-surface layer during the customization process. The ambiguity of such a definition motivated using different language for establishing the category of a surface. An example is the alternative definition was proposed by Evans and Bryan [552] who considered "structured surfaces" as those with a deterministic pattern of usually high aspect ratio geometric feature designed to give a specific function and "Engineered surfaces" as surfaces where the manufacturing process is optimized to generate variation in geometry and/or near surface material properties to give specific function. Stout and Blunt argued that the Evan-Bryan definition excludes products resulting from "non-traditional" methods (such as MEMS where the fabrication route is masking-etching which is not deemed conventionally as a "surface production" process). This motivated the authors to propose the more comprehensive classification shown in Fig. 11 2. Table 11.1 summarizes the definitions of the surfaces associated with the classification of Fig. 11.1.

The principle distinction between surfaces in the figure is whether the resulting surfaces are altered, customized, to meet a given pre-conceived functional performance. In this sense, any surface that is a direct consequence of a manufacturing process, where no functional-driven specialization took place falls under the non-engineered surface category.

Tracing the origins of the production method over surface provides a facility for an alternative classification of surfaces. Two classification routes are detailed. The first, illustrated in Fig. 11.3, manifests an extension of the classification method of Fig. 11.2. This extension centers around considering the surface production route. It is noted that the production method is influential to the quality of the resulting surface, and the order-disorders nature of the roughness features. The connection between production

Surface Classification	Definition
Engineered Surfaces	surfaces produced in specific ways that deliberately alter surface and sub-surface layers to give a specific functional performance.
Non-Engineered Surfaces	surfaces produced as a direct consequence of the manufacturing process where little or no attempt is made to influence surface character.
Structured Surfaces	surfaces with a deterministic pattern of usually high aspect ratio geometric features designed to give a specific function.
Directional Surfaces	surfaces with a deterministic pattern which exhibits specific directionality.
Non-Directional Surfaces	surfaces with a deterministic pattern but without specific directionality.
Unstructured Surfaces	surfaces where a deliberate attempt has been made to impart texture through semi-control of the manufacturing process without achieving a deterministic pattern.
Random Surfaces	surfaces produced by random and pseudo-random processes often with the specific intention of removing systematic features.
Systematic Surfaces	surfaces exhibiting some repetitive features which are a consequence of the natural constraints of the process by which they have been produced.

Table 11.1 Definitions of the Surfaces Associated with the Classification of Fig. 11.1

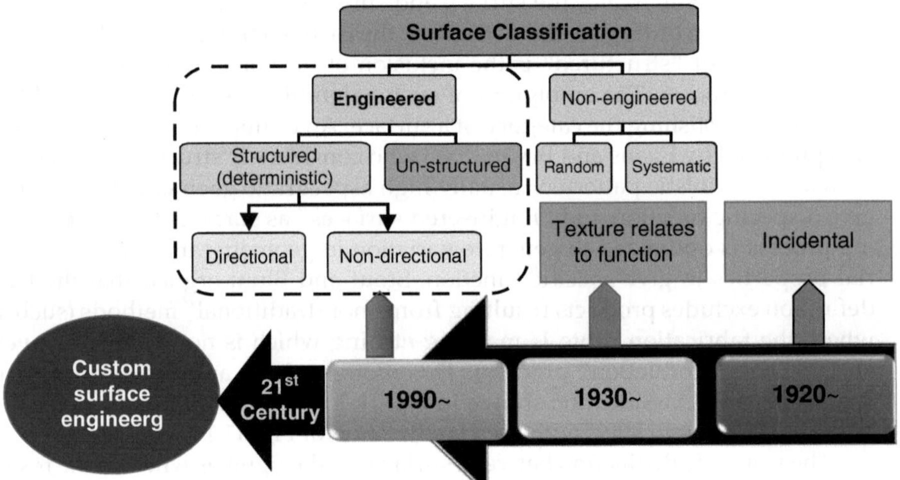

Figure 11.1 Classification of surfaces according to texture. The figure also depicts a time line for the evolution of that classification. In the 1920s of the twentieth century, surfaces were considered a consequence of whatever manufacturing process used. Starting the 1930s engineers and designers started to recognize the potential impact a surface has on performance of an engineering system. Efforts to identify that relationship and enhance performance continued. The 1990s marked the introduction of the surface-by-design concept. Consequently, surfaces were classified as structural and non-structural. The target within the 21st century is a complete design customization of surfaces i.e., realizing the complete vision of the surfaces-by-design paradigm.

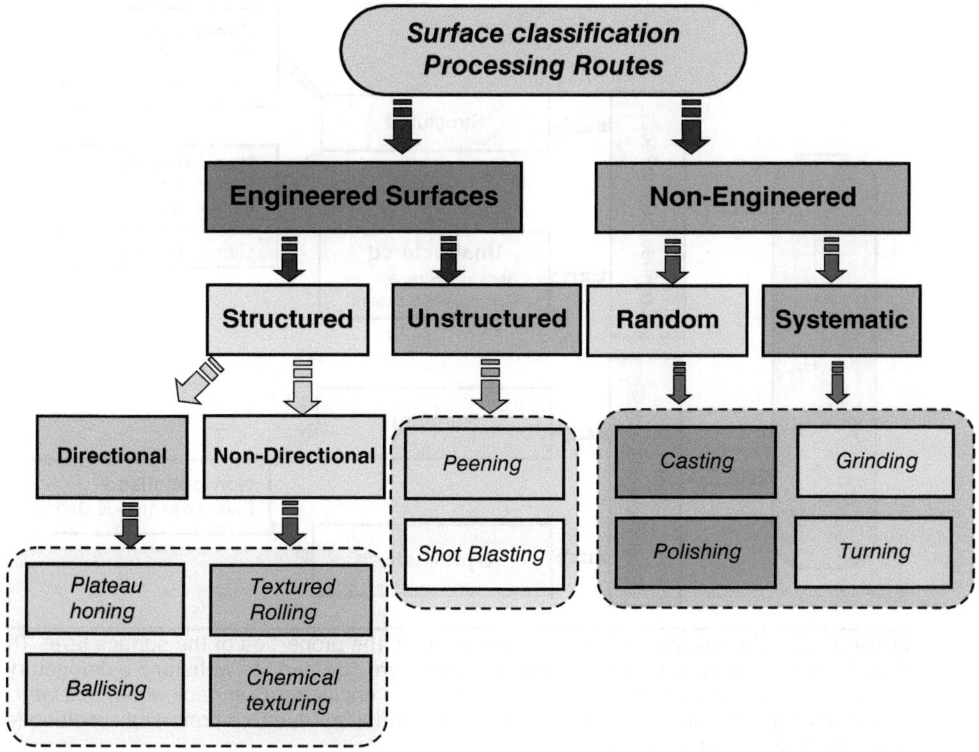

FIGURE 11.2 Classification of surfaces according to processing routes. Surfaces resulting from conventional manufacturing methods (e.g., casting, turning, etc.) show random, or stochastic, topographical features. Deliberate ordering, or shaping, of roughness features renders a surface an "engineered" construct.

rates and layout pattern of the surface prompted introduction of yet another surface classification based on "proposed function"or behavioral traits (Fig. 11.4).

An interesting distinction between surfaces within the classification of Fig. 11.3 is the purpose of the roughness. Accordingly, the major difference between engineered and non-engineered surfaces is the objective of generating a particular roughness pattern. In nonengineered surfaces, roughness features are not optimized. This is so because the main objective is to provide an overall geometry for an object. That is, in this case, a non-engineered surface falls within the classical view of surfaces as enclosures. On the other hand, an engineered surface comprises textural features purposely designed to facilitate a property or a "function." We notice that the definition of function for engineered surfaces overlaps purpose and properties (and not necessarily performance). That is, in engineered surfaces, function implies the purpose of the design or successful fulfillment of a task. This narrows the definition of texture, within the context of function, as geometries that are optimized to achieve a functional task. Distinction between performance and function of the surface (here taken to imply functional purpose of the system) has its roots in attempts to evaluate 3-D surface topography. Two-dimensional surface topography has been traditionally the major focus of analysis [552–554].

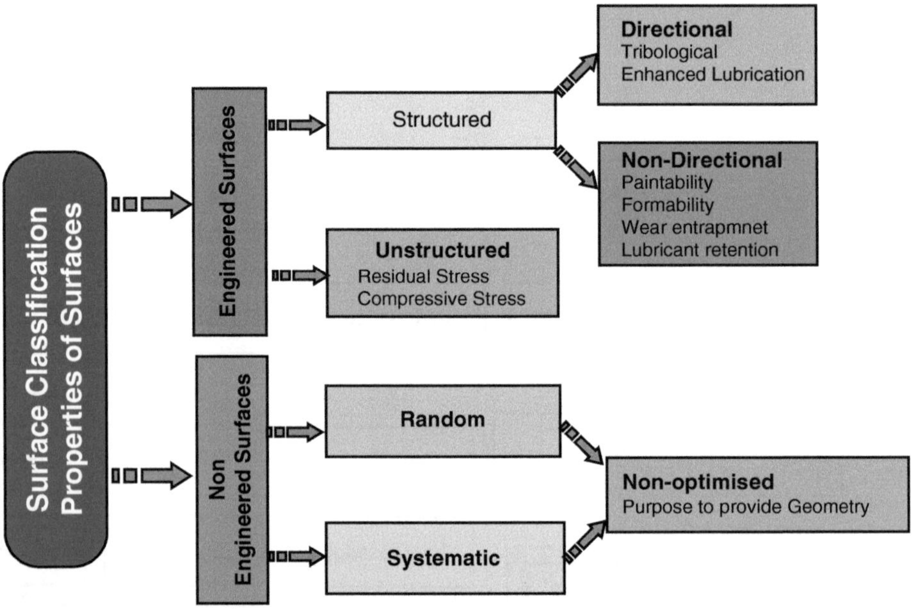

FIGURE 11.3 Classification of surfaces according to the properties of the surface layer. This classification route is based on whether the layers are "treated" to withstand a derogatory condition that dominates during operation. Thus, an "engineered" surface within this view is one of which topographical layers are optimised to resist failure due to a prevailing condition (e.g., wear, residual stresses, corrosion, etc.).

Starting the late 1970s it became clear that other operational and design factors are as equally important to the quality of functional performance over surface.

Such a realization has led to the recognition that the functional environment (alternatively termed as constraints) in which surfaces are employed is of fundamental importance to the success of a surface [555–557]. Whence, investigative efforts, from that point on, were inclusive of the effect the operating environment has on performance.

The environment of operation, in most cases, mandates changes to the raw produced surfaces. These changes, in turn, can alter the initial estate of the material used in production, and if not accounted for, predictions about quality of function may fall short. Metallic surfaces, for example, regardless of the original manufacturing method, can undergo surface modifications aiming at enhancing surface integrity. These may include heat treatment, coatings, chemical treatment, or mechanical treatment (Fig. 11.5). The treatments which constitute the so-called surface engineering, aim to modify the upper layers of the surface to induce a specific property (e.g., wear resistance, scratch resistance, etc.). In doing so, the resulting surface layers, will differ from those obtained directly after manufacturing (say by turning), and for sure are different than the original state of the pre-machined stock. The induced changes, therefore, are crucial to the success of the surface, and if not designed and performed in a controlled manner may result in failure.

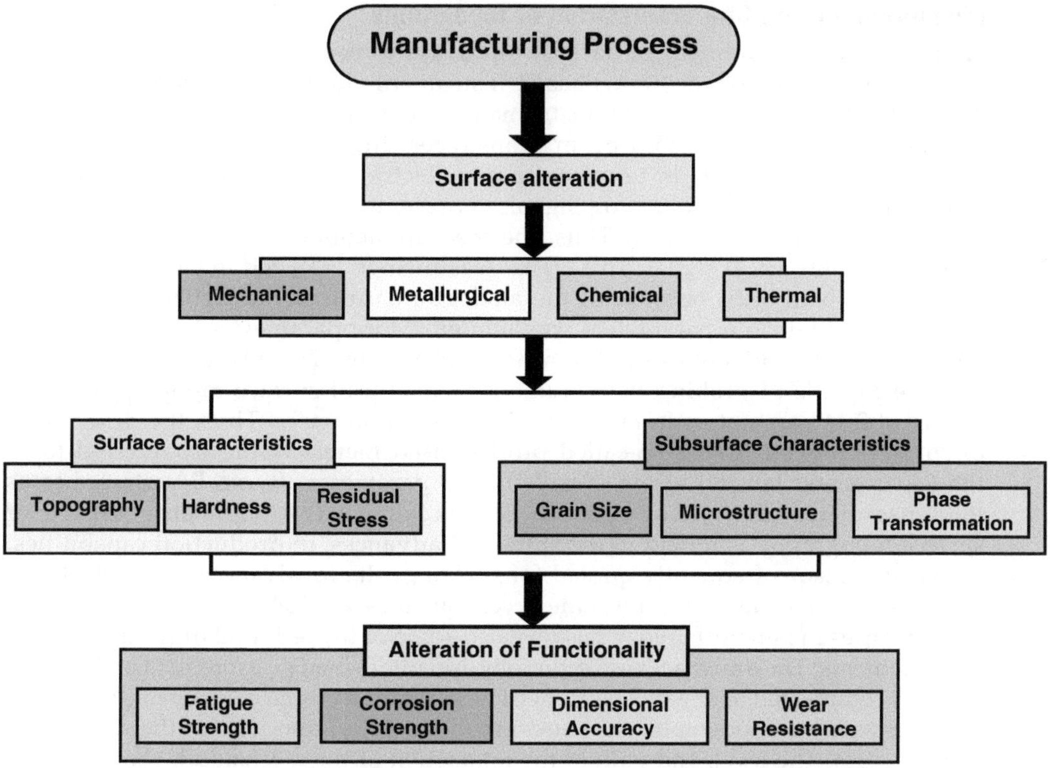

FIGURE 11.4 Generalized effect of surface integrity on part functionality. The figure illustrates the effect of altering the state of surface and sub-surface layers on functionality. Note that functionality here implies preserving the structural integrity of the component under a dominant detrimental operation condition (e.g., wear, corrosion, etc.).

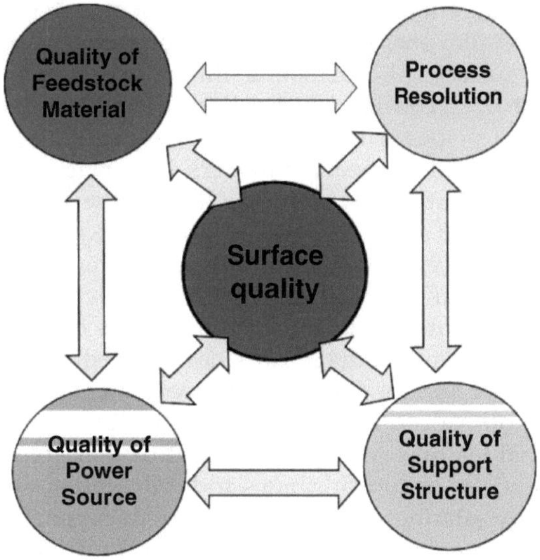

FIGURE 11.5 Major contributions to quality of resulting surfaces in metal AM.

Measurement and Characterization of Topography

Traditionally measurement of surface topography resulted in a 2-D profile. This was a consequence of the stylus-based instruments dominant starting the 1930s. At that time, the surface probing instrument used a simple tactile method comprising the stylus connected to a beam, transducer, amplifier, and meter [558]. This gave a profile of heights in terms of analog electrical signals. The simple idea of transforming heights into analog signals represented the basis of all instruments to follow for quite some time. Thus, the measurements resulted in heights translated into an electrical signal. This signal was further analyzed to yield descriptive parameters. Naturally, because of the analogue nature of the signal, the number of possible obtainable parameters was limited. More parameters became possible later on with the advent of digital measuring devices. The advent of instruments that are capable of probing the volumetric makeup of surface topography led to fading of 2-D parameters in favor of 3-D based parameters. Thus, the description of surfaces moved from a so-called profile-based meters (typically referred to as the *R*-parameter family) to the so-called areal parameters (typically referred to as the *S*-parameter family). The necessity of concealing areas (volumetric) aspects of surface topography is rooted in the shift, and advances, in production capabilities. Two main reasons frequently quoted for such a push are advances in nanotechnology and futuristic needs for alternate precision surfaces [559].

Advances in nanotechnology has revealed some of the technical drawbacks of 2-D measurements. The drawbacks are especially apparent when measurement and qualification of commercial micro-and-nano metric scale manufactured components is needed. Miniaturization of topographical features emphasizes the importance of the surface and its properties. The level, and path of the interaction of the mechanical, chemical, and tribological properties, and not necessarily the value of the property, becomes crucial to successful surfaces. Moreover, because of the minute size, accurate measurements at a comparative scale becomes more crucial and directly links to function.

Other precision requirements of services are also demanding when it comes to measurement and characterization. Necessary for many modern devices, these surfaces may be theoretically flat, or their roughness may be of atomic magnitude. The surfaces also would require complex shapes with precision of up to one part of 108. Measuring, then analyzing these surfaces also demands different specifications and parameterization. Profile to areal characterization which reflects a stochastic two structures and simple to complex free-form shapes is therefore a practical necessity [560].

The shift from profile to areal parameters, in principle, stands on the stochastic analytical base. Such a shift started along the lines of the simple statistical descriptions of peek-to-pit heights and surface slope. A considerable shift from this simple description took place in the early 1990s. This was motivated by the needs reflected by modern applications of surfaces. Conventional surfaces, those which essentially defined the shape of an object, required characterization that guarantees consistency of production. There is no emphasis, however, on diagnostics nor on prediction of quality of performance. Areal description of surface features, however, caters to the comprehensive needs of modern surface operation. Thus, areal characterization methods consider fundamental and functional features within a surface. It further accesses shape and direction of the features, estimates feature attributes and differentiates between connected and isolated features. Irregularities of the surface have traditionally been separated into three groups: roughness, waviness, and errors of form (Table 11.2).

Component	Definition
Roughness	The texture generated by the material removal mechanism (e.g., tool marks)
Waviness	Shape deviations due to imperfect operation of the machine tool
Errors of form	Errors generated of the machine tool due to distortion effects (e.g., gravity, thermal expansion, etc.).

TABLE 11.2 Definition of Surface Irregularities

Phenomena	Effect
Plateau Rayleigh instability	A cylindrical-shaped melt region (weld track) is generated through powder bed and laser interaction. The width and depth of the track are often inhomogeneous as the cylindrical melt region tends to break up in order to reduce the surface energy [570]. This phenomenon depends on laser scanning speed, power, and material properties [571]. If the instability is too high, balling can appear [572].
Marangoni effect	Temperature gradients along with surface tension gradients take place inside the melt-pool [573]. As a consequence, a thermo-capillary convection flow occurs inside the melt-pool. After solidification, this leads to small wavelength ripples which are visible on the weld tracks [574].
Partial particle melting	Due to surface tension, the melt-pool attracts particles from the powder bed. The attracted particles are then partly fused and will adhere to the melt pool after solidification. Such defects are particularly emphasized on side surfaces and overhanging surfaces [575].

TABLE 11.3 Major Defects That Arise in Metal AM Because of Operation Parameters

Areal parameters that describe the roughness (texture) of the surface are developed according to their geometrical properties. They comprise two main classes: "field" and "feature" parameters. Field parameters are statistical in origin. They classify averages, deviations, extremes, and specific features from scale-limited continuous surface. Featured parameters, on the other hand, manifest a Novell concept. The definition uses subsets of pre-defined features from a scale-limited continuous surface using segmentation-based pattern recognition [561]. The two parameter sets, field and feature, form the core parts of modern technical specifications for surface texture.

Some of the defects that arise because of operation parameters are listed in Table 11.3.

Origins of Texture and Roughness in Metal AM

The factors that influence texture and roughness of surfaces of objects built by metal AM are intrinsic to the specific process because each metal AM process has its unique operation parameters and physical constraints. Each process fits a certain class of raw materials as well. There are four major factors that influence the size and quality of the textural features in metal AM: process resolution, quality of feedstock material (filament or powder), quality of power source, and quality of support structure (Fig. 11.5).

Core Process Resolution and Precision

Resolution and precision of metal printing process are by far the most influential factors in surface roughness and size of textural elements. Metal AM builds objects in a layer-by-layer mode. As such, initially, a foundation layer is spread (say in the *XY*-plane), and the deposition of another layer that raises the height of the build in the *Z*-axis follows. The procedure continues until the object acquires its desired shape. Resolution of a metal AM process, therefore, has two components. The first represents the in-plane resolution, which is determined by the diameter of the lase electron beam. In powder bed fusion (PBF) processes, for example, resolution is determined by the diameter of the laser beam or electron beam. In binder jetting, the resolution of the jetting process is measured in dots per inch (DPI). The resolution of wire-based process (e.g., direct energy deposition [DED]) is defined determined by the width of the deposited bead. In the *Z*-axis, resolution for most processes is a manifestation of the possible layer thickness. Table 11.4 lists typical *XY*- and *Z*-resolutions for the widely applied metal AM processes. To place the data in perspective, it is beneficial to compare the resulting surface roughness resolutions of metal AM processes with typical subtractive processes. Figure 11.6 illustrates such a comparison.

The plot shows that metal AM processes produce higher surface roughness (R_a values) than almost all conventional processes. Many conventional processes can achieve less than 1 μm (R_a) surface roughness, whereas the smoothest surface possible from any metal AM process (binder jetting) is in the range of 3 μm ≤ R_a ≤ 13 μm. Many conventional processes can achieve less than 1 μm R_a surface roughness. This renders metal AM-produced objects subject to post-processing procedures to meet the necessary specified values. For this reason, post-processing techniques are generally included in metal AM workflows (post-processing methods most widely used include computer numerical control (CNC) milling and turning, grinding, and polishing).

Most engineering drawings specify an R_a surface roughness for any sealing surface (meaning preventing gases or fluids from passing) in the range of 0.05–0.5 μm. This roughness level is only achievable with polishing, grinding, and/or the highest precision tuning and milling operations. The standard "as-machined" (CNC milling or turning) surface roughness is ~3 μm. An additional finish machining pass can be performed to reduce the surface roughness to ~1 μm, which is a common acceptable value for roughness.

Metal AM Process	Typical *XY*-Resolution (μm)	Typical *Z*-Resolution (μm)
Binder jetting	20–65 (400–1200 DPI)	50–100
PBF	20–200	20–200
Powder DED	100–1000 (0.1–1 mm)	100–1000 (0.1–1 mm)
Joule Printing™	500–1000 (0.5–1 mm)	500–1000 (0.5–1 mm)
Wire DED	2000–50,000 (2–50 mm)	1000–10,000 (1–10 mm)

Table 11.4 Typical *XY*- and *Z*-Resolutions for the Most Popular 3D Printing Processes

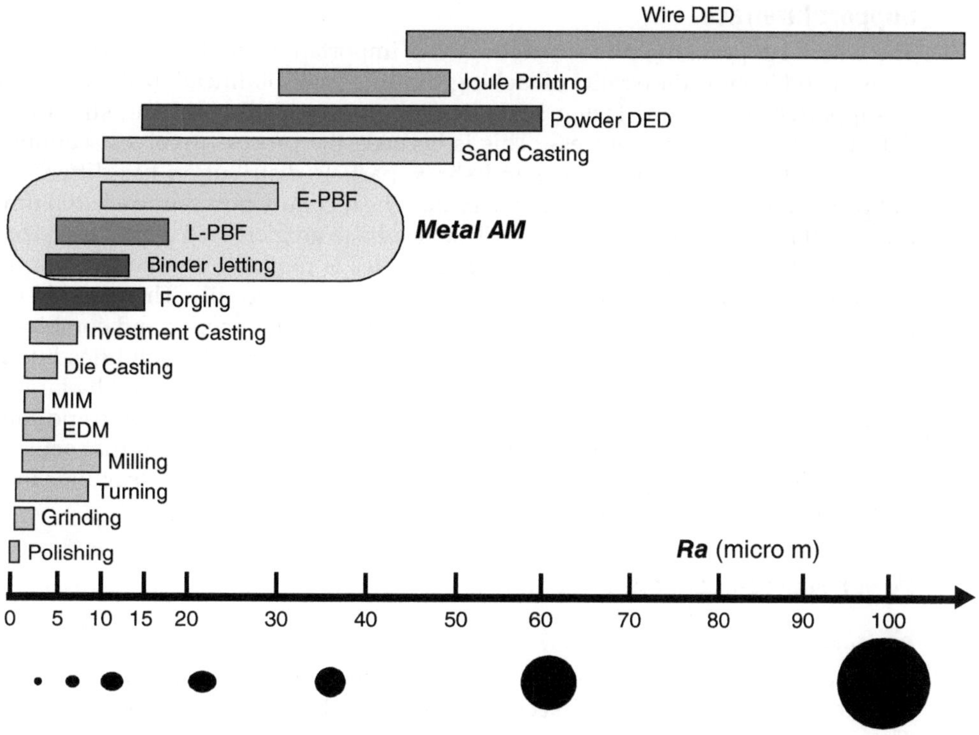

FIGURE 11.6 Comparison of the range of typical surface roughness R_a values achieved through different metal additive and conventional (subtractive) manufacturing processes.

Quality of Material Feedstock

The majority of metal AM processes use powder feedstock. As detailed in previous chapters, powder particles may come in different shapes and distributions. The variation in shape causes differences in melting because each shape absorbs a different amount of laser energy. Further, differences in shapes also lead to variations in the energy density within the melted powder; that is, not all particles will fully melt, or cool, or solidify. Differences in energy absorption cause differences in the phases present within the powder bed. Therefore, upon the deposition of layers there are going to be more than one material phase present: solid particles (that have not melted), and there will be dual phase particles (i.e., partially melted material). In all, non-uniform powder morphology leads to the presence of defacts within the deposited layers. These defects are presented in spatter, agglomerated powder particles, parked deformation during the build process, and in inhomogeneities in the powder bed surface [562, 563].

Spatter particles can fall back to the surface of the build region and act as a nucleus for recoating striations. Spatter particles on nucleation after falling become larger in size and resolidify; they become difficult to uniformly melt and "smooze" due to their larger size relative to the laser source. Moreover, surface oxides forming on spatter particles prevent melting [564].

Support Interface

The role of support structures in metal AM is important from the point of view of heat transfer and thereby the quality of melting, binding, and solidification of layers. Building unsupported downward facing surfaces (i.e., the so-called overhang structures) is a defect in the incubating process. This is because the process involves scanning over loose powder, which due to size and shape particle distribution has different material properties. In this process the rate of bulk heat conduction can reach 100 times the interfacial heat conduction rate [566]. This results in an increased depth and size of the melt pool [567]. The packing of powder particles is random. This reflects on the distribution of the thermal conductivity [568], which varies locally. The variable thermal conductivity of the powder leads to the melt pools sinking deeper, and combined with the influence of recoil pressure and capillary forces, the powder solidifies into a considerably rough surface that faces downward. Such a surface is marked by large deformations (a so-called dross). The role of supporting structures becomes important here because the overhang structures are built with supporting structures that act as a heat sink and as a facility to prevent warping [569]. Employing support structures increases both manufacturing time and complexity of post-processing.

Power Source-Scanning Effects

Strategy of the Build

To understand the influence of the scanning strategy on the quality and size of texture-roughness features, we must first consider selective laser melting (SLM) as an example. The parameters in this process are customarily optimized in terms of the welded-track shape, single layer, and volume density [565]. A major parameter that affects the strategy in terms of laser power and scanning speed is the volumetric energy density. This is given by

$$E_d = \frac{p}{V.h.d} \tag{11.1}$$

where E_d is the energy density (J/mm^3), V is the laser scanning speed (mm/s), h is the hatch spacing (mm), and d is the layer thickness (mm).

Equation 11.1 shows that the energy density is inversely proportional to speed, spacing, and deposited layer thickness. Thus, for a fixed laser power any increase in the value of those parameters would cause the dilution of energy density. There are also many combinations of individual parameters and laser power possible. Therefore, process parameter optimization is always needed. However, parameter optimization is often performed prior to actual object building, therefore, it does not account for any in-process variations. These in-process variations take place because of the response to operation parameters (mainly triggered by feedstock material irregularities). Many parameters can dynamically change during the processing of the build due to non-uniform distribution of material properties (which may lead to local fluctuations in energy density levels). In addition, due to the dynamic interaction between laser and feedstock material, optimization does not necessarily guarantee a surface of refined final surface.

An additional difficulty is also faced on attempting to optimize top and side surfaces. Lately some detailed studies that consider the influence of process parameters in SLM on textural and roughness elements have started to emerge. One study that

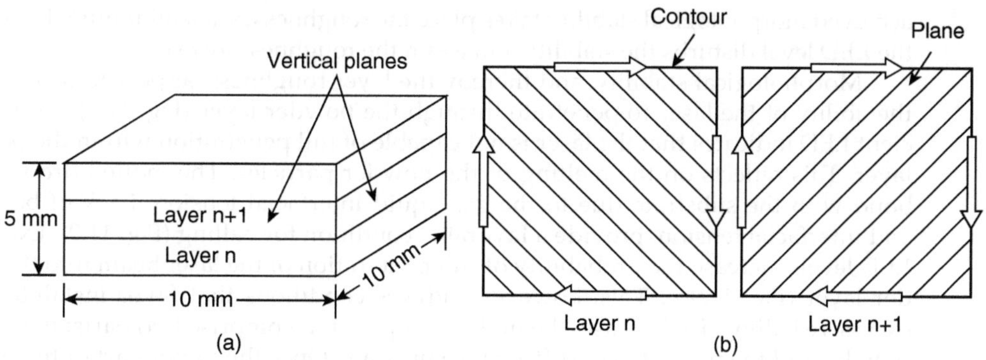

Figure 11.7 (a) The shape of the specimens and (b) the scanning strategy of the plane.

considers the elements of roughness in the day Z-axis of the build [576] investigated the relationship between laser power density and the quality of the resulting surfaces. The study considers the evolution of roughness in surfaces perpendicular to the bill direction (or the vertical planes). The focus was on the effect of the ratio (P/V) (termed as the linear energy density [LED]-J/mm). All specimens in this particular study were designed to investigate the relationship between the process parameters of the contour and the vertical surface roughness (parallel to the building direction; Fig. 11.7).

The results indicated that the level of the LED affects the morphological stability of the deposited layers. Depending on the processed materials, there is an LED window (4.5–8 J/cm in this particular work [576]) within which the morphology of the deposited layers would show stability. The dependence of stability on LEDs is a nonlinear function (Fig. 11.8a [576]). The stable area in the figure is marked by the lower threshold of the LED variations. This stable area is also marked by the low standard deviation of the texture heights when the minimum thickness of the deposited layer is kept constant (1 mm in this case). Increasing the LED level beyond the critical value results in erratic values in the standard deviation of heights (again at the same layer depth). If, alternatively, one considers the relationship between LED and the roughness of the deposited layer then the dependence is nonlinear. The roughness drops when decreasing the value of the LED until a critical value that favors stability is reached. Once this threshold is

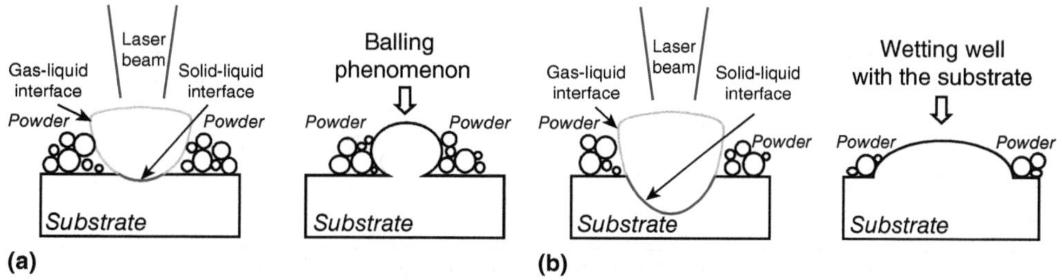

Figure 11.8 The solidification of molten pool. (a) Laser penetrates the powder partially and (b) penetrates the powder totally.

achieved morphological stability takes place the roughness is at a minimum. Increasing the LED level disturbs the stability and again the roughness increases.

Morphological stability, and thereby the layer roughness, appear to be rooted in the ability of the laser to penetrate through the powder layer (Fig. 11.9). An insufficient LED indicates that the laser is not capable of full penetration within the powder layer. This reflects on the melting of the powder particles. The molten drop cannot bond with the substrate due to the gas-liquid interfacial tension. Lack of bonding, and interfacial tension, provide a favorable condition for balling (Fig. 11.9). Excessive LED levels increase the probability of full penetration of the laser beam into the powder layer (Fig. 11.9b). This, however, induces conditions that favor instability and excessive balling. In this case, the molten drop would comprise two parts: the molten powder and the re-melted part from the substrate. Once the upper part of the molten drop tends to ball, the lower part provides a constraining force resulting from the solid-liquid interface, which enhances wetting with the substrate.

Wetting of the molten drop, which is a function of the intensity levels of the laser, is a direct function of the solidification time. Solidification time, on the other hand, influences the balling phenomenon. Naturally, the quality of wetting will depend on the time window available for solidification compared with the minimum time needed for the particular material to solidify (i.e., to dissipate the intrinsic heat quantities contained within the particular volume of the material). Morphological instability is also a function of the time window available for solidification compared with the minimum time needed.

The minimum time interval needed for solid education is a function of material thermal properties and the liquidus temperature of the particular material, viz [577]

$$\tau_{\text{sold}} \approx \frac{2}{3}\left[\frac{a^2}{D}\right]\ln\left[\frac{T_o - T_t}{T_f - T_t}\right] \tag{11.2}$$

where τ_{sold} is the droplet solidification time, a is the diameter of the initial droplet, D in the thermal diffusivity of the material, T_o is the initial temperature of the droplet, T_f is the liquidus temperature, and T_t is the temperature of the substrate.

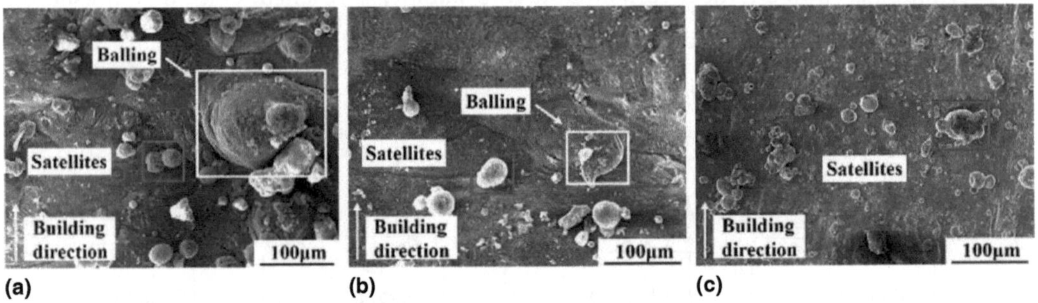

FIGURE 11.9 Scanning electron microscopy (SEM) morphologies with different LED: (a) 2 J/cm, (b) 3 J/cm, and (c) 4.5 J/cm. (From Yang T, Liu T, Liao W, MacDonald E, Wei H, Chen X, Jiang L, "The Influence of Process Parameters on Vertical Surface Roughness of the AlSi10Mg Parts Fabricated by Selective Laser Melting," *Journal of Materials Processing Technology*, 266: 26–36, 2019 [578].)

Equation 11.2 implies that the needed solidification time is inversely proportional to the thermal diffusivity of the material (given that all parameters are constant or the same). It is also directly proportional to the size of the droplet (which is a direct function of the LED). The initial temperature of the droplet, T_0, also plays a role in determining the solidification time. If this parameter is higher, then the time needed would also increase. Insufficient LED would lead to a lower time of solidification and that affects wetting. In this case, wetting would be insufficient, which gives rise to "droplet balls" that form on the surface. High LED increases melting and decreases the unmelted powders. This limits the formation of satellites and the adhesion to the surface. Higher LED increases the initial temperature T_0, which enlarges the time of solidification and enhances droplet wetting and thereby reducing balling. Quality of wetting and increased ability, therefore, depend on the optimization of the LED. An increase in that parameter results in stronger metal evaporation and associated drop in the temperature of the surface. This, in turn, causes an increase in the temperature gradient between the surfaces in the molten pool center, which influences Marangoni convection.

A low LED prevents the complete spreading of the most important due to insufficient solidification time. The laser energy provided cannot ensure complete penetration of the powder layers. Balling would take place relatively easier with the decrease of LED. However, that would be accompanied by non-melted particles and balling on the surface of the build, which results in higher surface roughness. Optimization of LED results in sufficient time for solidification. This provides a time interval necessary for molten drop wetting and sufficient spreading within the substrate. Optimized LED also results in a reduction in Marangoni convection which, in turn, does not disturb the molten pool. As a result, droplet adhesion to the deposited tracks is minimized, which results in a relatively finer texture and vertical roughness.

Quality of the deposited tracks is reduced when excessive LED is supplied. An increase in LED strengthens Marangoni convection and may lead to metal evaporation. This, in turn, results in fluctuation structures on the surface of the build, increasing the roughness. In all, the levels of laser energy density are closely related to the quality of melting of the feedstock material deposited within the layers. It is crucial to optimize LED and keep it at a constant level to maintain an optimal melting quality. Optimization, on the other hand, is not always possible due to the particle size and shape distribution within a particular powder feedstock patch.

Metrological Characterization in Metal AM

Metrology is of dual scope; it is comprised of both measurement and characterization of the elements of texture of a surface. The measurement component entails acquiring topography data (both geometry and topology) from a surface. The characterization component, meanwhile, ensures the extraction of quantitative information is typically cast in the form of surface descriptor parameters (e.g., the profile and surface ISO parameters discussed earlier in this chapter). In this sense surface metrology entails measuring practices and analytical techniques, which, in principle, can be applied to any surface regardless of its method of production. Metal AM, however, presents several unique challenges due to its layer-by-layer processing of the build.

It has been established in the previous section that textural defects, for several reasons, may take place during the building process. These defects lead to non-uniform dimensions on the local micrometer scale and, on depositing a new layer, the defects may amplify the irregularities within the surface. Such a sequence of events not only affects the texture of the final build but can affect its overall dimensions (i.e., net shape). This forms the basis of the metrology challenge in metal AM to keep a metal AM-built object within the intended design limits. From a texture point of view, it is necessary to monitor evolution of the surface texture during the building process. This translates into the need to monitor the texture of each layer as deposited, and as cured. In addition, it is necessary to inspect the surfaces of the resulting objects to ensure compatibility with specifications. As such, the discussion that follows details the challenges and practices two cases. The first case is measuring the metal AM surfaces of the completed components after removal from the build chamber. The second case is in situ monitoring and real-time control of surface deposition (i.e., during the build process). Each of the topics has its own fundamental differences. However, common between the two components are the nobility of the scope of studies, the relative infancy of the data available, and the nature of challenges to be overcome.

Most research in the realm of metal AM surface textured metrology is still in the early stages. The results are yet to establish a strong connection to real applications and requirements [605]. The emphasis in the current research is to understand the process of generating texture and, to a certain extent, the potential for refining the scale of texture. In addition, there is a limited scope of metrology research that involves a wide scope of processes. The limitations also extend to the spectrum of materials involved. The majority of metrological investigations in metal AM focus on PBF, where surfaces show a high degree of irregularity (Fig. 11.10) at different scales. The size and variation of texture irregularities present a challenge in applying currently used surface probing instruments.

In approximately 60 references [579] where material type and AM build processes are specified, nickel alloys cover 5% and Inconel 625 is the subject in 75% of the analyzed research. Inconel 625 is a high-strength corrosion-resistant nickel chromium superalloy with a usable temperature range from cryogenic to 982°C, making it a good choice for liquid-fueled rocket engines, gas turbine engines, and cryogenic tanks [580]. Aluminum alloys, such as AlSi10Mg, cover 5% of the examined literature on surface texture metrology for AM [581]. AlSi10Mg has good strength, corrosion resistance, low density, and high thermal conductivity compared with other alloys and is often found in aerospace and automotive interior AM components and in functional prototypes [582, 583]. In addition to the aforementioned challenges of measuring very irregular surfaces fabricated via PBF processes, aluminum alloy AM surfaces typically raise additional concerns when measured with contact techniques due to low hardness, possibly resulting in damage from the stylus. Again, consideration should be given to appropriate selection of stylus radii and contact forces [584]. Stainless steel alloys comprise 39% of the examined literature on surface texture metrology for AM; 316L has been used in 70% of this research. 316L is an austenitic chromium-nickel stainless steel with high strength, high corrosion resistance, and is particularly resistant to common acids, such as sulfuric, hydrochloric, and acetic.

Typical applications include exhaust manifolds, heat exchangers, storage tanks, jet engine parts, and many parts for marine applications [585]. Other classes of steel, such as alloy and maraging, are used in a combined 10% of the total research pool. PBF steel surfaces typically raise the same concerns as nickel and aluminum alloys. Hardness-related concerns about possible damage from stylus instruments are less relevant for steels than for aluminum parts [586]. Titanium alloys comprise 34% of the analyzed references.

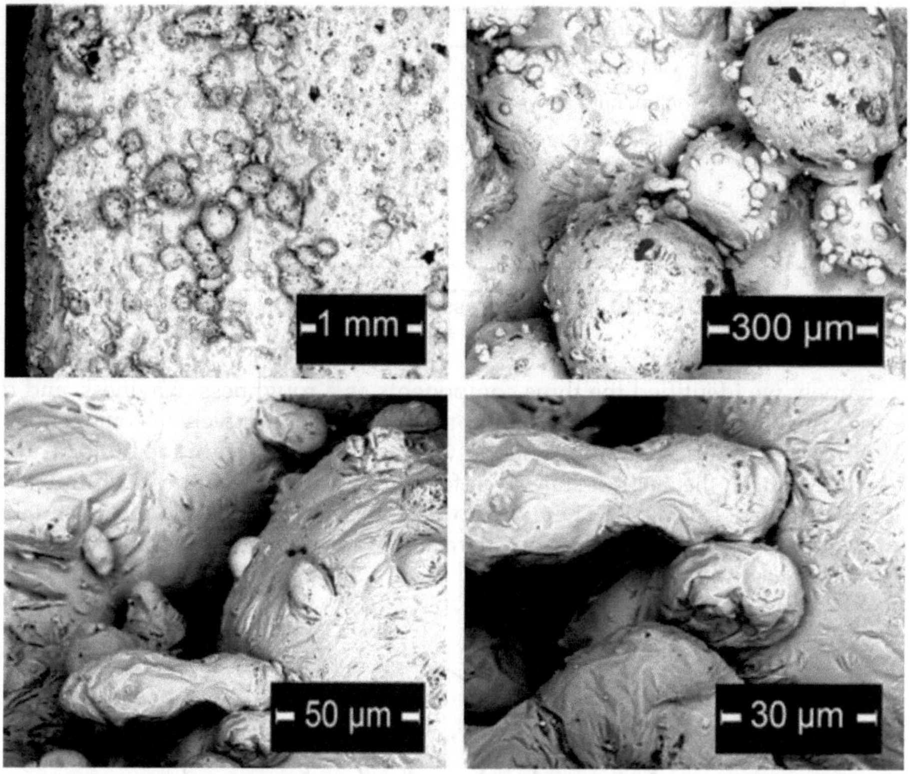

Figure 11.10 Multiscale SEM micrograph of SLM A1Si10Mg part. (From Townsend A, Senin N, Blunt L, Leach RK, Taylor JS, "Surface Texture Metrology for Metal Additive Manufacturing: A Review," *Precision Engineering*, 46: 34–47, 2016. https://doi.org/10.1016/j.precisioneng.2016.06. Under a Creative Commons license.)

Ti6Al4V is the alloy used in 95% of these references and is the most studied AM metal. Alloys such as Ti6Al4V exhibit good strength-to-weight ratios, high fatigue and corrosion resistance, and high temperature performance, leading to many aerospace applications, such as airframe structural components: aircraft skin; and rocket, missile, and spacecraft parts [587]. Ti6Al4V is also biocompatible, making it an ideal candidate for biomedical applications [588]. Note that concerns about the toxicity of vanadium are motivating the development of alloys with different elements, such as substituting niobium for vanadium [589]. Refractory materials, such as cobalt chrome and alumina, have been studied along with tool steels and copper alloys [590]. There has been limited research published using AM components manufactured from these materials, amounting to a total of 7% of the pool of analyzed references. Table 11.5 shows the types of AM processes used for each material group.

Challenges and Constraints

The mechanistic details of building an object using metal AM sets the path for the necessary metrological tasks. In previous sections we detailed the origins of texture in metal AM. Further, we have distinguished between the different components of texture,

Material	EBM	Laser	DED
Nickel alloys	0	100	0
Aluminum alloys	0	100	0
Stainless steels	0	87	13
Other steels	0	83	17
Titanium alloys	35	50	15
Others	0	100	0

TABLE 11.5 AM Processes Used for Each Material Group

namely we identified the three components as a roughness, waviness, and deviations of form (Table 11.4). The three components evolve collectively in conjunction with each other as a group, the uniform along with the progression of the build. Thus, the final value, within the as-built state, is in fact the result of the values accumulated with the deposition of each layer. Therefore, to achieve a successful build the essential metrological tasks, i.e., measurement and characterization, have to be performed in the pre- and post-processing (Fig. 11.11).

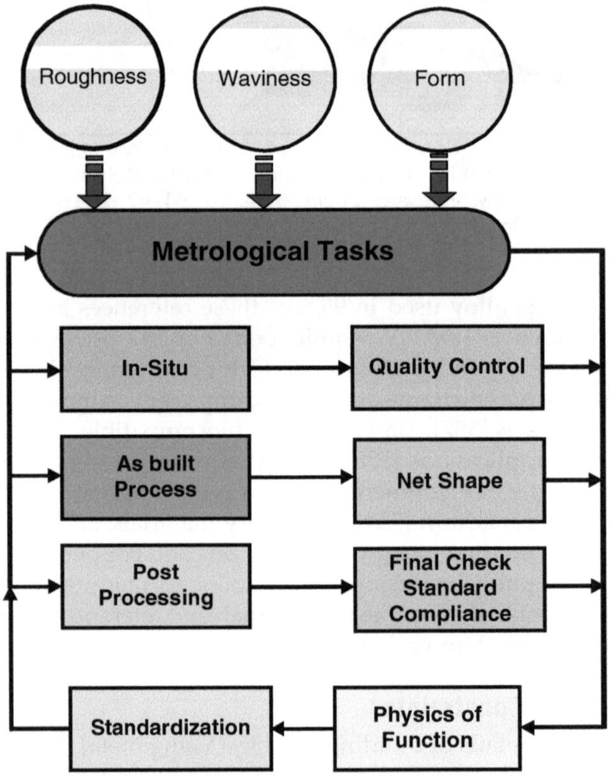

FIGURE 11.11 Elements of the metrological task cycle.

This indicates that the main goal of the metrological tasks is quality control, in situ monitoring and feedback, final check for net shape (form) before post-processing, and after post-processing to ensure that the build meets tolerance and surface performance standards. In addition, for advancing the technological capabilities, the metrological tasks have to be performed with the goal of linkage to the part function. The previous requirements reflect the nature of the complexities that have to be resolved for effective AM metrology. Adding to this complexity is data acquisition and analysis, which is an essential building block of AM metrology (and metrology in general). This reflects the coupling of advancing AM metrology and advances in data management and analysis. In all, the challenges stem from the mechanistic details of metal AM tasking for the current metrological practices.

The AM metrology task is fundamentally challenged by technological demands. Currently metrology is invested in optical exploration and interrogation of surfaces. This, by default, renders a gap between the reality of the surface and the presented reality of the optics used to probe the surface. To present the "real" surface the optical interrogation devices have to be of perfect resolution and of a wide field of view. The device also has to preserve that perfect resolution quality during motion and correct itself for reflections, blurs, etc. Such a resolution is not possible at the "ideal" level described. As it stands, any surface probing device, by default, entails a compromise between several competing factors. These, as an example, are special resolutions due to motion or blur. In addition, inspecting the as-built surfaces (both at the layer level and the post-build level) imply considerable data management and analysis challenges. The AM metrology task is increasingly limited by the fundamentals of optical interrogation of the surface, such as the compromise between spatial resolution and field of view, the loss of effective spatial resolution due to motion blur, or the dynamic range of optical properties across the inspected region. Such limits imply that faster "brute-force" measurement of the whole surface presents significant data management and analysis challenges.

One potential solution to the AM metrology challenge is the use of hybrid instrumentation, that is, to detect areas of interest with a relatively low-resolution sensor (e.g., camera-based sensors), then to "home-in" on the areas of interest using a localized, high-resolution sensor. Data fusion techniques can then be used to combine the data from the different sensors. In some scenarios the low-resolution sensor could use approaches that detect light scattered from points of interest, such as scratches, therefore, allowing high-resolution detection without the need for imaging. The low-resolution sensor might also have a functional basis. Development of techniques to address the metrology challenge requires advances in a number of mathematical areas. Where two or more sensors are used with different lateral resolutions, data fusion techniques are required to combine the data and to match the coordinate systems of the sensors [591]. To reduce scanning times and make full use of all the available information, intelligent sampling techniques will need to be utilized [592].

Significant advances have been made in the field of surface topography measurement over the last three decades, from the development of optical instrumentation, which is now a fully-fledged rival to contacting techniques for the development of specification standards for areal topography (Table 11.6).

There are two distinct classes of instruments: (1) those that measure over large areas (meters squared) with tens to hundreds of micrometers of spatial resolution and

Purpose	Technique
Profile topography measurement	• Contact stylus [593–598]
Areal topography measurement	• Confocal microscopy [599, 600] • Focus variation microscopy [601] • Coherence scanning interferometry [602] • Chromatic confocal microscopy [603] • Conoscopic holography [593] • Atomic force microscopy (AFM) [598] • Elastomeric sensor [604–606]
2D imaging	• Optical microscopy [595] • SEM [599]
Volumetric	• X-ray computed tomography [607, 608]
Other	• Raman spectrometry [595]

Table 11.6 Some Widely Applied Surface Metrology Techniques

(2) those that measure over small areas (up to a few millimeters squared) with spatial resolutions of the order of a micrometer. Essentially, the former class is camera limited and the latter is objective limited. There have been several attempts to try and combine the two classes (e.g., [609]), but more progress is required before such hybrids can be used in AM.

Characterization of Form

Form metrology is the determination of the external shape of an object. Accurate determination of form is critical in metal AM. It is the foundation of quality control to optimize both object production and machine performance, especially when new materials and geometries are introduced. In this sense, form metrology is a facility to determine how close to the original design dimensions an AM-built object is, and the amount of deviation or deformation that took place due to the manufacturing process itself. Thus, the goal of form metrology is to determine the final dimensions of the object, its compliance and tolerances, and, if applicable, why deviations took place. Tolerances on form geometry depend on part function and are industry specific; that is, the same object used in the auto industry, for example, will not have the same tolerance specifications if it was used in the aerospace industry.

Form metrology may be performed in contact or non-contact modes. Contact systems (e.g., contact measuring machines [CMMs]) have been in application for quite some time [610]. Contact systems have the ability to obtain highly accurate measurements. However, they are slow relative to the requirements of the AM environment, which requires in-line inspection and measurement of a selected limited number of points on the surface of an object [611]. Non-contact systems, on the other hand, belong to the machine-computer vision-class of optical systems. These systems are evolving in application and capability, and there are significant advances in informatics. The advances in informatics have led to an increase in their application within metrology to provide real-time measurement data. Herein, non-contact systems will be the focus.

Three-dimensional (3D) imaging sensors generally operate by projecting (in the active form) or acquiring (in the passive form) electromagnetic energy onto/from an object followed by recording the transmitted or reflected energy. The most important example of transmission gauging is the industrial computed tomography (CT), which uses high-energy X-rays and measures the radiation transmitted through the object.

Optical form measurement systems can generally be grouped into two families: passive and active. Passive systems do not require spatiotemporal-modulated illumination to operate, but they do require a specific level of static ambient light as they are mostly based on photography. Most passive systems use one or multiple cameras and image processing to recreate the 3D form from a series of correlated images. Active systems use their own light sources to either raster scan or spatiotemporally vary the illumination of the surrounding environment.

Active systems can recreate a 3D model of the object's form by detecting the modulation of projected illumination caused by the object's shape. Table 11.7 provides a list of the most common techniques used for active and passive form measurement.

Comparison of Active and Passive Systems

Passive systems offer the advantage of smaller equipment-cost investment over active systems as the former are usually cheaper than the latter in terms of hardware requirements. Passive systems also generally have lower mass and are more compact, which provides mobility. On the other hand, passive systems tend to be less accurate and slower compared with most active systems, as they rely on more complicated post-processing algorithms. Additionally, several default assumptions about the object being

3D Form Measurement Technique	Passive	Active
Laser triangulation		X
Structured light		X
Stereo vision	X	
Photogrammetry	X	
Time of flight		X
Interferometry		X
Moiré fringe range contours		X
Shape from focusing	X	X
Shape from shadows		X
Texture gradients	X	
Shape from shading		X
Shape from photometry		X

Source: Adapted with permission from Sansoni G, Trebeschi M, Docchio F, "State-of-the-Art and Applications of 3D Imaging Sensors in Industry, Cultural Heritage, Medicine, and Criminal Investigation," *Sensors*, 9: 568–601, 2009. Free open access copyright under the Creative Commons License (CC BY v4.0) by the MDPI.

Table 11.7 Classification of Active and Passive 3D Form Measurement Techniques

measured are usually made in passive systems. These concern the nature of the surface and form of the object, namely:

- The object's surface always causes Lambertian reflectance. This assumption introduces errors when optically smooth or transparent surfaces are measured [614].
- The object's form is continuous without abrupt steps and discontinuities. This assumption is equivalent to low-pass filtering of high-frequency components. The most common manifestation of this filtering effect is the rounding of sharp edges and removal of thin structures from the reconstruction [612].

The idealized projection models, such as the ideal pinhole projection and orthographic projection, are good enough to approximate real measurements. This assumption manifests in reduced accuracy during reconstruction, as the non-ideal nature of real camera systems may not be taken into account [612].

One principal advantage of active systems is having their own source of illumination. This allows measuring of untextured surfaces to deduce form [611]. Passive systems, on the other hand, require textured surfaces to determine common features and, hence, relate the multiple images taken at different positions on the object [611]. The process of associating common pixels between multiple images (i.e., the so-called "correspondence problem") is greatly simplified in active systems. In active systems, images are not related by searching for common features but by using the overlaid illumination to achieve correspondence.

There are four general families of active form measurement systems (Fig. 11.12):

- Interferometry and confocal
- Conoscopic holography
- Triangulation via laser and white light projection
- Time of flight (phase based)
- Time of flight (pulse based)

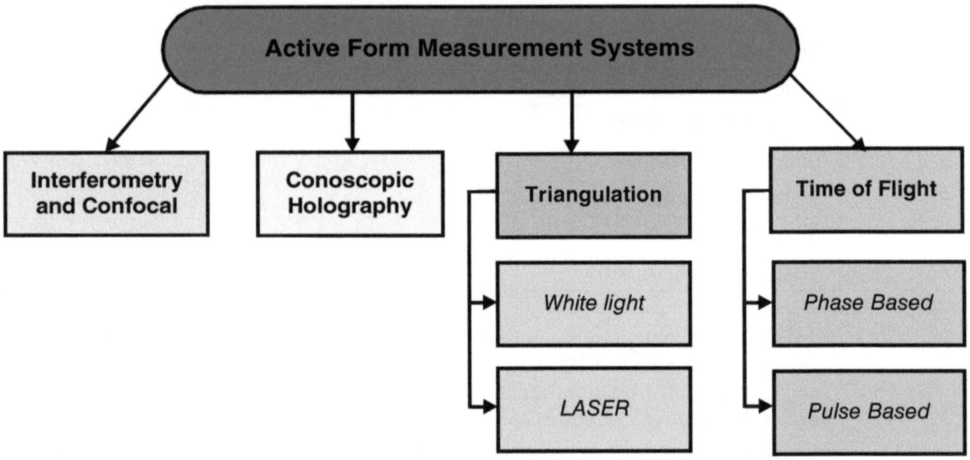

FIGURE 11.12 Families of active form measurement systems.

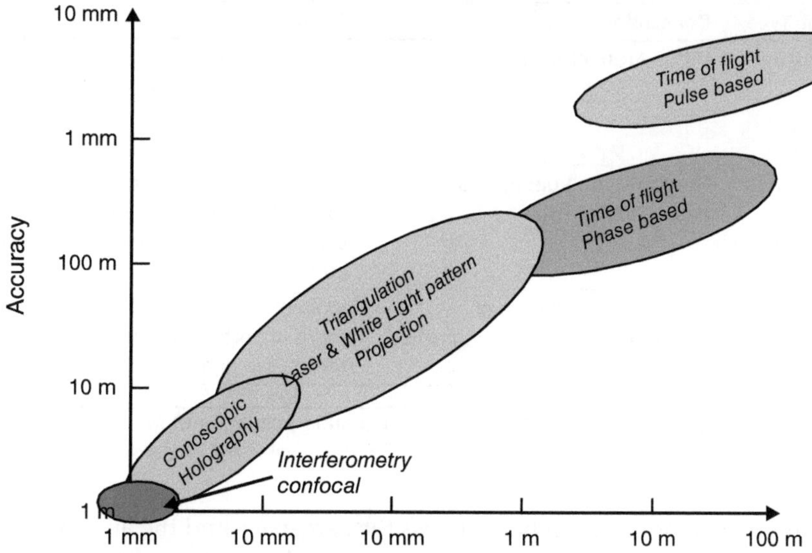

Figure 11.13 Classification of active optical techniques in terms of range and accuracy.

Each of the identified families of active systems has their own application range, accuracy, resolution, etc. (Fig. 11.13). Thus, the choice of a particular system is not straightforward. Typically, application of a metrological system will depend on the object, level of accuracy needed, and resolution, among other interconnected factors. That is, the choice of a system has to be linked to the set of specifications and tolerances listed in production standards for the particular object. These parameters, on the other hand, are not object specific; rather, they are particular to an intended field of object application. Figure 11.14 [613] illustrates the different tolerance

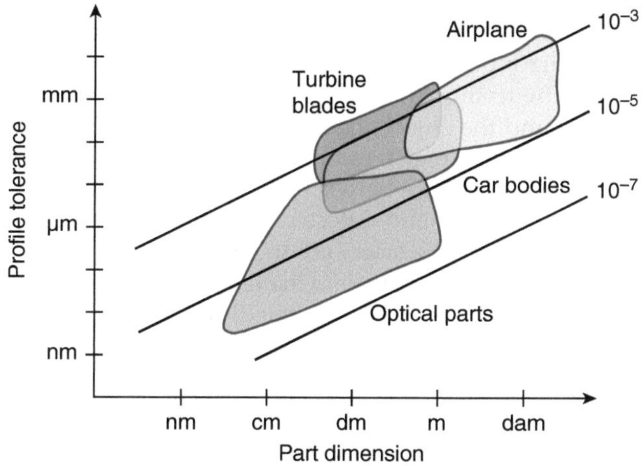

Figure 11.14 Tolerance against part dimension for various industrial applications. (Reprinted with permission from Savio E, De Chiffre L, Schmitt R, "Metrology of Freeform Shaped Parts" *CIRP Annals*, 56(2): 810–35, 2007 [614].)

Constraint Type	Constraint	Reason
Surface texture	Diffuse reflectance	Typical surfaces produced via layering and powder-based metal AM manufacturing technology are not optically smooth to visible wavelengths
Form geometry	Freeform, multiple occlusions, and shadows exist	Little restriction in created geometry permits for complicated shapes with large number of discontinuities and line-of-sight occlusions present
Material range	Appreciable variation of absorption/reflection properties between different materials	Inhibits the overlay of specific wavelengths, more important for laser triangulation than structured light

Table 11.8 Summary of Typical Constraints on Choice and Application of Metrological Systems in Metal AM

requirements for different parts across the aerospace and the automotive industries. These requirements, in theory, may be met with current non-contact optical form measurement systems in ideal laboratory conditions via laser triangulation and structured light systems. However, applicability in an industrial production environment is a different matter. There are several constraints that are brought forward by the production environment (Table 11.8). Industrial requirements, which include a wide variety of surface textures (roughness, material optical properties), working environments (vibration, temperature, signal noise), high measurement speeds (in-line manufacturing, in situ measurements), and geometries (slope angles, aspect ratios, deep holes) pose a challenge for these systems. Such challenges have to be addressed before deployment.

Comparison of Non-Contact Form Optical Measurement Systems

Laser Triangulation Laser triangulation systems project a laser spot or a line onto the part. The spot or line is then scanned across the object by deflecting the beam using a mirror. At each mirror position, triangulation is performed to calculate the height of the scanned points. The triangulation principle used for the measurement of the distance between the laser and the object at each point is shown in Fig. 11.15. Light from a laser strikes the surface and is registered at a specific point on the charge-coupled device (CCD) detector. If the distance between the object and the laser changes from d_1 to d_2, the angle between the laser and detected reflection will also change from θ_1 to θ_2. The change of angle will cause the laser spot to register at a different point on the CCD, and this difference can be used to calculate the height at each point.

In the example shown in Fig. 11.16, the distance between the laser and the object is given by

$$d_2 = L\tan(90 - \theta_2)$$

where d_2 is the distance between the laser and the object, θ_2 is the angle between the incident and reflected beams, and L is the distance between the CCD photodetector and the laser.

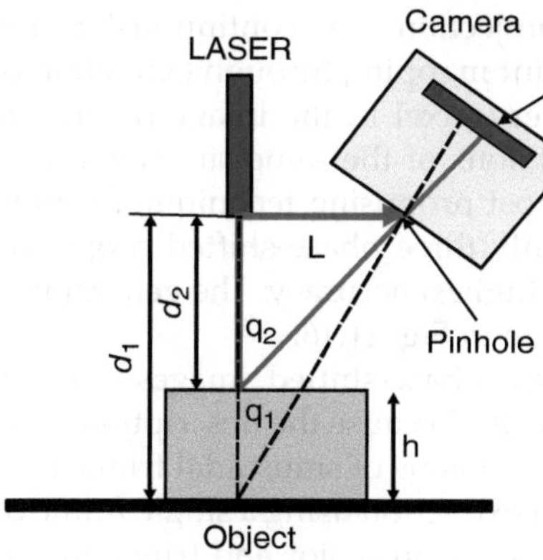

FIGURE 11.15 Principle of laser triangulation.

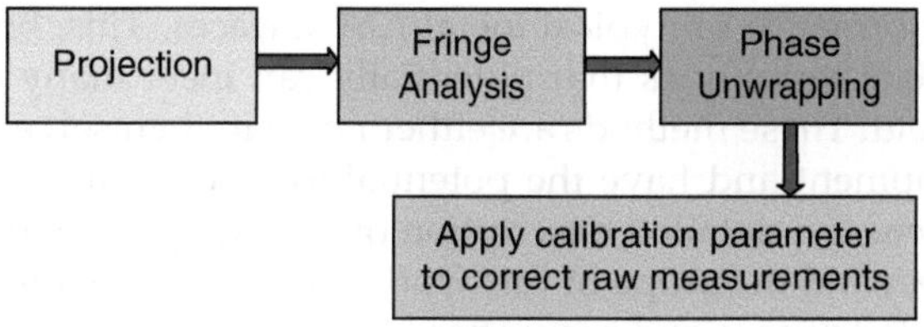

FIGURE 11.16 Flowchart of fringe projection methods.

To extract the actual height of the measured point h, the overall distance between the laser and the measurement platform d_1 needs to be measured and known beforehand ($h = d_1 - d_2$).

Four configurations of laser and camera are available for a laser triangulation system: "reverse ordinary," "ordinary," "specular," and "look-away" [615]. The resolution of the system is affected by the orientation of the system as is the susceptibility to occlusions and the laser power required to get an unsaturated image with high signal-to-noise ratio (SNR).

Structured Light Projection Techniques Areal light codification via structured light can be achieved by projecting either binary or continuously varying signals onto a surface. In the case of binary signals, correspondence is extracted by comparing the temporal and spatial patterns extracted through various structured light schemes. In the case of continuously varying signals, such as sinusoidal fringe patterns or trapezoidal fringe patterns, correspondence is not necessary as the absolute phase of each point is extracted by retrieving an analytical solution. For other continuously varying signals, such as linear intensity ratio or "wedge" patterns, correspondence is found by comparing the pixel intensity to a look-up table. Due to the continuity of the projected signal, continuously varying signals can usually achieve pixel-level resolution at the detector because the height information can be calculated analytically, after unwrapping and/or scaling of the received information at each pixel.

Sinusoidal fringe projection is a "continuous" technique, which can provide high accuracy and dense point mapping through extraction of the angular phase of the projected pattern from every pixel in the image deterministically, by projecting at least three phase-shifted versions of the same sinusoidal pattern. Sinusoidal fringe projection seems to be the most promising technique for industrial applications because of high speed (requires only three phase-shifted projections), pixel-level resolution, and because it achieves the highest accuracy. The general measurement flow for fringe projection methods is shown in Fig. 11.16.

A minimum of three phase-shifted images per view are required to extract the phase per pixel analytically, because the description of the phase of each pixel has three unknowns. Alternative versions of sinusoidal fringe projection, which attempts to perform phase information extraction using a single frame of projected fringes (often called "one-shot" methods) via various color and fringe multiplexing techniques, have been developed and are beyond the scope of this work. The use of color in sinusoidal fringe projection, however, adds to the complexity of fringe detection and increases the sensitivity of the image to environmental light intensity and object color noise.

In all, we have briefly compared the two established metrology methods with satisfactory performance on typical metal AM surfaces. This, however, does not exclude other candidate techniques that potentially can meet many of the current shortcomings in the field. These methods are either novel in themselves or currently undergoing rapid development and have the potential to be of future use in metal AM systems. Although there is a detailed description of the systems, their principle of operation is considered beyond the scope of this work. Table 11.9 provides a summary comparison of their reported ranges and accuracies.

Technique	Best Dimensional Resolution Reported in Height Axis	Measurement Range	Type of View	Applicable to Optically Rough Surface
Active focus detection through shear interferometry	10-μm (on optically smooth surfaces) resolution reduced for rough surfaces	300 mm	Point-to-point	Yes
Time of flight	15 μm	500 mm	Full field	Yes
Close-range photogrammetry	~15 μm	30 mm to 100 m	Full field	Yes
Volume holographic profilometry	~20 μm to 2 mm	20 cm to 2 m	Full field	Yes
Holographic profilometry	10 μm	50–300 mm depending on object reflectance	Full field	Yes
Moiré profilometry	~25 μm depending on grating frequency used	N/A	Full field	Yes

TABLE 11.9 Comparison of Potential Future Candidate 3D Scanning Techniques for Metal AM

Comparison of optical systems was undertaken by Giganto et al. [614], who studied the suitability of different active optical metrological systems (OMSs) for dimensional and geometrical verification of parts manufactured by SLM. They compared five different active OMSs: laser triangulation sensor on a CMM (LS-CMM), a laser triangulation sensor integrated into a portable Coordinate Measuring Arm (CMA) (LS-CMA), a portable and handheld laser triangulation scanner (HLS), an structured light (SL), and a conoscopic holography (CH). In addition to the analysis of different optical systems, the study also compared stationary and portable systems which are, generally, less accurate; however, they are advantageous with respect to speed and mobility.

The chosen test artifact was based on canonical sphere-type geometry, which is an ideal metrological element widely used as a reference standard. The object is easily definable as a best-fit entity in measurement software. The test part consisted of nine spheres distributed in a three-by-three matrix (Fig. 11.17).

Figure 11.18 plots the deviation of sphere diameters for the optical measurements. Dimensional errors present a horizontal trend (similar values) regardless of the sphere size for LS-CMM, LS-CMA, and SL systems.

The errors are associated with the system and not with the entity dimension. These OMSs have average deviation values of 0.1037 mm (LS-CMM), 0.1376 mm (LS-CMA), and 0.0164 mm (SL). In the case of the HLS scanner, the obtained deviations were higher for the smaller diameter spheres, which implies a decrease in accuracy for smaller geometries. The CH system has a wide variation among its measurements (without following a clear trend), ranging from 0.0022 to 0.0407 mm. As shown in Fig. 11.18, the SL scanner showed the least deviations from the CMM contact measurements. On the other hand, The system with the highest deviations is the LS-CMA followed by the same laser scanning technology installed on a CMM.

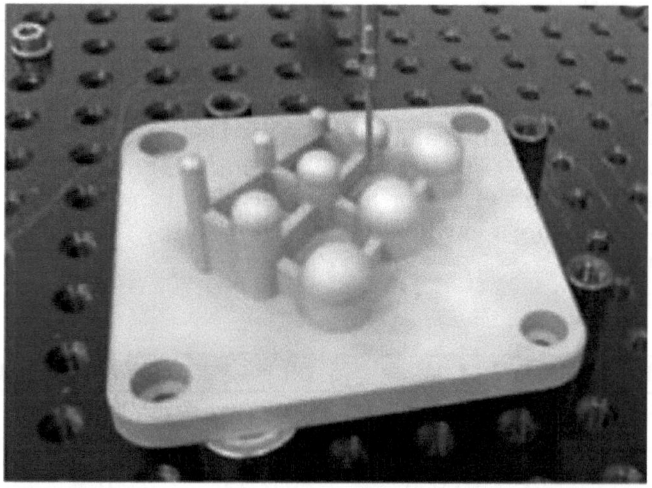

Figure 11.17 Test part CAD: sphere designations and design features. (From Giganto S, Martínez-Pellitero S, Cuesta E, Meana VM, Barreiro J, "Analysis of Modern Optical Inspection Systems for Parts Manufactured by Selective Laser Melting," *Sensors*, 20(11): 3202, 2020 [614].)

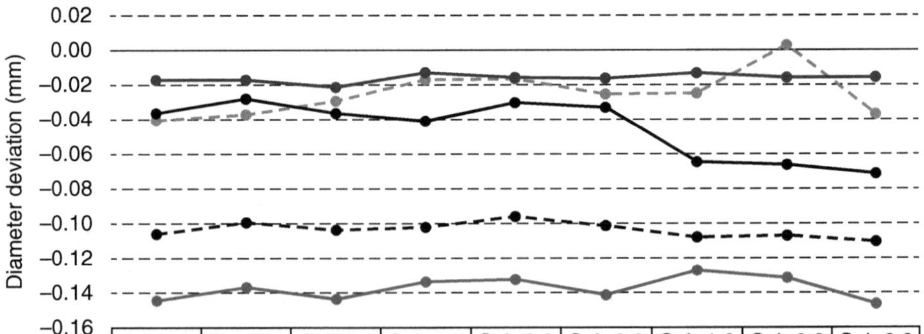

	Sph 1.1	Sph 2.1	Sph 3.1	Sph 1.2	Sph 2.2	Sph 3.2	Sph 1.3	Sph 2.3	Sph 3.3
LS-CMM	−0.1054	−0.1000	−0.1040	−0.1025	−0.0957	−0.1009	−0.1078	−0.1070	−0.1104
CH	−0.0407	−0.0376	−0.0297	−0.0168	−0.0168	−0.0255	−0.0251	−0.0022	−0.0367
LS-CMA	−0.1445	−0.1376	−0.1433	−0.1340	−0.1322	−0.1415	−0.1273	−0.1315	−0.1465
HLS	−0.0365	−0.0281	−0.0365	−0.0412	−0.0301	−0.0333	−0.0647	−0.0664	−0.0713
SL	−0.0170	−0.0173	−0.0220	−0.0131	−0.0160	−0.0167	−0.0133	−0.0166	−0.0155

FIGURE 11.18 Deviation of sphere diameters for the optical measurements (OMS) from the reference values (CMM) [616].

When considering the position of the sphere centers, in general, the highest deviations occur for the smaller diameter sphere (as shown by the data of Table 11.10). The three laser triangulation systems and the SL scanner have the highest deviations in the *Z*-coordinate. Conversely, the systems with the least deviations were the HLS and SL scanners.

Unlike the rest of the compared systems, the CH system has higher deviations in the *X*-coordinate and lower in the *Z*-coordinate mainly because in this system the scanning movement is performed in the *X*-direction, without a simultaneous displacement of the *Y*- or *Z*-axes. The deviation also increases both with the reduction in sphere diameter and with the increase in the location height of the spheres.

Figure 11.19 shows the spheres form error for each measurement system. The two OMSs that come closest to the reference values obtained by contact are the HLS and SL, whose sphericity values are around 0.0982 and 0.1100 mm, respectively. The system with the highest form error values is the LS-CMA, with an average value of 0.3471 mm. The CH sensor has an irregular behavior with large variability in the results, reaching a maximum form error value of 0.4441 mm and a minimum of 0.1269 mm.

Parameter		LS-CMM	CH	LS-CMA	HLS	SL
Deviation of sphere center position (mm)	*X*	0.0011	−0.0369	−0.0028	−0.0018	−0.0011
	Y	0.0042	−0.0056	0.0039	−0.0015	−0.0020
	Z	0.0056	−0.0049	0.0078	0.0062	0.0083

TABLE 11.10 Average Deviation of the Sphere's Center Position According to the *X*-, *Y*-, and *Z*-axes of the Optical Measurements from Reference Values (CMM)

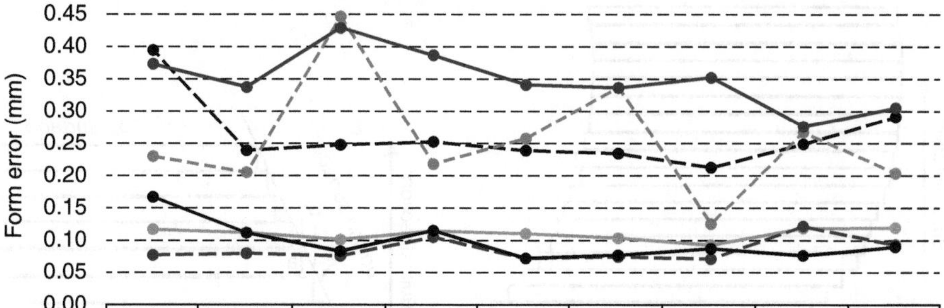

	Sph 1.1	Sph 2.1	Sph 3.1	Sph 1.2	Sph 2.2	Sph 3.2	Sph 1.3	Sph 2.3	Sph 3.3
CMM	0.0789	0.0794	0.0767	0.1056	0.0711	0.0741	0.0726	0.1204	0.0941
LS-CMM	0.3929	0.2401	0.2475	0.2508	0.2398	0.2329	0.2115	0.2485	0.2881
CH	0.2283	0.2063	0.4441	0.2164	0.2556	0.3382	0.1269	0.2648	0.2046
LS-CMA	0.3715	0.3369	0.4257	0.3855	0.3395	0.3345	0.3493	0.2770	0.3037
HLS	0.1666	0.1130	0.0841	0.1142	0.0726	0.0782	0.0871	0.0770	0.0912
SL	0.1175	0.1112	0.1030	0.1146	0.1109	0.1042	0.0932	0.1158	0.1194

FIGURE 11.19 Contact and optical measurements of sphere form error [616].

In terms of inspection speed, regardless of the number of parts, portable systems are the most advantageous. Likewise, the HLS and SL portable systems had the lowest dimensional deviations (diameter and center position of the spheres) and geometrical deviations (form error and standard deviation); that is, their results were the closest to the reference values (obtained with a CMM by contact). Either of these two OMSs is suitable for measuring SLM parts (characterized by a typical high roughness). The extreme portability, lightness, speed, and ease of handling give the HLS system great advantages in a wide range of industrial applications. However, for high-precision measurement of smaller geometries, the SL system was found to be the most suitable.

Characterization of Roughness

In metal AM the addition of materials is sequential. It takes place in a series of flat layers that result in an object with a "stepped surface" (Fig. 11.20a). As discussed earlier, the local variations in melting and wetting conditions can disrupt the edges of the build. This affects the shape of the edges of individual layers. Gravity also influences the coherence and the flow of the melt pool, especially when building unsupported surfaces, causing sagging of the un-melted powder within the sublayers. This causes a rougher surface on the underside of the component (the so-called "down skin") then the upward facing side (the so-called "up skin"; Fig. 11.20b). This differential roughness effect is amplified by changes in the local heat dissipation ability of different zones. In all, the net result of the nonuniform complex behavior of the material in the molten pool results in the surface of the multidirectional particulate texture. The texture would have an underlying directionality (the so-called lay of the surface). This lay will also vary around the component as the local surface slope changes. Characterization of these variations around the general name of the surface is the essence of characterization of surface roughness in metallic AM parts.

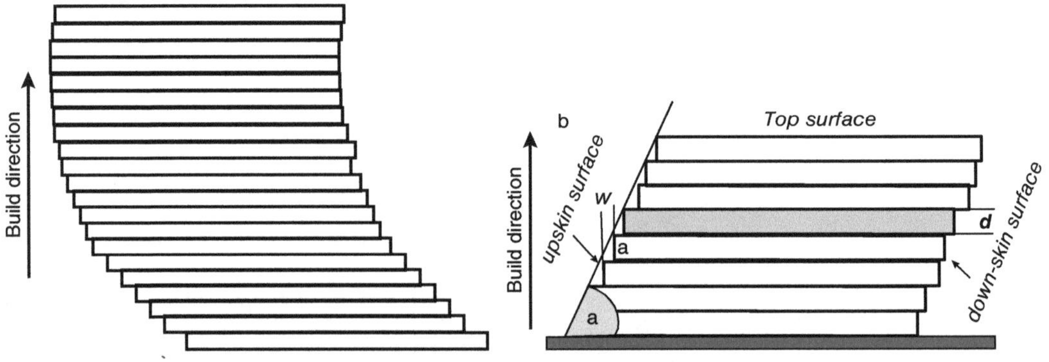

FIGURE 11.20 Schematic representation of stepping in a metallic part built in a layer-by-layer deposition AM process. (a) The part will have a "lay" that varies around the component in relation to the local slope of the surface. (b) Occurrence of the stepping phenomena for up-skin and down-skin surfaces.

Although important to the function of the built parts, the amount of investigations concerned with characterization of the surface roughness is relatively in its infancy. In the following sections we summarize the major efforts in this area along with identifying the major deficiencies and future directions.

Measurement Technologies and Characterization Strategies

Profile measurements, traditionally, have been widely used in surface roughness characterization. This trend continues in current metal AM surface roughness metrology. Most of the data available come from applying stylus-based instruments. This trend is enabled by economic and practical considerations. On the economic side, initial cost, and therefore initial hardware investment, for stylus-based instruments is lower than other instruments. In addition, stylus-based profilometers do not require sophisticated operator training as their optical counterparts. Moreover, historically, profile methods have been used for the certification of component surfaces since perhaps the inception of industrial scale surface metrology. As such, they are supported by well-established standards (both ISO and ASME).

The information provided through surface investigation by stylus instruments is, however, of limited scope; it is a product of the mechanics of the service investigation by the instrument. Stylus-based instruments essentially trace the topography of the roughness features. As such, regardless of the size and or geometry of the tip of the stylus, the instrument is capable of tracing only a single track at a time on the surface. This limits the information acquired and presents an unrealistic description of the surface. Such a limitation is especially disadvantageous in additively manufactured components where the effects are volumetric in nature. In addition, depending on the geometry of the size of the tip of the stylus, certain crucial surface features may be undetectable. This renders the stylus-based instruments incapable of reflecting the true state of the surface topography. This also limits the validity of the profile parameters deduced from the obtained traces.

As explained earlier in this chapter, limitations of stylus-based instruments, and therefore profile parameters, where at the core of the paradigm shift in surface metrology. This shift, which emphasized areal topography characterization, is currently driving the adoption of optical measurement devices within the AM field. Optical-based measurement systems comprise several technologies (Table 11.7). These techniques are starting to find their application niches within metal AM. A recent survey [605] of methodological practices in metal AM estimates that wide profile measurements of stylus-based instruments is still a relatively dominant (approximately 40% of the surveyed works) application of optical-based techniques and they are on the rise (Fig. 11.21).

The most utilized optical technologies for AM surfaces of metal parts are focus variation microscopy (11% of the examined literature) (see Fig. 11.21) and confocal microscopy (11%). Both technologies can be challenged by the highly irregular nature of the typical topographies being measured, but the acquisition time (at least over a single field of view) is significantly less than raster-scanned techniques. Coherence scanning interferometry, often referred to as vertical scanning interferometry or white light interferometry, is less used (7% of the examined literature) as the highly irregular AM surfaces can present measurement difficulties in terms of local slope and vertical scale of roughness. Similarly, given the highly irregular nature of most AM metallic surfaces, atomic force microscopy (AFM) has been seldom used, both for measurement (vertical) range limitations, and because of the risk of stylus damage.

Most researchers involved with the characterization of AM surfaces will have used some type of conventional two-dimensional (2D) imaging, primarily scanning electron microscopy (SEM; generally secondary electron mode) (11%) and optical microscopy (7%). Not being able to provide quantitative information in the vertical (height) direction, 2D imaging techniques have limited use for quantitative surface texture measurement. Thus, 2D-imaging is typically reserved for qualitative surface investigation, although in some cases, once calibrated, these instruments have been used for quantitative measurement in the image plane [617].

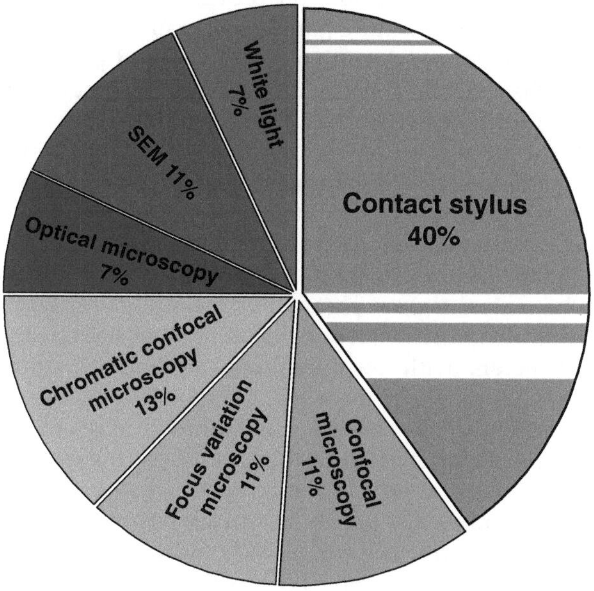

FIGURE 11.21 Percentage application of metrological techniques in current metal AM.

Despite having been rarely used in the examined literature and initially based on the extraction of profile parameter data, X-ray computed tomography (XCT) has potential because with appropriate data processing methods, surface information can be extracted from volumetric data with no limitations due to vertical walls and undercuts. The most significant advantage of XCT over line-of-sight or contact measurement systems is that surface data can be extracted from the internal surfaces of AM components. Areal surface parameters (per ISO 25178-2) have now been extracted from the XCT volume data of AM components. The main hurdles to widespread adoption of XCT as a means of measuring surfaces of AM parts reside in currently poor spatial resolutions of the measurement, and lack of complete understanding of metrological performance and error sources, which are necessary fora proper calibration of the surface extraction algorithms (mainly based on thresholding/edge detection) [618].

Areal texture parameters (adopted in 20% of the cases in the analyzed literature) require data sets that describe texture in a 3D Cartesian space. These are generally generated using areal topography measuring instruments (which was the case with all the analyzed literature). Areal data sets may be created using a profile lateral scanning system that includes an x-axis drive, a y-axis drive, and a z-measurement probe [619]. Data sets may also be generated from volumetric measurements, such as from XCT isosurfaces [618], or derived from the combination of multiple 2D photographs into 3D data (e.g., photogrammetry from SEM images, shape from shading) not observed in the analyzed references. Profile texture parameters (adopted by 80% of the analyses literature) can be computed from data sets obtained by stylus-based instruments, or extracted from areal topography data, or extracted from XCT analysis, which is a technique that has been employed to provide profile texture information of AM lattice structures [570, 632]. By far, the most frequently adopted texture parameter in the literature is the ISO 4287 profile parameter R_a, the arithmetic mean deviation of the assessed profile. R_a is the arithmetic mean of the absolute ordinate values within a sampling length.

The second-most used texture parameter, again a profile parameter from ISO 4287, is R_q, the root-mean square deviation of the assessed profile [619–621]. R_q is the root-mean square of the ordinate values within a sampling length, thus R_q is the sample standard deviation. Other ISO 4287 profile parameters that have been used to characterize the texture of AM surfaces are R_z (maximum height of the profile) [564, 570] and R_t (total height of the profile) [622]. The material ratio curve, which represents the material ratio of the profile as a function of level (also known as the Abbott-Firestone curve), has been used for texture analysis. The predominant use of profile texture parameters (in particular R_a) in the characterization of AM surfaces is consistent with non-AM surface metrology, where areal texture parameters are still gaining acceptance. Although ISO 25178-2 contains a comprehensive selection of areal field, feature, spatial, hybrid, and functional parameters, with few exceptions, the height parameters have been chosen in the references. As would be expected, the most widely used areal texture parameter in the analyzed literature has been S_a, the arithmetical mean height of the scale limited surface. S_a is the arithmetic mean of the absolute of the ordinate values within a definition area. It was used in 90% of the references using areal parameters. The areal S_a parameter corresponds to the profile R_a, thus, it has proven easier for users to adopt in those environments in which R_a was already utilized.

Areal parameters in general have distinct advantages over profile parameters for surface characterization: surface topography is 3D in nature so any analysis of

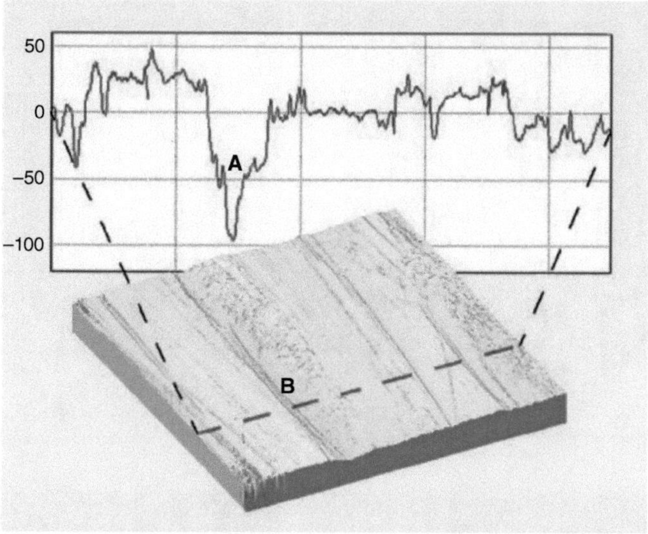

FIGURE 11.22 Profile measurement extracted form an areal measurement. From the profile trace A there could be a pit or a scratch. From the areal measurement, the same location B clearly indicates a scratch. (From Townsend A, Senin N, Blunt L, Leach RK, Taylor JS, "Surface Texture Metrology for Metal Additive Manufacturing: A Review," *Precision Engineering*, 46: 34–47, 2016, Figure 10. Creative Commons license.)

2D profiles will give an ambiguous or incomplete description of the real surface; for example, a profile measurement taken perpendicularly to the direction of a scratch may produce the same trace as a profile measurement taken of a single pit (Fig. 11.22). Moylan [623] has recommended the combined use of average roughness (R_a or S_a), mean roughness depth (R_z or S_z), skewness (R_{sk} or S_{sk}), and kurtosis (R_{ku} or S_{ku}) for the characterization of AM surfaces. S_{sk} and S_{ku} are the areal counterpart of R_{sk} and R_{ku}, respectively, which are the third- and fourth-order moments of the probability distribution of heights. In specific configurations, S_{ku} and S_{sk} may provide indications of relative predominance of peaks or pits, and the relationship between the height distribution and a Gaussian distribution. Likewise, S_z is the counterpart to R_z, the maximum height of the scale-limited surface.

Figure 11.23 provides examples of SLM-Ti6Al4V sample areas before and after vibro-finishing and bead-blasting. Results indicate that ISO 25178-2 areal parameters (V_{mp}, S_{dr}, S_{pk}, and S_{sk}) were most sensitive to the surface changes during the vibro-finishing process.

Data created using areal surface measurement techniques maybe used to characterize specific surface features using a toolbox of pattern recognition systems [624]. Significant features can be extracted for analysis based on threshold values.

The process defined by ISO 25178-2 includes segmentation of the scale-limited surface based on hills (with peaks), dales (with pits), ridgelines, courses, and saddle points. Once segmented, a change tree based on these segments is developed. The change tree has scaled height distances between the peaks, saddle points, and pits. The segmentation process usually results in over segmentation, so the tree is then "pruned" by combining segments, commencing with segments of the least height

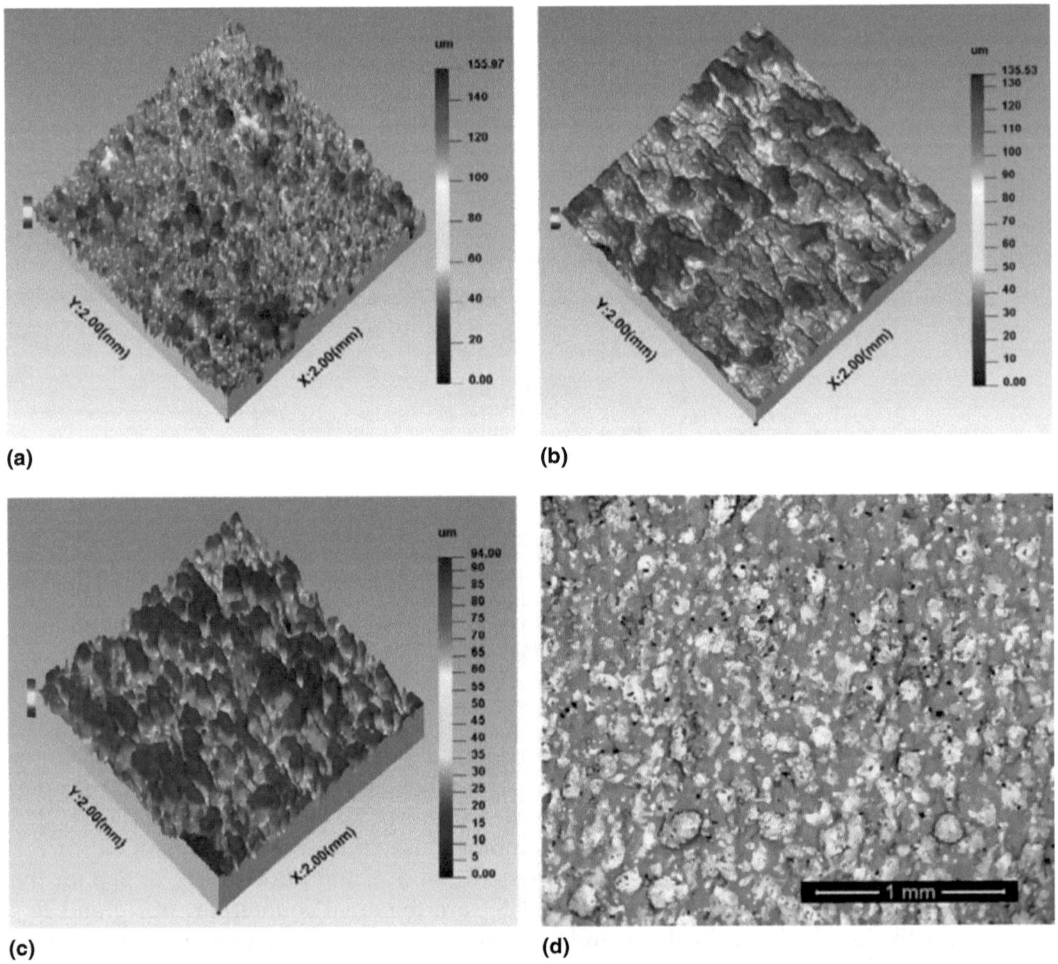

FIGURE 11.23 Ti6A14V SLM part. Focus variation false color height maps. (a) No processing, S_a 21μm; (b) post-bead-blasting, S_a 10 mm; (c) post-vibro-finishing, S_a 12 mm; and (d) SEM image of post-bead-blasted surface. (From Townsend A, Senin N, Blunt L, Leach RK, Taylor JS, "Surface Texture Metrology for Metal Additive Manufacturing: A Review," *Precision Engineering*, 46: 34–47, 2016, Figure 11. Creative Commons license.)

difference between a pit-and-saddle point or peak-and-saddle point. The process can be visualized by imagining filling all dales with water to an equal depth until the water over flows from the dale with the least height between the pit and the saddle. The process is repeated until a threshold is reached, such as a specified minimum peak-to-saddle or pit-to-saddle height value or a specified number of peaks remains. The segmentation map may then be used as a mask applied to the original data, permitting analysis of the selected features, or similarly features may be extracted and the underlying surface may be analyzed. Segmentation and feature analysis have significant application for AM. The partially melted powder asperities on the surface of an as-manufactured component (Fig. 11.24) may be removed and characterized.

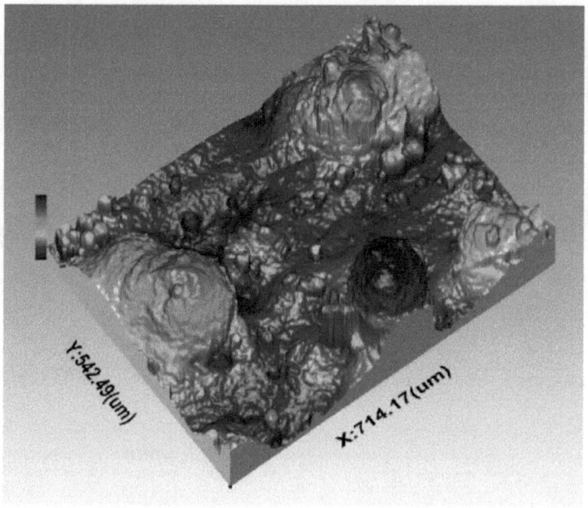

Figure 11.24 Focus variation false colour heights map of the top surface of an SLMA1Si10Mg part showing features at various sizes. Townsend A, Senin N, Blunt L, Leach RK, Taylor JS. Surface texture metrology for metal additive manufacturing: a review. Precision Engineering. 2016 Oct 1;46:34-47, Figure 9 creative commons license.)

Similarly, extracting the asperity data will allow analysis of the underlying surface texture. Without extraction, the asperity data has the potential to overwhelm information from the underlying surface, making analysis difficult. Analyzing the underlying surface after asperity extraction has the potential to provide significant information about the manufacturing process and therefore aid in process improvement and optimization. Post-processing, such as grit blasting, will remove the asperities but may also destroy information about the surface below. Figure 11.25 shows examples for an AlSi10Mg SLM part: (a) focus variation measurement false color height map, (b) a global height thresholding of the levelled surface, showing removed features, (c) watershed segmentation followed by Wolf pruning per ISO 25178-2 at 1% S_z threshold, and (d) segmentation followed by 8% S_z threshold Wolf pruning showing features that may be extracted for further analysis.

Texture Characterization in Relation to Part Function

Although texture parameters, such as R_a and S_a, quantify the mean deviation of the assessed topography, it has long been recognized that surface texture properties should ideally be related to component function. Characterization should be preceded by an understanding of which surface features are functionally relevant and which topographic properties are really responsible for functional performance.

Several studies attempted to correlate surface texture of AM parts with fatigue resistance [625]. Analysis of Ti6A14V-PBF samples (electron beam melting [EBM] and SLM) to correlate R_a with fatigue life found that as R_a increases from 3 to 1000 mm, fatigue life decreases from 105 to 104 cycles. It was also reported that surface defects had the most significant impact on reducing high cycle fatigue life. More commonly, however, surface texture is analyzed in the context of understanding the physics of AM processes and the effects of individual process parameters on the built component. A few examples are reported in Table 11.8.

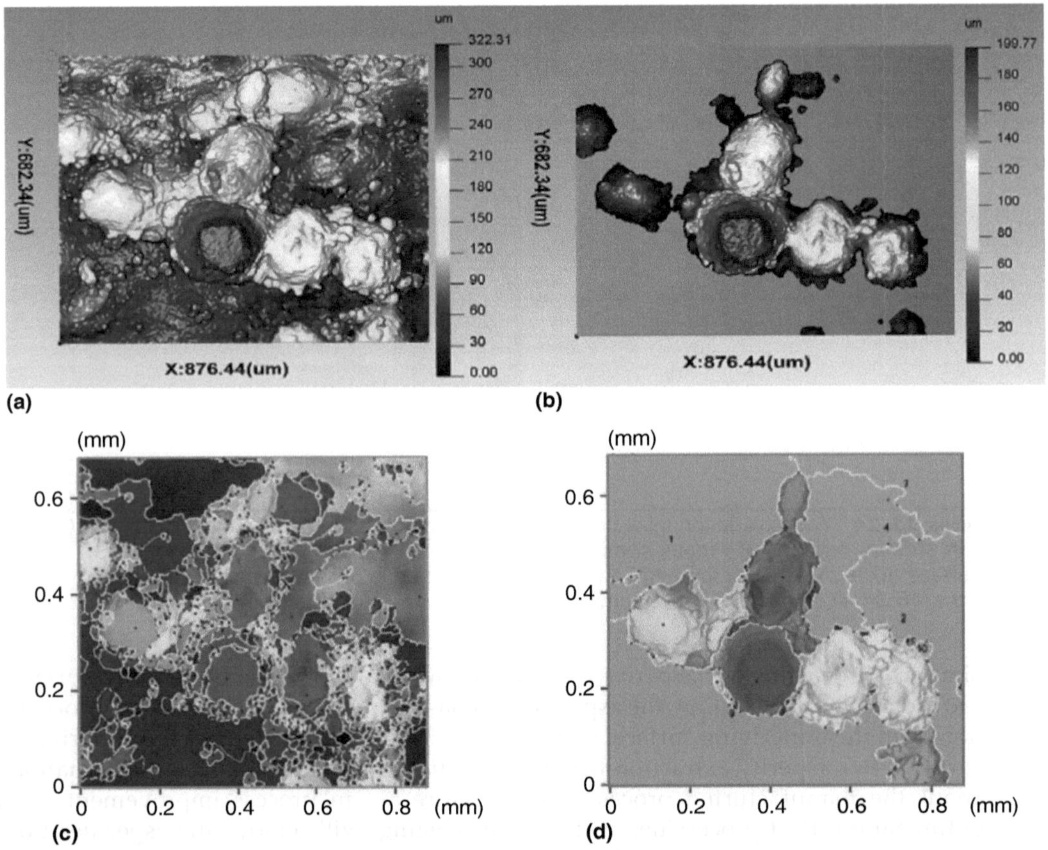

FIGURE 11.25 Feature extraction. (a) False color height map (original data). (b) After leveling and thresholding. (c) Watershed segmentation followed by 1% S_z Wolf pruning. (d) After 8% S_z Wolf pruning. (From Townsend A, Senin N, Blunt L, Leach RK, Taylor JS, "Surface Texture Metrology for Metal Additive Manufacturing: A Review," *Precision Engineering*, 46: 34–47, 2016, Figure 12. Creative Commons license.)

The motivation of the studies reported in Table 11.11 are mainly concerned with the quality of laser energy and the effect of surface orientation on the quality of resulting surfaces. The outcome of almost all the studies is still at an early stage. Many of the investigations that characterize roughness report numerical values; however, the reported values are not linked, in-depth, too the parameters of the process or any variation of those parameters. Interpretation of the results, moreover, cannot be generalized due to the state of standardization of the equipment. In addition, most of the studies are not comprehensive enough to encompass a wide scope of process parameters (powder, laser source, and process parameters). Despite such limitations, the most investigated topic within surface roughness characterization is the effect of surface orientation (i.e., up skin or down skin).

A detailed study of the effect of sample orientation of the roughness was reported by Cabanettes et al. [627]. The work instigated roughness on the three scales reported in Table 11.2 (i.e., form, waviness, and roughness) of as-built SLM sample objects. Different

Function	Summary Finding
Roughness values	R_a values increased with increasing beam current and decreased with increase in offset focus and scan speed.
Surface orientation	Up-skin surface roughness was influenced by build orientation and layer thickness and down-skin surfaces were additionally influenced by laser, power.
	Found a correlation between the surface orientation of SLM parts and S_{dr} (developed interfacial area ratio).
	S_a and S_q were suitable measurement parameters for SLM and EBM Ti6AL4V components and that S_{sk} (skewness) differentiated up-skin from down-skin surfaces.
	Adjusting parameters to achieve minimum top surface and side surface R_a values concurrently was not possible.
	Parameters that promote a reduction in top surface R_a increased overlap, reduced scan speed, tend to increase the balling effect, and increase side surface R_a. Increasing peak power (to the point of significant material vaporization) reduces both top and side R_a.
Chemical etching	Chemical etching primarily removes attached powder grains and electrochemical polishing decreases the roughness. Hydrofluoric acid was the most effective etching agent.
Laser scan speed	Found that lower scan speed and higher power tend to improve top surface roughness.

TABLE 11.11 Some of the Factors Relating Texture and Function

building inclinations were observed, both at the up-skin and down-skin surfaces. In addition, the work utilized several surface measurement techniques to characterize roughness at different scales. Roughness characterization in that study was expressed in terms of both profile and areal ISO parameters.

Figure 11.26 shows focus variation measurements of up-skin and down-skin surfaces used in the study. The measurements as indicated in the figure portray inclination of the surfaces at a series of angles from 50° to 90° (in this particular figure). The study considered the range of 0° to 90° inclination. Areal roughness parameters and 2D roughness parameters (series of profiles extracted perpendicular and parallel to the welded tracks) were also computed. The behavior of the roughness features was shown to evolve with the change in the inclination angle (e.g., isotropy of the surfaces varied in direct proportionality to the increase in the inclination angle). This was triggered by the interaction of the melted particles with the welded tracks. The increase in inclination induces more partly melted particles to appear thereby hiding the welded tracks (which are essentially anisotropy of the surface). The increase of the inclination along with the increase in molten powder also increases the complexity of the surfaces. This was reflected in an increase of the fractal number of the surfaces relative to the increase in the inclination angle (Fig. 11.22). Figure 11.27 also implies that there exists a certain angle (approximately 50° in this work) beyond which the fractal number tends to be non-variant. This in turn implies an increase in the order of the textural features.

Skewness of the surface features also reflects a dependence on the inclination angle as it follows in sinusoidal variation. This implies a possibility of identifying the

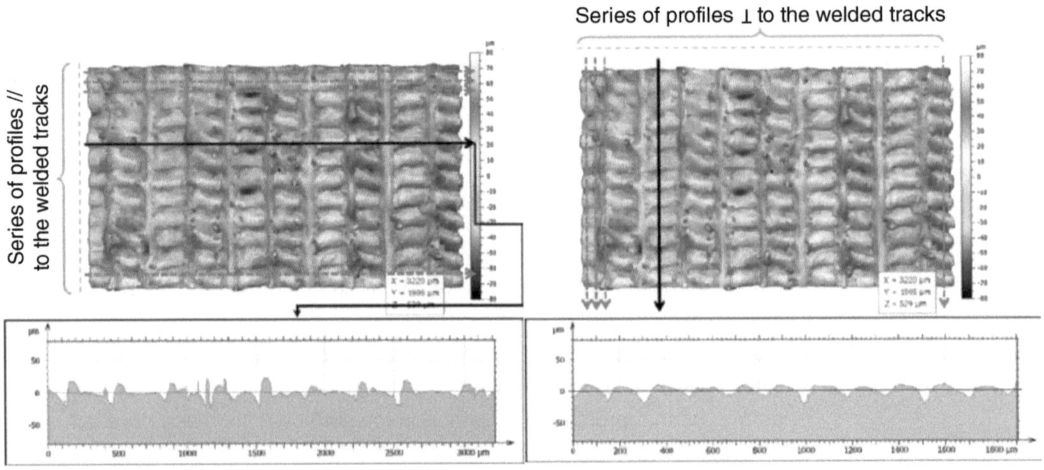

Figure 11.26 Sample series of profiles extracted from the main weld tracks: (a) parallel, (b) perpendicular. (From Cabanettes F, Joubert A, Chardon G, Dumas V, Rech J, Grosjean C, Dimkovski Z, "Topography of As Built Surfaces Generated in Metal Additive Manufacturing: A Multi Scale Analysis from Form to Roughness," *Precision Engineering*, 52: 249–65, 2018.)

staircase effect by monitoring the variation of the skewness parameter. Down-skin surfaces showed negative skewness that also varied as a function of the variation in surface inclination. Observation of the R_{sm} parameter in the parallel direction was also performed to directly correlate with the staircase effect. The value of the R_{sm} is directly related to the transition distance between individual stairs. Figure 11.27 shows the

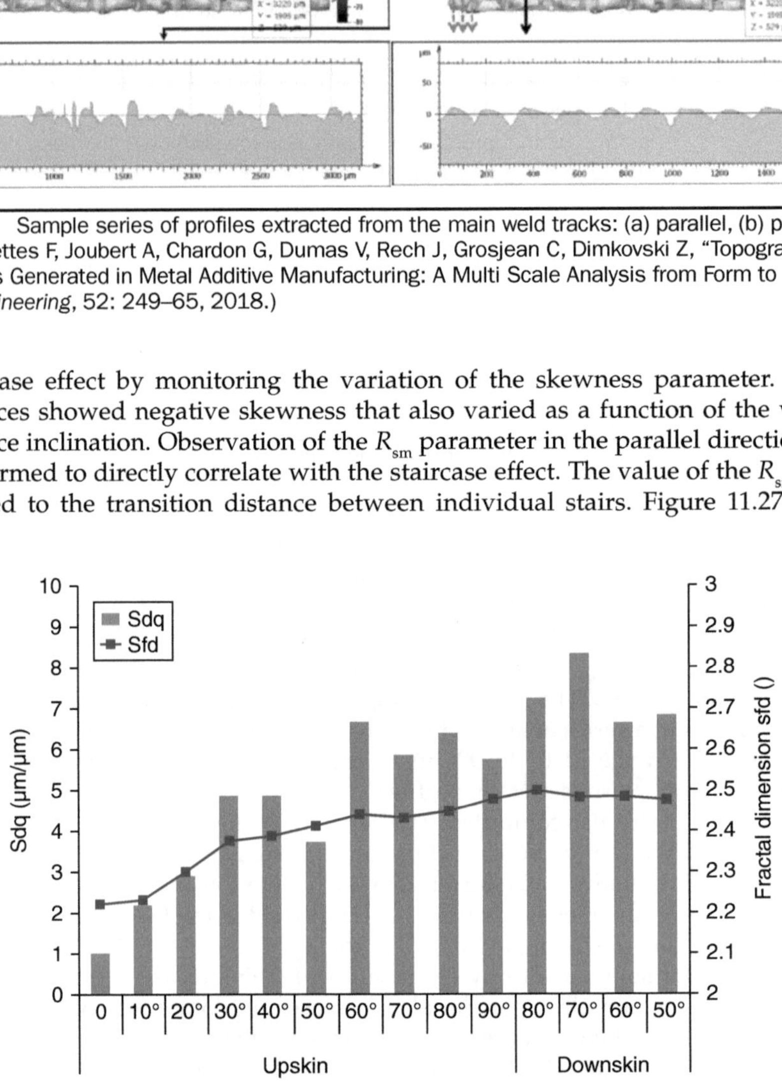

Figure 11.27 Root-mean square slope Sdq and fractal dimension Sfd as a function of the inclination angle. (From Cabanettes F, Joubert A, Chardon G, Dumas V, Rech J, Grosjean C, Dimkovski Z, "Topography of As Built Surfaces Generated in Metal Additive Manufacturing: A Multi Scale Analysis from Form to Roughness," *Precision Engineering*, 52: 249–65, 2018.)

variation in R_{sm} parallel to the weld track. Again, such a value shows a steep descent with the increase in the inclination angle. The rate of descent becomes quasi-uniform with the increase in the inclination angle. A slight increase in the R_{sm} value is noted with the degrees in inclination of the down-skin angle.

The value of the R_{sm} parameter was also found to correlate with the hatch spacing. Characterizing the profiles perpendicular to the main weld tracks is easily achieved by measuring the R_{sm} parameter on the top surface. On the side surface, R_{sm}, is approximately equal to double the value of the hatch spacing. Due to that asymmetry of the melt pool, differences between tracks that depend on the direction of the position will take place. Correlation of the R_{sm} parameter was the staircase effect, which offers a pathway to model this variation and therefore may assist in quality control.

X-Ray Computed Tomography

"Tomography" is a word of the Greek origin *tomos*, which stands for slice. Thus, the word tomography itself indicates the act of obtaining slices of an object. The technical implication of the word is associated with the creation or representation of an object volume from within slices (or sections, regardless how these slices or sections are acquired). "X-ray tomography" therefore indicates representation of an object by assembling sequential images (slices) obtained by X-rays. These slices are obtained around the rotational axis of the object and superimposed in layers based on their position with respect to a reference point on the object. There are other names for is technique including laminography and "conventional tomography," both of which originated in the first half of the 20th century.

Conventional tomography aimed to produce an X-ray image of a single plane in focus with other planes with the specimen blurred out. Blurring was achieved by synchronizing the motion of the radiographic detection system and the X-ray tube in opposite directions across the object. Developments in electronics, and eventually computers and computational techniques, led to advancing conventional tomography to what became known as X-ray computed tomography; XCT therefore is a scanning technique that is used to produce volumetric (3D) representation of an object. This representation is achieved by acquiring multiple X-ray radiographs around the rotational axis of the object, then reconstructing a 3D model using rendering algorithms [627].

The origins of XCT are medical. During the 1970s the technique was used solely in medical imaging. However, starting in the 1980s the technology found its way into the field of non-destructive testing (NDT), and by the 1990s extraction of dimensions from XCT data emerged. The technique was also adopted for analysis and evaluation of industrial components by identifying the locations of internal features and defects. Adopting the technology for metrology (geometrical and dimensional) was not initiated until the late 1990s. Table 11.12 summarizes some of the main industrial applications of XCT for qualitative and quantitative analysis.

The technology of XCT is currently gaining ground in dimensional metrology, at several scales, in metal AM because it offers the combined advantages of inspecting the surface layers and probing some depth beneath the surface at the same time. As such, textural information in conjunction to subsurface quality information may be acquired at the same time. This renders an XCT system as a potential in situ measurement, quality control, and inspection unit. Although the envisioned potential of that technology in metal AM has yet to peak, it is beneficial to provide an in-depth look at the state of

Visualization Applications and Qualitative Analyses	Metrological Applications and Quantitative Analyses
Assembly check and functional inspection	Actual-to-nominal comparison and reverse engineering
Morphological characterization of internal structures	Geometric dimensioning and tolerance
Flaw detection (cracks, porosity, etc.)	Pore size distribution quantification
Detection of particle inclusions	Grain size distribution quantification
Material density variations and gradients	Density distribution quantification
Corrosion and material wear inspection	Wall thickness analysis
Fiber orientation analysis	Fiber distribution quantification

Source: Villarraga-Gómez H, Herazo EL, Smith ST, "X-Ray Computed Tomography: from Medical Imaging to Dimensional Metrology," *Precision Engineering*, 60: 544–69, 2019 [629].

TABLE 11.12 Some of the Main Industrial Applications of XCT for Qualitative and Quantitative Analysis

the art. This section, therefore, discusses some of the advances and challenges of XCT technology within the context of metal AM.

The Principles of XCT

Current XCT scanners [548] use static sources and detectors, with an electron source used to change the position of the X-ray source. The systems are employed in applications requiring very high speed scanning. Non-medical XCT scanners use a 3D cone of X-rays with a 2D detector. Here, the X-ray cone beam irradiates the object entirely throughout the scan, greatly increasing the X-ray dosage to the object being scanned.

The XCT sequence starts with irradiating a sample with a beam of X-rays, measuring the subsequent absorption X-ray image, and then repeating image acquisition while rotating the sample (Fig. 11.28). The resulting X-ray absorption (a so-called projection) images represent multi-angle sliced views of the sample. Due to the penetration of X-rays inside the object, the images will provide internal detail. Following imaging, the acquired images are digitized and their data are subsequently fed into image reconstruction algorithms to generate a volumetric data set. This volume comprises voxels (volumetric pixels) with the brightness (intensity) of each pixel related to the X-ray density of the material it represents (X-ray density depends on physical density and atomic mass). Using the linear intensity readings, the computer recreates slices of the object, which can then be combined to form a 3D reconstruction of the object to be used for visualization, or converted into a stereolithography (STL) file for replication using AM processes.

Positioning XCT Relative to NDT Technologies

XCT is part of a group of NDT techniques (e.g., eddy current, direct X-ray imaging). These techniques are frequently applied for inspecting manufactured and assembled components for defects and structural integrity. Each of the techniques used in NDT has a range of application, accuracy, resolution, etc. Therefore, each of the techniques would have an optimal window of application. Figure 11.30a and b [629] compared

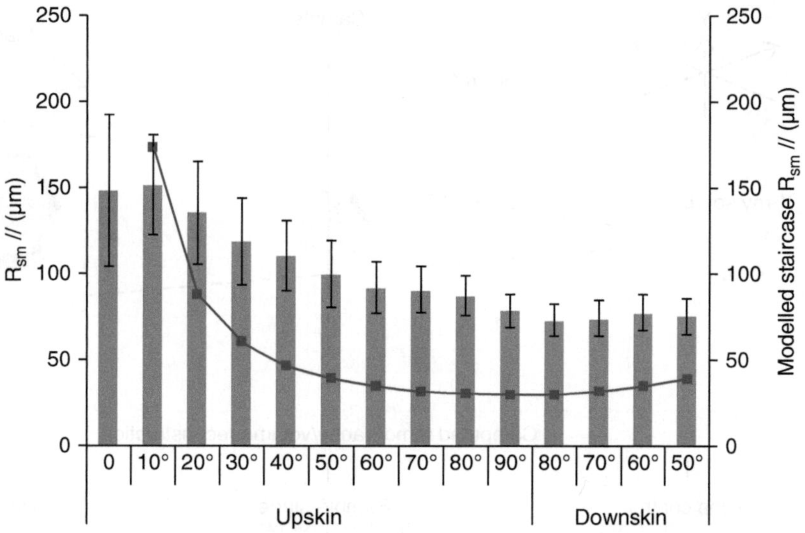

FIGURE 11.28 Mean width of the profile elements parallel to the weld tracks as a function of the inclination angle. (From Cabanettes F, Joubert A, Chardon G, Dumas V, Rech J, Grosjean C, Dimkovski Z, "Topography of As Built Surfaces Generated in Metal Additive Manufacturing: A Multi Scale Analysis from form to Roughness," *Precision Engineering*, 52: 249–65, 2018.)

some of the widely applied NDT techniques in terms of detectable defect location and achievable spatial resolution. The Fig. 11.30 shows that, in general, optical methods can achieve relatively high measuring resolutions in the nanometer range when employing interferometry techniques. The resolution, however, depends on the transparency of the inspected objects. For opaque objects inspection would be confined to the location of the effects at the surface (or through a surface opening). Eddy current testing and ultrasonic techniques can detect volumetric defects; yet, the resolution falls within the fraction of a millimeter. Further, the resolution reduces with an increase in the depth of defects below the surface. In contrast, XCT shows an impressive range of resolution that changes from millimeters to nanometers (sub-microns). This renders the XCT technology poised to inspect complex structures and geometries inside the volume of a part.

Comparison of the resolution ranges of the various technologies comprising capital XCT is depicted in Fig. 11.30b. The figure shows that the resolution of the technologies depends on the dimensions of the target sample. Each configuration of XCT may achieve a different spatial resolution. The configuration is in reference to the X-ray source; however, achieving a fine resolution in the range of nanometers may be possible by using synchrotron X-ray sources. Alternatively, resolution may be enhanced through losing focusing elements (e.g., Fresnel zone plates). It is worth noting that resolution of the systems compared in the figure does not reflect the ability of the system to determine component dimensions from feature identification. XCT systems currently deployed in dimensional metrology are in the order of 3 to 7 µm. This is typically in the same order of magnitude of the lowest effective focal spot sizes achievable by the X-ray tubes installed in such systems.

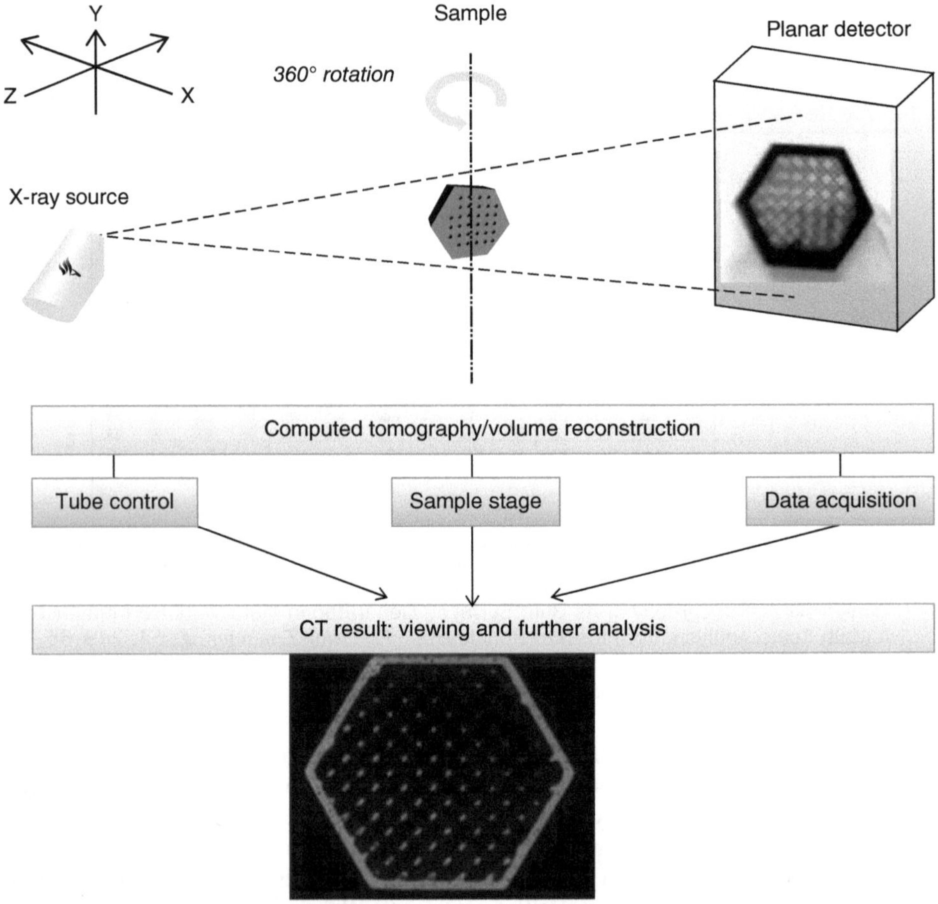

Figure 11.29 Schematic representation of X-ray CT image acquisition. (From Du Plessis A, Yadroitsev I, Yadroitsava I, Le Roux SG, "X-Ray Microcomputed Tomography in Additive Manufacturing: A Review of the Current Technology and Applications," *3D Printing and Additive Manufacturing*, 5(3): 227–47, 2018 [628].)

XCT in Metal AM Metrology

As detailed in the previous sections, application of XCT techniques was predominantly within the medical field. The motivation was imaging of organs as a pretext for reverse engineering via rapid prototyping. The potential of XCT as an inspection and probing tool for the proposed AM manufactured organs (among other parts) was highlighted and anticipated. The role of XCT was foreseen as a consequence of the ability of X-rays to penetrate the subsurface of the porous structures that would result in the manufacturing stage. The proposal of Ashley [630], was representative of a trend that will develop within the next 5 years or so. The application of XCT rapid prototyping (the predecessor of AM) accelerated the development of XCT in the context of current AM. The rapid increase in utilizing the technology, within prototyping, revealed some of the technical challenges that would have to be resolved for efficient utilization in a manufacturing setup.

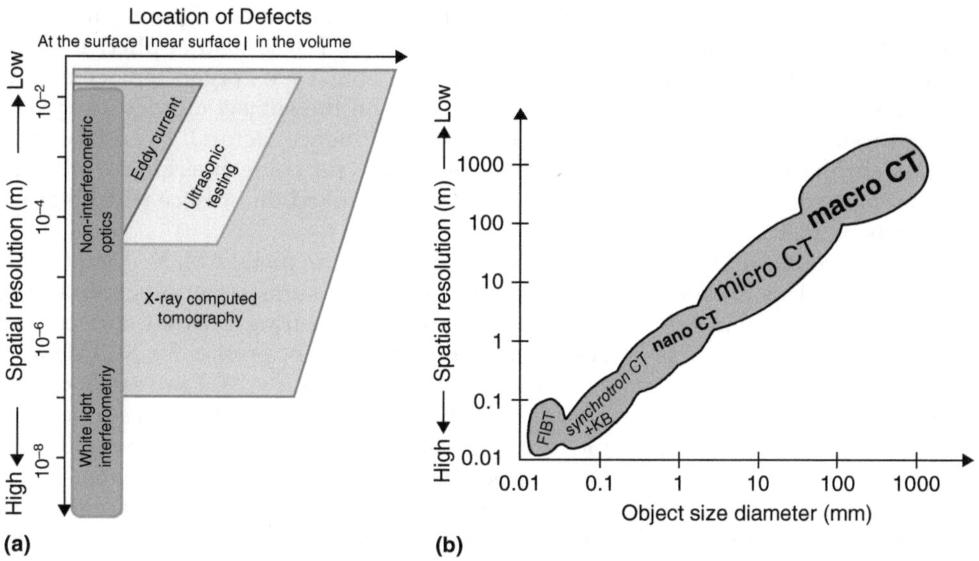

Figure 11.30 (a) Comparison of some relevant NDT techniques according to detectable defect location and achievable spatial resolution. (b) Typical spatial resolutions that are achievable by multiscale CT as a function of sample size: conventional CT or macro CT (>10 μm), microCT (currently >3 μm), nanoCT (currently >0.4 μm), synchrotron CT (currently >0.2 μm), synchrotron CT with Kirkpatrick-Baez mirrors (currently >0.04 μm), and focused ion beam tomography (FIBT; currently >0.01 μm). (From Villarraga-Gómez H, Herazo EL, Smith ST, "X-Ray Computed Tomography: from Medical Imaging to Dimensional Metrology," *Precision Engineering*, 60: 544–69, 2019 [629].)

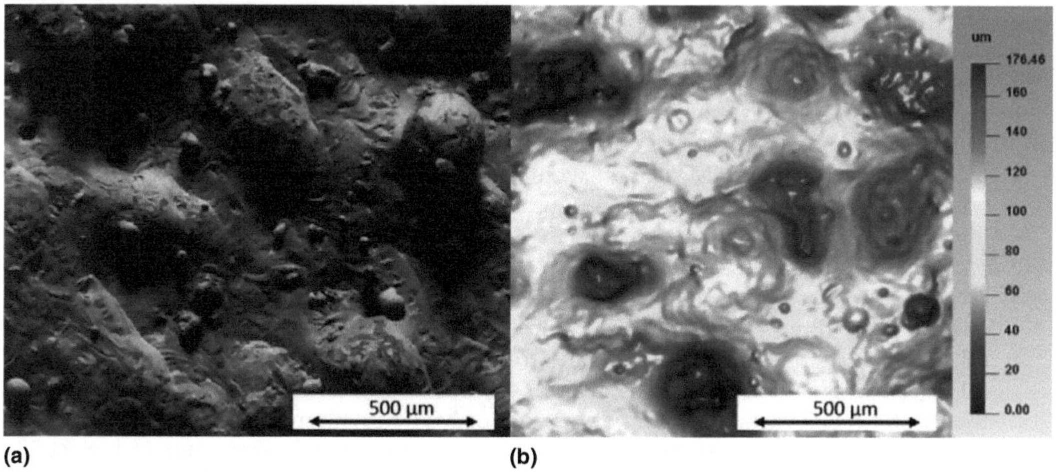

Figure 11.31 (a) SEM secondary electron mode micrograph of the AlSi10Mg AM up-skin surface. (b) Alicona FV surface map of the AM surface (from Townsend A, Pagani L, Scott P, Blunt L, "Areal Surface Texture Data Extraction from X-ray Computed Tomography Reconstructions of Metal Additively Manufactured Parts," *Precision Engineering*, 48: 254–64, 2017 [632]. Creative Commons license.)

Most of the applications entailed identification and sizing of pores and internal defects in SLM-manufactured porous scaffolds. XCT was also applied in dimensional measurements within the same medical context (i.e., organ replacement and bone scaffolding). Much of the published work on the subject alluded to measurement issues (e.g., uncertainty, calibration, and influence factors). Even though, the main emphasis was on detection and volume analysis, some emerging works at the time (particularly by Pyka and coworkers [600]) invoked the surface texture probing aspects of XCT.

In the context of the current metrology applications in metal AM, XCT is a fledgling technology. This is especially the case with respect to surface metrology and texture analysis. The technology is the only method for measuring internal surfaces [631]. A number of studies were successful in extracting primary profiles for XCT data. This affords constructing 3D surface maps of AM parts. In so doing, XCT can assume its foreseen role in assessing part geometry, especially for internal and recessed surfaces. Such surfaces are currently impossible to assess using conventional surface metrology techniques. A major obstacle that is yet to be overcome is compatibility of data. XCT systems do not produce data sets that are easily mined for extraction of surface roughness information. Therefore, XCT data sets cannot be easily used for quantifying surface texture parameters [632]. Moreover, margins of repeatability, accuracy, and resolution of the resulting data sets are yet to be established. Such a situation, hinders the exploitation of the capability of the technology and its potential as an in situ monitoring-characterization tool. Recent efforts, which are still at an early stage, therefore focus on exploring issues related to statistical reliability of resulting data.

To establish the boundaries of accuracy and other parameters, typically two identical artifacts are considered: one is AM built and the other is effectively manufactured. The artifacts are built with the same material and same external and internal geometry. Following the building process, the artifacts are measured with different techniques, then the measurements are statistically analyzed and compared. This strategy was followed by Townsend et al. [632] who compared two aluminum artifacts (Fig. 11.30). The first was an AM artifact with the specific surface zone to be measured for surface texture, and the second artifact was manufactured from similar material and used to assess and compensate for surface determination and XCT measurement scaling. Figure 11.30a shows an SEM micrograph of part of the surface, and Fig. 11.30b shows the surface map of the same spot captured using the focus variation instrument (Alicona G4). Surface measurements on the AM artifact were obtained by the focus variation instrument, whereas dimensional reference measurements were taken using a coordinate measuring machine (CMM). Both artifacts were then measured together on an industrial XCT machine (Nikon XTH 225).

The study of Townsend delved into several aspects of data acquisition, analysis, and compatibility issues in addition to metrological characterization. However, in the following sections we focus on the metrological aspects of the measurements as they relate to surface metrology using XCT. Figure 11.32 shows false color height maps for the master focus variation data and one set of XCT measurements. The surfaces show great visual similarity. Charts for the selected areal parameters are shown in Fig. 11.33. The charts show data for focus variation (FV), and three sets of XCT data at the 95% confidence interval (±1.96 standard deviations of the repeatability measurements). The figures indicate that the percentage difference between the mean values of S_a obtained for the XCT measurement sets and the FV measurement set range between 1.8% and

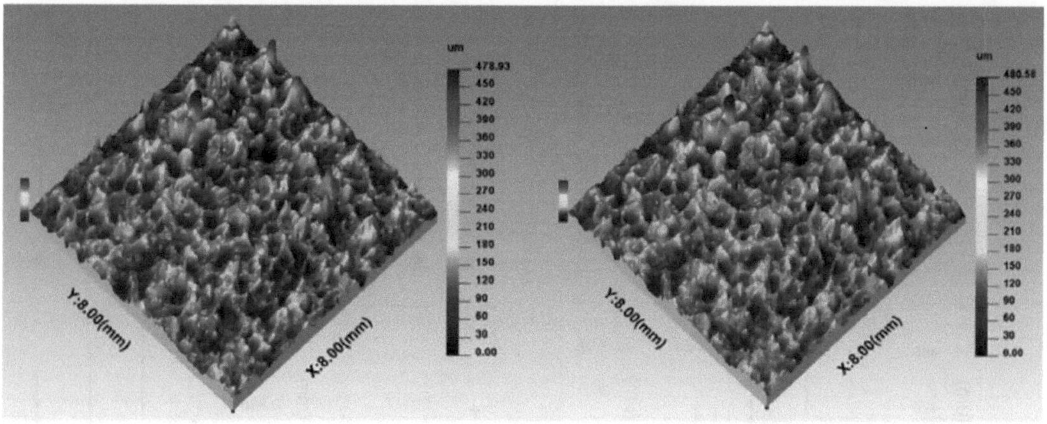

Figure 11.32 False color height maps. (a) Alicona master. (b) XCT reconstruction from Set 1. (From Townsend A, Pagani L, Scott P, Blunt L, "Areal Surface Texture Data Extraction from X-ray Computed Tomography Reconstructions of Metal Additively Manufactured Parts," *Precision Engineering*, 48: 254–64, 2017 [632]. Creative Commons license.)

2.7%, which are remarkably low values considering the differences in the measurement technologies employed.

This example showed that using a traceable artifact, manufactured from a material similar to the surface artifact can provide valuable verification of scaling and surface determination for XCT. Data resulting from XCT, although not in a standard metrological format, can be processed to yield areal surface parameters. Once processed, recognizing the difference in structure, processing the values of parameters obtained using XCT is remarkably similar to those obtained using conventional optical surface texture measurement techniques. Repeatability has been shown to be good. The findings point out pathways to exploit the benefits of XCT despite data structure issues. This is important in terms of the sophistication of AM-built objects that will evolve with time.

Additive components with internal features will become common in industrial applications (especially in medical, aerospace, and automotive industries). Industries will all need to have understandable, definable pass-fail requirements for internal surface texture. The methodologies developed by Townsend, as an example, allow quantitative measurement of surfaces per existing areal and profile standards. Upon development of specific AM-related standards, the currently emerging concepts will be fully adaptable. However, this does not mean that all issues have been resolved. In fact, there are still many technical roadblocks that have to be handled. These pertain to process automation, XCT data transformation, and linking findings to part function.

One important focus of current research efforts in AM is to understand how process parameters influence defect formation in AM builds. Like any manufacturing process, there exists a large combination of input parameters (i.e., laser power, build speed, layer thickness, etc.) that can be chosen by the user before, during, and after the manufacturing process [633]. A complete, universal understanding of all of these inputs and how they affect the overall performance of a component is difficult to

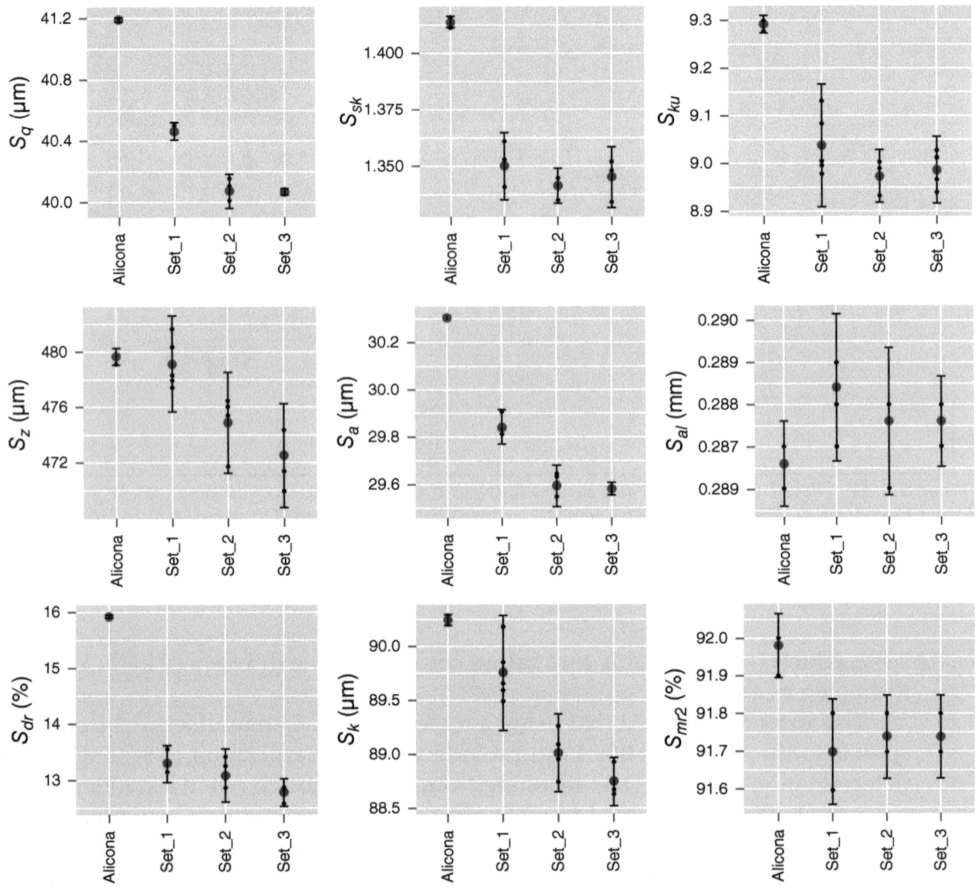

FIGURE 11.33 ISO 25178-2 parameter Alicona to XCT comparison charts with 95% confidence interval. (From Townsend A, Pagani L, Scott P, Blunt L, "Areal Surface Texture Data Extraction from X-ray Computed Tomography Reconstructions of Metal Additively Manufactured Parts," *Precision Engineering*, 48: 254–64, 2017 [634]. Creative Commons license.)

determine. Mathematical models based on empirical test data are one of the tools most commonly used for understanding the effects of AM process parameters [635]. To this end, statistical analysis of defect data can be used to determine the quality of a build. Given the correct design of experiments, optimization of process parameters can be performed to minimize the quantity and severity of internal defects. Given the vast amount of input parameters in many AM methods, this is not a speedy process. In many cases, it may require a large number of samples and large quantities for CT inspection. To shorten the time and effort in this process, some more recent research is leveraging advanced analytical methods such as artificial intelligence and machine learning algorithms [626]. These tools have the ability to analyze the complete defect data for a large set of samples to uncover hidden patterns and dependencies that may exist between the defects and input parameters that are not apparent in other methods. There has also been growing interest in finding new in situ techniques that can collect in-process data to feed back into the AM systems. This process would allow corrective actions by optimizing the parameters during the AM process. Integrating NDT techniques capable of subsurface inspection during the AM process, such as X-ray CT, seems to be a challenging task, although some progress has been recently reported by using simple X-ray imaging and X-ray phase contrast [636]. On the other hand, there has been growing interest in the possibility of using X-ray CT data for obtaining surface topography measurements of AM internal geometries without destroying or sectioning the part.

Challenges and Future Outlook

The appeal of XCT in dimensional metrology originates from the technology being a potential tool for dimensional quality control and geometrical tolerance verification of industrial components. However, XCT is still evolving. Ongoing industrial and academic efforts aim to enhance accuracy and reliability of measurement methods. Determination of uncertainties, a subject that is necessary for dimensional metrology applications, is at the core of such efforts. XCT dimensional metrology still faces challenges regarding measurement errors (and/or uncertainties) due to the complexity of the factors contributing to the measurement process. There are technical issues associated with surface reconstruction, as well as ambiguities regarding the definition of structural metrological resolution. In addition, differentiation from similar concepts such as high-contrast "spatial resolution," are still being investigated. There are ongoing debates, in the surface metrology community, regarding design and implementation of verification/acceptance tests and geometrical calibration for dimensional measurements based on XCT data. Acceptance of XCT as reliable diagnostic and verification technology for industrial dimensional measurements depends on resolution of the current technical challenges.

A topic of immediate interest, in the context of metrology, is valid determination of the accuracy of XCT measurements. Most accuracy-focused studies measure a variety of calibrated workpiece artifacts and compare performance with comparable measurements obtained by other measuring instruments, mainly CMMs. These comparisons consider both measurement values and their estimated uncertainties. In general, the results from these investigations show that under optimal measurement conditions the application of the XCT technique in dimensional metrology can provide measurement accuracies comparable to those offered by conventional CMM systems with uncertainties of approximately 5 to 20 μm. However, the measurement performance depends mainly on the use of optimal, or best practice, settings for XCT scanning, the size of the sample and its composition, and the control of environmental conditions during measurement. Current studies that compare CMM with XCT observed that, usually, unidirectional center-to-center measurements can be determined more accurately than bidirectional (point-to-point) measurements. As a reference, for dimensioning geometric features ranging from 0.5 to 65 mm, at optimized conditions for measurement, the typical results show differences between cone beam CT and tactile CMM of 3 to 6 μm for unidirectional length measurements but larger ranges for bidirectional length and form measurements for which differences mainly range from 8 to 40 μm.

It is also worth noting that because the uncertainties of measurement that can be reported with the CMM technique are usually much smaller than the uncertainties reported by XCT metrology strategies, until recently, the metrology community has considered dimensions obtained by tactile CMM data as a more accurate approximation of the "true" values for the measurands in question than XCT measurements. For this reason, most comparisons use CMM data obtained from contact probe techniques as the references for the "operative true values" associated with each measurand and as the reference data for comparing against XCT dimensional measurements.

Current consideration of the dimensional measurement within the XCT landscape indicates the lack of international standards to validate performance of XCT systems used in dimensional measurements. Although many standardization entities have initiated work on the subject of standards, considerable work still lies ahead.

References

540. Abdel-Aal HA, "On the Role of Intrinsic Material Response in Failure of Tribo Systems," *Wear,* 259 (7–12): 1372–1381, 2005.
541. Hankins GA, Becker ML, Mills HR, "Further Experiments on the Effect of Surface Conditions on the Fatigue Resistance of Steels," *Journal of the Iron and Steel Institute,* 133: 399–425, 1936.
542. Siebel E, Gaier M, "The Influence of Surface Roughness on the Fatigue Strength of Steels and Non-Ferrous Alloys," *Zeitschrift des Vereines Deutscher Ingenieure,* 98 (30): 1715–1723, 1956.
543. Starkey MS, Irving PE, "Stress Concentrating Effects of Forged Surfaces and the Prediction of Fatigue Life," Presented at *Spring Meeting of the Society of Experimental Mechanics,* Las Vegas, Nevada, 1985.
544. Gungor S, Edwards L, "Effect of Surface Texture on the Initiation and Propagation of Small Fatigue Cracks in a Forged 6082 Aluminum Alloy," *Materials Science and Engineering,* A160: 17–24, 1993.
545. Jiang X, Scott PJ, Whitehouse DJ, Blunt L, "Paradigm Shifts in Surface Metrology. Part II. The Current Shift," *Proceedings of the Royal Society A: Mathematical, Physical and Engineering Sciences,* 463(2085): 2071–99, 2007.
546. Stout KJ, Blunt L, *Three-Dimensional Surface Topography,* Penton Press, London, 2000.
547. Stout KJ, Blunt LA, "Application of 3-D Topography to Bio-Engineering," *International Journal of Machine Tools and Manufacture,* 35(2): 219–29, 1995.
548. Stout KJ, Blunt L, "Nanometres to Micrometers: Three-Dimensional Surface Measurement in Bio-Engineering, *Surface and Coatings Technology,* 71(2): 69–81, 1995.
549. Stout KJ, Blunt L, "A Contribution to the Debate on Surface Classifications, Random, Systematic, Unstructured, Structured and Engineered," *International Journal of Machine Tools and Manufacture,* 41: 2039–44, 2001.
550. Stout KJ, Sullivan PJ, Dong WP, Mainsah E, Luo N, Mathia T, Zahouani H, *Development of Methods for the Characterization of Roughness in Three Dimensions,* Butterworth-Heinemann, London, 1993.
551. Stout KJ, "A Review of Nano-Technology," *Korean Journal of Precision Engineering,* 14: 29–51, 1997.
552. Evans CJ, Bryan JB. "'Structured', 'textured' or 'engineered' surfaces," *CIRP Annals,* 48(2):541–56, 1999.
553. Blunt L, Jiang X, *Advanced Techniques for Assessment Surface Topography: Development of a Basis for 3D Surface Texture Standards "Surfstand,"* Kogan Page Stylus, London, 2003.

554. Whitehouse DJ, Archard JF, "The Properties of Random Surfaces of Significance in Their Contact," *Proceedings of the Royal Society of London. A. Mathematical and Physical Sciences*, 316(1524): 97–121, 1970.
555. Jiang XJ, Whitehouse DJ, "Technological Shifts in Surface Metrology," *CIRP Annals*, 61(2): 815–36, 2012.
556. Stout KJ, Commission of the European Communities. The Development of Methods for the Characterisation of Roughness in Three Dimensions. Commission of the European Communities, Luxembourg, 130, 1993.
557. Whitehouse DJ, "Archard JF, "The Properties of Random Surfaces in Contact." *Surface Mechanics, Proceedings of the ASME Annual Winter Meeting*,1969 pp. 16–20.
558. Whitehouse DJ, Phillips MJ, "Two-Dimensional Properties of Random Surfaces," *Philosophical Transactions of the Royal Society of London. Series A, Mathematical and Physical Sciences*, 305(1490): 441–68, 1982.
559. De Chiffre L, Kunzmann H, Peggs GN, Lucca DA, "Surfaces in Precision Engineering, Microengineering and Nanotechnology," *CIRP Annals*, 52(2): 561–77, 2003.
560. Whitehouse DJ. Identification of two functionally different classes of maxima in random surface waveforms. Proceedings of the Institution of Mechanical Engineers, Part C: *Journal of Mechanical Engineering Science*, 1999 Mar 1; 213(3):303–306.
561. Blunt L, Jiang X, *Advanced Techniques for Assessment Surface Topography: Development of a Basis for 3D Surface Texture Standards "Surfstand,"* Kogan Page Stylus, London, 2003.
562. Debroy T, Wei HL, Zuback JS, Mukherjee T, Elmer JW, Milewski JO, Beese AM, Wilson-Heid A, De A, Zhang W, "Additive Manufacturing of Metallic Components—Process, Structure and Properties." *Progress in Materials Science*, 92: 112–224, 2018. 10.1016/j.pmatsci.2017.10.001.
563. Simonelli M, Tuck C, Aboulkhair N, Maskery I, Wildman R, Hague R, "A Study on the Laser Spatter and the Oxidation Reactions During Selective Laser Melting of 316L Stainless Steel, Al-Si10-Mg, and Ti-6Al-4V," *Metallurgical and Materials Transactions A*, 46: 3842–3851, 2015. 10.1007/s11661-015-2882-8.
564. DePond PJ, Guss G, Ly S, Calta NP, Deane D, Khairallah S, Matthews MJ, "In Situ Measurements of Layer Roughness During Laser Powder Bed Fusion Additive Manufacturing Using Low Coherence Scanning Interferometry," *Materials & Design*, 154: 347–59, 2018.
565. DePond PJ, Guss G, Ly S, Calta NP, Deane D, Khairallah S, Matthews MJ. In situ measurements of layer roughness during laser powder bed fusion additive manufacturing using low coherence scanning interferometry, Materials & Design. 2018 Sep 15;154: 347–59.
566. Wei LC, Ehrlich LE, Powell-Palm MJ, Montgomery C, Beuth J, Malen JA, "Thermal Conductivity of Metal Powders for Powder Bed Additive Manufacturing," *Additive Manufacturing*, 21, 2018. https://doi.org/10.1016/j.addma.2018.02.002.
567. Mercelis P, Kruth JP, Van Vaerenbergh J, "Feedback Control of Selective Laser Melting," *Proceedings of the Third International Conference on Advanced Research in Virtual and Rapid Prototyping*, Leiria, Portugal, 2007, p. 521–7.
568. Kempen K, Welkenhuyzen F, Qian J, Kruth JP, "Dimensional Accuracy of Internal Channels in SLM Produced Parts," *Proceedings of the ASPE Spring Topical Meeting*, San Francisco, 2014.

569. Cabanettes F, Joubert A, Chardon G, Dumas V, Rech J, Grosjean C, Dimkovski Z, "Topography of As Built Surfaces Generated in Metal Additive Manufacturing: A Multi Scale Analysis From Form to Roughness," *Precision Engineering*, 52: 249–65, 2018.
570. Craeghs T, Clijsters S, Kruth JP, Bechmann F, Ebert MC, "Detection of Process Failures in Layerwise Laser Melting With Optical Process Monitoring," *Physics Procedia*, 39: 753–759, 2012. https://doi.org/10.1016/j.phpro.2012.10.097.
571. Jiang J, Chen J, Ren Z, Mao Z, Ma X, Zhang DZ, "The Influence of Process Parameters and Scanning Strategy on Lower Surface Quality of TA15 Parts Fabricated by Selective Laser Melting," *Metals*, 10(9): 1228, 2020.
572. Townsend A, Pagani L, Scott P, Blunt L, "Areal Surface Texture Data Extraction From X-Ray Computed Tomography Reconstructions of Metal Additively Manufactured Parts," *Precision Engineering*, 48: 254–64, 2017.
573. Blateyron F, "The Areal Field Parameters." *Characterization of Areal Surface Texture*, Springer, Berlin, Heidelberg, 2013, pp. 15–43.
574. Diatlov A, Buchbinder D, Meiners W, Wissenbach K, Bültmann J, et al. "Towards Surface Topography: Quantification of Selective Laser Melting (SLM) Built Parts," *Innovative Developments in Virtual and Physical Prototyping*, Taylor and Francis Group, London, 2012. ISBN978-0-415-68418-7.
575. Godino Martinez M, "AlSi10Mg Parts Produced by Selective Laser Melting (SLM)," Master's thesis, Universidad Carlos III de Madrid, 2013.
576. EOS E-Manufacturing Solutions, Materials for Metal Manufacturing, n.d.
577. Yang T, Liu T, Liao W, MacDonald E, Wei H, Chen X, Jiang L, "The Influence of Process Parameters on Vertical Surface Roughness of the AlSi10Mg Parts Fabricated by Selective Laser Melting," *Journal of Materials Processing Technology*, 266: 26–36, 2019.
578. Smith GT. *Industrial Metrology: Surfaces and Roundness*, Springer, London, 2002.
579. AK Steel, 316/316L Stainless Steel Data Sheet, 2007.
580. Vandenbroucke B, Kruth J-P, "Selective Laser Melting of Biocompatible Metals for Rapid Manufacturing of Medical Parts," *Rapid Prototyping J*, 13: 196–203, 2007.
581. ASM Aerospace Specification Metals, Titanium Ti-6AL-4V-AMS-4911, 2015.
582. Sidambe AT, "Biocompatibility of Advanced Manufactured Titanium Implants—A Review," *Materials*, 7: 8168–88, 2014.
583. Frazier WE. "Metal Additive Manufacturing: A Review," *Journal of Materials Engineering and Performance*, 23: 1917–28, 2014.
584. Sandvik. Metal Powders for Additive Manufacturing, 2010.
585. Kayser D, Bothe T, Osten W, "Scaled Topometry in a Multisensor Approach," *Optical Engineering*, 43(10): 2469–2477, 2004.
586. Manske E, Hausotte T, Mastoylo R, Machleidt T, Franke KH, Jäger G, "New Applications of the Nanopositioning and Nanomeasuring Machine by Using Advanced Tactile and Non-Tactile Probes," *Measurement Science and Technology*, 18(2): 520–527, 2007.
587. Weckenmann A, Jiang X, Sommer KD, Neushaefer-Rube U, Seewig J, Shaw L, et al., "Multisensor Data Fusion in Dimensional Metrology," *CIRP Annals*, 58(1): 701–721, 2009.
588. Wang J, Leach RK, Jiang X, "Review of the Mathematical Foundations of Data Fusion Techniques in Surface Metrology," *Surface Topography Metrology and Properties*, 3(2): 2015.

589. Wang J, Jiang X, Blunt LA, Leach RK, Scott PJ, "Intelligent Sampling for the Measurement of Structured Surfaces," *Measurement Science and Technology,* 23(8): 2012.
590. Baranuik R, "More Is Less: Signal Processing and the Data Deluge," *Science,* 331(6018): 717–719, 2011.
591. Villarraga-Gómez H, Herazo EL, Smith ST, "X-Ray Computed Tomography: From Medical Imaging to Dimensional Metrology," *Precision Engineering,* 60: 544–69, 2019.
592. Villarraga-Gómez H, Körner L, Leach R, Smith ST, "Amplitude-Wavelength Maps for X-Ray Computed Tomography Systems," *Precision Engineering,* 64: 228–242, 2020.
593. Kriczky DA, Irwin J, Reutzel EW, Michaleris P, Nassar AR, Craig J, "3D Spatial Reconstruction of Thermal Characteristics in Directed Energy Deposition Through Optical Thermal Imaging," *Journal of Materials Processing Technology,* 221(7): 172–186, 2015.
594. Harding K, *Handbook of Optical Dimensional Metrology,* Taylor & Francis Group, Boca Raton, FL, 2013, p. 506.
595. Du Plessis A, Yadroitsev I, Yadroitsava I, Le Roux SG, "X-Ray Microcomputed Tomography in Additive Manufacturing: A Review of the Current Technology and Applications," *3D Printing and Additive Manufacturing,* 5(3): 227–47, 2018.
596. Leach RK, *Optical Measurement of Surface Topography,* Springer-Verlag, Berlin, 2011, p. 319.
597. Abolbashhari M, Gerges AS, Davies A, "Dual Moiré and Laser Interferometry as a Metrology Tool," *2012 Conference Proceedings of the 27th ASPE Annual Meeting,* San Diego, CA, pp. 256–259.
598. Safdar A, He HZ, Wei LY, Snis A, de Paz LE, "Effect of Process Parameters Settings and Thickness on Surface Roughness of EBM Produced Ti-6Al-4V," *Rapid Prototyping Journal,* 18(5): 401–408, 2012.
599. Pyka G, Kerckhofs G, Papantoniou I, Speirs M, Schrooten J, Wevers M, "Surface Roughness and Morphology Customization of Additive Manufactured Open Porous Ti6Al4V Structures, *Materials,* 6(10): 4737–57, 2013.
600. Triantaphyllou A, Giusca CL, Macaulay GD, Roerig F, Hoebel M, Leach RK, et al., "Surface Texture Measurement for Additive Manufacturing," *Surface Topography: Metrology and Properties,* 3: 024002, 2015.
601. Mumtaz K, Hopkinson N, "Top Surface and Side Roughness of Inconel 625 Parts processed Using Selective Laser Melting," *Rapid Prototyping Journal,* 15: 96–103, 2009.
602. Diatlov A, Buchbinder D, Meiners W, Wissenbach K, Bültmann J, et al., "Towards Surface Topography: Quantification of Selective Laser Melting (SLM) Built Parts," *Innovative Developments in Virtual and Physical Prototyping,* Taylor and Francis Group, London, 2012. ISBN 978-0-415-68418-7.
603. Król M, Dobrzański L, Reimann IC, "Surface Quality in Selective Laser Melting of Metal Powders," *Archives of Materials Science,* 88: 88, 2013.
604. Yasa E, Kruth JP, "Application of Laser Re-Melting on Selective Laser Melting Parts," *Advances in Production Engineering & Management,* 6: 259–270, 2011.
605. Calignano F, Manfredi D, Ambrosio EP, Iuliano L, Fino P, "Influence of Process Parameters on Surface Roughness of Aluminum Parts Produced by DMLS," *International Journal of Advanced Manufacturing Technology,* 67: 2743–2751, 2013.

606. Strano G, Hao L, Everson RM, Evans KE, "Surface Roughness Analysis, Modelling and Prediction in Selective Laser Melting," *Journal of Materials Processing Technology,* 213: 589–597, 2013.
607. Ahn D, Kim H, Lee S, "Surface Roughness Prediction Using Measured Data and Interpolation in Layered Manufacturing," *Journal of Materials Processing Technology,* 209: 664–671, 2009.
608. Campbell RI, Martorelli M, Lee HS, "Surface Roughness Visualisation for Rapid Prototyping Models," *Comput Aided Design,* 34: 717–725, 2002.
609. Beard M, Ghita O, Evans KE, "Using Raman Spectroscopy to Monitor Surface Finish and Roughness of Components Manufactured by Selective Laser Sintering," *Journal of Raman Spectroscopy,* 42: 744–748, 2011.
610. Galantucci LM, Lavecchia F, Percoco G, "Experimental Study Aiming to Enhance the Surface Finish of Fused Deposition Modeled Parts," *CIRP Annals of Manufacturing Technology,* 58: 189–192, 2009.
611. Thomas K, Lukas H, Iris B, Michael M, "Nanoimprint Lithography on Curved Surfaces Prepared by Fused Deposition Modelling," *Surface Topography: Metrology and Properties,* 3: 024003, 2015.
612. Savio E, De Chiffre L, Schmitt R, "Metrology of Freeform Shaped Parts," *CIRP Annals,* 56(2): 810–35, 2007.
613. Krolczyk G, Raos P, Legutko S, "Experimental Analysis of Surface Roughness and Surface Texture of Machined and Fused Deposition Modelled Parts," *Tehnički Vjesnik,* 21: 217–221, 2014.
614. Giganto S, Martínez-Pellitero S, Cuesta E, Meana VM, Barreiro J, "Analysis of Modern Optical Inspection Systems for Parts Manufactured by Selective Laser Melting," *Sensors,* 20(11): 3202, 2020.
615. Temmler A, Willenborg E, Wissenbach K., "Laser Polishing," *International Society for Optics and Photonics,* 82430W-W-13, 2012.
616. Vetterli M, Schmid M, Wegener K, "Comprehensive Investigation of Surface Characterization Methods for Laser Sintered Parts," *Fraunhofer Direct Digital Manufacturing Conference,* Berlin, Germany, 2014.
617. Johnson MK, Adelson EH, "Retrographic Sensing for the Measurement of Surface Texture and Shape," *IEEE Conference on Computer Vision and Pattern Recognition,* pp. 1070–1077, 2009.
618. Johnson MK, Cole F, Raj A, Adelson EH, "Microgeometry Capture Using an Elastomeric Sensor," *ACM Transactions on Graphics,* 46, 2011.
619. Kerckhofs G, Pyka G, Moesen M, Van Bael S, Schrooten J, Wevers M, "High-Resolution Microfocus X-Ray Computed Tomography for 3D Surface Roughness Measurements of Additive Manufactured Porous Materials," *Advanced Engineering Materials,* 15: 153–158, 2003.
620. Se S, Pears N, *3D Imaging, Analysis and Applications,* Springer, London, chap. 3, p. 95, 2, 2012.
621. Sansoni G, Trebeschi M, Docchio F, "State-of-the-Art and Applications of 3D Imaging Sensors in Industry, Cultural Heritage, Medicine, and criminal Investigation," *Sensors* 9: 568–601, 2009.
622. Seitz S, "An Overview of Passive Vision Techniques," 1999.
623. Stavroulakis PI, Leach RK, "Invited Review Article: Review of Post-Process Optical Form Metrology for Industrial-Grade Metal Additive Manufactured Parts, *Review of Scientific Instruments,* 87(4): 041101, 2016.

624. Flay N, Leach RK, "Application of the Optical Transfer Function in X-Ray Computed Tomography -A Review," 41, NPL Report ENG, Teddington, UK, 2012.
625. Thompson A, McNally D, Maskery I, Leach RK, "X-Ray Computed Tomography and Additive Manufacturing in Medicine: A Review," *International Journal of Metrology and Quality Engineering*, 8: 17, 2017.
626. Du Plessis A, Yadroitsev I, Yadroitsava I, Le Roux SG, "X-Ray Microcomputed Tomography in Additive Manufacturing: A Review of the Current Technology and Applications," *3D Printing* and *Additive Manufacturing*, 5(3): 227–47, 2018.
627. Villarraga-Gómez H, Herazo EL, Smith ST, "X-Ray Computed Tomography: From Medical Imaging to Dimensional Metrology, *Precision Engineering*, 60: 544–69, 2019.
628. Weiß D, Shi Q, Kuhn C, "Measuring the 3D Resolution of a Micro-Focus X-Ray CT Setup," *Conference on Industrial Computed Tomography*, Wels, Austria, 2012.
629. Ashley, S. "Rapid Prototyping for Artificial Body Parts," *Mechanical Engineering*, 115(5): 50, 1993.
630. Townsend A, Pagani L, Scott P, Blunt L, "Areal Surface Texture Data Extraction from X-Ray Computed Tomography Reconstructions of Metal Additively Manufactured Parts, *Precision Engineering*, 48: 254–64, 2017.
631. Rueckel J, Stockmar M, Pfeiffer F, Herzen J, "Spatial Resolution Characterization of an X-Ray microCT System," *Applied Radiation and Isotopes*, 94: 230–234, 2014.
632. Staude A, Goebbels J, "Determining the Spatial Resolution in Computed Tomography—Comparison of MTF and Line-Pair Structures," *International Symposium on Digital Industrial*, Berlin, 2011.
633. Hiller J, Maisl M, Reindl LM, "Physical Characterization and Performance Evaluation of an X-Ray Micro-Computed Tomography System for Dimensional Metrology Applications," *Measurement Science and Technology*, 23(8): 085404, 2012.
634. Yakout M, Cadamuro A, Elbestawi MA, Veldhuis SC, "The Selection of Process Parameters in Additive Manufacturing for Aerospace Alloys," *International Journal of Advanced Manufacturing Technology*, 92(5–7): 2081–2098, 2017.
635. Baturynska I, Semeniuta O, Martinsen K, "Optimization of Process Parameters for Powder Bed Fusion Additive Manufacturing by Combination of Machine Learning and Finite Element Method: A Conceptual Framework," *11th CIRP Conference on Intelligent Computation in Manufacturing Engineering*, Gulf of Naples, Italy 2017, p. 6.
636. Villarraga-Gómez H, "Studies of Dimensional Metrology with X-Ray CAT Scan," PhD dissertation, Department of Physics and Optical Science, University of North Carolina at Charlotte, 2018.

CHAPTER 12
Future Trends

The ability of additive manufacturing (AM), and especially printing, to construct an object in situ from its basic ingredients is a powerful trait. Perhaps it is the most fundamentally promising aspect of the technology. Thus, despite the current technological challenges that the field is undertaking, on maturation, the ability to materialize an object that is custom-built releases the true promise of the technology. This is likened to constructing some entity with customized DNA customization, which not only allows for tailoring the shape, but also permits intentional modifications of behavior and response. In materials, and objects, this translates into intentional construction with respect to function (i.e., to tailor the building blocks of the object to provide a precalculated behavior that is linked to the function or the functional environment of the object). The customization process may also guide the evolution of the behavior of the object, through engineering its fundamental ingredients, to revolve around a predetermined path. This path could be a property, response to an energetic stimulus, change of shape, or even simple endurance limit and hostile environment.

Analyzing this potential, true customization is an extension of the flexibility of AM toward raw materials. The technology is almost material blind in the sense that it can process any material provided the material is available in an appropriate form. Throughout the previous chapters, there have been examples of processing a wide spectrum of materials (type, class, and shape) including ceramics, metals, biological tissue, high-energy yield materials, nanomaterials, etc. In metal AM, we surveyed the wide variety of available processes that allow for processing any type of metal or alloy at different scales (nanoscale to macroscale) in the building block-by-building block sequence. In all, the potential for customization and guiding the evolution of the ingredients of an object along the predetermined path adds a fourth dimension to the processed object. Such an addition is of recent origin (few years) and is the origin of the now familiar term "4D printing." Four-dimensional AM manifests the core of the future path in the field. Although being mostly within laboratory domain, it is worth exploring at this early stage because of the pace by which the ideas involved are progressing and maturing, along with the level of activity currently taking place in the discipline.

Initially, 4D printing was conceived as a path to implement objects with self-response. This response, or morphing, would result from a trigger (or stimulus) that would cause the material of the object to react. This action, if precisely precalculated, would cause the shape of the printed object to morph in time. As such, when the term 4D printing was initially coined, it was defined as 4D printing is the 3D dimensional printing (standing for the familiar geometrical space indicating the volume of an object) in addition to time as the fourth dimension (because the morphing or evolution shape is a function of time) [637–641]. The concept of time morphing is illustrated in Fig. 12.1,

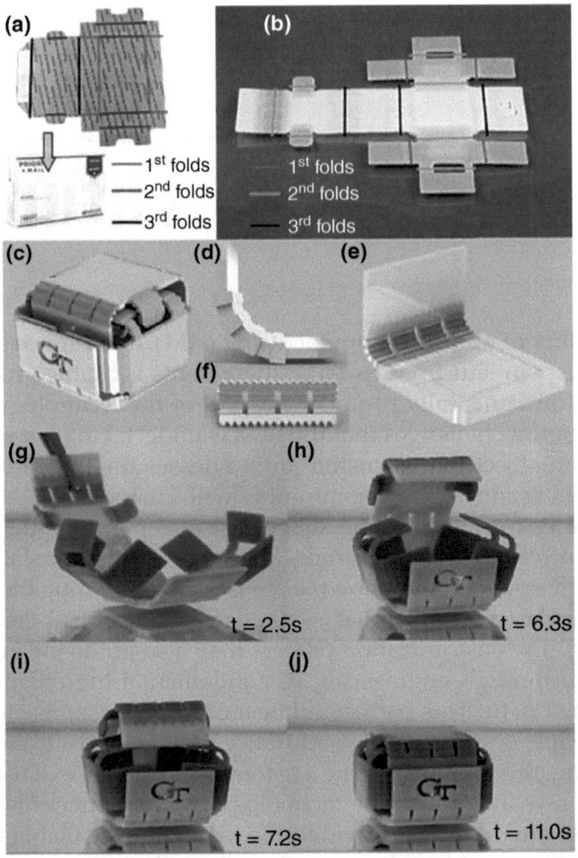

Figure 12.1 Three-dimensional folding structures mimicking the USPS mailbox. (a) A USPS mailbox is folded into a box by following a sequence of folding. (b) A programmed 3D printed sheet with different materials assigned at different hinges. (c–f) The design of the folding box with some details at the hinges. (g–j) On heating, the sheet folds into a box with self-locking mechanism. (Reprinted from Mao Y, Yu K, Isakov MS, Wu J, Dunn ML, Qi HJ, "Sequential Self-Folding Structures by 3D Printed Digital Shape Memory Polymers," *Scientific Reports*, 5(1): 1–2, 2015, Figure 6. Creative Commons License.)

which shows a 3D forming structure, printed from a "smart" shape memory polymer (SMP) [642].

SMP denotes a class of digital materials with time-dependent thermally activated shape morphing. These materials can recover the permanent shapes from a single (or multiple) program of temporary shapes on application of a suitable stimulus (thermal, magnetic field, or light). Morphing of shape in this class of materials stems from the ability to sense ambient changes and react to the changes in predetermined sequence. This class of materials may also chemically achieve predetermined levels of biocompatibility and biodegradability. The materials are formed by mixing two materials at specific ratios on a digital voxelized domain to achieve the prescribed thermomechanical and shape memory behavior.

Control of properties, therefore, is the enabling tool that sets the path for the evolution of the objects and allows for their morphing under a triggering condition (temperature-stress-pressure, etc.). Initially 4D printing was defined in terms of the time evolution of 3D printed structures.

Accordingly, the shape, property, or functionality of a printed object can change as a function of time if an appropriate material is used. In metals, this definition is extended to reflect the possibility of customizing the properties of each layer within the build to obtain a deliberate functional gradient of properties. Thus, because printing is a layer-by-layer process, it is possible, at least in principle, to control all aspects of each layer so that a gradient in properties may take place. This definition, therefore, promotes 4D printing as a feasible means to achieve self-assembly, multifunctionality, and self-repair regardless of the printed material. It also accommodates the possibility of a deliberate design of a given thickness, or volume, of an object to reflect a predetermined behavior.

In what follows, we attempt to provide some examples of the potential of the concept of 4D printing through particular examples of the generalized definition of the fourth dimension discussed in the previous section. Despite that this work is concerned with metals, we start by introducing the general concepts that evolved out of all types of printing polymeric materials.

4D Printing

Realization of the technological potential of 4D printing stands on two foundations: the so-called smart materials and availability of appropriate stimulus to trigger morphing of shape or customized functionality. Thus, it is the deliberate application of a suitable material-stimulus combination that leads to successful implementation of 4D in the printing of an object. A stimulus may be heat (in case of thermo-responsive material), solution (chemo-responsive material), and light (photo-responsive). The stimuli applied may activate a morphing or functionality switching process. This switching process may be reversible or non-reversible depending on the specific object to be printed and its envisioned operational needs. Applying the right stimulus can induce the ability of a printed object to switch its geometric configuration (e.g., including surface morphology) from one configuration to another in a fully controlled manner. Pairing the material to a suitable stimulus requires in-depth knowledge of response patterns of materials at all conditions. Thus, successful 4D printing depends on finding a printable material that exhibits the desired response when stimulated by a predesigned condition, i.e., finding a material that will exhibit an intrinsic response under the prevailing condition within the intended application (Fig. 12.2).

A critical stage in the process is administering the stimulus (Fig. 12.2). To reduce the required material behavior, the stimulus has to be applied through an interaction mechanism. The stimulus is to be introduced to the target material according to a carefully precomputed sequence because of the response of the material as a function of the strength of the stimulus (i.e., its intensity and the time duration of application). One example is stimulating through heat. Heat stimulation of a material causes a calculated thermal-induced temporary deformation. As such, if the desired response is to morph into a specific shape than the amount of heat introduced to the material system has to be controlled. This control has to be along the lines of the quantity-time domain to control the local deformation and to control the time duration of thermal dissipation. Thermal dissipation in this case, and its duration, is crucial to rebounding to the original shape

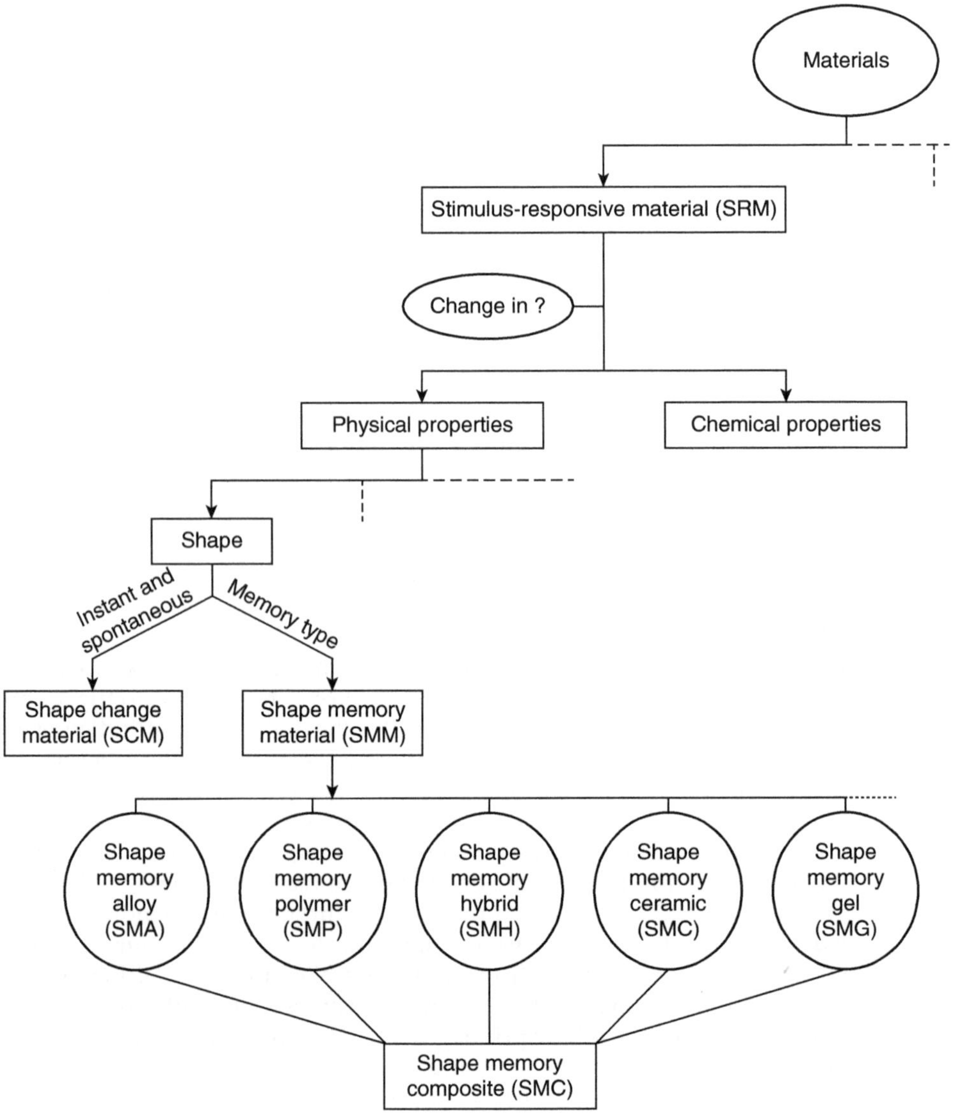

FIGURE 12.2 Stimulus-responsive materials. (Reprinted from Momeni F, Liu X, Ni J, "A Review of 4D Printing," *Materials & Design*, 122: 42–79, 2017, Figure 4.)

or to maintain the newly acquired form for a specific prescribed time. The sequence of interaction in such a case would comprise a step sequence.

The sequence starts by loading the material to induce a pre-information, at the higher temperature. Reduction of the temperature follows while maintaining the loading level. This is followed by removing the mechanical note while maintaining the low temperature to sustain the required information (or shape morphing). Finally, to recover the original shape, the material is to be heated to the original temperature.

Material Classes in Current 4D Printing

The classification of materials currently prevalent in the domain of 4D printing is based on the stimulus-response criteria (Fig. 12.3), that is, the "smart" materials in use are classified in terms of the type of stimulus needed to achieve predetermined shape and the chemistry of their building blocks is relatively known. In some cases, the material is laced with an additional ingredient that will trigger a response to the stimulus.

Thermo-Responsive

The deformation of thermo-responsive materials is mainly driven by either the shape memory effect (SME) [642] or the shape change effect (SCE) [643]. Materials based on the SME are called shape memory materials (SMMs). They may be further divided into shape memory alloys (SMAs), SMPs, shape memory hybrids (SMHs), shape memory ceramics (SMC), and shape memory gels (SMGs) [644]. SMPs are easy to print as such, and they are the most favored in research work. SMPs usually have higher glass transition temperatures (Tg) than their normal operating temperatures. They are programmed under specific thermomechanical treatments above their glass transition temperatures. Then they are cooled to maintain a temporary shape with no external loading. The specimen then returns to its original permanent shape after raising its temperature above its glass transition temperature [645].

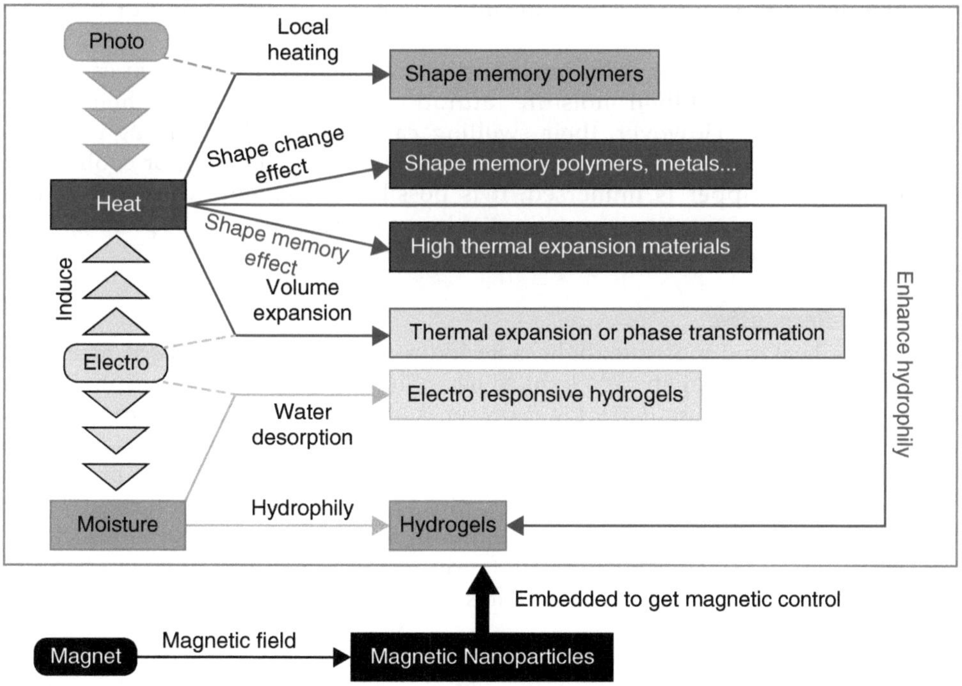

Figure 12.3. Classes of smart materials that can respond to different types of stimulus including heat, moisture, light, electricity, and magnetic fields. (Reprinted from Zhang Z, Demir KG, Gu GX, "Developments in 4D-Printing: A Review on Current Smart Materials, Technologies, and Applications," *International Journal of Smart and Nano Materials,* 10(3): 205–24, 2019. Creative Commons license.)

SMPs that obey the SME mechanism usually have two or three discrete states where no intermediate stable shape can be maintained. In contrast, the SCE is proportional to the stimulus applied, that is, it is continuously variable between its extreme states [646]. For thermo-responsive materials, the SCE usually occurs in bilayer structures that have a sufficient difference in their coefficients of thermal expansion (CTEs). Because the interface area between the layers must remain the same, a stress field is incurred and the structure bends.

Moisture-Responsive

Water- or moisture-responsive materials are of high interest because of their ubiquitous stimulus and the broad range of applications. Hydrogels are extraordinary moisture-responsive materials because their hydrophily allows them to expand up to 200% of their original volume. Additionally, hydrogels as a class of polymer materials exhibit high printability. The advantage of using hydrogels lies in their biocompatibility and ease of printing with direct ink writing [647]. However, their slow reverse response requires considerable time to elapse until hydrogels are cured and shrunk. To program the behavior of hydrogels, there is a need to impose anisotropy to the swelling. One method is to combine hydrogel ink with cellulose fibrils that can be aligned through shear forces induced by the contact between the ink and the print bed [648]. This alignment renders the transverse swelling strain considerably larger than that in the longitudinal direction (can reach up to fourfold the amount). Imposing the strain anisotropy allows programming of the 4D-printed structure [649].

Hydrogels are normally immersed in an aqueous environment causing them to absorb water until their moisture saturation point, which limits their intermediary controllability. However, their swelling can be controlled through manipulation of the temperature of their aqueous environment. By heating or cooling the water where the gripper is immersed, it is possible to achieve reversible actuation by adjusting the saturation point. Special hinge designs are also applied to avoid overswelling [650].

Photo-Responsive

Unlike heat and moisture, light is an indirect stimulus; an exposed area of a photoresponsive material absorbs light as heat. Liu et al. showed a sequentially controlled self-folding structure [651]. Light power is absorbed by joints as heat where the rate is determined by the colors of the joint and the light source. Light may be applied as a trigger for deformation by local injection of a controlled doze of photo-responsive chromophores of a polymer gel block. This limits the swelling to the injected parts that swell on exposure to light [652]. Light also may be used as a stimulus by projecting weak ultraviolet (UV) light on liquid resin. This creates an in-depth gradient cross-link that induces anisotropy that stimulates bending a 3D-printed structure [653].

Electro-Responsive

Similar to light, an electric current can be used as an indirect stimulus in 4D printing. When an electric current is applied, heat is generated through resistive heating causing the ethanol to evaporate. This phase shift from liquid to gas increases the volume of ethanol, thereby causing expansion of the whole matrix [654]. Electric current may also be applied to polypyrrole (PPy) films to control their water absorption or desorption.

Function	Description	Status
Shape memory	Material changes shape in response to some external stimulus	Established
Self-assembly	Allows automated folding for assembly	Established
Self-actuating	Automated actuation in response to an external stimulus	Research stage
Self-sensing	Allows automated detection and sometimes quantification of external stimuli	Established, but is still the focus of research

TABLE 12.1 The Capabilities of Intelligent Materials

Magneto-Responsive

The 4D-printed structures that respond to magnetic fields are termed magneto-responsive materials. Typically, an injection of magnetic particles in a material allows the magneto-response [655]. The embedment is carried out in preprocessing in which ferric oxide powders are mixed with the material solution. Although this technology has potential in polymer printing and metal printing, its main drawback is the restriction on the size and weight of the build. The mass of the build has to be limited to the response to the magnetic field.

Once a stimulus is applied, along the appropriate sequence, the intrinsic characteristic (response), then, can be exploited to the desired performance of an object or a layer within the object. Many intrinsic responses may be envisioned including (Table 12.1): self-healing, self-sensing, self-actuating, and shape or property changing. In this case the materials intrinsic responses provide an active intelligent element of performance in the product.

Each of the responses can be processed using a different route (Table 12.2), which implies the need for careful understanding of the true capability of the material and to optimize its stimulation parameters.

Steps of 4D Printing

The core fundamental building block of a 4D printing process (Fig. 12.4) is a 3D printing facility. This core facility, however, is to be complimented by: stimulus, stimulus-responsive material, an interaction mechanism, and a mathematical model (Table 12.3).

From the previous section it is seen that at the core of the customization, manipulation and optimization of material ingredients is the enabling mechanism for 4D printing. This, as mentioned earlier, is the motivation for widening the definition of the fourth dimension in printing to encompass customization and tailoring.

4D Printing in Metals

The idea of widening the scope of 4D printing and metals centers on the ability to deposit multi-metallic materials. Attempts to deposit several metal carbides (e.g., titanium carbide, tungsten carbide, and silicon carbide) into titanium alloys were not as successful. One reason for this was the switch between different processes, direct energy deposition (DED) and powder bed fusion (PBF), whereby titanium wires, and metal carbide powder, where fit into a titanium alloy matrix laser-processed melt pool. The

Intelligent Materials	Fabrication Methods	Applications
Shape Memory Materials		
Thermo-responsive	Bonded together by the organic polymer point by point	Aerospace space-deployable structures [658]; biomedicine stimuli-sensitive implant materials [659]; textiles, such as smart clothing [660]; and automobiles, such as fastening systems
Athermally induced	Photo-triggered—temporary shape is fixed by covalently cross-linking cinnamic groups under UV light of λ >260 nm and the shape recovery is triggered by exposure to UV light irradiations of λ <260 nm and is water sensitive When the polymer system is exposed to water, deformation of the polymer composite into a temporary shape takes place The shape fixing is done by subsequent drying	Biomedicine, endovascular thrombectomy device [660]
Self-assembly, self-actuating, and self-sensing material	Allows automated folding for assembly	Biological applications, linear and rotary actuators, touch screens, underwater robots [639], and biological imaging
Electroactive Polymer		
Ionic polymer-metal composite or compound (IPMC)	The Nafion solution and alcohol-water solution is mixed as precursor materials, and a mixed liquid of Ag fine particles and Nafion solution is used as electrode materials of IPMC	Three-layered and five-layered IPMC structures
Bucky gel	The electrode-based materials-electrode structure is solidified point by point accumulatively	A hand-shaped bucky gel
DE	Polyacrylic acid material is cured by UV light, then the surface of polyacrylic acid matrix material is coated with flexible electrode material	In the initial stage of development

TABLE 12.2 Fabrication Methods of Intelligent Materials and Their Field Applications

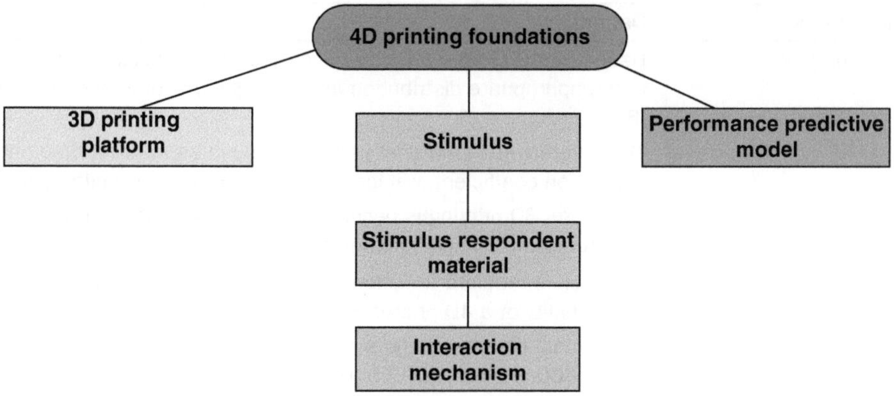

FIGURE 12.4 Technical foundations of a 4-D printing operation.

printed part in this case was of limited dimensional accuracy in high surface roughness [676]. Laser-engineered net shaping (LENS) was also the last of the metallic powder in a laser melt pool to build bimetallic structures through sequential deposition. The goal was to improve the thermal conductivity of the resulting structure over that of the baseline incremental 718 [677]. One obstacle that affected the quality of the results was the mechanism of powder introduction to the melt pool. This affected dimensional accuracy while, locally, enhancing the thermal properties. However, enhancing the properties was not beneficial because of the non-homogeneous distribution of the thermal properties within the structure. That is, due to the spraying of the powder, the enhanced conductivity localized in the distribution of the conductivity within the build was non-uniform. This caused localized thermal stresses, which resulted in the elimination of the deposited layers [678].

Other techniques (e.g., LENS-coating, hybrid metal AM, and metal jetting) were also tested for achieving metal-based multi-material 3D printed objects. The fourth dimension in all those attempts revolve around achieving a functional gradient in the material properties of the build. This, in theory, would allow enhancing the strength or improving thermal conduction, or maintaining safe (or a predetermined) deformation. Thus, the attempts investigated so far into engineered the response of the build by property customization. However, an advantage, in case of metallic materials, is that the involved materials can withstand a higher intensity of the stimulant agent. For example, metals can sustain considerably higher temperatures than polymeric materials, and they can be stimulated through electrical heating (ohmic heating). They also can sustain higher mechanical loads or coupled thermomechanical effects.

One successful attempt of recent origin [679] applied to a Novell electrochemical AM-based approach used to build multi-metal strips of high resolution. These steps comprise bimetallic copper-nickel strips capable of mechanically responding to thermal stimulants along the preprogrammed path. The manufacturing process entails applying a meniscus print head and is confined copper electro-deposition process (the details of which are beyond the scope of this work). Progression of the position process is shown in Fig. 12.5.

Characterization of the thermomechanical properties of the printed bimetallic strips include heating while fixing on the end of the strips and keeping the other end

Building Block	Definition
3D printing facility	Usually, a 4D printed structure is created by combining several materials in the appropriate distribution into a single, one-time printed structure [638] The differences in material properties, such as swelling ratio and thermal expansion coefficient, will lead to the desired shape-shifting behavior Therefore, 3D printing is necessary for the fabrication of multi-material structures with simple geometry
Stimulus	Stimulus is required to trigger the alterations of the shape/property/functionality of a 4D printed structure The stimuli that researchers have used in 4D printing thus far include water [660–664], heat [665–667], a combination of heat and light [668], and a combination of water and heat [669, 670] The selection of the stimulus depends on the requirements of the specific application, which also determines the types of smart materials employed in the 4D printed structure
Smart or stimulus-responsive material	Stimulus-responsive material is one of the most critical components of 4D printing Stimulus-responsive materials can be classified into several subcategories, as shown in Fig. 12.3 The capability of this group of materials is defined by the following characteristics: self-sensing, decision making, responsiveness, shape memory, self-adaptability, multifunctionality [671], and self- repair Several review studies on stimulus-responsive materials have been provided [672–681]
Interaction mechanism	In some cases, the desired shape of a 4D-printed structure is not directly achieved by simply exposing the smart materials to the stimulus The stimulus needs to be applied in a certain sequence under an appropriate amount of time, which is referred to as the interaction mechanism in this chapter, for example, one of the main interaction mechanisms is constrained-thermomechanics In this mechanism, the stimulus is heat and the smart material has the shape memory effect It contains the 4-step cycle explained earlier.
Mathematical modeling	Math is necessary for 4D printing to design the material distribution and structure needed to achieve the desired change in shape, property, or functionality Theoretical and numerical models need to be developed to establish the connections between four core elements: material structure, desired final shape, material properties, and stimulus properties

Table 12.3 The Core Fundamental Building Blocks of a 4D Printing Process

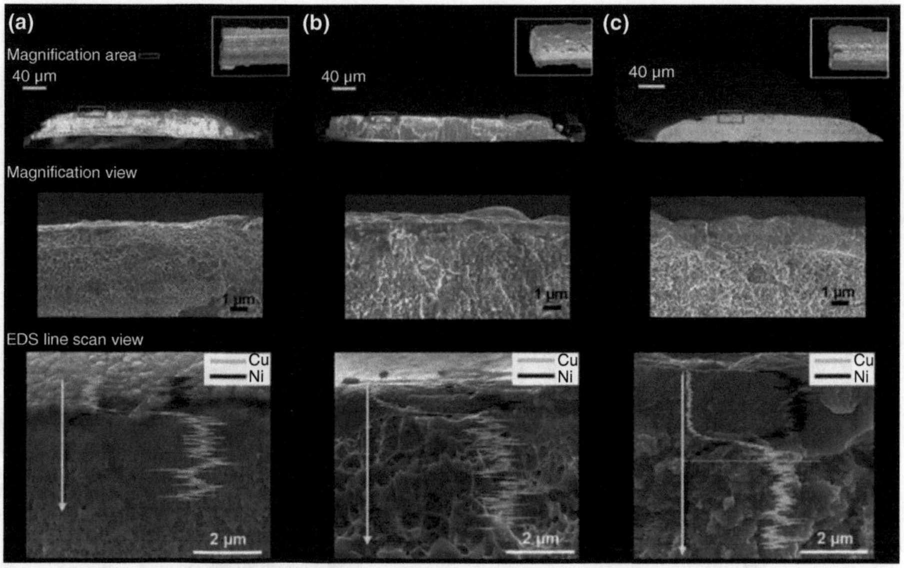

FIGURE 12.5 Optical top view (inset) and scanning electron microscopy (SEM) cross section micrographs of printed copper-nickel bimetallic strips with a 3-hour (5 V vs. Cu) copper deposition time: (a) 1 hour, (b) 3 hours, and (c) 5 hours (2 V vs. Ni) nickel deposition time along with accompanying energy-dispersive X-ray spectroscopy (EDS) analysis. (Reprinted from Chen X, Liu X, Ouyang M, Chen J, Taiwo O, Xia Y, Childs PR, Brandon NP, Wu B, "Multi-Metal 4D Printing With a Desktop Electrochemical 3D Printer," *Scientific Reports*, 9(1): 1–9, 2019, Figure 3. Creative Commons license.)

free to move. Using an optical camera, displacement was documented while increasing the temperature to 300°C in 50°C increments. Images were obtained at each temperature step at steady state. Figure 12.6 shows the deformation of the samples at different temperatures as well as with different copper-nickel layer configurations.

It can be seen in all cases that as the temperature is increased there is an observed mechanical deformation due to the difference in thermal expansion coefficient of copper (16×10^{-6} °C^{-1}) and nickel (13×10^{-6} °C^{-1}). Because the metallic layers are tightly bound, a zero-displacement boundary condition at the interface is assumed, thus, internal stresses are generated in the layers. In this system, the thermal expansion coefficient of copper is higher than that of the nickel, inducing some curvature with tensile stress on the copper side and a compressive stress on the nickel side. For a bimetallic strip consisting of a 3-hour (~45 μm) copper and 5-hour (~2 μm) nickel deposition (Fig. 12.6a), a maximum deformation of 40° was measured at 300°C. The nickel region was limited to a central region of 6 mm (Fig. 12.6b) with the same deposition conditions. On heating the sample from the nickel side, a curvature in the copper-nickel region is observed. In the pure copper regions at the ends of the strips this remains parallel to the heating bed due to the lack of bending stresses and the force of the nickel-copper region applying a slight pressure on the copper region against the heated bed.

Figure 12.6c depicts a trilayer (Cu-Ni-Cu) similar to the Cu-Ni configuration (shown in Fig. 12.6a). However, in this instance, an additional copper layer was printed

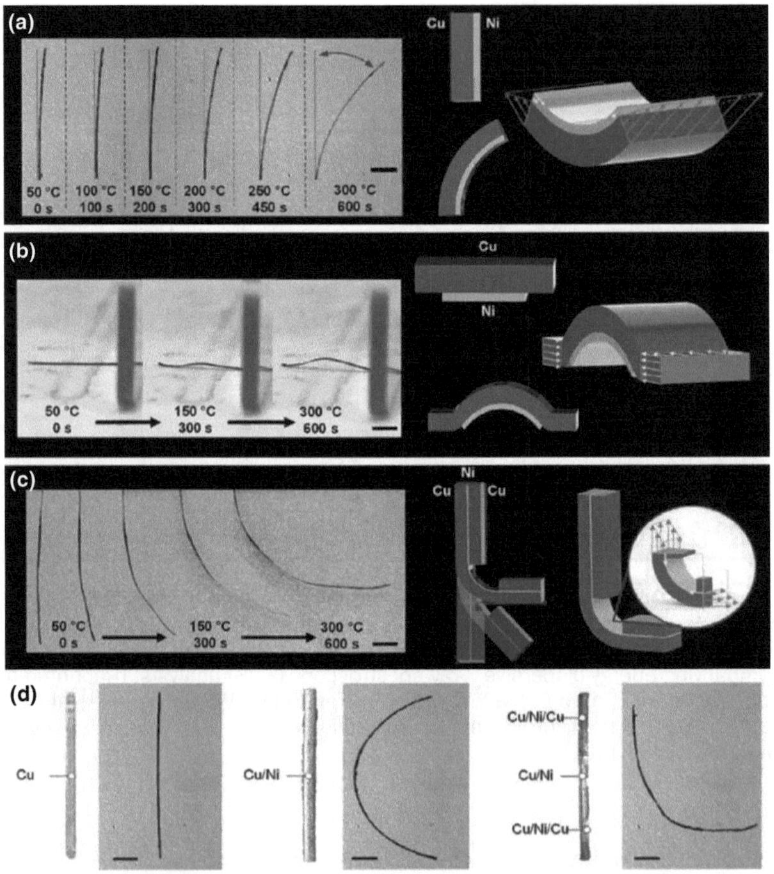

FIGURE 12.6 Thermomechanical response of different copper (3 hours, 5 V vs. Cu)-nickel (5 hours, 2 V vs. Ni) structures fabricated through a multi-nozzle ECAM approach. (a) Deformation of a Cu-Ni bimetallic strip with perpendicular heating. (b) Deformation of a Cu-Ni bimetallic strip with selective nickel deposition in the center of the strip and heating with the strip flat against the heating bed. (c) Deformation of a Cu-Ni-Cu trilayer strip with Cu-Ni-Cu sandwich structures at both ends of the strip. (d) Optical images of samples programmed to exhibit the letters "ICL" at room temperature and 300°C "ICL". The scale bar = 2 mm for all images. (Reprinted from Figure 4 Chen X, Liu X, Ouyang M, Chen J, Taiwo O, Xia Y, Childs PR, Brandon NP, Wu B, "Multi-Metal 4D Printing With a Desktop Electrochemical 3D Printer," *Scientific Reports*, 9(1): 1–9, 2019. creative Commons license.)

on top of the nickel layer with an 8-mm gap in the center. In this configuration it can be seen that the addition of the top copper layer balances the thermal stresses in the Cu-Ni bilayer region and thus prevents bending, which enables "L-shaped" geometries to take place, permitting achieving programmable combinations of linear and curved structures. One of these designed structures, depicting the letters ICL, achieved after heating a linear bimetallic sample to 300°C is shown in Fig. 12.6d.

The key design variables that affect the radius of curvature (κ) of the bimetallic strips include the layer thicknesses, Young's modulus, and thermal expansion coefficient of the two layers. Figure 12.7a shows the bending angle of 20-mm Cu-Ni

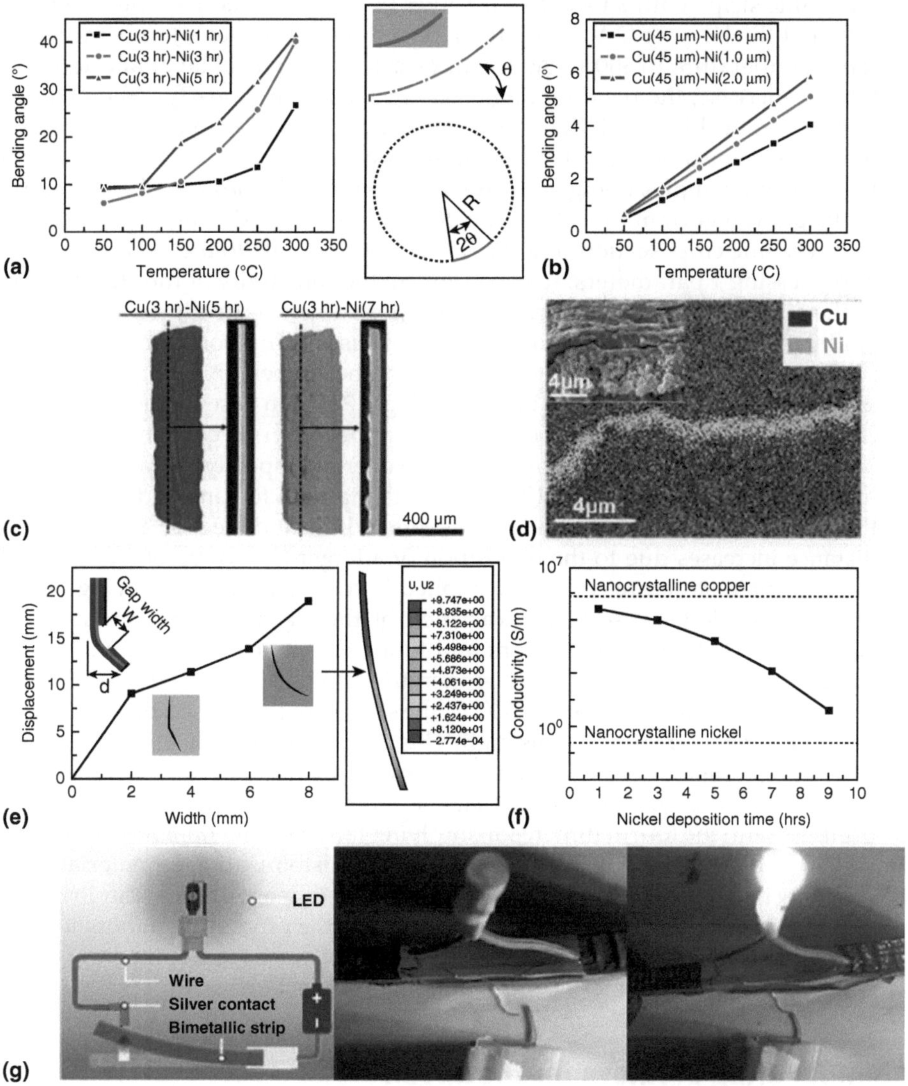

FIGURE 12.7 Morphology and properties of the manufactured bimetallic strips. (a) Measured bending angles for different Cu-Ni bimetallic strips at different temperatures. (b) Theoretical bending angles of Cu-Ni bimetallic strips with idealized geometries. (c) XCT reconstructions of Cu(3 hour)-Ni(1 hour) and Cu(3 hour)-Ni (5 hour) samples with reconstructed cross-sectional images. (d) SEM micrograph and EDS mapping of the Cu-Ni-Cu interface. (e) Displacement measurements of trilayer strips with varying gap widths along with validated finite-element analysis (FEA) simulations. (f) Electrical conductivity measurements of the bimetallic strips. (g) Schematic and photos of a simple electrical circuit actuated by the printed bimetallic strip. (Reprinted from Chen X, Liu X, Ouyang M, Chen J, Taiwo O, Xia Y, Childs PR, Brandon NP, Wu B, "Multi-Metal 4D Printing With a Desktop Electrochemical 3D Printer," *Scientific Reports,* 9(1): 1–9, 2019, Figure 5. Creative Commons license.)

bimetallic strips with a base copper layer (5 V vs Cu, 3 hours) and nickel layers with different thicknesses (2 V vs. Ni for 1, 3, and 5 hours) over a temperature range from room temperature to 300°C. As the thickness of the nickel layer and temperature difference increase, the bending angle also increases nonlinearly. When comparing this with theoretical-based deflections (Fig. 12.7b), the same trend is observed; however, the trend is linear and the absolute deflection angles are less. This can be explained by the deflection angles being sensitive to the layer thicknesses. These angles vary due to the uneven current density in the deposition nozzle during printing, which causes a convex line cross section (Fig. 12.7c). This also points to the need for precise control of processing 1 parameters. It also points to the sensitivity of the structural responses, to the stimulant, and to the presence of internal defects or dimensional inaccuracies.

Increasing the nickel-plating duration causes formation of nickel nodules on the surface and thus causes uneven coating over the copper. This, in turn, leads to the nonlinear temperature-deflection behavior (Fig. 12.7a). In case of the trilayer (Cu-Ni-Cu) configuration tight adhesion between the various layers is confirmed by a combination of scanning electron microscopy (SEM) and energy-dispersive X-ray spectroscopy (EDS) mapping (Fig. 12.7d). Figure 12.7e shows that a path to control deflection is changing the width between the Cu-Ni-Cu trilayers, with the deflection increasing as the gap distance increases due to the exposition of a larger Cu-Ni region. The metallic nature of the printed structures may be exploited in their control by applying ohmic heating. This is possible because of the variation of the electrical conductivity of the strips, which is a function of the amount and time deposition of the ingredients (Fig. 12.7f). Application of the strips in high temperature environments is illustrated in Fig. 12.7f. As the temperature increased to 300°C, the strip bent and closed the circuit to power the light-emitting diode (LED). This highlights the potential application of this technique in fabricating structures that can sense the environment.

The previous section shows that the main pathway for achieving successful 4D printing, with the fourth dimension implying targeted functionality, coincides with that which enables successful 3D printing. Namely, customization of materials is achievable with precise control of processing parameters and deeper understanding of the evolution of microstructure in the build in response to the processing parameters. This points to one of the future key innovations in the field, namely custom tailoring of additively manufactured alloys in terms of predetermined functions.

Custom Tailoring of Alloys for Metal AM

Alloy design in metal AM may proceed along three promising pathways. These entail tailoring of powder surfaces to achieve desired microstructure in the complex melt pool environment; the design of alloys that possess solidification characteristics and solid-state transformations that may be (in)sensitive to AM thermal signatures, thereby reducing the uncertainty brought about by geometrical variations and processing effects; and the design of alloys with transformations and properties that match a specific AM approach (e.g., laser powder bed fusion [LPBF] or electron-beam powder bed fusion [E-PBF]) [680].

Most of the available data related to alloy design for AM falls within the third category due to the wide range of properties and engineering constraints that have to be satisfied [681]. One of the main challenges in design of alloys is manifesting a material that does not contradict the unique constraints prevalent in AM processing.

Compatibility with an AM process environment, moreover, has to be maintained without sacrificing the objective material properties, for example, materials needed for service in hostile environments (e.g., aerospace and nuclear applications). These alloys have to maintain their high strength at high temperature, which is essential for the service criteria, in addition to being defect resistant while processing; that is, the alloys have to be immune to any negative microstructural effects imposed by the AM process environment. An attempt at customization [684] considered an advanced high-strength–high-temperature class of cobalt-based alloys.

Primary objectives for alloy design were to achieve good high-temperature strength up to 1000°C (achieved by precipitation of a high-volume fraction of the L12 phase), L12 solvus between 1100°C and 1250°C, high solidus and liquidus temperatures, high resistance to oxidation via alumina formation, and favorable printability. Nickel-based alloys strengthened with high-volume fractions of L12 are well known for their tendency to crack during PBF printing. In these alloys, the Ni3Al phase exists to just a few degrees below the solidus temperature; thus, it was hypothesized that a gap of >50°C between the solidus and solvus temperatures would increase cracking resistance, while still maintaining a high-volume fraction of precipitates at elevated temperatures.

Vacuum induction melting and argon gas atomization were employed to obtain a batch of SB-CoNi-10 powder. A powder size range of 15 to 53 μm was used for selective laser melting (SLM) printing, whereas a larger size distribution of 53 to 177 μm from the same heat was used for the electron beam melting (EBM) process, as shown in Fig. 12.8a and b. Rectangular blocks and blade-shaped samples were printed in both processes with process parameters that are typical of those employed for printing Ni-base alloys.

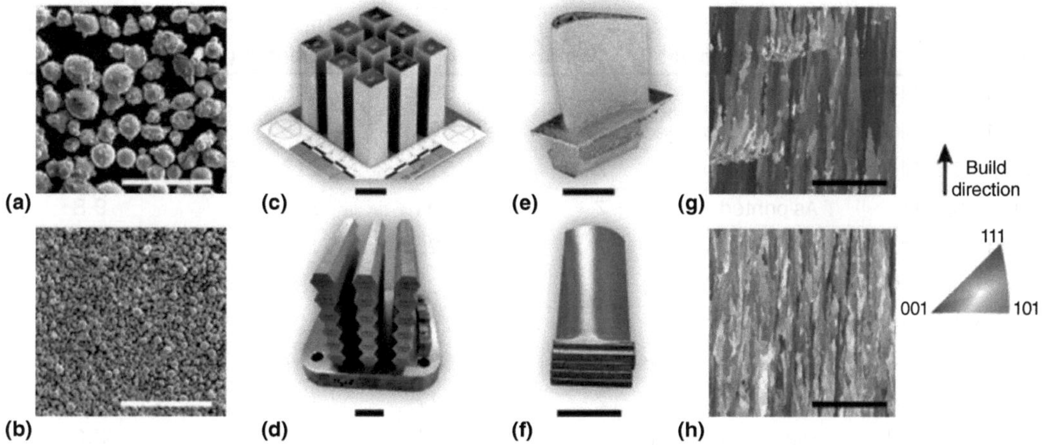

FIGURE 12.8 SEM micrographs of metal powder of SB-CoNi-10 used for a EBM and (b) SLM printing trials. Simple bar geometries have been printed for uniaxial tensile testing (c and d) in addition to complex geometries, such as prototype turbine blades, with (e) internal cooling channels or (f) thin, overhanging platforms. IPF maps acquired through EBSD show the grain structure of the as-printed CoNi-base superalloy along the build direction manufactured through (g) EBM and (h) SLM. Scale bar = 500 μm for a, b, and g, h; scale bar = 2 cm for c–f. (Reprinted from Murray SP, Pusch KM, Polonsky AT, Torbet CJ, Seward GG, Zhou N, Forsik SA, Nandwana P, Kirka MM, Dehoff RR, Slye WE, "A Defect-Resistant Co–Ni Superalloy for 3D Printing," *Nature Communications*, 11(1): 4975, 2020, Figure 1. Creative Commons License.)

The laser printing was conducted with a preheat temperature of 200°C applied to the powder bed, whereas the EBM printing utilized the electron beam to preheat the powder bed to 1000°C. The 3D printing trials with both EBM and SLM approaches resulted in crack-free blocks and blade-shaped samples in the as printed state (Fig. 12.8c–f).

The as-printed grain structure characterized by electron backscatter diffraction (EBSD) in the SEM is shown for both the SLM and EBM processes with inverse pole figure (IPF) maps in Fig. 12.8g and h. In the higher preheat EBM process, there is a greater tendency for grains to be columnar and to assume the preferred solidification growth direction of ⟨001⟩ aligned with the build direction. There are occasional clusters of equiaxed grains, which are associated with fluctuations in thermal conditions and not due to lack of fusion locally. In the low preheat SLM process, the grains are also columnar but have greater variation in their crystallographic orientation relative to the build direction.

Room temperature quasi-static tensile tests were performed on both the SLM and EBM printed material. The specimens were machined from bars such as the ones presented in Fig. 12.8c and d and tests were performed on both the as-printed and hot isostatic pressing (HIP) + standard heat treatment (SHT) + aged microstructures. A summary of the mechanical strength results is shown in Table 12.4.

Samples tested with the tensile axis along the build direction are indicated as Z-orientation, whereas samples that were tested perpendicular to the build direction are indicated as *XY*-orientation. Typically, additively manufactured alloys that contain a high density of cracks after printing fail shortly after the yield point.

1 Alloy	Heat Treatment	Orientation	σ_y (MPa)	Ultimate Tensile Strength (MPa)	Elongation (%)
EBM SB-CoNi-10	As-printed	*Z*	593	1281	33.2
EBM SB-CoNi-10	HIP + SHT + aged	*Z*	525	1185	35.7
EBM SB-CoNi-10	HIP + SHT + aged	*Z*	518	1183	32.0
EBM CM 247®	As-printed	*Z*	894	1196	9.8
EBM CM 247®	HIP + SHT + aged	*Z*	825	1102	9.2
EBM CM 247®	HIP + SHT + aged	*Z*	838	853	1.2
SLM SB-CoNi-10	As-printed	*XY*	753	1289	13.1
SLM SB-CoNi-10	HIP + SHT + aged	*XY*	689	1379	23.2
SLM SB-CoNi-10	As-printed	*Z*	717	1110	24.8
SLM SB-CoNi-10	HIP + SHT + aged	*Z*	621	1289	23.3
SLM IN 738LC	As-printed	*XY*	895	1010	1.6
SLM IN 738LC	HIP + SHT + aged	*XY*	926	926	0.8

Source: Reprinted from Murray SP, Pusch KM, Polonsky AT, Torbet CJ, Seward GG, Zhou N, Forsik SA, Nandwana P, Kirka MM, Dehoff RR, Slye WE, "A Defect-Resistant Co–Ni Superalloy for 3D Printing," *Nature Communications,* 11(1): 4975, 2020, Table 2. (Creative Commons License.)

TABLE 12.4 Results of Room Temperature Tensile Testing

The SBCoNi-10 alloy demonstrates significantly improved ductility and resistance to cracking compared with similar Ni-base superalloys produced by PBF, as shown by the engineering stress-strain curves in Fig. 12.9a and f. SEM investigations of the fracture surfaces after testing (Fig. 12.9b–e and g–j) revealed that failure was ductile and intragranular in all room temperature tests. This is evidenced by the tendril-like features that are indicative of micro-void coalescence, along with the significant reductions in cross-sectional area of all specimens after testing. Severe elliptical distortions in the fracture surfaces of the as-printed specimens are visible in Fig. 12.9b and g.

The existing foundational physical metallurgy knowledge, as well as emerging computational modeling tools, can provide a platform for alloy design for AM. However,

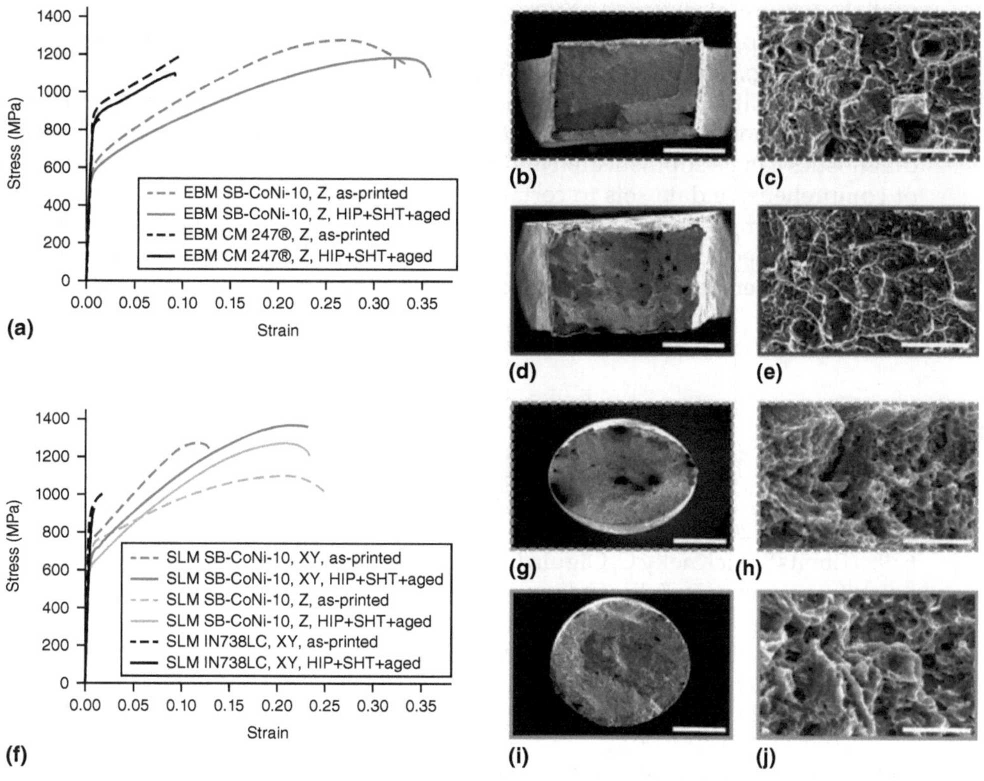

FIGURE 12.9 Tensile testing of EBM and SLM SB-CoNi-10 at room temperature. Stress-strain curves for quasi-static tensile tests at room temperature on the (a) EBM and (f) SLM materials in the as-printed and HIP + SHT + aged conditions compared with EBM CM 24733 and SLM IN738LC57. SEM fractography of the (b–e) EBM samples and the (g–j) SLM samples in b, c, g, and h as-printed and d, e, i, and j HIP + SHT + aged conditions reveal features indicative of ductile fracture in all specimens. The higher magnification images are taken near the center of each fracture surface. The scale bar = 1 mm for b and d; scale bar = 2 mm for g and i; scale bar = 5 μm for c, e, h, and j. (Reprinted from Murray SP, Pusch KM, Polonsky AT, Torbet CJ, Seward GG, Zhou N, Forsik SA, Nandwana P, Kirka MM, Dehoff RR, Slye WE, "A Defect-Resistant Co–Ni Superalloy for 3D Printing," *Nature Communications,* 11(1): 1–1, 2020, Figure 6. Creative Commons License.)

there are many knowledge gaps that challenge the coupling of alloy design to AM processing of advanced engineering components. These include accurate descriptions of the thermo-mechanical-chemical boundary conditions typical for AM, as well as fundamentals of interphase instability between plasma-gas, gas-liquid, liquid-solid, and solid-solid phases. As such the knowledge gaps exist within the nature of AM processing and not necessarily in the material-metallurgy field. It is important to remember in this context that the physical conditions dominant in metal AM in general, and 4D printing in particular, are relatively new. The key information needed, therefore, is gauging of the response of the materials to the manufacturing environment and linking that response to process details, that is, gauging of the boundary conditions in an AM process environment (e.g., thermo-mechanical-chemical boundaries in the various processes). These conditions, which decree defect formation and liquid-solid and solid-state transformations are interrelated between the geometry of the component (e.g., prismatic shapes or complex internal channels, cavities), chamber conditions (e.g., partial pressure of oxygen), material feedstock and delivery (e.g., recycling, powder raking [683]), process parameters (e.g., power, speed, focus, scan strategy), and post-processing (e.g., machining, heat treatment, HIP).

Therefore, it is imperative to track these conditions for given AM processes with existing diagnostics, or by augmenting AM machines with commercial tools. These diagnostics can be sophisticated and expensive. This confines the pace and possibility of comprehensive data sets to certain entities. Foundational knowledge gained from conventional manufacturing processes like casting, welding, and powder metallurgy can be extended and built on; however, that should be complemented with a fundamental understanding of the geometry alloying-processing-property-performance relationships.

References

637. Tibbits S, *The Emergence of "4D Printing,"* TED Conference, 2013.
638. Tibbits S, "4D Printing: Multi-Material Shape Change," *Architectural Design*, 84: 116–121, 2014.
639. Tibbits S, McKnelly C, Olguin C, Dikovsky D, Hirsch S, "4D Printing and Universal Transformation," *Proceedings of the 34th Annual Conference of the Association for Computer-Aided Design in Architecture (ACADIA)*, 2014.
640. Ge Q, Qi HJ, Dunn ML, "Active Materials by Four-Dimension Printing," *Applied Physics Letters*, 103: 131901, 2013.
641. Pei E, "4D Printing: Dawn of an Emerging Technology Cycle," *Assembly Automation*, 34: 310–314, 2014.
642. Zhang Z, Demir KG, Gu GX. "Developments in 4D-Printing: A Review on Current Smart Materials, Technologies, and Applications," *International Journal of Smart and Nano Materials*, 10(3): 205–224, 2019.
643. Hager MD, Bode S, Weber C, Schubert US, "Progress in Polymer Science Shape Memory Polymers: Past, Present and Future Developments," *Progress in Polymer Science*, 49–50: 3–33, 2015.
644. Zhou Y, Huang WM, Kang SF, Wu XL, Lu HB, Fu J, Cui H, "From 3D to 4D Printing: Approaches and Typical Applications," *Journal of Mechanical Science Technology*, 29(10): 4281–4288, 2015. doi:10.1007/s12206-015-0925-0.

645. Momeni F, Sabzpoushan S, Valizadeh R, Morad MR, Liu X, Ni J, "Plant Leaf-Mimetic Smart Wind Turbine Blades by 4D Printing," *Renewable Energy,* 130: 329–351, 2019. doi:10.1016/j.renene.2018.05.095.
646. Zhang YS, Yue K, Aleman J, Mollazadeh-Moghaddam K, Bakht SM, Yang J, et al., "3D Bioprinting for Tissue and Organ Fabrication," *Annals of Biomedical Engineering,* 45(1): 148–163, 2017. doi:10.1007/s10439-016-1612-8.
647. Sydney Gladman A, Matsumoto EA, Nuzzo RG, Mahadevan L, Lewis JA, "Biomimetic 4D Printing," *Nature Materials,* 15(4): 413–418, 2016. doi:10.1038/nmat4544.
648. Breger JC, Yoon C, Xiao R, Kwag HR, Wang MO, Fisher JP, Nguyen TD, Gracias DH, "Self-Folding Thermo-Magnetically Responsive Soft Microgrippers," *ACS Applied Materials Interfaces,* 7(5): 3398–3405, 2015. doi:10.1021/am508621s.
649. Kuksenok O, Balazs AC. "Stimuli-Responsive Behavior of Composites Integrating Thermo-Responsive Gels with Photo-Responsive Fibers," *Materials Horizons,* 3(1): 53–62, 2016.
650. Wu J, Zhao Z, Kuang X, Hamel CM, Fang D, Qi HJ, "Reversible Shape Change Structures by Grayscale Pattern 4D Printing," *Multifunctional Materials,* 1(1): 15002, 2018. doi:10.1088/2399-7532/aac322.
651. Liu, Y. P., Gall, K., Dunn, M. L. & McCluskey, P. Thermomechanics of shape memory polymer nanocomposites. Mech Mater 36, 929–940, 10.1016/j.mechmat.2003.08.012 (2004).
652. Breger JC, Yoon C, Xiao R, Kwag HR, Wang MO, Fisher JP, Nguyen TD, Gracias DH, "Self-Folding Thermo-Magnetically Responsive Soft Microgrippers," *ACS Applied Materials Interfaces,* 7(5): 3398–3405, 2015. doi:10.1021/am508621s.
653. Young, M., What is 4D Printing? – All You Need to Know, https://all3dp.com/1/4d-printing/ accessed 07/21/2021
654. Fulcher JT, Lu YC, Tandon GP, Foster DC, "Thermomechanical Characterization of Environmentally Conditioned Shape Memory Polymer Using Nanoindentation," *Proceedings of SPIE,* 76: 4–40, 2010.
655. Lendlein A, Kelch S, "Shape-Memory Polymers as Stimuli-Sensitive Implant Materials," *Clinical Hemorheology and Microcirculation,* 32: 105–116, 2005.
656. Mondal S, Hu J, "Temperature Stimulating Shape Memory Polyurethane for Smart Clothing," *Indian Journal of Fiber Text and Research,* 31: 66–71, 2006.
657. Wu L, Jin C, Sun X, "Synthesis, Properties, and Light-Induced Shape Memory Effect of Multiblock Polyesterurethanes Containing Biodegradable Segments and Pendant Cinnamamide Groups," *Biomacromolecules,* 12: 235–241, 2010.
658. Won S, Kyung T, Sung H, "Review of Biomimetic Underwater Robots Using Smart Actuators," *International Journal of Precision Engineering and Manufacturing,* 13: 1281–1292, 2016.
659. Raviv D, Zhao W, McKnelly C, Papadopoulou A, Kadambi A, Shi B, Hirsch S, Dikovsky D, Zyracki M, Olguin C, "Active Printed Materials for Complex Self Evolving Deformations," *Scientific Reports,* 4, 2014.
660. Gladman As, Matsumoto EA, Nuzzo RG, Mahadevan L, Lewis JA, "Biomimetic 4D Printing," *Nature Materials,* 15: 413–418, 2016.
661. Ge Q, Qi HJ, Dunn ML, "Active Materials by Four-Dimension Printing," *Applied Physics Letters,* 103: 131901, 2013.
662. Pei E, "4D Printing: Dawn of an Emerging Technology Cycle, *Assembly Automation,* 34: 310–314, 2014.

663. Khoo ZX, Teoh JEM, Liu Y, Chua CK, Yang S, An J, Leong KF, Yeong WY, "3D Printing of Smart Materials: A Review on Recent Progresses in 4D Printing," *Virtual and Physical Prototyping,* 10: 103–122, 2015.
664. Jamal M, Kadam SS, Xiao R, Jivan F, Onn TM, Fernandes R, Nguyen TD, Gracias DH, "Bio-Origami Hydrogel Scaffolds Composed of Photo-Crosslinked PEG Bilayers," *Advanced Healthcare Materials,* 2: 1142–1150, 2013.
665. Ge Q, Dunn CK, Qi HJ, Dunn ML, "Active Origami by 4D Printing," *Smart Materials and Structures,* 23: 094007, 2014.
666. Mao Y, Yu K, Isakov MS, Wu J, Dunn ML, Qi HJ, "Sequential Self-Folding Structures by 3D Printed Digital Shape Memory Polymers," *Scientific Reports,* 5, 2015.
667. Yu K, Dunn ML, Qi HJ, "Digital Manufacture of Shape Changing Components," *Extreme Mechanics Letters,* 4: 9–17, 2015.
668. Wu J, Yuan C, Ding Z, Isakov M, Mao Y, Wang T, Dunn ML, Qi HJ, "Multi-Shape Active Composites by 3D Printing of Digital Shape Memory Polymers," *Scientific Reports,* 6, 2016.
669. Zhang Q, Zhang K, Hu G, "Smart Three-Dimensional Lightweight Structure Triggered From a Thin Composite Sheet Via 3D Printing Technique," *Scientific Reports,* 6, 2016.
670. Kuksenok O, Balazs AC, "Stimuli-Responsive Behavior of Composites Integrating Thermo-Responsive Gels with Photo-Responsive Fibers," *Materials Horizons,* 3: 53–62, 2016.
671. Bakarich SE, Gorkin R, Spinks GM, "4D Printing With Mechanically Robust, Thermally Actuating Hydrogels," *Macromolecular Rapid Communications,* 36: 1211–1217, 2015.
672. Roy D, Cambre JN, Sumerlin BS, "Future Perspectives and Recent Advances in Stimuli-Responsive Materials," *Progress in Polymer Science,* 35: 278–301, 2010.
673. Stuart MAC, Huck WT, Genzer J, Müller M, Ober C, Stamm M, Sukhorukov GM, Szleifer I, Tsukruk VV, Urban M, "Emerging Applications of Stimuli-Responsive Polymer Materials," *Nature Materials,* 9: 101–113, 2010.
674. Sun L, Huang WM, Ding Z, Zhao Y, Wang CC, Purnawali H, Tang C, "Stimulus Responsive Shape Memory Materials: A Review," *Materials Design,* 33: 577–640, 2012.
675. Meng H, Li G, "A Review of Stimuli-Responsive Shape Memory Polymer Composites," *Polymer,* 54: 2199–2221, 2013.
676. Li F, Gao Z, Li L, Chen Y, "Microstructural Study of MMC Layers Produced by Combining Wire and Coaxial WC Powder Feeding in Laser Direct Metal Deposition," *Optics & Laser Technology,* 77: 134–143, 2016.
677. Onuike B, Heer B, Bandyopadhyay A, "Additive Manufacturing of Inconel, 718—Copper Alloy Bimetallic Structure Using Laser Engineered Net Shaping (LENSTM)," *Additive Manufacturing,* 21: 133–140, 2018.
678. Hofmann DC et al., "Compositionally Graded Metals: A New Frontier of Additive Manufacturing," *Journal of Materials Research,* 29: 1899–1910, 2014.
679. Chen X, Liu X, Ouyang M, Chen J, Taiwo O, Xia Y, Childs PR, Brandon NP, Wu B. "Multi-Metal 4D Printing With a Desktop Electrochemical 3D Printer," *Scientific Reports,* 9(1): 1–9, 2019.
680. Pollock TM, Clarke AJ, Babu SS. "Design and Tailoring of Alloys for Additive Manufacturing," *Metallurgical and Materials Transactions A,* 51(12): 6000-19, 2020.

681. Babu SS, "Thermodynamic and Kinetic Models for Describing Microstructure Evolution During Joining of Metals and Alloys," *International Materials Reviews*, 54(6): 333-67, 2009.
682. Murray SP, Pusch KM, Polonsky AT, Torbet CJ, Seward GG, Zhou N, Forsik SA, Nandwana P, Kirka MM, Dehoff RR, Slye WE. "A Defect-Resistant Co–Ni Superalloy for 3D Printing," *Nature Communications*, 11(1): 4975, 2020.
683. Chandrasekar S, Coble JB, Yoder S, Nandwana P, Dehoff RR, Paquit VC, Babu SS, "Investigating the Effect of Metal Powder Recycling in Electron Beam Powder Bed Fusion Using Process Log Data," *Additive Manufacturing*, 32: 100994, 2020.

Index

H

M

N

P

R

S

V

Printed by Libri Plureos GmbH in Hamburg,
Germany

9 781260 464344